中华名医传世经典名著大系

陈莲舫传世名著

陈莲舫◎著

潘华信　点校

天津出版传媒集团

天津科学技术出版社

图书在版编目（CIP）数据

陈莲舫传世名著 / 陈莲舫著；潘华信点校. -- 天津：天津科学技术出版社，2020.1

ISBN 978-7-5576-7209-6

Ⅰ.①陈… Ⅱ.①陈… ②潘… Ⅲ.①中医临床-经验-中国-近代 Ⅳ.①R249.52

中国版本图书馆CIP数据核字(2019)第254595号

陈莲舫传世名著

CHENLIANFANG CHUANSHIMINGZHU

责任编辑：梁　旭　曹　阳

责任印制：兰　毅

出　　版：天津出版传媒集团
　　　　　天津科学技术出版社

地　　址：天津市西康路 35 号

邮　　编：300051

电　　话：（022）23332393（发行科）23332369（编辑部）

网　　址：www.tjkjcbs.com.cn

发　　行：新华书店经销

印　　刷：天津兴湘印务有限公司

开本 710×1000　1/16　印张 50.5　字数 906 000

2020年1月第1版第1次印刷

定价：258.00 元

目　录

时病论

女科秘诀大全

陈莲舫先生医案秘抄

上　编

陈莲舫医案

卷　上

卷　中

陈莲舫先生医案秘钞后编

时病论

时病论卷一

安州刘宾臣先生鉴定
青浦御医陈莲舫加批
三衢雷　丰少逸手著
古吴后学江忍庵校正

●冬伤于寒春必病温大意

《经》谓"冬伤于寒，春必病温。"是训人有伏气之为病也。夫冬伤于寒，甚者即病，则为伤寒；微者不即病，其气伏藏于肌肤，或伏藏于少阴。至春阳气开泄，忽因外邪乘之，触动伏气乃发，又不因外邪而触发者，偶亦有之。其藏肌肤者，都是冬令劳苦动作汗出之人；其藏少阴者，都是冬不藏精肾脏内亏之辈，此即古人所谓最虚之处，便是容邪之处。何刘松峰、陈平伯诸公，皆谓并无伏气，悖经之罪，其可逭乎。据《丰论》，春时之伏气有五，曰春温也，风温也，温病也，温毒也，晚发也。盖春温者，由于冬受微寒，至春感寒而触发；风温者，亦由冬受微寒，至春感风而触发；温病者，亦由冬受微寒，寒酿为热，至来春阳气弛张之候，不因风寒触动，伏气自内而发；温毒者，由于冬受乖戾之气，至春夏之交更感温热，伏毒自内而发；晚发者，又由冬受微寒，当时未发，发于清明之后，较诸温病晚发一节也，此五者，皆由冬伤于寒，伏而不发，发于来春而成诸温病者，当辨别而分治之。

程曦曰："推松峰与平伯，皆谓并无伏气，有由来也，一执《云笈七签》冬伤于汗之句，一执钱氏'冬伤寒水之脏'之文，殊不知两家只顾一面文章，全罔不顾春伤、夏伤、秋伤之训，作何等解。思二先生天资高迈，亦受其蒙，不正其讹，反助其说，毋怪后之医者，统称暴感，恣用发散，羌、防、麻、桂，逼汗劫津，误人性命，固所不免，此不得不归咎于作俑之人也。"

春温

考诸大家论春温者，惟嘉言与远公，精且密矣，嘉言以"冬伤于寒，春必病温"为一例，"冬不藏精，春必病温"又为一例，既伤于寒，且不藏精，至春同时并发，又为一例，举此三例，以论温病，而详其治。远公所论都是春月伤风之见证，分出三阳若何证治，三阴若何证治。观二家之论，可谓明如指掌。然宗嘉言不合远公，宗远公不合嘉言，反使后人无从执法。其实嘉言之论，遵经训分为三例，意在伏气，远公之论，皆系伤风见证，意在新感。总之春温之病，因于冬受微寒，伏于肌肤而不即发，或因冬不藏精，伏于少阴而不即发，皆待来春加感外寒，触动伏气乃发焉，即《经》所谓"冬伤于寒，春必病温，冬不藏精，春必病温"是也。其初起之证，头身皆痛，寒热无汗，咳嗽口渴，舌苔浮白，脉息举之有余，或弦或紧，寻之或滑或数，此宜辛温解表法为先，倘或舌苔化燥，或黄或焦，是温热已抵于胃，即用凉解里热法，如舌绛齿燥，谵语神昏，是温热深踞阳明营分，即宜清热解毒法，以保其津液也；如有手足瘛疭，脉来弦数，是为热极生风，即宜却热息风法，如或昏喷不知人，不语如尸厥，此邪窜入心包，即宜祛热宣窍法，春温变幻，不一而足，务在临机应变可也。

风温

风温之病，发于当春厥阴风木行令之时，少阴君火初交之际，陈平伯谓"春月冬季居多，春月风邪用事，冬初气暖多风，风温之病，多见于此。"其实大为不然，不知冬月有热、渴、咳、嗽等证，便是冬温，岂可以风温名之。即按六气而论，冬令如有风温，亦在大寒一节，冬初二字，大为不妥，推风温为病之原，与春温仿佛，亦由冬令受寒，当时未发，肾虚之体，其气伏藏于少阴，劳苦之人，伏藏于肌腠，必待来春感受乎风，触动伏气而发也，其证头痛恶风，身热自汗，咳嗽口渴，舌苔微白，脉浮而数者。当用辛凉解表法，倘或舌绛苔黄，神昏谵语，以及手足瘛疭等证之变，皆可仿春温变证之法治之。

或问曰："因寒触动伏气为春温，初起恶寒无汗；因风触动为风温，初起恶风有汗，二病自是两途，岂可仿前治法？"答曰："新感之邪虽殊，伏藏之气则一，是故种种变证，可同一治，必须辨其孰为劳苦之辈，孰为冬不藏精之人，最为切要，试观病势由渐而加，其因于劳苦者可知；一病津液即伤，变证迭出，其因于冬不藏精者又可知。凡有一切温热，总宜刻刻顾其津液，在阴虚者，更兼滋补为要耳。"又问："风温之病，曷不遵仲景之训为圭臬？今观是论，并未有'脉阴阳俱浮，自汗出，身重，多眠睡，鼻息必鼾，语言难出'等证，岂非悖仲景之旨以为医乎？"曰："此仲景论风温误治之变证也，非常证也。"曰："常证何？"曰："太阳病发热而渴，不恶寒者为温病，此常证也。"又问："平伯论风温一十二条，总称暴感时气，肺胃为病，鞠通杂于诸温条中，分治三焦。试问以平伯为然，抑亦以鞠通为然？"曰："总宜遵《内经》'冬伤于寒，春必病温'之论，庶乎宜古宜今。见肺胃之证，即为肺胃之病；见三焦之证，即为三焦之病，弗宜印定可也。"又问："春温、风温，皆有伏气为病，今时医每逢春令见有寒热咳嗽，并无口渴之证，便言风温，可乎？"曰："可。益春令之风，从东方而来，乃解冻之温风也，谓风温者，未尝不可耳，其初起治法，仍不出辛凉解表之范围也。"

温病

尝读介宾之书，谓"温病即伤寒，治分六要五忌"。又可之书谓"温病即瘟疫，治法又分九传"。殊不知伤寒乃感冬时之寒邪，瘟疫乃感天地之厉气，较之伏气温病，大相径庭，岂可同日而语哉！推温病之原，究因冬受寒气，伏而不发，久化为热，必待来年春分之后，天令温暖，阳气弛张，伏气自内而动，一达于外，表里皆热也。其证口渴引饮，不恶寒而恶热，脉形愈按愈盛者是也。此不比春温外有寒邪，风温外有风邪，初起之时，可以辛温辛凉。是病表无寒风，所以忌乎辛散，若误散之，则变症蜂起矣。如初起无汗者，只宜清凉透邪法；有汗者，清热保津法。如脉象洪大而数，壮热谵妄，此热在三焦也，宜以清凉荡热法，倘脉沉实，而有口渴谵语，舌苔干燥，此热在胃腑也，宜用润下救津法。凡温病切忌辛温发汗，汗之则狂言脉躁，不可治也。然大热无汗则死，得汗后而反热，脉躁盛者亦死；又有大热，脉反细小，手足逆冷者，亦死；或见痉搐昏乱，脉来促结沉代者皆死，医者不可不知。

刘松峰曰："《云笈七签》中，引作'冬伤于汗'甚妙。"盖言冬时过暖，以致汗出，则来年必病温，余屡验之良然，冬日严寒，来春并无温病，以其应寒而寒，得时令之正故耳，且人伤于寒，岂可稽留在身，俟逾年而后发耶？

丰按：冬伤于汗，汗字欠妥，松峰反赞其妙，既谓冬伤于汗，试问春夏秋三时，所伤为何物耶？又谓冬时过暖，来年病温，此说是有伏气，又谓人伤于寒，岂可稽留，此说又无伏气，片幅之中如此矛盾，诚为智者一失耳。

温毒

温毒者，由于冬令过暖，人感乖戾之气，至春夏之交，更感温热，伏毒自内而出，表里皆热。又有风温、温病、冬温，误用辛温之剂，以火济火，亦能成是病也。其脉浮沉俱盛，其证心烦热渴，咳嗽喉痛，舌绛苔黄，宜用清热解毒法，加甘草、桔梗治之。然有因温毒而发斑、发疹、发颐、喉肿等证，不可不知。盖温热之毒，抵于阳明，发于肌肉而成斑，其色红为胃热者轻也，紫为热甚者重也，黑为热极者危也，鲜红为邪透者吉也，当其欲发未发之际，宜用清凉透斑法治之。如斑发出，神气昏蒙，加犀角、元参治之。《心法》云："疹发营分，营主血，故色红。"《棒喝》云："邪郁不解，热入血终而成疹，疹亦红轻紫重黑危也，虽然邪郁未解，热在营分，但其温毒已发皮毛，与斑在肌肉为大异，益肺主皮毛，胃主肌肉，所以古人谓斑属足阳明胃病，疹属手太阴肺病，疆界攸分，不容混论，鞠通混而未别，虚谷已驳其非，洵无谬也。当其欲发未发之时，速用辛凉解表法，加细生地、绿豆衣治之，甚者加青黛、连翘治之。又有温热之毒，协少阳相火上攻，耳下硬肿而痛，此为发颐之病，颐虽属于阳明，然耳前耳后，皆少阳经脉所过之地，速当消散，缓则成脓为害，宜内服清热解毒法，去洋参、麦冬，加马勃、青黛、荷叶治之，连面皆肿，加白芷、漏芦，肿硬不消，加山甲、皂刺，外用水仙花根，剥去赤皮与根须，入皿捣烂，敷于肿处，干则易之，俟肤上黍米黄疮为度。又有温热之毒，发越于上，盘结于喉，而成肿痹。"《内经》云："一阴一阳结，谓之喉痹。"一阴者，手少阴君火也，一阳者，手少阳相火也，二经之脉，并络于喉，今温毒聚此间，则君相之火并起，盖火动则生痰，痰壅则肿，肿甚则痹，痹甚则不通而死矣，急用玉钥匙以开其喉，继以清热解毒法，去洋参、麦冬，加僵蚕、桔梗、牛蒡、射干治之，温毒之病，变证极多，至于斑疹颐喉，时恒所有，故特表而出之。

晚发

晚发者，亦由冬令受寒，当时未发，发于来年清明之后，夏至以前，较之温病晚发一节，故名晚发病也。其证头痛发热，或恶风恶寒，或有汗无汗，或烦躁，或口渴，脉来洪数者是也。亦当先辨其因寒因风而触发者。始可定辛温辛凉之法而治之。但其曩受之伏寒，必较温热之伏气稍轻，峻剂不宜孟浪，如无风寒所触者，仍归温病论治，此宜清凉透邪法，加蝉衣、枳壳治之，如有变证，可仿诸温门中，及热病之法治之。但是病与秋时之晚发，相去云坭，彼则夏令之伏暑而发于秋，此则冬时之伏气而发于春，慎勿以晚发同名，而误同一治耳。

　　或问曰："细考风温春温，发于大寒至惊蛰，温病温毒，发于春分至立夏，界限虽分，然与《内经》先夏至日为病温，不相符节，何独晚发一病，发于清明之后，夏至以前，偏与《内经》拍合何也？"答曰："大寒至惊蛰，乃厥阴风木司权，风邪触之发为风温，初春尚有馀寒，寒邪触之发为春温，春分至立夏，少阴君火司令，阳气正升之时，伏气自内而出，发为温病温毒，晚发仍是温病，不过较诸温晚发一节也。以上五证，总在乎夏至之先，诚与《内经》先夏至日为病温，皆不枘凿矣。"

●拟用诸法

辛温解表法

治春温初起，风寒寒疫及阴暑、秋凉等证。

防风（一钱五分）　桔梗（一钱五分）　杏仁（一钱五分去皮尖研）广陈皮（一钱）　淡豆豉（三钱）　加葱白五寸煎

　　是法也，以防风、桔梗祛其在表之寒邪，杏子、陈皮开其上中之气分，淡豉、葱白即葱豉汤，乃肘后之良方，用代麻黄通治寒伤于表，表邪得解，即有伏气，亦冀其随解耳。

凉解里热法

治温热内炽，外无风寒及暑温、冬温之证。

鲜芦根（五钱）　大豆卷（三钱）　天花粉（二钱）　生石膏（四钱）生甘草（六分）新汲水煎服

　　温热之邪，初入于胃者，宜此法也，盖胃为阳土，得凉则安，故以芦根为君，其味甘，其性凉，其中空，不但能去胃中之热，抑且能透肌表之邪，诚凉而不滞之妙品，大胜寻常寒药，佐豆卷之甘平，花粉之甘凉，并能清胃除热，更佐石膏，凉而不苦，甘草泻而能和，景岳名为玉泉饮，以其治阳明胃热有功，凡寒凉之药，每多败胃，惟此法则不然。

清热解毒法

治温毒深入阳明，劫伤津液，舌绛齿燥。

西洋参（三钱）　大麦冬（三钱去心）　细生地（三钱）　元参（一钱五分）金银花（二钱）　连翘（二钱去心）　加绿豆三钱煎服

此法治温热成毒，毒即火邪也，温热既化为火，火未有不伤津液者，故用银、翘、绿豆，以清其火而解其毒，洋参、麦冬，以保其津，元参、细地，以保其液也。

却热息风法

治温热不解，劫液动风，手足瘛疭。

大麦冬（五钱去心）　细生地（四钱）　甘菊花（一钱）　羚羊角（二钱）钩藤钩（五钱）先将羚羊角煎一炷香，再入诸药煎

凡温热之病，动肝风者，惟此法最宜。首用麦冬、细地清其热以滋津液，菊花、羚角定其风而宁抽搐，佐钩藤者，取其舒筋之用也。

祛热宣窍法

治温热、湿温、冬温之邪，窜入心包，神昏谵语，或不语，舌苔焦黑，或笑或痉。

连翘（三钱去心）　犀角（一钱）　川贝母（三钱去心）　鲜石菖蒲（一钱）加牛黄至宝丹一颗，去蜡壳化冲

是法治邪入心包之证也，连翘苦寒，苦入心，寒胜热，故泻心经之火邪，经曰："火淫于内，治以咸寒。"故兼犀角咸寒之品，亦能泻心经炎邪。凡邪入心包者，非特一火，且有痰随火升，蒙其清窍，故用贝母清心化痰，菖蒲入心开窍，更用牛黄至宝之大力，以期救急扶危于俄顷耳。

辛凉解表法

治风温初起，风热新感，冬温袭肺咳嗽。

薄荷（一钱五分）　蝉蜕（一钱去足翅）　前胡（一钱五分）　淡豆豉（四钱）　栝蒌壳（二钱）　牛蒡子（一钱五分）　煎服，如有口渴，再加花粉

此法取乎辛凉，以治风温初起，无论有无伏气，皆可先施，用薄荷、蝉退，轻透其表，前胡、淡豉宣解其风。叶香岩云："温邪不受，首先犯肺。"故佐蒌壳、牛蒡开其肺气，气分舒畅，则新邪伏气，均透达矣。

清凉透邪法

治温病无汗，温疟渴饮，冬温之邪内陷。

鲜芦根（五钱）　石膏（六钱煨）　连翘（三钱去心）　竹叶（一钱五分）淡豆豉（三钱）　绿豆衣（三钱）　水煎服

此治温病无汗之主方，其伏气虽不因寒所触而发，然亦有有汗、无汗之分，无汗者宜透邪，有汗者宜保津，一定之理也。凡清凉之剂，凉而不透者居多，惟此法清凉且透，芦根中空透药也，石膏气轻透药也，连翘之性升浮，竹叶生于枝上，淡豆豉之宣解，绿豆衣之轻清，皆透热也，伏邪得透，汗出微微，温热自然达解耳。

清热保津法

治温热有汗，风热化火，热病伤津，温疟舌苔变黑。

连翘（三钱去心）　天花粉（二钱）　鲜石斛（三钱）　鲜生地（四钱）麦冬（四钱去心）　参叶（八分）　水煎服

此治温热有汗之主方，汗多者因于里热熏蒸，恐其伤津损液，故用连翘、花粉清其上中之热，鲜斛、鲜地保其中下之阴，麦冬退热除烦，参叶生津降火。

清凉荡热法

治三焦温热，脉洪大而数，热渴谵妄。

连翘（四钱去心）　西洋参（二钱）　石膏（五钱煨）　生甘草（八分）知母（二钱盐水炒）　细生地（五钱）　加粳米一撮，煎服

是法也，以仲圣白虎汤为主，治其三焦之温热也，连翘、洋参，清上焦之热以保津，膏、甘、粳米清中焦之热以养胃，知母、细地泻下焦之热以养阴。

润下救津法

治热在胃府，脉沉实有力，壮热口渴，舌苔黄燥。

熟大黄（四钱） 元明粉（二钱） 粉甘草（八分） 元参（三钱）麦冬（四钱去心） 细生地（五钱） 流水煎服

阳明实热之证，当用大小承气，急下以存津液，但受温热之病，弱体居多，虽有是证，不能遽用是药，故以仲圣调胃承气为稳，且芒硝改为元明粉，取其性稍缓耳，合用鞠通增液汤方，更在存阴养液之意。

清凉透斑法

治阳明温毒发斑。

石膏（五钱煨用） 生甘草（五分） 银花（三钱） 连翘（三钱去心）鲜芦根（四钱） 豆卷（三钱升水发） 加新荷钱一枚煎服，如无，用干荷叶三钱亦可

凡温热发斑者，治宜清胃解毒为主，膏、甘治之以清胃，银翘治之以解毒，更以芦根、豆卷，透发阳明之热，荷钱者，即初发之小荷叶也，亦取其轻升透发之意，热势一透，则斑自得化矣。

●备用成方

葳蕤汤

治风温初起，六脉浮盛，表实壮热，汗少者，先以此方发表。

葳蕤 白薇 羌活 葛根 麻黄 川芎 木香 杏仁 石膏 甘草 共十味水煎，日三服

丰按：风温之病，因风触发，发热有汗，不可汗之，今谓汗少者，风必兼寒可知，故兼用羌、葛、麻黄，倘汗多者，不宜浪用。如春温之病，因寒触发，热重无汗，体素盛者，此方权可用之，弱者尚嫌太猛耳。

银翘散

治风温、温病、冬温等证。

金银花　连翘　苦桔梗　薄荷　荆芥穗　淡豆豉　牛蒡子　竹叶　生甘草　鲜芦根汤煎服

小定风珠方

治温病厥而且呃，脉细而劲者。

生龟板　真阿胶　淡菜　鸡子黄　加童便一杯冲服

大定风珠方

治温热烁阴，或误表妄攻，神倦瘛疭，脉气虚弱，舌绛苔少，时时欲脱者。

大生地　生白芍　真阿胶　麦冬　生龟板　生鳖甲　生牡蛎　鸡子黄　火麻仁　五味子　炙甘草　水煎服

丰按：以上三方，皆鞠通先生所制，银翘散，方极轻灵，风温冬温初起者，用之每多应手。至于大小定风珠，似乎腻滞，非脉证审确，不可轻用。

消毒犀角饮

治风热之毒，喉肿而疼，发斑发疹。

防风　荆芥　牛蒡子　甘草　犀角　水煎服

如热盛加连翘、薄荷、黄芩、黄连。

连翘败毒散

治时毒发颐。

连翘　元花粉　牛蒡子　柴胡　荆芥　防风　升麻　桔梗　羌活　独活红花　苏木　川芎　归尾　粉甘草　水煎服

如两颐连面皆肿，加白芷、漏芦，坚肿不消，加皂刺、穿山甲，大便燥结，加酒炒大黄。

犀角地黄汤

治胃火热盛，阳毒发斑，吐血衄血。

大生地　生白芍　牡丹皮　犀角　水煎服

热甚如狂者，再加黄芩。

三黄石膏汤

治伤寒温毒，表里俱盛，或已经汗下，或过经不解，三焦大热，六脉洪盛，及阳毒发斑。

黄连　黄芩　黄柏　石膏　栀子　麻黄　淡豆豉　加姜、枣、细茶入煎，热服

凉膈散

治温热时行，表里实热，及心火亢盛，目赤便闭，胃热发斑。

连翘栀子　黄芩　薄荷　大黄　芒硝　甘草　加竹叶煎服，一方加白蜜一匙

丰按：以上五方，皆治时风温热之毒，而成发斑、发疹、发颐、喉肿等证，在体实者，皆可施之，虚者俱宜酌用。

九味羌活汤

治感冒四时不正之气，伤寒伤风，温病热病。

羌活　防风　细辛　苍术　川芎　白芷　黄芩　生地　甘草　加生姜、葱白煎服

丰按：张元素制是方者，必欲人增减用之，如伤寒伤风初起者，黄芩生地断断难施，温病热病初发者，羌细苍防，又难辄用，可见医方不能胶守，此所谓能使人规矩，不能使人巧也。

●临证治案

春温过汗变症

城东章某，得春温时病，前医不识，遂谓伤寒，辄用荆防羌独等药，一剂得汗，身热退清，次剂罔灵，复热如火，大渴饮冷，其势如狂，更医治之，谓为火证，竟以三黄解毒为君，不但热势不平，更变神昏瘛疭，急来商治于丰，诊其脉，弦滑有力，视其舌黄燥无津。丰曰："此春温病也，初起本宜发汗，解其在表之寒，所以热从汗解，惜乎继服原方，过汗遂化为燥，又如苦寒遏其邪热，以致诸变丛生，当从邪人心包，肝风内动治之，急以祛热宣窍法，加羚角、钩藤服一剂，瘛

疢稍定，神识亦清，惟津液未回，唇舌尚燥，守旧法，除去至宝、菖蒲，加入沙参、鲜地，连尝三剂，诸恙成安。"

春温甫解几乎误补

三湘刘某之子，忽患春温，热渴不解，计有二十朝来，始延丰诊，脉象洪大鼓指，舌苔灰燥而干，即以凉解里热法治之，次日黎明，复来邀诊，诣其处，见几上先有药方二纸，一补正回阳，一保元敛汗。刘曰："昨宵变证，故延二医酌治，未识那方中肯，即请示之。"丰曰："先诊其脉再议。"刘某伴至寝所，见病者覆被而卧，神气尚清，汗出淋漓，身凉如水，六脉安静，呼吸调匀。丰曰："公弗惧，非脱汗也，乃解汗也。"曰："何以知之？"曰："脉静身凉，故知之也，倘今见汗防脱，投以温补，必阻其既解之邪，变证再加，遂难治矣。"乔梓仍信丰言，遂请疏方，思邪方解之秋，最难用药，补散温凉，概不可施，姑以菱皮畅其气分，俾其余邪达表，豆衣以皮行皮，使其尽透肌肤，盖汗为心之液，过多必损乎心，再以柏子、茯神养其心也，加沙参以保其津，细地以滋其液，米仁、甘草调养中州，更以浮小麦养心敛汗，连服二剂，肢体回温，汗亦收住，调治半月，起居如昔矣。或问曰："先生尝谓凡学时病，必先读仲景之书，曾见《伤寒论》中，漏汗不止，而用附子，今见大汗身凉，而用沙参、细地，能不令人骇然，请详其理。"答曰："用附子者，其原必寒，其阳必虚，今用沙地者，其原乃温，其阴乃伤，一寒一温，当明辨之。"又问："春温之病，因寒触动，岂无寒乎？"曰："子何迂也，须知温在内，寒在外，今大汗淋漓，即有在外之寒，亦当透解，故不用附子以固其阳，而截其既解温邪之路，用沙地以滋其津液，而保其既伤肺肾之阴，若执固阳之法，必使既散之邪复聚，子知是理乎。"

风温入肺胃误作阴虚腻补增剧

云岫孙某，平素清癯，吸烟弱质，患咳嗽热渴，计半月矣，前医皆以为阴虚肺损，所服之药，非地味阿胶，即沙参款冬，愈治愈剧，始来求治于丰，按其脉，搏大有力，重取滑数，舌绛苔黄，热渴咳嗽，此明是风温之邪，盘踞肺胃，前方尽是滋腻，益使气机闭塞，致邪不能达解，当畅其肺，清其胃，用辛凉解表法，加芦根花粉治之，服二剂，胸次略宽，咳亦畅快，气分以获稍开，复诊其脉稍缓，但沉分依然，舌苔化燥而灰，身热如火，口渴不寐，此温邪之势未衰，津液被其所劫也，姑守旧法，减去薄荷，加入石膏、知母，服至第三剂，则肌肤微微汗润，体热退清，舌上津回，脉转缓怠，继以调补，日渐而安。

风温误补致死

里人范某，患风温时病，药石杂投，久延未愈，请丰诊视，视其形容憔悴，舌苔尖白根黄，脉来左弱右强，发热缠绵不已，咳嗽勤甚，痰中偶有鲜红，此乃赋禀素亏，风温时气未罄，久化为火，刑金劫络，理当先治其标，缓治其本，遂以银翘散去荆芥、桔、豉，加川贝、兜、蝉，此虽治标，实不碍本，倘见血治血，难免不入虚途，病者信补不服，复请原医，仍用滋阴凉血补肺之方，另服人参、燕窝，不知温邪得补，益不能解，日累日深，竟成不起，呜呼！医不明标本缓急，误人性命，固所不免矣。

风温夹湿

南乡梅某，望七之年，素来康健，微热咳嗽，患有数朝，时逢农事方兴，犹是勤耕绿野，加冒春雨，则发热忽炽，咳嗽频频，口渴，不甚引饮，身痛便泻，有谓春温时感，有言漏底伤寒，所进之方，金未应手。延丰诊治，按其脉，濡数之形，舌苔黄而且腻，前恙未除，尤加胸闷溺赤，此系风温夹湿之证，上宜清畅其肺，中宜温化其脾，以辛凉解表法，去蒌壳，加葛根、苍术、神曲、陈皮治之，服二剂，身痛已除，便泻亦止，惟发热咳嗽，口渴喜凉，似乎客湿已解，温热未清，当步原章，除去苍术、神曲，加绍贝、蒌根、芦根、甘草，叠进三剂，则咳嗽渐疏，身热退净，复诊数次，诸恙若失矣。

胃虚温病

海昌张某，于暮春之初，突然壮热而渴，曾延医治，胥未中机，邀丰诊之，脉驶而躁，舌黑而焦，述服柴葛解肌，及银翘散，毫无应验，推其脉证，温病显然，刻今热势炎炎，津液被劫，神识模糊，似有逆传之局，急用石膏、知母以祛其热，麦冬、鲜斛以保其津，连翘、竹叶以清其心，甘草、粳米以调其中，服之虽有微汗，然其体热未衰，神识略清，舌苔稍润，无如又加呃逆，脉转来盛去衰，斯温邪未清，胃气又虚竭矣，照前方增入东洋参、刀豆壳，服下似不龃龉，遍体微微有汗，热势渐轻，呃逆亦疏，脉形稍缓，继以原法，服一煎诸恙遂退，后用金匮麦门冬汤为主，调理匝月而安。

胃实温病

山阴沈某，发热经旬，口渴喜冷，脉来洪大之象，舌苔黄燥而焦。丰曰："此温病也。"由伏气自内而出，宜用清凉透邪法，去淡豉、竹叶、绿豆衣，加杏仁、蒌壳、花粉、甘草治之，服一剂，未中肯綮，更加谵语神昏，脉转实大有力，此温邪炽盛，胃有燥屎昭然，改用润下救津法，加杏霜、枳壳治之，午前服下，至薄暮腹内微疼，先得矢气数下，交子夜始得更衣，有坚燥黑屎十数枚，继下溏粪，色如败酱，臭不可近，少顷遂熟寐矣，鼾声如昔，肤热渐平，至次日辰牌方醒，醒来腹内觉饥，啜薄粥一碗，复脉转为小软，舌苔已化，津液亦生。丰曰："病全愈矣，当进清养胃阴之药。"服数剂，精神日复耳。程曦曰："斯二症皆是温病，见证似乎相仿，一得人参之力，一得承气之勋，可见学医宜参脉证。一加呃逆，脉转洪形，便知其为胃气之虚；一加谵语，脉转实大，便知其为胃气之实。论其常证，相去不远，见其变证，虚实攸分，临证之秋，苟不审其孰虚孰实，焉能迎刃而解耶。"

有孕发斑

建德孙某之妻，怀胎五月，忽发温毒之病，延丰诊之，已发斑矣，前医有用辛温发散，有用补养安胎，不知温毒得辛温愈炽，得补养弥盛，是以毒势益张，壅滞肌肉而发为斑，其色紫者，胃热盛也，脉数身热，苔黄而焦，此宜解毒清斑，不宜专用安补。遂以石膏、芦根透阳明之热，黄芩、鲜地清受灼之胎，佐连翘、甘草以解毒，荷叶以升提，服一帖身热稍清，斑色退淡，惟脉象依然数至，舌苔未见津回，仍守旧章，重入麦冬，少增参叶，继服二帖，诸恙尽退，后用清补之法，母子俱安。

温毒发疹

古越胡某之郎，年方舞象，忽患热渴咳闭，甫半月矣，前医罔效，病势日加沉重，遣人延丰诊治，诣其寓所，先看服过三方，皆是沙参、麦冬、桑皮、地骨，清金止咳等药，审其得病之时，始则发热、咳嗽，今更加之胸闭矣，诊其脉，两寸俱数，此明系温热之毒，盘踞于上，初失宣气透邪之法，顿使心火内炽，肺金受刑，盖肺主皮毛，恐温毒外聚肤腠而发为疹，遂令解衣阅之，果见淡红隐隐，乘此将发未透之际，恰好轻清透剂以治之，宜用辛凉解表法，去蒌壳，加荷叶、绿豆衣、西河柳叶，服下遂鲜红起粒，再服渐淡渐疏，而热亦减，咳亦平，继以清肃肺金之方，未及一旬，遂全瘥耳。

喉痹急证

城东陈某之室，偶沾温毒而成喉痹，来邀诊治，见其颈肿牙闭，不能纳食，惟汤水略为可咽，脉象浮中不着，沉分极数。丰曰："此温毒之证，过服寒凉，则温毒被压，益不能化，索前方一阅果然，据愚意理当先用温宣，解其寒凉药气，俟牙松肿减，而后以凉剂收功。"满座皆曰："然。"遂以谷精、紫菀开其喉痹，薄荷、荆芥宣散风邪，橘红快膈化痰，甘草泻火解毒，桔梗载诸药之性在上，仍能开畅咽喉，细辛治喉痹有功，且足少阴本药，以少阴之脉，循喉咙也，速令煎尝，另用玉钥匙，即马牙硝钱半，蓬砂五分，僵蚕三分，大泥冰片一分，擂细吹喉，令涎多出，自日晡进药，至二更时候，牙关略展，忽作咳嗽连声，次日复邀诊视，告以病情。丰曰："有生机也。"脉形稍起，苔色纯黄，此温毒透达之象，改以元参、细地、绍贝、牛蒡、参叶、射干、大洞果、金果榄等药，连进三剂，颈肿尽消，咽喉畅利，咳嗽亦渐愈矣。

或问曰："观先生数案，皆用法而不用汤，尝见古人治斑疹颐喉，皆不出吴氏举斑汤、钱氏升葛汤、活人玄参升麻、东垣普济消毒饮等方，方内皆用升麻，窃思斑疹赖其透发，颐喉借其升提，今先生舍而不用者，是何意也？"答曰："吴淮阴云，升腾飞越，太过之病，不当再用升提，说者谓其引经，亦愚甚矣，诚哉非谬也，丰深有味乎斯言，即遇当升透之病，莫如荷叶、桔梗为稳，升麻升散力速，他病为宜，于斑疹颐喉，究难用耳。"

伏气晚发

若耶赵某，颇知医理，偶觉头痛发热，时或恶风，自以为感冒风邪，用辛温散剂，热势增重，来迓于丰，脉象洪滑而数，舌根苔黄，时欲烦躁，口不甚渴，丰曰："此晚发证也，不当辛散，宜乎清解之方。"病者莞尔而笑，即谓晚发在乎秋令，春时有此病乎，见其几上有医书数种，内有叶香岩医效秘传，随手翻出使阅，阅之面增愧色，遂请赐方，以辛凉解表法，加芦根、豆卷治之，连服三煎，一如雪污拔刺，诸恙咸瘳。

时病论卷二

安州刘宾臣先生鉴定
青浦御医陈莲舫加批
三衢雷　丰少逸手著
古吴后学江恕庵校正

●春伤于风大意

《内经》云："春伤于风。"谓当春厥阴行令，风木司权之候，伤乎风也，夫风邪之为病，有轻重之分焉，轻则曰冒，重则曰伤，又重则曰中；如寒热有汗，是风伤卫分，名曰伤风病也；鼻塞咳嗽，是风冒于表，名曰冒风病也；突然昏倒，不省人事，是风中于里，名曰中风病也。当分轻重浅深而治之，且风为六气之领袖，能统诸气，如当春尚有余寒，则风中遂夹寒气，有感之者，是为风寒，其或天气暴热，则风中遂夹热气，有感之者，是为风热，其或春雨连绵，地中潮湿上泛，则风中遂夹湿气，有感之者，是为风湿，倘春应温而反寒，非其时而有其气，有患寒热如伤寒者，是为寒疫，此七者，皆春令所伤之新邪，感之即病，与不即病之伏气，相去天渊，当细辨之。

伤风

伤风之病，即仲景书中风伤卫之证也，诸家已详，可毋细论耳。然其初起之大概，亦当述之。夫风邪初客于卫，头痛发热，汗出恶风，脉象浮缓者，此宜解肌散表法治之。《经》曰："伤于风者，头先受之，故有头痛之证；风并于卫，营弱卫强，故有发热汗出之证；汗出则腠疏，故有恶风之证。"脉浮主表，缓主风，故用解肌散表之法，以祛卫外之风，倘脉浮紧发热汗不出者，不可与也，当须识此，勿令误也。若误用之，必生他变，然则当按仲景法治之，世俗每见鼻塞咳嗽，遂谓伤风，而不知其为冒风也，冒风之病，详在下篇。

冒风

冒风者，风邪冒于皮毛，而未传经入里也。汪讱庵曰："轻为冒，重为伤，又重则为中，可见冒风之病，较伤风为轻浅耳，近世每以冒风之病，指为伤风，不知伤风之病，即仲景书中风伤卫之证也。今谓冒风，乃因风邪复冒皮毛，皮毛为肺之合，故见恶风、微热、鼻塞、声重、头痛、咳嗽，脉来濡滑而不浮缓，此皆春时冒风之证据，与风伤卫之有别也，宜乎微辛轻解法治之。倘或口渴喜饮，是有伏气内潜，如脉数有汗为风温，脉紧无汗为春温，务宜区别而治，庶几无误。"

或问曰："曾见灵胎书中有头痛、发热、咳嗽、涕出，俗语所谓伤风，非仲圣伤寒论中之伤风也，今先生竟以风伤卫分为伤风，与灵胎相悖，究竟谁是谁非？"曰："灵胎所论之伤风，即是书之冒风，是书之伤风，即仲圣书中风伤卫分之伤风，据理而论，当遵圣训为是，俗语为非。"曰："观先生所论之冒风，较伤风为轻，灵胎所论之伤风，为至难治之疾，一轻一重，何其相反？"曰："丰谓风邪初冒皮毛，其证轻而且浅，不难数服而瘥，故日轻也；彼谓邪由皮毛而入于肺，经年累月，病机日深，变成痨怯，故日至难治之疾也。一论初起，一论病成，何相反之有。"

中风

中风之病，如矢石之中人，骤然而至也。古人谓类中为多，真中极少，是书专为六气而设，故论真中为亟耳。观夫卒中之病，在春中风为多，在夏中暑为多，在秋中湿为多，在冬中寒为多，是以中风之病，详于春令。盖风之中于人也，忽然昏倒，不省人事，或喎斜舌强，痰响喉间等证，当其昏倒之时，急以通关散取嚏，有则可治，无则多死。口噤者，用开关散擦牙软之，痰涎壅盛，用诸吐法涌之，此乃急则治标之法，再考诸贤论治，惟金匮分为四中，最为确当，堪为后学准绳，一曰中经，一曰中络，一曰中腑，一曰中藏。如左右不遂，筋骨不用，邪在经也，当用顺气搜风法治之；口眼喎斜，肌肤不仁，邪在络也，当用活血祛风法治之；昏不识人，便溺阻隔，邪在腑也，当用宣窍导痰法，益以百顺丸治之；神昏不语，唇缓涎流，邪在脏也，亦宜此法，佐以牛黄清心丸治之。如口开则心绝，目合则肝绝，手撒则脾绝，鼾睡则肺绝，遗溺则肾绝，又有摇头上窜，汗出如油，脉大无伦，或小如纤，皆不可治。

或问："古人治中风，每有中腑、中脏、中血脉之分，中腑以小续命汤，中脏以三化汤，中血脉以大秦艽汤，今既曰遵《金匮》之四中，然与原文不符合者何？"曰："此遵《金鉴》订正之文，谅无有误耳。"曰："论中又谓真中极少，类中为多，究竟真类，何以别耶？"曰："忽然昏倒，真类皆有之证，然中者，但无口眼㖞斜，不仁不用等证也。"曰："真类既分，不知类中有几？"曰："类中之病有八也，一因气虚之体，烦劳过度，清气不升，忽然昏冒为虚中，也治宜补气；一因气实之人，暴怒气逆，忽然昏倒为气中也，治宜顺气；一因七情过极，五志之火内发，卒然昏倒无知为火中也，治宜凉膈；一因过饱感受风寒，或因恼怒气郁食阻，忽然昏厥为食中也，治宜宣消；一因登冢入庙，冷屋栖迟，邪气相侵，卒然妄语，头面青黑，昏不知人为恶中也，治宜辟邪。所有暑中论在卷四，湿中论在卷六，寒中论在卷八，此八者，皆称为类中也。"

程曦曰："是书以金匮之四中为准绳。"而不以内经偏枯、风痱、风懿、风痹四者为纲领何，思之良久，恍然有会。盖偏枯者，半身不遂也；风痱者，四肢不举也；风懿者，卒然不语也；风痹者，遍体疼痛也。窃谓偏枯、风痱、风懿，皆属中风，而风痹一病，断断不能阑入，恐后学者，以痹为中，所以宗后圣而未宗先圣，职是故耳。

江诚曰："诸书以半身不遂，分出左瘫右痪，不用不仁。"盖谓瘫者坦也，筋脉弛纵，坦然不收，痪者涣也，气血涣散，筋骨不用。又谓右为不用，左为不仁，其实瘫与不仁，即论中之邪中乎络也，痪与不用，即论中之邪中乎经也，今以此四中括之，真所谓要言不烦矣。

风寒

《经》云："风为百病之长也。"以其能统诸气耳，夫春令之风，多兼温气，夏令之风，多兼暑气，秋令之风，多兼湿气，冬令之风，多兼寒气。今风寒之病，不论于冬，而论于春令者，盖以风为重也，如冬令之风寒，以寒为重可知。若此别之，在春令辛温不宜过剂，在冬令辛热亦可施之，所以前人用药宜分四时，洵非谬也，是论风寒者，缘于初春尚有余寒，所至之风，风中夹寒，人感之者，即寒热头痛，汗出不多，或咳嗽，或体酸，脉来浮大，或兼弦紧是也，宜以辛温解表法治之。然此病较当春之寒疫稍轻，较冬令之伤寒则更轻矣，治之得法，不难一、二剂而瘳，但当审其兼证为要，如兼痰者益以苓、夏，兼食者加入神、楂，随证减增，庶几有效。

风热

春应温而过热，是为非时之气，所感之风，风中必夹热气，故名风热病耳，此不但与风温为两途，抑且与热病为各异。盖风温热病，皆伏气也，风热之邪，是新感也。其初起寒微热甚，头痛而昏，或汗多，或咳嗽，或目赤，或涕黄，舌起黄苔，脉来浮数是也，当用辛凉解表法为先，倘恶寒头痛得瘳，转为口渴喜饮，苔色黄焦，此风热之邪，已化为火，宜改清热保津法治之，倘或舌燥昏狂，或发斑发疹，当仿热病门中之法治之。

或问曰："尝见昔贤所谓春应温而反寒，是为非时之气，今先生谓春应温而过热，亦为非时之气，昔今之论，何其相反，请详悉之。"答曰："昔贤之论，固非有谬，丰之鄙论，亦有所本，今谓春应温而过热，即《金匮》所谓至而太过，《礼记》所谓春行夏令也，昔贤谓春应温而反寒，即《金匮》所谓至而不去，《礼记》所谓春行冬令也。"

风湿

风湿之病，其证头痛发热，微汗恶风，骨节烦疼，体重微肿，小便欠利，脉来浮缓是也。罗谦甫云："春夏之交，人病如伤寒，为风湿证也，宜用五苓散自愈。"由是观之，风湿之邪，多伤于太阳者，不待言矣，宜用两解太阳法，疏其膀胱之经，复利其膀胱之府也，如风胜者多用羌、防，湿胜者多加苓、泽。阴虚之体，脉中兼数，宜加黄柏、车前；阳虚之体，脉内兼迟，宜人戟天、附片，医者总宜分其风胜湿胜，辨其阴虚阳虚，庶无贻误。

喻嘉言曰："风湿之中人也，风则上先受之，湿则下先受之，俱从太阳膀胱而人，风伤其卫，湿留关节，风邪从阳而亲上，湿邪从阴而亲下，风邪无形而居外，湿邪有形而居内，上下内外之间，邪相搏击，故显汗出、恶风、短气、发热、头痛、骨节烦疼、身重微肿等证，此固宜从汗解，第汗法与常法不同，贵徐不贵骤，骤则风去湿存，徐则风湿俱去也。"

丰按：论风湿，惟嘉言先生为白眉，明出上下表里，可谓批隙导窾矣，更妙论汗之法。"贵徐不贵骤"此五字诚为治风湿之金针，学者不可以其近而忽之也。

寒疫

叔和《序例》曰："从春分以后，至秋分节前，天气暴寒者，皆为时行寒疫也。"考之《金鉴》，又谓："春应温而反寒，名曰寒疫。"据此而论，春有是病，而夏秋无是病也，其实夏令之寒，是为阴暑之病，秋月之寒，是为秋凉燥气，此分明夏秋不病寒疫，当宗《金鉴》之训，寒疫在乎春令也。盖疫者役也，若役使然，大概众人之病相似者，皆可以疫名之，此又与瘟疫之疫，相悬霄壤，须知瘟疫乃天地之厉气，寒疫乃反常之变气也。其初起头痛身疼，寒热无汗，或作呕逆，人迎之脉浮紧者，宜用辛温解表法治之。观此见证，与冬令伤寒初客太阳无异，因在春令，所以不名伤寒，又因众人之病相同，所以名为寒疫，然其治法，又与伤寒相去不远矣，如有变证，可仿《伤寒》法治之。

或问曰："先生谓夏令之寒，是为阴暑之病，倘未交小暑、大暑之令，而受立夏、小满、芒种、夏至之寒，可以名寒疫否？"答曰："可也，昔贤谓夏应热而反凉，是为非时之气，若果见证与寒疫相合，不妨用寒疫之方，此所谓超乎规矩之外，仍不离乎规矩之中也。"

●拟用诸法

解肌散表法

治风邪伤卫，头痛畏风，发热有汗等证。

嫩桂枝　白芍药　粉甘草　生姜　大枣　水　煎服

此仲景之桂枝汤，治风伤卫之证也。舒驰远曰："桂枝走太阳之表，专驱卫分之风，白芍和阴护营，甘草调中解热，姜辛能散，枣甘能和，又以行脾之津液，而调和营卫者也。"

微辛轻解法

治冒风之证，头微痛，鼻塞咳嗽。

紫苏梗（一钱五分）　薄荷梗（一钱）　牛蒡子（一钱五分）　苦桔梗（一钱五分）　栝蒌壳（二钱）　广橘红（一钱去白）　水煎服

凡新感之风邪，惟冒为轻，只可以微辛轻剂治之，夫风冒于皮毛，皮毛为肺之合，故用紫苏、薄荷以宣其肺，皆用梗而不用叶，取其微辛力薄也，盖风为阳邪，极易化火，辛温之药，不宜过用，所以佐牛蒡之辛凉，桔梗之辛平，以解太阳之表，及蒌壳之轻松，橘红之轻透，以畅肺经之气，气分一舒，则冒自解。

顺气搜风法

治风邪中经，左右不遂，筋骨不用。

台乌药（一钱）　陈橘皮（一钱五分）　天麻（一钱）　紫苏（一钱五分）甘菊花（一钱）　参条（二钱）　炙甘草（五分）　宣木瓜（一钱）　加桑枝三钱为引，水煎服

此师古人顺风匀气散之法，以治风邪中经之病也。香岩曰："经属气，所以进乌药、陈皮以顺其气，天麻、苏、菊以搜其风。"《经》曰："邪之所凑，其气必虚，故佐参、草辅其正气，更佐木瓜利其筋骨，桑枝遂其左右之用也。"

活血祛风法

治风邪中络，口眼㖞斜，肌肤不仁。

全当归（三钱酒炒）　川芎（一钱五分）　白芍（一钱酒炒）　秦艽（一钱五分）　冬桑叶（三钱）　鸡血藤胶（一钱）　加橘络二钱，煎服

此治风邪中络之法也。香岩云："络属血，故用鸡藤、川芎以活其血。"即古人所谓治风须养血，血行风自灭也。《经》曰："营虚则不仁。"故用当归、白芍补益营血，而治不仁也，秦艽为风药中之润品，散药中之补品，且能活血荣筋，桑叶乃箕星之精，箕好风，风气通于肝，最能滋血去风，斯二者，诚为风中于络之要剂，更佐橘络以达其络，络舒血活，则风邪自解，而㖞斜自愈矣。

宣窍导痰法

治风邪中脏中腑，及疟发昏倒等证。

远志（一钱去心）　石菖蒲（五分）　天竺黄（二钱）　杏仁（三钱去皮共研）栝蒌实（三钱研）　僵蚕（三钱炒）　皂角炭（五分）　水煎温服

风邪中于脏腑者，宜施此法，其中乎经，可以顺气搜风，其中乎络，可以活血祛风，今中脏腑，无风药可以施之，可见中藏之神昏不语，唇缓涎流，中腑之昏不识人，便溺阻隔等证，确宜宣窍导痰，方中天竺、远、菖，宣其窍而解其语，杏仁、蒌实，导其痰且润其肠，僵蚕化中风之痰，皂角通上下之窍，此一法而两用也，尤恐其力不及，中腑更佐以百顺，中藏更佐以牛黄，按法用之，庶无差忒。

辛温解表法（见卷一）

辛凉解表法（见卷一）

清热保津法（见卷一）

两解太阳法

治风湿之证，头痛身重，骨节烦疼，小便欠利。

桂枝（一钱五分）　羌活（一钱五分）　防风（一钱五分）　茯苓（三钱）泽泻（一钱五分）　流水煎服

斯法也，乃两解太阳风湿之邪，风邪无形而居外，所以用桂枝、羌、防，解其太阳之表，俾风从汗而出，湿邪有形而居内，所以用苓、泽、米仁，渗其膀胱之里，俾湿从溺而出，更以桔梗通天气于地道，能宣上复能下行，可使风湿之邪，分表里而解也。嘉言虽谓风湿之病，固宜从汗而解，然风胜于湿者。则湿可随风去，倘湿胜于风者，则宜此法治之。

●备用成方

海藏神术散

治外感风寒，发热无汗。

苍术　防风　甘草　加生姜、葱白煎服

香苏饮

治四时感冒风寒，头痛发热，或兼内伤，胸闷咳逆。

香附　紫苏　陈皮　甘草　加姜葱煎

伤食加砂、曲，咳嗽加桑、杏，有痰加苓、夏，头痛加芎、芷，有汗加桂枝，无汗加麻黄。

参苏饮

治外感内伤，发热咳嗽，伤风泄泻等证。

人参　紫苏　茯苓　陈皮　半夏　甘草　枳壳　桔梗前胡　干葛　木香

加姜枣煎，外感多者，去枣加葱白，肺中有火，去人参，加杏仁、桑皮。

金沸草汤

治肺经伤风，头目昏痛，咳嗽多痰。

金沸草（即旋覆花用绢包煎）　制半夏　茯苓　前胡荆芥细辛甘草

加姜枣煎，如胸闷，加枳壳、桔梗，有热，加柴胡、黄芩，头痛，加川芎。

桂枝汤

治风伤卫，阳浮而阴弱，发热头痛，自汗恶风，鼻鸣干呕等证。

药味见解肌散表法（在本卷）

丰按：神术散、香苏饮，皆治风寒之轻证也，重则不可恃耳，参苏饮，乃治气虚之外感，稍壮者减参可也，金沸草汤，治肺经之伤风，桂枝汤，治卫分之伤风，此皆疏散之方，施治有别，弗宜溷用。

通关散

治中风不省人事。

南星　皂角　细辛　薄荷　生半夏

共为细末，吹入鼻中，有嚏可治，无嚏难治。

开关散

治中风口噤。

乌梅肉　上冰片　生南星

为末，擦牙，其噤可开。

此二方乃救暴中之急，预当备之。

小续命汤

治中风不省人事，半身不遂，口眼㖞斜，语言謇涩，及刚柔二痉。

防风　桂枝　麻黄　杏仁　川芎　白芍　人参　甘草　黄芩　防己　附子

加姜枣煎服

三化汤

治中风邪气作实，二便不通。

羌活　大黄　厚朴　枳实　水煎温服

大秦艽汤

治中风手足不能运掉，舌强不能言语，风邪散见，不拘一经者。

秦艽　石膏　当归　白芍　川芎　生地　熟地　白术　茯苓　甘草　黄芩

防风　羌活　独活　白芷　细辛　水煎温服

乌药顺气散

治中风遍身顽麻，骨节疼痛，步履艰难，语言謇涩，口眼㖞斜，喉中气急有痰。

乌药　橘红　麻黄　川芎　白芷　僵蚕　枳壳　桔梗　姜炭　炙草　加姜

葱煎服

顺风匀气散

治中风半身不遂，口眼㖞斜。

乌药　沉香　青皮　木瓜　白芷　天麻　苏叶　人参　白术　甘草　加生

姜煎服

牵正散

治中风口眼㖞斜，无他证者

白附子　僵蚕　全蝎

等分为末，每服二钱，酒调下。

丰按：以上诸方，皆治真中之病，若东垣所谓"烦劳过度，清气不升"而中者，丹溪所谓"湿热生痰，痰气上冒"而中者，河间所谓"七情过极，五志之火内发"而中者，此皆为类中之病，慎毋误投。

黄芪五物汤

治风痹身无痛，半身不遂，手足无力，不能动履者，久久服之，自见其功。

炙黄芪　炒白芍　嫩桂枝　加姜枣煎服

防风黄芪汤

治中风不能言，脉迟而弱者。

防风　黄芪　水煎温服

丰按：此二方，皆用黄芪，是治气虚之体，患中风之病也，非肾虚不函肝木，木动生风，而发眩仆之虚风可比，务宜分别而治，庶不龄龃龉。

防风通圣散

治一切风寒暑湿，饥饱劳役，内、外诸邪所伤，及丹、斑、瘾、疹等证。

防风　荆芥　麻黄　桔梗　连翘　栀炭　黄芩　薄荷　大黄　芒硝　石膏　滑石　白术　甘草　当归　白芍　川芎　加生姜、葱白煎服

丰按：此方是河间所制，主治甚多，不能尽述，其药味表里气血皆备，医者不能据守成方，务宜临时权变，本方除大黄、芒硝名双解散。汪切庵曰："麻、防、荆、薄、川芎以解表，芩、栀、膏、滑、连翘以解里，复有归、芍以和血，甘、桔、白术以调气，故曰双解。"

柴葛解肌汤

治太阳、阳明、少阳合病，头目眼眶痛，鼻干不得眠，寒热无汗，脉象微洪，或兼弦。

柴胡　葛根　羌活　白芷　黄芩　赤芍　桔梗　甘草　石膏　加姜枣煎服

《金鉴》云："此方陶华所制，以代葛根汤。凡四时太阳、阳明、少阳合病之轻证，均宜此汤加减治之，如无太阳证者减羌活，无少阳证者减柴胡，下利减石膏，以避里虚，呕逆加半夏，以降里逆。"

苏羌饮

治寒疫有效，并治伤风伤寒，可代麻、桂、十神之用。

紫苏　羌活　防风　陈皮　淡豉　生姜　葱白

丰按：是方乃刘松峰所制，治寒疫之功颇捷，倘丰之辛温解表法，未获效者，可继此方，堪为接应之兵也，慎毋忽诸。

● 临证治案

冒风轻证不慎口食转重

城西孙某，感冒风邪，丰用微辛轻解法加杏仁、象贝治之，服二剂，复来赶请，谓方药无灵，病忽益剧，息贲胸闭，鼻衄如泉，即往诊之，寸脉皆大，沉按滑数而来。

丰曰："此风痰壅闭于肺，化火劫络之证也，方中并无补剂，何得加闭？又无热药，何得动衄？询其日咋所食之物，乃火酒下鸡，夫鸡乃关风之物，酒为助火之物，宜乎增剧，无怪方药，遂用金沸草汤去细辛、荆芥，加葶苈、杏仁降肺气以开其闭，黄芩、栀炭清血热而止其衄，连服三煎，即中病机，若以楂肉、鸡金消其积，葛花、枳椇解其醒，便是刻舟求剑矣。"

风邪中络

城西马某之母，望八高年，素常轻健，霎时暴蹶，口眼㖞斜，左部偏枯，形神若塑，切其脉端直而长，左三部皆兼涩象。丰曰，此血气本衰，风邪乘虚中络，当遵古人治风须治血，血行风自灭之法。于是遂以活血祛风法，加首乌、阿胶、天麻、红枣治之，连服旬余，稍为中窍，复诊脉象，不甚弦而小涩，左肢略见活动，口眼如常，神气亦清爽矣，惟连宵少寐，睡觉满口焦干，据病势已衰大半，但肝血肾液与心神皆已累亏，姑守旧方，除去秦艽、桑叶、白芍、天麻，加入枸杞、苁蓉、地黄、龙眼，又服十数剂，精神日复，起居若旧矣。

中风急证

南乡余某，年将耳顺，形素丰肥，晨起忽然昏倒，人事不知，口眼喎斜，牙关紧闭，两手之脉，皆浮滑，此为真中风也，诚恐痰随风涌耳，令购苏合香丸，未至，痰声遂起，急以开关散先擦其龈，随化苏合香丸，频频灌下，少焉，痰如鼎沸。隔垣可闻，举家惊惶，索方求救，又令以鹅翎向喉内蘸痰，痰忽涌出，约有盈碗，人事略清，似有软倦欲寐之状，屏去房内诸人，待其宁静而睡，鼻有微鼾，肤有微汗，稍有痰声。顷间又一医至，遂谓鼾声为肺绝，汗出为欲脱，不可救也，即拂衣而去，丰思其体颇实，正未大虚，汗出微微，谅不至脱，痰既涌出，谅不至闭，询其向睡，亦有鼾声，姑以宣窍导痰法加东参、姜汁治之，从容灌下，直至二更时分，忽闻太息一声，呼之遂醒，与饮米汤，牙关似觉稍松，诘其所苦，又有垂头欲睡之态，即令弗扰，听其自然，依旧鼾声而寐，汗出周身，至次日黎明甫醒，皮肤汗减，痰声亦平，口眼亦稍端正，复诊其脉，滑而不浮，似乎风从微汗而去，痰尚留滞于络也，继用茯神、柏子养心收汗，橘络、半夏舒络消痰，加稆豆、桑叶以搜余风，远志、菖蒲以宣清窍，更佐参、甘辅正，苏合开痰，本末兼医，庶几妥当，合家深信，一日连尝二剂，至第五朝诸恙皆减，饮食日渐进矣。

中风脱证

城中郑某，年届古稀，倏然昏仆，左肢不遂，肌肤不仁，无力而瘫，舌强言塞，郡中医士，或专用补益，或专以疏风，或开窍消痰，或标本兼理，咸未中病，迫邀丰诊，脉小如纤，汗下如雨，喘急遗溺，神识昏蒙。丰曰，脱证见矣，不可挽也。乃郎再四求治，念其孝心纯笃，勉存一法，用高丽人参五钱，附片三钱，姜汁一匙，令浓煎频频服之，又迎他医，亦系参、附为君，延至三天，果归大暮。

真中死证

北野贺某之妻，陡然昏倒，口目歪斜，神识朦胧，左肢不遂，牙关紧闭，脉大无伦，但其鼾声似睡，分明肺绝之征，谓其壻曰，死证已彰，不可救矣，复延他医诊治，终不能起。

程曦曰："观前之郑案，至于汗多喘急，遗溺神昏，脉小如纤，知为脱证，此案神昏牙闭，鼻息如鼾上，脉大无伦，知为绝证，脱绝之证已显，死期可必矣，思吾师课徒之心甚苦，书中轻案重案，以及死案，一概详之，未始非临证之一助也。"

风湿两感

海冒濮某之媳，孤帏有数载矣，性情多郁，郁则气滞，偶沾风湿，遂不易解，始则寒热体疼，继则遍身浮肿，述服数方，佥未中肯，丰知其体素亏，剥削之方，似难浪进，姑以两解太阳法去米仁、泽泻二味，白茯用皮，再加陈皮、厚朴、香附、郁金治之，服二剂稍有汗出，寒热已无，浮肿略消，下体仍甚，思前贤有"上肿治风，下肿治湿"之说，姑照旧法除去羌活，更佐车椒、巴戟，连尝五剂，始获稍宽，后用调中化湿之方，医治旬馀，得全瘥矣。

风湿误为风温

须江毛某，贩柴来城，忽然患病，曾延医治，乏效来迓于丰，见其所服之方，皆作风温论治，诊其脉，弦而缓，考其证，寒热身疼，舌苔虽黄，黄而滋腻，口虽作燥，不甚引饮。丰曰，此属风湿时邪，实非风温伏气，就目前厥阴主气而论，风温之病似矣，不审今春淫雨缠绵，地中之湿上泛，随时令之风而袭人，遂成诸证，况无咳嗽口渴，又无滑数之脉，显然非风温也，从风湿立法以平胃神术葱豉三方合为一剂，连进数服而安。

产后寒疫

豫章邱某之室，分娩三朝，忽时行寒疫，曾经医治，有守产后成方用生化者，有遵丹溪之法用补虚者，佥未中的，而热劫益张，邀丰诊之，脉似切绳转索，舌苔满白，壮热汗无。丰曰，此寒疫也，虽在产后，亦当辛散为治，拟用辛温解表法去桔梗，加芎、芷、干姜、黑荆、稆豆，嘱服二剂，则热遂从汗解，复用养营涤污之法，日渐而瘳。

时行寒疫

城中王某之女，刚针蒲时，偶觉头痛畏寒，身热无汗，延医调治，混称时证，遂用柴葛解肌，未效，又更医治，妄谓春温伏气，用萎蕤汤又未中病，始来商治于丰，按其脉，人迎紧盛，舌白而浮，口不干渴。丰曰，春应温而反寒，寒气犯之，是为时行寒疫，前二方，未臻效者，实有碍乎膏、芩，幸同羌、葛用之，尚无大害。据愚意法当专用辛温，弗入苦寒自效，即以松峰苏羌饮加神曲、豆卷治之，令其轻煎温服，谨避风寒，覆被安眠，待其汗解，服一煎，果有汗出，热势遂衰，继服一煎，诸疴尽却矣。

时病论卷三

安州刘宾臣先生鉴定
青浦御医陈莲舫加批
三衢雷　丰少逸手著
古吴后学江忍庵校正

●春伤于风夏生飧泄大意

《经》谓："春伤于风者，乃即病之新感也。"即二卷中伤风冒风之证，今谓春伤于风，夏生飧泄者，此不即病之伏气也。盖风木之气，内通乎肝，肝木乘脾，脾气下陷，日久而成泄泻。《经》又云："邪气留连，乃为洞泄。"此亦言伏气为病，可见飧泄、洞泄，皆由伏气使然，然有寒泻、火泻、暑泻、湿泻、痰泻、食泻，虽不因乎伏气，又不得不并详之。盖飧泄则完谷不化，洞泄则直倾于下，寒泻则脉迟溺白，腹中绵痛，火泻则脉数溺赤，痛一阵，泻一阵，又有烦渴面垢为暑泻，胸痞不渴为湿泻，或时泻，或时不泻为痰泻，暖气作酸，泻下腐臭为食泻，泄泻之病，殆于斯矣。《灵枢》又云："春伤于风，夏生后泄肠澼。"肠澼者，古之痢名也，痢有风、寒、热、湿、噤口、水谷、休息、五色之分，均宜辨治。风痢者，似肠风下血而有痛坠；寒痢者，下稀水而清腥，腹中痛甚；热痢者，如鱼脑而稠粘，窘迫而痛；湿痢者，色如豆汁，胸闷腹疼；又有下痢不食，或呕不能食，名噤口痢；糟柏脓血杂下者，名水谷痢，时发时止者，名休息痢；五色脓血相溷而下，名五色痢。痢证多端，治宜分别，复揣夏生后泄肠游之训，是独指风痢而言，其馀之痢，在夏为少，在秋为多，而吾医者，又弗可胶于句下耳。

飧泄

推飧泄致病之因，乃风邪也，木胜也，寒气也，脾虚也，伏气也。《内经》

云："春伤于风，夏生飧泄。"又云："久风为飧泄。"据此而论，因风邪致病；又云："厥阴之胜，肠鸣飧泄。"又云："岁木太过，民病飧泄。"据此而论，因木胜致病；又云："胃中寒则腹胀，肠中寒则飧泄。"据此而论，因寒气致病；又云："脾病者，虚则腹满，肠鸣飧泻食不化。"据此而论因脾虚致病；又云："虚邪之中人也，留而不去，传舍于肠胃，多寒则肠鸣飧泄食不化，多热则溏出糜。"据此而论，因伏气致病。总而言之，良由春伤于风，风气通于肝，肝木之邪，不能调达，郁伏于脾土之中，中土虚寒，则风木更胜，而脾土更不主生，反下陷而为泄也。故《经》又谓："清气在下，则生飧泄。"所以当春升发之令而不得发，交夏而成斯证矣，其脉两关不调，或弦而缓，肠鸣腹痛，完谷不消，宜以培中泻木法治之。如尺脉沉迟，按之无力，乃属下焦虚寒，寒则不能消谷而成是病，宜以补火生土法治之。倘脉细小而迟，手足寒者，不易治也，勉以暖培卑监法治之。倘日久谷道不合，或肛门下脱，乃元气下陷也，急以补中收脱法治之。飧泄之病，属虚者多，属寔者少，如执治泻不利小便之偏，必致不起，悲夫！

或问曰："诸贤论飧泄，皆谓'湿兼风也'，又谓'湿多成五泻'，又谓'治湿不利小便，'非其治也，今先生论中一无湿字，反谓偏利小便，必致不起，能不违悖古人乎？"答曰："是病专论春伤于风之伏气，所以论风而未及湿，如有湿邪相溷，即有湿之见证，辨之明确，始可佐之通利，盖飧泄下利清谷，乃属脾土虚寒，不能运化而下陷，倘执通利趋下之方，岂非落阱而又下石哉，通篇皆本《内经》，何违悖之有。"又问曰："先生谓飧泄乃属脾土虚寒，所以下利清谷，殊未见《医统》又云胃火，由火性急速，传化失常，为邪热不杀谷也，《指掌》亦谓完谷不化，以火治之，由是观之，又与先生之论，不相符节，究竟以前人为火乎，抑亦以先生为寒乎？"答曰："丰《内经》而推，飧泄属虚寒者固矣，《医统》、《指掌》皆谓为火者，其实即诸泻中之火泻也，须知寒与火，极易明辨，如脉数苔黄，小溲热赤，即是属火之泻，否则便是虚寒。"问者首肯而退。

洞泄

《经》云："春伤于风，夏生飧泄，邪气留连，乃为洞泄。"盖因风木之邪，留连既久，木气克土，则仓廪而为洞泄，可见是病，亦由伏气所致也。李士材曰：

"洞泄一名濡泄，濡泄因于湿胜。"此病非但因伏气内留，中气失治，亦有湿气相兼治病也，考其脉象，软缓乏力，或关脉兼弦，身重神疲，肢体懈怠，下利清谷，小便短赤是也。宜乎培中泻木法加苍术、泽泻治之。《经》曰："肾脉小甚为洞泄。"盖肾为胃关，因肾虚失闭藏之职，伏邪乘虚而深陷也。宜乎补火生土法，加煨葛、荷叶治之，总之脾虚以补至中为先，肾虚以固下为亟，风胜佐之疏透，湿胜佐之渗利，临证之顷，神而明之，则旋踵之祸，庶几免焉。

程曦曰："观飧泄、洞泄之论，总不离乎木气克土，故治洞泄，皆仿飧泄之法，然其中之虚实，当细别之。"盖飧泄因脾虚为多，所以完谷不化，洞泄因湿胜为多，所以体重溺红，属脾虚者不宜偏利，属湿胜者不宜偏补，斯二者，皆当审其虚实而分治之。

寒泄

寒泄者，因寒而致泻也，不比飧泻、洞泻，皆属春伤于风之伏气，伏气之泻，前二篇已详晰矣，所有寒、火、暑、湿、痰、食等泻，虽不因乎伏气，然又不可不详，盖寒泻致病之原，良由感乎寒，寒气内袭于脾，脾胃受寒则阳虚，虚则不司运用，清阳之气，不主上升，反下陷而为便泻，所下澄澈清冷，俨如鸭粪，腹中绵痛，小便清白，脉来缓怠近迟，此宜暖培卑监法去西潞、益智，加木香、楂炭治之，书又云："寒泻即鹜泻，以其泻出如鸭鹜之粪也。"又谓："鸭溏者，湿兼寒也，若有湿证所著，宜佐化湿之药，随其证而加减可也。"

火泻

火泻，即热泻也。《经》云："暴注下迫，皆属于热。"暴注者，卒暴注泻也，下迫者，后重里急也，其证泻出如射，粪出谷道，犹如汤热，肛门焦痛难禁，腹内鸣响而痛，痛一阵，泻一阵，泻复涩滞也，非食泻，泻后觉宽之可比，脉必数至，舌必苔黄，溺必赤涩，口必作渴，此皆火泻之证也。张介宾曰："热胜则泻，而小火不利者，以火乘阴分，水道闭塞而然。"宜用通利州都法去苍术，加芩、连治之，大概暴注新病者可利，实热闭涩者可利，形气强壮者可利，小腹胀满者可利，今泄泻属火而不寒，属实而不虚，故可用通利之法，如久病阴亏者，气虚属寒者，皆不可利，医者不可以不知也。

暑泻

长夏暑失湿之令，有人患泄泻者，每多暑泻也。夫暑热之气，不离乎湿，盖因天之暑热下逼，地之湿热上腾，人在气交之中，其气即从口鼻而入，直扰中州，脾胃失消运之权，清浊不分，上升精华之气，反下降而为便泻矣，考暑泻之证，泻出粘稠，小便热赤，脉来濡数，其或沉滑，面垢有汗，口渴喜凉，通体之热，热似火炎，宜以清凉涤暑法，用却燔蒸，譬如商飚，飒然倏动，则炎燔自荡无余矣，如夹湿者，口不甚渴，当佐木通、泽泻，如湿盛于暑者，宜仿湿泻之法可也。

湿泻

《内经》云："湿胜则濡泻。"《难经》曰："湿多成五泄。"可见泄泻之病，属湿为多，湿侵于脾，脾失健运，不能渗化，致阑门不克泌清别浊，水谷并入大肠而成泄泻矣，湿泻之为病，脉象缓涩而来，泻水而不腹痛，胸前痞闷，口不作渴，小便黄赤，亦或有腹中微痛，大便稀溏之证，考治湿泻之法，惟念莪先生可宗，乃曰渗利，使湿从小便而去，如农人治涝，导其下流，虽处卑监，不忧巨浸。《经》曰："治泻不利小便，非其治也。"若此论之，必当渗利膀胱，宜用通利州都法，则泻自得止矣。

或问曰："观先生是论，既引《内经》之濡泄，复引《难经》之五泄，何书中不列濡泻之门，又不发五泄之论，如斯简括，讵无挂漏乎？"答曰："濡泄即洞泄，洞泄之病，已论于前，五泄即胃、脾、大肠、小肠、大瘕也。考《五十七难》中，胃泄脾泄，即今之食泻也，大肠泄、小肠泄、大瘕泄，即今之痢疾也，食泻痢疾，皆详于后，可弗叠论耳。"

痰泻

痰泻者，因痰而致泻也，昔贤云，脾为生痰之源，肺为贮痰之器，夫痰乃湿气而生，湿由脾弱而起，盖脾为太阴湿土，得温则健，一被寒湿所侵，遂困顿矣，脾既困顿，焉能掌运用之权衡，则水谷之精微，悉变为痰，痰气上袭于肺，肺与大肠相为表里，其大肠固者，肺经自病，而为痰嗽，其不固者，则肺病移于大肠，而成痰泻矣，其脉弦滑之象，胸腹迷闷，头晕恶心，神色不瘁，或时泻，或时不泻是也，宜以化痰顺气法治之，俾其气顺痰消，痰消则泻自止耳。

食泻（附饮泻）

食泻者，即胃泻也，缘于脾为湿困，不能健运，阳明胃府失其消化，是以食积太仓，遂成便泻，其脉气口紧盛，或右关沉滑，其证咽酸暧臭，胸脘痞闷，恶闻食气，腹痛甚而不泻，得泻则腹痛遂松，当用楂、曲平胃法治之，又有渴能饮水，水下复泻，泻而大渴，名为溢饮滑泻，即《金鉴》中之饮泻，良由水渍于胃而然，宜用增损胃苓法去厚朴、苍术，加白术、甘草治之，近来之医，饮、食混称者多，岂可不为分别哉！

或问："先生之书，专为六气而设，今痰泻、食泻，不关六气，亦杂论其中，究系何意？"答曰："痰从湿生，湿非六气之一乎，食泻即胃泻，胃泻居五泄之一，越人谓湿多成五泄，食泻岂无湿乎，前论飧泄、洞泄，皆因伏气致病，其寒泻因寒，火泻因火，暑泻因暑，湿泻因湿，然痰泻、食泻，虽因痰食，亦难免乎无湿，而飧、洞、寒、火、暑、湿等泻，偶亦有痰食相兼，兼证如文本之搭题，弗宜顾此失彼，医者不可不明。"

风痢

《针经》云："春伤于风，夏生后泄、肠澼。"注家谓春令伤乎风邪，风木内干，损其胃气，则上升清阳之气，反内陷而为飧泄。久则传太阴而为肠澼，此分明因风而致，故谓之风痢也。夫风痢之证，先作泄而后作痢，脉象每见沉小而弦，腹微痛而有后重，似肠风而下清血，此由春令之伏气，至夏而发，是属木胜土亏之候。如体素寒者，宜用培中泻木法加木香、苍术治之；体素热者，宜本法去吴萸、炮姜，加芩、连、煨葛治之，如胸闷溺赤者，必夹湿也，宜佐赤苓、泽泻治之，吞酸暧腐者，必夹食休，宜佐山楂、厚朴治之。

或问曰："古云'先泻后痢，为脾传肾。'今风痢亦先泻后痢，究竟系脾传肾否？"曰："否也。昔贤谓先泻后痢，为土克水之证，此言先泻后痢者，由风木克胃，胃传脾之证，自是两途，当辨治之。"又问曰："尝见痢疾发于秋令者多，夏令者少，今言至夏而发，得无谬乎？"曰："诸痢多发于秋令，或发于夏秋之交，惟风痢独发于夏，盖由春时之伏气，从内而发。经曰'春伤于风，夏生后泄、肠澼，此之谓也。'"

寒痢

前言风痢，是论春时伏气，至夏而发，其余之痢则不然，今先以寒痢论之，其病虽发于夏秋之交，其实受寒较受暑为多。景岳云："炎热者，天之常令，当热不热，必反为灾。"因热贪凉，人之常事，过食生冷，所以致痢。每见人之慎疾者，虽经盛暑，不犯寒凉，终无泻痢之患。可见寒痢之证，实因炎热贪凉，过食生冷，冷则凝滞，中州之阳，不能运化，清气不升，脾气下陷，以致腹痛后重，痢下白色，稀而清腥，脉迟苔白者，当去其寒，兼扶脾土，则痢自止。宜用暖培卑监法佐以楂炭、木香治之，然而寒痢亦有赤色者，不可不别，总之以脉迟苔白为据，倘脉数苔黄者，便为热痢，温热之品，又不可施，医者总当以脉舌分其寒热，慎弗忽诸。

王海藏曰："寒毒内伤，复用寒凉，非其治也，况血为寒所凝，浸入大肠间而便下，得温乃行，所以用热药，其血自止。《经》曰'治病必求其本'，此之谓也，胃既得温，其血不凝而自行，各守其乡矣。"

程曦曰："尝见今之治痢，不分属热属寒，开口便言湿热，动手便用寒凉，盖因未究脉象，未审舌苔之故耳。凡辨病之寒热虚实，表里阴阳，皆当于脉舌中细细求之，庶几无误。"

热痢（附暑痢）

热痢者，起于夏秋之交，热郁湿蒸，人感其气，内干脾胃，脾不健运，胃不消导，热挟湿食，酝酿中州，而成滞下矣。盖热痢之为病，脉滑数而有力，里急后重，烦渴引饮，喜冷畏热，小便热赤，痢下赤色，或如鱼脑，稠粘而秽者是也。治宜清痢荡积法，益以楂肉、槟榔治之，如体弱者，以生军改为制军最妥，时贤谓热痢，即暑痢也，丰细考之则非。《准绳》云："暑气成痢者，其人自汗发热，面垢呕逆，渴欲引饮，腹内攻痛，小便不通，痢血频迸者是也。"拟以清凉涤暑法去青蒿、瓜翠，加黄连、芍药治之，临证之间，亦当辨治。

湿痢

刘河间论痢，总不外乎湿热，孔以立非之，乃谓六淫之邪，俱可兼伤，不独在乎湿热也。然古有湿痢之名，决不可废，窃谓河间专言湿热，似乎太偏，以立为不然，似乎太过。据丰论湿痢，有寒热之分焉，盖夫寒湿之为痢也，腹绵痛而后坠，胸痞闷而不渴，不思谷食，小便清白，或微黄，痢下色白，或如豆汁，脉缓近迟之象，宜用温化湿邪法加木香治之。热湿之为痢也，里急后重，忽思饮，饮亦不多，忽思食，食亦乏味，小便热涩，痢下赤色，或淡红焦黄，脉来濡数之形，当用通利州都法去苍术，加木香、黄连治之，又有阴虚患痢，里急欲便，坐久而仍不得便者，谓之虚坐努责，不可偏言乎湿，而投渗利，利之益伤其阴，如当归、白芍、生地、丹皮、阿胶、泽泻及石莲等品。随症加减可也。

程曦曰："以立论痢，谓六淫之邪，俱可兼伤，由是观之，岂非一岁俱有痢疾耶，须知风痢虽伤于风，但发于夏，寒痢因热贪凉而受寒，亦发于夏，非冬令之寒而致痢也，热痢发于相火之令，湿痢发于湿土之令，其实痢疾虽有风寒热湿之殊，然总发于夏秋之令，而春冬罕见是病，以立谓六淫俱伤，岂不贸贸哉。"

噤口痢

噤口者，下痢不食，或呕不能食也。痢而能食，知胃未病，今不食者，缘于脾家湿热，壅塞胃口而然；又有误服利药，犯其胃气者；止涩太早，留邪于中者；脾胃虚寒，湿邪干犯者；气机闭塞，热邪阻隔者；秽积在下，恶气薰蒸者；肝木所胜，乘其脾胃者；又有宿食不消者，水饮停蓄者，皆能使人噤口也，拟用调中开噤法，随证加减，缓缓服之，冀其有效。然噤口之因，非审其脉不能明晰，如右部浮濡沉细，或缓怠无力，胃虚也；洪大急滑，火热也；浑浑浮大或浮弦，浊气上壅也；沉而滑或右涩滞，宿食停积也；迟细者，胃寒也；弦急者，木胜也。细别其脉而治之，更为确当，倘或绝不思食，下痢无度，不可治也，惟有独参汤合陈廪米浓煎频服，幸冀万一耳。

孔以立曰："予尝治噤口痢，以藕汁煮熟，稍和砂糖频服，兼进多年陈米稀糜，调其胃气必效，即石莲子之意也。古治噤口痢多有用黄连者，苦而且降，不能升提，非胃虚所宜，大抵初痢噤口，为热瘀在胃口，故宜苦燥。若久痢口噤不食，此胃气告匮，非此初痢噤口，尚有浊气可破，积滞可驱，惟大剂参、术、佐以茯苓、甘草、藿香、木香、煨葛之属，大补胃气，兼行津液乃可耳。但得胃气一复，饮食稍进，便宜独参汤，略加陈皮，或制香附，缓缓调补，兼行气滞，方为合剂。如茯苓之淡渗，木香之耗气，干葛之行津，皆当屏除也。"

江诚曰："斯论超出乎众，谓初痢之噤口，宜以苦燥，久则胃虚，必以大剂参术为君，苦燥之黄连，又在禁用，此洵为治噤口不易之良法也。"

水谷痢

水谷痢者，糟粕脓血杂下，腹中微痛，登圊频频，饮食少餐，四肢困倦，脉来细缓无力，或关部兼弦，此因脾胃虚寒，虚则不能健运，寒则不能消化也，当用暖培卑监法治之，亦有因风木克土，土虚不运者，宜本法内加白芍、防风，有因劳役过度，脾阳困顿者，加黄芪、荷叶，有因下焦无火，不能熟腐者，加故纸、吴萸，有因痢后中虚，饮食停积者，加陈皮、楂肉，然痢疾总不离乎脾胃为病，或木胜，或火衰，当按法加减治之，自然应手耳。

休息痢

下痢屡发屡止，久而不愈，面色萎黄，脉形濡滑者，为休息痢也，多因止涩太早，积热未尽，或不能节饮食，戒嗜好，所以时作时止也。亦有过服寒凉而致者，肝脾内伤而致者，元气下陷而致者，肾虚不固而致者，皆当审其因而分治之，拟用调中畅气法，俾其气机得畅，则积热自清，中州得调，则脾胃自复，倘或腹中隐痛，宜加吴萸姜炭，以化中焦之寒，赤痢缠绵，当佐秦皮、白芍，以清肝脾之血，肛门重坠，更加升麻、桔梗，以升下陷之元，虚滑不禁，再入骨脂、龙骨，以固下焦之脱，凡一切之药，不应手者，当细辨其脉象，若脉沉实，虽日远仍当攻下，切宜辨确，勿可误也。

五色痢

《金鉴》云："五色痢者，五色脓血相杂而下也，若有脏腑尸臭之气则凶，因于用止涩太早，或因滞热下之未尽，蕴于肠胃，伤脏气也，用一切补养之药不应，则可知初病非涩之太早，即下之未尽也。诊其脉若有力，虽日久仍当攻也。"

《医通》曰："患五色痢者，良由脏腑之气化并伤，是以五色兼见，然古人皆言肾病，以肾藏精之室，所居之位，最下最深，深者既病，其浅而上者，安有不病之理，精室既伤，安能任蛰藏之令乎，仲景以五液注下，脐筑痛，命将难全也，夫以精室受伤，五液不守之患，须知益火消阴，实脾堤水，兼分理其气，使失于气化之积，随之而下，未失气化之精，统之而安，诚不出乎此法。"

丰按：二论诚痢门之要旨，前言止涩太早，滞热未尽，后言脏腑之气化并伤，归于肾病，合而论之，斯疾有虚有实，分别治之，庶乎稳妥，如初起者为实，日久者为虚，里急后重者为实，频频虚坐者为虚，脉实有力者为实，脉虚无力者为虚，虚则宜补，以补火生土法治之，实则宜泻，以清痢荡积法治之。

●拟用诸法

培中泻木法

治伏气飧泄洞泄，及风痢。

白术（二钱土炒）　炮姜炭（八分）　白芍（一钱土炒）　陈广皮（一钱）软防风（一钱）　吴萸（八分泡）　白茯苓（三钱）　粉甘草（五分）加新荷叶一钱煎服

术、芍、陈、防四味，即刘草窗先生治痛泻之要方，用之为君，以其泻木而益土也，佐苓、甘培中有力，姜炭暖土多功，更佐吴萸疏其木而止其痛，荷叶升其清而助其脾。

补火生土法

治飧泄洞泄，命门无火，久泻虚痢。

清附片（八分）　肉桂（六分细判分冲）　菟丝子（一钱）　苏芡实（二钱）益智仁（一钱）　破故纸（一钱）　吴茱萸（八分泡）　加莲子肉十粒入煎

下焦无火，不能熏蒸腐化，致泻完谷，故以桂、附辛甘大热，补命门之火以生脾土，菟丝、故纸温补其下，吴萸、益智暖其下，复暖其中，中下得其温暖，则火土自得相生，而完谷自能消化，更佐芡实、莲子，补其脾且固其肾，益火土生，脾肾固，而飧泄、洞泄无不向愈矣。

暖培卑监法

治脾土虚寒泄泻，及冷痢、水谷痢。

西潞党（三钱米炒）　白茯苓（三钱）　于术（二钱土炒）　粉甘草（五分水炙）　炮姜炭（八分）　茅苍术（六分土炒）　益智仁（一钱）葛根（五分煨）加粳米一撮煎服

《经》云："土不及曰卑监，法中以四君合理中，暖培其脾土也，脾喜燥，故佐以苍术，喜温佐以益智，喜升佐以葛根，喜甘佐以粳米。"

补中收脱法

治泄痢不已，气虚下陷，谷道不合，肛门下脱。

东洋参（三钱）　黄芪（二钱米炒）　于术（一钱土炒）　粉甘草（五分炙）罂粟壳（一钱炙）　白芍药（一钱土炒）　诃黎勒（一钱五分）加石榴皮一钱同煎

此治泻痢日久，气虚脱肛之法也，以参、芪、术、草之甘温，补中州以提其陷，罂、芍、诃黎之酸涩，止泻痢且敛其肛，用榴皮为引者，亦取其酸以收脱，涩以住痢也。

通利州都法

治火泻湿泻，湿热痢疾。

白茯苓（三钱）　泽泻（一钱五分）　苍术（八分土炒）　苦桔梗（一钱）车前子（二钱）　通草（一钱）　滑石（三钱飞）　河水煎服

斯仿舒驰远先生加减五苓之意，州都者，膀胱之官名也，首用茯苓甘淡平和，而通州都为君，泽泻咸寒下达，而走膀胱为臣，佐苍术之苦温，以化其湿，车前、通、滑之甘淡，以渗其湿，使桔梗之开提，能通天气于地道也。

清凉涤暑法

治暑温、暑热、暑泻、秋暑。

滑石（三钱水飞）　生甘草（八分）　青蒿（一钱五分）　通草（一钱）白扁豆（一钱）　连翘（三钱去心）　白茯苓（三钱）　加西瓜翠衣一片入煎

滑石、甘草，即河间之天水散，以涤其暑热也，恐其力之不及，故加蒿、扁、瓜衣以清暑，又恐其干犯乎心，更佐连翘以清心，夫小暑之节，在乎相火之后，大暑之令，在乎湿土之先，故先贤所谓暑不离湿也，兼用通、苓，意在渗湿耳。

化痰顺气法

治痰气闭塞，痰疟、痰泻。

白茯苓（四钱）　制半夏（二钱）　陈皮（一钱五分）　粉甘草（八分）广木香（五分煨）　厚朴（一钱姜制）　加生姜三片水煎服

法中苓、夏、陈、甘，即局方二陈汤化痰之妥方也。加木香、浓朴，以行其气，气得流行，则顺而不滞，故古人谓化痰须顺气，气行痰自消，且木香、浓朴，均能治泻，以此法治其痰泻，不亦宜乎！

楂曲平胃法

治因食作泻，兼治食疟。

楂肉（三钱炒）　神曲（三钱炒）　苍术（一钱土炒）　厚朴（一钱姜制）陈广皮（一钱）　甘草（八分）　加腒胵二枚为引

法内苍、陈、朴、草，系《局方》之平胃散，为消导之要剂。佐山楂健脾磨积，神曲消食住泻，腒胵乃鸡之脾也，不但能消水谷，而且能治泻利。食泻投之，必然中鹄。

增损胃苓法（见卷四）

清痢荡积法

治热痢夹食，脉滑数，烦渴溺赤。

广木香（六分煨）　黄连（六分吴萸炒）　生军（三钱酒浸）　葛根（五分煨）　枳壳（一钱五分麸炒）　黄芩（一钱酒炒）　白芍（一钱五分酒炒）粉甘草（五分）　加鲜荷叶三钱煎服

此法首用香、连治痢为主，加军、枳以荡其积，芩、芍以清其血，甘草解毒，荷、葛升提，施于实热之痢，每多奏效耳。

温化湿邪法

治寒湿酿痢，胸痞溺白。

藿香（一钱五分）　蔻壳（一钱二分）　神曲（二钱炒）　厚朴（一钱姜制）陈皮（一钱五分）　苍术（八分土炒）　加生姜发三片为引

凡湿在表宜宣散，在里宜渗利，今在气分，宜温药以化之，藿香、蔻壳宣上中之邪滞，神曲、厚朴化脾胃之积湿，陈皮理其气分，苍术化其湿邪，更佐生姜温暖其中，中焦通畅无滞，滞下愈矣。

调中开噤法

治下痢不食，或呕不能食，即噤口痢证。

西潞党（三钱米炒）　黄连（五分姜汁炒）　制半夏（一钱五分）广藿香（一钱）　石莲肉（三钱）　加陈廪米一撮煎服

痢成噤口，脾胃俱惫矣，故用潞党补其中州，黄连清其余痢，半夏和中止呕，藿香醒胃苏脾，石莲肉开其噤，陈廪米养其胃，倘绝不欲食者，除去黄连可也。

调中畅气法

治中虚气滞，休息痢疾，并治脾亏泄泻。

潞党参（三钱米炒）　于术（二钱土炒）　黄芪（二钱酒炒）　炙甘草（四分）　陈广皮（一钱）　腹皮（一钱五分酒洗）　广木香（三分煨）加鲜荷叶三钱为引

参、芪、术、草，调补中州，陈、腹、木香，宣畅气分，加荷叶助脾胃而升阳气也。

●备用成方

草窗痛泻方

治腹痛便泻不止。

白术　白芍　陈皮　防风　水煎服，久泻加升麻。

胃苓汤（一名对金饮子）

治中暑伤湿，腹痛泄泻。

猪苓　茯苓　白术　泽泻　甘草　肉桂　厚朴苍术陈皮　水煎服，如夹食者可加楂肉

四神丸

治脾肾两虚久泻。

肉果霜　破故纸　五味子吴萸用生姜煮枣，取枣肉捣丸

胃关煎

治脾肾虚寒作泻，甚至久泻，腹痛不止，冷痢等证。

大熟地　怀山药　淡干姜　吴茱萸　白扁豆　白术炙甘草　水煎食远服

丰按：草窗痛泻方，主治木乘土位之泻；胃苓汤，主治湿气侵脾之泻；四神丸，胃关煎，主治脾肾虚寒之泻。如两关不调者，或弦有力者，是为土被木乘之象，濡缓而怠者，是为脾受湿侵之象，细小无力者，或两尺沉迟者，是为脾肾虚寒之象，总须辨脉审证而分治之。

姜茶饮

治寒热疟及赤白痢。

生姜　细茶叶　每味约三钱，浓煎服之

丰按：此方乃东坡居士所制，虽平淡无奇，然用意颇妙，生姜味辛而温，能解表也，茶叶甘苦微寒，能清里也，二味合用，喜无寒热之偏，功在和解，故能治疟耳。谚云："无痰不作疟，无食不成痢。"考姜、茶之功，并能消痰消食，所以治疟犹兼治痢也。

香连丸

治下痢赤白，脓血相杂，里急后重。

木香　黄连　醋糊丸米饮下

芍药汤

治下痢脓血稠粘，腹痛后重。

芍药　归尾　黄芩　黄连　木香　槟榔　大黄　甘草肉桂　水煎服，如痢不减，大黄可以加重

丰按：此二方可治初起之痢，而无外感最宜，若有寒热外感之见证者，便推人参败毒散为第一，历尝试之，屡治屡验，嘉言先生取名逆流挽舟之法，洵不谬也。

苍术地榆汤

治经脾受湿，痢疾下血。

苍术（泔浸炒）　地榆（炒黑）　照常煎服

人参樗皮散

治脏毒挟热下血，久痢脓血不止。

人参　樗根白皮（东引者去粗皮醋炙）　等分为末，米饮或酒调下。

丰按：地榆、樗皮皆涩剂也，观其主治之证，并无里急后重之字样，其治久痢久虚者可知，但有一二实证所彰，涩药便难孟浪，思古人立法，至精至妥，奈今人不察随手用之，未有不杀人者也。

补中益气汤

治烦劳内伤，阳虚自汗，气不能摄血，久痢久疟。

人参　黄芪　白术　炙草　陈皮　归身　柴胡　升麻　加姜枣煎服

真人养脏汤

治泻痢日久，虚寒脱肛。

人参　白术　当归　白芍　罂粟壳（蜜炙）　诃子（面裹煨）　肉豆蔻（面裹煨）　木香　炙甘草　肉桂　煎服

脏寒甚加附子一方无当归。

肉苁蓉汤

治噤口痢，日久不愈，下焦累虚。

肉苁蓉（泡淡）　附子　人参　姜炭　当归　白芍（肉桂汤浸炒）水煎缓缓服，胃稍开再服

丰按：此三方惟东垣补中益气独超，每遇脾气虚陷而作痢者，用之屡效，谦甫真人养藏，治气血两伤之久痢，鞠通肉苁蓉汤，治肝肾两虚之久痢，用之偶亦并效，但余气未清，正气未虚，皆不宜轻试。

●临证治案

飧泄误为食泻

城南程某，平素略知医理，于立夏后一日，腹痛而泻，完谷不化，自疑日昨因饼所伤，又执治泻利小便之说，辄用五苓加消食之品，未效，来邀丰诊。诊得两关，一强一弱，气口之脉不紧，乃曰非伤食也，是飧泄也，此因伏气致病，即《内经》所谓"春伤于风，夏生飧泄"之候，消食利湿，益使中虚，理当扶土泻木，即用理中汤加黄芩、白芍煨葛防风，连服三煎遂愈。

飧泄之病热补得瘳

羊城雷某，患泻无度，肌肉忽脱，脉象两关并弦。丰曰："未泻之先，腹必鸣痛，痛必便泻，泻必完谷。"曰："然也，不知病在何经？"曰："此肝风传脾，脾受其制，不能变化。"《内经》名为飧泄，后贤称为胃风，见丰论证确切，即请撰方，乃用刘草窗痛泻要方，加吴萸、益智、煨葛、木香、荷叶为引，服一剂，未臻大效，再加参、芪、姜、附，方服一煎，遂得小效，继服忽全瘳矣。

洞泄之病虚实兼治得效

若耶倪某，患泻不瘳，求延丰治，阅前方，乃批暴注下迫，皆属于热，用芩、连、芦、葛等药，未获中机，脉之神门小弱，余皆弦缓，舌色少荣，苔白而薄，直倾无度，腹痛溺黄，就二便而论，似属火泻，就脉舌而论，大为不然，思《内经》谓肾脉小甚为洞泄，明是先天素弱，伏气深陷之征，余部弦缓，腹痛频频，木乘土位之候，溺黄者，夹湿也，此证虚中兼实，当补先后二天，兼以平肝渗湿，病者素谙医理，闻言叹服，遂用于术、党参、菟丝、故纸、防风、白芍、泽泻、

云苓、煨葛、木香、荷叶为引，一日一剂，连服五朝，痛泻并愈。

便泻刚逢经转

云岫叶某之女，于长夏之令，忽发热便泻，前医用五苓散，略见中机，月事行来，加之归、芍，讵知其泻复甚，益加腹痛难禁，脉象右胜于左，此暑湿之邪，在乎气分，气机闭塞，不但邪不透化，抑且经被其阻，即以温化湿邪法加木香、香附、苏梗、延胡，连进三煎，经行泻止，身热亦退矣。

程曦曰："湿在气分，本当畅气以透湿，经事当期，最宜顺气以行经理气之方，一举两得矣。"

伤食作泻

李张某，年逾五旬，素来痰体，一日赴宴而归，腹痛而泻，邀丰诊之，右关独见弦紧，嗳气频作，乃曰此属伤食之邪，团结于中，脾气当升不升而泻作，胃气宜降失降而嗳频，当遵薛立斋治刘进士用六君加木香之法，更佐山楂、枳子，服二剂，腹痛已止，但泻未住，复诊，更加苍术、厚朴，再服二剂，方得全愈。

小产之后偶沾风痢

豫章邓某之室，小产计有一旬，偶沾风痢之疾，前医未曾细辨，以腹痛为瘀滞，以赤痢为肠红，乃用生化汤，加槐米、地榆、艾叶、黄芩等药，服下未效，来迎丰诊，脉之，两关俱弦诘之，胎未堕之先，先有便泻，泻愈便血，腹内时疼，肛门作坠。丰曰："此风痢也，良由伏气而发，亦用生化汤除去桃仁，加芥炭、防风、木香、焦芍，败酱草为引，服二帖，赤痢已瘳，依然转泻。思以立有云，痢是闭塞之象，泻是疏通之象，今痢转为泄泻，是闭塞转为疏通，系愈机也，照旧方除去防风、败酱，益以大腹、陈皮，继服二帖，诸恙屏去矣。"

风痢病一误再误

城东孔某之子，放学归来，腹中作痛，下利清血，其父母疑为伤损，遂服草药，应效全无，始迎丰诊，脉象缓怠而小，右关独见弦强。丰曰："非伤损也，是属春伤于风，夏生肠澼之候也，肠澼虽古痢之名，然与秋痢治法有别，痢门成方，弗宜胶守，即用培中泻木法去炮姜，加黄连治之，服下未有进退，更医调治，便云血痢，所用皆是止涩之药，血虽减少，而腹痛尤增，甚则四肢厥冷，仍来商治于丰，诊其脉，往来迟滞，右关依旧弦强，此中土虚寒，被木所凌之象，总宜温补其脾，清平其肝，用暖培卑监法加黄连、川楝，服之腹痛顿止，手足渐温，惟下红未愈。照前法除去炮姜、智、楝，加芥炭、木香、枯芩、艾叶，令尝五剂，喜中病机，复用补中益气，方获全安。"

赤痢亦有属寒温补得愈

古黔黄某之母，望六之年，忽患痢疾，曾延医治未应，始来邀丰。阅前医之方，系洁古芍药汤加减。询其痢状，腹痛即坠，坠则欲便，下痢皆赤。按其脉，右部缓急而迟，左部细小而涩，舌无荣，苔白薄。丰曰："此脾土虚寒，寒湿窃据，阴络之血，得寒而凝，凝则气机不行，清气不升而陷，所以有腹痛、后坠、赤痢等证，即进补中益气加炮姜、附片，令服二帖，遂中病矣。后用皆参、芪、术、附为君，约半月而愈。"

程曦曰："此案用姜、附、参、芪，以收全效，益信王海藏谓血为寒气所凝，用热药其血自止之训。今之医者，一见赤痢，非投凉血之方，即需清湿之药，尝见轻浅之病，误治转重者，众矣。"

疟痢两作

云岫钱某，忽因冒雨，当夜遂发寒热，头身并疼，吾衢土俗，怕有魑魅所染，即以揪刮当先，第三朝始延医治，医见寒热交作，遂以小柴胡加消食之品，不但未效，更增面浮痛痢，合家惊骇，来迓丰医。脉形浮缓兼弦，舌苔白泽，此风湿由表入里，疟痢两兼之候也，当用嘉言先生逆流挽舟之法，加木香、荷叶治之，服二剂，寒热顿除，痛痢并减矣。

痢下纯血死证

城中郑某，赴杭乡试，未入闱时，忽患痢疾，即归桑梓，遂延医疗，未获应手，始来商治于丰。脉之两尺俱虚，余皆濡数，形体尫羸，舌光如镜，眠食俱废，痢下纯血，泄出不禁，丰曰："此阴分被湿所伤，斯时利湿，益伤其阴，补阴恐碍乎湿。"正踌躇间，其父出前医之方，阅之，乃补中兼涩，思其吃大瘾之烟，贪非分之色，其真阴未始不耗损者，前医补涩并用，似不冰炭，丰亦从本调治，勉以干地、阿胶养其真阴，丹皮、白芍清其血分，禹粮、赤石止痢固脱，银花、甘草养血解毒，生苡、茯苓扶其脾而渗其湿，东参、荷叶挽其正而升其清。方已写竣，谓其父曰，书谓下纯血者死，速当早访高明，后延他医治之，未及一旬而殁。

实热痢疾止涩太早用下得瘳

安徽苏某之侄，由远方来，途中感受暑热，即病烦热口渴，渴欲引饮，医谓阳暑，用白虎汤为君，服之热退，腹内转疼，更医治之，遂驳用凉之谬，谓凉则凝滞，将来必变为痢也，用平胃散加姜、附、吴萸，腹痛未除，果变为痢，其叔深信如神，复邀诊视，讵知乃医固执不化，询得病者不思谷食，遂称为噤口痢也，守原方益以石莲、诃子，服后痢虽减少，然腹痛益剧，叫号不已，一家惊惶无策，着人来迓于丰，其叔令阅前方，并述病状，按其脉，数大而强，舌苔黄燥，腹痛拒按，口渴喜凉。丰曰："令侄气血方刚之体，患此暑热夹食之疴，而成燥实之候，非攻下猛剂，不能望瘳。"用生军、枳实、花粉、元明、黄连、荷叶，请服一煎，当夜遂下赤白夹杂，稠粘而臭，又得硬屎数枚，腹痛方定，神气疲倦，就枕即熟寐矣，次日用调中和剂，服十余帖而安。

高年噤口痢疾

城北李某，望八高年，素来矍铄，秋间忽患痢疾，即延医疗，药石无功，邀丰诊之，脉形小缓而怠，痢下赤白，呕逆频来，日内全不思食。丰曰："此脾胃虚弱，不能化湿消导，壅滞胃口，而成噤口痢也。"即用六君佐以楂肉、藿香、石莲、仓米，黄土浆煎，服一剂呕逆已宁，仍不思食，登圊无度，痢不甚多，脉象相符，较昨乏力，明是脾气虚陷之象，倘见病治病，不顾其本，虚脱必难保也，改用补中益气去当归、柴胡，加煨葛、石莲、谷芽、仓米，令服一帖，中机再服，幸喜病药相投，觉思饮食，但发浮肿，举家惊惶，来邀复诊，脉转迟细而涩，舌淡苔白。丰曰："斯是脾虚发肿，非五皮淡渗等药所可用也。"宜以附子理中汤加酒炒黄芪、生米仁二味，叠进五剂，浮肿渐消，痢疾亦减，仍率旧章略为增损，调治匝月而愈。

痢久脾肾两虚

城东郑某之母，患痢两月来，大势已衰，但频频虚坐，有时糟粕脓血相杂而下，合郡诸医，延之殆尽，仍邀丰诊，脉小而涩，两尺糊糊。丰曰："凡治病有先后缓急，初起之时，邪势方盛，故用宣散消导之方，今牵延六十余朝，而脾肾并累亏损者，理当进暖补二天之法。"弗谓丰前后之方，相去霄壤，乃用四君四神加银花炭、炒陈米治之，服三剂，痢已减矣，惟两足之浮肿，此必因湿从下注，再循旧法，加生薏苡、巴戟天，连尝五剂。逐渐而痊。

休息痢误认肠风

豫章罗某，痢后下红，淹绵数月，比余诊之，脉来弦小而涩，肛门虚坠，神倦懒餐，此余湿未罄，肝脾内伤，而成休息痢也，前医不辨，乃作肠风治之，投以槐角、地榆，焉望人壳？丰以银花、白芍育血养肝，潞党、黄芪补脾益气，薏苡渗其余湿，秦皮清其余痢，谷牙苏胃，荷叶升清，连进四五煎，赤痢渐少矣，后循旧法出入，约十余剂而瘳。

或问曰："曾见《准绳》论肠风，腹中有痛，所下清血纯血，与是痢相似，最易鱼目混珠，不识何以别之？"答曰："极易别也，休息痢，因痢而起也，肠风病，因外风内客，随感随见也。"

阴虚之体患五色痢

鄂渚余某之甥，患痢两月余矣，憔悴不堪，夜不成寐，渴饮不食，脉数苔无，取观所下之痢，五色杂见。丰曰："此五色痢也，乃凶症耳。"余某颇谙医药，即告之曰："甥体素系阴亏，今痢久缠，真阴益加虚损，先生谓五色痢，究系温热未尽耶，抑亦真阴有损耶？"丰曰："石顽有云，'痢下五色，脓血稠粘，滑泄无度，多属阴虚。'今此证分明久痢伤肾，下焦不摄，即先哲所谓阴虚痢是也，斯时即有湿证所彰，亦不能投之渗利，当用银花、生地、白芍、黄芩，四者均炒为炭，阿胶炒珠，山药炒黄，与陈皮、石莲，合为一剂，连尝三四服，遂中肯矣，登圊略减数遭，惟口渴寐少，脉转小数，欠力欠神，此气血津液，皆亏损也，照前方除去枯芩，加入东参、炙草、夜交藤，服数剂更为合拍。后用六味合四君为主，调治月余，始得痊可。"

　　或问曰："先生谓五色痢，即阴虚痢也，尝见古书之中，不惟有阴虚痢之名，且有虚滑、食积、气滞、瘀血、蛲虫、虫疰等痢之名，今概而不论，毋乃太简乎？"答曰："实虑其繁，故就其简，今既问及，姑略言之。盖虚滑痢，虚而滑脱，法当补涩；食积痢，因食所积，法当消导；气滞痢，因气所滞，法当调气；瘀血痢，因血所瘀，法当行血；蛲虫痢，因胃弱肠虚，细虫从谷道而出，法当杀虫；虫疰痢，因服金石汤丸，逼损真阴，痢下黑色，形如猪肝，为难治也。以上等病，聊述其概，其实风、寒、热、湿、噤口、水谷、休息、五色等痢为多，学者得能细玩，余痢无难治耳。"又问曰："秋痢之证，致死者多，何谓无难？"答曰："不犯死证者生也，犯者死也。"曰："死证何？"曰："下纯血者，如尘腐色者，如屋漏水者，厥逆冷汗者，呃逆不止者，身热不除者，噤口不食，药不能开者，骤然能食为除中者，皆死证也，又有如赤豆汁者，唇若涂朱者，大孔如竹筒注者，皆不可治也，又有如鱼脑者，如猪肝色者，身热脉大者，皆半生半死也，用药得法，间有生者，不可弃而不治也。"

时病论卷四

安州刘宾臣先生鉴定
青浦御医陈莲舫加批
三衢雷　丰少逸手著
古吴后学江忍庵校正

●夏伤于暑大意

夏伤于暑者，谓季夏、小暑、大暑之令，伤于暑也，其时天暑地热，人在其中，感之皆称暑病，夫暑邪袭人，有伤暑、冒暑、中暑之分，且有暑风、暑温、暑咳、暑瘵之异。伤暑者，静而得之为伤阴暑，动而得之为伤阳暑；冒暑者，较伤暑为轻，不过邪冒肌表而已；中暑者，即中暍也，忽然卒倒，如中风状；暑风者，须臾昏倒，手足遂抽；暑温者，较阳暑略为轻可；暑咳者，暑热袭肺而咳逆；暑瘵者，暑热劫络而吐血，又有霍乱之证，因暑气夹风寒湿食扰乱于中，痧气之证，因南方体弱，偶犯沙秽之气。秽浊之证，因暑气夹秽而袭人，即俗称为龌龊也。此皆季夏由暑气所伤之证也，更有春末夏初之疰夏，孟夏之热病，仲夏之霉湿，亦当论治。盖疰夏者，因时令之火为病；热病者，因冬时之伏气为病；霉湿者，入霉之后，梅雨淫淋，感其雨湿气为病。斯三者附论于兹，则夏令之病，皆全备矣。

伤暑

长夏伤暑，有阴阳之别焉。夫阴暑之为病，因于天气炎蒸，纳凉于深堂大厦，大扇风车得之者，是静而得之之阴证也，其脉浮弦有力，或浮紧，头痛恶寒，身形拘急，肢节疼痛而心烦，肌肤大热而无汗。此为阴寒所逼，使周身阳气不得伸越，宜用辛温解表法减去防风，益以香薷、藿香治之，呕逆加茯苓、半夏，便泻加厚朴、木香。又有阳暑之病，缘于行旅长途，务农田野，烈日下逼得之者，是动而得之之阳证也，其脉浮洪有力，或洪数，面垢喘咳，壮热心烦，口渴欲饮，蒸蒸自汗。此为炎热所蒸，使周身中外皆热，宜以清凉涤暑法去扁豆、通草，加石膏、洋参治之，呕逆加竹茹、黄连，便泻加葛根、荷叶。更宜审其体实、体虚而药之，自无不当耳。

张介宾曰："阴暑证，或在于表，或在于里，惟富贵安逸之人多有之，总由恣情任性，不慎风寒所致也。阳暑证，惟辛苦劳役之人多有之，由乎触冒暑热，有势所不容已也。然暑热逼人者，畏而可避，可避则犯之者少；阴寒袭人者，快而莫知，莫知则犯之者多，故凡有病暑者，阳暑多不见，而阴暑居其八、九。今之人治暑者，但见发热、头痛等证，则必曰此中暑也，而所用无非寒凉，其不达也亦甚矣。"

江诚曰："介宾先生谓阴暑多于阳暑，最为确切。今人治暑不别阴阳，一见发烧，遂投凉药，若此贸贸，则害人匪浅矣。"

冒暑

冒暑者，偶然感冒暑邪，较伤暑之证，稍为轻浅耳。夫暑热之邪，初冒于肌表者，即有头晕、寒热、汗出、咳嗽等证，宜以清凉涤暑法加杏仁、蒌壳治之，其证虽较伤暑为轻，然失治入里，此又不可以不知也。如入于肉分者，则周身烦躁，头胀体烧，或身如针刺，或有赤肿等证，宜以祛暑解毒法治之；如入于肠胃者，则有腹痛水泻，小便短赤，口渴欲饮，呕逆等证，宜以增损胃苓法佐黄连治之。然冒暑之证，虽谓为轻，亦必须防微杜渐耳。

中暑（即中喝。附：暑厥）

洁古曰："静而得之为中暑。"东垣曰："避暑乘凉得之者，名曰中暑。"其实二说皆是阴暑之证，而无中字情形，似不可以中暑名之，考中暑即系中喝，中喝之证，可以不必另分。盖中暑忽然而发，如矢石之中人也，不似伤暑初则寒热无汗，或壮热蒸汗之可比，是病忽然闷倒，昏不知人，躯热汗微，气喘不语，牙关微紧，亦或口开，状若中风，但无口眼喝斜之别，其脉洪濡，或滑而数。缘其人不辞劳苦，赤日中行，酷暑之气，鼓动其痰，痰阻心包所致，宜清暑开痰法治之。如果手足厥冷，名曰暑厥，宜苏合香丸化开灌之，或以来复丹研末白汤灌之，或以蒜水灌之，或剥蒜肉入鼻中，皆取其通窍也，俟其人事稍苏，继进却暑调元法为治。

暑风

暑风之病，良由暑热极盛，金被火刑，木无所畏，则风从内而生，此与外感风邪之治法相悬霄壤，若误汗之，变证百出矣。夫木既化乎风，而脾土未尝不受其所制者，是以卒然昏倒，四肢搐搦，内扰神舍，志识不清，脉多弦劲或洪大，或滑数。总当去时令之火，火去则金自清，而木自平，兼开郁闷之痰，痰开则神自安，而气自宁也，拟用清离定巽法佐以郁金、川贝治之。倘有角弓反张，牙关紧闭者，宜加犀角、羚羊；痰塞喉间有声者，宜加胆星、天竺；服药之后，依然昏愦者，宜加远志、菖蒲。然而证候至此，亦难治矣。

暑温

考暑温之证，较阳暑略为轻可。吴淮阴曰："温者热之渐，热乃温之极也。"其名暑温，比暑热为轻者，不待言矣。在医者务宜留心慎药，弗使温盛成热耳。夫暑温之初病也，右脉胜于左部，或洪或数，舌苔微白，或黄而润，身热有汗，或口渴，或咳嗽，此邪在上焦气分，当用清凉涤暑法加杏仁、蒌壳治之。倘汗少而有微寒，或有头痛者，宜透肌肤之冒，于本法内去扁豆、瓜翠，加藿香、香薷治之；如口不渴者，乃兼湿也，加米仁、半夏治之；如舌苔黄燥，渴欲喜饮，宜清胃家之热，用凉解里热法治之；如舌苔光绛，伤于阴也，宜用清热保津法加西洋参、北沙参、元参治之。总当细究其因，或夹冒，或夹湿，或胃热，或阴伤，按证而分治之，未有不向愈者。

暑咳

暑咳之为病，独在暑月也，良由暑热下逼，先伤乎上，夫五脏之位，惟肺最高，为诸脏之华盖，暑热袭之，肺经先病者，固无论矣，且暑中有火，肺体属金，火未有不克金者也，其脉濡滑而数，两寸有力而强，咳逆乏痰，即有亦少，或身热口渴，或胸闷胁疼，此皆暑热入肺之脉证也，宜用清宣金脏法加滑石、甘草治之，如痰多者，不因暑而因湿，不名咳而名嗽，不在肺而在脾，不用清而用温，果因痰而致嗽者，宜用加味二陈法治之。倘不细辨，以暑为湿，误用温药，扰动其络，络中血沸，而成吐血之痾，然则宜用却暑调元法去东参、半夏，加杏仁、花粉、旱莲、生地治之。大概总宜清暑保金，庶不至蔓延虚损耳。

暑瘵

暑瘵者，骤然吐血衄血，头目不清，烦热口渴，咳嗽气喘，脉象浮取则洪，中取则空，沉取复有。此因盛夏之月，相火用事，火烁肺金，复燃阳络，络血上溢所致，昧者以为痨瘵，殊不知火载血上，非真阴亏损而为虚痨者比也，当清暑热以保肺，清络热以止血。如初起体实者，宜以清宣金脏法加枯芩、黑栀治之；体弱者，宜以却暑调元法去石膏、半夏、粳米，加鲜地、鲜斛、鲜藕节治之。如未止，再加丹皮、旱莲草可也。虽非痨瘵之病，但失血后有潮热、咳嗽之证，小数之脉，其阴分不亏亦亏，又当以甘咸养阴法治之。倘蹉跎失治，伤及真阴，遂难疗矣。

霍乱

霍乱之证，在夏秋为多，得之于风、寒、暑、热、饮食生冷之邪，杂揉交病于中，正不能堪，一任邪之挥霍撩乱，故令三焦混淆，清浊相干，乱于肠胃也，其证呕吐泻利，腹中大痛，脉多微涩，或沉而伏，或大而虚。其风甚者，则头痛寒热；寒甚者，则转筋厥冷；暑甚者，则大渴引饮。邪在上焦则吐多，下焦则泻多，中焦则吐泻俱甚。总宜治乱保安法加减主之，风甚加苏叶、橘红，寒甚加草蔻、木瓜，暑甚加芦根、竹茹，吐多加黄连、干姜，泻多加葛根、荷叶，倘吐泻不已，损伤中焦之气，以致阴阳间隔，手足厥冷，脉微欲绝，不多饮水者，无分风、寒、暑、热，急以挽正回阳法救之。若欲吐不吐，欲泻不泻，名曰干霍乱也，又名绞肠痧也，急用古方炒盐调童便，服之探吐则愈，若舌卷筋缩，卵阴入腹为难治。大率霍乱之脉，洪大而滑者生，微涩渐迟者死。

痧气

南方之人，体气不实，偶触粪土沙秽之气，即腹痛闷乱，名之曰痧，即沙字之讹也，盖痧在皮肤气分者宜刮之，在肌肉血分者宜刺之，此轻而浅者言也，若深重者胀塞肠胃，壅阻经络，直犯乎心，斯须莫救，刮刺无功，非药剂不能救也。须知痧无定脉，凡脉与证不应者，即为痧脉也，其见证不可不分。如风痧者，头疼自汗，腹痛肢麻；暑痧者，头晕汗多，吐泻腹痛；阴痧者，腹痛肢冷，即凉痧也；阳痧者，腹痛肢暖，即热痧也。又有肤隐红点，一如瘩疹，此痧在肌表，为红痧也；满身胀痛，且有黑斑，此痧毒在乎脏腑，为乌痧也；欲吐不吐，欲泻不泻，心腹大痛，为绞肠痧也。痧之为病，不尽六气所触，或因饥饱劳役，或因秽浊所犯，皆可成痧，总宜芳香化浊法治之，法内有半夏、藿香，慎勿信俗医为痧病中之禁药也。风痧加荆芥、防风，暑痧加滑石、木瓜，阴痧加豆蔻、砂仁，阳痧加连翘、栀子，红痧加牛蒡、薄荷，乌痧加槟榔、枳壳，闷痧加细辛、桔梗，绞肠痧加檀香、乌药，倘其势急不及进汤药者，先以痧疫回春丹治之

秽浊

秽浊者，即俗称为龌龊也，是证多发于夏秋之间，良由天暑下逼，地湿上腾，暑湿交蒸，更兼秽浊之气交混于内，人受之由口鼻而入，直犯膜原。初起头痛而胀，胸脘痞闷，肤热有汗，频欲恶心，右脉滞钝者是也。然有暑湿之分，不可以不察也。如偏于暑者，舌苔黄色，口渴心烦，为暑秽也；偏于湿者，苔白而腻，口不作渴，为湿秽也。均宜芳香化浊法治之，暑秽加滑石、甘草，湿秽加神曲、茅、苍。吾衢见秽浊之证，便禁药饵，惟以揪刮当先，殊不知禁滋腻呆滞之药，如地、归、沙参等味是也，芳香气分之品，又何害乎？倘执禁药之说，每见其轻证转重，重证转危，误人性命，不可胜数，悲哉悲哉！

疰夏

疰夏者，每逢春夏之交，日长暴暖，忽然眩晕、头疼、身倦、脚软、体热、食少，频欲呵欠，心烦自汗是也。盖缘三月属辰土，四月属巳火，五月属午火，火土交旺之候，金水未有不衰，夫金衰不能制木，木动则生内风，故有眩晕头疼；金为土之子，子虚则盗母气，脾神困顿，故有身倦足软，体热食少；又水衰者，不能上济乎心，故有频欲呵欠，心烦自汗等证。此皆时令之火为患，非春夏温热

之为病也，蔓延失治，必成瘵怯之根，宜以金水相生法治之。如眩晕甚者加菊花、桑叶，头痛甚者加佩兰、荷钱，疲倦身热加潞党、川斛，心烦多汗加浮麦、莲子。加减得法，奏效更捷耳。

热病

《金鉴》云："《经》曰'冬伤于寒，春必病温'，至夏为热病，热病者，乃冬伤正令之微寒，未即病也。"倪氏谓："交立夏以来，久伏之气，随时令之热而触发，故初病即发热汗出，口渴心烦，不恶寒而反恶热，脉来洪大之象，是为热病也。"《医通》曰："邪非外来，故但热而不恶寒，热自内发，故口燥渴而多引饮，其邪既郁为热，不得复言为寒。"合而观之，热病因伏气者了然，然较晚发更发于晚，比诸温更伏于深，初起之时，宜用清凉透邪法，热势不衰，继用清凉荡热法，倘有恶寒相兼，脉象举取浮紧，是有夏时暴寒所加，寒在外而热在里，先用辛温解表法，以透其外，外邪得透，再用清凉之剂，以荡其里热也。设无浮紧之脉，又无恶寒之证，误用辛温之方，耗伤津液者，宜用清热保津法加西洋参、石膏治之。倘或兼之恶风，微微汗出，脉象举取浮缓，此表有风邪所加，风在外而热在里，当用辛凉解表法先解其外也。至于舌苔化燥，谵语昏狂，急用清凉荡热法加紫雪丹治之。发斑者加黄连、栀子，发疹者加荷叶、牛蒡。须知热病最易伤阴，当刻刻保阴为要，辛温劫液之剂，勿浪用也。

霉湿

霉湿之为病，在乎五月也。芒种之后，逢丙入霉，霉与梅通，其时梅熟黄落，乍雨乍晴，天之日下逼，地之湿上蒸，万物感其气则霉，人感其气则病。以其气从口鼻而入，即犯上、中二焦，以致胸痞腹闷，身热有汗，时欲恶心，右脉极钝之象，舌苔白滑。以上皆霉湿之浊气，壅遏上、中气分之证，非香燥之剂，不能破也。拟以芳香化浊法，俾其气机开畅，则上、中之邪，不散而自解也。倘或连朝风雨，人冒之者，即患身痛腰疼，恶寒发热，此邪由太阳之表，而入于少阴之里，即《内经》所谓"雨气通于肾"也，宜乎表里两解，拟以二活同祛法。倘兼腹痛泄泻，再加煨葛、木香治之。

或问曰："湿土之令，始于大暑，终于白露。今论霉湿在乎芒种之后，夏至节中，斯时相火司令，不论火而论湿，得非矛盾乎？"答曰："湿土之令，在于夏末秋前，盖按《内经》六气之主政也。然而土寄于四季之末，四时皆有湿病，总当因时制宜，不必拘于常例。即如春日阳和，夏日炎热，秋日燥烈，冬日温暖，何湿之有？惟其春雨潇潇，夏雨淋淋，秋雨霏霏，冬雨纷纷，人感之者，皆为湿病。"今专论霉湿在乎五月，以其乍雨乍晴，湿中有热，热中有湿，与诸湿之病颇异，故列霉湿为一门。

● 拟用诸法

辛温解表法（见卷一）

清凉涤暑法（见卷三）

祛暑解毒法

治暑毒烦热赤肿，身如针刺。

茯苓（三钱）　制半夏（一钱五分）　滑石（三钱水飞）　银花（三钱）粉甘草（五分）　参叶（六分）　黄连（八分）　连翘（三钱去心）加绿豆衣三钱煎服

凡暑热成毒者，此法最宜，苓、夏偕甘，即海藏消暑方也，滑、石偕甘，即河间清暑方也，更佐参叶以却暑，黄连以清心，银翘、绿豆以解毒也。

增损胃苓法

治暑湿内袭，腹痛水泻，小便热赤。

苍术（一钱米泔炒）　厚朴（一钱姜汁炒）　广陈皮（一钱五分）猪苓（一钱五分）　白茯苓（三钱）　泽泻（一钱五分）　滑石三钱（水飞）　藿香（一钱五分）　水煎温服

苍、朴、陈皮以化湿，即平胃散损甘草也；二苓、泽泻以利湿，即五苓散损桂、术也。增滑石清暑渗湿，增藿香止泻和中。凡因暑湿而致泻者，是法最为拍合耳。

清暑开痰法

治中暑神昏不语，身热汗微，气喘等证。

黄连（一钱二分）　香薷（一钱）　扁豆衣（三钱）　厚朴（一钱姜汁炒）杏仁（二钱去皮尖研）　陈皮（一钱五分）　制夏（一钱五分）益元散（三钱入煎）　加荷叶梗七寸为引，汗多除去香薷

连、薷、扁、朴，清热祛暑；杏仁、陈、夏，顺气开痰；益元散，清暑宁心；荷叶梗，透邪宣窍。

却暑调元法

治暑热盛极，元气受伤。

石膏（四钱煨）　滑石（三钱飞）　白茯苓（三钱）　制半夏（一钱）东洋人参（二钱或用西洋人参）　麦门冬（二钱去心）　粉甘草（六分）加粳米一撮为引

石膏、滑石却暑泻火为君，茯苓、半夏消暑调中为臣。暑热刑金，故以人参、麦冬保肺为佐；暑热伤气，故以甘草、粳米调元为使。

清离定巽法

治昏倒抽搐，热极生风之证。

连翘（三钱去心）　竹叶（一钱五分）　细生地（四钱）　钩藤钩（四钱）元参（三钱）　甘菊花（一钱）　冬桑叶（三钱）　宣木瓜（一钱）井华水煎服

此法治热极生风之证，故用连翘、竹叶以清其热；热甚必伤阴，故用细地、元参以保其阴，菊花、桑叶平其木而定肝风，钩藤、木瓜舒其筋而宁抽搐，大易以离为火，以巽为风，今日清离定巽，即清火定风之谓也。

凉解里热法（见卷一）

清热保津法（见卷一）

清宣金脏法

治热烁肺金，咳逆胸闷，身体发热。

牛蒡子（一钱五分）　川贝母（二钱去心）　马兜铃（一钱）　杏仁（二钱去皮尖，研）　陈栝蒌壳（三钱）　桔梗（一钱五分）　冬桑叶（三钱）加枇杷叶三钱去毛蜜炙为引

夏日炎暑，火旺克金，宜乎清热宣气，保其金脏。法中蒡、贝、兜铃，清其肺热；杏、蒌、桔梗，宣其肺气。夫人身之气，肝从左升，肺从右降，今肺被暑热所烁，而无降气之能，反上逆而为咳矣。故佐桑叶以平其肝，弗令左升太过；杷叶以降其肺，俾其右降自然。升降如常，则咳逆自安谧矣。

加味二陈法（见卷七）

甘咸养阴法

治热伤血络，损及阴分，潮热咳嗽。

大干地（四钱）　龟板（三钱炙）　阿胶（二钱另炖冲）　旱莲草（三钱）女贞子（二钱）　牡丹皮（一钱五分）　加淡菜三钱，井水煎服

法中干地甘寒，龟板咸寒，皆养阴之要药。阿胶甘平，淡菜咸温，并治血之佳珍。旱莲甘寒，汁黑属肾，女贞甘凉，隆冬不凋，金能补益肾阴，佐以丹皮之苦，清血中之伏火，火得平静，则潮热咳血均愈矣。

治乱保安法

治夏秋之间，霍乱吐泻，腹中绞痛。

广藿香（一钱五分）　台乌药（一钱）　广木香（五分）　制半夏（一钱）白茯苓（三钱）　茅苍术（八分米泔浸炒）　阳春砂仁（八分研冲）加伏龙肝三钱，水煎服

邪扰中州，挥霍撩乱，宜此法也，首用藿香、乌、木行气分以治其乱，夏、苓、苍术祛暑湿以保其中，更佐砂二和其脾，伏龙安其胃，此犹兵法勤抚兼施之意也。

挽正回阳法

治中寒腹痛，吐泻肢冷，或昏不知人，脉微欲绝。

东洋参（三钱米炒）　白茯苓（三钱）　於术（一钱土炒）　粉甘草（五分炙）附片（八分）　安桂（八分细判分冲）　炮姜炭（六分）吴萸（八分泡淡）　头

服略煎，次服浓煎

是法即陶节庵回阳救急汤，除陈、夏、五味也，盖以参、苓、术、草挽其正，炮姜、桂、附回其阳，更佐吴茱萸破中下之阴寒，阴寒一破，有若拨开云雾，而见天与日也。

芳香化浊法

治五月霉湿，并治秽浊之气。

藿香叶（一钱）　佩兰叶（一钱）　陈广皮（一钱五分）　制半夏（一钱五分）大腹皮（一钱酒洗）　厚朴（八分姜汁炒）　加鲜荷叶三钱为引

此法因秽浊霉湿而立也，君藿、兰之芳香以化其浊；臣陈、夏之温燥以化其湿；佐腹皮宽其胸腹，厚朴畅其脾胃，上、中气机，一得宽畅，则湿浊不克凝留，使荷叶之升清，清升则浊自降。

金水相生法

治疰夏眩晕神倦，呵欠烦汗，及久咳肺肾并亏。

东洋参（三钱）　麦冬（三钱去心）　五味子（三分）　知母（一钱五分）元参（一钱五分）　炙甘草（五分）　水煎温服

法内人参补肺，麦冬清肺，五味敛肺，此千金生脉饮也。主治热伤元气，气短倦怠，口渴汗多等证。今以此方治疰夏，真为合拍。加色白之知母，以清其肺复清其肾；色黑之元参以滋其肾，兼滋其肺；更以甘草协和诸药，俾金能生水，水能润金之妙耳。

二活同祛法

治表里受湿，寒热身疼，腰痛等证。

羌活（一钱五分）　防风（一钱五分）　独活（一钱五分）　细辛（五钱）茅苍术（一钱五分）　甘草（五分）　加生姜三片煎服

两感表里之湿证，此法堪施，其中羌活、防风散太阳之表湿，独活、细辛搜少阴之里湿，苍术燥湿气，生姜消水气，盖恐诸药辛温苦燥，故佐甘草以缓之。

●备用成方

藿香正气散

治外感风寒，内伤饮食，及伤冷、伤湿、疟疾、中暑、霍乱、吐泻，凡感岚瘴不正之气，并宜增减用之。

藿香　紫苏　白芷　桔梗　大腹皮　厚朴　陈皮　半夏曲　白术　茯苓甘草　加姜枣煎服

六和汤

治夏月饮食不调，内伤生冷，外伤暑气，寒热交作，霍乱吐泻，及伏暑烦闷等证。

藿香　砂仁　杏仁　厚朴　扁豆、木瓜　人参　白术茯苓　半夏　甘草加姜、枣煎服

缩脾饮

清暑气，除烦渴，止吐泻霍乱，及暑月酒食所伤。

扁豆　葛根　乌梅　草果　砂仁　粉甘草

丰按：正气散之白术，六和汤之人参，缩脾饮之乌梅，凡病初起者，如参、术之滞，乌梅之收，不克遽用，务宜临证时增减可也。

香薷饮

治感冒暑气，皮肤蒸热，头痛肢倦，或烦渴，或吐泻。

香薷　制厚　朴扁豆

本方加黄连名四味香薷饮，治同。

新加香薷饮

治暑温汗不出者。

香薷　厚朴　鲜扁豆花　银花　连翘　水煎稍凉服。

丰按：香薷辛温香散，宜于阴暑而不宜于阳暑也。盖阴暑无汗，用香薷以发

之；阳暑多汗，用之能无害乎？李时珍曰：香薷乃夏月解表之药，犹冬月之用麻黄。由是论之，其发表之功可见矣。今人不别阴阳，一概用之则误甚。

桂苓甘露饮

治中暑受湿，引饮过多，头痛烦渴，湿热便秘。

石膏　寒水石　滑石　甘草　白术　茯苓　猪苓　肉桂　泽泻

丰按：河间制是方，以膏、寒、滑、草清其暑热，佐以五苓利其湿热，如舌苔白者，或黄泽者皆可用之，稍干燥者，是暑热将化为火，肉桂又当禁用。

竹叶石膏汤

治伤暑发渴，脉虚。

竹叶　石膏　人参　甘草　麦冬　制夏

加粳米生姜，水煎温服。

人参白虎汤

治太阳中暍，身热汗出，恶寒足冷，脉微口渴。

人参　石膏　知母　甘草

加粳米为引，先煮石膏数十沸，再投药米，米熟汤成温服。

丰按：斯二方皆长沙所作，人皆知长沙之书，专治伤寒，谁知其亦治暑乎！故丰尝谓，欲治六气之时邪，总当先读伤寒书而后可。

三石汤

治暑温蔓延三焦，舌滑微黄，邪在气分者。

生石膏　寒水石　飞滑石　通草　杏仁　竹茹　银花金汁水煎温服

清营汤

治暑温逼近心包，舌赤烦渴，不寐谵语。舌苔白滑，不可与也。

元参　丹参　生地　麦冬　黄连　竹叶　连翘　银花犀角水煎温服

丰按：鞠通先生云：温者热之渐，热者温之极也，暑温较暑热为轻者，不述可知。此二方乃大寒之剂，治暑温似乎过峻，试问治暑热之病，将何寒药所用耶？

窃谓治暑热，二方最可，治暑温，不若丰之清凉涤暑法为稳。

来复丹

治上盛下虚，里寒外热，及伏暑泄泻，中暍冒暑。

玄精石　硝石　硫黄　五灵脂　青皮　陈皮

米饮糊丸，如桐子大，每服三十丸，开水送下。

丰按：此丹可备中暑之急。

介宾玉女煎

治水亏火盛，六脉浮洪滑大，烦热干渴，失血等证。

生石膏　知母　麦冬　熟地　牛膝

水煎服，如火盛极者，加栀子、地骨皮之属。

丰按：此方以生地易熟地最妥。

生脉散

治热伤元气，气短倦怠，口渴多汗，肺虚而咳。

人参　麦冬　五味子　水煎服

清暑益气汤

治长夏湿热炎蒸，四肢困倦，精神减少，胸满气促，身热心烦，口渴恶食，自汗身重，肢体疼痛，小便赤涩，大便溏黄，而脉虚者。

人参　黄耆　白术　炙草　麦冬　五味子　苍术　神曲　青皮　陈皮　黄柏　泽泻　升麻　葛根　当归　加姜、枣煎服

丰按：千金生脉散，治热伤元气，热中无湿，所以用麦冬以清热，人参以补气，五味以敛气，无湿之证，故用甘凉滋脏无害也；东垣清暑益气汤，治暑伤元气，暑中有湿，所以用柏、苍、陈、泽等药于益气之中，有湿之证，故佐苦燥通利无害也。古人用药，少而不漏，多而不乱，学者当细玩之。

浆水散

治中暑泄泻，多汗脉弱。

炮姜　附子　炙甘草　肉桂　高良姜　醋炒半夏

浆水煎，去滓冷服。

《医通》曰："浆水者，乃秫米和曲酿成，如醋而淡。"《集解》曰："泄利浆水，澄澈清冷。"观此二说，全不相合，丰每用是方，以土浆煎药，无不取效，似不必辨其孰是。考土浆之功能，主治泻痢，入此方中，最合拍耳。

冷香饮子

治中暑，内夹生冷饮食，腹痛泻痢。

附子　草果　橘红　炙草　加生姜水煎冷服

大顺散

治冒暑伏热，引饮过多，脾胃受湿，霍乱吐泻。

干姜　肉桂　杏仁　甘草　共为末，每服二钱，沸汤调服

丰按：浆水散、冷香饮子，皆治中暑之泄泻，而用姜、附之热剂，其实治暑月之阴寒，非治阳暑之证，可想而知矣。大顺散，亦然也，所以治暑宜分阴阳，弗执暑为阳邪之说耳。

痧疫回春丹

治一切痧疫神效。

苍术（二两）　雄黄（七钱飞净）　沉香（六钱）　丁香（一两）　木香（一两）　郁金（一两）　蟾酥（四钱）　麝香（一钱）

共研细末，水泛为丸，加飞净朱砂为衣，每服五厘，开水吞服，亦可研末吹鼻。

丰按：此丹治痧极妥，无论风、暑、阴、阳、红、乌、闷、绞等痧，皆可治之，倘能辨者，于药引中变动可也。

行军散

治霍乱痧疫，去一切秽恶。

西牛黄（一钱）　当门子（一钱雄黄八钱，飞净）　火硝（三分）蓬砂（一钱）梅冰（一钱）　飞金（二十页）　真珠（一钱）　八味各研极细，再合擂匀，每二、三分冷开水下。

绛雪（一名红灵丹）

治霍乱吐泻，痧胀时疫等证。

朱砂（一两）　雄黄（六钱飞）　飞金（五十页）　礞石（四钱煅）牙硝（一两）　蓬砂（六钱）　当门子（三钱）　梅片（三钱）

共研极细末，每一分开水送下。

丰按：此二方，皆可援一时之急，凡有求名远处者，觅利他方者，皆可预藏于箧，以备自用，或可济人。

紫雪

治内外烦热，一切火证。

寒水石　石膏　滑石　磁石　硝石　朴硝　辰砂沉香　木香　丁香　麝香升麻　元参　羚羊角　犀角　甘草　黄金　合成，退火气冷开水调服，每一二钱

丰按：是方药力峻猛，体非强壮，证非实火，不易浪用，尝见今之医者，一遇神昏谵语，不分虚实，遂谓邪入心包，随手用之，毫无忌惮，倘郑声喃喃，由心神不足而致者，一妄用之，祸必旋踵，临证之际，当分虚实而施，庶无差误。

黄龙汤

治失下循衣撮空，体虚热盛，不下必死。

大黄　厚朴　枳实　芒硝　熟地黄　当归　人参　照常煎服

丰按：此方治热病已成可下之证，医者因其体虚，当下失下，而成撮空理线，循衣摸床等证，所以用攻补兼施之方，荡其邪而不伤正，补其正而不碍邪，诚稳妥之良方，今医畏用何哉？

●临证治案

阴暑误用阳暑之药

古黔吴某，晚餐之后，贪凉而睡，醒来头痛畏寒，壮热无汗，气口脉紧，舌苔边白中黄。丰曰："此阴暑兼食之证也。"即以藿香正气散去白术，加香薷治之，服一煎未有进退。又更一医，遂驳阴暑之谬，暑本属阳，何谓为阴？见病人

身热如火，遂用白虎汤加芦根、连翘等药，初服一帖，似得小效，继服一帖，即谵语神昏，频欲作呕，舌苔灰黑。医谓邪入心包，照前方再加犀角、黄连、紫雪等品，服下全无应验，仍求丰诊。其脉右胜于左，形力并强，此邪尚在气分，犹未逆传心包，视其舌苔，灰黑而厚，依然身热、昏谵、呕逆等证。窃思其邪必被寒凉之药所阻，非温宣透法，不克望其转机。当用杏仁、薤白、豆卷、藿香、神曲、蔻仁、香薷、橘壳，加益元散合为一剂，服头煎热势益剧，次煎通身有汗，则壮热渐退尽矣。来邀复诊，神未清明，谵语仍有，舌苔未退，更觉焦干，右脉仍强，愈按愈实。丰曰："汗出热退，理当脉静津回，神气清爽，今不然者，定有燥结留于肠胃。"思表邪退尽，攻下无妨，用黄龙汤以芒硝改元明粉，以人参换西洋参，服下半日许，遂得更衣，诸恙忽退，继用苏土养阴之法，日渐全可。

或问曰："彼医证虽误治，谓暑本属阳，何谓为阴？亦似近理，其说当有所本耶。"答曰："然也。即《条辨》有云：暑字从日，日岂阴物乎？暑中有火，火岂阴邪乎？殊不知前贤取阴暑二字之义。阴，阴寒也；暑，暑月也。暑月伤于阴寒，故名阴暑。"曰："何不以伤寒名之？"曰："寒乃冬令之气，在暑月不能直指为寒，盖恐后学不明时令，先贤之用心，亦良苦矣。"

骤然中暑

盛夏时，丰赴西乡疗病，路过石梁村口，见一人奄然昏倒于道旁，遂停舆出诊，脉之两手洪大，其为暑热所中者昭然，即以通关散吹鼻，似欲喷嚏而不得，令舆夫揪之，又令入村采蒜取汁，频频灌之，连得喷嚏，少焉乃苏，求赐一方，遂用六和汤去参、术、厚朴，加滑石、通草，嘱取三贴，数日后，登门泥首而去。

暑风急证

城西陈某，年近五旬，倏然昏倒，人事无知，手足抽掣，一医作中暑论治，虽不中亦不远矣。一医辄称中风，反驳前医有误，敢以小续命汤试之，更加搐搦，身热大汗，迓丰商治，诊其脉，洪大而数，牙关紧闭，舌不能出，但见唇焦齿燥，丰曰："此暑风证也。"称中风之医，亦在座中。遂曰："子不观《指南医案》，尝有暑风，何得有搐搦之证？"曰："香岩之案谓暑风，系暑月所感之风，非热极生风之内风也。丰今所谓乃暑热内燃，金被火烁，木无所制，致发内风之证也。

理当清其暑热，兼平风木。"遂用清离定巽法加石膏、甘草、橘络、扁豆花治之。彼医似为不然，病家咸信于丰，即使人拣来煎服，幸喜法中病机，抽搐稍定，神识亦省，继服二帖，得全愈矣。

江城曰："今之医者，每见夏月有头痛发热，而无昏倒肢抽，皆批为暑风之证，大概亦得香岩之皮毛，而未得其骨髓，此耳听之学；非神听之学可知。"

暑温过服大寒致变

西乡吴某，偶患暑温，半月余矣。前医认证无差，惜乎过用寒剂，非但邪不能透，而反深陷于里，竟致身热如火，四末如冰。复邀其诊，乃云热厥，仍照旧方，添入膏、知、犀角等药，服之益剧，始来求治于丰。诊其左右之脉，举按不应指，沉取则滑数。丰曰："邪已深陷于里也。"其兄曰："此何证也？"曰："暑温证也。"曰："前医亦云是证，治之无效何？"曰："暑温减暑热一等，盖暑温之势缓，缠绵而愈迟；暑热之势暴，凉之而愈速。"前医小题大做，不用清透之方，恣用大寒之药，致气机得寒益闭，暑温之邪，陷而不透，非其认证不明，实系寒凉过度。刻下厥冷过乎肘膝，舌苔灰黑而腻，倘或痰声一起，即有仓扁之巧，亦莫如何！明知证属暑温，不宜热药，今被寒凉所压，寒气在外在上，而暑气在里在下，暂当以热药破其寒凉，非治病也，乃治药也。得能手足转温，仍当清凉养阴以收功。遂用大顺散加附子、老蔻。服一帖，手足渐转为温，继服之，舌苔仍化为燥，通身大热，此寒气化也，暑气出也，当变其法。乃用清凉透邪法去淡豉，加细地、麦冬、蝉衣、荷叶，一日连服二剂，周身得汗，而热始退尽矣。后拟之法，皆养肺胃之阴，调治匝月而愈。

程曦曰："学医知常为易，知变为难，病有千变，而药亦有千变。即如是证，过服寒凉，热证未去，而寒证又生，此病一变也。暂用温热之剂，先破寒凉之气，此药一变也。服之肢体回温，舌苔仍燥，此病又一变也。即舍热药，转用凉剂收功，此药又一变也。不知通变之医，反谓朝秦暮楚，侥幸图功耳。"

暑热劫络致成暑瘵

长洲叶某，忽然血涌盈升，身热口渴，速来求治于丰。抵其寓，见几上有参汤一盏，病者即询可服否？丰曰："姑诊其脉，辨其虚实可知。按之洪大而来，舌苔黄而欠润，此暑热内劫阳络之候，即《经》谓阳络伤，血从上溢是也，当从暑瘵治之，速清暑热以养其阴，参汤勿可服也。"遂用玉女煎以生地易熟地，再加滑石、蒌根、杏仁、桑叶，两日连尝四剂，咳血并止，身热亦退矣。

阴寒霍乱热补而瘳

施秉罗某之父，大耋高年，素来矍铄，忽于孟秋之初，霍乱吐泻，腹痛肢凉。差人来请丰诊，其脉迟细，神识模糊。曰："此中阴寒之证也。"急以挽正回阳法治之，至日晡腹痛益甚，汗出淋漓，逆冷益深，倏然昏倒，大众惊慌，复来邀诊。诊得六脉全无，不语如尸，呼吸微绝。思丹溪有云："仓卒中寒，病发而暴，难分经络，温补自解。"忽记其家有真参宝藏，速取一钱，合野山高丽参五钱，淡附片四钱，浓煎渗下，次煎继之，约一时许，忽长叹一声，渐有呼吸，五更时分，身体稍温。次日清晨，又邀复诊，按其脉象，沉细如丝，舌淡无荣，苔白而润，四肢转暖，人事亦清，吐泻腹痛金减，今当温补脾阳，兼养心营，仍用二参、附片，加入姜炭、芪、甘、归、神、柏、枣，服下又中病机，一候遂全瘳矣。

阴虚痒夏

江苏张某，于麦秋患头晕目眩，食减神疲，偶欲头痛。一医作水不涵木治之，虽未中机，尚称平稳。一医作风湿侵脾治之，服之神气更疲。邀丰诊之，脉濡且弱，毫无外感之形，见其呵欠频频，似属亏象。丰曰："此阴虚之体，过于烦劳，劳伤神气所致，所以前医滋补无妨，后医宣散有损。"张曰："头痛非外感乎？"曰："非也。外感头痛，痛而不止；今痛而晕，时作时止，是属内伤。"曰："何证也？"曰："痒夏也。"当用金水相生法去玄参、知母，加冬桑叶、稽豆衣、省头草治之，一服至第三剂，诸疴皆屏矣。

热病化燥伤津

芹岭王某，来郡应试，忽沾热病。其师知医，以为风食，而用羌、防、楂、曲等药，则热渴更甚，谵语发狂。邀丰医治，脉形洪数有力，舌苔黑燥而厚，此属热邪化燥，津液被劫，非咸苦下法，不能攻其热而保其阴，倘畏而不用，则津液告匮为难治。即以润下救津法加紫雪五分，随即拣来煎服。服后约半日许，遂欲更衣，乃得燥屎数团，狂势似缓。继进次煎，又得燥屎无数，神气觉疲，令房中寂静，待其安睡，计五、六时始醒，醒来神识已清，身凉微汗，舌黑而润，六脉不躁。丰曰："邪已解也。"用西洋参、麦冬、生地、玉竹、麻仁、蒌壳、米仁、炙草等药，令服三剂而安。

霉湿时病

东乡刘某，来舍就医，面目浮肿，肌肤隐黄，胸痞脘闷，时欲寒热，舌苔黄腻，脉来濡缓而滞。丰曰："此感时令之湿热也，必因连日务农，值此人霉之候，乍雨乍晴之天，湿热之邪，固所不免。"病者曰"然。"丰用芳香化浊法，加白芷、茵陈、黄芩、神曲治之，服五帖，遂向愈矣。

时病论卷五

安州刘宾臣先生鉴定

青浦御医陈莲舫加批

三衢雷　丰少逸手著

古吴后学江忍庵校正

●夏伤于暑秋必痎疟大意

《经》云："夏伤于暑，秋必痎疟。"谓反令伤于暑邪，甚有患暑病，微者则舍于营，复感秋气凉风，与卫并居，则暑与风凉合邪，遂成痎疟矣。景岳云："痎者皆也，总疟之称也，疟者虐也，凌虐之义也。"疟之为病，非止一端，当分晰而治之。考古有暑疟、风疟、寒疟、湿疟、温疟、瘴疟、瘅疟、牝疟、痰疟、食疟、疫疟、鬼疟、虚疟、劳疟、疟母、三日疟之名，临证之时，不可不辨治也。暑疟者，恶寒壮热，烦渴引饮也；风疟者，寒少热多，头疼自汗也；寒疟者，寒长热短，头疼无汗也；湿疟者，寒重热轻，一身尽痛也。温疟则先热后寒，因于冬令伏气；瘴疟则发时昏闷，因感山岚瘴气；瘅疟则独热无寒；牝疟则寒多热少。又有头痛而眩，疟发昏迷为痰疟；寒热交并，噫气恶食为食疟；沿门合境，证皆相似为疫疟，寒热日作，多生恐怖为鬼疟；元气本虚，感邪患疟为虚疟；疟疾患久，遇劳即发为劳疟；经年不愈，结成痞块，藏于胁腹为疟母；正气本虚，邪客于腑，间两日而作者为三日疟。更有似疟非疟之伏暑，亦因伏天受暑而发于秋，最难速愈。倘秋时炎蒸于夏，而内并无伏气，其见证与阳暑相似者，名日秋暑。此二证皆在乎秋，今附论于斯，盖恐误为疟治耳。

暑疟

暑疟者多因长夏纳凉，感受阴暑，暑汗不出，则邪遂伏于内，直待秋来，加冒凉气而发。先贤云："暑气内伏者，阳气也；秋凉外束者，阴邪也；新邪与卫气并居，则内合伏暑，故阴阳相搏而疟作矣。"其证恶寒壮热，口渴引饮，脉来弦象，或洪或软，或著衣则烦，去衣则凛，肌肤无汗，必待汗出淋漓而热始退。治宜清营捍疟法治之，如渴甚者，麦冬、花粉佐之。凡疟连日而发者则病浅，间日而发者则病深，间二日而发者则愈深矣。渐早为轻，因正气胜而外出；渐晚为重，因邪气胜而内入。初起多实，宜以祛邪为先；患久多虚，宜以养正为主。医者须分浅深、轻重、虚实、新久而治之，则庶几投剂有效耳。

张景岳曰："伤暑为疟，何谓阴邪？盖阳暑伤气，其证多汗，感而即发，邪不能留。其留藏不去者，惟阴暑耳，以其无汗也。故凡患疟者，必因于盛暑之时，贪凉取快，不避风寒，或浴以凉水，或澡于河流，或过食生冷，壮者邪不能居，未必致病，怯者蓄于营卫，则所不免。但外感于寒者多为疟，内伤于寒者多为痢，使能慎此二者，则疟痢何由来也。"

风疟

《经》云："夏暑汗不出者，秋成风疟。"《金鉴》谓："风疟，先伤于寒，后伤于风。"据此二说而论，是证之因，亦由长夏先受阴暑，至秋感风而发也，然而有暑无风惟病暑，有风无暑惟病风，必风暑合邪，始成疟病，此虽与暑疟得病之因无异，发病之时亦同，但其见证，自有攸分，不可以不辨也。盖风疟之为病，寒少热多，不似暑疟恶寒壮热，或著衣则烦，去衣则凛，风疟则头疼自汗出，不似暑疟肌肤无汗，必待汗出淋漓而热始退。风疟之脉，弦而兼浮，不似暑疟，脉象纯弦，或洪或软，若此分别，投剂自合拍耳，初宜辛散太阳法去羌活，加秦艽治之，必俟寒热分清，始可进和解之法。总当细审其因，可散则散，可和则和，可补则补，可截则截，全在临时活法耳。

江诚曰："细观暑疟、风疟，皆由长夏感受阴暑，并发于秋，但暑疟因秋凉所触，风疟因秋风所触，以此别之，毫厘无谬。"

寒疟

寒疟者，缘于先受阴寒，或沐浴之水寒，寒气伏于肌腠之中，复因外感邪风触之而发。正合《经》云："寒者阴气也，风者阳气也，先伤于寒，而后伤于风，故先寒而后热也。"盖寒疟之脉证，弦紧有力，寒长热短，连日而发，或间日而发，发时头痛微汗，或无汗干热。此当遵古训体若燔炭，汗出而散之旨，拟用辛散太阳法治之。如寒热按时而至，方可继进和解，今人不别何经，动手概用小柴胡汤，则误甚矣。

湿疟

湿疟之证，因于久受阴湿，湿气伏于太阴，偶有所触而发。发则恶寒而不甚热，脉象缓钝而不弦，一身尽痛而有汗，手足沉重，呕逆胀满者是也。俗谓脾寒，大概指是证耳。此宜宣透膜原法，使其邪化疟除，但辛燥之剂，于阴亏热体者，须酌用之。阳虚寒体者，更可加老蔻、干姜。所有断截之法，不宜早用，用之非变膨鼓，即成疟母之疴。疟证殊多，总宜分别而治。

江诚曰："寒疟因寒水伏于肌腠，湿疟因湿气伏于太阴，斯二疟夏秋皆有，非比暑疟、风疟，受于夏天，发于秋令也。"

温疟

《经》谓："温疟由冬令感受风寒，伏藏于骨髓之中。"至春不发，交夏阳气大泄，腠理不致，或有所用力，伏邪与汗并出，此邪藏于肾，自内而达于外，如是者，阴虚而阳盛，阳盛则热矣，衰则其气复入，入则阳虚，阳虚生外寒矣。又谓："先伤于风，后伤于寒，故先热而后寒也。"亦以时作，名曰温疟。温疟之证，先热后寒，其脉阳浮阴弱，或汗多，或汗少，口渴喜凉，宜清凉透邪法治之，如汗多者去淡豉，加麦冬、花粉；如舌苔化为焦黑者，宜清热保津法治之。嘉言云："治温疟，当知壮水以救其阴，恐十数发而阴精尽，尽则真火自焚，顷之死矣。"此与香岩论温病，当刻刻护阴之说，不相悖也。凡有变证，仿春温、风温、温病、温毒门中之法可也。

或问："温疟得之于冬，发之于夏，何不列于温病之门，或附于热病之后，今列如斯，其意何也？"答曰："就温字而言，当列于彼，就疟字而论，当附于此，欲使学者，知诸疟有先热后寒，有先寒后热，有寒多热少，有寒少热多，有独热不寒之各异也。"又问："《金匮》论温疟，谓身无寒但热，今先生论中谓先热后寒，得毋有违仲景乎？"曰："先热后寒者，遵《内经》之训也，《金匮》

谓无寒但热，定系传写之讹，殊不知但热无寒，乃瘅疟也，不可不为分辨。"

瘴疟

瘴疟之证，岭南地方为多也。乃因天气炎热，山气湿蒸，多有岚瘴之毒，人感之者，即时昏闷，一身沉重，或寒甚热微，或寒微热甚，亦有迭日间日而作者，亦有狂言妄语者，亦有口瘖不言者。揆其诸证，初起之时，邪必郁于气分，甚则血瘀于心，涎聚于脾。先宜宣窍导痰法，探吐其痰，然后辨其轻重表里为要。其轻者在表，宜用芳香化浊法加草果、槟榔；其重者在里，宜用和解兼攻法为治。

瘅疟

帝曰："瘅疟何如？"岐伯曰："瘅疟者，肺素有热，气盛于身，厥逆上冲，中气实而不外泄，因有所用力，腠理开，风寒舍于皮肤之内、分肉之间而发。发则阳气盛，阳气盛而不衰则病矣。其气不及于阴，故但热而不寒，气内藏于心，而外舍于分肉之间，令人消烁肌肉，故命曰瘅疟。"帝曰："善。"

《金匮》云："师曰：'阴气孤绝，阳气独发，则热而少气烦冤，手足热而欲呕，名曰瘅疟。'若但热不寒者，邪气内藏于心，外舍分肉之间，令人消烁肌肉。"

丰按：《素问》谓肺素有热，又谓气内藏于心。《金匮》亦谓邪气内藏于心而未及肺。合而论之，似异而实同也。盖肺心皆居膈上，主乎阳位，阳气盛，故但热而不恶寒。石顽注《金匮》云：少气烦冤者，肺主气，肺受火刑也。手足热者，阳主四肢，阳盛则四肢热也。欲呕者，火邪上冲，胃气逆也。内藏于心者，阳盛则邪气内藏，而外舍分肉之间也。消铄肌肉者，火盛则肌肉烁也。治瘅疟惟宜白虎，盖白虎专于退热，其分肉四肢，内属于胃，非切于所舍者乎？又泻肺火，非救其烦冤者乎？据此而观，不但病在肺心，亦且兼之胃病。嘉言意用甘寒，亦属非谬，真所谓智谋之士，所见略同。窃思阳气盛则阴益伤，拟用甘寒生津法，庶几针芥。

牝疟

《金匮》云："疟多寒者，名曰牝疟。"赵以德不辨鱼鲁，注为邪在心而为牡，喻嘉言亦为邪伏于心，心为牡脏，即以寒多热少之疟，名曰牝疟。二公皆以牝疟为牡，又皆谓邪藏于心，石顽已正其非，堪为来学之圭臬也，乃曰："若系邪气内藏于心，则但热而不寒，是为瘅疟；此则邪气伏藏于肾，故多寒而少热，则为牝疟；以邪气伏结，则阳气不行于外，故作外寒。"患斯证者，真阳素虚之体为多，缘当盛夏之时，乘凉饮冷，感受阴寒，或受阴湿，其阳不能制阴邪之胜，故疟发时，寒盛热微，惨戚振栗，病以时作，其脉必沉而迟，面色必淡而白，宜以宣阳透伏法治之，因寒者姜、附为君，因湿者苍、果为丰，日久不愈，温补之法为宜。

痰疟

痰疟者，因夏月多食瓜果油腻，郁结成痰；或素系痰体，其痰据于太阴脾脏，伏而不发，一旦外感凉风，痰随风起，变为疟病矣。初发之时，头痛而眩，痰气呕逆，寒热交作，脉来弦滑之象。古谚云："无痰不作疟。"岂不然乎？宜以化痰顺气法，加草果、藿香治之。如昏迷卒倒者，宜以宣窍导痰法，加厚朴、草果、苏合香丸治之。肥盛之人，痰药更宜多用。

食疟

食疟者，即胃疟也。因于饮食失节，饥饱不常，谷气乖乱，营卫失和，一有不谨，则外邪冒之，遂成疟疾矣。其证寒已复热，热已复寒，寒热交并，噫气恶食，食则吐逆，胸满腹胀，脉滑有力，或气口紧盛者，宜以楂曲平胃法，加藿香、草果治之。如脉迟滞，必兼寒也，可加干姜、白蔻。如脉缓钝者，必兼湿也，可加半夏、茯苓。食疟之证，兼寒兼湿为多，法当分治。

或问曰："介宾之书，谓疟疾之作，无非外邪为之本，岂果因食因痰有能成疟者耶？据此而论，痰食是为兼证，今先生专列痰疟、食疟之门何也？"丰曰："素来痰体，加感凉风而致疟者，以痰为本，故曰痰疟。饮食停积，加受外邪而致疟者，以食为本，故曰食疟。如前所论暑、风、寒、湿、温、瘴、瘅、牝等疟，倘有头眩、呕逆、脉滑者，是痰为兼证也；噫气恶食脉紧者，是食为兼证也，遂不能以痰疟、食疟名之。本证兼证，讵可以不辨哉！"

疫疟

疫疟之为病，因天时寒热不正，邪气乘虚而袭膜原，欲出表而不能透达，欲陷里而未得空隙，故作寒热往来；或一日二、三次，或一次而无定期也，寒轻热重，口渴有汗，右脉多胜于左，是为疫疟也。盖疫者役也，若役使然，大概沿门合境，长幼之疟相似者，皆可以疫名之，竟不必拘于一定之见证，当随时令而治，此司天运气之所宜考也，拟以宣透膜原法为主。

鬼疟

鬼疟者，因卒感尸疰客忤，寒热日作，噩梦多端，时生恐怖，言动异常，脉来乍大乍小者是。俗云："夜发为鬼疟"者非。独有通一子谓无鬼疟，不啻阮瞻一流人也。丰历见之，患是证者，都系体弱属阴之人，而强壮属阳之体，无一患者。古云："壮士不病疟。"殆指鬼疟而言，拟用驱邪辟祟法治之，如未效者，咒法亦可用之。

程曦曰："疟不离乎少阳，诚哉是言，盖少阳者胆也，胆壮自然无鬼，惟怯者则有之，试看胆壮之人，心无忌惮，所以避之可脱，胆怯之辈，每多疑心，心寒则胆益怯，怯则鬼魅愈侵，所以纠缠不已，即避之亦不能脱体也。"

虚疟

元气本虚，感邪患疟，名虚疟也，其证寒热交作，自汗倦卧，饮食并减，四肢乏力，脉象举按俱弦，寻之则弱，宜以补气升阳法治之。又有久患疟疾，脾胃累虚，亦名虚疟也。盖胃虚则恶寒，脾虚则发热，寒则洒洒，热则烘烘，脉象浮之则濡，按之则弱，此宜营卫双调法，则疟疾不截而自罢矣，倘有肢凉便泻者，均加附子、干姜，或吐涎不食者，并加砂仁、半夏，治虚疟之法，尽于斯矣。

劳疟

劳疟者，因疟疾日久延为痨也。或因久病劳损，气血两虚而病疟也，或因劳役过度，营卫空虚而患疟也，脉象或软或弱，或小滑，或细数，发热恶寒，寒中有热，热中有寒，或发于昼，或发于夜，每遇小劳即发，气虚者多汗，饮食少进，血虚者，午后发热，至晚微汗乃解，此似疟非疟也。若误为疟治，而投剥削之剂，未有不成瘵疾者也。拟用营卫双调法，气虚者倍加参、芪，血虚者倍加归、芍。倘寒热分清，按时而至，脉兼弦象，显出少阳兼证，始可佐柴胡、青蒿，否则不可耳。

疟母

凡疟经年不愈者，谓之老疟，或食积，或痰涎，或瘀血，皆能结成痞块，藏于腹胁，作胀而痛，令人多汗，谓之疟母。亦有因调治失宜，营卫俱虚，或截疟太早，邪伏肝经胁下，而成痞块者。丰历见之，其痞居左胁者为多，盖左胁属肝，当补虚之中，兼以疏肝为治，宜用调中畅气法去芪、术、甘、荷，加青皮、鳖甲、牡蛎、半夏治之，如形气未衰，块痛甚者，蓬、棱、肉桂，并可加入。倘偏用攻破剥削，以治其块，而不顾其正者，延为中满，遂不可医，可不谨欤？

三日疟

三日疟，又名三阴疟，间两日而发者是也。丹溪曰："发于子午卯酉日者为少阴疟，寅申巳亥日者为厥阴疟，辰戌丑未日者为太阴疟。"其说似乎近理，然介宾、路玉皆驳为非，悉以轩岐之训为准则也。《经》曰："时有间二日，或至数日而发者。"邪气与卫气客于六腑，而有时相失，不能相得，故休数日乃作也。李念莪释云："客，犹言会也，邪在六腑，则气远会稀，故间二日，或休数日也。"由是观之，丹溪之言，不足为训，盖间二日而作者，以邪气深客于腑，是与卫气相失而然，宜以双甲搜邪法治之。如阴虚之体益以首乌、当归，阳虚之体益以鹿霜、潞党。至间数日而作者，其邪愈深，不待言矣。凡邪深陷者，必因正气空虚，当用补气升阳法，助其既虚之正，提其已陷之邪，使正气复旺，邪气自出，则疟不驱自遁矣。

或问："先生论疟，既及三阴，而不及三阳者，何也？"答曰："丹溪分别三阴，前贤已驳之矣，今既问及三阳，不得不略言之。大概疟在太阳则寒重，法当汗之；在阳明则热重，法当清之；在少阳则寒热往来，法当和之。"又问："诸疟悉详，何独遗胎疟一证，究竟何如？"曰："胎疟，今之俗名也。有谓襁褓小儿患疟为胎疟，有谓从未患疟为胎疟，又以母年之多寡，与疟期相应，此未尽然。总之，无论其襁褓壮年，而未曾患疟者，悉称为胎疟也。仍当分暑、风、寒、湿等疟而治。历尝见之，较诸疟逾格缠绵，最难速愈，必俟其势衰微，方可断截耳。"

伏暑

伏天所受之暑者，其邪盛，患于当时，其邪微，发于秋后，时贤谓秋时晚发，即伏暑之病也。是时凉风飒飒，侵袭肌肤，新邪欲人，伏气欲出，以致寒热如疟，或微寒，或微热，不能如疟分清，其脉必滞，其舌必腻，脘痞气塞，渴闷烦冤，每至午后则甚，入暮更剧，热至天明得汗，则诸恙稍缓，日日如是，必要二、三候外，方得全解。倘调理非法，不治者甚多。不比风寒之邪，一汗而解，温热之气，投凉则安。拟用清宣温化法，使其气分开，则新邪先解，而伏气亦随解也。然是证变易为多，其初起如疟，先服清宣温化法。倘畏寒已解，独发热淹绵，可加芦、竹、连翘，本法内之半夏、陈皮，乃可删去，恐其温燥之品，伤津液也，其舌苔本腻，倘渐黄、渐燥、渐黑、渐焦，是伏暑之热，已伤其阴，于本法内可加洋参、麦冬、元参、细地治之。倘神识昏蒙者，是邪逼近心包，益元散、紫雪丹，量其证之轻重而用；倘壮热舌焦，神昏谵语，脉实不虚，是邪热归并阳明，宜用润下救津法治之；如年壮体强，以生军易熟军，更为有力。种种变证，务在临证之时，细审病之新久，体之虚实，按法用之，庶无差忒耳。

或问曰："曾见禹载书中论伏暑，谓三伏之时，以书晒曝烈日之中，随即收藏于箧，火气未散，冬时启箧，触之遂病。今是论中全未言及，得毋遗漏乎？"答曰："子诚刻舟求剑也，此不过偶一有之之证。若此论之，则伏暑之证，专病晒书之家，而无书晒者则不病；专病在冬，而三秋则不病，可发一笑。"

秋暑（附秋凉）

七月大火西流，暑气渐减，而凉气渐生，其时炎献尚存，一如盛夏，亦有较盛夏更热之年，人感其热而病者，为秋暑，即世俗所称秋老虎是也。斯时湿土主气，犹是暑湿交蒸，但见壮热烦渴，蒸蒸自汗，脉象洪濡或数，是秋暑之证，其治法与阳暑相同，亦宜清凉涤暑法。倘交秋令以来，凉气袭人，人感其气，即患头痛恶寒，发热无汗，脉象浮弦或紧，是秋凉之证，其治法与阴暑无异，亦宜辛温解表法。若交秋分之后，燥金主气，遇有秋凉之见证者，是为燥之胜气，宜用苦温平燥法。遇有秋暑之见证者，是为燥之复气，宜用甘寒生津法。每见近时之医，不究六气者多，一交秋令，便云秋燥。不知初秋烦热，是为秋暑，又不知斯时湿土主令，指暑指湿，而为燥气，不甚谬哉！

●拟用诸法

清营捍疟法

治暑疟恶寒壮热，口渴引饮。

连翘（一钱五分去心） 竹叶（一钱五分） 扁豆衣（二钱） 青蒿（一钱五分） 木贼草（一钱） 黄芩（一钱酒炒） 青皮（一钱五分） 加西瓜翠衣一片为引

此治暑疟之法也，夫暑气内舍于营，故君以翘、竹清心，却其上焦之热；臣以扁衣解暑，青蒿祛疟；佐以木贼发汗于外，黄芩清热于内。古云"疟不离乎少阳"，故使以青皮引诸药达少阳之经，瓜翠引伏暑透肌肤之表。

辛散太阳法

治风疟寒少热多，头痛自汗，兼治伤寒伤湿。

嫩桂枝（一钱） 羌活（一钱五分） 防风（一钱五分） 甘草（五分）前胡（一钱五分） 淡豆豉（三钱） 加生姜二片、红枣三枚，煎服

凡外邪袭人，必先伤于太阳之表，疟虽因于伏暑，又必因外感秋风而触发也，盖风疟有风在表，故宜辛散之方。其中桂、羌、防、草，即成方桂枝羌活汤，本治风疟之剂也。内加前胡散太阳，复泄厥阴。淡豉解肌表，且祛疟疾。更加攘外之姜，安内之枣，表里俱安：何疟之有哉！

宣透膜原法

治湿疟寒甚热微，身痛有汗，肢重脘满。

厚朴（一钱姜制） 槟榔（一钱五分） 草果仁（八分煨） 黄芩（一钱酒炒）藿香叶（一钱） 半夏（一钱五分姜制） 粉甘草（五分）加生姜（三片为引）

此师又可达原饮之法也，方中去知母之苦寒，及白芍之酸敛，仍用朴槟草果，达其膜原，祛其盘踞之邪，黄芩清燥热之余，甘草为和中之用，拟加藿、夏畅气调脾，生姜破阴化湿，湿秽乘入膜原而作疟者，此法必奏效耳。

清凉透邪法（见卷一）

清热保津法（见卷一）

宣窍导痰法（见卷二）

芳香化浊法（见卷四）

和解兼攻法

治寒热疟疾，兼之里积。

柴胡（一钱五分）　黄芩（一钱酒炒）　半夏（一钱五分姜制）　甘草（六分）　元明粉（二钱）　熟军（二钱）　枳壳（一钱五分）　流水煎服

柴、芩、夏、草以和解，元明、军、枳以攻里，此仿长沙大柴胡之法也。

甘寒生津法

治瘅疟独热无寒，手足热而欲呕。

大生地（五钱）　大麦冬（三钱去心）　连翘（三钱去心）　竹叶（一钱五分）北沙参（三钱）　石膏（四钱煨）　加蔗浆、梨汁每一盏冲服

《金匮》瘅疟条下，但云："以饮食消息止之。"嘉言主以甘寒生津可愈。丰立是法，即遵斯训也。首用生地、麦冬，甘寒滋腻以生津液。此证不离心肺胃三经，故以翘、竹清心，沙参清肺，膏、蔗清胃，梨汁生津。

宣阳透伏法

治牝疟寒甚热微，或独寒无热。

淡干姜（一钱）　淡附片（一钱）　厚朴（一钱姜制）　苍术（一钱土炒）草果仁（一钱煨）　蜀漆（一钱五分）　加白豆蔻三颗去壳细研分冲

干姜宣其阳气，附子制其阴胜，厚朴开其滞气，苍术化其阴湿，草果治独胜之寒，蜀漆逐盘结之疟，佐以豆蔻，不惟透伏有功，抑且散寒化湿，施于牝疟，岂不宜乎。

化痰顺气法（见卷三）

查曲平胃法（见卷三）

驱邪辟祟法

治鬼疟寒热日作，多生恐怖，脉来乍大乍小。

龙骨（三钱煅）　茯苓（三钱雄黄染红）　茅苍术（一钱土炒）　广木香（五分）　柏子仁（三钱正粒）　石菖蒲（五分）　加桃叶七片为引

龙骨，阳物也，可以镇惊，可以祛祟，用之以治鬼疟最宜；茯苓宁心，以雄黄染之，能祛鬼魅；苍术、木香皆能杀一切之鬼也；柏子辟邪；菖蒲宣窍；桃叶发汗，开其鬼门，俾潜匿之邪，尽从八万四千毛窍而出也。

补气升阳法

治气虚患疟，寒热汗多，倦怠食减。

西潞参（三钱米炒）　上黄芪（二钱蜜炙）　于术（二钱米炒）　粉甘草（五分炙）　广陈皮（一钱五分）　当归身（二钱酒炒）　绿升麻（五分）柴胡梢（五分）　加生姜二片、红枣三枚为引

此东垣补中益气汤也，首用参、芪、术、草以补其气，陈皮以行其气，弗使补而呆滞，俾其补而灵动也；当归以活其血，血气流行，则邪不能容矣；升、柴提其疟邪；姜、枣和其营卫。此方治虚疟，最为确当。

营卫双调法

治洒寒烘热，脉濡且弱，虚疟、劳疟并宜。

嫩桂枝（一钱）　黄芪皮（二钱蜜炙）　当归身（一钱五分土炒）白芍（一钱土炒）　西潞参（三钱）　甘草（五分炙）　加生姜二片红枣三个煎服

古人云："胃者卫之源，脾者营之本。"今脾胃累虚而作寒热者，宜以营卫双调。故用桂、芪护卫，归、芍养营，参、草补益胃脾，姜、枣调和营卫，此从源本立方，勿见寒热，便投和解。

调中畅气法（见卷三）

双甲搜邪法

治三日疟，久缠不愈。

穿山甲（一钱醋炙）　鳖甲（一钱五分炙）　木贼草（一钱去节）嫩桂枝（一钱）　制首乌（三钱）　鹿角霜（二钱）　东洋人参（二钱）当归身（二钱土炒）头服轻煎，次服浓煎。

疟邪深窜而成三疟者，须此法也，穿山甲善窜之物，主搜深踞之疟，鳖甲蠕动之物，最搜阴络之邪，木贼中空而轻，'桂枝气薄而升，合而用之，不惟能发其深入于阴分之邪，而且能还于阳分之表，以何首乌养其阴也，鹿霜助其阳也，人参益其气也，当归补其血也，阴阳气血并复，则疟邪自无容身之地矣。

清宣温化法

治秋时晚发之伏暑，并治湿温初起。

连翘（三钱去心）　杏仁（二钱去皮尖研）　栝蒌壳（三钱）　陈皮（一钱五分）　茯苓（三钱）　制半夏（一钱）　甘草（五分）　佩兰叶（一钱）加荷叶二钱为引

连翘寒而不滞，取其清宣；杏仁温而不燥，取其温化；蒌壳宣气于上，陈皮化气于中，上、中气分，得其宣化，则新凉伏气，皆不能留；茯苓、夏、草，消伏暑于内；佩兰、荷叶，解新邪于外也。

润下救津法（见卷一）

辛温解表法（见卷一）

清凉涤暑法（见卷三）

苦温平燥法（见卷六）

●备用成方

小柴胡汤

治伤寒少阳证，往来寒热，口苦耳聋，胁痛脉弦，疟发寒热，及妇人伤寒，热入血室等证。

柴胡　半夏　黄芩　人参　甘草　加姜、枣煎服

丰按：此方专治寒热往来，邪在少阳之疟也。倘恶寒甚者，兼太阳也，宜加羌活。发热甚者，兼阳明也，宜加葛根。

景岳木贼煎

凡疟疾形实气强，多湿多痰者，宜此截之大效。

木贼草　小青皮　制厚朴　制半夏　槟榔　苍术

水煎露一宿，于未发之先二时温服，能饮者，酒煎最妙。

丰按：此方用木贼，取其入肝经气分，盖肝与胆相表里，故可通治疟疾，喜其轻能升散，空能发汗，即太阳之余邪未尽者，亦可用之，较柴胡更为稳耳。

严氏清脾饮

治疟疾热多寒少，口苦嗌干，小便赤涩，脉来弦数。

青皮　厚朴　柴胡　黄芩　制半夏　草果仁　茯苓白术　甘草　加姜煎，一方加槟榔，疟不止，加酒炒常山、乌梅

丰按：是方即小柴胡汤加减，减人参之补、大枣之滞，以解少阳往来寒热之邪，其方不名清胆，而名清脾者何也？盖因近世称疟为脾寒，其脾受寒而作疟者，亦属不少，故加厚朴温其脾胃，苓、术辅其中州，更加草果、青皮，祛其疟邪，而脾自得清肃，故曰清脾，其存小柴胡法者，良由疟不离乎少阳之意耳。

麻杏甘石汤

治温疟，先热后寒。

麻黄　杏仁　甘草　石膏　水煎服

丰按：《集解》谓此方以治温疟，不知温疟系冬令伏邪，发于夏令，阳气大

泄之时，麻黄辛散，岂可用乎？如体实壮热无汗而喘者，只宜暂用，否则不可轻试，慎之慎之！

柴平汤

治湿疟，身重身痛。

柴胡　制夏　黄芩　人参　厚朴　苍术　陈皮　甘草加姜、枣煎服

藿香平胃散

治胃寒腹痛呕吐，及瘴疫湿疟。

藿香　制夏　苍术　厚朴　陈皮　甘草　加姜、枣煎服

太无神术散

治感山岚瘴气，憎寒壮热，一身尽痛，头面肿大，瘴疟时毒。

藿香　石菖蒲　苍术　厚朴　陈皮　甘草　水煎温服

丰按：以上之方，治湿疟、瘴疟之证，极为平妥。但柴平汤之人参，必体弱气虚者，乃可用之，倘不细审而概施之，恐补其气而阻其邪，病必增剧。

人参败毒散

治伤寒头痛，憎寒壮热，及时气疫疠，岚瘴鬼疟，腮肿毒痢，诸疮斑疹。

人参　茯苓　枳壳　桔梗　羌活　独活　前胡　柴胡川芎　薄荷　甘草加生姜三片煎服

丰按：此方非但主治伤寒、疫疠、鬼疟等证，而嘉言每以治痢，亦屡奏功，丰遇疟、痢两兼之证，用之更有神效，诚良方也。

咒法

鬼疟不能愈者，可用咒法治之，取红枣一枚，面东念咒曰："吾从东方来，路逢一池水，水中一条龙，九头十八尾，问伊食甚的，惟食疟病鬼。"念一遍，吹一口气在枣儿上，念七遍，吹七口气，令病人于临发日五更鸡犬不闻时，面东立食之，于净室安养，忌食生冷荤腥为要。

丰按：用咒法者，足能令人胆壮，胆壮则邪自遁。不独专治鬼疟，而他疟偶

亦有灵。

截疟七宝散

治实疟久发不已，鬼疟、食疟皆治之。

常山（酒炒）　草果（煨）　青皮　陈皮　槟榔　厚朴（姜制）甘草等分

用酒水各一杯煎好，以纱盖之，露一宿，于当发之早，面东温服。

局方常山饮

疟久不止者，用此截之。

常山（火酒炒二钱）　草果（煨二钱）　槟榔（一钱）　乌梅（二个）知母（一钱）　贝母（去心一钱）　加生姜三片、枣一枚，半酒半水煎

露一宿，日未出时，面东空心温服。

子和常山散

治痰疟神效。

常山（一两）　甘草（二两五钱）

上为细末，水煎，空心服之，取吐。

丰按：常山之功，在乎祛痰截疟，其性猛烈，体稍虚者，不可遽用。

鳖甲丸

治疟久不愈，腹中结块，名曰疟母。

白术　黄芪　川芎　白芍　槟榔　草果　厚朴　陈皮鳖甲　甘草　等分，姜三片，枣一枚，乌梅少许煎

四兽饮

治疟病胃虚，中挟痰食。

人参　茯苓　白术　炙草　陈皮　制夏　草果　乌梅加姜枣煎服

丰按：前方芪、术、乌梅，此用参、术、乌梅，皆是补中兼收，非体虚久疟，切弗轻试。

追疟饮

截疟甚佳，凡血气未衰，屡散之后，而疟有不止者，用此截之，已经屡验。

何首乌　当归　青皮　陈皮　柴胡　半夏　甘草　井水河水合煎

何人饮

截疟如神，凡气血俱虚，久疟不止可服。

何首乌　人参　当归　陈皮煨生姜水煎八分，于发前二、三时温服之

休疟饮

此止疟最妙之剂，若汗散既多，元气不复，或以衰老，或以弱质，而疟有不能止者，俱宜用此，此化暴善后之第一方也。

人参　白术　何首乌　当归　炙甘草　煎七分，食远服

丰按：以上三方皆景岳治疟之剂。揆其用意，在乎少阳，观其治实疟者每以木贼，治虚疟者不离首乌、当归，盖木贼疏肝透邪，归、乌滋肝养血，肝与胆相为表里，其意在少阳者，可想而知矣。

●临证医案

虚寒之体忽患暑疟

建陵靳某之妾，于仲秋忽患暑疟，连日一作，寒洒热蒸，汗出如雨，口渴欲饮，脉来弦滑，舌苔微黄，此暑疟也。靳问曰："因何致病？"丰曰："良由暑月贪凉，过食生冷，其当时为患者，是为阴暑；伏匿日久，至今而发者，即《内经》所谓夏伤于暑，秋为痎疟是也。"即用清营捍卫法，服下益热，急邀复诊。脉之转为弦迟，询之口反不渴。丰曰："此疟邪外达之征，请勿虑耳。"观其形体肥白，知其本质虚寒，改用温补为主，以理中汤加豆蔻、制夏、蜀漆、柴胡，姜、枣为引，以河、井水合煎，连尝三剂，疟邪遂遁矣。

暑疟热甚逼血上吐

城南叶某之子，偶染疟疾，邀丰诊之，脉象迢迢有力，寒热间日而来，口渴

喜凉，热退多汗，此为暑疟，遂用清营悍卫法去木贼，加藿香、草果、柴胡、甘草治之，服下疟势仍来，尤吐鲜红数口，复按其脉，转为弦大而数，必因暑热内炎，逼伤血络所致，思古圣经治病必求其本之训，此证暑热是本，吐血是标，可不必见病治病也，即用清凉涤暑法去扁豆，加黄芩、知母治之，连进两贴，疟发渐早，热势渐轻，不知不觉而解，血恙亦未复萌。

截疟太早变成肿胀

西乡郑某，偶患疟疾，热重寒微，口渴便泻，先用符禁未效，又服断截之药，疟与泻并止矣，数日后腹中忽胀，小便短少，来舍就诊。两手脉钝，沉取尚强，此乃暑疟夹湿之证，其邪本欲向表分里而出，误用截法，阻其邪路，暑欲达表而不能，湿欲下行而不得，交阻于中，气机不行而成肿胀，法当治标为先，即以木瓜、蒿、藿以解其暑，芩、苍、通草以行其湿，又以青皮、厚朴、杏粒、槟榔，行其气而宽其膨，服下稍为中病，每得一矢气，腹内略松。更加菔子以破其气，鸡金以消其水，服之矢气更多，溺亦通快，其腹逐渐消去。后用调脾化气，得全安耳。

江诚曰："观以上三案，虽暑疟之轻证，但其夹证各有不同，设不细辨而妄治之，则轻证转重，重证转危耳。如靳案本体虚寒，得温补而愈。叶案暑热劫络，得清剂而安。郑案夹湿变胀，得破削而宽。可见医法有一定之理，无一定之方，倘胶于某证某药，则钝根莫化矣。"

风疟时邪乘入血室

城南龚某之女，先微寒而后发热，口渴有汗，连日三发，脉弦而数，舌苔黄腻，此因夏伤于暑，加感秋风，名风疟也，遂用辛散太阳法去羌活，加秦艽、藿梗治之，服二帖疟势未衰，渐发渐晏，且夜来频欲谵语。复诊其脉，与昨仿佛，但左部之形力，颇胜于右。思仲景有云："昼则明了，夜则谵语，是为热入血室。"今脉左胜，疑其血室受邪，即询经转未曾。其母曰："昨来甚寡，以后未行。"此显然邪入血室之证也，姑守前方去防风、淡豉，加当归、赤芍、川芎、柴胡，服之经水复来，点滴而少，谵语亦减，惟疟疾仍然。再复其脉，左部转柔，余皆弦滑，已中病数，可服原方。幸得疟势日衰一日，改用宣透膜原法加柴胡、红枣治之，叠进三煎，疟邪遂解。

程曦曰："时证易治，兼证难疗。"若此案不细询其经事，则医家病家，两相误也。倘见谵语之证，而为邪入心包，或为胃家实热，清之攻之，变证必加。苟不熟仲景之书，而今日之证，必成坏病矣。吾师尝谓不通仲景之书，不足以言医也。信夫！

寒疟之证温补治验

城东潘某，体素丰满，大便常溏，中土本属虚寒，固无论矣，忽于孟秋寒热交作，肌肤汗少，即延医诊，遂作阴暑论治，辄投四味香薷饮加寒凉之剂，未获奏效，即来商治于丰，诊其脉弦而兼紧，舌苔白薄，寒先热后，隔日而来，此寒疟也，良由体质本寒，加感秋凉致病，若果阴暑之证，在长夏而不在秋，况阴暑之寒热，从未见隔日而发，当用附子理中汤加柴胡、草果、藿香、陈皮治之，服二剂，周身微汗，寒热略清，继服二帖，疟邪遂未发矣。

湿疟之证辛散获效

新定王某之室，浣衣度活，平日难免无湿所受，患疟半月以来，前医之法无效，恳丰治之，切脉缓大有力，遍身浮肿而疼，寒热汗无，连日一发，此明是湿邪为疟也，思先哲有风能胜湿之论，宜以辛温散邪，遂以羌活渗湿汤加草果、厚朴为治，先服二剂小效，继服二剂全瘥。

温疟误为暑热

豫章张某，于仲夏中旬，发热连日，口渴喜饮，医者皆作暑热论治，所用不离藿、薷、滑、扁等药，未臻效验。转商丰治，诊之脉濡且弱，舌苔微燥而黄，合其见证参之，似属暑热。但其未审既热之后，每有洒渐恶寒之证，此即《内经》所谓"先热后寒，病以时作，名曰温疟"是也，温疟之证，最易伤阴，切忌温散，治宜清凉透邪法。服之热势已挫，口渴依然，仍守原方，益以麦冬、鲜地，连服三剂，始得痊愈。

产后瘅疟热补至变

四明沈某之室，诞后将匝月以来，忽然壮热汗多，口渴欲饮。有谓产后阴虚，阳无所附；有谓气血大虚，虚热熏蒸，皆用温补之方，严禁寒凉之药。见病者忽尔尪羸，日晡发热，益信其为蓐痨，愈增热补，更加唇焦齿燥，舌绛无津。复请前二医合议，议用导龙入海，引火归源之法，不但诸证未减，尤加气急神昏，始来商之于丰，丰即往诊，两手之脉，皆大无伦，推其致病之因，阅其所服之药，实因误补益剧，非病至于此险也。沈曰："此何证也？"丰曰："乃瘅疟也。此即古人所谓阴气先伤，阳气独发，不寒瘅热，令人消烁肌肉，当用甘凉之剂治之。"曰："产后用凉，可无害乎？"曰："有病则病当之，若再踌躇，阴液立涸，必不可救矣。"即用甘寒生津法，加西洋参、紫雪丹治之，头煎服下，未见进退，次煎似有欲寐之形，大众见之，无不疑昏愦之变，复来请诊，脉象稍平，唇舌略润，诸恙如旧，但增手战循衣。丰曰："此阴阳似有相济之意，无何肝风又动之虞。"仍守原章，佐以阿胶、龟板及鸡子黄，令其浓煎温服，是夜安神熟寐，热势大衰。次早诊之，诸逆证皆已屏去，继以清滋补养，调理两月方瘳。

阴邪入肾发为牝疟

江南陶某之室，寡居五载，腰如两截，带下淋漓，时值中秋，炎蒸如夏，或当风而纳凉，或因渴而饮冷，其阴邪乘虚而陷少阴，发为牝疟，脉来沉小之象，畏寒而不甚热，肌肤浮肿，面色萎黄，饮食减少而乏味，小水淡黄而欠舒，此阴虚邪陷之证，显而易见，丰用金匮肾气去萸肉、丹皮，加干姜苍术连服十余剂，诸恙全安。

寒湿入脾证成牝疟

金陵张某，作客来衢，形素丰肥，向有卢全之癖，其体属寒湿者，先露一斑，忽患间日恶寒，按时而至，胸前痞闷，口不作干，脉缓近迟，苔腻而白，此牝疟也。古人虽有邪气伏藏于心于肾之论，但今之见证，皆属乎脾，宜用平胃合二陈，加干姜、草果、白蔻、砂仁治之，令尝五剂，三日服尽，诸证咸瘥。

程曦曰："凡学医者，必须天机活泼，毫无胶固之人而后可。"如赵、喻注《金匮》，皆言邪舍于心，石顽正其失，专言邪藏乎肾。吾师前以石顽之训为准绳，今观是案，又谓在脾，其实非矛盾也，良由见证而断也，总因间日恶寒，按时而至，称为牝疟。可见医者，审证为第一耳。

疟发昏迷治痰得效

南乡鄞某之母，年逾六旬，偶沾疟疾，淹缠数月，药石无功，乘舆来舍就诊，诊其脉，两手皆弦，其疟连日而发，每于薄暮时，先微寒而后微热，神识渐渐昏闷，约一时许始苏，日日如是，阅前医之方，皆不出小柴胡汤、清脾饮等法，思其发时昏闷，定属痰迷。即以二陈汤加老蔻、藿香、杏仁、草果、潞参、姜汁治之，连进三剂，神识遂清。继服二剂，寒热亦却。

时行疫疟

已卯夏五，患寒热者甚众，医者皆以为疟，所用咸是小柴胡汤、清脾饮及何人饮、休疟饮等方，未有一方奏效，殊不思《经》谓"夏伤于暑，秋必痎疟"，疟每发于秋令，今于芒种、夏至而发者何也？考岁气阳明加于少阳，天政布凉，民病寒热，斯时病疟者，尽是时行疫疟也，有建德钱某来舍就医，曰："患疟久矣，请先生截之。"丰曰："此乃时行疫疟。"遂用宣透膜原法加豆卷、干姜治之，其效捷于影响，后来求治者，皆与钱病无异，悉以此法治之，莫不中窾，可见疫疟之病，不必拘疟门一定之方，又不必拘一定之证，更又不必拘一定之时，但其见证相同，而用药亦相同者，断断然矣。

鬼疟属阴得众人阳气而解

东乡叶某，自初秋患疟，至孟冬未愈，每每发于午后，寒不甚寒，热不甚热，言语错乱，如见鬼神，至后半夜，神识遂清，倦怠而寐，日日如是，曾延医治，尽属罔灵，请丰诊之，两手之脉，不调之至，曰："此鬼疟也。"即用驱邪辟祟法去龙骨，加草果、常山，服之神气稍清，疟仍未解。时值邻村会戏，热闹异常，病者往观，在众人堆内拥挤不出，得周身大汗，越过疟期，寒热遂未发作，此分明鬼疟无疑。盖热闹场中，众人堆内，阳气旺极，其阴邪不能胜阳，故疟鬼不得缠身而遁。

久疟阴虚及阳

鉴湖黄某之内，患疟三年，旭赢之至，无医不迓，靡药不尝。邀丰治之，脉象纤微无力，洒寒烘热，每发于申酉之时，舌淡无荣，眠食俱废，大便溏薄，月水不行。丰曰："此虚疟也。"出方阅之，计有数百余纸，聊审近日之方，非参、芪、术、草，即地、芍、归、胶，未尝有一剂桴鼓。细思是证，乃疟邪深踞于阴，阴虚及阳之候。即用制首乌五钱补其阴也，淡附片三钱补其阳也，鳖甲二钱、青蒿五分搜其阴分久踞之邪，鹿霜三钱、羌活五分随即领邪而还于表，东洋参三钱、炙甘草八分补其正而御其邪，生姜二片、红枣五枚安其内而攘其外。诸药虽经服过，然制方实属不同。古云"用药如用兵"，孰为主将，孰为先锋，指挥得法，自可望其破垒耳。黄某深信，即使人拣来煎服，二剂寒热觉轻，又二剂，精神稍振，再又二剂，诸疴尽却。调补三月，月信始行，起居犹昔矣。

体虚劳疟

安徽汪某，体本虚怯，饮食并减，神气极疲，精遗于梦，汗漏于寐，闲居静养，诸恙如无，偶有烦劳，遂作寒热等证，延丰诊之，脉来小涩，此属劳疟之证，分明若绘矣。拟用何人饮加鳖甲、牡蛎、茯神、龙骨，令服十余剂，调养数月而康。

疟母破剂无效温补咸软得安

南乡傅某，自同治纪元，患疟之后，左胁下结成一块，即疟母也，迄今十五载矣，身体安然，不知不觉，每一违和，渐次居中，初服常山饮子，后用鳖甲煎丸，皆无效验，因停药勿治。迩苦眩晕遗精，耳鸣盗汗，曾用六黄兼六味，服之虽妥，但其痞块，渐大渐中，将有变蛊之势。脉形缓滞，两尺皆弱，先天亏损，断断无疑，消破之剂，决难浪施。余用桂附八味加龙骨、牡蛎、龟板、鳖甲，蜜丸，服一料诸恙少减，二料得全瘥矣。

疟母攻破致死

歙北一医，在吾衢名冠一时，时有里人范某，久患疟母，寝食若旧，动作如常，闻此医欲归梓里，恐郡内诸医，不能杜其病根，即商其治。所用硝、黄、枳、朴、巴豆、蓬、棱，一派攻伐之剂，未数日腹如覆釜，神气顿疲，饮食减少，病势日加一日，至于危急，始来商治于丰，诊其脉沉小而涩，此因攻破太猛，正气受伤之候，证弗易治，嘱商明手。其兄再四哀求，不得已，勉以香砂六君损益，服之未效，复请固辞，再商他医，终不能起。

程曦曰："古人谓不服药为中医，诚哉是言！历见因病致死者少，因药致死者多，若此病是药速其亡也。不思李念莪云'养正则邪自除'，譬如满座皆君子，一二小人，自无容身之地，曦之鄙见，当补正为君，稍兼攻积，庶乎稳妥，偏于攻破，非法也。"

三疟扰伤气血补益得效

南乡李某，患三日疟，缠绵两三载，方药靡效。近用多是甜茶，服之呕吐，吐伤胃气，谷食减少，神气愈疲，而疟疾仍来，来舍求治于丰。诊其脉缓涩沉弦，形色清瘦之至，此气血阴阳受亏之象也，非补益不能望痊。即用制首乌五钱，潞党四钱，鳖甲、鹿霜各二钱，干姜、附片各八分，嘱服十剂，临发之日勿服，至第八剂，寒热遂未发矣。复来就诊曰："先生之方效于拔刺，然诸药前医亦曾用，而未验者何也？"丰曰："一则药味杂乱，二则服法未精，不知间二日之疟，其邪深，其正虚，所以用补法于未发之先，助其气血阴阳，则邪不能胜正而自止矣。今脉转为缓小，沉分亦然，疟邪果远遁也，当守旧法，加之熟地、归身，姜、枣为引，连服十剂而安。"

产后三疟久缠

北乡杜某之内，自诞后气血未复，偶沾三疟，纠缠半载未瘳，发时背如负重，腰如两截，寒洒洒欲覆被，热烘烘欲思饮，诊其脉，举之若浮绵，按之不满部，面色白而无荣，舌色淡而无苔，此属奇经本虚，疟邪窜入于阴，阴虚及阳之证，斯宜未发之日，大补奇脉阴阳，俾正气复充，邪气自却，倘以常山、草果专治其疟，便是舍本求末矣，丰用东参、熟地、鹿霜、狗脊、龟板、牡蛎、炙芪、桂枝，姜、枣为引，约服二十余剂，疟始脱体。

或问曰："曾见景岳治疟，每迎其锐而击之，最捷最效，今先生治疟，用药于未发之先，究遵景岳耶，抑遵先生耶？"答曰："治初患之疟，邪气方盛，正气未虚，可以迎其锐而击之，久患之疟，邪气深陷，正气已虚，则不可耳，故于未发用补，补其正气，正气旺则邪自衰，不用击而疟自罢矣。"

伏暑过服辛温改用清凉而愈

武陵陈某，素信于丰，一日忽作寒热，来邀诊治，因被雨阻未往，伊有同事知医，遂用辛散风寒之药，得大汗而热退尽，讵知次日午刻，热势仍燃，汗多口渴，痰喘宿恙又萌，脉象举取滑而有力，沉取数甚，舌苔黄黑无津。丰曰："此伏暑病也。理当先用微辛以透其表，荆、防、羌、芷过于辛温，宜乎劫津夺液矣。今之见证，伏邪已化为火，金脏被其所刑，当用清凉涤暑法去扁豆、通草，加细地、洋参。"服二剂，舌苔转润，渴饮亦减，惟午后尚有微烧，姑照旧方，更佐蝉衣、荷叶，又服二剂，热从汗解，但痰喘依然，夜卧不能安枕，改用二陈加苏、葶、旋、杏，服之又中病机。后议补养常方，稠载归里矣。

产后伏暑

城东孔某之室，素来多病，其体本羸，分娩三朝，忽然头痛难忍，寒热无汗，大渴引饮，脉来浮大之象，此肌表重感秋凉，而曩状之暑热，触动而继起矣，询知恶露匀行，腹无胀痛，生化成方，可勿用耳。即以白芷、青蒿、秦艽、荆芥、当归、川芎，加败酱草合为一剂。盖白芷为产后疏风妙药，青蒿乃产后却热最宜，秦艽、荆芥活血散风，当归、川芎生新去瘀，《本草》谓败酱草味苦而平，主治产后诸病。此方最稳，请服二煎，其热从汗而退，次日邀诊，脉象顿平，询之口亦不渴，惟觉神倦少眠。此伏暑已随秋凉而解，心脾被邪扰攘而亏，当守原方去白芷之香燥、荆芥之辛散，加茯神、柏子以安神，神安自熟寐矣；又加西潞、炙草以扶元，元复自强健矣，后用八珍损益，未及半月而康。

时病论卷六

安州刘宾臣先生鉴定

青浦御医陈莲舫加批

三衢雷　丰少逸手著

古吴后学江忍庵校正

●秋伤于湿大意

土寄于四季之末，四时皆有湿气，何独《经》谓"秋伤于湿"乎？盖一岁之六气者，风、君、相、湿、燥、寒也，推四之气，大暑至白露，正值湿土司权，是故谓之"秋伤于湿"。鞠通先生列湿温于夏末秋初，诚有高见，丰谓："因湿为病者有六，一曰伤湿，一曰中湿，一曰冒湿，一曰湿热，一曰寒湿，一曰湿温。盖伤湿者，有表里之分焉，在表由于居湿涉水，雨露沾衣，从外而受者也，在里由于喜饮茶酒，多食瓜果，从内而生者也；中湿者，卒然昏倒，颇与中风相似；冒湿者，因冒早晨雾露，或冒云瘴山岚；湿热者，夏末秋初感受为多，他时为少；寒湿者，先伤于湿，后伤生冷；湿温者，湿酿成温，温未化热，最难速愈，非寒湿之证，辛散可化，湿热之证，清利可平之比也。此六者，皆湿邪之为病耳。"喻嘉言先生又谓"秋伤于燥"，发出秋燥之论，其说未尝有谬，据按六气而论，其实湿气在于秋分之前，燥气在于秋分之后，理固然矣。姑附秋燥一条，以备参考。

伤湿

伤湿之病，原有表里之因。盖伤乎表者，因于居湿涉水，雨露沾衣，其湿从外而受，束于躯壳，证见头胀而疼，胸前作闷，舌苔白滑，口不作渴，身重而痛，发热体疲，小便清长，脉浮而缓，或濡而小者，此言湿邪伤于表也；又有伤于里者，因于喜饮茶酒，多食瓜果，其湿从内而生，踞于脾脏，证见肌肉隐黄，脘中不畅，舌苔黄腻，口渴不欲饮水，身体倦怠，微热汗少，小便短赤，脉沉而缓者，此言湿气伤于里也。李时珍曰："凡风药可以胜湿，利小便可以引湿，为治表里湿邪之则也。"丰师其法，治表湿宜辛散太阳法减去桂、豉，加之苍、朴，俾其在表之湿，从微汗而解也；治里湿宜通利州都法，俾其在里之湿，从小便而去也。伤湿之证，务宜分表里而治之，斯为确当。

倪松亭云："治湿之道非一，当细察而药之。如湿气在于皮肤者，宜用麻、桂、二术之属，以表其汗，譬如阴晦非雨不晴也。亦有用羌、防、白芷之风药以胜湿者，譬如清风荐爽，湿气自消也。水湿积于肠胃，肚腹肿胀者，宜用遂、戟、芫、牵之属以攻其下，譬如水满沟渠，非导之不去也。寒湿在于肌肉筋骨之间，拘挛作痛，或麻痹不仁者，宜用姜、附、丁、桂之属以温其经，譬如太阳中天，则湿自干也。湿气在于脏腑之内，肌肤之外，微而不甚者，宜用术、苍、朴、夏之属之健脾燥湿，譬如些微之湿，以灰土掺之，则湿自燥也。湿气在于小肠膀胱，或肿或渴，或小水不通，宜用二苓、车、泻之属以渗利之，譬如水溢沟浍，非疏通其窦不达也。学者能于斯理玩熟，则治湿之法，必中鹄矣。"

丰按：此论可为治湿之提纲，医者勿忽！

中湿

中湿者，即类中门中之湿中也，盖湿为阴邪，病发徐而不骤。今忽中者，必因脾胃素亏之体，宿有痰饮内留，偶被湿气所侵，与痰相搏而上冲，令人涎潮壅塞，忽然昏倒，神识昏迷。与中风之证，亦颇相似，但其脉沉缓、沉细、沉涩之不同，且无口眼㖞斜，不仁不用之各异，此即丹溪所谓湿热生痰，昏冒之证也，宜以增损胃苓法去猪苓、泽泻、滑石，加苏子、制夏、远志、菖蒲治之。倘有痰筑喉间，声如鼎沸，诚有须臾变证之虞，可加苏合香丸，分为两次冲服；倘得痰平人省，始有转机，否则不可救也。

冒湿

冒湿之病，得之于早晨雾露，云瘴山岚，或天阴淫雨，晴后湿蒸。初受其气者，似乎有物蒙之，以致首如裹，遍体不舒，四肢懈怠，脉来濡缓之象，宜用宣疏表湿法取其微汗，仿嘉言贵徐不贵骤之意，俾其湿邪还表而解，毋使其由表而入于里。倘或脘中痞闷，微热汗少，小便短赤，是湿邪已入于里也。宜疏之剂，又不相宜，宜改通利之方，自然中的。伤湿条内，须参阅之。

湿热

贾氏曰："夏热则万物湿润，秋凉则万物干燥。"若此论之，湿热之证，在长夏而不在秋，岂非与《内经》之"秋伤于湿"不合耶？细思之，斯二句书，不重夏秋二字，当重在热凉二字也。盖热蒸则湿，凉胜则燥，理固然矣，即如立秋、处暑之令，炎蒸如夏，患者非秋湿，即秋暑，其实秋令之湿热，亦必夹之秋暑也。考湿热之见证，身热有汗，苔黄而泽，烦渴溺赤，脉来洪数是也，当用通利州都法治之。如大便秘结，加栝蒌、薤白，开其上以润其下；如大便未下，脉形实大有力者，是湿热夹有积滞也，宜本法内加元明粉、制大黄治之。

或问曰："先贤尝谓'暑必夹湿'，今先生谓'湿热夹暑'，有是说乎？"答曰："小暑之节，在于相火之后，大暑之气，在于湿土之先，故先贤有'暑必夹湿'之训也。丰谓'湿热夹暑'，专在大暑至白露而言。盖斯时湿土主气，暑气渐退，湿令方来，而湿甚于暑者，故谓之'湿热夹暑'也。"又问曰："章虚谷录薛生白'湿温'之条，加之注解，统以湿温称为湿热。今先生分门而论者何也？"曰："湿体本寒，寒湿可以温散；酝酿成热，热湿可以清通。惟湿温不热不寒，最为难治，断不可混湿温为湿热，理当分列湿热、湿温为二门。"又问曰："湿热致病者多，何略而弗详乎？"曰："因湿致病者，固属不少，如肿满、黄疸、淋浊等证，诸先贤皆早详于杂证之书，是编专论时病，毋庸叠赘可耳。"

寒湿

伤湿又兼寒，名曰寒湿，盖因先伤于湿，又伤生冷也。夫寒湿之证，头有汗而身无汗，遍身拘急而痛，不能转侧，近之则痛剧，脉缓近迟，小便清白，宜以辛热燥湿法治之，毋使其酝酿成温，而成湿温之病，温甚成热，而成湿热之病；又毋使其变为痰饮，伏而不发，交冬发为咳嗽之病。由是观之，可不速罄其湿乎！须知寒湿之病，患于阳虚寒体者为多，辛热燥湿之法，未尝不为吻合。湿热之证，患于阴虚火体者为多，此法又宜酌用耳，贸贸者，不别病之寒湿、热湿，体之阴虚、阳虚，一遇湿病，概投通利之方，若此鲁莽，未有不误人者也。

湿温

湿温之病，议论纷纷，后学几无成法可遵。有言温病复感乎湿，名曰湿温，据此而论，是病乃在乎春。有言素伤于湿，因而中暑，暑湿相搏，名曰湿温，据此而论，是病又在乎夏。有言长夏初秋，湿中生热，即暑病之偏于湿者，名曰湿温，据此而论，是病又在乎夏末秋初。细揆三论，论湿温在夏末秋初者，与《内经》"秋伤于湿"之训，颇不龃龉；又与四之气大暑至白露，湿土主气，亦属符节；当宗夏末秋初为界限也。所有前言温病复感于湿，盖温病在春，当云"温病夹湿"，言素伤于湿，因而中暑，暑病在夏，当云"中暑夹湿"，皆不可以湿温名之。考其致病之因，良由湿邪踞于气分，酝酿成温，尚未化热，不比寒湿之病，辛散可瘳，湿热之病，清利乃解耳，是病之脉，脉无定体，或洪或缓，或伏或细，故难以一定之脉，印定眼目也，其证始恶寒，后但热不寒，汗出胸痞，舌苔白，或黄，口渴不引饮，宜用清宣温化法去连翘，加厚朴、豆卷治之。倘头痛无汗，恶寒身重，有邪在表，宜用宣疏表湿法，加葛、羌、神曲治之；倘口渴自利，是湿流下焦，宜本法内去半夏，加生米仁、泽泻治之；倘有胫冷腹满，是湿邪抑遏阳气，宜用宣阳透伏法去草果、蜀漆，加陈皮、腹皮治之。如果寒热似疟，舌苔白滑，是为邪遏膜原，宜用宣透膜原法治之。如或失治，变为神昏谵语，或笑或痉，是为邪逼心包，营分被扰，宜用祛热宣窍法，加羚羊、钩藤、元参、生地治之；如撮空理线，苔黄起刺，或转黑色，大便不通，此湿热化燥，闭结胃腑，宜用润下救津法，以生军易熟军，更加枳壳，庶几攻下有力耳。倘苔不起刺，不焦黄，此法不可乱投。湿温之病，变证最多，殊难罄述，宜临证时活法可也。

秋燥

推六气之中，燥金主气，自秋分而至立冬，喻嘉言："以燥令行于秋分之后，所以谓秋不遽燥，确与气运相合也。"沈目南云："《性理大全》谓'燥属次寒'，奈后贤悉谓属热，大相径庭。"如盛夏暑热炎蒸，汗出溅溅，肌肉潮润而不燥也，深秋燥令气行，人体肺金应之，肌肤干槁而燥，乃火令无权，故燥属凉，谓属热者非矣，丰细玩之，诚非谬也，凡治初患之燥气，当宗属凉拟法，夫秋燥之气，始客于表，头微痛，畏寒咳嗽，无汗鼻塞，舌苔白薄者，宜用苦温平燥法治之。若热渴有汗，咽喉作痛，是燥之凉气，已化为火，宜本法内除去苏、荆、桂、芍，加元参、麦冬、牛蒡、象贝治之。如咳逆胸疼，痰中兼血，是肺络被燥火所劫，宜用金水相生法，去东参、五味，加西洋参、旱莲草治之。如诸证一无，惟腹作胀，大便不行，此燥结盘踞于里，宜用松柏通幽法治之。总而言之，燥气侵表，病在乎肺，入里病在肠胃，其余肝燥肾燥，血枯虚燥，皆属内伤之病，兹不立论。

或问曰："先生遵喻氏《秋燥论》'中秋不遽燥，燥气行于秋分以后'之说，殊未见《医醇賸义》中，论之最详，又明出喻氏之谬，既谓燥气行于秋分以后，而秋分以前四十五日，全不关于秋燥矣，古云'初秋尚热，则燥而热，深秋既凉，则燥而凉'，此诚是振聋发聩之语，先生曷不遵之为龟鉴耶？"答曰："子不知六气循环，亦疑喻氏之谬，不察大寒至惊蛰，主气风木；春分至立夏，主气君火；小满至小暑，主气相火；大暑至白露，主气湿土；秋分至立冬，主气燥金；小雪至小寒，主气寒水。此年年之主气，千古不易。由是而推，则燥金之令，确在乎秋分而至立冬，而秋分以前之白露、处暑、立秋四十五日，犹是湿土主气，岂可误为燥气乎，子以为然否，或唯唯而退。"

程曦曰："论燥气者，首推嘉言，其次目南与鞠通也。嘉言论燥，引大易水流湿，火就燥，各从其类，乃论燥之复气也。目南所论燥病属凉，谓之次寒，乃论燥之胜气也。至鞠通论燥，有胜气、复气，与正化、对化，从本、从标之说，可为定论，乃曰如仲景用麻、桂、姜、附，治寒之胜气也，治寒之正化也，治寒之本病也。白虎、承气，治寒之复气也，治寒之对化也，治寒之标病也。能于此理悟通，则燥气之胜复、正对、本标，亦皆了然于胸中矣。"

江诚曰："人皆知温为热，而不知燥为凉。以燥为热者，盖因燥字从火之弊耳。试问既以燥为热，曷不以温字从水而为寒乎？不知四时之令，由春温而后夏热，由秋凉而后冬寒，目南先生引《性理大全》之说，谓燥属凉，真所谓千载迷津，一朝点破耳。"

●拟用诸法

辛散太阳法（见卷五）

通利州都法（见卷三）

增损胃苓法（见卷四）

宣疏表湿法

治冒湿证，首如裹，遍体不舒，四肢解㑊。

苍术（一钱土炒）　防风（一钱五分）　秦艽（一钱五分）　藿香（一钱）陈皮（一钱五分）　砂壳（八分）　生甘草（五分）　加生姜三片煎服

此治冒湿之法也，君以苍术、防、秦，宣疏肌表之湿，被湿所冒，则气机遂滞，故臣以藿、陈、砂壳，通畅不舒之气；湿药颇燥，佐以甘草润之；湿体本寒，使以生姜温之。

辛热燥湿法

治寒湿之病，头有汗而身无汗，遍身拘急而痛。

苍术（一钱二分土炒）　防风（一钱五分）　甘草（八分）　羌活（一钱五分）独活（一钱五分）　白芷（一钱二分）　草豆蔻（七分）　干姜（六分）水煎服

法中苍、防、甘草，即海藏神术散也，用于外感寒湿之证，最为中的，更加二活、白芷，透湿于表；草蔻、干姜，燥湿于里。诸药皆温热辛散，倘阴虚火旺之体，勿可浪投。

清宣温化法（见卷五）

宣透膜原法（见卷五）

宣阳透伏法（见卷五）

祛热宣窍法（见卷一）

润下救津法（见卷一）

苦温平燥法

治燥气侵表，头微痛，畏寒无汗，鼻塞咳嗽。

杏仁（三钱去皮尖，研）　陈橘皮（一钱五分）　紫苏叶（一钱）桔梗（一

钱五分）　荆芥穗（一钱五分）　桂枝（一钱蜜水炒）　白芍（一钱酒炒微焦）前胡（一钱五分）　水煎温服

凡感燥之胜气者，宜苦温为主，故以橘、杏、苏、荆以解之，加白芍之酸，桂枝之辛，是遵圣训"燥淫所胜，平以苦温，佐以酸辛"是也，秋燥之证，每多咳嗽，故佐前、桔以宣其肺，肺得宣畅，则燥气自然解耳。

金水相生法（见卷四）

松柏通幽法

治燥结盘踞于里，腹胀便闭。

松子仁（四钱）　柏子仁（三钱）　冬葵子（三钱）　火麻仁（三钱）苦桔梗（一钱）　栝蒌仁（三钱）　薤白头（八分）　大腹皮（一钱酒洗）加白蜂蜜一调羹冲服

此仿古人五仁丸之法也，松、柏、葵、麻，皆滑利之品，润肠之功非小，较硝、黄之推荡尤稳耳，丹溪治肠痹，每每开提上窍，故以桔梗、蒌、薤开其上复润其下，更加大腹宽其肠，白蜜润其燥，幽门得宽得润，何虑其不通哉。

●备用成方

羌活胜湿汤

治湿气在表，头痛头重，或腰脊重痛，或一身尽痛，微热昏倦。

羌活　独活　川芎　藁本　蔓荆子　防风　甘草　水煎服

平胃散

治湿淫于内，脾胃不能克制者。

苍术　陈皮　厚朴　甘草　为末，姜汤下

除湿汤

治伤湿腹痛，身重足软，大便溏泻。

苍术　陈皮　茯苓　制夏　藿香　厚朴　甘草　水煎服

丰按：羌活胜湿汤，是治表湿。平胃散、除湿汤，是治里湿。伤湿之证，总当分表里而治之。

金匮肾着汤

治伤湿身重，腹痛腰冷。

干姜　茯苓　白术　甘草　水煎服

丰按：《经心录》加肉桂、牛膝、杜仲、泽泻，更为切当。切庵虽谓属外感之湿，非肾虚也，窃谓受邪之处，无有不虚，标本兼治，未尝不妥。

松峰达原饮（又可达原饮有知母、黄芩，无黄柏、栀子、茯苓）

治湿热盘踞膜原。

槟榔　草果　厚朴　白芍　甘草　黄柏　栀子　茯苓水煎服

刘松峰曰："温而兼湿，故去知母，而换黄柏以燥湿，且救水而利膀胱，去黄芩换栀子，泻三焦之火，而下行利水，加茯苓利小便而益脾胃，三者备，而湿热除矣。"

三仁汤

治湿温胸闷不饥，舌白不渴，午后身热，状若阴虚。

杏仁　蔻仁　生米仁　滑石　通草　竹叶厚朴　制夏　水煎日三服

苍苓白虎汤

治湿温身重，胸满头疼，妄言多汗，两胫逆冷。

苍术　茯苓　石膏　知母　生甘草　加粳米煎服

丰按：三仁汤，治湿温之轻者。苍苓白虎汤，治湿温之重者。当别见证而分治之。

桂苓甘露饮

统治湿温、湿热。

茯苓　猪苓　白术　泽泻　肉桂　滑石　石膏　寒水石　水煎温服

丰按：此方即五苓散加三石。盖五苓利湿，三石清热，治湿温最合，倘治湿热，当去肉桂可也。

杏苏散

治燥伤本脏，头微痛恶寒，咳嗽稀痰，鼻塞嗌塞，脉弦元汗。

杏仁　苏梗　茯苓　制夏　陈皮　甘草　枳壳　桔梗前胡　加姜、枣煎服

清燥救肺汤

治诸气膹郁，诸痿喘呕之因于燥者。

麦冬　阿胶　杏仁　麻仁　桑叶　枇杷叶　人参　甘草　石膏　水煎温服

滋燥养营汤

治火烁肺金，血虚外燥，皮肤皱揭，筋急爪枯，或大便秘结。

当归　黄芩　生地　熟地　白芍甘草　秦艽　防风水煎温服

蜜煎导法

治阳明证，自汗，小便利，大便秘者。

蜂蜜

用铜器微火熬，频扰勿令焦，候凝如饴，捻作挺子，头锐如指，掺皂角末少许，乘热纳谷道中，用手抱住，欲大便时去之（加盐少许亦可，盐能润燥软坚）。

丰按：六气之中，惟燥气难明，今人治燥，动手非沙参、玉竹，即生地、二冬，不知燥有胜气、复气，在表、在里之分，如杏苏散，是治燥之胜气，清燥救肺汤，是治燥之复气，滋燥养营汤，血虚外燥者宜之，蜜煎导法，液亏里燥者宜之，一偏滋补清凉，非法也。

●临证治案

里湿酿热将成疸证

徽商张某，神气疲倦，胸次不舒，饮食减少，作事不耐烦劳。前医谓脾亏，用六君子汤为主，未效又疑阴虚，改用六味汤为主，服下更不相宜，来舍就诊，

脉息沉小缓涩，舌苔微白，面目隐黄。丰曰："此属里湿之证，误用滋补，使气机闭塞，则湿酿热，热蒸为黄，黄疸将成之候。倘不敢用标药，蔓延日久，必难图也，即用增损胃苓法去猪苓，加秦艽、茵陈、楂肉、鸡金治之，服五剂胸脘得畅，黄色更明，惟小便不得通利，仍照原方去秦艽，加木通、桔梗，又服五剂之后，黄色渐退，小水亦长，改用调中补土之方，乃得痊愈。"

里湿误补成鼓得破则愈

西乡郑某，水湿内侵于脾，神疲肢软，自疑为体亏而饵大枣，则腹皮日胀，纳食尤剧，来求丰诊，两手之脉，沉缓而钝，以手按其腹，紧胀如鼓，此属气阻湿留，将成鼓胀之候。乘此体质尚实，正气未衰，当用消破之剂，以治其标，即以蓬术、槟榔、青皮、菔子、干姜、官桂、厚朴、苍术，鸡金为引，连服七剂而宽。

中湿误作虚风

城东叶某，因公劳役，由远方归，觉眩晕神疲，自以为亏，先服东参、龙眼，即延医治，乃作水不涵木，木动生风论治，服药后忽倒，神识模糊，急求治于丰，诊得脉象沉小而滑，思脉沉肢冷为中气，今肢不冷者非，忽倒神昏似中风，然无口眼㖞斜者又非，推其起病之初，有眩晕神疲等证，其神疲者必因湿困于脾也，眩晕者，无痰不作也，此宿伏之痰，与新侵之湿，相搏上冲所致，斯为中湿证也，即用宣窍导痰法加竹沥、姜汁治之，三剂而神醒矣，后用六君为主，以收全效。

秋湿时令忽患暴中

丁丑孟秋，炎蒸如夏，乍雨如霉，患急病者甚众，有城北王某，刈稻归来，正欲晚餐，倏然昏倒，不知人事，痰响喉间，吾衢土俗，以为醒醒，即倩人揪刮，神识略见清明，邀丰诊之，脉来沉细，舌苔白滑。丰曰："此中湿也。"旁有一医曰："沉细之脉，白滑之苔，当是中寒，分明四逆、大顺之证。"丰曰："欲用桂附，则予谢不敏矣。"彼医不言而退，其妻泣涕求治，丰闻呼吸之声，将有痰起，风云之变，恐在顷刻，即用藿香、神曲、川朴、杏仁、制夏、陈皮、菖蒲、远志、竹沥、姜汁，合为一剂，服之未有进退，令加苏合香丸，痰响渐平，人事稍醒。守旧略为增损，连尝数剂而瘥。

江诚曰："舌苔白滑，寒象也。沉细之脉，少阴中寒也。考今岁又系太阳在泉，寒淫于内，彼医谓中寒，欲用四逆、大顺，似乎相象。不知中寒、中湿，大有攸分。以脉舌而论，似属中寒；以时令而论，实为中湿。虽脉沉细，舌苔白滑，但无吐泻、腹痛、肢冷等证，岂可遽认为寒，四逆、大顺，岂可随手而用！况在孟秋，正值湿土主气，相火客气，又非寒水加临之候，故是证直断为湿，而用宣窍导痰之药，以收效耳。"

湿温误作伏暑

钱江陆某，偶患湿温时气，延医调治，从伏暑立方，未效，来迓于丰，推其起病根由，确系湿温之病，前用一派凉剂，焉望中窾，殊不知湿为阴邪，因气机闭阻，湿邪渐化为温，而未酿热，所以凉药无功，即热剂亦无效验，非比寒湿辛散可解，热湿清利可瘳，今诊脉形，右部胜左，舌苔黄泽，胸闷汗多，发热缠绵靡已，此邪尚在气分，犹望其宣透而解，当用清宣温化法加厚朴治之。服二剂胸次稍宽，汗亦减少，惟躯热尚未退尽，继以旧法除去半夏，再加通草、蝉衣，连服三煎遂愈。

高年湿温伤气

徽歙程某，年届赐鸠，忽患湿温之证，曾延医治，一称伏暑，一称湿温，一称虚损，清利与补，皆未中鹄，始来商治于丰。诊其脉，虚数少神，心烦口渴，微热有汗，神气极疲，此皆湿温伤气之证也，治宜益气却邪，即以东参、麦、味、甘草、陈皮、生苡、苓、泻治之，令服数贴，热渴并减，但精神尚倦，饮食少餐，姑率旧章，佐以神、苓、夏、曲，又服数帖，日复一日矣。

湿温化燥攻下得愈

须江周某之郎，由湿温误治，变为唇焦齿燥，舌苔干黑，身热不眠，张目妄言，脉实有力，此分明湿温化热，热化燥，燥结阳明，非攻下不能愈也，即用润下救津法，服之未效，屡欲更衣而不得，后以熟军改为生军，更加杏霜、枳壳，始得大解，色如败酱，臭不可近，是夜得安寐，谵妄全无，次日舌苔亦转润矣，继以清养肺胃，调理二旬而安。

妊娠燥气为病

三湘喻某之内，孕经七月，忽受燥气，咳嗽音嘶，前医贸贸，不询月数，方内遂批为子喑，竟忘却《内经》有"妇人重身，九月而喑"一段，医者若此，未免为识者所讥，观其方案，庞杂之至，所以罔效，丰诊其脉，弦滑而来，斯时肺经司胎，咳逆音哑，显系肺金被燥气所侵之证，宜辛凉解表法去蝉衣、淡豉，加桑叶、菊花，橄榄为引，连尝三服，音扬咳止矣。

感受秋凉燥气

城西戴某之女，赋禀素亏，忽患微寒微热，乏痰而咳，前医用芪皮、桂、芍和其营卫，百合、款冬润其干咳，西、党归身，补其气血。方药似不杂乱，但服下胸膈更闭，咳逆益勤，寒热依然不减。丰诊其脉，浮弦沉弱，舌苔白薄，此感秋凉之燥气也，即用苏梗、橘红、蝉衣、淡豉、蒌皮、象贝、前胡，服二剂，寒热遂减，咳逆犹存，病家畏散，不敢再服，复来邀诊。丰曰："邪不去则肺不清，肺不清则咳不止，倘惧散而喜补，补住其邪，则虚损必不可免。"仍令原方服二剂，其咳日渐减矣，后用轻灵之药而愈，可见有是病当用是药，知其亏而不补者，盖邪未尽故也。

血亏液燥加感燥气

云岫钱某之妹，素来清瘦，营血本亏，大解每每维艰，津液亦亏固已。迩来畏寒作咳，胸次不舒，脉象左部小涩，而右部弦劲，此属阳明本燥，加感燥之胜气，肺经受病，气机不宣，则大便益不通耳。遂用苏梗、杏仁、陈皮、桔梗、蒌皮、薤白、淡豉、葱叶治之。服二剂畏寒已屏，咳逆亦疏，惟大解五日未行。思丹溪治肠痹之证，每每开提肺气，使上焦舒畅，则下窍自通泰矣，今照旧章加之兜铃、紫菀、柏子、麻仁，除去苏、陈、葱、豉。令服四煎，得燥屎数枚；肛门痛裂，又加麦冬、归、地、生、黑芝麻，服下始获痊愈。

程曦曰："鞠通论燥气，有胜复之分。今观书中之论治，更有表里之别焉。如秋分至立冬之候，有头痛恶寒作咳者，是燥气在表之证也，法当宣散其肺。有大便秘结而艰难者，是燥气在里之证也，法当滋润肠胃。其能识胜复，别表里者，则治燥之法，无余蕴矣。"

时病论卷七

安州刘宾臣先生鉴定

青浦御医陈莲舫加批

三衢雷　丰少逸手著

古吴后学江忍庵校正

●秋伤于湿冬生咳嗽大意

考六气之中，湿气在乎秋令，故《经》谓"秋伤于湿"。湿土之气，内应乎脾，脾土受湿，不司运化，内湿酿成痰饮，上袭于肺，遂为咳嗽病矣。夫六气之邪，皆能令人咳嗽，又不独乎湿也。斯言湿者，是为伏气咳嗽，有西昌喻嘉言先生疑"湿"字之讹，改作"秋伤于燥"，发明"秋燥"之论，虽有悖《经》之罪，然亦因乎六气起见也。盖《内经》论湿，殆在乎立秋、处暑、白露，湿土主气之时，喻氏论燥，殆在乎秋分、寒露、霜降，燥金主气之候。据愚意更有界限分焉，窃谓秋初伤湿不即发者，湿气内酿成痰，痰袭于肺而作嗽，名曰痰嗽，治宜理脾为主，渗湿为佐，如秋末伤燥，不即发者，燥气内侵乎肺，肺失清降而作咳，名曰干咳，治宜理肺为主，润燥为佐。总之不越两太阴之治也。斯言伤湿伤燥而咳嗽者，皆由秋令之伏气而发于冬，其即发者，仍归伤湿秋燥门中治之。

痰嗽

痰嗽者，因痰而致嗽也。夫作嗽之病，风、寒、暑、热，皆能致之。古人议论纷纭，惟李云间、章若耶二先生，皆括为内伤、外感。观其立论，卓然不群，然与《内经》"秋伤于湿"之嗽无预，丰不揣鄙陋而特补之。斯病也，良由立秋以后，秋分以前，先伤于湿，湿气内踞于脾，酿久成痰，痰袭于肺，气分壅塞，治节无权，直待冬来，稍感寒气，初客皮毛，渐入于肺，肺气上逆，则潜伏之湿痰，随气而逆，遂成痰嗽之病矣。其脉必见弦滑，或见微紧，右寸关必较余部不调，舌苔白润，胸次不舒，痰白而稀，口不作渴，此皆秋湿伏气之见证也。理当治脾为主，渗湿化痰为佐，宜以加味二陈法治之。如有恶寒发热者，再加苏梗、前胡；气喘者，加之旋覆、苏子，当随其证而损益之。

或问："作嗽之病，四时皆有。今观是篇，独发于冬，他时之嗽，因何勿论耶？"答曰："子不观本论中，原有风、寒、暑、热皆能致之之说，四时都有咳嗽之病也。"曰："何不分而论之？"曰："前之风温、风热、风寒、冒风、暑咳、秋燥，以及后之冬温条中，皆有咳嗽之证。若重复而论之，能不令人心厌乎？是论专言伏气酿痰致嗽，而风、寒、暑、热致嗽者，可毋重赘耳。"

干咳

干咳者，乏痰而咳逆也，此因秋分之后，先伤乎燥，燥气内侵乎肺，当时未发，交闭藏之令乃发，斯为金寒水冷之颏也。前论秋燥条中，是为燥之新邪，此论干咳，是为燥之伏气，其证咳逆乏痰，即有痰亦清稀而少，喉间干痒，咳甚则胸胁引疼，脉沉而劲，舌苔白薄而少津，当用温润辛金法治之，如胸胁痛者可加旋覆、橘络，咳逆艰难者再加松子、款冬，咳剧震动血络，喉痛吐红，脉转沉滑，或沉数，此燥气已化为火也，当用清金宁络法治之。如咳逆气短，甚则有汗，咽喉干燥者，当用金水相生法治之，蹉跎失治，最易延为痨损，可不谨欤！

或问曰："曾见《内经》有'五脏六腑，皆令人咳'之训，今先生则列'痰嗽、干咳'为二门，不及脏腑等咳，毋乃遗漏乎？"曰："是书专论四时之咳，如春令风温之咳，夏令暑热之咳，秋令秋燥之咳，冬令冬温之咳，其实五脏六腑之咳，不过就其见证而分。如胸疼喉痛为心颏，两胁下痛为肝颏，右胠痛引肩背为脾颏，喘急颏血为肺颏，腰背相引而痛为肾颏，又有小肠颏者，颏而失气也，胆颏者，颏呕苦水也，胃颏者，颏而欲呕也，大肠颏者，颏而遗屎也，膀胱颏者，颏而遗溺也，三焦颏者，腹满而不食也，此皆《内经》分脏腑之颏也，念莪先生已分条治之，滋不复赘。"

●拟用诸法

加味二陈法

治痰多作嗽，口不作渴。

白茯苓（三钱）　陈广皮（一钱）　制半夏（二钱）　生甘草（五分）生米仁（三钱）　杏仁（三钱去皮尖，研）　加生姜二片、饴糖一匙为引

苓、陈、夏、草，即二陈汤也。汪切庵曰："半夏辛温，体滑性燥，行水利痰为君。痰因气滞，气顺则痰降，故以陈皮利气。痰由湿生，湿去则痰消，故以茯苓渗湿为臣。中不和，则痰涎聚，又以甘草和中补土为佐也。拟加米仁助茯苓以去湿，杏仁助陈皮以利气，生姜助半夏以消痰，饴糖助甘草以和中，凡有因痰致嗽者，宜施此法。"

温润辛金法

治无痰干颏，喉痒胁疼。

紫菀（一钱蜜水炒）　百部（一钱蒸）　松子仁（三钱）　款冬花（一钱五分）叭达杏仁（二钱去皮尖用）　陈广皮（一钱蜜水炒）　加冰糖五钱为引

肺属辛金，金性刚燥，所以恶寒冷而喜温润也。紫菀温而且润，能畅上焦之肺。百部亦温润之性，暴咳久咳咸宜，更加松子润肺燥，杏仁利肺气，款冬与冰糖，本治干咳之单方，陈皮用蜜制，去其燥性以理肺。肺得温润，则咳逆自然渐止。

清金宁络法

治燥气化火，喉痛颏红。

麦冬（三钱去心）　肥玉竹（二钱）　北沙参（三钱）　元参（一钱五分）细生地（三钱）　旱莲草（三钱）　冬桑叶（三钱）　加枇杷叶三钱去毛蜜炙为引

此治燥气化火刑金劫络之法，麦冬、玉竹清其燥火，沙参、元参润滑其肺金，细地、旱莲宁其血络。盖血藏肝脏，故加冬桑叶以平其肝，肺气上逆，故加枇杷

叶以降其肺，使肺气得降，肝血得藏，则款逆吐红，均可定矣。

金水相生（见卷四）

●备用成方

泻白散

治肺经有火，皮肤蒸热，洒淅寒热，日晡尤甚，喘嗽气急等证。

桑白皮　地骨皮　粉甘草　粳米　水煎温服

清肺饮

治痰气上逆，而作咳嗽。

杏仁　贝母　茯苓　橘红　桔梗　甘草　五味子　加姜煎，食远服

琼玉膏

治干咳嗽。

地黄（四斤）　茯苓（十二两）　人参（六两）　白蜜（二斤）

先将地黄熬汁去渣，入蜜炼稠，再将参、苓为末，和入瓷罐封，水煮半日，白汤化服。

丹溪咳血方

治咳嗽痰血。

青黛（水飞）　栝蒌（去油）　海石　栀子　诃肉　等分为末，蜜丸，噙化嗽甚加杏仁。

千金久嗽方

治长久咳嗽神效。

白蜜（一斤）　生姜（二斤取汁）

先秤铜铫知斤两讫，纳蜜、姜汁，微火熬令姜汁尽，惟有蜜斤两在则止，每含如枣大一丸，日三服。

二陈汤

治一切痰饮为病，咳嗽胀满，呕吐恶心，头眩惊悸。

茯苓制半夏陈皮甘草加生姜煎服

景岳六安煎

治风寒咳嗽，痰滞气逆等证。

陈皮　半夏　茯苓　甘草　杏仁　白芥子　加生姜三片，煎七分，食远服

丰按：以上诸方，通治咳嗽，然而咳属肺，嗽属脾，前于痰嗽干咳门中，已详辨矣。须知前五方多润肺之品以治咳，后二方多理脾之品以治嗽，若此分疗，治无不中。

●临证治案

伏湿作嗽认为冬温

鉴湖沈某，孟冬之初，忽患痰嗽，前医作冬温治之，阅二十余天，未能奏效，延丰诊治，右部之脉极滞，舌苔白滑，痰多而嗽，胸闭不渴。丰曰："此即《内经》'秋伤于湿，冬生咳嗽'之病，非冬温之可比也。冬温之病，必脉数口渴，今不数不渴者非。冬温治在乎肺，此则治在乎脾，张冠李戴，所以乏效。"遂用加味二陈法去米仁一味，加苏子、芥子治之，三剂而胸开，五剂而痰嗽减，后用六君子汤增损，获痊愈矣。

伏湿致嗽

南乡张某，左脉如平，右关缓滞，独寸口沉而且滑，痰嗽缠绵日久，外无寒热，内无口渴，前医用散不效，改补亦不见功。不知此证，乃系伏湿酿痰，痰气窜肺而致嗽，即《经》所云"秋伤于湿，冬生咳嗽"也，当理脾为主，利肺为佐，即以制夏、化红、茯苓、煨姜、杏仁、绍贝、苏子、甘草治之。约服三、四剂，痰嗽遂减矣。后循旧法出入，调治旬日而安。

痰嗽补脾取效

城南程某，患嗽月余，交冬未愈，始邀丰诊。诊得脉形沉弱而滑，舌体无荣，苔根白腻，神气疲倦，饮食并废。丰曰："此赋禀素弱，湿袭于脾，脾不运化，酿痰入肺所致，以脾湿为病本，肺痰为病标，即先哲云：'脾为生痰之源，肺为贮痰之器，治当补脾为主。'"程曰："风痰在肺，补之恐增其闭。即出曾服十余方，皆是荆、防、枳、桔、杏、贝、苏、前等品。"丰曰："此新感作嗽之药，与之伏气，理当枘凿。"即用六君加玉苏子、生米仁治之，服五剂神气稍振，痰嗽渐疏，继进十余剂，方得痊愈。

江诚曰："痰嗽之证，须知有新感，有伏气，新感之脉必多浮，伏气之脉必多沉。新感之嗽，必兼鼻塞声重，头痛发热，伏气之嗽而无诸证也，凡伏气之证，法当宣气透邪。前医以荆、防、枳、桔反未臻效，而吾师用六君补气，苏子降气，米仁渗湿，而反效者何也？盖由风、寒、暑、湿潜伏者，固宜透发，惟此则不然。当知湿气未成痰之先，可以透发，既成痰之后，焉能向外而解耶？因痰之源在脾，故用六君子扶脾，以去其湿而化其痰；苏子降气，毋使其痰上袭于肺；米仁渗湿，毋使其湿再酿成痰。倘用宣提之方，则痰益袭于肺，而嗽更无愈期矣。"

燥气伏邪作咳

括苍冯某，阴虚弱质，向吃洋烟，患干咳者，约半月矣，曾经服药未验，十月既望，来舍就医，两手之脉极数，余部皆平。丰曰："据此脉形，当有咳嗽。"冯曰："然，曾服散药未效何？"丰曰："散药宜乎无效，是证乃燥气伏邪之咳，非新感风寒之咳，理当清润肺金，庶望入够，遂用清宣金脏法去兜铃、杷叶，加甘菊、梨皮。服一剂，减一日，连服五剂，咳逆遂屏。后归桑梓，拟进长服补丸。

燥气刑金致使咳红

鄂渚阮某之妾，干咳喉痛，缠绵匝月，始延丰治。未诊即出前方阅之，初用辛散之方，后用滋补之药，不但罔效，尤增咳血频频。细诊其脉，左部缓小，右部搏指，舌尖绛色而根凝黄，此属燥之伏气，化火刑金，虽干咳吐红，真阴未损。前以辛散治之固谬，以滋补治之亦非，斯宜清畅其肺，以理其燥，肺得清肃，则咳自平，而血不止自止，即用桑叶、杏仁、兜铃、浙贝、栀皮、杷叶、蒌壳、梨皮，再加橄榄为引。请服三煎，忌食煎炒之物，服下稍知中寂，继进三剂，遂获痊可。

阴虚之体伏燥化火刑金

古黔刘某妇，素吸洋烟，清癯弱体，自孟冬偶沾咳逆，一月有余，未效来商丰诊。阅前所用之药，颇为合理，以桑、菊、蒌、蒡、杏、苏、桔、贝等药，透其燥气之邪。但服下其咳益增，其体更怠，昼轻夜剧，痰内夹杂红丝，脉形沉数而来，舌绛无苔而燥。丰曰："此属真阴虚损，伏燥化火刑金之候也。思金为水之母，水为金之子，金既被刑，则水愈亏，而火愈炽。制火者，莫如水也，今水既亏，不能为母复仇。必须大补肾水，以平其火，而保其金。金得清，则水有源，水有源，则会可保，金水相生，自乏燎原之患。倘或见款治颏，见血治血，即是舍本求末也。丰用知、柏、八味除去山萸，加入阿胶、天、麦、连进五剂，一如久旱逢霖，而诸疴尽屏却矣。"

时病论卷八

安州刘宾臣先生鉴定

青浦御医陈莲舫加批

三衢雷 丰少逸手著

古吴后学江忍庵校正

●冬伤于寒大意

《经》曰："冬伤于寒。"谓交立冬之后，寒气伤人，其能固密者，何伤之有，一有不谨，则寒遂伤于寒水之经，即病寒热无汗，脉来浮紧，名曰伤寒是也，一交春令，便不可以伤寒名之，然冬令受寒，有浅深之别焉，深者为中，浅者为冒。盖中寒者，寒邪直中于三阴之里，故有吐泻腹痛，急宜热剂祛寒；冒寒者，寒邪冒于躯壳之外，则有寒热身疼，不难一汗而愈。伤寒、中寒、冒寒，略述其概，犹有冬温之证，不可不详。冬温者，冬应寒而反温，非其时而有其气，人感之而即病者是也，宜用辛凉之法，慎勿误用麻、桂、青龙，若误用之，必变证百出矣。此四者，乃冬时即病之新感也，倘受微寒微温之气，当时未发，必待来春而发者，便是伏气之病，须别诸温而治之。

或问曰："曾见东垣之书，已有冬伤于寒，春必病温等论，先生拾前人之唾余，竟以为独开生面之创，欺人乎？抑亦自欺之甚也？"答曰："子言过矣！丰亦见《此事难知》之内，有论四篇，所云都是五行生克，有余不足，所胜所不胜之理，其义难明，诚难知之书也。丰今分论八篇，以为时证提纲，其理透彻，阅者易知，明出冬伤于寒之新感，所见何证，冬伤于寒，春必病温之伏气，所见何证，一一详明，了如指掌。与东垣之论，意思悬殊，何尝拾其唾余，以为已出耶！此犹应试，共一题目，而文字实不雷同，奚敢欺人复自欺耳，然乎否乎！"

伤寒

伤寒者，由冬令之寒邪，伤于寒水之经也。考诸贤之书，皆谓霜降之后，春分以前，有感触者，是为伤寒。据六气而推之，似乎不然。盖霜降之后，犹是燥金主气，有感之者，是凉气也。如或天气大寒，即《金匮》所谓未至而至也，春分以前，正是风木司权，有感之者，是风邪也；如或天气大寒，即《金匮》所谓至而不去也，若此则界限分矣。其实伤寒之病，确在乎立冬之后，寒水主政之时，一交春令，风木主政，便不可以伤寒名之，即有寒热为病，与伤寒相似者，便是先贤所谓春应温而反寒，寒疫之病也。夫伤寒之为病，头疼身痛，寒热无汗，脉来浮紧者，宜用辛散太阳法去前胡、红枣，加紫苏、葱白治之，如体实邪盛者，仲圣麻黄汤亦可用之。若果有汗，脉浮而缓，便是伤风之病，倘误用之，变证蜂起矣。此略述寒邪初伤太阳寒水之经之证也。其传经两感、合病并病，及误治变证坏证，仲景书中细详，可毋重赘。丰尝谓凡学时病者，必须参读仲景《伤寒论》，庶可融会贯通，否则不可以言医也。

中寒

中寒者，交一阳之后，时令过于严寒，突受寒淫杀厉之气，卒然腹痛，面青吐泻，四肢逆冷，手足挛踡，或昏闭身凉，或微热不渴等证。丹溪曰："仓卒中寒，病发而暴，难分经络，温补自解。"斯说似乎灭裂，其实有三阴之别焉，盖太阴中寒，则脘中作痛，少阴则脐腹作痛，厥阴则少腹作痛，见证既分，更当审其脉象，如沉缓中太阴，沉细中少阴，沉迟中厥阴，若此别之，庶几导款，如果脉微欲绝，昏不知人，问之不能答，似此难分经络，始可遵丹溪用温补之剂，急拟挽正回阳法治之，三阴中寒，皆以甘热祛寒法治之。若寒中太阴，以干姜为君，少阴以附子为君，厥阴以吴萸为君，吐甚加藿香、豆蔻，泻甚加苍术、木香，筋挛者，佐以木瓜、橘络，呃逆者，佐以柿蒂、丁香，临证之间，切宜细辨而治，庶无贻误。

冒寒

冒寒之病，偶因外冒寒邪，较伤寒则轻，比中寒甚缓，盖伤寒伤乎六经，中寒直中乎里，惟冒寒之病，乃寒气罩冒于躯壳之外，而未传经人里也。是以遍体酸疼，头亦微痛，畏寒发热而乏汗，脉象举之而有余，宜辛温解表法治之，服药之后，务宜谨避风寒，覆被而卧，俾其微微汗出而解，否则传经入里，当审何经而分治之。倘或伏而不发，来年必发为春温、风温等病，不可以不知也。

冬温

昔贤谓冬应寒而反温，非其时而有其气，人感之而即病者，名曰冬温是也。其劳力辛苦之人，动作汗出，温气乘袭，多在于表，其冬不藏精之人，肾经不足，温气乘袭，多在于里。冬温虽发于冬时，然用药之法，与伤寒迥别。盖温则气泄，寒则气敛，二气本属相反，误用辛温，变证迭出矣，其证头痛有汗，咳嗽口渴，不恶寒而恶热，或面浮，或咽痛，或胸疼，阳脉浮滑有力者，乃温邪窜入肺经也，宜用辛凉解表法加连翘、象贝治之。口渴甚者，温邪入胃腑也，再加芦根、花粉治之。如或下利，阴脉不浮而滑，温邪已陷于里也，宜以清凉透邪法加葛根、黄芩治之。倘热势转剧，神气昏愦，谵语错乱，舌苔转黑者，不易治也，勉以祛热宣窍法治之，紫雪丹亦可用之。种种变证，不能尽述，须仿诸温门中之法可也。

或问："冬温发热而不恶寒，倘恶寒者，为何病也？"答曰："冬温恶寒，偶亦有之，良由先感温气，即被严寒所侵，寒在外而温在里，宜用辛温解表法先去寒邪，继用凉解里热法而清温气。"又问曰："伤寒、冒寒皆恶寒，何以别之？"曰："伤寒、冒寒初起无口渴，以此别之。"曰："温邪当发为冬温，倘其微者，伏而不发，为何病也？"曰："伏而不发，来春必变为温毒也。凡治时病者，新邪伏气，切要分明，庶不至千里毫厘之失。"

又问："先生之书，专为六气而设，风、寒、暑、湿、燥，皆已详明，何独火证不详？恐为不全之书，而火证可补述否？"答曰："子不知君火秉权之候，有温病、温毒也；相火主政之时，有热病、暑病也。君相司令而病者，非火证而何，何不全之有哉！况火为阳邪，其证最著，如脉数有力，舌苔黄燥，或目赤，或口渴，或喉痛，或溺红，皆火证也，法当清凉治之。其余五志之火，龙雷之火，悉属内伤，兹不论之。"

●拟用诸法

辛散太阳法（见卷五）

挽正回阳法（见卷四）

甘热祛寒法

治寒邪直中三阴之证。

甘草（二钱炙）　淡干姜（一钱）　淡附片（一钱）　淡吴萸（一钱）用开水略煎，冷服。

此即仲景四逆汤也，拟加吴萸之大热，祛厥阴之寒邪，以之治寒中三阴，最为中的。切庵原解曰：寒淫于内，治以甘热，故以姜、附大热之剂，伸发阳气，表散寒邪；甘草亦散寒补中之品，又以缓姜、附之上僭也。必冷服者，寒盛于中，热饮则格拒不纳，《经》所谓"热因寒用"，又曰"治寒以热，凉而行之"是也。

辛凉解表法（见卷一）

清凉透邪法（见卷一）

祛热宣窍法（见卷一）

辛温解表法（见卷一）

凉解里热法（见卷一）

●备用成方

麻黄汤

治伤寒太阳病，恶寒发热，头痛项强，无汗而喘，脉浮而紧者。

麻黄　桂枝　杏仁　甘草　水煎，温服，覆取微汗

葛根汤

治伤寒太阳未罢，又传阳明，脉浮长，缘缘面赤，头痛连额，发热恶寒而无汗，目痛鼻干不得眠等证。

葛根　麻黄　桂枝　白芍　甘草　生姜　大枣　水煎温服，取微似汗

小柴胡汤

治伤寒少阳病，往来寒热，口苦耳聋，胁满脉弦，目眩，不欲食，心烦喜呕，及妇人伤寒，热入血室等证。

柴胡　人参　制夏　黄芩　甘草　生姜　大枣　水煎温服

理中汤

治伤寒太阴病，自利不渴，寒多而呕，腹痛便溏，脉沉无力，或厥冷拘急，或结胸吐蛔，及感寒霍乱。

人参　白术　炮姜　炙草　本方加附子，名附子理中汤

真武汤

治少阴伤寒腹痛，小便不利，四肢沉重疼痛，自下利者，此为有水气，或咳或呕，或小便利，及太阳病发汗，汗出不解，仍发热，心悸头眩，筋惕肉瞤，振振欲擗地，气虚恶寒。

附子　白芍　白术　茯苓　加生姜煎服

四逆汤

治三阴伤寒，身痛腹痛，下利清谷，恶寒不渴，四肢厥冷，或反不恶寒，面赤烦躁，里寒外热，或干呕，或咽痛，脉沉微细欲绝。

附子　干姜炙　甘草　水煎冷服

丰按：《伤寒》之方，计有一百一十三道，长沙书中，已全备矣，凡学医者，必须熟玩。今录此六方，不过明六经伤寒之用，其寒邪化热，及传变诸方，不能尽录，当阅伤寒之书，自明著矣。

千金阳旦汤

治冬温脉浮发热，项强头痛。

桂枝　白芍　黄芩　甘草　加姜、枣煎服

千金阴旦汤

治冬温内寒热，肢节疼痛，中挟寒食。

即阳旦汤加干姜。

丰按：阳旦汤主治先感冬温，又被风寒所遏之病，阴旦汤主治体质本寒，忽受冬温之病。如咳嗽口渴甚者，姜、桂究难浪用，凡一切温热之病，最忌辛温之药，偶或用之，非本质寒，即外加寒气，倘拘于阳旦阴旦，为冬温一定之方，不亦惑乎。

●临证治案

伤寒调治失法辩证

须江毛某，患伤寒之病，壮热不退，计半月来，前医当汗不汗，当下不下，调治失法，变为神昏谵语，循衣摸床，舌苔黄燥，脉来沉实，此伤寒误治之变证也，速宜攻下之剂，荡热保津，倘以硝、黄为砒鸩者，则不可救，即以大承气汤加生地、石膏，煎一大剂，午后服头煎，未见动静，薄暮服次煎，至四更时分，得硬屎数十枚，谵语渐少，手足渐定，肌肤微汗，身热退清，神识亦稍省矣，次日复邀丰诊，脉形仍实不柔，舌苔尚少津液，此余热未净也，当守原方，再服一帖，具兄恐药力太过。丰曰："必要脉象转柔，舌苔转润，里热始尽，否则余邪复聚，遂难治矣。"复将原方煎服，服下又得硬屎数枚。其兄急来问曰："次煎可服否？"丰曰："往诊再议。"幸得脉转平缓，舌苔亦见有津，改用仲景炙甘草汤除去桂枝、姜、枣，加入柏子、茯神，连服数煎，得全瘥耳。"

程曦曰："凡治病必以脉舌为主，若遇神昏谵语，循衣摸床之证，倘其脉见软弱者，舌淡苔微者，皆不可攻也。必须脉来沉实，或大有力，舌苔黄燥，或起芒刺，方可攻之。以上见证，有虚有实，或补或攻，当细别之，又不可执于承气一法也。"

伤寒吐蛔

新定章某，患伤寒六、七日来，身热如焚，前医初用辛散，继用苦寒，热仍不退，更加呕逆吐蛔，四末微冷，急来求治于丰，诊其脉，细小而沉，舌苔白薄。丰曰："此阴阳错杂之证，将成蛔厥之征。思先哲云'杂病吐蛔责于热，伤寒吐蛔责于寒'，即用椒、姜以温其中，桂枝以透其表，参、附以扶其正，连、梅以安其蛔，更佐豆蔻和中止呕也。令服一剂，呕逆已定，四末转温，惟躯热未清。姑守旧方，除去姜、附，加入芩、柴，一服中机，后议数方并效，调理半月得安。"

阳体中寒仍用热剂而愈

濒水姜某，禀体属阳，生平畏尝热药，一日腹中作痛，比丰诊之，两手之脉皆沉迟，舌根苔白。丰曰："此寒气中于太阴，理当热药祛寒。"曰："素不受热药奈何？"曰："既不任受，姑以温中化气为先，中机最妙，否则再商，即以豆蔻、砂仁、吴萸、乌药、木香、厚朴、苏梗、煨姜，服之未验，复诊其脉，益见沉迟，四肢逆冷更甚。"丰曰："寒邪深入，诚恐痛厥，非姜、附不能效也，虽然阳脏，亦当先理其标，即用甘热祛寒法加肉桂、白芍治之，遂中病机，腹痛顿减脉形渐起，手足回温，改用调中，始得安适，可见有病有药，毋拘禀体阴阳，但阳体中寒，辛热不宜过剂，阴质患热，寒凉不可过投，遵《内经》'衰其大半而止'最妥。"

冬温肺胃合病

城北方某，木火体质，偶患冬温，约有半月矣，治疗乏效，转请丰医，按之脉形洪数，两寸极大，苔黄舌绛，口渴喜凉，喘咳频频，甚则欲呕，痰内时有鲜红，思《内经》有"肺咳之状，咳甚唾血，胃咳之状，咳甚欲呕"之文，此显系肺胃受邪，明若观火矣，见前方都是滋血之剂，宜乎冰炭耳，丰用清宣金脏法去桔梗，加花粉、鲜斛治之，叠进五剂，诸证渐平，调治旬余遂愈。

冬温新感适值经行

徽歙鲍某之女，闺中待字，经水素不调匀，一月两期，难免血海无热，一日忽患冬温，发热咳嗽，胸闷喉疼，天癸又至，斯时用芩、连、栀子，以却其温，实有碍乎经事，倘用归、芎、艾叶，以调其经，实有碍乎温气，细推其证，口不作渴，其邪在肺而不在胃，腹不作痛，其经因热而不因寒。古人虽谓"室女莫重于调经"，然今温邪告急，不得不先治标，其实清肺之方，治上而不妨下，遂用牛蒡、象贝、桔梗、射干、桑叶、薄荷、蒌皮、青果为引。连服三剂，躯热退清，咳嗽亦衰大半，但腹内转疼，天癸滴沥靡尽，仍照原方，益以香附、泽兰，又服数煎，诸恙平复矣。

冬温伤阴将欲成损

丰于冬至赴龙扫墓，经过安仁街，适有杨某患冬温未愈，有相识者，谓丰知医，杨即恳诊，查其所服之方，非辛温散邪，即苦寒降火，皆未得法，其脉细小滑数，咳嗽痰红，发热颧赤，此温热伤阴之证也，当用甘凉养阴，辛凉透热，虚象已著，急急堤防。若再蔓延，必不可挽，即用清金宁络法去枇杷叶、麦冬，细地改为大地，再加丹皮、地骨、川贝、蝉衣治之，服至五帖，热退红止矣。丰返，复过其处，见病者面有喜色，谓先生真神药也，病势减半，惟胜咳嗽数声，日晡颧赤而已，诊之脉亦稍和，此欲愈之象也，姑照原方去旱莲、蝉退，加龟板、鳖甲，令其多服，可以免虚。岁暮以茶食来谢，始知其恙全可。

附　论

● 治时病常变须会通论

拙著已告竣矣，首先论证，其次立法，其次成方，又其次治案，医者能于此熟玩，自然融会贯通，弗执定某证之常，必施某法，某证之变，必施某法，临证时随机活法可也，姑先论其常而通其用，如初起因于风者，宜以解肌散表法；因于寒者，宜以辛温解表法；因于暑者，宜以清凉涤暑法；因于湿者，宜以增损胃苓法；因于燥者，宜以苦温平燥法；因于火者，宜以清凉透邪法。此皆言初患六气之常证，通用之定法也，至于反常之变证，不定之活法，则又不可不知。如春温条中，有舌绛齿燥，谵语神昏，手足瘈疭，昏瞆不语之变；湿温条中，有或笑或痉，撮空理线，舌苔黄刺，或转焦黑之变。然而亦非一定之变也，须知春温亦有湿温之变证，湿温亦有春温之变证，论中不能印定，须活法而通治之，此又不特春温、湿温可以会通，而暑温、冬温，以及诸病，皆有等证之变，悉可以通治之。又如诸病，见有舌绛齿燥，热伤于阴者，清热保津法可通用之；谵语神昏，热乱神明者，祛热宣窍法可通用之；手足瘈疭，热极生风者，清离定巽法可通用之；昏瞆不语，痰袭心包者，宣窍导痰法可通用之。及至发笑之证，皆由邪袭于心，发痉之证，皆系风乘虚入，或至撮空理线，循衣摸床等证，皆当审其虚实，通其活法，则不但治时病可以融会，即治杂病亦有贯通之妙耳。

● 五运六气论

治时令之病，宜乎先究运气。《经》曰："不知年之所加，气之盛衰，不可以为工也。"戴人云："不读五运六气，检遍方书何济。"由是观之，治时病者，可不知运气乎！近世之医，皆谓五运六气，与岁多有不应，置之弗习，是未达夫天地之常变也。常者如君相司令则当热，寒水主政则当寒，变者当热反寒，当寒反热之类是也。试以其常而言之，五运者，木、火、土、金、水也，一运主七十二日有奇；六气者，风、君、相、湿、燥、寒也，一气司六十日有奇。故五运六气合行，而终一岁。盖主运主气，岁岁皆然，客运客气，年年更换。每年从大寒日，初交木运，二为火运，三为土运，四为金运，终为水运，此主运也。《经》曰："甲己之岁，土运统之；乙庚之岁，金运统之；丙辛之岁，水运统之；丁壬之岁，木运统之；戊癸之岁，火运统之。"如甲己之年，甲己化土，土为初运，金为二运，水为三运，木为四运，火为五运，此客运也。主气亦从大寒日交，厥阴风木为初气，少阴君火为二气，少阳相火为三气，太阴湿土为四气，阳明燥金为五气，太阳寒水为终气，此主气也。客气每岁循环，依年推算，如子午之年，初为寒水，二为风木，三为君火，四为湿土，五为相火，终为燥金。又如丑未初为风木，寅申初为君火，卯酉初为湿土，辰戌初为相火，巳亥初为燥金，此客气也。每年三气为司天，终气为在泉。如子午之年，三气是君火，乃君火司天，主热淫所胜。终气是燥金，乃燥金在泉，主燥淫于内，其余可类推矣。倘遇壬、戊、甲、庚、丙之年，皆曰太过，木曰发生，火曰赫曦，土曰敦阜，金曰坚成，水曰流衍；丁、癸、己、乙、辛之年，皆曰不及，木曰委和，火曰伏明，土曰卑监，金曰从革，水曰涸流。若太过被克，不及得助，皆曰平运，木曰敷和，火曰升明，土曰备化，金曰审平，水曰静顺。此述五运六气之主客，司天在泉，太过不及之大概。在学者，先宜熟此有定之常，然后审其无定之变可也。倘欲深求底蕴，再考《内经》，慎毋惑于飞畴运气不足凭之说耳。

●温瘟不同论

温者，温热也，瘟者，瘟疫也，其音同而其病实属不同，又可《瘟疫论》中，谓后人省氵加广为瘟，瘟即温也。鞠通《温病条辨》中，统风温、温热、温疫、温毒、冬温为一例。两家皆以温、瘟为一病，殊不知温热本四时之常气，瘟疫乃天地之厉气，岂可同年而语哉！夫四时有温热，非瘟疫之可比。如春令之春温、风温，夏令之温病、热病，长夏之暑温，夏末秋初之湿温，冬令之冬温，以上诸温，是书皆已备述，可弗重赘。而鞠通先生之书，其实为治诸温病而设也。至于瘟疫之病，自唐宋以来，皆未详细辨论。迨至明末年间，正值凶荒交迫，处处瘟疫，惨不堪言，吴又可先生所以著《瘟疫论》一书。所谓邪从口鼻而入，则其所客，内不在脏腑，外不在经络，舍于伏脊之内，去表不远，附近于胃，乃表里之分界，是为半表半里，即《针经》所谓横连膜原是也。其初起先憎寒而后发热，日后但热而无憎寒，初得之二、三日，其脉不浮不沉而数，头痛身疼，昼夜发热，日晡益甚者，宜达原饮治之。咸丰八载，至同治纪元，粤匪窜扰吾衢，大兵之后，继以凶年，沿门合境，尽患瘟疫。其时丰父子诊治用方，皆宗又可之法也。更有头面、颈项、颊腮并肿者，为大头瘟，发块如瘤，遍身流走者，为疙瘩瘟；胸高胁起，呕汁如血者，为瓜瓤瘟；喉痛颈大，寒热便秘者，为虾蟆瘟（一名捻颈瘟）；两腮肿胀，憎寒恶热者，为鸬鹚瘟；遍身紫块，发出霉疮者，为杨梅瘟；小儿邪郁皮肤，结成大小青紫斑点者，为葡萄瘟；此皆瘟疫之证，与温病因时之证之药，相去径庭，决不能温、瘟混同而论也。因忆又可著书，正崇祯离乱之凶年，鞠通立论，际乾嘉升平之盛世，一为瘟疫，一为温热，时不同而病亦异。由是观之，温病之书，不能治瘟疫；瘟疫之书，不能治温病。故凡春温、风温、温病、暑温、湿温、冬温，字必从冫，瘟疫、大头、疙瘩、瓜瓤、虾蟆、鸬鹚、杨梅、葡萄等瘟，字又从广。温、瘟两字，判然不同，而况病乎，知我者，幸弗以丰言为河汉也！

●伤寒书统治六气论

汉长沙著《伤寒论》，以治风、寒、暑、湿、燥、火六气之邪，非仅为寒邪而设，然则其书名"伤寒"何也？盖缘十二经脉，惟足太阳在表，为寒水之经，凡六淫之邪为病者，皆必先伤于寒水之经，故曰伤寒。今人都以"寒水"之"寒"字，误为"寒热"之"寒"，若此则伤寒之书，专治寒邪，而风、暑、燥、湿、火，了不干涉矣。殊不思长沙首列桂枝汤以治风，明明指人统治六气，而非仅治一寒邪之意，于此已露一斑。若果专治寒邪，理当列麻黄汤、附子汤、四逆、理中等汤为先，而不列桂枝汤为首也。况又有白虎汤以治暑，五苓散以治湿，炙甘草汤以治燥，大、小承气以治火，此显明六气统治之书，而今以为专治寒邪，则误甚矣。时贤又谓"伤寒论六经，温热论三焦"，此两句书，更为印定眼目。不知邪气袭人，皆由表而入于里，惟瘟疫之气，秽浊之气，乃论三焦可也。以其气从口鼻而入，先扰于上，次传中下，除此而外，则风、寒、暑、湿、燥、火，无不尽从表入。况李䢰谓"太阳行身之表，外邪皆得伤之"，其伤寒之书，能统治六气者，可无疑矣。凡学治时病者，必须读仲景《伤寒论》，参读时贤之书，考古酌今，则胸中自有风、寒、暑、湿、燥、火之界限。若不读仲景之本，而专读时贤之书，真所谓舍本求末矣。

● 辟俗医混称伤寒论

人被寒所伤者，谓之伤寒，夫寒居六气之一，岂可混称乎？尝考寒水之令，在乎小雪、大雪、冬至、小寒之节，共主六十日有奇，盖小雪居于十月，乃六阴尽出之际，而寒气方盛之时，大雪、冬至居十一月，小寒居十二月，正成发栗烈之候。斯时之气，人感触者，尽属伤寒之病。勿可以大寒至惊蛰之风木，春分至立夏之君火，小满至小暑之相火，大暑至白露之湿土，秋分至立冬之燥金等等之时所患者，混同一称伤寒。然而亦有可称者，不可不知，丰于前论中，有谓"伤寒"之"寒"字，为"寒水之经"之"寒"，非"寒热"之"寒"也。凡风、寒、暑、湿、燥、火，无不由表而入，皆必先伤于寒水之经，六气之邪，金可称为伤寒，但有不可称者，又不得不力辨其非。尝闻专治伤寒家，有温病伤寒、热病伤寒、痧证伤寒、疮疡伤寒等名，不知温病、热病，皆属伏气，痧因沙秽，疮因湿热，岂可混称为伤寒乎？尤有夹痰伤寒、夹食伤寒、夹气伤寒、夹血伤寒等名，揆厥由来，痰、食、气、血，是为伤寒之兼证，又岂可混称为伤寒乎？仲景原文，从未见有此证，窃疑其为杜撰也。后见吴中戈存橘先生《伤寒补天石》中，果有以上诸证之名，始知其有自也。虽然戈氏之书，医者不必宗之，其所当宗者，如无已之《明理》，嘉言之《尚论》，韵伯之《来苏》，路玉之《大成》，诚为医家不可少之书，后学所宜奉为圭臬也。至时俗混称伤寒之证，更为不通，见初起呕吐者，谓为䶝䶫伤寒；泄泻者，为漏底伤寒；胁痛者，为刺胁伤寒；寒不甚寒，热不甚热，绵绵难愈者，为瘰疬伤寒，即徽俗谓之混沌伤寒，名目极多，难以枚举。总之，小雪至小寒而重感者，为真伤寒，风、暑、燥、湿、火，先伤寒水之经者，亦可称为伤寒，至温病、热病、痧症、疮疡，决不能混入伤寒。兼痰、食、气、血者，是为伤寒之兼证。其余种种不通之名，皆不足论。医者须按四时之六气，而分其孰为风、暑，孰为燥、湿，究不可笼统混为伤寒病也。

●辟时俗龌龊斑证论

吾衢土俗，凡患四时之感冒，见有发热呕吐等证，开口便云龌龊，动手便是刮揪。揪之刮之，未尝不善，但其邪在肌肉者顷刻而松，在经络者非药不愈，最可恶者，先服矾汤一碗，以为治龌龊之需。殊不知龌龊，即方书所谓秽浊，宜用芳香宣解之方，反服酸寒收涩之药，益使秽浊之邪，胶固气分，而无解病之期。更有一种俗医，以指节刮病人之身，见有一条扛起者，妄言为斑。不知人感秽浊时邪，气机阻滞，血脉不通，用指节刮之，或粗或细，必有一条见出，岂可伪称为斑证，更为之取出蛇斑、蚤斑等等之名，其谓为蛇斑者，必令人服蜈蚣数条，取蛇畏蜈蚣之义，而庸夫俗子听之益信，不知蜈蚣之性，辛温有毒，直入厥阴，初患时邪之证，服之极易化火，更引最浅之邪，而入于深。曷不观方书所云"大如锦纹者为斑，其色红紫而成片，或至黑色而病危"，是为胃热之候，古人所以用举斑汤、化斑汤之类以治之。或见病人身发红点，遂称为蚤斑，而乱投草药，及至危险，便说斑老难医。推其身见红点，即方书所谓"小如蚊咬者为疹"，是为肺热之候，古人所以用升葛汤、银翘散之类以治之。俗医以伪混真，岂不可叹！既以初起之时邪，为龌龊斑证，更禁病人勿服汤药，每见轻病转重，重病转危，此皆吾衢土俗之贻害匪浅也。要之揪刮无妨，所患者惟矾汤、蜈蚣、草药、禁药之弊，奉劝病家，不可过信俗医而自误，则幸甚矣！

●夹证兼证论

人皆谓夹证与兼证难治，丰独曰无难也。曷为夹证？譬如受风便是伤风，宜桂枝汤之属；受寒便是伤寒，宜麻黄汤之属，倘风寒两伤者，即为夹证也。盖风宜散，寒宜温，温散之方，宜桂、麻各半汤之属。倘或暑邪夹湿，湿宜利，暑宜清，清利之方，宜天水散之属；倘或燥气夹火，火宜凉，燥宜润，凉润之方，宜清燥救肺汤之属。其余风暑、风湿、风燥、风火，皆系夹证，其治法皆可仿此。至于兼证奈何？假如少壮遗精，当分梦之有无，有者宜坎离既济汤之类，无者金锁固精丸之类，此定法也。或被湿热所触者，便为兼证，利湿必伤其阴，补阴必滞其湿，思利湿而不伤阴者，如猪苓汤、六味丸之类；若湿邪甚者，又当先治其湿，湿邪一化，再涩其精可也，又如老年虚损，当分证之浅深，浅者宜六君、四物之类；深者宜固本、大造之类，此定法也。倘被风邪所客者，便为兼证，散风益虚其正，补正必关其邪，思散邪而不损正者，如参苏饮、补中益气之类；若风邪甚者，又当先散其风，风邪一解，再补其损可也。又如女子经事当行，必审其或先或后，先则为血热，宜丹栀四物之流；后则为血寒，宜香砂四物之流，此为定法。或被寒邪所触者，即兼证也，考诸方能散寒且能调经，如香苏饮之流，若过盛者，必须先散其寒，再调其经则可矣。又如妇人产后发热，必辨其属虚属实，虚则宜补益，如加味四物之流；实则宜破瘀，如生化、失笑之流，此为定法。设被暑邪所感者，即兼证也，考诸方能清暑且治产后，如竹皮大丸之流，若过盛者，必须先清其暑，再治产后则可矣。医者能于如此圆变，则治夹证兼证，何难之有！

●成方须损益论

自南阳制方而始，厥后唐、宋、元、明及国朝以来，成方不可胜纪，焉能熟悉于胸。尝见有读《千金方》者，有读《医方考》者，有读景岳《新方》者，有读切庵《集解》者，往往宗此而不知彼，宗彼而不知此者，不待言矣。窃谓古人成方，犹刻文也，临证犹临场也，即有如题之刻文，慎勿直抄，必须师其大意，移步换形，庶几中式。而临证即有对病之成方，亦当谅体之虚实，病之新久而损益之。思成方不在多而在损益，譬如二陈汤，即夏、苓、陈、草也，治一切痰饮之病，除去陈皮，乃海藏之消暑丸，伏暑烦渴用之，此一减而主治之法，相去径庭矣。平胃散，即陈、苍、朴、草也，治一切湿气之病，加入芒硝，乃女科之下胎方，死胎不下用之，此一加而主治之法，相悬霄壤矣，此损益之法也，医者知是理乎？又如气虚用四君，血虚用四物，倘气血两虚之候者，二方合用名八珍汤，此深一层之病，而加深一层之方也。利湿用五苓，清热用三石，倘湿热并盛之候者，二方合用名甘露饮，此亦深一层之病，而加深一层之方也。又如固本丸，治虚劳损证，减去麦冬、生地，名曰三才，以治三焦亏证，此轻一等之病，而减为佐之药也。香苏饮，治四时感冒，减去香附、紫苏，名曰二贤，以治膈中痰饮，此亦轻一等之病，而减为君之药也。诸如此类，不可枚举，在医者必须临证权衡，当损则损，当益则益，不可拘于某病用某方，某方治某病，得能随机应变，则沉疴未有不起也。

●胎前产后慎药论

胎前之病，如恶阻、胞阻、胎漏、堕胎等证是也；产后之病，如血块、血晕等证是也，妇科书中已详，可毋备述，而其最要述者，惟胎前产后用药宜慎。凡治胎前之病，必须保护其胎，古人虽有"有故无殒，亦无殒也，大积大聚，其可犯也，衰其大半而止"之训，奈今人胶执"有故无殒"之句，一遇里积之证，恣意用攻，往往非伤其子，即伤其母，盖缘忽略"衰其大半"之文耳，窃揣胎在腹中，一旦被邪盘踞，攻其邪则胎必损，安其胎必碍乎邪，静而筹之，莫若攻下方中，兼以护胎为妥，此非违悖《内经》，实今人之气体，不及古人万一也，且不但重病宜慎其药，即寻常小恙，亦要留心。如化痰之半夏，消食之神曲，宽胀之厚朴，清肠之槐花，凉血之丹皮、茅根，去寒之干姜、桂、附，利湿之米仁、通、滑，截疟之草果、常山，皆为犯胎之品，最易误投，医者可不做惧乎！至于产后之病，尝见医家不分虚实，必用生化成方，感时邪者，重投古拜，体实者未尝不可，虚者攻之而里益虚，散之而表益虚，虚虚之祸，即旋踵矣！又有一等病人信虚，医人信补，不分虚实，开口便说丹溪治产后之法，每每大补气血，体虚者未尝不可，倘外有时邪者，得补益剧，内有恶露者，得补弥留，变证迭加，不自知其用补之咎耳。要之胎前必须步步护胎，产后当分虚实而治，毫厘差谬，性命攸关。惟望同志者，凡遇胎前产后之疴，用药勿宜孟浪，慎之慎之！

●治轻证宜细心重病宜大胆论

胆欲大而心欲小，此孙真人祝医最确之语也。窃谓治初起之轻证，必须细心，当辨其孰为风而用疏，孰为寒而用温，孰为暑而用清，孰为湿而用利，孰为燥而用润，孰为火而用泻。尤当审其体之虚实，病之新久，在女子兼询经期，妇人兼详胎产，如是者，则用药庶无差忒矣。倘粗心而不细者，大意茫茫，不分六气所感何气，动手便用荆、防，病家告之有痰，遂投陈、夏，有食遂用神、楂。问其何病，指鹿为马，问其轻重，总说无妨，往往使轻浅之病，日渐延深，是谁之过欤？圣人云："不忽于细，必谨于微。"其可略乎！至若垂危之重证，必须大胆，见心包邪窜者，当宣则宣，肝风内动者，当平则平，脾虚气陷者，当培则培，肺气欲绝者，当补则补，肾液欲涸者，当滋则滋。更有危险之虚证，速宜用参、芪之属，实证用硝、黄之属，寒证用姜、桂之属，热证用犀、羚之属，勿宜迟缓，亟亟煎尝，如是者，则沉疴庶有挽救矣。倘胆小而不大者，当用而不敢用，或用而不敢重，重用恐其增变，变证恐其归怨，往往姑息养奸，坐观其败，是谁之过欤？古人云"不入虎穴，焉得虎子"，其可惧乎！若果轻浅之证，过于胆大立方，不啻小题大做；沉重之证，过于小心慎药，无异杯水车薪。其实胆大而不细心，所谓"暴虎冯河"者，误事也；细心而不大胆，所谓"狐疑鼠首"者，亦误事也。诚哉孙氏之言，足为千古之医训矣！

● 医家嫉妒害人论

尝观世之同行，每多嫉妒，行行犹可，惟医道中最为甚焉。夫医以苏人之困，拯人之危，性命为重，功利为轻，而可稍存嫉妒哉！奈何今之医者，气量狭窄，道不求精，见有一神其技者则妒之，妒心一起，害不胜言，或谣言百出，或背地破道，或前用凉药，不分寒热而改热，前用热药，不别寒热而改凉，不顾他人之性命，惟逞自己之私心，总欲使有道者道晦，道行者不行，以遂其嫉妒之意。每见病家，患温热之病，医者投以辛凉、甘凉，本不龃龉，但服一、二剂，未获深中，病者见热渴不已，心中疑惧，又换一医，且明告曾延医治，而所换之医，遂不察其病因，见前有寒凉之药，便咎前医用寒凉之害，不辨证之寒热，脉之迟数，舌苔黄白，小水清浊，竟乱投温热之方，不知温热之病，得温热之药，无异火上添油，立刻津干液涸，而变生我倾。倘前用热药，以治其寒，亦咎其用热药之害，总不辨其为寒为热，乱用寒凉之方，不知寒证服寒凉，犹如雪上加霜，立使阳亡气脱，而变在须臾，直至垂危，尚怨前医之误，可胜悼哉！然亦有明驳前医，暗师前法，而获效者，竟尔居功，索人酬谢，若此重财轻命，只恐天理难容。奉劝医者，毋怀妒忌，大发婆心，则幸甚矣！

●医毋自欺

医者依也，人之所依赖也。医毋自欺，斯病家有依赖焉！夫医之为道，先详四诊，论治当精，望色聆音，辨其脏腑之病，审证切脉，别其虚实而医，若此可谓毋欺也。至临证之时，细分部候，知其何为浮主表病，沉主里病，迟主寒病，数主热病，何为人迎脉大之外感，气口脉大之内伤，更须望其青、赤、黄、白、黑五色之所彰，闻其角、徵、宫、商、羽五音之所发，问其臊、焦、香、腥、腐五气之所喜，以明其肝、心、脾、肺、肾五脏之病因，而用其酸、苦、甘、辛、咸五味之药饵，能如是者，何欺之有？惟其一种庸流，欺人妄诞，见病人有寒热者，一疑其为外感，欺病家不知诊法，也不别其脉之虚实，而浪投发散之剂。又见病人有咳嗽者，一疑其为虚损，欺病家不谙医理，也不辨其体之强弱，而恣用补益之方。至于五色五音五气，一概不知审察，焉能明其五脏之病，而用其五味之药乎？如是者，不独欺人，实为自欺。彼愚夫愚妇，受其欺者，本无足怪，至文人秀士，亦受其欺，殊为可笑。见人喜补者，遂谓虚衰，喜散者，遂云外感，畏热药者，便用寒凉，畏凉药者，便投温热，顺病人之情意，乱用医方，竟不读《灵》、《素》以下诸书，全用欺人之法。噫！医之为道，死生攸系，一有欺心，即药饵妄投，存亡莫卜，奈何济人之方，竟视作欺人之术也。吾愿医者，必须志在轩岐，心存仲景，究四诊而治病，毫不自欺，方不愧为医者也。

●古今医书宜参考论

昔贤云："观今宜鉴古，无古不成今。"古今医书，均宜参考焉，考今古医书，不能尽述，姑略提其要者言之，如《神农本草》，轩辕《灵》、《素》，越人《难经》，长沙《玉函》，以及刘、李、张、朱四大名家之书，皆可备读也。盖读《本草》者，可知其性有寒、热、温、凉、平之不同，其味有酸、苦、甘、辛、咸各异，何为补正，何为祛邪；读《灵》、《素》者，可以上明天文，下达地理，兼知人身脏腑经络受病之因；读《难经》者，可补《内经》脉象病因，及奇经八脉之未逮；读《玉函》者，可识伤寒杂病之源头。此皆古圣之医书，必须玩索，至于四大家者，即河间刘守真，法多苦寒，温病、热病者，须参考之；东垣李明之，法多升补，内伤脾胃者，须参考之；大积大聚者，须参戴人张子和攻下之法；阴虚内损者，须考丹溪朱彦修清补之法。不特此四家以补先圣之未备，可参可考，而后贤所发之论，偶亦有超出于四大家者。如云间李念莪，西昌喻嘉言，延陵吴又可，金坛王宇泰，会稽张介宾，长洲张路玉，吴郡薛立斋，慈溪柯韵伯，携李沈目南，钱江张隐庵是也。以上诸公，各有著作，皆当采取，亦可以备参阅。考近时之医书，亦不能尽述，如阅古吴叶香岩之《临证指南》，可知临时之圆变，用药之灵机；阅若耶章虚谷之《医门棒喝》，可知名家之疵谬，醒医家之瞆；阅淮阴吴鞠通之《温病条辨》，可知寒伤于足经，温伤于手经；阅吴门周禹载之《温热暑疫全书》，可知温热暑疫受病之源各别。此皆时贤之书，亦宜备考。至于长乐陈修园，新安程观泉，盐官王孟英，武进费伯雄，皆有著述所传，偶或有导窾之处，亦宜参阅。窃思书有古今，而人亦有古今，古人气体俱厚，今人气体渐薄，若执古方以治今人之病，不亦重乎？故医家不可执古书而不读今书，亦不可执今书而不读古书，参考古今，则医理自得中和之道矣。

跋

　　历来医家说时病者多，而专论时病之书罕见，虽有论及者，不过论其温热而未论及疟、痢、秋湿，即间或有之，亦只附列于杂门中，而未论及时病由冬而春，春而夏，夏而秋，秋而冬，循环递嬗，统四时之常变以条辨也。今我夫子以《内经》之训为纲，说家之说为目，发明春令诸温，夏天热暑，秋时疟痢，冬月冬温，且补霉湿论治之各异，伏气、咳嗽之两歧，选一方而方中之利害必参，立一法而法中之用意必释，皆发前人之未发，补前人之未备。是书一出，犹济世之慈航，渡津之宝筏也。（曦）从夫子业医有年，提命之下，幸得其旨，每遇命垂悬缕者，援活颇多，故书中亦时载人刍言，今当是书告成，敬抒数语，以志渊源所自云。

受业门人新安程曦锦雯谨识

　　诚母子素来多病，皆蒙夫子立起沉疴，至今有生之日，是诚戴德之年。自谙赋禀本孱，不禁劳苦，每欲下帷奋志而精力不逮，时抱采薪，故弦诵之暇，兼读医书以自养，然苦无前导师，于医理仍如夜行，一无所见。幸我夫子不弃菲材，列之门下，遂授自著医书数种，展阅之余，有若灯张暗处，使诚茅塞渐开。是书参究有年，始得其中要旨，虽前人亦有论时病者，皆不能若此之明显也。惟我夫子宗《经》旨为八大提纲，集名论为七二条目，按时序分新伏，立诸法备成方，并附曩治区案，有源有本，无党无偏，洵可以补先贤之未备，为后学之指南者矣。（诚）所附之俚言悉蒙采取，窃谓既得治身之法，旋得菽水之欢，此皆出吾夫子之所赐也。

受业门人盈川江诚抱一敬跋

女科秘诀大全

卷一　调理经脉秘诀

一、经候

（一）经论女子月事属太冲脉盛

《素问》曰：女子七岁，肾气盛，齿更、发长，二七而天癸至，任脉通，太冲脉盛，月事以时而下，故能有子。

（二）经论女子经水温寒与天地相应

《素问》曰：天地温和，则经水安静；天寒地冻，则经水凝泣；天暑地热，则经水沸溢；卒风暴起，则经水波涌而陇起，邪之人于脉也，寒则血凝泣，天暑则气淖泽，虚邪因而入客，亦如经水之得风也。

慎斋按：以上经论二条，序女子月事，始本太冲脉盛，而冲脉则起胞中，即为血海，此经水之原也。但经水得寒则凝，得热则行，当与天地寒暑之气相应，而调经者可以知所务矣。

（三）女子月事本血室以时而下论

王太仆曰：冲为血海，诸经朝会，男子则运而行之，女子则停而止之，谓之血室。经云任脉通，冲脉盛，男既运行，女子既停止。运行者无积而不满，动也；停止者有积而能满，静也。不满者阳也，气也；能满者阴也，血也。故满者以时而溢，谓之信。男子以气运，故阳气应日而一举，女子以血满，故阴血应月而一下。

（四）女子月事本任冲二脉血海有余论

马玄台曰：任冲二脉，奇经八脉之二也。经云'任主胞胎，冲为血海。'今二脉俱通，月事而下。《灵枢》云：冲脉任脉，皆起于胞中。又云：冲脉为血之海。又云：血海有余。按：血海之海，虽日既行而空，至七日后而渐满，如月之盈亏相似。当知血海之有余，以十二经皆然，非特血海之满也。故始得以行耳。

按：以上二条，序女子月经，本于血室，血室即血海。而其脉则属于冲任督三冲，心与小肠二经，为月水之原也。

（五）女子天癸之至名月信论

陈良甫曰：经云'女子二七而天癸至'。天谓天真之气，癸谓壬癸之水，壬为阳水，癸为阴水，女子阴类。冲为血海，任主胞胎，二脉流通，经水渐盈，应时而下，天真气降，故日天癸。常以三旬一见，以像月盈则亏，不失其期，故名日月信。

（六）妇人经血属心脾所统论

薛立斋曰：经云'饮食入胃，游溢精气，上输于脾，脾气散精，上归于肺，通调水道，下输膀胱，水精四布，五经并行。'东垣所谓脾为生化之源，心统诸经之血，诚哉是言也。心脾平和则经候如常。苟或七情内伤，六淫外侵，饮食失节，起居不时，脾胃虚损，心火妄动，则月经不调矣。大抵血生于脾土，故云脾统血。凡血病当用苦甘之药，以助阳气而生阴血也。

（七）妇人经血生于水谷之精气论

薛立斋曰：血者，水谷之精气也，和调五脏，洒陈六腑。在男子则化为精，在妇人则上为乳汁、下为月水。故虽心主血，肝藏血，亦皆统摄于脾，补脾和胃。血自生矣。凡经行之际，禁用苦寒辛散之药，饮食亦然。

（八）妇人月水与乳俱脾胃所生论

程若水曰：妇人经水与乳，俱由脾胃所生。《经脉别论》云：食气人胃，其清纯津液之气，归于心，入于脉，变赤而为血，血有余，则注于冲任而为经水，经水者阴水也，阴必从阳，故其色赤，禀火之色也。冲为血海，任主胞胎，若男女媾精，阴阳和合而成孕，则其血皆移阴于胎矣。胎既产，则胃中清纯津液之气，归于肺，朝于脉，流入乳房，变白为乳，是禀肺金之色也。或儿不自哺，则阳明之窍不通，其胃中津液，仍归于脉，变赤而复为月水矣。

按：以上三条，序妇人经血，由于饮食五味、水谷之精气所化，此调经必先于扶脾保胃为要也。

（九）女子经不调由合之非时论

褚侍中曰：女人天癸既至，逾十年，无男子合，则不调；未逾十年，思男子合，亦不调。不调则旧血不出，新血误行，或渍血入骨，或变而为肿，或虽合而难子。合多则沥枯虚人，产乳众则血枯杀人，观其精血，思过半矣。

（十）经不调由阴阳盛衰所致论

王子亨曰：经者，常侯也。谓候其一身之阴阳愆伏，知其安危，故每月一至，太过不及皆谓不调。阳太过则先期而至，阴不及则后时而来，其有乍多乍少断绝不行，崩漏不止，皆由阴阳盛衰所致。

（十一）经候不调有阴阳相胜论

许叔微曰：妇人病，多是月经乍多乍少，或前或后，时发疼痛，医者一例呼为经病，不辨阴胜阳、阳胜阴，所以服药少效。盖阴气乘阳，则肺寒气冷血不运行，经所谓天寒地冻，水凝成冰，故令乍少而在月后。若阳气乘阴，则血流散溢，经所谓天暑地热，经水沸腾，故令乍多而在月前。当别其阴阳，调其气血，使不相乘，以平为期也。

（十二）经不调属风冷乘虚客胞中论

陈良甫曰：妇人月水不调，由风冷乘虚客于胞中，伤冲任之脉，以损手太阳手少阴之经也。盖冲任之脉，起于胞中，人将息顺理，则气血调和，六淫不能为害。若劳伤血气，则风冷乘之，脾胃一伤，饮食渐少，营卫日衰，肌肤黄瘦，皆由冲任劳损。故凡遇经行，最宜谨慎，否则与产后证相类。

（十三）月经不调属忧思郁怒所致论

方约之曰："妇人以血为海，妇人从于人，凡事不得专行，每多忧思忿怒郁气居多。"书云："气行则血行，气止则血止，忧思过度则气结，气结则血亦结。"又云："气顺则血顺，气逆则血逆。忿怒过度则气逆，气逆则血亦逆，血气结逆于脏腑经络，而经于是乎不调矣。"

按：以上五条，序妇人经水不调之由也。妇人以血用事，故病莫先于调经。而经之所以不调者，或本于合非其时，或属于阴阳相胜，或由于风冷外入，或生于忧思郁怒。原因不一，治法亦异，此调经者所当察也。

（十四）月经紫黑属热非寒论

朱丹溪曰：经水者，阴血也。阴必从阳，故其色红，红火色。血为气之配，气热则血热，气寒则寒，气滞则滞。为气之配，因气而行。见有成块者，气之凝也。将行而痛者，气之滞也。来后作痛者，气血俱虚也。错经妄行者，气之乱也。色淡者虚而有水混之也；紫者气之热也；黑者热甚也。

（十五）经黑属风寒外乘当辨脉证

叶氏曰：血黑属热。丹溪之论善矣。然有风寒外乘者，十中当见一二。盖寒主收引，小腹必常冷痛，经行时，或手足厥冷，唇青面白，尺迟或微而虚，或大而无力。热则尺洪数，或实而有力，参之脉症为的。

（十六）经候不调治法

王肯堂曰：经水将来而腰腹痛者，以行气为主，宜君以木香，佐以枳壳、香附，同四物煎服。经水止而复腰腹痛者，以补血为主，君以熟地；佐以归、芍、参、术、芎、苓、香附、陈皮、甘草之类。或一月两至，或数日一至者，乃气虚而血热也。以补气凉血为主，宜八物汤加黄连、山栀、龟板、炒蒲黄之类。或止或来无定期者，因气不调，故血亦随之而为行止也。以调气为主，君以香附，佐以陈皮、乌药、砂仁、艾叶之类，同四物汤煎服。经水数日不止者，乃血海滑脱，兼有火以动之也。以凉血为主，君以黑山栀，佐以炒蒲黄、地榆炭、牡蛎、侧柏、香附之类。经止后过二、三日复见微血者，以旧血未尽，为新生之血所催，故不能容而复出也。以四物汤为主，加香附、陈皮、甘草之类，然此不足为病，即不服药亦无害也。

（十七）经候不调脉法

女子尺脉常盛，右手脉大，皆其常也。若肾脉微涩，或浮或滑，而断绝不匀，或肝脉沉而急，皆经水不调之候。

二、经行先期而来

（一）经行先期属血热

朱丹溪曰：经水先期而来者，血热也，四物汤加黄连。

（二）经行先期有血热痰饮之分

王肯堂曰：月事先期而来，血热必带紫色；或先或后，血色淡而稠粘者，痰也。

（三）经行先期不一

薛立斋曰：先期而至，有因脾经血燥，宜归脾汤；有因肝经郁滞，宜加味逍遥散；有因肝经怒火，宜加味小柴胡汤；有因血分有热，宜加味四物汤；有因劳役火动，宜补中益气汤。

（四）经行先期有实热虚热血多之因

吴立本曰：经事先期而来，其故有二。有热甚者，有气血多而伤血海者。血热者腹多不痛，身必热，其色必紫，其脉必洪，宜凉血地黄汤，虚热者逍遥散。如腹中冷痛，禁用寒凉。若泻者先理脾胃，咳嗽者逍遥散加贝母。若气血多而伤血海者，其腹必痛，以补血行气为主，宜归附丸。若妇人四十岁外，月经或二、三日一至者，日久必成淋症。

三、经水过期而来

（一）经行过期属血虚血热痰多之别

朱丹溪曰：经水过期而来者，血虚也，四物加黄芪、陈皮、升麻。过期紫黑有块，血热也，作必痛，四物加香附、黄连。过期淡色者，痰多也，二陈加川芎、当归。

（二）经行过期有血虚痰饮之分

王肯堂曰：经水过期而至，血虚也，其色必淡，治宜补血为主，以四物加香附、艾叶、五味、麦冬之类，倍加当归、熟地。血淡而稠粘者，以化痰为主，二陈加香附、生姜、砂仁。

（三）经行过期不一

薛立斋曰：过期而至，有因脾经血虚，宜人参养荣汤；有因肝经血少，宜六味丸；有因气虚血弱，宜八珍汤。

（四）经行过期有血虚血寒之因

吴本立曰：月事过期而来，其说有二：有血虚者，有血寒者。血虚腹不痛，身微热，然亦有痛者，乃空痛也，宜服生气补血之药，八物汤加香附。血寒者，归附丸。凡以脉辨之，若浮大而无力，微濡芤细，皆虚也；沉迟弦紧，皆寒也。

四、经水过期不止

（一）妇人经水当止不止属邪气攻冲

《产宝百问》曰：男子生于寅，寅属木，阳中有阴，故男子得八数。女子生于申，申属金，阴中有阳，故女子得七数。男子以气为主，八八则卦数已尽，尽则阳精痿。女子以血为主，七七则卦数已终，终则经水绝。冲任虚衰，天癸绝，地道不通则无子。或劳伤过度，喜怒不时，经脉衰微之际，又为邪气攻冲，则当止不止而复下。

（二）妇人年过期经行属败血

李时珍曰：妇人年过五十，而经行不止者作败血论。又妇人年四十九岁后，天癸当止不止，每月却行，或过多，用条芩二两，醋浸七日，炙干，又浸七次，为末，醋丸，空心温酒下，名芩心丸。

按：以上序妇人天癸过期，而有经行之病也。一主于邪伤，一主于血败，败血即属崩漏。当以人之禀赋强弱参之。

（三）妇人月水不断属冲任气虚

《圣济总录》曰：女人以冲任二经为经脉之海，手太阳小肠之经与手少阴心经，此二经相为表里，主下为月水。若劳伤经脖，则冲任气虚，冲任既虚，则不能制其气血，故令月事来而不断也。

（四）妇人月水不断属外邪客于胞内

陈良甫曰：妇人月水不断，淋漓腹痛，或因劳伤气血而伤冲任，或因经行而合阴阳，以致外邪客于胞内，滞于血海故也。若气虚不能摄血，但养元气，病邪自愈。攻其邪，则元气反伤矣。

按：以上序妇人月水宜止而不止也。妇人经行，每月一至，如潮之来，故曰月信。若每月既至，或三日，或四、五日即应止，而复淋漓不断，非冲任气虚，不能约制，为内伤不足，即劳伤气血，外邪客胞，而外感有余。有余、不足，当参以人之强弱也。

五、痛经

（一）经行腹痛属风冷客于胞络

陈良甫曰：经来腹痛，由风冷客于胞络冲任，或伤手太阳、手少阴二经，用温经汤。

（二）经行腹痛属寒湿搏于冲任

滑伯仁曰：有经行前后，脐腹绞痛如刺，寒热交作，下如黑豆汁，两尺沉涩，余皆弦急。此由下焦寒湿之邪，搏于冲任冲为血海，任主胞胎，为妇人之血室。经事来邪与血争，故作疗痛；寒湿生浊，下如豆汁，宜治下焦，以辛散苦温血药治之。

（三）经行腹痛宜调气

戴元礼曰：经事来而腹痛，不来腹亦痛，皆血之不调也。欲调其血，先调其气，四物汤加吴茱萸、香附。因冷积而痛者，宜大温经汤，冷甚者去麦冬。

（四）经水将行腹痛属血实气滞

朱丹溪曰：经水将来腹痛者，血实也，一云气滞。四物汤加桃仁、香附、黄连。临行时腰小腹痛者，乃是郁滞，有瘀血，四物汤加红花、桃仁、莪术、元胡索、木香。有热，加黄芩、柴胡。

（五）经水过后腹痛属气血两虚

朱丹溪曰：经水过后作痛，是气血俱虚也，宜八珍汤。亦有虚中有热，经后亦作痛，宜逍遥散。亦有经行过后，腹中绵绵走痛者，是血行而气滞未尽行也，四物汤加木香。

（六）女人痛经原非一种

吴本立曰：妇人经水将行，小腹作痛者，气血涩滞也，用四乌汤。经行而腹痛者，或属虚寒，然气亦能作痛，恐有瘀血气滞，不必骤补，先用四物汤加陈皮、香附，次用八物汤加香附。如泻者先止其泻，而痛自止矣。有冲任虚衰，少腹有寒作痛，月水过期不能受孕者，大温经汤主之。有经水行而作痛者，血虚有寒也，法当温经养血，宜四物加桃仁、香附、肉桂。有经行著气。心腹腰胁痛者，血瘀气滞也，当顺气消瘀，青皮、归、芍、桃仁、红花、川芎、乌药。有经水过期而来作痛者，血虚有热也，宜生血清热，四物加桃仁、香附、丹皮、甘草、元胡。有经水行后而作痛者，气血虚而空痛也，法当调养气血，宜八珍汤加姜、枣。有经水过多，久不止而作痛者，乃脾经血虚也，治宜补血健脾，四物加白术、茯苓、木香、厚朴、香附、陈皮、干姜、甘草。

六、倒经

（一）室女倒经属血热火气上行

有室女经转，至期经水不下行而上逆，或呕血，或鼻衄者，名曰倒经，此属血热火气上行也。治宜降火下行为要，当归大黄汤即益母胜金丹。若倒经血溢于上，蒸热咳嗽而成虚劳失血症者，宜乌骨鸡丸、巽顺丸选用。若血色晦淡不鲜，当用温热之剂，如甘草、干姜，温理中气，禁用寒凉也。若至虾血血水，则难矣。

（二）经水逆行为风邪所激

吴本立曰：血风者，经水逆行，上攻于脑，头目旋闷，不省人事，甚至头面胸背皆发亦斑者。此因经水逆行，感冒风邪所致。盖风善行而数变，其势易上而难下，经水为风邪所激，以致倒流而上行也。宜以四物汤为主加山栀、桃仁、红花、荆芥、天麻、防风、薄荷、白术之类。

七、居经

论月水三月一至为居经。

月水三月一来，谓之居经。或寸口脉微而涩，微则卫气不足；涩则营血无余。卫不足，其息短、其形躁，营不足，其形逆；营卫俱虚，言语谬妄。趺阳脉浮而涩，涩则胃气虚，虚则短气，咽燥而口苦，胃气涩则失液，此阳不生阴之居经也。或脉微血咽燥而口苦，胃气涩则失液，此阳不生阴之居经也。或脉微血气俱虚，年少者亡血也，此气血两虚之居经也。少阴脉微而迟，微则无精，迟则阴中寒，涩则血不来。或寸脉浮大，尺脉反弱，或左脉浮大，右脉反弱，脉经所谓孤阳独呼，阴不能吸者也。阴虚阳实，故令少血，时发洒淅，咽燥汗出，或溲稠数，多涶涎沫，此令重虚，津液漏泄，此血不足也。

八、暗经

室女暗经本先天不足。

室女年长大而经竟不来者，嫁后仍能受孕名曰暗经。每月临期，必作腰痛为信，此本先天不足使然。若不能受孕，每无腰痛者，乃石女也。此二者，非药所能通也。

九、歇经

（一）室女经水断续为血脉未充

室女经水既通，已行一、二次，停止一、二年又行，或四季一行，或三、五月复至，必须视其有病无病。若面色不改，饮食如常，身无内热，此本血脉柔弱未充，故经水断续，名曰歇经，非病也。待气旺血充，自然应而至，勿以攻之。宜补养血气，如四物归脾柏子仁等汤丸加减可也。若面黄肌瘦，骨蒸内热，是为童劳，其脉弦出寸口上鱼际，非药所能治也。急与之成婚，则阴阳合和，自然经行而疾去矣，否则十死八九。

（二）总案妇女月水行期有不一候

李时珍曰：女子阴类也，以血为主，其血上应太阴，下应海潮，月月盈亏，潮有朝夕，月事一行，与之相符，故谓之月水、月信、月经，经者常也。天癸者，天一生水也，邪术家谓之红铅，谬名也。女人之经，一月一行，其常也。或先或后，或通或闭，其病也。有行期只吐血、衄血，或眼耳出血，是谓倒经逆行。有三月一行者，是谓居经。有一年一行者，是谓避年。有一生不行而受胎者，是谓暗经，每月至期必腰痛为信。有受胎之后，月月经行而产子者，是谓胎盛，俗名垢胎。有受胎数月，血忽大下而胎不损者，是谓漏胎。此虽以气血有余不足而言，然亦以异常耳。

十、经行体痛

经行体痛属于血气不足。

《产宝百问》曰：经水者，行气血，通阴阳，以荣于身者也。气血盛，阴阳和，则形体通。或外失卫气之充养，内乏营血之灌溉，血气不足，故经候欲行而身体先痛也，趁痛散主之。（方见产后治通身病方）

十一、经行潮热

经行潮热有内伤外感虚实之分。

李氏曰：经行潮热有时为内伤，属于虚；潮热无时为外感，属于实。虚者大温经汤；实者四物汤加柴胡、黄芩。

十二、经行寒热

经行寒热有外感内伤之别。

经行寒热胁痛，往来有时，为少阳外感，小柴胡汤主之。若往来无时，为内伤血热，加味小柴胡汤主之。

十三、经行发热

经行发热目暗属血虚。

《女科撮要》曰：有经后发热，怠倦，两目如帛蔽。夫脾为诸阴之首，目为血脉之宗，此脾伤而五脏皆为之失所，不能归于目也。用归脾汤，专主脾胃而愈。凡发久者，阳气亦自病也，须调养之。

十四、热入血室

（一）妇人热入血室如疟状

《金匮要略》曰：妇人中风，七、八日续来寒热，发作有时，经水适断，此为热入血室。其血必结，故使如疟状，发作有时，小柴胡汤主之。

按：以上一条，是言经行未尽而适断，虽有血结，未为全实，小柴胡加当归、丹皮、生地以凉之。

（二）妇人热入血室治无犯胃气

《金匮要略》曰：妇人伤寒发热，经水适来，昼日明了，暮则谵语，如见鬼状，此为热入血室。治之无犯胃气及上二焦，必自愈也。

按：此条是言经行不断，则热不留结。勿谓谵语，误用硝黄，犯其胃气，刺动荣血。犯其中焦，柴胡和解，犯其上焦，但不妄犯，热随血散自愈也。

（三）妇人热入血室当刺期门

《金匮要略》曰：妇人中风，发热恶寒，经水适来，得七八日，热除，脉迟身凉，胸胁满，如结胸状，谵语者，此为热入血室也。当刺期门，随其实而取之。

按：此条言适来即断，血结在里为实症，故刺期门以泻之。不善刺者，小柴胡去人参，加桃仁、丹皮、归尾、山甲以行之。

十五、经候应用各方

（一）养血之剂

四物汤（局方）　治妇人冲任虚损，月水不调，或前或后，或多或少，或脐腹疼痛，或腰足中痛，或崩淋带下及胎前产后等症。

熟地黄（补血）二钱　当归身（和血）（洗）一钱　白芍药（和血理脾）（酒炒）钱半　川芎（治风泄肝）八分

朱丹溪加减法　如经候过而腹中绵绵作痛，属血虚，倍当归、熟地；兼气虚，加人参、黄芪；挟寒，加炮姜。如经候将来，腹中阵阵痛而乍作乍止，属血实，换生地加黄连、香附、桃仁、红花、元胡、丹皮。如经水常不及期而行者，血热也，换生地加芩、连、白芷。如经水常过期而来者，瘦人是血少，倍当归、熟地，加黄芪、甘草，少佐以红花、桃仁，为主血之引用也。肥人是气虚挟痰，去地黄，加参、芪、香附、二陈。如经水常过期而紫黑成块者，血热也，多作腹痛，换生地加黄连、香附、元胡、灵脂、乳香、没药。若血淡色者，痰多血少也，换生地合二陈。肥盛妇人，或二、三个月一行者，此属痰盛闭塞经脉也，不宜四物，以导痰汤加芎、归、香附，苍术、白术。

百子归附丸　治月事参差，有余不足，久服有孕。兼治胎前产后等症。

四物汤加艾叶、阿胶、四制香附

上为末，用石榴一枚，连皮捣碎，煎水打糊为丸，如桐子大，每服百丸，空心淡醋汤下。

十味香附丸　治经候不调。

香附（四制）一斤　当归、川芎、芍药、熟地各四两　白术、泽兰、陈皮各二两　黄柏（盐水炒）、甘草（炙）各一两

上为末，醋糊丸，如桐子大，每服七十丸，空心淡盐汤下。

九味香附丸　治妇人百病。

香附（童便浸，醋煮，晒干，炒）四两　当归（酒洗）、川芎（酒洗）、芍

药（酒炒）、生地（酒洗）、陈皮各一两　白术二两　黄芩（酒炒）一两五钱小
茴香（炒）五钱

内热，加地骨皮、银柴胡各一两，丸服法同前。

加味香附丸　治倒经自汗，胎漏下血。

四物汤本方　用地黄八两　归、芍各四两　川芎三两加四制香附一斤　泽兰
叶、乌贼骨各六两

为末，用浮麦面、酒醋水调糊为丸，如绿豆大，每服百丸，朝暮各一服，温
酒沸汤任下。

简易当归散　治经脉不匀，腰腹疼痛。

四物汤去地黄加山茱萸　白术黄芩

为末，温酒调下二钱。

加味四物汤　四物汤加白术　黄芩　阿胶　香附　续断橘红

正元丹　四物汤加阿胶蕲艾香附枳壳　山药

糊丸。

附仲淳加减法　血虚经行后期，加山茱萸、杜仲、续断。血热经行先期，去
芎、归、枳壳、香附、蕲艾，加青蒿、鳖甲，银柴胡、麦门冬、五味子、甘草、
枇杷叶。热甚，再加芩、连、骨皮、丹皮、黄柏。

（二）温血之剂

温经汤（金匮）　治经水不调，崩带及唇口干燥。并治经水不通，咳嗽，便
血，此肺移热于大肠也。

四物汤去地黄加阿胶　甘草　人参　肉桂　吴茱萸牡丹皮　麦门冬　半夏
生姜

大温经汤　治冲任亏损，少腹有寒，月水过期，不能受孕。

温经汤加白术

通经四物汤　治经水过期不行者，乃血虚有寒。

四物汤加红花　香附　肉桂　桃仁　莪术　木通　甘草

胶艾汤（金匮）　治劳伤气血，冲任虚损，月水过多，崩带淋沥。或陷经下
血，胎漏下血，腹痛及半产下血不绝。

四物汤用干地黄加阿胶甘草艾

清酒和水各半煎服。

丁香胶艾汤　治经漏兼白带。

胶艾汤加丁香

艾煎丸（局方）　治妇人崩伤淋沥，带下赤白，小腹疗痛。

四物汤本方归、地、芍各二两　川芎一两加人参　石菖蒲、吴茱萸（醋炒）各一两

为末。用蕲艾四两，酒煎浓汁，入糯米糊为丸，如梧子大，每服百丸，醇酒下。更加肉桂、附子各一两，香附四两，名艾附丸。

（三）凉血之剂

止经汤　治经水淋沥，或下赤白黄水。

四物汤加白术　黄芩　阿胶　甘草　香附　蒲黄　柏叶　砂仁

固经丸（良方）　治经水过多不止及漏下崩中，紫黑成块。

龟板（炙）四两　芍药（酒炒）三两　黄柏（酒炒）三两　黄芩（炒）三两　香附（童便浸炒）三两　樗白皮（炒）一两五钱

酒糊为丸

先期汤

胶艾汤加芩　连　知　柏　香附　一名清经四物汤。治经水先期而来者，乃血虚有热。

仲淳方　治妇女血热，经行先期，发热。

生地黄　芍药　阿胶　枸杞子　五味子　麦门冬　青蒿鳖甲　黄柏　地骨皮　牡丹皮　枇杷叶

合为末蜜丸。

加味小柴胡汤　治经行寒热胁痛。

柴胡　黄芩　人参　甘草　半夏　山栀　丹皮

小柴胡加地黄汤　治中风发热恶寒，经水适来，昼则明了，夜则谵语，如见鬼状，发作有时。

柴胡　半夏　黄芩　人参　甘草　生地　生姜　大枣

柴胡四物汤　治经行感冒，热入血室。

小柴胡汤合四物汤

（四）行血之剂

加减四物汤　治经停血滞，少腹结痛。

四物汤换赤芍药　加三棱　蓬术　肉桂　干漆灰

加味四物汤　四物汤加蓬术　延胡索　桃仁　红花香附　砂仁

过期饮　四物汤加肉桂　桃仁　红花　甘草　木通蓬术　香附

决津煎　当归　肉桂　熟地　牛膝　泽泻

水煎服。

呕恶，加干姜；气滞痛胀者，加木香、香附；小腹不暖痛极者，加吴茱萸。

醋煎散　治经行少腹结痛，产后恶露不行。

三棱、蓬术、肉桂、赤芍、甘草、香附、乌药等分

为散。每服三钱（空心砂糖汤调服）。

失笑散和剂　治妇人瘀结，少腹急痛。

五灵脂（酒研澄去砂）、蒲黄（筛净半生半炒）等分

为散。每服二钱半，酒煎入砂糖少许，和渣服，少顷再服。

如瘀结腹痛，经水反多，元气亏弱，药力不行者，用人参煎汤调服，以搏击之。

益母草丸（一名济阴返魂丹《昝殷产宝》方）　治月经不调，赤白带下，胎前产后，一切诸症。

益母草（宜于五月五日、六月六日，或小暑日花开时，连根收取。用花叶及子，石臼捣烂蜜丸。或捣汁熬膏亦可。忌铁器）

胎动腹痛下血，当归汤下；横生逆产，胎衣不下，炒盐汤下；产后血晕，口渴狂言，中风失音口噤，血结奔痛，寒热心烦，鼻衄舌黑，并用童便和酒下；产后喘嗽，恶心呕吐，胁痛，酒下；泻血，枣汤下；下痢，米汤下；崩漏，糯米汤下；产后以童便化下一丸，或二三丸，能调经络，破血痛，安魂魄。带下，胶艾汤下。凡经不调者，服之则调，久不孕者，服之则孕。

（五）理气活血之剂

四乌汤　治血中气滞，小腹急痛。

四物汤加香附乌药甘草

四制香附丸（瑞竹堂方）　治经候不调，腹痛，不能受孕。

香附一斤（分四分，童便浸、米泔浸，盐水、酒、醋、姜汁各制一分，焙燥

为末。炼蜜为丸）加益母草一斤（带花子，酒炒为末艾）汤为丸，名附益丸。每晨服白汤下，血虚者四物汤下。

按：香附得参、术则益气，得归、地则调血，得木香则疏滞和中，得沉香则升降诸气，得芎劳、苍术则总解诸郁，得山栀、黄连则降火清热，得茯苓则交心肾，得半夏、厚朴则决壅消胀，得紫苏、葱白则解散邪气，得艾叶则治血气、暖子宫，乃气病之总司，女科之主药也。

归附丸　治气乱，经期或前或后。

当归四两　香附（童便浸透、晾干，再加盐水醋酒姜汁四制）八两

二味为末，醋和丸，空心砂仁汤下三钱。

血虚，加熟地黄八两；虚寒，加桂、附各一两。带下气腥，加吴茱萸、艾各一两；脐下冷痛，加桂、附、沉香各一两，丁香三钱。经行少腹先痛，或血色紫黑结块，加醋煮莪术二两，沉香一两；经后少腹虚痛，加参、芪，阿胶各二两，蕲艾一两；经水色淡，加姜、桂各一两，人参二两。

抑气散（济生）　治妇人气盛于血，头眩胸满。

香附（制）四两　广皮二两　茯神二两　甘草一两

为散，每服二、三钱，沸汤下。

交加散（济生）　治营卫不和，经脉不调，腹中撮痛，气多血少，结聚为瘕。并治产后中风。

生地黄、生姜各五两

各研取汁，交互浸渣一宿，以汁尽为度。各炒黄为末，酒调下二钱。

交加散（又方）　治营卫不和，月事滞浊，脐腹撮痛，腰腿重坠。此方能逐散恶血。

生地黄、生姜各二斤捣汁存渣　当归、白芍药、玄胡索（醋纸包煨）、蒲黄（隔纸炒）、桂心各一两　红花（炒，无恶血不用）、没药（另研）各半两

将地黄汁炒生姜渣，生姜汁炒地黄渣，各焙干，同诸药为末。每服三钱，温酒调下。

调经饮　当归　牛膝香附　山楂青皮茯苓

水煎服。

寒滞其血者，加肉桂、吴茱萸。胀闷者，加厚朴、砂仁。气滞者，加乌药。

痛在小腹者，加小茴香。

（六）治痰之剂

二陈汤（方见治痰）　**导痰汤**（方见治痰）　**滚痰丸**（方见治痰）**四七汤**（方见治痰）。

（七）开郁之剂

逍遥散（和剂）　**加味逍遥散**　治肝气抑郁，寒热咳嫩，月事不调。

景岳逍遥散

熟地　当归　枣仁　芍药　茯神　炙甘草　远志　陈皮
水煎服。
气虚加人参。经水过期滞痛，加酒炒香附。

归脾汤　**加味归脾汤**　治心脾郁结，经水不调（二方见治郁）。

（八）补气之剂

四君子汤（方见治气）　**六君子汤**（方见治气）　**异功散**（方见治气）　**保元汤**（方见血证）　**补中益气汤**（方见胎前胎漏方）　**当归建中汤**（方见产后蓐劳）

（九）补养气血之剂

八珍汤　治胎产崩漏，气血亏损。
四君子汤会四物汤

八物汤（圣方）
八珍汤去人参　加黄芪

八珍益母丸　治脾胃气血俱虚，食少体倦，腰酸腹胀，或作寒热，月经不调，赤白带下。
八珍汤加益母草四两
晒干，杵为末，炼蜜丸。

滋阴百补丸　八珍汤加益母草　制香附延胡索（酒炒）
炼蜜为丸。

十补丸　治妇人诸虚百损，营卫不调，形体羸瘦，寒热自汗，月经不调，崩漏带下，堕胎落孕。
八珍汤加黄芪　肉桂　肉苁蓉

酒调山药，糊为丸。

十全大补汤

八珍汤加黄芪　肉桂

人参养荣汤

十全大补汤去川芎　加橘皮　五味子　远志　姜　枣

五补丸　补诸虚，安五脏，坚肾髓，养精神。

人参　熟地黄　茯苓　牛膝（酒浸焙）　地骨皮

蜜丸酒下。

十六、经闭

（一）经论女子月事不来属于胞脉闭

《素问》曰：月事不来者，胞脉闭也。胞脉者属心，而络于胞中。今气上迫肺，心气不得下通，故月事不来也。

（二）经论女子不月属二阳之病

《素问》曰：二阳之病，发于心脾，有不得隐曲，女子不月，其传为风消，为息奔者，死，不治。

（三）女子不月属心脾病，宜治心火、养心脾血

张洁古曰：女子月事不来者，先泻心火，血自下也。经云：二阳之病，发心脾，有不得隐曲，故女子不月，其传为风消。太白注曰：大肠胃热也，心脾受之，心主血，心病则血不流。脾主味，脾病则味不化，味不化则精不足，故其病不能隐曲。脾土已亏，则风邪盛而气愈消。又经云：月事不来者，胞脉闭也。胞脉属于心，络于胞中，今气上迫肺，心气不得下通，故月事不来。先服降心火之剂，后服五补丸、卫生汤，治脾以养其血。

（四）妇人经闭属风冷客于胞中

齐仲甫曰：妇人月水不来，此因风冷客于胞中，或醉而入房，或因风堕坠惊恐，皆令不通。《病源》云：血得温则宣通，得寒则凝泣。若月水不来，因冷于胃府；或醉入房，则内气耗损，劳伤肝经；或吐衄脱血，使血枯于中也。

（五）妇人月水不通属津液减耗

王子亨曰：妇人月水不通，病本于胃，胃气虚，不能消化五谷，使津液不生血气故也。又云：醉以入房，则内气竭绝伤肝，使月水衰少。所以尔者，肝藏血，劳伤过度，血气枯竭于内也。又先吐血及衄血、下血，谓之脱血，名曰血枯，亦月水不来。所以尔者，津浓减耗故也，但益津液，其经自下。

按：以上二条，序妇人经闭，属于积寒风冷，凝泣其血，而月水为之不通也。

（六）妇人经闭属火热有上中下三焦之分

李东垣曰：经闭不行有三：妇人脾胃久虚，形体羸弱，气血俱衰，以致经水断绝；或因劳心，心火上行，月事不来，胞脉闭也。胞脉属心、络胞中，气上迫肺，心气不得下通，故不来，宜安心补血，泻火则经自行，此上焦心肺有热，而经不行也，或病中消耗，胃热善饥渐瘦，津液不生。夫经者血脉津液所化，津液既绝，为热所烁，肌肉渐瘦，时见燥渴，血海枯竭，名曰血枯经绝。宜泻胃之燥热，补益气血，则经水自然而行，此中焦胃有热结，而经不行也。或心胞络脉洪数，躁烦时见，大便闭、小便难，而经水闭绝，此血海干枯。宜调血脉，除胞络中火邪，则经水自然而行，此下焦胞络热结，而经不行也。

娄全善按：洁古、东垣，治妇人血枯经闭之法，皆主于泻火补血。补血用四物汤之属，泻火东垣分上中下三焦。如火在上，则得于劳心，治以芩连及三和之类；火在中，则善食消渴，治以调胃承气之类；火在下，则大小便难，治以玉烛之类。玉烛，四物与调胃承气是也；三和，四物与凉膈是也。

按：经闭主于泻心火，论本洁古，而东垣则以热结分上中下三焦。是月水不下，专以火热为病，药用玉烛、三和为例。夫此方治劳心，心火上行，致胞脉闭塞，月事不来是实热也。若心虚而热收于内，与心虚而土衰者，二方又未可妄用也。大约妇人经闭，由于阴虚火旺，日渐煎熬，津液干涸，以致血枯经闭，当从赵养葵滋水补肝之法，纯用三和、玉烛，殊未尽善。若东垣三证，首言脾胃久虚一般，已见经水断流，俱从脾胃受病，是可见全善之失矣。夫经闭有寒有热，但寒热二症，宜分内伤外感处治。如心火不下降，而三焦热结，此是血衰火旺，阴不足以配阳，故心气不通。热结三焦而经不下，当益阴滋水，以培化源。若用硝、黄、芩、连则失矣。如积冷血寒，凝结胞门，冲任脉寒，而血泣不下，是风冷客邪，乘虚袭入，宜温经散寒。以大辛热之药，导血下行，后用养荣之剂为当也。

（七）妇人经闭属痰塞胞门

朱丹溪曰：有积痰下塞于胞门，闭塞不行，用厚朴、二陈汤。又有痰多占住血海，因而不下者，痰多血虚，南星、二术、黄连、川芎末为丸。有肥人脂满者，导痰汤加川芎、黄连。不用地黄，泥膈故也。

按：以上一条，序妇人经闭，属于积痰，而致经水不行，是有实邪为病，宜导痰为主。

（八）妇人经闭属于肝劳血伤

骆龙吉曰：经云有病胸胁支满，妨于食，病至则先闻腥臊臭，出汗液，先吐血，四肢清，目眩，时时前后血出，病名曰血枯。此年少时因大脱血，或醉而入房，亏损肾肝。盖肝藏血，受天一之气，以为滋荣，其经上贯膈，布胁肋。若脱血失精，肝气已伤，肝血涸枯不荣而胸胁满，妨于食，则肝病传脾，而闻腥臊臭，出清液。若以肝病而肺乘之，则吐血，四肢清，目眩，时时前后血出，皆肝血所伤之症也。

（九）妇人经闭有血滞血枯之分

李氏曰：妇人以血为主，天真气降，壬癸水合，肾气全盛，血脉流行，尝以三旬一见，以象月盈则亏，故曰月经。经行与产后一般，若其时有余血，一点未净，或被风寒湿热暑邪，或内伤生冷、七情郁结，为痰为瘀，凝积于中，曰血滞。或经止后，用力太过，入房太甚，及服食燥热，以致火动，则邪气盛而津液衰，曰血枯。

（十）妇人经闭有血滞血枯诸变证

陈良甫曰：经后被惊，则血气错乱妄行，逆于上则从口鼻出，逆于身则血水相搏，继而水肿。恚怒，则气血逆于腰腿、心腹、背胁、手足之间，重痛，经行则发，过期则止。怒极伤肝，则有眩晕、呕血、瘰疬、血风疮疡等症，加之经血渗漏，遂成窍血生疮，淋漓不断。湿热相搏，为崩带。血结于内，变症瘕。凡此变端百出，不过血滞与血枯而已，重则经闭不通，轻则经水不调，不止虚与热二者也。

（十一）经闭血滞血枯有虚热痰气之证

叶以潜曰：血滞血枯，不越虚热痰气四证而已。血滞亦有虚热，血枯亦有虚热，故滞者不宜过于宣通，通后又须养血益阴，使津血流通。血枯亦不可峻行补血，恐本主无力，而辛热之剂反燥精血矣。

（十二）经闭血枯与血膈之证不同

张景岳曰：肝病血伤症，与血膈相似，皆经闭不通之候。然枯之与膈，有如冰炭，枯者竭也，血虚极矣；膈者阻膈也。血本不虚，而或气，或寒，或积，有所逆也。隔者病发于暂，其症或痛，或寔，通之则行而愈。若枯者，其来也渐，冲任内竭，其症无形。夫血既枯矣，宜补阴养气，使血自充。如用桃、红、硝、黄、棱、蓬，反加克伐，则枯者愈枯，毙可立俟矣。

（十三）经闭血滞宜破血枯宜补论

陈良甫曰：血滞经闭宜破者，原因饮食毒热，或暴怒凝瘀积痰，直须大黄、干漆之类，推陈致新，俾旧血消而新血生也。若气旺血枯，起于劳役忧思，自宜温和滋补。或兼有痰火湿热，尤宜清之凉之，每以肉桂为佐者，热则血行也。但不可纯用峻药，以亏阴道。调和饮食，自然血气流通，苟不务充养气血，惟以毒药攻之，是求千金于乞丐，必死而后已也。

按：以上所论，序妇人经闭，有血滞、血枯二症之辨也。血滞为有余，有余者宜泻；血枯为不足，不足者宜补。滞与枯之因，不外乎此，而调经者可以类通之矣。

（十四）经闭分妇人肥瘦属湿痰血枯之异

吴本立曰：肥白妇人，经闭而不通者，必是湿痰与脂膜壅塞之故也。治宜开痰，以枳实为君，佐以苍术、半夏、香附、乌药、厚朴、牛膝、桃仁之类，则湿痰去而脂膜开，其经自通矣。黑瘦之妇经闭者，血枯气滞也。治宜补血理气，君以归身、白芍、人参，佐以广皮、香附之类。

（十五）妇人经闭缘由殊非一致

吴本立曰：女子以血为主也，使其经脉调和，往来有准，有以应水道潮汐之期。旧血既尽，新血复生，有以合造化盈亏之数，则周身百脉，无不融液而和畅，何病之有？设或闭焉，则新血滞而不流，旧血凝而日积，诸病丛生。然经闭之由，必有所因，或月事适至，因渴饮冷物，及坐冷水洗浴，寒气内入，血既凝滞，遂令经闭。或因堕胎多产而伤其血，或因久患潮热。而销其血，或因久发盗汗而耗其血，或脾胃不和，饮食减少，而不能生血。凡此之类，皆能令人经闭。夫堕胎多产而伤其血，及久患潮热盗汗而销耗其血者，不可用行血之剂，宜以四物汤为主，佐以木香、香附、厚朴、甘草之类，兼调其气，久而自通矣。若脾胃不和而不能生血者，宜以异功、逍遥间服，使饮食加而气血调，则经自行矣。有因感暴怒而经闭者，治宜开郁活血，君以郁金，佐以官桂、香附、木香、桃仁、牛膝之类。有因食生冷而经闭者，君以官桂，佐以干姜、木香、香附、厚朴、红花、归尾之类。有因坐冷水而经闭者，君以附子，佐以官桂、木香、山楂、桃仁、当归、干姜、川芎之类。室女及笄，而天癸不至，而饮食如常者，只是气血未足，不必服药，时至经自流通。至于寡妇尼姑经闭，乃因有怀不遂，法当开郁而理其经，是为妥也。

（十六）妇人月经不行成诸病

叶以潜曰：妇人经病，内因忧思忿怒，郁结不行；外因饮冷形寒，恶露凝滞，此不调不通，作痛发热所由也。治者调其气而破其血，开其郁而补其虚，凉血清热。治血病以行气为先，香附之类是也。热则血流，寒则坚凝，须以热药为佐，肉桂是也。又有月经不行，四肢发肿者，属血渗入脾经也，宜辛温以导之。又有月经上行口鼻者，是火载血上，气之乱也，四物加栀子、黄连、丹皮、犀角。

（十七）调经莫先于去病论

李氏曰：妇人月水循环，纤疴不作而有子。若兼潮热腹痛，重则咳嗽、汗、呕或泻。有潮汗，则血愈消耗；有汗咳呕，则气往上行；泻则津偏于后；痛则积结于中。是以必先去病，而后可以滋血调经，就中潮热疼痛，尤为妇人常病。盖血滞积入骨髓，便为骨蒸；血滞积瘀与日生新血相搏，则为疼痛；血枯不能滋养百骸，则蒸热于内；血枯胞络火盛，或挟痰气食积寒冷，则为疼痛。凡此诸病，皆阻经候不调，必先去其病，而后可以调经也。

（十八）经候不调不通有分因详证治病之法论

方氏曰：妇人经病，有月候不调者，有月候不通者。然不调不通中，有兼疼痛者、有兼发热者，此分而为四也。细详之，不调中，有趱前者，有退后者；趱前为热，退后为虚。不通中，有血枯者，有血滞者；血滞宜破，血枯宜补。疼痛中，有常时作痛者，有经前经后作痛者；常时与经前为血积，经后为血虚也。发热中，有常时发热者，有经行发热者；常时为血虚有积，经行为血虚而有热也。是四者之中，又分为八矣。人之气血周流，忽有忧思忿怒，则郁结不行，经前产后，忽遇饮冷形寒，则恶露不尽，此经候不调不通，作痛发热，所由作也，大抵气行血行，气止血止，故治血病以行气为先，香附之类是也。热则流通，寒则凝塞，故治血病以热药为佐，肉桂之类是也。

按：妇人有先病，而后致经不调者。有因经不调，而后生诸病者。如先因病而后经不调，当先治病，病去则经自调。若因经不调而生病，当先调经，经调则病自除。

（十九）调经先以顺气为主论

《济生方》曰：经云"百病皆生于气。"有七气，有九气。喜怒忧思悲恐惊，七气也，益之以寒热为九气。气之为病，男子妇人皆有之，惟妇人之气为尤甚。盖人身血随气行，气一滞则血为气并，或月事不调、心腹作痛，或月事将行预先作痛，或月事已行、淋沥不断，或作寒热，或为症瘕，或疼痛连腰胁，或引背膂，上下攻刺，吐逆不食，肌肉消瘦，非特不能受孕。久不治，转为痨瘵者多，是皆气之为病也。故调经养血，莫先以顺气为主。

（二十）调经养血莫先于调气论

汪石山曰：妇人为阴，以血为本，但人肖天地，阴常不足，妇人加乳哺月经之耗，是以妇人血病者多。夫月经者，津液血脉所成，苟营卫和，经候自然应期，如月之盈亏，不失常度，故曰月经。苟气血一忤，则或先或后，多寡不均，或闭经不行，而百病生，必须分因而治。如真水亏败，阳火内炽，血海枯竭，经绝不通者，宜补养阴血，则经水自行；如寒客胞门，子户凝泣，血不通，为癥瘕之候者，宜散寒逐瘀，则经自行。但血乃气之配，其升降寒热虚实，一从乎气。是以气热则血热而色紫，气寒则血寒而色凝，气升则血逆而上出，气陷则血随而下崩。此调经莫先于养血，养血莫先于调气也。

（二十一）调经不可耗气宜养心实脾论

罗周彦曰：妇人得阴柔之体，以血为本，阴血如水之行地，阳气若风之旋天，故风行则水动，阳畅则血调，此自然之理也。考古方耗气以调其经，夫太冲者气也，任脉者血也，气升则升，气降则降，血随气行。若独耗其气，血无所施，正气虚，邪气必胜，而百病生焉，经安得调乎？况心生血，脾统之，胃为卫之元。养其心则血生，实其脾则血足，气胜则血行，安可独耗其气？此调经之至要也。行经之时，当戒暴怒，怒则损其冲任；远房室，多欲则伤其血海。一有抑郁，宿血必停，走入腰胁，注于腿膝，遇新血相搏，则疼痛不已，散于四肢，则麻木不仁，入于血室，则热不定，皆四气七情之所致也。

按：以上所论，序调经之法，莫先于顺气开郁，而顺气开郁，则又戒不可端耗其气，当以实脾养心，为调经之要法也。经云"百病皆生于气"而于妇人为尤甚。妇人之病，先于经候不调，但妇人以血用事，经水虽属血病，若竞从血分求治，未得病机之要者也。若从气分求责，而调经知所本矣。

（二十二）调经以大补脾胃为主论

陈良甫曰：妇人以血为主，脾胃虚弱，不能饮食，营卫不足，月经不行，寒热腹痛，或崩带症，皆脾胃不足所生病。故妇人月水不通，或因劳役过度，或因失血伤损肝脾，但滋化源，其经自通。若小便不利，若头眩、腰背痛、足寒时痛，久久血结于内，变为症瘕；若血水相并，脾胃虚弱，壅滞不通，变为水肿；若脾气衰弱，不能制水，水渍肌肉，变为肿满，当益其津液，大补脾胃为主。

按：以上所论，序调经以补养脾胃为大法也。

（二十三）女子经行宜谨

陈良甫曰：女子二七而天癸至，经血渐盈，应时而下，名曰月信。凡遇经行，最宜谨慎，否则与产后证相类。若被惊怒劳役，则血气错乱，经脉不行，多致痨瘵等证。若逆于头面肢体之间，则重痛不宁。若怒气伤肝，则头晕胁痛，呕血瘰疬。若经血内渗，则窍穴淋沥。凡此六淫外侵，变证百出，犯时微若秋毫，成患重于泰山，可不畏哉。

（二十四）妇人经闭其因不一

薛新甫曰：夫经水阴血也，属冲任二脉。主上为乳水，下为月水。其为患，有因脾虚而不能生血者；有因脾郁伤而血耗损者；有因胃火盛而消烁者；有因脾胃损而血少者；有因劳伤心而血少者；有因怒伤肝而血少者；有因肾水亏，不能生肝而血少者；有因肺气虚不行而血闭者。治疗之法，若脾虚而不行者，调而补之；脾郁而不行者，解而补之；胃火盛而不行者，清而补之；脾胃损而不行者，调而补之；劳伤心血而不行者，静而补之；怒伤肝而不行者，和而补之；肺气虚而不行者，补脾胃；肾水虚而不行者，补脾肺。审而治之，庶无疑矣。

（二十五）经闭脉法

《脉经》云：尺脉滑，血气盛。妇人经脉不利，少阴脉。弱而微，微则少血。尺脉来而断续者，月水不利，当患小腹引腰痛，气滞上攻胸臆也。寸口脉浮而弱，浮则为虚，弱则无血。肝脉沉，主月水不利，腰腹痛。脉至如琴弦，若少腹痛，主月水不利，孔窍生疮。经脉不通，绕脐寒疝痛，其脉沉紧，此由寒气客于血室，血凝不行、结积，血为气所冲，新血与故血相搏故痛。

十七、经闭应用各方

（一）温血之剂

金匮温经汤（方见经侯）

温经汤　治经道不通，绕脐寒疝痛彻，其脉沉紧。此由寒气客于血室，血凝不行，为气所动，新血与故血相搏，所以作痛。宜此汤与桂枝桃仁汤。

川芎　当归　芍药　肉桂人参　甘草　蓬术　牛膝丹皮

（二）凉血之剂

三和汤　治劳心思虑，心火上行，以致胞脉闭塞，月事不来。

四物汤合凉膈散各等分。

每服八钱，水煎服。

玉烛散（子和方）　治胃热消渴，善食渐瘦，津液为热燥竭，以致血海干枯。

四物汤合调胃承气汤各等分。

每服八钱，水煎，食前服。

（三）养血之剂（血枯经闭）

五补丸　凡胞脉闭，先服降心火之剂，后服此丸及卫生汤，以治脾养血也。

人参、熟地黄、茯苓、地骨皮、牛膝（酒浸焙于）等分

为末，炼蜜丸，如梧子大，每服三、五十丸，空心温酒下。

卫生汤

当归、芍药各二两黄芪三两甘草（炙）一两如虚者加人参

各为末，每服五钱，空心煎温服。

柏子仁丸（良方）　治血虚有火，月经耗损，渐至不通，日渐羸瘦，而生潮热，兼治室女思虑成劳，经闭。慎勿以毒药通之，宜服此丸，兼服泽兰汤。

柏子仁（炒研）、牛膝（酒浸）、卷柏各五钱　泽兰叶二两　川续断二两熟地黄（酒浸半日、杵成膏）四两

蜜丸，如梧子大，空心米饮下三十丸。

泽兰汤　治证同前。

泽兰叶三两　当归（酒浸）、芍药（酒炒）各二两　甘草（炙）五钱

为末，每服五钱，水煎服。

（四）行血之剂（血涩经闭）

加减四物汤　加味香䓖丸（二方见经候）

红花当归散（云岐子）　治妇女经脉不行，蓄积瘀血，腰腹疼痛。

红花、当归尾、紫葳、牛膝、苏木、甘草各二两　桂心、白芷各一两五钱
赤芍药四两　刘寄奴五两

为散，空心热酒调下三钱，卧时再服。

行经红花汤　治妇人室女经候不行，时作胀痛。

前方去柏　芷　甘草　加延胡索　香附　青皮　桃仁

牛膝散（拔萃方）　治月水不利，脐腹作痛。

牛膝、桂心、桃仁、当归、赤芍、延胡索、丹皮各一两　木香三钱

为散，每服三钱，温酒调下。或每服五、七钱，水，煎服。良方去桃仁、木香，加三棱、莪术，名牡丹皮散，治血瘕。

瑞金散（名姜黄散《大全良方》）　治妇人血气撮痛，月经不调。

片子姜黄四两　当归、川芎、赤芍药、肉桂、红花、丹皮、延胡索、蓬莪术各三两

为散，每服八钱，水酒煎服。

琥珀散（严氏）　治妇人月经壅滞，心胸脐腹疗痛及产后恶露不下，血不抢心，迷闷不省，气绝欲死。

京三棱、蓬莪术、赤芍药、刘寄奴、牡丹皮（五味用黑豆一升、生姜半斤、米醋四升同煮，至烂为度，焙干，入后五味）、熟地、当归、蒲黄（炒）、肉桂、菊花各一两

共为细末，每服三钱，食前温酒调下。产后败血冲心，二服便下。

（五）理气之剂

归附丸　四乌汤（二方见经候）

（六）开郁之剂

逍遥散　加味逍遥散　归脾汤　加味归脾汤（四方见沧郁）

（七）和营之剂

小建中汤（金匮）　治虚劳里急，腹痛失精，四肢酸痛，手足烦热，咽干口燥等症。

炙甘草、桂枝、生姜各三两　大枣十二枚　芍药六两　胶饴一升

黄芪建中汤　治诸虚赢瘠百病。

即前小建中汤加黄芪一两五钱

当归建中汤（方见产后治蓐劳）

（八）治痰之剂（治痰结经闭）

六君子汤（方见咳嗽）

二陈汤（方见治痰）

加味导痰汤（方见治痰）　去南星，加黄连、川芎，名加味导痰汤。

（九）补养气血之剂

八珍汤　八物汤　十补丸（三方见经候）

异功散（方见治气）

保元汤（方见血证）

（十）滋阴养血之剂

六味丸（方见虚劳）

异顺丸　治妇人倒经，血溢于上。

乌骨白丝毛鸡一只　乌贼鱼骨（童便浸、晒干、为末，炒黄）四两茜草（酒浸、切片）一两　鲍鱼（切片）四两

以上三味入鸡腹内，用陈酒、童便各二碗，水数碗，施煮旋添，候糜烂焙干。骨用酥炙。共为细末，干山药粉调糊为丸，如桐子大，每服七十丸，空心百劳水下。

乌骨鸡丸（秘旨）　治妇人郁结不舒，蒸热咳嗽，月事不调。或久闭不行，或倒经血溢于上，及赤白带下、白淫等证。

乌骨鸡一只　熟地黄四两　血热加生地四两北五味子一两

以二味入鸡腹内，用陈酒酿童便，于砂锅中煮，如上法。

黄芪（蜜酒蒸焙）、白术（泔浸、蜜水拌，饭上蒸九次）、当归（酒洗）、芍药（酒炒）各二两

以五味为末，同鸡内捣烂，骨用酥炙。再加人参三两　牡丹皮（酒洗、晒干）二两　川芎（童便浸切）一两　以三味为末，加入上药中。另加山药末六两，打

糊为丸，如梧子大。清晨用沸汤服三钱，临卧用陈酒再服二钱。

骨蒸寒热，加九肋鳖甲三两，银柴胡、地骨皮各一两五钱；经闭不通，加肉桂一两；崩漏下血，倍熟地黄，加阿胶二两；倒经血溢，加麦门冬二两；郁结痞闷，加童便、制香附二两，沉香五钱；赤白带下，加草薢二两，制香附二两，蕲艾一两。

乌骨煎丸　治阴虚血热，经水不调，崩漏带下，羸弱骨蒸，不能受孕。

乌骨白毛公鸡一只，闷杀之，去毛杂。用蕲艾四两，青蒿四两，纳入鸡肚内。余药同鸡入坛内，加童便和水煮干。取出，去骨，捣如薄饼，晒干为末。香附八两，分四分，米泔、童便、酒、醋各一分。春秋三日、夏一日、冬四日取出，晒干为末。　熟地黄、生地黄各四两　当归二两　川芎一两　芍药二两　人参一两　黄芪二两　牡丹皮二两　五味子一两　共为末，用陈米饮糊丸。（一方用酒醋各半煮糊丸）

唐氏乌鸡丸　去艾叶　加枸杞子　枣仁　地骨皮　鳖甲　麦门冬　甘草茯苓　白术

仲淳方　治妇人骨蒸寒热。

青蒿　牛膝　鳖甲　银柴胡　地骨皮　芍药　五味子麦门冬　天冬

十八、调经应用各药

（一）凉血

生地　丹皮　骨皮　青蒿　银柴胡　黄芩　黄柏　黄连　知母　山栀　白薇　川楝子　花粉

（二）温血

蕲艾　肉桂　附子　炮姜　煨姜　丁香　小茴香　吴茱萸　紫石英　阳起石

（三）行血

归尾　川芎　丹参　泽兰　茜根　楂炭　延胡索　赤芍　桃仁　蓬术　三棱　姜黄　蒲黄　五灵脂　卷柏　牛膝　郁金　苏木　红花　大黄　凌霄花　木通　白芷　乳香　韭汁　雀卵　鲍鱼　乌贼骨　刘寄奴　益母草　茺蔚子

（四）理气

香附　乌药　砂仁　橘皮　青皮　紫苏　藿香　沉香木香

（五）开痰

半夏　橘红　苍术　南星　枳实　茯苓　姜汁　竹沥

（六）养血

熟地　当归　白芍　续断　萸肉　鳖甲　阿胶　女贞子　肉苁蓉　枸杞子
莲肉　桂圆　大枣

（七）补气

人参　黄芪　炙草　白术　茯苓　茯神　杜仲　菖蒲远志　枣仁　柏子仁
五味子　补骨脂　沙苑蒺藜　山药扁豆　芡实　饴糖　天冬　麦冬　紫河车胶
牡蛎　乌骨鸡　鸡子黄　鹿角胶　鹿角霜

十九、血崩

（一）阴虚阳搏谓之崩

《素问》曰：阴虚阳搏谓之崩。夫阴尺脉也，阳寸脉也。阴脉虚损，阳脉搏
盛，则阳盛阴虚。女子得之，其血大下，若山之崩。故谓之崩。

（二）五崩之形色

王叔和曰：五崩何等？曰：白崩者，形如涕；赤崩者，形如绛津；黄崩者，
形如烂瓜；青崩者，形如蓝色；黑崩者，形如坏血也。

（三）治暴崩久崩之难易

张景岳曰：崩淋之病，有暴崩者，有久崩者。暴崩者其来骤，其治亦易；久
崩者其患深，其治亦难。大凡血因崩去，势必渐少，少而不止，病则为淋。此等
症候，未有不由忧思郁怒先损脾胃，以及冲任而然者。崩淋既久，真阴日亏，多
致寒热咳嗽，脉见弦数或豁大等症。此乃元气亏损，阴虚假热之脉，尤当用参地
归术甘温之属，以峻培本源，庶可望生。但得胃气未败，受补可救。若不能受补，
而日事清凉，以苟延目前，则终非吉兆也。

（四）经期不至宜防崩决

张景岳曰：妇人于四旬外经期将断之年，多有渐见阻膈，经期不至者，当此

之际,最宜防察。若果气血和平,素无他疾,此固渐止而然,无足虑也;若素多忧郁不调之患,而见此过期阻隔,便有崩决之兆。若隔之浅者,其崩尚轻;隔之久者,其崩必甚。此因隔而崩者也,当预服四物。八珍之类以调之,否则恐其郁久而决,则为患滋大也。

（五）郁结血崩

傅青主曰:妇人有怀抱甚郁,口渴舌干,呕吐吞酸而血下崩者,人皆以火治之,时而效、时而不效,其故何也?是不识为肝气之郁结也。夫肝主藏血,气结而血亦结,何以反至崩漏?盖肝之性急,气急则其急更甚,更甚则血不能藏,故崩不免也。治法以开郁为主。若徒开其郁,而不至平肝,则肝气大开,肝火更炽,而血亦不能止矣。方用平肝开郁止血汤。

（六）血海太热血崩

傅青主曰:妇人有每行人道,经水既来,人以为胞胎有伤致之,谁知是子宫血海因太热而不固乎。夫子宫即在胞胎之下,而血海又在胞胎之上,血海者冲脉也。冲脉太寒而血即亏,冲脉太热而血即沸。血崩之为病,正冲脉之太热也。然既由冲脉之热,则应常崩而无有止时,何以行人道而始来,果与肝木无羔耶?夫脾健则能藏血,人未入房之时,君相二火,寂然不动。虽冲脉独热,而血亦不至外弛,及有人道之感,则子宫大开,君相火动,以热召热,同气相求,翕然齐动,以鼓其精房,血海泛滥,有不能止遏之势。肝欲藏之而不能,脾欲摄之而不得,故经水随交感而至。若有声应之捷,是惟火之为病也。治法必须滋阴降火,以清血海而和子宫,则终身之病,可半载而除矣。必然绝欲三月而后可,方用清海丸。

（七）崩漏标本证治

叶天士曰:崩漏不止,经乱之甚者也。盖非时血下,淋漓不止,谓之漏下。忽然暴下,若山崩然,谓之崩中。由漏而淋,由淋而崩,总因血病。调治之法,凡崩漏初起,治宜先止血以塞其流,加减四物汤、十灰丸主之;崩漏初止,又宜清热以清其源,地黄汤或奇效四物汤主之;崩漏既止,里热已除,更宜补气血以端其本,加减补中益气汤主之。要知崩漏皆由中气虚,不能收敛其血,加之积热在里,迫血妄行,或不时血下,或忽然暴下,为崩为漏。此证初起,宜先止血以塞其流,急则治其标也。血既止矣,如不清源,则滔天之势,必不可遏。热既清矣,如不端本,则散失之阳,无以自持。故治崩漏之法,必守此三者,次第治之,庶不致误。先贤有云"凡治下血证，须用四君子辈以收功"，其旨深矣。

（八）崩漏虚实证治

叶天士曰：崩乃经脉错乱，实系冲任伤损不能约束经血而然。治宜大补气血，当用举元益血丹峻补本源，少加清热之药，以治其标，补阴泻阳而崩自止。若血热妄行，咽燥唇干，脉实有力，血气秽臭者，方可用四物凉膈散，入生韭汁调服。然治血药切忌纯用寒凉，以血见冷即凝故也。如血崩初起，遽止则有积聚凝滞之忧，不止则有眩晕卒倒之患，必先服独行散，次服荆防五积散一、二剂，再服备金散。如再不止，然后用十灰散以止之，既止之后，又必服八珍汤以成功。

二十、崩后心痛

杀血心痛由于心脾血虚。

《陈临川良方》云：妇人血崩而心痛甚，名曰杀血心痛，由于心脾血虚也。若小产去血过多而心痛甚者亦然。用乌贼鱼骨炒为末，醋汤调下，失笑散亦妙。

薛立斋曰：前证若阴血耗散，用乌贼丸收敛之。若瘀血不散，用失笑散行散之。若心血虚弱，用芎归汤补养之。若郁结伤血，用归脾汤调补之。

附按：一妇人血崩兼心痛三年矣，诸药不应，每痛甚，虚证悉俱，面色萎黄。余曰"心主血，盖由去血过多，心无所养，以致作痛。宜用十全大补汤，参术倍之。"三十余剂稍愈，百余剂全愈。

二十一、血崩应用各方

（一）养血之剂

当归补血汤（宝鉴）　治去血过多，血脱气竭。

黄芪（炙）一两　当归三钱

五阴煎（景岳）　治真阴亏损，脾虚失血等症。

熟地五、七钱或一两　山药（炒）二钱　扁豆（炒）二、三钱　炙甘草一、二钱　茯苓一钱半　芍药（炒黄）二钱　五味子二十粒　人参随意用　白术（炒）一、二钱　加莲肉去心二十粒

煎服。

大营煎（景岳）　治真阴精血亏损，及妇人经血迟少，腰膝筋骨疼痛，或气血虚寒，心腹疼痛等症。

当归二、三钱或五钱　熟地三、五、七钱　枸杞二钱　炙甘草一、二钱杜仲二钱　牛膝一钱半　肉桂一、二钱

气虚加人参、白术；带浊腹痛，加破故纸一钱，炒用。

小营煎（景岳）　治血少、阴虚。

当归二钱　熟地二、三钱　芍药（酒炒）二钱　山药（炒）二钱枸杞二钱炙甘草一钱

营虚兼寒，去芍药，加生姜；气滞有痛，加香附一、二钱。

四物汤（方见经候）

加味四物汤（方见经候）

（二）温血之剂

理阴煎（景岳）　治妇人经迟、血滞等证。

熟地三、五、七钱或一、二两　当归二、三钱或五、七钱　炙甘草一、二钱干姜（炒黄色）一、二、三钱　或加肉桂一、二钱

若腹有胀滞疼痛，加陈皮、木香、砂仁之属。

五君子煎（景岳）　治脾胃虚寒，呕吐、泄泻而畏寒者。

人参二、三钱　白术二钱　茯苓二钱　炙甘草一钱　干姜（炒黄）一、二钱

四维散（景岳）　治脾胃虚寒，滑脱之甚，或泄痢不能止，或气虚下陷，二阴血脱不能禁者。

人参一两　制附子二钱　干姜（炒黄）二钱　炙甘草一、二钱乌梅五分或一钱

上为末，每服一、二钱，温汤调下。

胶艾汤（方见经候）

艾煎丸（同上）

（三）凉血之剂

生地黄散（良方）治血热小便出血。

生地黄二钱　黄芩（炒）、阿胶（炒）、柏叶（炒）各一钱

地黄汤　治风热血崩。

生地黄、白芍、归身、川芎各一钱　羌活、防风、柴胡、荆芥穗（炒黑）、升麻（炒）、甘草各七分　黄芩（酒炒）、黄连（姜汁炒）、黄柏（酒炒）、藁本、蔓荆子各五分　细辛、红花各一分

奇效四物汤　治肝经虚热，血沸腾而崩久不止。

生地黄（一方用熟地）、川芎、当归（酒洗）、白芍（酒炒）、阿胶（蛤粉炒珠）、艾叶、条芩（酒炒）各一钱　姜五片

煎服。

保阴煎（景岳）　治血崩血淋，及一切阴虚内热动血等证。

生地、熟地、芍药各二钱　川续断、黄芩、黄柏各一钱半　生甘草一钱

血热甚，加黄连一钱；血虚血滞，加当归一、二钱；血脱血滑，加地榆一、二钱，或乌梅一、二个，或百药煎一、二钱，文蛤即可；气滞而痛，去熟地，加陈皮、青皮、丹皮、香附之属。

徙薪饮（景岳）　治热血妄行而无虚证者。

陈皮八分黄芩二钱麦冬、芍药、黄柏、茯苓、牡丹皮各一钱半

如多郁气逆伤肝，肋胁疼痛，或致动血者，加青皮、栀子。

防风黄芩丸（良方）　治肝经风热，以致血崩、便血、尿血等症。

条芩（炒黑）、防风等分

上为末，酒糊丸，桐子大，每服三、五十丸，米饮或温酒送下。

清海丸　治血海太热血崩。

大熟地（九蒸）一斤　山萸（蒸）十两　山药（炒）十两　麦冬肉十两北五味（炒）二两　丹皮十两　白术（上炒）一斤　白芍（酒炒）一斤　地骨皮十两龙骨二两　元参一斤　干桑叶一斤　沙参十两石斛十两

上为细末，炼蜜丸，梧子大，早晚每服五钱，滚水送下。

四物凉膈散　治血热妄行，咽燥唇干，脉实有力，血气秽臭者。

当归身　亦芍　川芎　生地　黄芩（酒炒）　黄连（姜制）连翘（去心）桔梗甘草　薄荷叶嫩竹叶

共为细末，韭菜汁调服。

（四）摄血之剂

固阴煎（景岳）　治阴虚滑泄浊淋遗，及经水因虚不固等证。

人参（随意用）　熟地二、五钱　山药（炒）二钱　山茱萸一钱五分　远志（炒）七分　炙甘草一、二钱　五味十四粒　菟丝子（炒香）二、三钱

虚滑遗甚，加金樱子肉二、三钱，或醋炒文蛤一钱，或乌梅二个；经血不固，加川续断二钱；血不归经，加当归二、三钱；气陷不固，加升麻一钱。

龙骨散　治血崩不止。

龙骨（煅）、当归、香附（炒）各一两　棕毛灰五钱

上为细末，每服四钱，空心米汤调下。

如圣散　治血崩。

棕榈子　乌梅肉　干姜

上三味，俱烧存性，为末，各等分。每服二钱，乌梅汤调下。

槐榆散　治血崩及肠风下血。

槐花、地榆（炒焦）等分

上二味，用酒煎饮之。

七灰散　治血崩，神效。

莲蓬壳、罂粟壳、腌蟹壳、益母草、旱莲草、棕毛叶、藕节各等分

俱烧存性，为末。空心，醋点汤调下三钱。

十灰散　治血崩不止。

百草霜　侧柏叶　莲蓬壳　棕榈皮（陈败者）　油头发（皂荚水洗）　黄绢（或新棉亦可）　艾叶　藕节　白茅根　蒲黄　阿胶（蛤粉炒珠，另研细末）

上各等分，烧灰存性，共研细末，入阿胶末和匀，每服三钱，白汤下。

十灰丸　治血崩。

藕节　艾叶　侧柏叶　棕榈皮（败者）　头发（皂角水洗）大蓟　小蓟牡丹皮　干姜　白茅根

各烧灰存性，为末等分。醋煮糯米糊丸，加减四物汤送下，以血止为度。

附加减四物汤方

归尾、生地、川芎、赤芍、白芷、荆芥穗（炒黑）、甘草各一钱

固经丸（方见经候）

（五）祛瘀之剂

独行散（丹溪）　治血晕。

五灵脂（炒令烟尽）一两

研极细末，每服一钱，温酒调下。

荆防五积散　治瘀血积聚凝滞。

苍术（米泔浸透）二钱　荆芥、防风、陈皮各一钱　厚朴（姜汁炒）、桔梗、枳壳（麸炒）、当归（酒洗）、干姜、白芍（酒炒）、茯苓各八分白芷、川芎、半夏（制）、肉桂各七分　甘草六分　姜三片　葱三茎

醋水各半煎服。

备金散　逐瘀行气。

香附（炒黑）四两　当归尾一两二钱　五灵脂（炒令烟尽）一两

共为末，每服二钱，醋调，空心服。

失笑散（方见经候）

（六）开郁之剂

平肝开郁止血汤　治郁结血崩。

白芍（醋炒）一钱　白术（土炒）二钱　当归（酒洗）三钱　丹皮三钱生地（酒炒）三钱　甘草二钱　三七根（研末）二钱　黑芥穗一钱柴胡一钱

水煎服。

归脾汤（方见治郁）

（七）补气之剂

举元煎（景岳）　治气虚下陷，血崩血脱，亡阳垂危等证。

人参一、二、三钱　黄芪（炙）三、五钱　炙甘草一、二钱　升麻（炒用）五、七分　白术（炒）一、二钱

四君子汤（方见治气）

六君子汤（同上）

（八）补养气血之剂

举元益血丹　大补气血。

人参三钱　白术（蜜炙）、当归（酒洗）、熟地各二钱　黄芪（蜜炙）三钱白芍（酒炒）、条芩（酒炒）、炙甘草各一钱　升麻（炒）五分

五福饮（景岳）　治五脏气血亏损。

人参随宜用　熟地随宜用　当归二、三钱　白术（炒）一钱　炙甘草一钱或加生姜三、五片

七福饮（景岳）　治气血俱虚，而心脾为甚者。

即前方加枣仁二钱　远志三、五分

制用。

加减补中益气汤　崩漏既止，宜补气血以端其本，此汤主之。

人参三钱　黄芪（蜜炙）、白术（蜜炙）、白芍（酒炒）、归身（酒洗）、川芎、陈皮各一钱　柴胡、白芷、茯苓、黄柏（酒炒）、知母（酒炒）、生地黄各七分　炙甘草五分　姜三片　枣二枚

煎服。如气滞作痛，加木香、香附（酒炒）各一钱。或加五灵脂一钱，炒令烟尽，研极细末，临服加入。

八珍汤（方见经候）

十全大补汤（同上）

二十二、带下

（一）带下之病其因有六

张景岳曰：妇人淋带，虽分微甚，而实为同类。盖带其微而淋，其甚者也，总由命门不固，而不固之病，其因有六。盖一心旌之摇之也，心旌摇则命门应，命门应则失其所守，此由于不遂者也。一以多欲之滑之也。情欲无度，纵肆不节，则精道滑而命门不禁，此由于太遂者也。一以房室之逆之也。凡男女相临，迟速有异，此际权由男子，而妇人情兴，多致中道而止，止则逆，逆则为浊为淋，此由于遂而不遂乃女子之最多而最不肯言者。以上三证，凡带浊之由乎此者，一居八九。而三者之治，必得各清其源，庶可取效。然源未必清，而且旋触旋发，故药饵之功，必不能号情窦争胜，此带浊之所以不易洽也。此三者之外，则尚有湿热下流者，有虚寒不固者，有脾肾亏陷而不能收摄者，当各随其症而治之也。

（二）带下各症皆当壮脾胃升阳气为主

薛立斋曰：前症或因六淫七情，或因醉饱房劳，或因膏粱厚味，或服燥剂所伤，或亏损阳气下陷，或湿痰下注蕴积而成，故言带也。凡此皆当壮脾胃升阳气

为主，佐以各经见证之药。色青者属肝，色赤属心，色白者属肺，色黄者属脾，色黑者属肾。

（三）带脉不能约束致有此病

傅青主曰：夫带下俱是湿证，而以带名者，因带脉不能约束，而有此病，故以名之。盖带脉通于任督，任督病而带脉始病，带脉者，所以约束胞胎之系也。带脉无力，则难以提系，必然胞胎不固，故曰带弱则胎易坠，带伤则胎不牢。然而带脉之伤，非独跌闪挫气已也，或行房而放纵，或饮酒而癫狂。虽无疼痛之苦，而有暗耗之害，则气不能化经水，反变为带病矣。故带病者，惟尼僧寡妇出嫁之女多有之，而在室之女则少也。况加以脾气之虚，肝气之郁，湿气之侵，热气之逼，安得不成带下之病矣。

（四）带下令人不产育

叶天士曰：带下令人不产育，宜急治之。扁鹊过邯郸，闻贵妇人，所以专为带下医也。赤者热入小肠，白者热入大肠。原其本，皆湿热结于任脉、渗入膀胱，出于大小肠之分，溲出津液，淋漓以下，故曰带下。轻则下而不多，重则下而无度，淋露日久，遂使精血干枯，肌肉消瘦。治当升阳益阴，则清浊自分；补脾养胃，则湿热自除，尤当断厚味，补元阳，而带下可止矣。

二十三、白带

白带宜补脾舒肝

傅青主曰：妇人有终年累月下流白物，如涕如唾，不能禁止，甚则臭秽者，所谓白带也。夫白带乃湿盛而火衰，肝郁而气弱，则脾气受伤，湿土之气下陷，是以脾精不守，不能化荣血以为经水，反变为白滑之物，由阴门直下，欲自禁而不可得。治法宜大补脾胃之气，稍佐以舒肝之品，使风木不闭塞于地中，则地气自升腾于天上，脾气健而湿气消，自无白带之患矣。方用浣带汤。

二十四、青带

青带宜解肝利膀胱。

傅青主曰：妇人有带下而色青者，甚则绿如绿豆汁，稠粘不断，其气腥臭，所谓青带也。夫青带乃肝经之湿热。肝属木，木色属青，带下流如绿豆汁，明明是肝木之病矣。但肝木最喜水润，湿亦水之积，似湿非肝木之所恶，何以竟成青带之证？不知水为肝木之所喜，而湿实肝木之所恶，以湿为土之气故也。以所恶者合之所喜，必有违者矣。肝之性既违，则肝之气必逆，气欲上升，而湿欲下降，两相牵掣，以停住于中焦之间，而走于带脉，遂从阴器而出。其色青绿者，正以乘肝木之气化也。逆轻者热必轻而色青，逆重者热必重而色绿，似乎治青易而治绿难，然而均无所难也。解肝木之火，利膀胱之水，则青绿之带病均去矣。方用加减逍遥散。

二十五、黄带

黄带宜补任脉清肾火不当独治脾。

傅青主曰：妇人有带下而色黄者，宛如黄茶浓汁，其气腥秽，所谓黄带是也。夫黄带乃任脉之湿热也。任脉本不能容水，湿气安得入而化为黄带乎？不知带脉横生于任脉，任脉直上，走于唇齿，唇齿之间，原有不断之泉，下贯任脉以化精，使任脉无热气之绕，则口中之津液尽化为精，以入于肾矣。惟有热邪存于下焦之间，则津液不能化精，而反化湿也。夫湿者土之气，实水之侵，热者火之气，实木之生，水色本黑，火色本红，今湿与热合，欲化红而不能，欲返黑而不得，煎熬成汁，因变为黄色矣。此乃不从水火之化，而从湿化也。所以世之人有以黄带为脾之湿热，单去治脾而不能痊者，是不知真水真火合成丹邪元邪，绕于任脉胞胎之间，而化此黅色也。单治脾何能痊乎？法宜补任脉之虚，而清肾火之炎，则庶几矣。方用易黄汤。

按：丹元指本体而言，湿热即水火不正之气，所以为邪合成者。如净银倾入铜铅，便不成正气矣。真水真火与邪混合为一，则不但侵矣，所以色变。

二十六、黑带

黑带宜以泄火为主。

傅青主曰：妇人有带下而色黑者，甚则如黑豆汁，其气亦腥，所谓黑带也。夫黑带者，乃火热之极也。或疑火色本红，何以成黑，谓为下寒之极或有之。殊不知火极似水，乃假象也，其症必腹中疼痛，小便时如刀刺，阴门必发肿，面色必发红，日久必黄瘦，饮食必兼人，口中必热渴，饮以凉水，稍觉宽快，此胃火太旺，与命门膀胱三焦之火合而熬煎，所以熬干而变成灰色，断是火热之极之变，而非稍有寒气也。此等之证，不至发狂者，全赖肾水与肺金无病，其生生不息之气，润心济胃以救之耳。所以但成黑带之证，是火结于下，而不炎于上也，治法惟以泄火为主，大热退而湿自除矣，方用利火汤。

二十七、赤带

赤带宜清肝扶脾不属心火。

傅青主曰：妇人有带下而色赤者，似血非血，淋漓不断，所谓赤带也。夫赤带亦湿病，湿是土之气，宜见黄白之色，今不见黄白而见赤者，火热故也。火赤色，故带下亦赤耳。惟是带脉系于腰脐之间，近乎至阴之地，不宜有火，而今见火证，岂其路通于命门，而命门之火出而烧之耶？不知带脉通于肾，而肾气通于肝，妇人忧思伤脾，又加郁怒伤肝，于是肝经之郁火内炽，下克脾土，脾土不能运化，致湿热之气蕴于带脉之间，而肝不藏血，亦渗于带脉之内，皆由脾气受伤，运化无力，湿热之气随气下陷，同血俱下，所以似血非血之形象现于其色也。其实血与湿不能两分，世人以赤带属之心火，误矣！治法须清肝火而扶脾气，则庶几可愈。方用清肝止淋汤。

二十八、淫浊

（一）淫浊由膀胱湿热

张景岳曰：淫浊与带下之不同者。盖白带出于胞宫，精之余也。淫浊出膀胱，水之浊也。虽膀胱与肾为表里，故带浊之源，无非皆出于阴分。然带由脾肾之虚者多，淫浊由膀胱之湿热者多，此其所以有辨也。

（二）白淫证治

叶天士曰：白淫时常随小便而生，浑浊如米泔，此胃中浊气渗入膀胱而成，是带之类也。宜服益智汤。

（三）白浊证治

叶天士曰：白浊时常淋出，清冷稠粘，或小便后淋沥数点，此下元气虚损，积不能摄，因滑而生，亦带之类也。宜服分清饮。

二十九、带下应用各方

（一）益气之剂

寿脾煎（景岳）　治脾虚不能摄血，及妇人无火崩淋等证。

白术二、三钱　莲肉（去心炒）二十粒　人参随宜一、二钱急者用一两炙甘草一钱　枣仁一钱半　当归二钱　山药二钱　远志（制）三、五分　干姜（炮）一、二、三钱

滑脱不禁者，加醋炒文蛤一钱；气虚甚者，加炙黄芪二、三钱；气陷而坠者，加炒升麻五、七分，或白芷亦可。

浣带汤（傅）　补脾舒肝，治白带有效。

白术（土炒）一两　山药（炒）一两　人参二钱　白芍（酒炒）五钱车前子（酒炒）三钱　苍术（制）三钱　甘草一钱　陈皮五分　黑芥穗五分柴胡六分

补中益气汤（方见胎前胎漏方）　四君子汤（方见治气）　六君子汤（同上）

（二）温下之剂

益智汤　治白淫。

陈皮、茯苓、白术（蜜炙）、甘草（炙）、苍术（制）各二钱　益智仁、柴胡各一钱　升麻五分

分清饮　治白浊。

川萆薢（去芦）、益智仁（盐水炒）、乌药（炒）、石菖蒲、茯苓各一钱半枳壳（麸炒）、炙甘草各一钱

白芍药散（海藏）　治妇人赤白带下，脐腹疼痛，如神。

白芍（炒）一两　干姜（炒）五钱

上为细末，每服三钱，米汤下。

（三）滋阴之剂

六味地黄汤　治肾水亏损，小便淋闭等症。

熟地三钱　山茱萸、山药（炒）各一钱半　丹皮、泽泻、白茯苓各一钱

保阴煎（见血崩）

（四）固本之剂

秘元煎（景岳）　治遗精、带浊等病。

远志（炒）八分　山药（炒）二钱　芡实（炒）二钱　枣仁（炒捣碎）二钱　白术（炒）、茯苓各一钱半　炙甘草一钱　人参一、二钱　五味子十四粒　金樱子（去核）二钱

此治久遗无火，不痛而滑者，乃可用之。如尚有火觉热者，加苦参一、二钱。

锁精丸（局方）　治白浊、白带，小便频数。

破故纸、青盐、白茯苓、五味子（炒）一方用五倍子等分

上为末，酒糊丸，桐子大。每服三十丸，空心温酒下。

金樱膏　治虚劳，遗精，白浊，最效。

金樱子（去核煮汁熬膏）、人参、桑螵蛸（新瓦焙燥）、山药各二两杜仲（姜汁炒）、益智仁各一两　薏仁、山茱萸、芡实、枸杞各四两青盐三钱

上用水煎二次，去渣熬成膏。将金樱膏对半和匀，空心白滚汤下三、四匙。

威喜丸（和剂）　治元阳虚惫，精滑白浊，及妇人血海久冷，淫带梦泄等症。

白茯苓（去皮、切块，同猪苓二钱五分同于磁器内煮二十余沸，取出、晒干，不用猪苓）四两　黄蜡四两

上以茯苓为末，熔黄蜡搅和丸，如弹子大。每空心细嚼，满口生津，徐徐咽服，以小便清利为效。

固阴煎（方见血崩）

（五）泻热之剂

清心莲子饮　治热在气分，口干作渴，小便淋浊等症。

黄芩、麦冬、地骨皮、车前子（炒）、甘草各一钱半　人参、黄芪、石莲子、柴胡、茯苓各一钱

龙胆泻肝汤　治肝经湿热，小便亦涩等症。

龙胆草（酒拌炒）、人参、天冬、麦冬、生甘草、黄连（炒）、山栀、知母各五分　黄芩七分　柴胡一钱　五味子三分

易黄汤（傅）　治黄带，能清肾火。

山药（炒）一两　芡实（炒）一两　黄柏（盐水炒）一钱　车前子（酒炒）

二钱　白果（碎）十枚

利火汤（傅）　治黑带。

大黄三钱　白术（土炒）五钱　茯苓三钱　车前子（酒抄）三钱黄连一钱栀子（炒）三钱　知母二钱　王不留行三钱　石膏（煅）五钱　刘寄奴三钱

清肝止淋汤（傅）　治赤带，清肝扶脾。

白芍（醋炒）一两　当归（酒炒）一两　生地（酒炒）五钱　阿胶（白面炒）三钱　粉丹皮三钱　黄柏二钱　牛膝二钱　香附（酒炒）一钱红枣十枚小黑豆一两

（六）利湿之剂

五苓散（仲景）　治小便不利而渴，淋沥作痛，下部湿热。

白术、猪苓、茯苓各七钱半　肉桂五钱　泽泻一两二钱半

上为末，每服二钱，白汤调下。今法分量减轻，以水煎服。

四苓散　即前五苓散去肉桂。

滑石散　治热淋。

滑石（研）五分　通草、车前子、葵子各四分

上为末，以浆水调服。

（七）开郁之剂

加减逍遥散　治青带，解肝郁，利湿热。

茯苓五钱　白芍（酒炒）五钱　生甘草五钱　柴胡一钱　陈皮一钱　茵陈三钱　栀子（炒）三钱

加味逍遥散（见经候方）

归脾汤（同上）

（八）补养气血之剂

八珍汤（方见经候）

八珍益母丸（同上）　十全大补汤（同上）

三十、症瘕

（一）妇人癥瘕疢癖形状总考

《证治准绳》曰：大全良方，分痃癖，诸气、疝瘕、腹中瘀血、癥、痞、食癥。凡七门，痃者，在腹内近脐左右，各有一条，筋脉急痛，大者如臂，次者如指，因气而成，如弦之状，故名曰痃。癖者，僻在两肋之间，有时而痛，故名曰癖。疝者，痛也。瘕者，假也，其结聚浮假而痛，推移乃动也。八瘕者，黄瘕、青瘕、燥瘕、血瘕、脂瘕、狐瘕、蛇瘕、鳖瘕。积在腹内，或肠胃之间，与脏气结搏坚牢，虽推之不移，名曰癥，言其病形可征验也。气壅塞为痞，言其气痞塞不宣畅也。伤食成块，坚而不移，名曰食癥。瘀血成块，坚而不移，名曰血瘕。若腹中瘀血，则积而未坚，未至于成块者也。大抵推之不动为癥，推之动为瘕也。至疝与痃癖，则俱痛即现，不痛即隐。在脐左右为痃，在两肋间为癖，在小腹牵引腰胁为疝，故总叙条析之。

（二）妇人八瘕属外邪乘合阴阳所致

《妇人良方》云：妇人脏腑调和，经脉循环，月水以时，故能生子，无病。若乘外邪而合阴阳，则小腹胸胁腰背相引而痛，月事不调，阴中肿胀，小便淋沥而色黄黑，则瘕生矣。八瘕者，黄、青、燥、血、脂、狐、蛇、鳖，是也。

（三）妇人癥痞属脾胃亏损邪正相搏

《大全》曰：妇人癥痞，由饮食失节，脾胃亏损，邪正相搏，积于腹中。牢固不动，有可征验，故名曰癥。气道壅塞，故名曰痞。得冷则发，冷入子脏则不孕，入胞络则月水不通。

薛氏按：此症若脾胃虚弱，六君子加川芎、当归；若肝脾虚弱，补中汤及归脾汤；若肝火郁滞，佐以芦荟地黄二丸，外贴阿魏膏，庶几有效。

（四）妇人食癥属经行不忌生冷所致

《大全》曰：妇人食癥，由脏腑虚弱，经行不忌生冷之物，不能消化，与脏气相持，结聚成块。日渐生长，牢固不移，谓之食瘕。或劳伤元气所致。陈无择曰：经不行者，宜先导之，然后固元气为主。

薛立斋曰：前证若形气虚弱，先须调补脾胃为主，而佐以消导。若形气充实，当先疏导为主，而佐以补脾胃。若气壅血滞而不行者，宜用乌药散，散而行之。若脾气既虚而血不行者，宜用四君芎归补而行之。若脾气郁而血不行者，宜用归脾汤解而行之。若肝肾血燥而不行者，宜用加味逍遥散，清而行之。大抵食积痞块之证，皆以邪气盛则实，真气夺则虚，但当养正辟邪，而积自除矣。

（五）妇人血癥属风冷饮食与血气相结

《大全》曰：妇人寒热失节，脏腑气虚，风冷在内，饮食不消，与血气相结，渐生块不移动。皆因血气劳伤，月水往来，经络痞塞，恶血不除，久而不差，心腹两胁苦痛，碍于饮食，肌肤消瘦，瞀闷烦躁，惊狂痰呕汗多，骨蒸肢冷。其蓄在下焦者，必脐下结急，外热内痛，尺脉洪而数，桃仁、灵脂、生地、牛膝、大黄、甘草主之。

薛氏曰：此症多兼七情亏损，五脏气血乖违而致。气主煦之，血主濡之，脾统血，肝藏血，故郁结伤脾，恚怒伤肝者多患之。腹胁作痛，正肝脾二经症，治法当主固元气，佐以伐肝之剂。

张景岳曰：瘀血留滞作癥，惟妇人有之。其症则或由经期，或由产后。凡内伤生冷，或外受风寒，或恚怒伤肝，气逆而血留；或忧思伤脾，气虚而血滞；或积劳积弱，气弱而不行，总由血动之时，余血未净，而一有所逆，则留滞，日积而渐以成癥矣。然血必由气，气行则血行，故凡欲治血，则或攻或补，皆当以调气为先。

（六）妇人气癥属气逆所致

张景岳曰：瘕者假也。所谓假者，谓其形，虽若癥而无根窠，非若癥痞之坚顽有形者也。盖有形者，或因血积，或因食积，有定形所不可移易者也。无形者病在气分，气逆则甚，气散则缓，聚散无根者也。惟其无根，故能大能小，或左或右。或进胁肋，而如臂如指，则谓之痃癖；或下脐腹，而为胀为急，则谓之疝瘕。《难经》云，病有积聚，何以别之？然积者阴气也，阴沉而伏；聚者阳气也，阳浮而动。故积者五脏之所生，聚者六腑之所成也。然则癥由于积，而有渊薮，故攻之非易。瘕由于聚，聚在阳分，而犹乌合，故散之非难。此癥瘕之辨有如此，惟散之之法，最有因通因塞之妙用，而人多莫之知也。

凡病在气分，而无停蓄形积者，皆不可下。盖凡用下者，可除有形，而不可除无形。若气因形滞者去其积，则气亦顺，自无不可。若全在无形气分，即下亦不去，而适足以败正气也。宜切识之。

散气之法，只在行气，盖气行则散也。但行气之法，大有权宜。如气实则壅滞，宜破而行之；气闭则留蓄，宜利而行之；气热则干涸，宜寒而行之；气寒则凝结，宜温而行之，此散气治瘕之大法也。然瘕聚之症，使果气强力健则流行不息，又何瘕聚之有。惟正气不行，而后邪气得聚。经曰：邪之所凑，其气必虚。故凡为此病，必气虚者多，虚不知补，则正气不行，正气不行，则邪气不散，安望其有疗乎。

（七）妇人疝瘕属血之所为

《大全》曰：疝瘕二者，皆阴阳不和，经络痞膈，饮食停滞，不得宣流，邪冷之气搏结，得冷则发作疼痛，皆血之所为也。

（八）妇人肠覃似孕属气病论

罗谦甫曰：有女子月事不下，腹如怀子状，医者不知《内经》有肠覃、石瘕之病名，而疑为妊孕。经云：肠覃者，寒气客于肠外，与卫气相搏，气不得荣，因有所系。瘕而内着，恶气乃发，瘜肉乃生。其始生，大如鸡卵，稍以益大，至其成，如妊子状。久延岁月，按之则坚，推之则移，月事以时下，此其候也。夫肠者大肠也，覃者延也。大肠以传导为事，肺之腑也，腑主卫，卫为气，得热则泄，得寒则泣。今寒客大肠，故卫气不荣，有所系止，而结瘕在内，贴着延久不已，是名肠覃。气散则清，气聚则浊，结为瘕聚，所以恶气发起，瘜肉乃生。小渐益大，至期而鼓，其腹如怀子状，此气病而血未病，故月事不断，应时而下，本非胎孕，可以此为验辨。木香通气散主之。

（九）妇人石瘕似孕属血病论

罗谦甫曰：经曰"石瘕生于胞中"。寒气客于子门，子门闭塞不得通，恶血当泻不泻，衃以留止，日以益大，状如怀子，月事不以时下皆生于女子，可导而下。夫膀胱为津液之府，气化则能出，今寒客子门，则气塞不通，血壅不流，衃以留止，结硬如石，是名石瘕。此先气而后血病，故月事不来，可宣导而下，非大辛热之剂不能已，可服见晛丸，和血通经汤。

（十）妇人疝瘕属风冷入腹与血相结

《大全》曰：妇人疝瘕，由饮食失节，寒温不调，气血劳伤，脏腑虚弱，风冷入腹，与血相结而生。或因产后，血虚受寒，或因经水往来取冷过度；非独因饮食失节，多挟血气所成也。其脉弦急者生，虚弱小者死。只脉涩而浮牢，为血实气虚，其发腹痛，逆气上行，此为胞中有恶血，久则结成血瘕。

（十一）治癥痞兼消痰消瘀行气为主

武叔卿曰：痞一癥二，曰血曰食，而不及痰饮，何也？盖痞气之中，未尝无饮，而食瘕、血瘕之内，未尝无痰。则痰食血，未有不因气病而后形病，故消积之中，兼行气、消痰、消瘀之药为是。

（十二）治癥瘕不可峻攻以伤元气

李氏曰：善治癥瘕者，调其气而破其血，消其食而豁其痰，衰其大半而止，不可猛攻以伤元气。宜扶脾胃正气，待其自化。凡攻击之药，病重病受之，病轻则胃气受伤矣。

（十三）治血癖癥瘕法当调经止痛

吴本立曰：癖块一症，虽因痰与血食三者而成，然成于血者居多。因痰与食而成块者，虽成而不碍其经水。成于血者，亦有经虽来，不时而断也。此必经水既来之后，尚有旧血未尽，或偶感于寒气，或触于怒气，留滞于两胁小腹之间，则成血癖也。有经水月久不行，腹胁有块作痛，是经血作癥瘕也。法当调经止痛，桃仁、厚朴、当归、红花、香附、元胡、肉桂、丹皮、乳香、木香、牛膝、小茴、砂仁之类。

三十一、鬼交症

（一）鬼邪干犯由气血虚衰所致

《产宝百问》曰：人有五脏，有七神。藏气盛则神强，外邪鬼魅，不能干犯。若摄理失节，血气虚衰，鬼邪侵伤，故妇人多与鬼魅交通，其状不欲见人，如有对晤是也。设令宫中人与寡妇，曾外梦交通，邪气怀惑，久作癥瘕，或成鬼胎。

薛氏曰：前证多由七情亏损心血，神无所护而然。用安神定志等药，正气复而神自安。若脉来乍大乍小，乍短乍长，亦是鬼祟，宜灸鬼哭穴。以患人两手拇指相并，用线扎紧，当合缝处，半肉半甲间，灸七状。果是邪祟病者，即乞求免灸，云："我自去矣"。

（二）妇人梦与鬼交其病有内外二证

张景岳曰：人禀五行正气以生，气正则正，气邪则邪，气强则神强，气衰则鬼生。如《刺法论》曰：神失守位，则邪鬼外干，即此类也。然妇人之梦与邪交，其症有二：一则由欲念邪思，牵扰意志而为梦者，此鬼生于心而无所外干也；一则由禀赋非纯，邪得以入，故妖魅敢于相犯，此邪之自外至者，亦有之矣。病因有内外，则症亦有不同。病由内生者，外无形迹，亦不过于梦寐间带有所遇，以致遗失，及为恍惚带浊等症，亦如男子之梦遗，其机一也。但在女子多不肯言耳。至若外邪犯者，其证则异，或言笑不常，如有对晤；或喜幽寂，不欲见人；或无故悲泣，而面色不变；或面带桃花，其脉息则乍疏乍数，三五不调，或伏沉，或促结，或弦细，或代易不常，是皆妖邪之候。凡此二者，若失于调理，久不愈之，则精血日败，真阴日损，乃致潮热发热，神疲体倦，饮食减少，经水日枯，肌肉消瘦，渐成劳损，脉见紧数，多致不救矣。

三十二、鬼胎

（一）鬼邪乘虚入脏致成鬼胎

《妇人良方》曰：人之脏腑调和，则血气充实，风邪鬼魅，不能干之。若荣卫虚损，精神衰弱，妖魅鬼精，得入于藏，状如怀妊，故曰鬼胎也。

（二）鬼胎由自己血液所结

虞天民曰：昼之所思，为夜之所见。凡男女之性淫而虚者，肝肾相火无时不起，故劳怯之人，多梦与鬼交。所谓鬼胎者，伪胎也，非实有鬼神交接成胎也。凡思想无穷，所愿不遂，为白淫白浊，流入子宫，结为鬼胎，本妇自己之血液淫精，结聚成块，胸腹胀满，俨若胎孕耳。

（三）鬼胎症治法以补元气为主

薛立斋曰：鬼胎症因七情相干，脾肺亏损，气血虚弱，失行常道，冲任乖违致之。乃元气不足，病气有余也。若见经侯不调，就行调补，庶免此症。治法以补元气为主。

（四）鬼胎即瘕痕之类

张景岳曰：妇人有鬼胎之说，岂虚无之鬼气，果能袭入胞宫，而遂得成形者乎？此不过由本妇之气既虚，或以邪思蓄注，血随气结而不散，或以冲任滞逆，脉道壅瘀而不行。是皆内因之病，而必非外来之邪，盖即血癥气瘕之类耳，当即以癥瘕之法治之。

三十三、癥瘕应用各方

（一）理气之剂

大七气汤（济生）　治癥瘕积聚，随气上下，心腹疞痛，小腹胀满，二便不利。

肉桂　甘草　橘皮　青皮　藿香　桔梗　三棱　蓬术香附　益智　生姜大枣

用铁落饮煎服。形羸气弱者禁用。

化气散（三因）　治息贲，上下奔豚。

木香三钱　沉香五钱　丁香三钱　茴香四钱　橘皮五钱　青皮五钱　炮姜五钱　胡椒三钱　肉桂五钱　蓬术五钱　甘草（炙）三钱　砂仁三钱

研末为散，每服三钱，姜盐汤下。

木香通气散（宝鉴）　治寒气成积，腹中坚满，痛不可忍。并治肠覃。

木香、戎盐、三棱（炮）各五钱　厚朴（姜制）一两　枳实、甘草（炙）各三钱　炮姜、蓬术（煨）各二钱

为散。每服三钱，姜汤下。

三棱散（宣明）　治积聚癥瘕痃癖。

三棱、白术（炒）各二两　蓬术、当归各五钱　木香、槟榔各三钱

为末。每服三钱，沸汤下。

芦荟丸　治妇人经闭，作块上冲梗痛。

芦荟、青黛、朱砂（水飞）各三钱　麝香一钱　大皂荚（去皮子弦）一两　干蟾（同皂荚烧灰存性）一两

为末。蒸饼成丸，麻子大，每服三，四十丸，空心米汤下。

（二）行血之剂

济阴丸　治经候不调，痃癖积块刺痛。

香附（醋炒）一斤　莪术、当归（酒炒）各四两

为末，醋糊丸。

和血通经汤（宝鉴）　治妇人寒客胞门，月事不来，结为石水，及血结成积。

并治石瘕。

肉桂八分　三棱八分　蓬术八分　红花三分　血竭五分　贯众八分　木香八分　熟地、当归、苏木各一钱

酒煎服。虚入十全大补汤送下。

见睨丸（宝鉴）　治寒客于下焦，血气闭塞而成石瘕，腹中坚大。

附子（饱）四钱　大黄、鬼箭羽、紫石英各三钱　肉桂、延胡索、木香、泽泻各二钱　槟榔一钱半　血竭一钱半　三棱五钱　桃仁三十粒　水蛭（炙）一钱

红酒和丸，淡醋汤下。

三棱丸　治血癥，血瘕，食积痰滞。

莪术（醋炒）、三棱各三钱　青皮、麦芽（炒）、半夏各一两

为末，醋煮糊丸。

（三）治痰之剂

散聚汤　治腹中癥痞随气上下，未有定处。

半夏　橘皮　甘草　茯苓　当归　杏仁　桂心　槟榔

二陈汤、导痰汤（二方见治痰）

（四）消食之剂

保和丸（丹溪）　治饮食酒积，停滞胸膈，痞满腹胀。

神曲（炒）、陈皮、半夏，茯苓各一两　山楂肉（蒸硒）三两　连翘　萝卜子（炒）各五钱

为末，粥丸如绿豆大。一方尚有炒麦芽一两，黄连五钱。

枳实理中汤　治寒实结胸。

人参　白术　茯苓　甘草　干姜　枳实

五积散

当归、麻黄、苍术、陈皮各一钱　制朴、炮姜、芍药、枳壳各八分　半夏（炮）、白芷各七分　桔梗、甘草（炙）、茯苓、肉桂、人参各五分　川芎四分

枳术丸（洁古）　治痞积，消食强胃。

枳实（麸炒）一两　白术（麸炒）二两

为末。荷叶烧饭为丸，桐子大，每服五十丸，白术汤下。

橘半枳术丸（东垣）

即前方加陈皮一两半夏一两

香砂枳术丸 破滞气，消宿食，开胃进食。

木香、砂仁各五钱 枳实（炒）一两 白术（米泔浸炒）一两

阿魏膏 贴一切痞块。

羌活、独活、元参、官桂、赤芍、穿山甲鼠粪、生狼、地、大黄、白芷、天麻各五钱 红花、槐柳枝各三钱 土鳖甲二十个

用麻油一斤浸十日，煎去渣。入鼠发鸡子大一握，再熬滤清，下黄丹，入芒硝、阿魏、乳香、没药各五钱，取起离火。再入苏合油五钱、麝香三钱，调匀成膏，摊贴。

（五）养正之剂

四君子汤、六君子汤（二方见治郁）

逍遥散、归脾汤（二方见治郁）

补中益气汤（方见治前）

十全大补汤（方见经候）

六味地黄丸（方见虚劳）

三十四、癥瘕应用各药

（一）气积

木香 香附 青皮 茴香 草蔻 丁香 沉香 厚朴砂仁 枳实 枳壳巴豆 橘皮 白蔻

（二）血积

当归 延胡 姜黄 莪术 三棱 丹皮 赤芍 牛膝大黄 琥珀 肉桂川芎 丹参 郁金 芒硝 红花 苏木 干漆 桃仁 鳖甲 山甲 灵脂 虻虫水蛭 血竭米醋

（三）痰积

半夏 橘皮 茯苓 菖蒲 远志 益智 泽泻 猪苓南星 枳实 槟榔海石 礞石 芦荟 青黛 朱砂 皂荚 桔梗 生姜

（四）食积

神曲　麦芽　谷芽　菔子　鸡内金　枳实　大黄　巴豆　砂仁（以上消米面积）　山楂　胡椒　川椒　丁香　阿魏生姜（以上消鱼肉积）　豆蔻　豆豉　橘红　姜汁（以上消蛋积）肉桂　丁香　麝香（以上消菜瓜果积）　姜黄　川椒　干姜　吴萸　芝麻（以上消茶积）　白马尿（治鳖积）

（五）冷积

附子　肉桂　炮姜　吴萸　丁香　茴香　藿香

（六）虫积

鹤虱　胡粉　苦楝根　槟榔　使君子　芜荑　诃子牵牛　雷丸　锡灰　贯众　雄黄　三棱　蓬术　榧子　败梳（治虱瘕）　铜屑（治龙瘕）

（七）养血

熟地　当归　白芍　茯神　远志　枣仁　桂圆　黄肉丹皮

（八）补气

人参　白术　炙草　山药　黄芪　大枣

卷二　护养胎前秘诀

一、胎候

（一）论胎候为经脉所养

《巢氏病源论》曰：妊娠一月名胎胚，足厥阴脉养之；二月名始膏，足少阳脉养之；三月名始胎，手心主脉养之。当此之时，血不流行，形象始化，未有定义，因感而变。欲子端正庄严，常口谈正言，身行正事；欲子美好，宜佩白玉；欲子贤能，宜看诗书，是谓外象而内感者也。四月始成其血脉，手少阳脉养之；五月始成其气，足太阴脉养之；六月始成其筋，足阳明脉养乏；七月始成其骨，手太阴脉养之；八月始成肤革，手阳明脉养之；九月始成毛发，足少阴脉养之；十月五脏、六腑，关节、人神：皆备，此其大略也。

（二）推述妊娠脉养之理

陈临川曰：尝试推巢氏所论云妊娠脉养之理。若足厥阴，肝脉也；足少阳，胆脉也，为一脏一腑表里之经，余皆如此。且四时之令，必始于春木，故十二经之养，始于肝胆，所以养胎在一月、二月。手心主胞络脉也；手少阳，三焦脉也，属火而夏旺，所以养胎在三月、四月。手少阴，乃心脉也，以君主之官无为而尊也；足太阴，脾脉也；尽阳明，胃脉也，属土而旺长夏，所以养胎在五月、六月。手太阴，肺脉也；手阳明，大肠脉也，属金而旺秋，所以养胎在七月、八月。足少阴，肾脉也，属水而旺冬，所以养胎在九月。又况母之肾藏系于胎，是母之真气，子之所赖也。至十月，儿于母腹之中，受足诸脏气脉所养，然后待时而生。此论诚有至理，世更有明之者，亦未有过于巢氏之论矣，余因述其说。

（三）验胎之有无

叶氏曰：妇人二三月经水不行，疑是有孕，又疑血滞，心烦寒热，恍惚不定，宜用验胎散以探之。服后一时许，觉腹内中动，则有胎也。脐下动，乃血瘕也。

不动则血凝而非胎也。如一服未效，再用红花煎汤调服，无不神效。

附验胎散方 雀脑川芎一两，大当归七钱，上不见火，研末，分作二次服。浓煎艾叶汤调下。

（四）胎辨男女法

妇人有孕，三、五月之间，令人摸之，上小下大，形如箕者为女，以女胎面向母腹，其足膝抵母腹故也。中正圆高，形如釜者为男，以男胎面向母背，其背脊抵母腹故也。又孕妇左乳房有核为男，右乳房有核为女。又男动在三月，阳性早也。女动在五月，阴性迟也。是胎气钟于阳则生男，钟于阴则生女也。

（五）预知男女法

命妊妇前行，夫从后急呼之，左回首者是男，右回首者是女。盖男胎在左则左重，故回首时慎护重处而就左也；女胎在右则右重，故回首时慎护重处而就右也。推之于脉亦然，胎在左则血气护胎而盛于左，故脉亦从之，而左疾为男，左大为男也。胎在右则血气护胎而盛于右，故脉亦从之，而右疾为女，右大为女也。此阴阳自然之理也。

二、胎脉

（一）胎脉现象

《素问·平人气象论》曰：妇人手少阴动甚者，妊子也。

《阴阳别论》曰：阴搏阳别，谓之有了。

《腹中论》曰：何以知怀子之且生也，曰身无病而有邪脉也。

《脉经》曰：尺中之脉，按之不绝，法妊娠也。

滑伯仁曰：三部脉浮沉正等，无他病而不月者妊也。

（二）怀孕之脉必滑数

张景岳曰：凡妇人怀孕者，其血留气聚，胞宫内实，故脉必滑数倍常，此当然也。然有中年受胎，及血气羸弱之妇，则脉见细小不数者，亦有之。但于微弱之中，亦必有隐隐滑动之象，此正阴搏阳别之谓。是即妊娠之脉，有可辨也。

又孕胎之脉数，劳损之脉亦数，大有相似。然损脉之数，多兼弦涩；胎孕之数，必兼和滑，此当于几微中，辨其邪气胃气之异，而再审以证，自有显然可见者。

三、胎前所宜

（一）胎前宜行动

叶氏曰：妇人有孕，全赖血以养之，气以护之，宜时常行动，令气血流通，筋骨坚固，在腹中习以为常，虽微闪挫，不致堕胎，然非孕后方劳，正谓平日不宜过逸耳。若久坐、久卧，气血凝滞，后必难产。常见田家劳苦之妇，孕而不堕，正产甚易，可证也。

按：此一条，可与难产第二条参观。

（二）胎前宜静养

胎前静养，乃第一妙法。不较是非，则气不伤矣；不争得失，则神不劳矣；心无嫉妒，则血自充矣；情无淫荡，则精自足矣；安闲宁静，即是胎教。所以古人必先静养，无子者遵之，即能怀孕，怀孕者遵之，即能易产。静养所关，岂不大哉！

（三）胎前宜慎防

胎前感冒外邪，或染伤寒时症，郁热不解，多致小产堕胎，攸关性命。要知起居饮食，最宜调和；夏不登楼，宜著地气；夜不露坐，宜暖背腹。古云"不受寒自不发热，不伤风自不咳嗽。"此胎前紧要关头，敢不慎欤。

（四）胎前宜服药

胎前产后，药能起死回生，世人误治之失，遂言胎产不必服药，迷乱人意。愚者株守强忍，以致失于调养，气血亏损，诸证蜂起，卒致难治，安可因噎而废食乎！若知保养，随时调治，气充血盈，胎安产易，其所以安全母子者。药饵之功，正不浅也。

四、胎前所戒

（一）胎前戒淫欲

叶氏曰：保胎以绝欲为第一要策，其次寡欲。然绝欲甚难，苟能寡欲，则身心清静，不犯房劳，胎安而产亦易，即婴儿亦可少病而多寿。若不知谨戒，而触犯房事，三月以前，多犯暗产；三月以后，常致胎动小产。即幸免夫小产，一则胞衣太厚而难产，二则子身有白浊而不寿，三则多患疮毒，出痘细密难起，以致夭亡，皆由父母淫欲之过也。

（二）胎前戒恼怒

凡受胎后，切不可打人骂人。盖气调则胎安，气逆则胎病。恼怒则气塞不顺，肝气上冲则呕吐衄血，脾肺受伤，肝气下注，则血崩带下、滑胎小产。欲生好子者，必须先养其气，气得其养，则生子性情和顺，有孝友之心，无乖戾之习。所谓和气致祥，合家吉庆，无不由胎教得之。

（三）胎前戒食生冷

胎前喜食生冷，只因怀孕以后，多恼多气，不慎房劳，以致火旺口渴。殊不知生冷等物，岂能退血分之热，徒使脾胃受伤，疟疾、痢疾、呕吐、泄泻诸病，皆由此起。病则消耗津液，口渴愈甚，惟戒恼平怒，慎房劳，服健脾补血之药，调理本原，可保平复。否则临产之虚脱，产后之绝症，断不免也。

（四）胎前戒食厚味

胎之肥瘦，气通于母，恣食厚味，多致胎肥难产。故妊娠调摄饮食，宜淡泊不宜浓厚，宜清虚不宜重浊，宜和平不宜寒热。

（五）胎前须知所戒

受孕之后，衣无太暖，暖则窍开，易招风寒。食无太饱，饱则伤神，有碍胎产。饮无太醉，醉则乱性，子必淫暴，且酒散百脉，致成诸疾。凡一切药物，勿用酒煎为要。勿妄服汤药；勿妄用针灸；勿过劳力；勿多睡卧，须时时行步；勿登高厕；勿入产妇房；勿到丧亡家；勿进热闹场；勿登高涉险，恐倾跌有损；勿攀手向高取物，恐伤胎而子鸣腹中；勿看宰杀凶恶之事；勿看修造土木动工；勿看戏及鬼怪形像异物，看则心惊，子必癫痫；又勿多洗浴，洗浴过多，毛窍顿开，易受风寒，尤易堕胎。凡初受胎及临月，尤须禁戒。经云：刀犯者形必伤，泥犯者窍必塞，打击者色青黑，系缚者相拘挛，甚至母殒。验若反掌，可不戒哉！

五、胎前禁忌

（一）胎前饮食禁忌

受孕之后，食犬肉令子无声；食兔肉令子缺唇；食姜芽令子多指；食螃蟹令子横生；食羊肝令子多厄；食鳖肉令子项短缩头；食鲇鱼令子生疮蚀疮；食山羊肉令子多病；食野鸭肉令子倒生；食鸭卵令子心寒；食鸡肉鸡卵同糯米食，令子生寸白虫；食雀肉饮酒，令子多淫无耻，或生雀子斑；食诸般菌蕈，令子惊风而夭。他若麦芽、大蒜，最消胎气；薏米、苋菜，亦易堕胎；至于无鳞鱼驴马肉食之，过月难产；若生冷辛热煎炒油面等物，亦宜避忌，免后多病。只宜蔬饭薄粥，少佐肉食。

（二）胎前药物禁忌

附子　乌头　肉桂　桂枝桃仁　牡丹皮　槐花　牵牛　皂角　半夏　南星　大黄　牛膝　薏苡仁　木通　通草　瞿麦　莪术　三棱　芫花　常山　商陆　鬼箭羽　大戟　干漆　茅根　地胆　藜芦　王不留行　野葛　葵子蓖麻　巴豆　神曲　干姜　胡粉　水银　金银箔　代赭石硇砂　牙硝　芒硝　雄黄　雌黄　牛黄　麝香　蛇蜕　蟹甲爪　蜈蚣　蚖青　斑毛　水蛭　虻虫

按：以上各药，皆当禁忌。然半夏、神曲、干姜、薏仁之类，古方间有用之者。盖经有云：妇人重身，毒之何如？曰：有故无殒，亦无殒也。大积大聚，其可犯也，衰其大半而止，过者死。马玄台注云：妇人怀妊，谓之重身。然用毒药以治其病者，正以内有其故，则有病以当毒药，其子必无殒也。不惟子全，而母亦无殒也。但有大积大聚，或病甚不堪，不得不用此以犯之，止宜衰其大半而止，药投病自渐去。若过用其药，败损真气，而母子未必不损矣。由是而言，则用药者，可不慎欤。

六、安胎大要

（一）安胎在于清热养血

王节斋曰：调理妊娠，在于清热养血，白术补脾，为安胎君药；条实黄芩，为安胎圣药，清热故也。暑月宜加用之。

按：节斋之说，景岳驳之甚是。或热或寒，未可执一而定。愚以为审证用药，亦在乎佐使之得其宜耳，断无有执此二药，即足尽安胎之能事也。

（二）养胎以补脾为主

杨元如曰：至哉坤元，资生万物，腹中之气，坤土之事也。是以白术补脾，为养胎之圣药。冲任之血，原于肾藏之精，阳主施化，阴主成形，是以归、芎、熟地、乃胎产之神方。

（三）胎不安之数原因

徐东皋曰：胎有不安，而腰疼腹痛，甚则至于下坠者，未必不由于气血虚无所养而使之然也。夫胎之在腹，如果之在枝，枝枯则果落，固理之自然。妇人性偏恣欲，火动于中，亦能致胎不安而有坠者。大抵不外乎属虚属火。二者之间，清热养血之治尽矣。此外有二因动胎者，又不可不知也。有因母病动胎者，但疗母病则胎自稳，有因触伤动胎者，当以安胎药二、三剂而胎自安。

（四）安胎总论

叶天士曰：妊娠脾胃旺、气血充，则胎安产易，子亦多寿，何必服药。若气血衰，脾胃弱，而饮食少思，则虚症百出。或不妊或妊而屡坠，更或外感六淫、内伤七情，耗散真元，皆堕胎之由也。故参、术、条芩，乃安胎之圣药。芎、归、熟地，乃补血之良方。佐以苏叶、陈皮，可为常服之剂。妊成六月前，其胎尚未转运，茯苓性降，不宜多用；黄芪肥胎，岂可常加；香附虽胎喘宜加，久服则虚人有害，砂仁虽止呕定痛，多服亦动血行胎。历考丹溪之论，不过数言，安胎之方止于三、四，若欲加减医治，可以十全八九。

七、恶阻

（一）恶阻有虚实之分

张景岳曰：妊娠之妇，每多恶心呕吐，胀满不食，巢氏病源谓之恶阻。此症惟胃气弱而兼滞者多有之，或者嗜酸择食，或肢体困倦，或烦闷胀满，皆其候也。然亦有虚实不同，当辨而治之。

（二）恶阻宜健脾胃以安胎气

薛立斋曰：半夏乃健脾气，化痰滞之主药也。脾胃虚弱而呕吐，或痰涎壅滞，饮食少思，胎必不安。思半夏茯苓汤，倍加白术，以半夏、白木、茯苓、陈皮、砂仁，善能安胎气，健脾胃，予常用之验之矣。

（三）恶阻由于肝血太燥

傅青主曰：妇人怀娠之后，恶心呕吐，思酸解渴，见食憎恶，困倦欲卧，人皆日妊娠恶阻也，谁知肝血太燥乎。夫妇人受妊，本于肾气之旺也，肾旺是以摄精，然肾一受精而成娠，则肾水生胎，不暇化润于五脏。而肝为肾之子，日食母气以舒，一日无津液之养，则肝气迫索，而肾水不能应，则肝益急，肝急则火动而逆也。肝气既逆，是以呕吐恶心之证生焉。呕吐纵不至太甚，而其伤气则一也。气既受伤，则肝血愈耗。世人用四物汤治胎前诸证者，正以其能生肝之血也。然补肝以生血，未为不佳，但生血而不知生气，则脾胃衰微不胜频呕，犹恐气虚则血不易生也。故于平肝补血之中，加以健脾开胃之品，以生阳气，则气能生血，尤益胎气耳。或疑气逆而用补气之药，不益助其逆乎，不知妊娠恶阻，其逆不甚，且逆是因虚而逆，非因邪而逆也。因邪而逆者，助其气则逆增，因虚而逆者，补其气则逆转。况补气于补血之中，则阴足以制阳，又何虑其增逆乎？宜用顺肝益气汤。

八、胎气

（一）胎气上逆

张景岳曰：妊娠调理失宜，或七情郁怒，以致气逆，多有上逼之证。又叶氏曰：妊娠将养如法，则气血调和，胎安而产亦易，否则胎动气逆，临产亦难且危矣。治宜苓术汤加阿胶。

（二）胎气攻心

妊娠过食辛热毒物，热积胎中，以致胎儿不安，手足乱动，上攻心胞，母多痛苦，宜胜红丸。

（三）胎气喘息

妊娠过食生冷，兼有风寒客于胃肺，因而痰喘气紧，夜卧不安，宜紫苏安胎饮。

按：胎动气逆，有寒热虚实之不同，宜审辨之。

九、胎动

（一）胎动欲坠

张景岳曰：妊娠胎气伤动者，凡跌仆怒气、虚弱劳倦、药食误犯、房室不慎，皆能致之。若因母病而胎动，但治其母。若因胎动而母病，但安其胎。轻者转动不安，或微见血，察其不甚，宜速安之。

（二）胎动不安

凡妊娠二、三月，胎动不安者，盖因子宫久虚，气血两弱，不能摄元养胎，致令不安欲坠。急服安胎饮以保之。若先经堕过者，可先服大造丸，庶无半产之患，继服杜仲丸。

汤氏曰：半产多在三、五、七个月。如前次在几个月堕者，后必如期复然。故当追算，前三个月堕者，即于未堕半月前，先服清热养血固胎之药数帖，以补其虚。五月、七月堕者，亦于未堕半月前，预先服药，方保平安。此据受胎后夹热而言。盖三、五、七系阳月，缘火能销烁故也。

（三）胎动治法

叶氏曰：妇人受妊则碍脾，运化迟则生湿，湿则生热，热则血易动，血动则胎不安。犹风撼其木，人折其枝也。火能消物，造化自然之理。故胎之堕也，属虚属热者常多，治宜消热养血。若素惯半产者，宜金匮当归散；脾虚而血虚者，宜四圣散；肝肾虚而血热者，宜凉胎饮；肝脾虚而血热者，宜固阴煎。若素禀虚弱，或值天行炎热，或患热证，病愈后而胎有不安者，宜芩术汤。

十、胎漏

（一）激经胎漏尿血之不同

《医宗金鉴》云：妇人受孕以后，仍复行经者，名曰激经，为血有余。若孕妇无故下血，或下黄汁豆汁，而腹不痛者，谓之胎漏。若其胎已伤而下血者，其腹必疼。孕妇又有尿血一证，腹亦不痛，然与胎漏之证又不同。盖尿血出于溺孔，漏血出血人门，三者俱下血而各不同，治者不可不详辨也。

又云：激经与他证相兼者，不须用药，其胎壮子大，能食其血而经自停。若胎漏下血，多属血热，宜阿胶汤清之。其方即四物汤加阿胶、黑栀、侧柏叶、黄芩也。或漏下黄汁，或如豆汁甚多者，其胎干枯，必倚而堕，宜用黄芪汤。即黄芪二两、糯米一合，煎服。或银苎酒，即苎麻根、纹银煎酒服。若尿血，则是膀胱血热，宜四物汤加血余、白茅根，以凉之。

（二）胎漏由于胎气之强弱

张景岳曰：妊妇经血不固者，谓之胎漏。而胎漏之由，有因胎气者，而胎气之由，亦有二焉。余尝诊一妇人，脉见滑数，而别无风热等证。问其经水，则如常不断，但较前略少耳。余曰：此必受妊者也。因胎小血盛有余而然，后于三月之外，经水方止，果产一男。故胎妊之妇，多有此类。今常见怀胎七、八个月而生子者，但以血止为度，谓之不足月。然受胎于未止之前，至此而足，而实人所不知也。第此等胎气，亦有阴阳盛衰之辨。如母气壮盛，荫胎有余，而血之溢者，其血虽漏，而生子仍不弱，此阴之强也，不必治之。若父气薄弱，胎有不能全受，而血之漏者，乃以精血俱亏，而生子必萎小，此固阳之衰也，而亦人所不知也。凡此皆先天之由，若无可以为力者，然载培根本，岂果无斡旋之道乎。第见有于无之目，及转弱于强之手，为不易得，是乌可以寻常语也。至若因病而漏者，亦不过因病治之而已耳。

按：张氏所诊之妇人，即《金鉴》所云之激经也。

（三）胎漏由于癥痼之为害

《金匮》云：妇人宿有癥病，经断未及三月，而得漏下不止。胎动在脐上者，为癥痼害。妊娠六月动者，前三月经水利时，胎也。下血者后断三月，虾也。所以血不足者，其癥不去故也。当下其癥，桂枝茯苓丸主之。

娄金善曰：凡胎动多当脐，今动在脐上者，故知是癥也。

程林曰：有此癥病而怀胎者，虽有漏血不止，皆瘕痼之为害，非胎动漏之证。下其癥痼，妊娠自安。此《内经》所谓有故无殒，亦无殒也。

十一、胎前子病

（一）子气

妊娠三月之后，两足浮肿，其则自脚面肿至腿膝，饮食不甘，小水流利者，属经气为病，名曰子气，宜赤苓汤。若两足发肿渐至腿膝，或足指缝间出水，乃水气肿满之故，宜天仙藤散。若脾胃虚弱，佐以四君子汤未应，宜用补中益气汤。兼用散。若脾胃虚弱，佐以四君子汤未应，宜用补中益气汤。兼用逍遥散。

（二）子满

妊娠五、六月间，腹大异常，胸膈胀满，小水不通，遍身浮肿，名曰子满，此胞中蓄水也。若不早治，生子手足必然软短，形体残疾，或水下即死，宜鲤鱼汤。

（三）子肿

妊娠五、六月，遍身浮肿，腹胀喘促，高过心胸，气逆不安，小便不利者，属水气为病，名日子肿（俗名琉璃胎），此胎中有水也，宜防己汤。若面目虚浮，四肢作肿，宜全生白术散。未应，佐以四君子汤。若下部肿甚，宜补中益气汤，加茯苓三钱。若脾虚肿满，宜单氏白术散。若胎前浮肿，脾肺俱病者，宜五皮散。若湿热肿满，宜栀子散。

按：以上三条，俱系水湿为病，方药可以通用。

（四）子悬

妊娠四、五月，君相二火以养胎。平素火盛，以致胎气不和，逆上心胸，胀满疼痛，名曰子悬，宜紫苏饮，或子悬汤。若肝脾气血虚，而有火不安者，宜紫苏饮兼逍遥散。若脾虚而不安者，宜四君芎归汤。若胃热而不安者，宜加味四君汤。若脾郁而不安者，宜加味归脾汤。若胎动困笃者，宜葱白汤。

（五）子烦

妊娠五、六月，少阴君火以养精。六、七月，少阳相火以养气。平素火盛，或值天时炎热，内外之火相亢，而心惊胆怯，烦躁不安者，名日子烦。责之心虚有火，宜竹叶汤，或竹沥汤，甚则知母饮，或犀角散。若左寸微弱，宜柏子养心汤，调服安神丸。

（六）子嗽

妊娠四、五月咳嗽，五心烦热，胎动不安，名曰子嗽，宜服宜胎饮。若因外感风寒，喘息不食，宜桔梗散。若火盛乘金，胎气壅塞，宜兜铃散。痰多喘满，宜百合散。

（七）子晕

妊娠七、八月，忽然卒倒僵仆，不省人事，顷刻即醒，名曰子晕，宜葛根汤。亦有血虚，阴火炎上，鼓动其痰而眩晕者，宜葛根四物汤。亦有气血两虚而眩晕者，宜八珍汤。

（八）子狂

傅青主曰：妇人怀妊，有口渴汗出，大饮冷水，而烦躁发狂，腰腹疼痛，以致胎欲堕者，人莫不谓火盛之极也。抑知是何经之火盛乎？此乃胃火炎炽，熬煎胞胎之水，以致胞胎之水涸，胎失所养，故动而不安耳。夫胃为水谷之海，多气多血之经，所以养五脏六腑者。盖万物皆生于土，土气厚而物始生，土气薄而物必死。然土气之所以能厚者，全赖火气之来生也。胃之能化水谷者，亦赖火气之能化也。宜乎生土，何以火盛而反致害乎？不知无火难以生土，而火多又能烁水，虽土中有火，土不死，然亦必有水方不燥。使胃火太旺，必致烁干肾水，土中无水，则自润不足，又何以分润胞胎。土烁之极，火热炎蒸，犯心越神，儿胎受逼，安得不下坠乎？经所谓二阳之病发心脾者，正此义也。治法必须泄火滋水，使水气得旺，则火气自平，火平则汗渴躁狂自定矣。方用息焚安胎汤。

（九）子痫

妊娠中风，头项强直，筋脉挛急，口噤语涩，痰盛昏迷，癫痫发搐，不省人事，名曰子痫。轻则宜四物汤加黄芩、黄连以降火，半夏、陈皮以化痰，更加白术以燥湿强脾，名曰清痰四物汤。甚则角弓反张，宜羚羊角散。

（十）子疟

凡妊娠病疟，多由营卫虚弱，脾胃不足，或感风寒、或伤生冷，传为疟疾，名曰子疟。若热多寒少，及但热不寒，口苦舌干，大便秘涩，脉弦而数，宜醒脾饮。或寒多热少，及但寒不热，恶心头痛，面色青白，脉弦而迟，宜人参养胃汤。或元气虚弱，宜补中益气汤。或饮食停滞，宜加减六君汤。或邪盛食少，宜驱邪汤。

（十一）子啼

儿啼腹中，有声如钟，名曰子啼。盖母腹中有疙瘩，儿含口中，因母举手向高处取物，疙瘩脱出儿口，是以啼哭，如闻钟声。古方用黄连煎浓汁，令母呷服自止。又法撒钱于地，令妊母曲腰就地拾取钱文，则疙瘩仍入儿口，啼哭即止，此法更为至妙。

傅青主曰：妊妇怀胎，至七、八个月，忽然儿啼腹中，腰间隐隐作痛，人以为胎热之过也，谁知是气虚之故乎。夫儿之在胞胎也，全凭母气以化成，母呼儿亦呼，母吸儿亦吸，未尝有一刻之间断。至七、八个月，则母气必虚矣。儿不能随母之气以为呼吸，必有迫不及待之势。母子必相依为命，子失母之气，则拂子之意，而啼于腹中，似可异，而究不必异，病名子鸣，气虚甚也。治宜大补其气，使母之气与子之气和合，则子之意安，而啼哭亦息矣。方用扶气止啼汤。

（十二）子瘖

妊娠三、五月间，忽然失音不语，名曰子瘖，此胞之脉络绝也。盖胞络系于肾少阴之脉，贯肾，系舌本，故不能言。此非药可愈，待十月满足，子母分娩，则自能言，勿药可也。

（十三）子痢

凡妊娠下痢赤白，名曰子痢。此由生冷伤脾，郁积伤胃，以致湿热相干，气血凝滞。其湿热伤于气分，则下白积，伤于血分，则下红积，腹鸣后重，下痢频频。急投姜连丸治之。腹中疼痛，心下急满，宜当归芍药汤，或归芍汤更佳。

（十四）子淋

凡妊娠小便淋漓，此由调摄失宜，酒色过度，致令子宫气虚而然。又或下焦有热而闭塞者，名曰子淋。方用桑螵蛸为末，每服二钱，空心米饮汤下。又方用陈米淘浓汁服之。

按：此症由饮食无忌，热结膀胱者居多。汤氏用古芎汤，加木通、麦冬、人参、灯心、甘草、滑石治之。如清凉通利等药不效，即用补中益气汤，加净车前二钱。盖中气一提，则下窍自开，况车前利水通淋，一升一降。自必见效。

（十五）转胞

妊娠八、九月，小便不通，此气虚不能举胎，胎压脬胞，展在一边，胞系乖戾，水不能出，名曰转胞。胎若举起，悬在中央，胞系得疏，则水道自行，宜参术饮。若饱食后气伤胎系，系弱不能自举，而下压膀胱，尿闭腹肿者，宜参术二陈汤。又法：将妊妇倒竖起，财胎自坠转，其尿自出，亦妙。

十二、胎前内伤杂证

（一）胸膈满闷

凡妊娠因多怒气，胸膈满闷，或顺气耗气药服之太过，以致满闷益增者。宜散气消闷散治之。乌药、香附、枳壳、砂仁等，皆宜少用。

（二）胎惊心悸气促胀痛

凡妊娠心神怯悸，睡梦多惊，胁腹饱胀，过时连脐急痛，气促不安，此胎气既成，五脏安养已久，或因气闷，或因喧呼，致令胎惊。筋骨伤痛，四肢不安，急以大圣散治之。

（三）胎冷腹痛欲泻

凡妊娠胎冷腹胀，两胁虚鸣，脐下疼痛欲泻，小便频数，大便虚滑，皆由胎已成形，而多食瓜果生冷之物。或当风取京，受不时之气，致令胎冷，子身不安，皮毛刺痛，筋骨拘紧，母因有此病，急宜安胎饮治之。

（四）心烦腹胀身痛便涩

凡妊娠面赤，口干舌苦，心烦腹胀，百节酸痛，小便不通，此恣意饮酒，及食水果鱼肉一切腥擅热毒之故，以归凉节命饮治之。

（五）小腹虚胀闭滞

凡妊娠小腹虚胀，因饮食硬物伤胎，胎既受病，传于脾胃，胃气虚冷，下逼小肠。若奔豚腰重，或大便闭涩，两胁虚鸣，宜服胜金散，温中下气，胎自安矣。

（六）小腹重坠作痛

凡妊娠时作腹痛，小腹重坠，此缘气虚下陷，间有兼寒者，宜加味安胎饮治之。

（七）腰痛

妊娠腰痛，最为紧要。盖腰为肾之府，故腰痛酸急，为妊家之大忌。痛甚则堕，不可不预防也。然痛必有因，治之宜审其源。或因劳伤其经，宜小品芋根汤；或因挫间气滞，宜通气散；或因肾元虚损，宜青娥丸；若血虚荫胎，无以养肾，以致肾亏腰痛，宜猪肾丸；通治胎动腰痛，宜千金保孕丸。

（八）遍身刺痛喘满筋挛

凡妊娠遍身刺痛胀满，此由五脏不利，血气虚羸，因食生冷，或发热憎寒，唇白面青，筋脉拘挛，骨节酸疼，皮毛干涩，气急上喘，大便不通，呕吐频频，此危症也。急以平安散保之。

（九）因失血类中风证

凡妊娠因吐血、衄血，或被伤失血，蓦患口噤项背强直，类中风证。宜服加减安胎饮。

（十）头旋目晕痰壅将危

凡妊娠头旋目昏，腮项肿硬，此因胎气有伤，热毒上攻，太阳沉痛欲口区，背项拘急，致令眼晕生花，若加痰壅，危在片时。急以消风散治之。

（十一）两目不明头痛项肿

凡妊娠将临月，忽然两目不明，灯火不见，头痛项肿，不能转颈。此由常在火阁衣襟卧褥，伏热在内，服补药热物太过，致令胎热而肝脏壅极，风热上攻入脑，故见此症。急以天冬饮子治之。大忌酒蒜炙煿油腻辛热等物，否则眼不复明矣。

十三、胎前外感杂症

（一）外感风寒

凡妊娠外感风寒，浑身壮热，眼花头旋。此因风寒格于肌表，侵入脾胃，伤损荣卫，故憎寒发热，头痛眼痛，甚至心腹烦闷。不可妄投峻剂，只宜芎苏散，表其寒邪。

按：妇人天葵未行属少阴，已行属蹶阴，已绝属太阴，胎产病治厥阴者，溯化之源也。故《机要》曰：胎产病当从厥阴经论，毋犯胃气及上二焦，谓之三禁，不可汗，不可下，不可利小便是也。汗则痞满，下则伤脾，利小便则内亡津液，中州枯燥，故受孕三、五月时，不可用一毫辛散滑利之药，惟七、八个月后，倘有闭结，乃稍施以滑利之剂，故上云不可妄投峻药。

（二）伤寒

叶氏曰：妊娠伤寒，专以清热安胎为主，或汗或下，各随脏腑表里所见，脉见主治，勿犯胎气。故邪在表，治当汗之，宜香苏饮；邪在半表半里，治当和解，宜黄龙汤；邪在里，治当下之，宜三黄解毒汤。

按：王海藏治妊娠各病，俱以四物汤为君，各加他药二味，各曰六合，即治伤寒亦如之。

（三）中寒

叶氏曰：妊娠临月，忽感少阴风邪，恶寒蜷卧，手足厥冷者不治。盖少阴肾经，宜温不宜寒，今风寒入之，则命门大衰，而肾宫无非寒气，势必子宫亦寒。手足又厥冷，脾胃寒极之兆也，其死必矣。幸而胎未下，急以散寒救胎汤温之。若寒入肾宫，上侵心，下侵腹，其证必恶。心腹痛，手足厥逆，比较上证更为难治。盖肾之真水，心藉以养，肾之邪水，心得之亡。今肾感寒邪，挟肾水而上凌心，故心腹两相作痛，手足一齐厥逆，至急至危，非驱少阴之邪不可，宜回阳救产汤。张仲景曰：妊娠临月，忽感少阴证者，急以参术大剂温之，不应则死。愚按此证单用参、术尚非万全，倘用参、术不应，急加桂、附、干姜，无不应者。今定一方，名曰全生救难汤。凡感少阴风邪者，服之俱效。

（四）中风瘈疭

妊娠牙关紧闭，痰气壅满，不省人事，此过食生冷，兼当风坐卧所致也，宜排风饮。其或心腹疼痛，手足抽掣，面目青冷，汗出如雨，气欲绝，名曰瘈疭。此由劳动用力，有伤胎宫，肝风心火相炽也。盖心主脉、属火，肝主筋、属风，治宜平脉舒筋，兼养气血，宜钩藤汤。若亏损气血，宜八珍汤，加钩藤、炒山栀仁各一钱。

（五）中恶

妊娠忽然心腹疼痛，宜当归散、木香散，随证择用。若心腹绞痛，如鬼击之状，不可按摩，闷绝欲死，或衄血，或吐血，治宜调补正气，宜用忍冬藤（即金银花藤）煎汤服之，神效。或用熟艾煮汁频服俱效。

傅青主曰：妇人怀子在身，痰多吐涎，偶遇鬼神祟恶。忽然腹中疼痛，胎向上顶，人疑为子悬病也，谁知是中恶而胎不安乎。大凡不正之气，最易伤胎，故有孕之妇，断不可入庙烧香，与僻静阴寒之地，如古洞幽严，皆不可登。盖祟邪多在神宇潜踪，幽阴严洞，亦其往来游戏之所，触之最易相犯，不可不深戒也。况孕妇又多痰涎，眼目易眩，目一眩如有妄见，此招祟之因痰而起也。人云怪病每起于痰，其信然与。治法似宜以治痰为主，然治痰必至耗气，气虚而痰难消化，胎必动摇。必须补气以生血，补血以活痰，再加以清痰之品，则气血不亏，痰亦易化矣。方用消恶安胎汤。

（六）中暑

妊娠中暑，烦渴闷乱而胎不安，宜香薷饮。若烦热甚而多饮，加麦冬、黄芩、花粉、五味子、黑山栀各一钱。

（七）霍乱吐泻

妊娠霍乱，或邪在上胃脘，则当心痛而吐多；邪在下胃脘，则当脐痛而利多；邪在中胃脘，则腹中痛而吐利俱多。吐多伤气，利多伤血，邪击胎元，母命易殒。气血伤而无以养胎，子命易倾，此急症也，宜香苏饮。吐泻并作，先服六和汤，次服丹溪安胎饮。

十四、胎前应用各方

（一）安胎方

胎元饮　治妇人冲任失守，胎元不固。宜随证加减用之。或间日，或二、三日，服一剂。

人参随宜　当归、杜仲（盐水炒断丝）、白芍各二钱　熟地二、三钱　白术（炙）一钱半　炙甘草一钱　陈皮七分（无滞不用）

水煎，食远服。如下元不固，而多遗浊者，加山药、补骨脂，五味子各一钱。气分虚甚者，倍白术，加蜜炙黄芪一钱（芪、术气浮，能滞胃口，倘胸膈闷不快者，须慎用之）。虚而兼寒多呕者，加炮姜七、八分或一钱。虚而兼热者，加黄芩一钱半，或加生地二钱，去杜仲。阴虚小腹痛，加枸杞二钱。多怒气逆者，加香附七分，或加砂仁七分。若有所触而动血者，加炒川续断，阿胶（炒珠）各一、二钱，生姜三、五片。

芎归补中汤　治妊娠气血两虚半产。

川芎、当归、黄芪（蜜炙）、白术（蜜炙）、人参、白芍（炒）、杜仲（盐水炒）、五味子（炒）、阿胶（蛤粉炒珠）、艾叶各一钱　甘草（炙）五分

泰山磐石散　治妇人气血两虚，或肥而不实，或瘦而血热，屡有坠胎之患。

人参、黄芪（蜜炙）、当归、川续断（炒）、黄芩各一钱　川芎、白芍、熟地黄各八分　白术（蜜炙）二钱、甘草（炙）、砂仁各五分　糯米一钱

如有热者，倍黄芩，少用砂仁；胃弱者，倍砂仁，少用黄芩。

千金保孕丸　治妊妇腰背痛，善于小产。

杜仲四两（同糯米炒，去丝）　川续断二两（酒洗）

上为末，山药糊丸，桐子大。每服八、九十丸，空心米饮下，忌酒、醋，恼怒。

保胎无忧丸

党参（饭上蒸三次）、白术（蜜炙）、当归（酒炒）各四两　熟地黄（酒蒸）六两　茯苓（乳蒸三次）、山药（乳蒸三次）、杜仲（姜汁炒断丝）、白芍（酒炒）各三两　川芎（炒黑）二两　续断（酒洗晒干）五两　子芩（酒炒）、砂仁

（炒另研细末）、甘草（蜜炙）各一两　糯米（炒）五两

为末，蜜丸。每服三钱，白滚汤下，早晚各一服。

安胎饮　治妊娠血虚气滞，以致胎气不安，或腹微痛，或腰痛，或饮食不美。凡妊娠五、六个月，宜服数帖，可保生产。

人参五分　白术（炒）一钱　陈皮五分　甘草三分　当归一钱川芎八分白芍（炒）七分　砂仁（炒）六分　香附（炒）六分　条芩（炒）一钱紫苏一钱

大造丸　妊娠服此，可免半产。

紫河车（一具泔水洗净炙酥）　枸杞子一两　人参一两五钱　当归二两（酒拌）　天冬一两　益智仁（炒）一两　茯苓二两　五味五钱熟地（姜炒）二两川膝（酒蒸）五钱　山药（炒）八钱　菟丝子（盐水炒）四两　川柏（盐水炒）一两

为末，蜜丸如桐子大，白汤下五十丸。或以猪肚治净煮拦，代替河车，以杜仲代牛膝。

（二）恶阻方

半夏茯苓汤（良方）　治妊娠脾胃虚弱，饮食不化，呕吐不止。

半夏（泡，炒黄）、陈皮、砂仁（炒）各一钱　白茯苓二钱　甘草（炒）五分

加姜、枣、乌梅，水煎服。或加白术一钱更佳。

茯苓丸　治妊娠烦闷头晕，闻食吐逆，或胸膈痞闷。

赤茯苓、人参、桂心、炮姜、半夏（泡、洗，炒黄）、橘红各一两白术（炒）、甘草（炒）、枳壳（麸炒）各二两

上为末，蜜丸，桐子大。每服五十丸，米饮下。

四味白术汤（良方）　治妊娠胃虚，恶阻吐水，甚至十余日水浆不入。

白术（炒）一钱　人参五分　甘草（炒）、丁香各二钱

姜水煎服。

竹茹汤　治孕妇呕吐不止，恶心少食，服此止呕清痰。

竹茹弹子大一丸　陈皮、半夏、茯苓各半钱　生姜二钱

乌附汤　治孕妇恶心阻食，养胃调和元气。

乌药、制香附、白术（土炒）、陈皮各一钱人参、炙甘草各八分

顺肝益气汤（傅）　治恶阻气逆血燥。

人参、当归（酒洗）、苏子（炒研）、白术（土炒）各一钱　茯苓一钱半
熟地三钱　白芍（酒炒）一钱半　麦冬二钱　陈皮五分　神曲一钱

（三）胎气方

芩术汤　治胎气上逼。

子芩三钱　白术（蜜炙）一钱五分　加阿胶（炒珠）一钱更佳

如有风邪，加干姜、豆豉各一钱；寒加葱白三钱；热加天花粉一钱；寒热加
柴胡一钱。若项强加葱白三钱；温热腹痛加白芍一钱；腹胀加厚朴一钱；下血加
熟艾、地榆各一钱；腰痛加杜仲（盐水炒）一钱；惊悸加黄连一钱，烦渴加麦冬
一钱，乌梅一个；思虑太过加茯神一钱；痰呕加旋复花、川贝母各一钱，或酌用
半夏曲一钱；劳役加黄芪一钱；气喘去白术加香附一钱；便燥加麻仁一钱；素惯
难产加枳壳、苏叶各一钱；素惯坠胎加杜仲一钱；若素血虚，加川芎、当归各二钱。

胜红丸　治胎气攻心。

红花子（研去油）十粒　百草霜一钱

为末，粳米糊丸，葱汤下。

紫苏安胎饮　治胎气喘急。

紫苏、枳实（麸炒）、大腹皮、桔梗、贝母、知母、桑白皮、当归各八分
甘草、五味子、石膏（煅）各三分

（四）胎动方

金匮当归散

黄芩、白术（蜜炙）、当归、川芎、白芍各一两

为末，每服三钱，米饮调下。

四圣散　治脾虚血热而胎动者，并治漏胎下血。

条芩　白术（蜜炙）　砂仁（炒）　阿胶（炒珠）

上各等分，研极细末，每服二钱，蕲艾煎汤调服。若改散为汤，砂仁用当减半。

凉胎饮　治胎热不安。

生地黄、白芍各二钱　黄芩、当归各一钱半　甘草七分枳壳（炒）、石斛各
一钱茯苓一钱五分如热甚者加黄柏。

固阴煎（方见血崩）

芩术汤（方见前）

决津煎（景岳）　治孕妇腹痛血多，腰酸下坠，势有难留者，用此下之。

当归三、五钱或一两　泽泻一钱半　牛膝二钱　肉桂一、二、三钱熟地二、三钱或五、七钱　乌药一钱（如气虚者不用亦可）

若下死胎，加朴硝。

（五）胎漏方

阿胶汤　治胎漏下血。

阿胶（炒）、黑栀、侧柏叶、黄芩、熟地或用生地、白芍　川芎、当归等分

煎服。

黄芪汤　治漏下黄汁，或如豆汁甚多者。

黄芪二两　糯米一分

煎服。

银苎酒

苎麻根　纹银

酒煎服。

加味四物汤　治尿血。

熟地、白芍、川芎、当归、血余、白茅根等分

煎服。

二黄散　治漏下血虚。

生地、熟地各等分

上为末，每服三钱，煎白术枳壳汤下。

续断汤（良方）　治妊娠下血尿血。

当归、生地黄各二两　川续断，赤芍各五钱

上为末，每服二钱，空心用葱白煎汤调下。

枳壳汤　治胎漏下血，并治恶阻。

枳壳（炒）、黄芩（炙）各半两　白术（炒）一两

上为末，每服一钱，白汤下。

加味枳壳汤　治胎漏劳役下虚。

枳壳（炒）、黄芩（炒）、生地黄各五分　熟地黄、白术各钱

水煎服。未效，加当归一钱。

芎归补血汤　治胎漏气虚下坠。

黄芪（蜜炙）、当归、白芍、白术（蜜炙）各一钱半　阿胶（炒珠）、五味子（杵）、干姜（炮）各一钱　人参、杜仲（盐水炒断丝）、炙甘草各五分

补中益气汤　治脾胃虚弱，下血不止。

人参、黄芪（蜜炙）、白术（蜜炙）、甘草（炙）各一钱五分　当归一钱陈皮五分　升麻、柴胡各三分　姜三片　枣二枚

水煎，空心服。气陷倍加柴胡、升麻。

八珍汤（方见经候）

如气血两虚，胎漏不止，宜加阿胶一钱，蕲艾五分。

桂枝茯苓丸（金匮）　治孕妇有癥病，漏血不止，当用此丸下之。

桂枝、茯苓、牡丹（去心）、桃仁（去皮尖）、芍药各等分

上为末，蜜丸，如兔屎大，每日食前服一丸。不知加至三丸。

（六）胎前子病各方

赤苓汤　治子气。

厚朴（姜制）、陈皮（去白）各八分　苍术（米泔浸炒）一钱　炙甘草五分赤茯苓、桑白皮各一钱半　姜三片

水煎服。

天仙藤散　治水气肿满。

天仙藤（即青木香藤，洗略炒）、制香附、陈皮、乌药、甘草各一钱木瓜三片　苏叶四分　姜三片

煎服，日服二次。以愈为度。若脾胃虚弱，佐以四君子汤（人参、白术、茯苓、炙甘草各八分）。

补中益气汤（方见前）

逍遥散（方见治郁）

鲤鱼汤　治子满。

白术（蜜炙）二钱　茯苓一钱半　当归、赤芍各一钱　橘红五分鲤鱼一尾（不拘大小，去鳞脏，白水煮取汁）　生姜五片

上将鱼汁一盅半入药，煎至一盅，空心服，以水尽肿消为度。如胎死腹中，胀闷未除，须再服一剂。

防己汤　治子肿。

防己、亦茯苓、桑白皮、紫苏叶各一钱　木香五分　姜三片

水煎服。

全生白术散　治面目虚浮，四肢作肿。

白术（蜜炙）一两　生姜皮、大腹皮、陈皮、茯苓皮各五钱

为末，每服二钱，米饮调下。如未应，佐以四君子汤，即人参、白术、茯苓、炙草各一钱，煎汤调服。

单氏白术散　治脾虚肿满。

白术（蜜炙）、当归各二钱　人参一钱　川芎八分　大腹皮、茯苓各七分陈皮四分　甘草三分　姜三片

水煎服。如水泻致肿，加山药、扁豆、泽泻。

五皮散　治胎前浮肿，脾肺皆病。

大腹皮、桑白皮、茯苓皮、陈皮、生姜皮各等分　加木香少许

浓煎汁半盅，空心服。

栀子散　治湿热肿满。

山栀仁（炒）、萝卜子（炒）等分

为末，每服一钱，米饮调下。

紫苏饮　治子悬。

大腹皮二钱　川芎、陈皮（去白）、白芍（酒炒）、苏叶各一钱当归二钱人参、甘草各五分　姜四片　葱白三茎

水煎（一方有香附无人参）。如腹痛加木香、制香附各一钱；咳嗽加炒枳壳、桑白皮各一钱；热加条芩、淡竹茹各一钱；呕加砂仁、姜半夏各一钱；泻加茯苓、蜜炙白术各一钱。

子悬汤

人参一钱　当归身、白芍各二钱　黄芩、丹参、苏叶、陈皮、砂仁、香附（制）各八分　姜三片　葱白三茎

水煎服。

加味四君汤　治胃热不安。

人参、白术（蜜炙）、茯苓、枳壳（炒）、柴胡、黄芩、炒山栀各一钱甘草五分　姜三片　葱白三茎

水煎服。

加味归脾汤　治脾郁不安。

人参、黄芪、白术（蜜炙）、茯苓、枣仁各二钱　远志（制）、当归各一钱柴胡、山栀仁、枳壳（炒）各八分　木香、炙甘草各五分圆眼肉七枚

水煎服。

葱白汤

葱白二十七茎（煮汁饮之）

生胎即安，死胎即下，不效再服，此方神效之极，惟脉浮滑者宜之。《本草》云：通阳气安胎。

竹叶汤　治子烦，心虚有火者宜之。

白茯苓二钱　麦冬（去心）、黄芩各一钱半　淡竹叶七片　灯心十茎

若气虚烦热，加熟地、当归、白芍、川芎各一钱；若气虚烦躁，加人参、白术、炙草各一钱。

竹沥汤

赤茯苓山两，以水一盅煎至七分，去滓，人竹沥一杯，和匀服。

又竹沥一味，细细饮之，亦妙。

知母饮　治烦热。

知母、麦冬（去心）、生黄芪、甘草各一钱　子芩、赤茯苓各一钱半

水一盅半煎至七分，去滓，人竹沥一杯，温服。气虚加人参一钱；口渴加石膏一钱；热甚者加犀角五分。

犀角散　治烦躁火盛。

犀角（镑）五分　地骨皮、麦冬（去心）各二钱　茯神一钱半　条芩一钱甘草五分

柏子养心汤　治虚烦不寐。

生黄芪、麦冬、枣仁、人参、柏子仁各一钱茯神、川芎、远志（制）各八分 当归二钱　五味子十粒　炙甘草五分姜三片

水煎服。

安神丸（东垣）　治心神烦乱，发热怔忡不寐。

黄连（酒炒）一钱半　生地黄、当归身各三钱　炙甘草五分

上为末，蒸饼糊丸，如黍米大，辰砂二钱为衣，每服四个丸。

宜胎饮　治子嗽，烦躁不安。

干地黄（酒洗）三钱　当归身（酒洗）、麦冬（去心）各一钱半　白芍（酒炒）二钱　阿胶（蛤粉炒珠）、杜仲（盐水炒断丝）、川续断（盐水炒）、条芩，枳壳（麸炒）各一钱　砂仁（炒）三分

桔梗散　治外感风寒，子嗽喘急。

淡天冬（去心）、赤茯苓各一钱　桑白皮、桔梗、苏叶各五分麻黄（去节）三分　川贝母（去心杵）、人参、炙甘草各二分　姜三片

水煎服。（一方有杏仁无贝母）

兜铃散　治火盛乘金，胎气壅塞。

马兜铃、桔梗、人参、川贝母、炙甘草各五分　桑白皮、陈皮、大腹皮、苏叶各一钱　五味子四分（一方有枳壳，无人参，川贝母）

百合散　治痰多喘满。

百合、紫菀茸、川贝母、白芍、前胡、赤茯苓、桔梗（炒）各一钱　炙甘草五分　姜五片

水煎服。

葛根汤　治子晕。

葛根一钱二分　桂枝、麻黄（去节）各八分　白芍、甘草各六分姜三片枣二枚

水一盅半。先将麻黄、葛根煎至一盅，去沫入诸药，煎至七分温服。

按：眩晕多属肝风痰火，此方切勿轻用。

葛根四物汤　治血虚火炎，痰多眩晕。

熟地、当归、川芎、白芍各一钱　葛根、秦艽、防风各八分牡丹皮六分天麻五分

水煎，入竹沥一杯，和匀温服。

清痰四物汤　治子痫。

熟地黄二钱　白芍（酒炒）、黄芩（酒炒）各二钱半　当归、制半夏、陈皮、白术（蜜炙）各一钱　姜三片

水煎温服。

羚羊角散　治子痫，角弓反张。

羚羊角（镑）一钱独活、酸枣仁（炒）、五加皮、防风、当归（酒洗）、川芎、茯神、杏仁（去皮火炒）、薏苡仁各七分　木香、甘草各八分　姜三片

水煎，不拘时服。

息焚安胎汤（傅）　治腰腹疼痛，渴汗躁狂（即子狂）。

生地（酒炒）五钱　青蒿、白术（土炒）各二钱　茯苓、人参各一钱知母、花粉各一钱

醒脾饮　治子疟，热多寒少及但热不寒。

青皮、厚朴（姜汁炒）、白术（蜜炙）、草果、柴胡、黄芩、茯苓、炙甘草各五分

人参养胃汤　治疟来寒多热少，及但寒不热。

厚朴（姜制）、橘红各八分　苍术（制）一钱　藿香叶、草果、茯苓、人参各五分炙甘草三分姜七片　乌梅一个

水煎服。

加减六君汤　治疟来饮食停滞。

人参、白术（蜜炙）各八分　陈皮、苍术（制）、藿香叶各一钱茯苓、桔梗、炙甘草各五分姜三片

水煎服。

驱邪汤　治疟来邪盛食少。

高良姜、白术（蜜炙）、草果、橘红、藿香叶、砂仁、白茯苓各一钱　甘草五分　姜五片　枣二枚

水煎服。（一方有知母无高良姜）如有表邪，加苏叶八分，葱白五寸，或柴胡八分。

扶气止啼汤（傅）　治子啼。

人参、黄芪（生用）、麦冬（去心）各一钱　当归二钱　橘红五分甘草、花粉各一钱

滋肾丸　治子淋，血虚小便涩少。

知母（酒炒）、黄柏（酒炒）各一两　肉桂五钱

为末，水丸，梧子大，空心白汤下百丸。

五苓散（方见带下）

知柏四物汤　治肝肾虚热成淋。

熟地、当归、白芍、川芎、黄芩、知母、黄柏各一钱

清胃散　治胃热成淋。

生地一钱半　升麻、当归、丹皮各一钱　黄连一钱半

姜连丸　治子痢，腹鸣后重。

川连、白术、砂仁、阿胶、炮姜、川芎各一两　枳壳（炒）五钱乳香三钱（另研）

为末，加盐杨梅三枚，醋少许，打糯米糊丸，如桐子大，每服四十丸。白痢淡姜汤下，赤痢甘草汤下，赤白痢甘草生姜汤下。

香连化滞丸　治痢下初起，腹痛里急后重。

川连、条芩、白芍各一钱二分　厚朴（姜汁炒）、枳壳（炒）、青皮、陈皮、归身各八分　山楂肉一钱　生甘草、南木香各五分

当归芍药汤　治腹中疼痛，心下急满。

当归、白芍（炒）、枳壳（炒）、山楂（炒）各一钱　厚朴（炒）八分陈皮六分　木香三分（磨冲）　甘草四分　黄芩（炒）二钱

归芍汤

当归三分　白芍二钱（半生半炒）　广木香八分（切）　莱菔子二钱（炒研）槟榔十分（切）　枳壳八分　甘草五分　车前子一钱半山楂一钱半（砂糖炒）白痢加生姜　红痢加白糖

煎服。若积滞已清，而肠薄不止，加用川连丸，并阿胶、参、芪可也。

芩连红曲汤　通治子痢。

黄芩、黄连（姜汁炒）、白芍、甘草（炙）、橘红、红曲、枳壳（炒）、建

莲（去皮心）各一钱　升麻（炒）二分

当归黄芪汤　治久痢，腹痛小便涩。

当归（酒炒）、黄芪（蜜炙）各一两　糯米一合

参术饮　治转胞，水道不行。

人参、白术（蜜炙）、当归、熟地、白芍、川芎、陈皮、制半夏、炙甘草各二钱　姜三片　枣二枚

水煎服。服后，随以探吐，候气定又服又吐，以升提其气，上窍通而下窍自利也。

参术二陈汤　治气虚转胞，尿闭腹肿。

人参、白术（蜜炙）、当归、白芍、陈皮，半夏（姜制）、炙甘草各一钱

（七）胎前内伤杂症方

散气消闷散　治妊娠胸膈满闷。

人参一钱　白术（蜜炙）二钱　川芎三分　木香三分（磨汁）　苏叶、条芩（酒浸）、甘草各三分　姜三片

水煎服

大圣散　治胎惊心悸气促，胀痛不安。

当归（酒洗）、川芎、麦冬、茯苓各二钱　绵芪（蜜炙）、人参、木香、炙草各五分　姜三片

水煎服。

益荣汤　治血少神虚而心不宁者。

酸枣仁、远志肉、黄芪（蜜炙）、柏子仁、当归、人参、茯神、白芍各一钱　紫石英（煅研）、木香各八分　甘草三分

安神丸　方见前。

安胎和气饮　治胎冷腹痛欲泻。

诃子（煨）、白术（土炒）各一两　橘红、白芍、木香各三钱　良姜（炒）二钱　炙草三钱　姜二片　陈米一撮

分三次服，忌生冷。或加母丁香五分，以去瓜果之积。

归凉节命饮　治心烦腹胀，百节酸痛，小便闭涩。

荸根、白芍、当归、川芎、麦冬各一钱　白术一钱半　砂仁五分　甘草六分

糯米一撮

如中酒者加葛根一钱；积食者，加山楂，麦芽各一钱；小便闭者，加赤苓、腹皮各一钱，以葱白为引。

加味安胎饮　治小腹重坠作痛。

白术（土炒）、熟地、归身（酒洗）各二钱　陈皮、苏梗、川芎、甘草各四分　砂仁五分　兼寒者加干姜五分

水煎服。或去干姜，加醋炒良姜七分，生绵芪一钱五分，母丁香四分。

小品芋根汤　治妊娠劳伤腰痛。

生地黄、芋根各二两　当归、白芍、阿胶（炒珠）、甘草各一两

水三盅煎二盅，去滓，入胶化开，每服一盅。

通气散　治挫闪气滞腰痛。

补骨脂（瓦上炒）一两

研末，空心先嚼胡桃肉一个，酒调下。

青娥丸　治肾元虚损腰痛。

补骨脂（炒）、杜仲（炒断丝）各四两　胡桃肉十三个（研）

蜜丸，酒下四钱。

猪肾丸　治肾亏腰痛。

猪腰子一对（劈开四片，去油膜，纳姜、制杜仲于内，合住线扎）

隔水蒸熟，焙干，入青盐二钱，共研末。蜜丸，空心淡盐汤下。

平安散　治妊娠遍身刺痛胀满。

厚朴（炒）一钱　陈皮一钱　熟地二钱　甘草（炙）八分　川芎一钱　木香一钱　煨姜三片　盐一撮

水煎服。

加减安胎饮　治失血类中风证。

人参、白术（土炒）、麦冬、归身（酒洗）、熟地、天麻各二钱　防风、荆芥各一钱　陈皮、甘草各五分　姜三片

水煎服。或加川贝母一钱，天竺黄一钱。

消风散　治妊娠头目眩晕，痰壅将危。

雨茶、甘菊、羌活、石膏（煅）、当归（酒洗）、羚羊角、川芎、白芷、荆芥、

防风各一钱　甘草八分　姜

　　煎服。

　　天冬饮子　治两目不明，头痛项肿。

　　天冬、荆芥各一钱半　当归（酒炒）、川芎、熟地、白芷（炒）、茯苓、知母各二钱人参六分　五味子十四粒　防风、茺蔚子各一钱

　　（八）胎前外感杂症方

　　加味芎苏饮　治外感风寒，身热眩晕6

　　紫苏、羌活、陈皮、麦冬各一钱　川芎、白芍各八分　干姜、甘草各五分生姜二片

　　水煎服。惟胎前宜清凉，干姜慎用。

　　香苏饮　治妊娠伤寒，勿论日数，但觉恶寒头痛，此方治之。

　　香附、紫苏各二钱　陈皮一钱　甘草五分　生姜三片　葱白五茎

　　水煎服。如头痛加川芎、白芷各一钱。如得肝脉，外证善洁，面青善怒，其三部脉浮而弦，恶寒里和（谓二便自调也），加羌活、防风各一钱。（谓肝生风是胆受病也）如得心脉，外证面赤，口干善笑，其三部脉浮而洪，恶寒里和，加黄芩、石膏各一钱五分。（谓心主热是小肠受病也）如得脾脉，外证面黄，善噫善思，其脉尺寸浮而缓，恶寒里和，加白术，防己各一钱。（谓脾主湿是阳明胃受病也）如得肺脉，外证面白，善嚏善悲，不乐欲哭，其脉尺寸浮而涩，恶寒里和，加黄芪、防风各一钱。（谓肺主燥是大肠受病也）如得肾脉，外证面黑善怒，其脉尺寸浮而濡，恶寒里和，加制附子一钱。（盖肾主寒是膀胱受病也。按：附子犯胎禁，须酌用之。）

　　黄龙汤　治妊娠伤寒，得之三、五日后，外发热恶寒，内烦渴引饮，小便赤涩。治宜和解。

　　柴胡二钱　黄芩一钱半　人参、甘草各一钱　姜三片　枣二枚

　　水煎服。如寒热往来，无汗口干，加葛根二钱，去枣，入葱白三茎。头痛不止，加川芎、白芷各一钱，去枣，入葱白三茎。发热有汗，口渴，加白术、花粉各钱半。脉浮大有力，大热大渴，本方去姜、枣，合人参白虎汤（即人参二钱　石膏五钱　知母二钱　生甘草一钱粳米一撮）。心烦不卧，加茯苓、麦冬各一钱；呕哕加茯苓、姜半夏各一钱，去枣；胸膈胀满，加川芎炒黑、枳壳麸炒、制香附各

一钱；大便闭结，加大黄五分，利则止，不利加至一钱，以利为度。

三黄解毒汤 治妊娠伤寒五、六日后，发热烦渴，小便赤、大便秘，六脉沉实，宜下之。

大黄、黄连、黄芩、黄柏、黑山栀各等分

各随五脏脉证加减。如得沉弦有力之肝脉，内证烦满消渴，倍山栀仁，加当归一钱半，甘草五分；得沉数有力之心脉，内证烦躁闷热，倍黄连，加麦冬一钱；得沉缓有力之脾脉，内证腹痛膜满，谵言妄语，倍大黄，加枳实、制厚朴各钱；得沉滑有力之肺脉，内证喘咳胸满多嚏，倍黄芩，加桔梗五分，葶苈子一钱；得沉实有力之肾脉，内证下重足肿，寒而厥冷，倍黄柏，加熟地一钱，干姜五分。

散寒救胎汤 治妊娠中寒，心腹痛，手足厥逆。

人参一两　白术（蜜炙）二两　肉桂、干姜（炒）、炙甘草各一钱

全生救难汤（叶氏）　治感少阴风邪危急之证。

人参、白术（蜜炙黄）各一两　附子（泡）一两　炙甘草五分

待微冷服。不应，加肉桂、泡干姜各一钱。

回阳救产汤 治少阴感寒，心腹作痛，手足厥逆。

人参、当归（酒洗）各一两　肉桂、干姜、炙甘草各一钱　白术（蜜炙）五钱

排风饮 治妊娠中风痰迷。

麻黄（去节）　白术（蜜炙）　防风　甘草　杏仁（去皮尖）　川芎　白藓皮　当归　独活茯苓姜三片枣一枚

水煎服。

钩藤汤 治中风瘛疭。

钩藤钩、当归、人参、茯神、桔梗各一钱半　桑寄生五分

如风热加柴胡、黄芩、白术、炒山栀；风痰上涌，加竹沥、胆星、制半夏；风邪急搐，加全蝎、制僵蚕；烦热加石膏一钱半；临产加桂心五分。

当归散 治妊娠中恶，心腹疼痛。

当归、川芎、丁香各三两　青皮二两　吴茱萸五钱（桔梗汤泡炒黑）

共研细末，每服一钱，温酒调下。

木香散 治中恶腹痛。

木香、枳壳（麸炒）各七钱半　生地黄二钱

为末，温酒调服一钱。

苦梗散　治中恶。

苦桔梗（微炒）一两　生姜五钱

水煎服。

消恶安胎汤（傅）　治妊娠中恶，痰多吐涎，腹中疼痛，有如鬼击。

当归（酒沉）、白芍（酒炒）各一两　白术（土炒）、茯苓各五钱　人参三钱　甘草一钱　陈皮五分　花粉三钱　苏叶、沉香（研末）各一钱

香薷饮　治妊娠中暑。

香薷二钱　厚朴（姜制）、白扁豆（炒）各一钱

若烦热甚而多饮，加麦冬、黄芩、花粉，五味子、黑山栀各一钱。

香苏饮（方见前）　治霍乱吐泻。

如转筋加木瓜一钱；胎动加蜜炙白术一钱。夏加黄芩一钱；冬加人参、白术各一钱。

六和汤　治吐泻并作。

扁豆二钱　人参、木香各一钱　半夏（姜制）七分　杏仁（去皮尖）十粒（捣）　陈皮、藿香、甘草各四分　姜三片　枣二枚

水煎服。

丹溪安胎饮　治妊娠霍乱。

人参一钱　川芎、条芩各八分　白术（蜜炙）、当归、熟地黄各二钱　紫苏、陈皮、甘草各四分砂仁三分　姜、枣为引

水煎服。

卷三　保卫临产秘诀

一、临产大要

（一）临产有六字真言

一曰睡，二曰忍痛，三曰慢临盆。

（二）欲产时之试验

薛立斋曰：欲产之时，觉腹内转动，即当正身仰睡，待儿转身向下，时时作痛，试捏产母手中指节，或本节跳动，方与临盆即产矣。

（三）生产自有时候

《大旨》曰：大凡生产，自有时候。未见时候，切不可强服催生药，切不可坐早，及令稳婆乱动手。

（四）临产试痛

初觉腹痛，先自家拿稳主意，要晓得此是人生必然之理，极容易之事，不必惊慌。但看痛一阵不了，又痛，一连五十阵，渐痛渐紧，此是要生。方可与人说知，以便伺候。若痛得慢，则是试痛，只管安眠稳食，不可乱动。此处最要着意留心，仍是第一关头，不可忽略。若认作正产，胡乱临盆，则错到底矣。

（五）临产以忍痛为主

此时第一要忍痛为主。不问是试疼、是正产，忍住疼，照常吃饭睡觉。疼得极熟，自然易生。且试疼与正生，亦要疼久，看其紧慢，方辨得清。千万不可轻易临盆，坐草揉腰擦肚，至嘱至嘱。再站时宜稳站，坐时宜稳坐，不可将身左右摆扭，须知此处要自家作主也。他人替不得，与自家性命相关，与别人毫无干涉。

（六）临产以睡为第一妙法

到此时必要养神惜力为主，能上床安睡，闭目养神最好。如不能睡，暂时起来，或扶人缓行，或扶桌站立片时，疼若稍缓，又上床睡，总以睡为第一妙法。但宜仰睡，使腹中宽舒，小儿易于转动，且大人睡下，小儿亦是睡下，转身更不费力。盖大人宜惜力，小儿亦宜惜力。以待临时用之，切记！切记！

（七）临盆不可太早

无论迟早，切不可轻易临盆用力，切不可听稳婆说孩头已在此，以致临盆早了，误尽大事。此乃天地自然之理。若当其时，小儿自会钻出，何须着紧。因恐小儿力薄，其转身时，用力已尽，及到产门，不能得出，或亦有之。宜稍用力一阵助之，则脱然而下。盖此时瓜熟蒂落，气血两分，浑身骨节，一时俱开，水到渠成，不假勉强，及至生下，即产母亦不知其所以然矣。

（八）临产切勿妄自用力

或曰：大便对亦须用力，如何生产不用力？不知大便呆物，必须人力，小儿自会转动，必要待其自转，不但不必用力，正切忌用力。盖小儿端坐腹中，及至生时，垂头转身向下，腹中窄狭，他人有力难助。要听其自家慢慢转身到产门，头向下，脚向上，倒悬而出。若小儿未曾转身，用力一逼，则脚先出，以为诧异，且赠之美名曰：脚踏莲花生。或转身未定时，用力一逼，则横卧腹中，一手先出，又名之曰讨盐生。即或转身向下，略不条直，用力略早，亦或左或右，偏顶腿骨而不得出。不知此等弊病，皆是时候未到，妄自用力之故。奉劝世人，万万不可用力。然亦非全不用力，但当用力，只有一盏茶时耳，其余皆不可乱动者也。即如大便未到其时，纵用力亦不能出，而况于人乎。

（九）用力只有一盏茶时

或问：何以知此一盏茶时而用力乎？曰：此时自是不同。若小儿果然逼到产门，则浑身骨节疏解，胸前陷下，腰腹重坠异常，大小便一齐俱急，目中金花爆溅，真其时矣。当于此时临盆，用力一阵，母子分张，何难之有？

（十）欲产不出不妨安睡

或曰：早一时断乎不可动矣，不知迟了一时，可不妨否？曰：不妨。若果当其时，必无不出之理。然或偶有不出者，则是小儿力尽，不能得出，宜令产母上床安睡，使小儿在腹中亦安睡歇力，少顷自然生矣。

或曰：倘或儿到产门，而大人睡下，岂不有碍？曰：更好。盖小儿向下时，而大人坐立，则小儿倒悬矣，岂能久待。今大人睡下，儿亦睡下，有何妨碍。又曰：倘或闷坏奈何？曰：他十个月不闷，今乃闷乎？

（十一）临产用药只有二方

或问：服药有益无损否？曰：有。只须加味芎归汤、佛手散。二方用之不尽矣。盖胎时全要血足，血一足，如舟之得水，何患不行。惟恐产母血少，又或胞浆早破，以致干涩耳。今二方皆大用芎归，使宿血顿去，新血骤生，药味易得，随地皆有。且使身体健壮，产后无病，真正有益无损。

此皆先贤洞明阴阳之理，制此神丹，以利济天下后世。奈世人贵耳贱目，以为平常而不用，必求奇怪之药，如兔脑丸回生丹，皆耗气破血之剂，服之安得无损？只要奇怪，不论损益，岂不可叹！

（十二）产脉辨生死之法

《脉要》曰：欲产之脉，必见离经，或沉细而滑，夜半觉痛，来朝日中必娩。新产之脉，缓滑为吉。若实大弦急，近乎无胃，凶危之候。或寸口涩疾不调，恶证立见。惟宜沉细附骨不绝，虽剧无恙。

潘硕甫曰：临产气血动荡，胎胞迸裂，与常经离异，必有水先下，俗谓胞浆养胎之液也。水下则胞裂而产。及已产，气血两虚，脉宜缓慢。缓则舒徐，不因气夺而结促，滑则流利，不因血去而枯涩，均为吉兆也。着实大弦牢，非产后气血两虚所宜，实为邪实，大为邪进，弦为阴敛，宣布不能，牢为竖着，皆相逆之脉也。

二、保产须知

（一）产室宜寒温适中

《医宗金鉴》云：产室之内，四时俱要寒温适中。若大热大寒，均不相宜。夏月必须清凉，勿令炎热，致产母中暑晕迷。冬月必须温暖，勿令寒冷，以致血凝难产。

（二）冻产

冬月寒冷，产母经血得冷则凝，以致儿不能生下，此害最深。若冬月生者，下部切不可脱棉衣，并不可坐卧寒处。当满房着火，常有暖气，令产母背身向火，令脐下腿膝间常暖，血得热则流行，儿便易生，名曰冻产。

（三）热产

时当夏令，威焰酷烈，产妇要温凉得所，亦不得恣意取凉，伤损胎气。又不可房中人多，热气逼袭产母，使产母血沸，发热头痛面赤，昏昏如醉，乃至人事不省，此名热产。

（四）惊生

《医宗金鉴》云：产房之内，不可人多，人多则语声喧哗，产母之心必惊。惊则心气虚怯，至产时多致困乏，号曰惊生。有如此者，须急急摒出，只留服役一二人，使寂静而无嘈杂之声，则母心始安，安则其胎亦宁静矣。

（五）伤产

妇人怀胎，未产一月之前，忽然脐腹疼痛，有如欲产之状，却仍无事，是名试胎，非正产也。但未有正产之候，切不可令人抱腰，亦不可令产母乱动用力。若儿身未顺，才方转动，便教产母虚乱用力，使儿错路，或横或倒，不能正生，皆缘产母用力未当之所致也。直待儿身顺，临逼产门，方始用力一送，令儿下生。若未有正产之候，而用力太早，并妄用催生药饵，令儿生下，此名伤产。

三、难产

（一）临产有难产之患

世间有难产者，或因母太虚，胎养不足，血气不完；或母病伤寒之后，热毒伤胎；又或夫妇同房太多，以致欲火伤胎；平日过食椒姜煎炒热物，火毒伤胎；以及跌仆损伤，皆致难产，多令胎死腹中。除此之外，无难产者矣。若误用力，已致横生倒产，急令安睡，用大剂加味芎归汤服之。将手缓缓托入，再睡一夜，自然生矣。若到此时，仍不许他睡，又或动手动脚，乱吃方药，吾末如之何矣。

吴本立曰：夫妇人临产，死生反掌，若善于救治者，实可以起死回生，稍不急救，多致夭枉。救之不得其法，药之不能应手，亦莫全其生也。将产努力过多，儿转未逮，以致胎落于胯不能育者；有因子横、子逆而难产者；有体肥脂厚，平素逸而难产者；有子壮大而难产者；有年长遣嫁，交骨不开而难产者；有胞水先破，胞内干涩而难产者；有胎死腹中而不下者，其腹冷舌黑可验；有胞中积水，其腹大异常，脉息细弱，名曰胞水。临产必去水斗余方产，其儿手足必软短残疾，盖水清其胎故也，早用去水之药，儿斯无恙矣。有儿下地，去血太多，产下即死者；有血上奔而昏晕，甚至呕血鼻衄者。如血晕不省者，急以醋炭搐鼻，即醒也。有子下而胞衣不下者，有败血灌满胞中者。如胞衣不下，须行去胞中血，则自下也。有因稳婆取胞，误伤内藏，轻则带疾，重则伤命，慎之慎之。大抵贫贱妇人生育极易者，以其劳役，胎气流动故也。富贵之家，厚养安逸，身体肥壮，每难生育也。

（二）难产由于安逸气滞

《大全良方》曰：妇人以血为主，惟气顺则血和，胎安则产顺。今富贵之家，过于安逸，以致气滞而胎不转。或为交合，使精血聚于胞中，皆致难产也。

（三）难产由于恐惧气结

许叔微曰：有产累月不下，服催生药不验，此必坐草太早，心惧而气结不行也。经云：恐则气下，惧则精怯，怯则上焦闭，闭则气还，还则下焦胀，气乃不行，得紫苏饮一服便产。

（四）难产由于胞中气血壅滞

郭稽中曰：产难者，因儿转身，将儿枕血破碎，与胞中败血壅滞，儿身不能便利，是以难产。急服胜金散，消其血则儿易生矣。

（五）难产由于胞破血干

陈无择曰：难产多因儿未转顺，坐草太早，或努力太过，以致胞衣破而血水干，产路滞而儿难下，宜先服催生如神散，以固其血。

（六）难产由于妊孕房事不谨

虞天民曰：或问丹溪所谓难产之妇，多是八、九个月内，不能谨慎，以致气血虚故也。其旨何与？曰：妇人有娠，不宜与丈夫同寝。今人未谙此理，至八、九月内，犹有房室，夫情欲一动，气血随耗，胎孕全赖气血培养，气血即亏，则胎息羸弱。日月既足，即欲分娩，折胞求路而出。胞破之后，胞中浆水，沛然下流，胎息强健者，即翻随浆而下，此为易产。胎息倦弱者，转头迟慢，不能随浆而下，胞浆既干，污血闭塞生路，子无所向，逐至横生逆产。急服催生药，逐去恶血，道路通达，庶速产也。

慎斋按：以上五条，序临产时有难产之患也。难产之由。在平时则有安逸气滞、有心恐气结、有房室不谨，在将产则有败血壅滞、有胞浆干涸、大要不外此数端也。

（七）治难产胞浆干令通上下之气

《大全》曰：胞浆先破，恶水来多，胎干不得下。先与四物补养气血，次煎浓葱汤，令稳婆洗产户，令气上下通畅。更用酥油，滑石涂产门，次服神妙乳砂丹，或葵子如圣散。

（八）治难产以顺气和血为主

《女科正宗》曰：难产有因母气血盛，胎肥而难产者；有因母气弱，血枯涩而难产者。悉是平时不善调摄，或七、八月犯房室，致污浊凝滞，不得顺生。大法以顺气和血为主；如浆干不下者，滋顺为主；污血阻滞者，逐瘀为主；如坐草用力早，胞水干者，滑胎散、神应散，连进大剂，如鱼得水，自然顺矣。

（九）治难产当补气养血为主

妇人有难产者，腹痛久而未产也。若恶露少者，虽久不妨，此胞水未破，俟胞水行时自产。若遇腰痛甚者，将产也。盖肾候于腰，胎击于肾故也。如胞水先破，恶露行尽，累日不能下者，当补养气血，慎不可用破血耗气之药。急用佛手散，加人参二、三钱，入童便调服。此取纯阳生气，切不可停冷，冷则生气去，而无益于治。如气滞逆上，频以白色童便灌之。气虚不能驾驭其胎而上逆者，独参汤加童便服之。甚至昏晕吐沫，搐捏谵语，急控顶发，抉开牙齿，以童便灌之，稍迟则不救。

四、正产

（一）正产之状况

娄全善曰：妇人怀胎，十月满足，忽腰腹作阵，疼痛相攻，胎气顿陷，至于脐腹痛甚，乃至腰间重痛，谷道挺进，继之浆破血出，儿子逐生，此名正产。

（二）正产之时候

张景岳曰：凡孕妇临月，忽然腹痛，或作或止，或一、二日，或三、五日，胎水少来，但腹痛不密者，名曰弄胎，非当产也。又有一月前或半月前，忽然腹痛，如欲产而不产者，名曰试月，亦非产也。凡此腹痛，无论胎水来与不来，俱不妨事，但当宽心待时可也。若果欲生，则痛极连腰，乃将产也。盖肾系于腰，胞络系于肾故耳。又试掐产母手中指本节跳动，即当产也。此时儿逼产门，谷道挺进，水血俱下，方可坐草试汤，瓜熟蒂落，此乃正产之候也。

五、逆产

（一）横产

儿先露手臂，此由产未当先用力故也。儿身未顺，用力一逼，遂致身横，不能生下。当今产母安然仰卧，然后推儿，徐徐先推其手，令人直上，渐渐逼身，以中指抵其肩推上而正之，或以指攀其儿耳而正之。必须产母仰卧，以便推儿正之。候其儿身正，煎催生药盏服之，方可用力，令儿下生，此名横产。

（二）倒产

产母胎气不足，关键不牢，用力太早，致令儿不能回转，便直下，先露儿足。当令产母仰卧，令稳婆推其足，渐渐入内，不可令产母用分毫力，亦不得令其惊恐，务必安慰，使儿自顺，名曰倒产。

（三）偏产

儿身未正，产母用力一逼，致令儿偏拄左腿，或偏拄右腿，故头先露，偏拄一半，不能生下。当令产母仰卧，次令看生之妇，轻轻推儿近上，以手正儿头，令儿头正后，产母用力一送，即便生下。若小儿头后骨偏拄谷道，只露其额，当令看生之人，以绵烘热裹手于谷道外旁，轻轻推儿头端正，便令产母用力一送，儿即下也，此名偏产。

（四）碍产

儿身已顺而露其正顶，不能生下，盖因儿身回转，脐带攀其肩，因此露顶而不能生下。当令产母仰卧，令看生之妇，轻轻推上，徐徐引手，以中指按儿肩下，拨其脐带。仍须候儿身正顺，方令产母用力一送，儿即生下，此名碍产。

（五）坐产

欲临产时，高处系一手巾，令产母以手攀之，轻轻屈足坐定，令儿生下，非坐在物上也，此名坐产。

按：横产、倒产、偏产、碍产四法，若非稳婆精良妙手，不可依验此法，恐恣其愚蠢，以伤人命也。今世之横产逆生，手足先出者，以细针连刺儿手足，将盐擦其利处，即便缩上，俗谓讨盐生也。倒产者，往往随其足生下，名曰踏莲花生，并无后患，不必依前推足上法也。碍产者，往往脐带有缠在儿头顶上，则儿头自出在产户外，稳婆以指拨其脐带，从儿头顶过下之者。又有脐带缠住头顶一匝，而儿与胞衣一齐同下者，倘漫用前法，推入产门，转恐误事也。

（六）捧心生

吴本立曰：妊娠临产，有儿手捧母心不下者，多致母子俱亡。必用药引入心分，解开儿手，方得产下。盖儿手捏物最紧，药气一到，其手自软。急用猪心血，调乳香五钱，煮酒送下，儿手逐开。

（七）坐臀生

儿方出胞，气力不续，身未转运，却被产母用力一进，则儿臀先露，谓之坐臀生。亦宜推入，令服补气血之药，安卧静养，候其力转运，然后用力。

（八）背包生

儿出胞转身时，偶然脐肠盘于项上，牵系不能即下者，俗名背包生。亦宜推入，轻轻拨去，然后用力。

（九）浪脐生

儿出胞时，头必转向产门，自然正产。若无力转运，脚蹈胞衣，脐肠先出，谓之浪脐生。急令理清推入，稍俟气平，乘势就其脚下，不可推转久延，久则脐肠复下，便难收拾矣。

（十）盘肠生

人之二肠，俱有脂膜联络，间有生成无膜联络者，则产时其肠随儿而下，谓之盘肠生。须用漆器，以温汤涤净，务令温暖湿润，盛其所下之肠，浓煎黄芪汤浸之即上。切勿稍染尘垢及著干物，即不肯上而粘住断绝矣，全在稳婆精细为妙。

又法将产妇顶心发分开，用蓖麻子捣烂，贴产母顶上。其肠收上，即去之。

一法以蓖麻油润纸捻，点灯吹灭，将烟熏鼻中，其肠即上。

盘肠生是必母气血弱，因而下脱，当用大补气血之药，兼以升提，则肠自收矣。大剂参、芪、归，加升麻。

或问：盘肠生是何缘故？曰：是用力之过。盖因产母平时气虚，及到临时用力努挣，浑身气血下注，以致肠随儿下。一次如此，下次路熟，又复如此。若能等待瓜熟蒂落之时，何得有此怪异耶。

六、交骨不开

（一）交骨不开当助其血气

是因元气素弱，胎前失于调养，以致气血不能运达而然。当助其血气，补而开之。古法用加味芎归汤，大剂服之，或大剂人参、童便，入芎归剂中，助其血气，开合之功立致也。若见咬牙昏晕，急以热小便灌之，稍迟则无济矣。若元气不虚者，只用佛手散，小便服之。单用小便亦得，人参不必也。外以麻油调滑石末涂产门，交骨渐开。

（二）开骨之法

傅青主曰：妊妇有儿到产门，竟不能下，此危急存亡之时也。人以为胞胎先破，水干不能滑利也，谁知是交骨不开之故乎。盖产门之上，原有骨两块，两相关合，名曰交骨。未产之前，其骨自合，若天衣之无缝；临产之际，其骨自开，如开门之见山。妇人儿门之肉，原自斜生，皮亦横张，实可宽可窄可大可小者也。苟非交骨连络，则儿门必然大开，可以手入探取胞胎矣。此交骨为儿门之下关，实妇人锁钥之键。此骨不闭，则胎可直下；此骨不开，则儿难降生。然而交骨之能开能合者，气血主之也。血旺而气衰，则儿虽向下，而儿门不开；气旺而血衰，则儿门可开，而儿难向下。是气所以开交骨，血所以转儿身也。欲生产之顺利，非大补气血不可。然交骨之闭甚易，而交骨之开甚难。临产交骨不开者，多由于产前贪欲，泄精太甚，精泄则气血失生化之本而大亏矣。气血亏，则无以运润于儿门，而交骨粘滞不开矣。故欲交骨之开，必须于补气补血之中，而加开骨之品，两相合治，自无不开之患，不必催生，而儿自迅下，母子俱无恙矣。方用降子汤。

七、催生

催生大法

《大全》曰：催生大法，滑以流通涩滞，苦以驱逐闭塞，香以开窍逐血。气滞者行气，胞浆先破，血干者固血。

朱丹溪曰：催生只用佛手散，最稳当，又效捷。

产妇坐褥时，用达生散去芍药，加枳壳、黄杨脑、童便。然必待胞水破、腰痛甚，方与热服。不可太早，早则先行恶露，反致难产也。

八、试痛

（一）试痛时切勿妄动

或问：试痛何故？曰：儿到七、八个月，手足五官全备，已能动弹。或母腹中有火，或起居不时，令儿不安，以此大动而痛。此等十胎而五，不足为奇。只宜照常稳食安眠，一、二日自然安静。或痛之不止，用安胎药一、二服自止。此后近则数日，远则月余，甚至再过三、四个月才产。人多不知，轻易临盆，终日坐立，不令睡倒。或抱腰擦肚，或用手拖，或用药打，生生将儿取出，母则九死一生，儿则十胎九夭，惨不可言。世间难产，皆此故也。盖胎养不足，气血不全，如剖卵出雏，裂茧出蛹，宁可活乎。只说小儿难养，谁复根究到此。

又有受寒及伤食腹痛，不可不知。

或问：何以知其试痛？曰：只看痛法，一阵紧一阵者，正生也。一阵慢一阵者，或乍紧乍慢者，皆试痛也。

或问：伤食受寒，何以辨之？曰：伤食者，当脐而痛，手按之更痛，或脐旁有一硬处。寒痛多在脐下，绵绵而痛，不增不减，得热物而稍缓是也。

（二）试胎弄胎时之腹痛

《医宗金鉴》云：妊娠月数未足，时或腹中痛，痛定仍然如常者，此名试胎，宜养血以安其胎。若月数已足，腹痛或作或止，腰不痛者，此名弄胎，不宜轻动。二者均非正产之时，切勿躁扰疑惑，惟宜安静，以待其时。

九、子死腹中

（一）下死胎法

子死腹中者，或热病伤胎，或颠仆高坠，或惊动太早，或触犯禁忌，或胎肥气滞，恶露已尽，致胎干子死，身冷不能自出。须验产母面赤、舌青，腹中阴冷重坠，是其候也。然不若见紫、黑、红块血缕，尤为确矣。至若爪甲与舌俱青，腹胀气喘，口中臭气者，危矣。急令稳婆动手，以法下之，迟则不救。古法虽有童便调朴硝半两，及平胃散水酒煎，调朴硝，虚寒用理中汤倍参煎，调芒硝等法，然有时辄应，有时不应。良由产母元气盛衰不同，能行药力与不能行药故耳。亦有难产，有两儿一死一生者。《千金》用蟹爪一升，甘草二钱，阿胶三两，以流水先煮蟹爪、甘草，去滓，内阿胶烊化服之。血凝不下，加桂心三钱。药入，死者即出，生者即安，神验。此千金法，取蟹能散血，而瓜触之易脱，物类相感之应也。又有子死腹中，用黄牛尿涂母腹上，立出者。又有取灶心黄土为散，酒服三钱（匙）立出者。又有以夫尿煮沸服之者。又有以冬葵子半升，阿胶三两，煎服者。又有用甘草、肉桂、蒲黄、香豉，煎成，入鸡子一枚调服者。若冬月胎死坚硬，腹中觉冷，用香桂散加乌头及黑神散、黑龙丹，皆可应用。内外有邪者，五积散最宜。若死胎及胎衣恶血上逆，搐呕昏晕，用小便乘热灌之，但得一口下咽即止。若面赤舌青，子死母活；面青舌赤，母死子活；唇青吐沫，或面舌俱青，子母俱亡。又有以肉桂、当归、朴稍，下死胎者。

（二）子死产门不下宜助母气

傅青主曰：妇人有生产三、四日，儿已到产门，交骨不开，儿不得下，子死而母未亡者，服开骨之药不验，当有死亡之危。今幸而不死者，正因其子死而胞胎下坠，子母离开，母气已收，未至同子气俱绝也。治但救其母，而不必顾其子矣。然死子在产门，塞其下口，亦有致母死亡之道，宜用推送之法。补血以生水，补气以生血，使气血两旺，死子可出，而存母命也。倘徒用降子之剂以坠之，则死子未必下，而母气先脱矣，非救援之善者也。方用救母丹。

十、胞衣不下

（一）胞衣不出治法

脐肠坠断，恶露人胞，胀大不能出者，二味参苏饮，童便和服。壮实人失笑散，以消瘀血，甚则平胃散，加朴硝下之。

胞衣不下，古法用蛇脱一条，香油灯上烧，研入麝香为末，童便调服。或加薪艾、阿胶、苏木各一钱，麦芽末打糊为丸，名乌金丸。难产及死胎不出，俱童便服之。亦有单用蛇脱酥炙为末，童便下一钱匙者。千金治胞衣不出，胞烂喘息欲死，用牛膝汤服之即下。妊娠肥盛多痰，阻逆气道而致难产及子死胎干，或子下而胎衣不出，半夏为散，尿服方寸匙，连进三服，并用吹鼻取嚏，以激动开窍，大妙。

常见下死胎胞衣，用朴硝等，非惟不效，即使得下，胃气大伤，往往不能收功。丹方用蓖麻子肉研涂母右脚心，胞下即洗去，缓则肠亦出矣。令人以产妇头发入口作呕，胎衣自出，其法甚效。如不出，反逆上者，必死。

胞衣不下，血晕不醒，腹中刺痛，败血攻心，或眼闭口噤，或谵语狂言，困顿垂死者，以琥珀黑龙丹灌之，立效。

（二）产后胞衣不下属冷乘血涩

《大全》曰：儿产出，胞衣不落，谓之息胞。由初产时用力，儿出，身体已疲惫，不复能用力，产胞经停之间，外冷乘之，则血道涩，故胞衣不出。急以药治之。庶不妨害于儿，所因胞系连脐带，胞不下，即不得以时断脐浴洗，冷气伤儿成病。旧法胞衣不出，恐损儿，依法截脐。

（三）产后胞衣不下属血入胞中

郭稽中曰：胞衣不下者何？曰：母生子讫，流血入衣中，衣为血所胀，故不得下。治稍缓，胀满腹中，上冲心胸，疼痛喘急者，难治。服夺命丹，逐去衣中之血，血散胀消，胞衣自下。牛膝汤亦效。

（四）产后胞衣不下有虚实之分

薛立斋曰：胞衣不下有二：有因恶露入衣，胀而不能出；有因元气亏损，虚而不能出。恶露流入衣中者，腹必胀痛，用夺命丹，或失笑散，以消瘀血，缓则不救。元气虚弱，不能送下者，腹中不胀不痛，用保生无忧散，以固元气。

（五）产后胞衣不下急断脐带法

保庆方曰：妇人百病，莫甚于生产。产科之难，临产莫重于催生，既产莫甚于胞衣不下。惟有花蕊石散一药，最为紧要。更有一法，产讫，胞衣不下，停久，非待产母疲倦，又血流胞中，必致危笃，宜急断脐带，以物系坠，便血不潮人胞中，则胞衣自痿缩而下。只要产母安心，以物系坠之时，宜用心先系，然后断截。不尔，胞上掩心而死，慎之。

其法用粗麻线，将脐带系住，又将脐带双折，再系一道，以微物坠住，再将脐带剪断，过三、五日，自萎缩干小而下，累用有验。

按：以上四条，序产后有胞衣不下之证也。胞衣不下，有冷乘血凝，有血流衣胀，有元气虚脱，三症当分因用药，急治。如冬天严寒，风冷乘虚而入，胞冷血凝而不下，则当用夺命丹、牛膝散、桂附热药以下之。如血入胞衣胀满，恶露不下，则当用失笑散，逐血消瘀以下之。若元气虚弱，气血亏损而不能下，则当用无忧散、生化汤，以温补之。寒热虚实之际，不可不详审施治也。

十一、小产

（一）行房小产

傅青主曰：妊娠因行房颠狂，遂致小产，血崩不止，人以为火动之极也，谁知是气脱之故乎。大凡妇人之怀妊也，赖肾水以荫胎，水源不足则火易沸腾，加以久战不已，则火必大动。再至与酣颠狂，精必大泄，精大泄，则肾水益涸，而龙雷相火益炽，水火两病，胎不能固而堕矣。胎堕而火犹未息，故血随火而崩下，有不可止遏之势，人谓火动之极，亦未为大误也。但血崩本于气虚，火盛本于水亏，肾水既亏，则气之生源涸矣。气源既涸，而气有不脱者乎。此火动是标，而气脱是本也。经云：治病必求其本。本固而标自立矣。若只以止血为主，而不急固其气，则气散不能速回，而血何由止。不大补其精，则水涸不能遽长，而火且益炽，不揣其本，而齐其末，吾未见有能济者也。方用固气填精汤。

（二）闪跌小产

傅青主曰：妊妇有跌仆闪挫，遂致小产，血流紫块，昏晕欲绝者，人皆曰瘀血作祟也，谁知是血室损伤乎。夫血室与胞胎相连，如唇齿之相依，胞胎有伤，则血室亦损，唇亡齿寒，理有必然也。然胞胎损伤而流血者，其伤浅；血室伤损而流血者，其伤深。伤之浅者，疼在腹；伤之深者，晕在心。同一跌仆损伤，而未小产与已小产，治各不同。未小产而胎不安者，宜顾其胎，而不可轻去其血。已小产而血大崩，宜散其瘀，而不可重伤其气。盖胎已堕，血既脱而血室空虚，惟气存耳。倘或再伤其气，安保无气脱之忧乎。经云：血为营，气为卫。使卫有不固，则营无依而安矣。故必补气以生血，新血生而瘀血自散矣。方用理气散瘀汤。

（三）大便干结小产

傅青主曰：妊妇有口渴烦躁，舌上生疮，两唇肿裂，大便干结，数日不得通，以致腹痛小产者，人皆曰大肠之火热也，谁知是血热烁胎乎。夫血所以养胎也，温和则胎受其益，太热则胎受其损，如其热以烁之，则儿在胞胎之中，若有探汤之苦，难以存活。则必外越下奔，以避炎气之逼迫，欲其胎之不坠也得乎。然则血荫乎胎，则血必虚耗，血者阴也，虚则阳亢，亢则害矣。且血乃阴火所化，血日荫胎，取给刻不容缓，而火炽阴水不能速生以化血，所以阴虚火动。阴中无非火气，血中亦无非火气矣。雨火相合，焚逼儿胎，此胎之所以下坠也。治法宜清胞中之火，补肾中之精，则可已矣。或疑儿已下坠，何故再顾其胞，血不荫胎，何必大补其水。殊不知火动之极，以致胎堕，则胞中纯是团火气，此火乃虚火也。实火可泄，而虚火宜于补中清之，则虚火易散，而真火可生。倘一味清凉以降火，全不顾胞胎之虚实，势必致寒气逼人，胃中生气萧索矣。胃乃二阳，资养五脏者也。胃阳不生，何以化精微以生阴水乎，有不变为劳瘵者几希矣。方用加减四物汤。

（四）畏寒腹痛小产

傅青主曰：妊娠有畏寒腹疼，因而堕胎者，人只知下部大寒也，谁知是气虚不能摄胎乎。夫人生于火，亦养于火，非气不充，气旺则火旺，气衰则火衰。人之所以受胎者，受父母先天之真火也。先天之真火，即先天之真气以成之，故胎成于气，亦摄于气，气旺则胎牢，气衰则胎坠，胎日加长而气日加衰，安得不堕哉。况又遇寒气外侵，则内之火气更微，火气微，则长养无资，此胎之不能不堕也。使当其腹痛之时，即用人参、干姜之类，补气祛寒，则可以疼止而胎安。无如人拘于妊娠之药，禁而不敢用，因以堕胎，而仅存几微之气，不急救气，尚有何法。方用黄芪补气汤。

（五）大怒小产

傅青主曰：妊娠有大怒之后，忽然腹疼吐血，因而坠胎，及坠胎之后，腹疼仍不止者，人以为肝之怒火未退也，谁知是血不归经而然乎。夫肝所以藏血者也，大怒则血不能藏，宜失血而不当堕胎，何为失血而胎亦随堕乎？不知肝性最急，血门不闭，其血直捣于胞胎，胞胎之系，通于心肾之间，肝血来冲，必断绝心肾之路，胎因心肾之路断，胞胎失水火之养，所以堕也。胎既堕矣，而腹疼如故者，盖因心肾未接，欲续无计，彼此痛伤，肝气欲归于心，而心不受，欲归于肾，而肾不纳，故血犹未尽，而疼无已也。治法宜引肝之血，而入于肝，而腹疼自己矣。然徒引肝之血，而不平肝之气，则气逆而不易转，即血逆而不易归也，方用引气归血汤。

十二、临产应用各方

（一）催生之剂

达生散（丹溪） 治妊娠九个月，服数剂则易产。胎前之妙剂，催生之良方也。

人参一钱 白术、甘草（炙）五分 陈皮五分 大腹皮一钱 当归一钱二分 白芍药一钱 紫苏一钱 青葱五叶 黄杨脑七个嫩头

王晋三曰：达，小羊也。羊子易生，无留难也。昔湖阳公主，体肥难产，方士进瘦胎饮有验。后人因之变方甚多，然求药品中和，肥瘦之体皆可服者，莫若丹溪所制此方。人参、白术、甘草，补正气；陈皮、腹皮，疏气中之滞；当归、芍药，调营血；紫苏、青葱，通血中之壅，补泻合宜，气血调畅，自无难产之患；加黄杨嫩头，其树闰年不长，取其知止，催其产也。

瘦胎饮（即枳壳散） 治妊娠胎肥不转，在九个月服。

白术（炒）、黄芩各二两 枳壳八钱

为散，每服二钱，砂仁汤下。

束胎丸（丹溪） 妊娠八个月服。

白术三两 茯苓七钱五分 陈皮二肉 黄芩（酒炒）一两

粥糊丸，白汤下。

吴鹤皋曰：凡产难者，多由内热灼其胞液，以致临产之际，干涩而难，或脾气怯弱，不能运化精微，而令胞液不足。方用白术、茯苓益其脾土，土为万物之母也；用黄芩泻火而存胞液；陈皮辛利，能流动中气，化其肥甘，使胎气不滞，儿身不肥，此束胎之义也。

便产神方 治胎至九个月一服，产时再服，易于分娩，并可治血晕，血块、无乳等症。

名神验保生无忧散

当归（酒洗）一钱五分 川芎一钱三分 白芍（酒炒）一钱二分（冬月用一钱） 贝母一钱 荆芥穗八分 菟丝子（酒洗）一钱四分 厚朴（姜汁炒）七分 黄芪（蜜

炙）八分　枳壳（炒）六分　艾叶七分　甘草（炙）五分　羌活五分生姜三片

水二盅，煎至八分，空腹温服。

凡孕妇胎气完固，腹皮紧窄，气血裹其胞胎，最难转动，此方用撑法焉。当归、川芎、白芍，养血活血者也。厚朴，去瘀血者也，用之撑开血脉，俾恶露不致填塞。羌活、荆芥，疏通太阳，将背后一撑，太阳经脉最长，太阳治而诸经皆治。枳壳，疏理强气，将面前一撑，俾胎气敛抑，而无阻滞之虞。艾叶，温暖子宫，撑动子宫，则胞胎灵动。川贝、菟丝，最能运动顺胎，将胎气全体一撑，大具天然活泼之趣矣。加黄芪者，所以撑扶元气，元气旺，则转动之有力也。生姜通神去秽恶，散寒止呕，所以撑扶元气，而安胃气。甘草，协和诸药，俾其左宜右有，而全其撑法之神者也。

佛手散　治产妇胎不得下，或六、七个月，因跌磕伤胎，或子死腹中，疼痛不已，口噤昏迷，血上冲心，服之生胎即安，死胎即下。及产后腹痛，发热头疼，逐败血、生新血，能除诸疾。

当归五钱　川芎三钱

水七分，酒三分同煎，临服入童便半盏，续续进之。质壮气实者，但加童便。若质弱气虚者，加人参三、五分。去血过多，加至一钱。如横生倒产，子死腹中，加马料豆一合，炒焦，乘热淬入水中。

加味芎归汤　治产妇交骨不开，百试百验，死胎亦下。

当归一两　川芎七钱　龟板手大一片（醋炙脆、研末）　妇人顶心发一绺（如指粗，瓦上烧灰，存性）虚人量加人参。

水煎服，如人行五里即生。

薛立斋曰：交骨不开者，阴气虚也，用此方如神。

一方　治冬月难产，交骨不开。

肉桂　当归　牛膝

四物汤（方见经候）

加车前子二合，长流水煎服。

治胞水放干，儿不肯下。虚者加人参，此急开支河法也。

独参汤　加童便，治气虚不能驾驭，或胎气上逆。

降子汤（傅）　治交骨不开。

当归一两　人参、川芎各五钱　川牛膝三钱　红花一钱　柞木枝一两

水煎服，一剂儿门必响亮一声，交骨开解，而儿乃降生矣。

此方用人参以补气，芎、归以补血，红花以活血，牛膝以降下，柞木枝以开门解骨。君臣佐使，同心协力，所以取效如神，在用开于补之中也。然单用柞木枝，亦能开骨，但不补气与血，恐开而难合，未免有下部中风之患，不若此方之能开能合之为神妙也。至于儿未临门之时，万不可先用柞木枝以开其门，然用降子汤，亦正无妨，以其能补气血耳。若欲单用柞木枝，必须候到门而后可。

神妙乳砂丹　治难产。

明乳香

为末，以猪心血为丸，朱砂为衣，晒干。每服一丸，嚼碎，酒下。良久未生，再服，或芎归汤送下。

顺生丹（华陀）

朱砂、丁香各五钱　乳香一两（炙）　麝香一两　石燕一对（一雌一雄，火煅醋淬七次）

上味为末，择天德月德日，用益母草熬膏为丸，如芡实大，每服一丸，用芎归汤送下。

如圣散（一名千里马）

用路上旧草鞋一双，取鼻梁上绳洗净，烧炭，童便和酒下。

简便保生方

露天陈麦柴，每用一两，洗去尘垢，剪寸段。煎汤服。凡难产皆治，极效。

千金方

阿胶三两　车前子二钱　滑石一两

为末，饮服方寸匙。

催生如神散

百草露、白芷等分（不见火）

共为末，每服三钱，以童便、米醋，调和如膏。加沸汤下，或童便酒煎，进

二服。立斋云：此药大能固血，可免血干。治逆产横生，其功甚大。

一方加伏龙肝、滑石各二钱，甘草五分为末，用芎归汤加陈酒调服。

产时有横逆振柱诸症，服此神良方。

当归、枳壳、亦芍、贝母、益母草各一钱　车前子八分

上药，好酒、童便同煎。

菟丝子、车前子，治产难横生。

横生逆产，以柘树叶煎汁，连饮二盅，少顷不动，更进一盅，至四、五盅，必能提上转身矣。

妇人难产，经曰不生。云母粉半两，温酒调服。入口即产，不顺者顺。万不失一。

兔脑丸（局方）

母丁香六粒　明乳香（去油）六分　麝香六厘

上药为细末，选八月、腊月、天医日修合。临时活劈兔脑为丸六粒，以朱砂为衣，阴干蜡丸。产妇临盆腰痛，儿不能下，温汤囫囵咽下，其儿立产。男左女右，手握药而出。兔用小者，老则不验，死者亦不验。修合时忌见鸡犬、经行妇人、孝服及诸厌物。

兔脑丸四味单用，皆能催生，非特复用为方也。兔性善走，用其脑者，神在精髓也。丁香入营通气；乳香入营活血。麝香走窜，下通玄窍；兔脑寒利，专主滑胎，二者皆有情之品，儿感其气，自然下生。一方有鼠卵者，其走窍入肾之功，与兔脑同。且鼠肾之上，有符篆朱文，人佩于身，能令见者欢悦，取求如意，谅婴儿得之，亦必生欢喜心也。

回生丹

大黑豆三升（水浸取壳，用绢袋盛壳同豆煮熟，去豆不用，将壳晒干，其汁留用）　红花三两（打碎，用河水五碗煎计三碗，听用）　米醋九斤（陈者佳）

上将大黄末一斤，入净锅，下米醋三斤，文火熬之。以长木筋不住搅之成膏，再加醋三斤熬之，又加醋三斤，次第加毕。然后下黑豆汁三碗，再熬。次下苏木汁，次下红花汁，熬成大黄膏。取入瓦盆盛之，大黄锅焦亦铲下，入后药同磨。

人参三两　当归一两　川芎一两（酒洗）　香附一两（醋炒）　延胡索一两（醋炒）苍术一两（米泔浸炒）　蒲黄一两（隔纸炒）　茯苓一两　桃仁一两（去油）

川牛膝五钱（酒洗）　甘草五钱（炙）　地榆五钱（酒洗）羌活五钱　木瓜三钱
广橘红五钱　白芍药五钱（酒洗炒）　青皮三钱（炒）白术三钱（米泔浸炒）
乌药二两五钱（去皮）良姜四钱　木香四钱　乳香二钱　没药二钱　益母草二两
马鞭草五钱　秋葵子三钱　熟地一两（如法制）　五灵脂五钱（醋煮化，焙干，
研细）　三棱五钱（醋浸透红裹煨）　山茱萸五钱（酒浸蒸烂，入药晒干）

　　合三十味，并前黑豆壳，共晒干为末。入石臼内，下大黄膏，拌匀，再下炼
熟蜜一斤，共捣千捶为丸。每丸重二钱七分，阴干，须二十余日，不可日晒，不
可火烘，干后止重二钱有零。镕蜡护之，用时去蜡壳调服。

　　回生丹催难产、破血晕，却有神功。难产皆由气滞不宣，血晕每多恶露瘀塞，
下气行血，均为要法。大黄下气涤垢，黑豆逐水破结，红花活中焦之血，苏木破
下焦之血，均用醋盐制，入血不欲其伤气也。马鞭草、秋葵子，入奇经，通经催
生。蒲黄、五灵脂，消瘀下胞。乳香、没药，疗产后损伤。乌药，木香，除腹中
气分冷痛。良姜、香附，解腹中血分冷痛。牛膝、桃仁、地榆、延胡索、三棱，
皆取其破血下行，佐以四君四物，填补正气。以苍术、羌活，宣通卫气；以青皮、
木瓜、橘红，奠安营气；益母为生血之品；山茱萸为破结生阳，能扶少阳之生气。
是方虽漫无纲纪，然其群集催生逐瘀血之药，仍有相须之妙，已扼坐草四、五日
治法之要，因选之。

　　按：鼠兔二丸，大耗气而兼损血。回生丹，大破血而兼损气。盖鼠兔例用香
窜之药，产时百脉解散，气血亏虚，服此散气药，儿已出而香未消，其损多矣。
且令毛窍开张，招风入内，祸不可言。回生丹，以大黄、红花为君，其余亦多消
导之品，血已耗而又大破之，多致产后发热等症，遗患无穷，都只谓产后失调，
谁复归咎于药？送药者，本是善念，但知其利，不知其害耳。

　　（二）下死胎之剂

千金神造汤

蟹爪一升　生甘草二尺　明阿胶三两

　　上煎药，作东向灶，饮以苇薪，煮以东流水一斗，煮至三升，沥去渣。入真
阿胶，令烊。顿服，或分二服。若人昏不能服者，灌入即活。

　　神造者，制方之妙，一若神仙所作也。蟹爪尖，专下死胎。甘草，奠安生气，

不使死气上乘。阿胶滑利前阴。分两用一、二、三者，取数之顺。衡以升尺戥者，取器之动。灶向东者，取生气。炊以苇薪者，取轻脱。若双胎一死一生者，蟹爪又能安生胎。阿胶专于育神，甘草培植生气。服之，令死者出，生者安，真神品也。

黑神散（局方）　治胎死腹中，胎衣不下，产后恶露不尽，血气攻冲，心腹满痛，脐腹撮痛及血晕神昏，瘀血诸疾。

蒲黄、熟地黄、当归、赤芍药、干姜（炮）、肉桂各二两　甘草三钱（炙）黑豆二合（半炒去皮）

上药为散，每服二钱。童便和酒调服。

吴鹤皋曰：胎死者，产难经日而胎死，法以妊妇舌头青黑为验。方以蒲黄逐败血；熟地、当归、芍药养新血；姜、桂能引新血，逐败血；甘、豆调正气而逐败气，并治胞衣不下，产后血晕，余血奔心，儿枕作痛，乍见鬼神等症。盖诸症皆是瘀血为患，故并治之。

琥珀黑龙丹（局方）　治胎死腹中及胞衣不下，败血冲逆。危急之症。

五灵脂（酒研澄去沙）、当归、川芎、干地黄、良姜各三两

入炀成罐内，盐泥封固，火煅通红，候冷。研细，入下项药。

琥珀、百草霜、硫黄各三钱五分　花蕊石（煅）、乳香各三钱

共为细末，醋和丸，如弹子大。临服以炭火煅通红，研细，入生姜汁、童便、麝香少许，调和，服一丸。

桂香散（良方）　治子死腹中及胎衣不下。

肉桂三钱　麝香五分

为散，酒煎，和渣服。另加生川乌三钱，为下私胎、死胎猛剂。

又方　肉桂当归朴硝下死胎。

平胃散加芒硝方　治热病伤胎，子死腹中，及胞衣不下。

平胃散一两，水酒煎，调入芒硝末五钱。

救母丹（傅）　治子死产门难产。

人参一两　当归二两（酒洗）　川芎一两　益母草一两　赤石脂一钱　芥穗三钱（炒黑）

水煎服，一剂而死子下矣。

此方用芎归以补血，人参以补气，气旺血旺则上能升而下能降，气能推而血

能送。况益母又善下死胎，石脂能下瘀血，自然一涌而出，无少阻滞矣。

（三）胞衣不下之剂

半夏汤　治胎衣不下，或子死腹中，或血冲昏晕及胞干不能产者。

半夏曲一两五钱　大黄五钱　肉桂二钱五分　桃仁二十个（炒）

加生姜煎，分三次服。

千金牛膝汤　治胞衣不下，腹中胀痛。

牛膝、瞿麦各一两　通草一两五钱　滑石二两　葵子半升当归一两五钱

水煎，分三服。一方无滑石，有桂心一两。

良方牛膝散

牛膝、川芎、朴硝、蒲黄各三两　当归一两五钱桂心半两

每服五钱，加姜煎服。

花蕊石散　治子死腹中，血入胞衣，胀大不能下及恶露上攻，血晕等症。

花蕊石五两（碎）　硫黄二两

二味入罐内，盐泥封固，煅研如曲。每服二钱，童便调下，使瘀血化黄水。然后以独参汤调之。

失笑散（局方）　治妇人瘀结，少腹急痛及恶露不行，死血腹痛。

五灵脂（醋炒）三钱　蒲黄二钱

为散，入砂糖少许，调服。煎膏，醋调亦可。

汪切庵曰：此肝与心包药也。生蒲黄性滑而行血，五灵脂气臊而散气，皆能人厥阴而活血止痛，故治血痛如神。

二味参苏饮（圣惠方）　治恶露入胞，胀大不能出及产后败血冲肺，喘满面赤。大便溏泄者禁用。

人参　苏木各五钱

水煎，入童便热服。

生化汤　治产后儿枕痛及恶露不行，腹疼等症。

川芎四钱　当归六钱　桃仁五分　炮姜五分　炙甘草五分

水煎，入童便服。

恶露未尽，小腹胀满，加元胡索、红花、丹皮、肉桂；内伤饮食，加山楂、

陈皮、砂仁、神曲、麦芽；口噤反张瘛疭，加荆芥、防风；烦热，加丹皮；脉虚烦渴，加麦冬、五味子；多汗不眠，加黄芪、茯神；血晕，加荆芥穗；血虚气脱，加人参、黄芪；阳虚厥冷，加肉桂、附子。

琥珀丸（广笔记）　治妇人生产艰难，胎衣不下，血晕血崩。

琥珀、珍珠、辰砂（水飞，共研细）、乳香、没药（二味出油研细）、沉香（镑研）、人参、熟附子、五味子、川牛膝各五钱　熟地八钱　苁蓉八钱　阿胶（蛤粉炒）八钱　当归、川断、川芎、石斛、延胡各六钱

炼蜜为丸，朱砂为衣，圆眼大，蜡护。

夺命丹（华陀方）　治瘀血入胞，胀满不下。急服此药，血消胞下。

附子一枚（炮）　牡丹皮一两　干漆五钱（炒令烟尽）

上味为细末，用酒醋煮大黄末五钱。同熬成膏。和药丸，如桐子大，淡醋汤送下三十丸。须臾又进一服，胞衣立下。

准绳方　治胞衣不下。

用瓦油盏烘热，仰放产妇脐上，令男人以脚抵住油盏，其胞即下。此乃乡村之法，果验。

（四）小产之剂

固气填精汤（傅）　治行房小产。

人参一两　黄芪（生用）一两　白术五钱（土炒）　大熟地一两（九蒸）当归五钱（酒洗）　芥穗二钱（炒黑）　三七三钱（研末冲）

水煎服。一剂而血止，二剂而身安，四剂则全愈。

此方之妙，妙在不去清火，向惟去补气补精，其奏功独神者，以诸药温润，能除大热也。盖热是虚，故补气自能摄血，补精自能止血，意在本也。

理气散瘀汤（傅）　治闪跌小产。

人参一两　黄芪（生用）一两　当归五钱（酒洗）　茯苓二钱　红花一钱丹皮三钱　姜炭五钱

水煎服。一剂而流血止，二剂而昏晕除，三剂而全安矣。

此方用人参、黄芪以补气，气旺则血可摄也；用当归、丹皮以生血，血生则瘀难留也；用红花、黑姜以活血，血活则晕可除也；用茯苓以利水，水利则血易归经也。

加减四物汤（傅） 治大便干结，小产。

热地五钱（九蒸） 白芍三钱（生用） 当归一两（酒洗） 山栀子（酒炒）、川芎各一钱 山药（炒）、丹皮各三钱 山萸二钱（蒸去核）

水煎服，四五剂全愈。

黄芪补气汤（傅） 治畏寒、腹疼，小产。

黄芪二两（生用） 当归一两（酒洗） 肉桂五分（去粗皮，研）

水煎服，五剂愈矣。倘认定是寒，大用辛热，全不补气与血，恐过于燥热，反致亡阳而变危矣。

引气归血汤（傅） 治大怒小产。

白芍五钱（酒炒） 当归五钱（酒洗） 白术三钱（土炒） 黑芥穗三钱 甘草一钱 丹皮三钱 姜炭五分 香附五分（酒炒） 麦冬三钱（去心）郁金一钱（醋炒）

水煎服。

此方名为引气，其实仍是引血也。引血亦所以引气，气归于肝之中，血亦归于肝之内，气血两归，而腹疼自止矣。

十三、临产应用各药

（一）补气

人参 白术 甘草 茯苓 黄芪 桂圆 大枣

（二）养血

熟地 当归 川芎 白芍 萸肉 五味 苁蓉 阿胶川断

（三）催生

紫苏 葱叶 黄杨脑（即黄杨嫩头） 滑石 瞿麦 通草 麝香 马鞭草 秋葵子 车前子 血余 石燕 龟板菟丝子 川贝母 朱砂 珍珠 蟹爪 黑豆 米醋

（四）散寒

附子 肉桂 炮姜 生姜 丁香 半夏

（五）理气

陈皮　青皮　腹皮　沉香　香附　厚朴　枳壳　苍术白芷　羌活　荆芥

（六）行瘀

益母　三棱　蓬术　五灵脂　蒲黄　花蕊石　乳香没药　红花　苏木　牛膝延胡索　地榆　桃仁　琥珀硫黄　百草霜　童便　朴硝　赤芍　大黄　干漆伏龙肝

卷四　安全产后秘诀

一、产后大要

（一）诸禁

一禁卧，二禁酒，三禁浴，四禁寒，五禁汗，六禁下，七禁利小便，八禁寒凉药，九禁起动作劳。盖初产血气未定，遽卧则恶血上升，故分娩之后，须高卧仰倚，切不可即卧，三朝始可稍去其垫，尚宜高枕，七日后如无他病，方可安枕。多有半月后，未能贴席者。酒能助火乱经，误用不无动血之虞。至如鸡子猪肾，一切滞气坚韧难化之物及生冷腻滑，皆不可食。即砂仁汤亦能动血，咸在禁例。浴能生动恶露，虽当夏月，亦须禁之。曾有产数月后，因浴瘀血上行而死者；亦有因浴动血，误用寒凉，瘀结不行，血化为水，喘满肿胀而死者，不可不慎也。新产骤虚，最忌著寒，寒则血气凝滞，诸变冗生。每至饮食不化，腹痛作泻，祸患莫测，欲去其瘀，则正气并脱；欲止其泻，则瘀结不行，惟姜桂参术，辛温峻补，庶几血行泻止。故冬月一产，即宜重绵兜护其腹，在夏月亦当复巾裹之。《洁古机要》云：胎产之病从厥阴，无犯胃气及上中二焦，谓之三禁，不可汗，不可下，不可利小便。制剂之法，能不犯三禁，则营卫自和，而寒热止矣。故产后虽有表症，一切风药，皆不可用，以其性升，不特载血上行，令人发晕，抑且令人亡阳，多致汗脱而死。不特风药当禁，即佛手散中芎劳皆为散用，恐汤能发汗也。至于下药，尤为切禁。非特硝黄难于轻试，即溲便数难者，只宜调养元气，若车前、泽泻之类，咸非所宜。以产后百脉空疏，自里至表无一不虚，虚则诸寒皆禁。即芍药亦难轻用，以其酸寒伐生发之气也。地黄皆为慎用，以纯阴之味，能令作泻也。黄芩能凝滞瘀血，令人恶露不行，为害不浅，然皆产后常禁。设有表里客邪，又不当拘于上说也。试观《金匮》产后例中，阳旦汤之用芩、芍，以其中有桂也。薛按八珍、十全之用熟地、芍药，以其中有参、术及桂也。岂复拘于此例哉！况乎大承气、小柴胡，三物黄芩下瘀血等方，皆产后治例，此圣人临证▨▨▨，大转回天之手，非寻常下士，可得而测识也。迨夫早作起劳，不避风寒，不禁饮食，往往致成大病者，皆自作之孽耳。

（二）三冲

败血上冲有三：或歌舞谈笑，或怒骂坐卧，甚者逾墙上屋，口咬拳打，山腔野调，号佛名神，此败血冲心，多死。方书用龙齿清魂散，然用之多不应。不若花蕊石散最捷，琥珀黑龙丹亦效。如虽闷乱，不致颠狂者，失笑散加郁金。若饱闷呕恶，腹满胀痛者，曰冲胃，古法用五积散。余当用平胃加姜、桂，往往获效。不应，送来复丹。呕逆腹胀，血化为水者，金匮下瘀血汤。若面赤呕逆欲死，曰冲肺，二味参苏饮，甚则加芒硝荡涤之。大抵冲心者十难救一；冲胃者，五死五生；冲肺者，十全一二。产后口鼻起黑色而鼻衄者，是胃气虚败而血滞也，急用二味参苏饮，稍迟不救。

（三）三急

产后诸病，唯呕吐、盗汗、泄泻为急，三者并见必危。痰闭心窍，抵圣散去芍药，加炮姜、茯苓；多汗加乌梅。慎不可用浮麦伤胃耗气，枣仁腻滑作泻，芍药、五味酸收，皆能阻滞恶露也。

（四）三审

凡诊新产妇，先审少腹痛与不痛，以征恶露之有无。次审大便通与不通，以征津液之盛衰。再审乳汁行与不行，及乎饮食多少，以征胃气之充馁。必先审此三者，以脉参证，以证合脉，脉证相符，虽异寻常，治之必愈。脉证相反，纵无危候，必多变端。即如产后恶露，常以弥月为期，然间有六、七朝即净者，又未可以概论也。虽产母禀质不同，而胎之所禀亦异。如胎息壮盛，则气血尽归其子，瘀血自少。胎息屡弱，则气血涵养有余，瘀血必多。亦有产时去多，产后必少，产时去少，产后必多，势使然也。曾见一妇难产异常，三朝下一血块，大小形色与茄无异，此后绝无瘀血。惟小便如皂荚汁，其少腹略无痛楚，良由难产过伤子宫关闸废驰，不能收敛，故其块得下，世俗名儿枕者是也。大抵常产之妇，开合有权，既产之后，子宫即闭，儿枕随气攻注，碎作小块，续续而下，所以绵延日期。此则全块顿出，自无淋涩之患，即有瘀血，尽归溲便矣。此后屡见数妇，证虽大异寻常，以意逆之，其理自若也。产后血脱津伤，大便启应艰涩，每至五、七日始通，无足怪也。其有发热谵语，脉滑实者，又当急攻以救津液。若兼少腹鞭痛，又当破瘀为先。产后三朝，每有寒热蒸乳，寒热后乳汁大行，此胃气孚化，虽有余病，必无他虑。如无寒热，而乳汁充然者，血气本旺也。若不寒热，无乳汁，此营卫不调，总无所苦，急宜当归内补建中汤，频与调之，否则弥月后，渐见寒热骨蒸，而为蓐劳之患矣。

（五）三因

产后之症多端，其源有三：曰血虚火动，曰败血妄行，曰饮食过伤。何以明之？气属阳，血属阴，产后去血过多，血虚火动，为烦躁发热之类，一也。虚火上载败血妄行，为头晕腹痛之类，二也。经云：少火生气，壮火食气。东垣云：火为元气之贼。产后火伤元气，脾胃虚弱，若饮食过伤，为痞满泄泻之类，三也。治法血虚火动，则补之；败血妄行，则散之；饮食过伤，则消之。但人元气有虚实，疾病有浅深，治疗有难易，又不可一概论也。

二、产后治法

（一）新产先消瘀血为第一

叶以潜曰：良方云：产后以去败血为先，血滞不快，乃成诸病。夫产后元气既亏，运行失度，不免瘀血停留，治者必先逐瘀，瘀消然后方可行补，此第一义也。今人一见产后，有内虚证，遂用参芪甘温之剂，以致瘀血攻心而死，慎之。

（二）产后以大补气血为主

朱丹溪曰：产后有病，先固气血，故产后当大补气血为主。虽有杂症，以末治之，虽当大补，亦宜审恶露多少及有无外感，酌其虚实而治之，庶为合理。若有外感，只宜和解，不可发表，小柴胡中黄芩当去之，恐停恶血伤人也。

（三）产后先补气血兼用消散

陈良甫曰：产后元气大脱，新血未生，概以大补气血为主，如恶露未尽，补药中入行血药；如感冒风寒停滞，亦须先补，然后发表消导，勿得泛用峻厉伤气血之药。

（四）产后祛邪必兼补剂

何松庵曰：产后气血大损，诸事必须保重，切不可恃健劳碌，致内伤外感，六淫七情诸症，为患莫测。故产后症，先以大补气血为主，虽有他症，以末治之。或欲去邪，必兼补剂为当，不宜专用峻厉，再损气血。

按：以上三条，序治产后有攻补之法也。子和之论，专主攻邪；丹溪之论，专主补虚。两贤之法，各自有见，而丹溪之说为长。故必合良方正宗二说，以参之，乃攸当也。

（五）辨丹溪主末二字即标本论

虞天民曰：或问产后症，丹溪云：当大补气血为主，虽有难症，以末治之。又云：产后中风，切不可作中风治，用风药。然则产后不问诸症，悉宜大补气血乎？曰：详主末二字，其义自明。虚而无他症者，合宜大补气血自愈。或因虚而感冒风寒者，补气血药带驱风之剂；或因脾虚而食伤太阴者，补气血药加消导之剂；或因瘀血恶露未尽，而恶寒发热者，必先逐去瘀血，然后大补。经曰：有本而标之者，有标而本之者。又曰：急则治标，缓则治本。丹溪主末二字，即标本之意也。

（六）产后攻补二法辨疑论

叶以潜曰：或问产后气血大虚，纵有难症，以末治之。又谓产后须以去恶露为主。二说孰是？不知古人之言，各有攸当。假如产后去血过多，有血晕之状，脉必弦浮大散，乃阴血既亡，阳无所依，宜大剂芎归，加熟附、干姜，顿服补虚；或有滞血作痛兼用行血药，此大补为本，他证为末也。若产后三、四日，余瘀卒止，腰腹疼痛，渐渐潮热咳嗽，脉洪实而数，乃是败血停积，上冲心肺，恶露与血相搏，留结不行，非用行血破气以消瘀，何以得安？若徒知当补不当泻，病必益剧。故产后虽为不足，亦有有余之证，不当泥产后无热，胎前无虚之说。如胎前恶阻，少食腹胀，二便清滑，经水时下，胎动不安，不用温补，何以起病？非胎前亦有虚乎！如产后伤寒热病，烦渴秘结，不用苦寒，何以解利？非产后亦有热乎！今人但见产后六脉浮洪弦紧，便说有热，不知产后脉与别病脉不同。产后洪大，是气血耗散，内无存蓄，故显是脉。如用凉剂，杀人反掌，不可不知也。

（七）产后诸症不可误治论

单养贤曰：凡病起于气血之衰，脾胃之弱，至产后而虚又甚焉。故丹溪论产后当大补，已尽医产之旨，若能扩充用药，治产可无过矣。产后气血暴虚，诸证乘虚易袭，如有气不行，毋专耗气；有食不消，毋专消导。有热不可用芩连；有寒不可用桂附。用寒凉则血块停滞，用辛热则新血崩流。至若中虚外感，见三阳表症似可汗也。在产后而用麻黄，虑有亡阳之误，见三阴里症，似可下也。在产后而用承气恐致竭阴之患。耳聋、胁痛，乃肾虚。恶露之停，休用柴胡。谵语，汗出乃元弱。似邪之症，毋加消导。厥由阳气之衰，难分寒热，非大补不能回阳而起弱。痉因阴血之损，毋论刚柔，非滋阴不能活络而舒经。如有乍寒乍热，发作有期，症类疟疾，若以疟论，病甚难痊。神不守舍，言语无伦，病似邪侵，如以邪论，危亡可待。去血多而大便燥结，苁蓉加于生地，莫投润下之汤。汗出甚而小便短涩，六君子倍用参芪，更加生津之剂，人参生化汤频灌，可救产后之虚危。长生活命丹屡用，能苏绝谷之人。脱肛久泻，多是血虚下陷，补中益气正宜。口噤筋挛，乃因血燥类风，加人参、生地为最。产户入风而痛甚，服宜羌活养荣方。玉门伤冷而不闭，先须床菟荄硫，因气而满闷中虚，生化汤加木香为佐。因食而嗳酸恶食，六君子加神曲为良。苏木、棱、蓬，大能破血，青皮壳实最恶中虚。一切耗气破血之剂，汗吐下之策，可施少壮之人，岂宜胎产之妇。大抵新产之妇，先问恶露何如，块痛未除，不可遽加参术。腹痛若止，补中益气无疑。至若汗出亡阳，气虚喘促，频用加参生化，固是从权。如因大热阴虚，血崩厥晕，速煎生化原方，乃为急救。言虽未能尽证，大略如斯而已。

（八）产后先调脾胃

《妇人良方》曰：新产之后，虽无疾，宜将息调理脾胃，进美饮食，则脏腑易平复，气血自然和调，百疾不生也。加味四君子汤、四顺理中丸，百日之内，宜常服之。

（九）产后服生化汤论

《产宝新书》曰：产后气血暴虚，理当大补，但恶露未尽，用补恐致滞血，惟生化汤，行中有补，能生又能化，真万全之剂也。如四物汤，产后误人多矣。地黄性滞，白芍酸寒伐生气。生化汤除此二味，加以温中行血之剂。如产后儿枕作痛，世多用消块散血之剂，然后议补。又消与补混施，不知旧血虽当消化，新血亦当生养。若专攻旧，则新血转伤。世以回生丹治产，用攻血块、下胞衣、落死胎，虽见速效，其元气未免亏损。生化汤，因药性功用而立名也。产后血块当消，而新血亦当生，若专用消，则新血不生；专用生，则旧血反滞。考诸药性，如芎归桃仁三味，善攻旧血，骤生新血；佐以黑姜、炙草，引三味入于肺肝，生血利气。五味共方，行中有补，是产后圣药也。

产妇胞衣一破，速煎一帖，候儿头下地即服。不拘半产正产，虽平安少壮妇无恙者，俱宜服一、二帖，以消血块而生新血。

三、产后脉法

（一）产后死生之脉

产妇寸口洪疾不调者死，沉微附骨不绝者生。又曰沉小滑者生；实大坚弦急者死；牢革结代及涩滞不调者不治。

朱丹溪曰：胎前脉当洪数，既产而脉仍洪数者死。又曰：胎前脉细小，产后脉洪大者多死。

（二）产后之脉贵虚

《济生产经》曰：胎前之病，其脉贵实；产后之病，其脉贵虚。胎前则顺气安胎；产后则扶虚消瘀，此其要也。

四、产后血晕

（一）产后血晕属恶露乘虚上攻

《家居医录》曰：产后元气亏损，恶露乘虚上攻，眼花头晕；或心下满闷，神昏口噤；或痰壅气急，用失笑散主之。若血下多而晕，或神昏烦乱，大剂芎归汤补之，加童便。

（二）产后血晕属阴血暴亡心虚火炎

李东垣曰：妇人分娩，昏冒瞑目，因阴血暴亡，心神无所养。心与包络，君火相火也，得血则安，亡血则危。火上炽，故令人昏冒；火乘肺，故瞑目；不省人事，是阴血暴亡，不能镇摄也。经云：病气不足，宜补不宜泻。瞑目合眼，病悉属阴，暴去有形之血，则火上炽。但补其血，则神自安，心得血则能养，而神不昏迷矣。

（三）产后血晕血随气上

郭稽中曰：产后血晕者何？曰：产后气血暴虚，未得安静，血随气上，迷乱心神，故眼前生花，或闷绝不省，口噤神脱。但服清魂散，即醒。

（四）产后血晕属虚火载血上升腹中空虚所致

朱丹溪曰：妇人产后血晕，乃虚火载血，渐渐上晕也。又崔氏云：凡晕皆是虚热，血气奔送，腹中空虚所致。

按：以上三条，序产后血晕之属于不足也。阴血暴亡，虚火上升，皆腹中空虚所致。当用补血滋阴降火之药，但滋阴不可用地芍，降火不可用苦寒。

（五）产后血晕分下血多少治法

陈良甫曰：产后血晕，其由有三：有使力过多而晕，有下血过多而晕，有下血少而晕。其晕虽同，治之则异。如下血多而晕者，但昏闷烦乱，当以补血清心药；如下血少而晕者，多恶露不下，上抢于心，心下满急，神昏不省，当以破血行血药。

按：下血多而晕，名为血脱。当大剂人参，可以回阳。何云补血，又加清心。若下血少而晕，非血滞即属血竭，未便以破血行血为妄投也。良甫悉证最明，治法尤未尽善。

按：以上一条，序产后血晕，分血之多少，而用治法也。产后血晕，总属阴血暴亡，虚火上炎所致。夫心主血，肝藏血，肝虚则魂无所附而目晕；心虚则神不守而火乘。东垣、丹溪已悉病机之要，若良甫又分血下多少为治。如云恶露不下，上抢心而晕，此在壮实妇人新产下，恒有此患，当用行血破血之剂。若气血虚弱之人，血脱过多，当大补气血为主，如大剂芎归汤、生化汤，加人参服之，可也。

（六）产妇血晕与气脱宜分别治之

血晕是实症，逐瘀为主，此因恶露不行，恶血冲心，而心下满急，神昏口噤，不省人事者。切勿放倒，急与生化汤、失笑丹、佛手散选用。气脱是虚症，补正为主，此因平素虚弱，临产用力劳伤，去血过多，亦致昏晕不醒。微虚者少顷即苏，大虚者血竭即死。但察其面白口闭自汗，手足蹶冷，六脉微极，是气脱症也，生死判于顷刻，亦勿令放倒，令人挽住头发，急与大剂参归附子等，回其阳。煎浓，徐徐灌之。如能下咽，即可得生。若误认其晕，而以行血投之，益其毙也。郑良栋曰：新产血晕，不省人事之类中风，切不可遽以中风治之，急服琥珀丸即愈。如儿已下地，一时血晕，昏昏不醒，速扶起抱住，勿令卧下，快与童便灌之。如不醒，再以烧红炭投醋中，使醋气透入产妇鼻内，即愈。

五、恶露不下

产后恶露不下属风冷乘虚搏血

《大全》曰：恶露不下，由产后脏腑劳伤，气血虚损，或胞络挟于宿冷，或产后当风取凉，风冷乘虚而搏于血，壅滞不宣，积蓄在内，故不下也。

立斋按：前证若恶露不下，用失笑散；气滞血凝，用花蕊石散。

按：以上一条，序产后恶露不下之证也。彭用光有云：凡看产后病，须问恶露多少有无，此要语也。夫新产恶露，属养胎余血，杂浊浆水。儿既产，如气血旺者，恶露随之而下；如气血弱者，阻碍小腹为病。上攻则为血晕闷绝；蓄瘀则为儿枕痛、心腹痛、瘕症积聚。四肢肿满，血鼓诸证，大全以风乘虚，搏血不宣所致。此在秋冬寒月，多有犯之。

六、恶露不止

（一）产后恶露不绝属虚损脏腑挟冷

《大全》曰：产后恶露不绝，由产后伤于经血，虚损不足，或分娩之时，恶血不尽，在于腹中，脏腑挟于宿冷，致气血不调，故令恶露淋沥不绝也。

（二）产后恶露不绝属肝脾经病

薛立斋曰：前证若肝气虚，不能生血，六味丸；若肝气热，不能藏血，逍遥散；若脾气虚，不能摄血，六君子汤；胃气下陷，不能统血，补中汤；若脾经郁热，血不归源，加味归脾汤；若脾经怒火，血妄行，加味四物汤；若气血两虚，十全大补汤；若肝经风邪，其血沸腾，一味防风丸。

按：以上二条，序产后有恶露不绝之证也。妇人产下，其血不止，大约一月为期。如不及一月而止者，气血虚也；如逾一月二月而淋沥不绝，非气虚不能摄血，即立斋论肝脾二经有亏。《大全》云：经血虚损不足是矣。又主脏腑挟宿冷所致。夫血得热则行，得冷则凝，岂恶露不绝，反为寒冷致病之理。立斋以为肝脾郁热怒火，此诚善悉病机者也。但产后血脱，当用益气升阳之法，如千金方治恶露不绝，经月半岁，用一味升麻酒煎服，正是此意。至下多亡阴，则有寒无热，姜桂亦所宜用，临证察之。

七、产后头痛

（一）产后头痛属阳实阴虚

《大全》曰：头者，诸阳之会也。产后五脏皆虚，胃气亏弱，饮食不充，谷气尚乏，虚热阳气不守，上凑于头，阳实阴虚，则令头痛。又有产后败血头痛，不可不知。

薛立斋曰：前证若中气虚，补中汤加蔓荆；若血虚，四物加参、术；气血俱虚，八珍汤；若风寒所伤，补中汤倍加川芎。

（二）产后头痛属风寒用生化汤

单养贤曰：产后头痛，身热恶寒，虽是感冒风寒，只宜服生化汤一、二服。慎不可用柴胡，麻黄等药，以表虚其汗。剂中川芎、干姜，其味辛温，亦能散邪退热。如头痛不解，加连须、葱白三枚。

按：以上二条，序产后有头痛之证也。头痛有三阳、三阴经之分，属风寒外感者居多。若产后头痛，虽有风寒，而本之血虚者，其病源也。惟大剂芎归养血，血行则风自灭。若立斋以补中汤倍川芎，此是治气虚头痛为宜。至血污头痛，产后恒有，若用黑龙丹下蝗虫子，此又病机之不可测者矣。

八、产后心痛

（一）产后心痛属虚寒血凝不散

《产宝百问》曰：心者，血之主。产后虚寒，血凝不散，气逆上冲于心，以温热治之。寒去，则血脉温而经脉通，大岩蜜汤主之，四物去川芎，加独活、吴茱萸、干姜、细辛、桂心、甘草、远志、白蜜。

（二）产后心痛属阴亏火冲包络

《大全》曰：产后心痛，为阴血亏损，随火上冲心络，名曰心包络痛，宜大岩蜜汤治之。若寒伤心经，名曰真心痛，无药可救。

（三）产后心痛属寒气上攻

单养贤曰：产后寒气上攻则心痛，下攻则腹痛。兼血块者，宜服生化汤，加桂。未止，加吴茱萸、姜三片，助血。若独用诸热药攻寒，其痛难止，其血未免来多，以虚产母也。

（四）产后心痛属血虚

薛立斋曰：前证若阳气虚寒，岩蜜汤温之；瘀血上冲，失笑散行之；血既散而痛仍作，八珍汤补之。大凡心腹作痛，以手按之不痛，此血虚也，须用补养之剂。

九、产后腹痛

（一）产后腹痛属余血壅滞

《大全》曰：产后恶血虽难通行，或因外感五邪，内伤七气，致令斩然而止，余血壅滞，所下不尽，故令腹痛，当审因治之。

（二）产后腹痛属伤食裹血

王节斋曰：假如产妇朝数内，或饮食如常，忽作腹痛，六脉沉伏，四肢厥冷，此恶露不尽，伤食裹血，而脉不起也。不可误认为气血两虚，用大补剂，须用消导行血之药。

（三）产后腹痛属气弱阻寒

《金匮要略》曰：产后腹中疗痛，当归生姜羊肉汤主之。

（四）产后腹痛属冷气乘虚入产门

寇宗奭曰：妇人产当寒月，寒气入产门，脐下胀满，手不得犯，此寒疝也。医将治以抵当汤，谓有瘀血也。予教之曰：非其治也，可服仲景羊肉汤。又产后六七日，忽然脐腹痛，皆由呼吸之间，使冷气乘虚而入，宜服当归建中汤，四顺理中丸。

慎斋按：产后有下血过多，冲任空虚，肝经血少而腹痛，脉弦者，熟地、山茱萸为主，加白芍、木瓜、蒺藜一剂。有难产久坐，风入胞门，而腹痛欲绝，脉浮而弦，续断一丙，防风五钱，服之立效。一虚一实，不可不辨。

按：以上四条，序产后有腹痛之证也。产后腹痛，有虚实之分。实者，有恶露不尽，有干血瘀滞，有食伤裹血；虚者，有气弱阻寒，有血虚空痛，自当审因施治。在虚者，固宜补气补血；而实者，亦未可以峻厉克伐，重虚其虚也。

十、产后小腹痛

（一）产后小腹痛属恶露凝结

《产宝百问》曰：产后小腹痛，由恶露凝结，或外寒搏之。若久而不散，必成血瘕，月水不调。

（二）产后小腹痛属血滞名儿枕痛

《大全》曰：儿枕者，由母胎中宿有血块，因产时其血破败，与儿俱下，则无患。若产妇脏腑风冷，使血凝滞在小腹，不能流通，令聚结疼痛，名曰儿枕痛。胎以食母之血，十月满足，余血结成块，俗呼为儿枕。欲产时，血块先痛，败血裹其子，是以难产。

（三）产后小腹痛属血停滞有疽证

薛立斋曰：有产妇，小腹作痛，服行气破血药，不效，脉洪数，此瘀血内溃为脓也。大抵此症，因营卫不调，瘀血停滞，宜急治之。缓则腐化为脓，最难治疗。若流注关节，则患骨疽，失治多为败症。脉洪而数，已有脓；迟紧，乃有瘀血也，下之愈。若腹胀大，转侧作水声，或脓从脐出，或从大便出，宜蜡矾丸、太乙膏，或瓜子仁汤，下脓而愈。

（四）产后脐下痛作恶露不尽论

单养贤曰：产后脐下痛，在七日内，未曾服药者，当作恶露不尽论。如按而痛止者，属虚，加味生化汤。

按：以上四条，序产后有小腹痛之证也。产后小腹痛，非恶露瘀蓄，则风寒乘袭，小腹为足厥阴部分，藏血之所。儿产后，一有不慎，则风寒乘虚，与恶露凝结，即有儿枕痛之名。若瘀血溃脓，亦不早治之故也。临证宜虑及之。

十一、产后腰痛

（一）产后腰痛属血滞经络

《大全》曰：产后恶露方行，忽然渐止，断绝不来，腰中重痛，下注两股，痛如锥刺入骨，此由血滞经络。不即通之，必作痈疽，宜桃仁汤、五香连乔汤。

（二）产后腰痛属劳伤肾气风冷乘虚

《大全》曰：肾主腰脚。产后腰痛者，肾为胞络所系，产则劳伤肾气，损动胞络，虚未平复，风冷客之，冷气乘腰，故令腰痛。若寒冷邪气，连滞脊背，痛久末已，后忽有娠，必致损动。盖胞络属肾，肾主腰故也。

（三）产后腰痛属真气虚

薛立斋曰：前证真气虚，邪乘之，用当归黄芪汤，或十全汤为主，佐以寄生汤。不应，十全汤加附子。

按：以上三条，序产后有腰痛之症也。胞胎系于肾，腰者，肾之外候。产后劳伤肾气，损动胞络，属虚者居多。虽有风冷滞血，亦必兼补真气为要。立斋一条，抉其旨矣。

十二、产后胁痛

产后胁痛分证用药之法

薛立斋曰：此证若肝经血瘀，玄胡索散；若肝经气虚，四君子加柴胡、青皮；若肝经血虚，四物加参、木、柴胡；若肾水不足，不能生肝，六味丸，若肺金势盛，克制肝木，泻白散仍参前证治之。此证苟非用姜桂辛温，助脾肺以行气，不惟无以收功，而反助其胀矣。

按：以上一条，序产后有胁痛之证也。胁者，肝之部分，肝藏血，产后恶露不尽与去血过多，均足以致胁痛。

十三、产后遍身痛

产后遍身疼痛属气血失其常度

郭稽中曰：产后遍身疼痛者何？曰：因产走动气血，升降失其常度，留滞关节，筋脉引急，是以遍身疼痛，甚则腰背强硬，不能俯仰，手足拘挛、不能屈伸，或身热头痛。可不作他病治，但服趁痛散，循流血气，使经脉舒畅，疼痛自止。

陈无择曰：趁痛散，不特治产后气弱血滞，兼能治太阳经感风头痛，腰背疼、自汗、发热。若感寒伤食，忧恐惊怒，皆致身疼发热头痛，况有蓐劳，诸证尤甚，趁痛皆不能疗。不若五积散，入醋煎用，却不妨。

立斋按：五积散，治产后身痛，兼感寒伤食。若气虚血弱人，似非所宜。如手按而痛，是血瘀滞也，用四物、炮姜、桃仁、红花、泽兰，补攻之。按而痛稍缓者，血虚也，四物加参、术、炮姜，补养之。

十四、产后腹胀呕吐

（一）产后腹胀呕吐属败血入脾胃

郭稽中曰：产后腹胀满闷，呕吐不定者何？曰：败血散于脾胃，脾受之，则不能运化精微，而成腹胀。胃受之，则不能受纳水谷，而生吐逆。医者不识，若以寻常治胀止吐药，病与药不相干，转伤动正气，疾愈难治。但服抵圣汤则愈。

（二）产后呕吐属脾胃病分证用药

薛立斋曰：产后呕吐，因饮食过多者，六君子加楂、曲，兼劳役者，补中汤；因饮食停滞者，人参养胃汤；脾胃气虚者，六君子；胃气虚寒者，加炮姜、木香；寒水侮土者，益黄散；肝木侮土者，六君加升、柴；命门火衰，不能生土者，八味丸；呕吐泄泻，手足俱冷，或肚腹作痛，乃阳气虚寒。急用附子理中。

十五、产后呃逆

产后呃逆属脾虚聚冷胃中伏寒

《大全》曰：肺主气，五脏六腑，俱禀于气。产后气血伤，脏腑皆损。风冷搏于气，则气逆上，又脾虚聚冷，胃中伏寒，因食热物，冷热之气，相为冲击，使气厥不顺，则为呃逆。脾主中焦，为三焦之关，五脏之仓廪，贮积水谷。若阴阳气虚，使营卫之气厥逆，致生斯病。经云：呃噫者，胃寒所生，服药无效，灸期门穴三壮必愈。

十六、产后气喘

（一）产后气喘属败血停凝上熏于肺

郭稽中曰：产后恶露不快，败血停凝，上熏于肺，亦令喘急，但服夺命丹，血去而喘自定。又产后败血冲心，胸满上喘，命在须臾，服血竭散，或参苏饮。

治产后血入于肺，面黑发喘欲死，人参一两，苏木二两。

（二）产后发喘属污血感寒

娄全善曰：产后喘者多死。有产后二月洗浴，即气喘，坐不得卧者，五月恶风，得暖稍缓，用丹皮、桃仁，桂枝、茯苓、干姜、枳实、厚朴、桑皮、紫苏、五味、栝蒌，煎服，即卧。其痰如失，作污血感寒治也。

（三）产后气喘属孤阳绝阴

郭稽中曰：产后喉中气急喘促者何？答曰：营者，血也；卫者，气也。营行脉中，卫行脉外，相随上下，谓之营卫。因产所下过多，营血暴竭，卫气无主，独聚肺中，故令喘。此名孤阳绝阴，为难治。

（四）产后发喘不可误药

单养贤曰：产后发喘气促，此第一危证也。世每以痰火实证治之，讹以传讹，当以人参生化汤加减。人多疑参能助喘不用，致不救者多矣！加芎归在内，万无有失。有用参加陈皮兼制，反致耗气，切不可加。

按：以上四条，序产后有发喘之证也。产后发喘，有虚实之分。败血入肺，污血感寒，此属于实也。参苏饮、夺命丹、血竭散下之而愈。若去血过多，荣血暴竭，卫气无主，孤阳上浮，此血脱而气不归元也，非大剂人参生脉散与生化汤加桂、附莫疗。误以风痰污血为治，是速之毙矣。观立斋治产后喘急，谓脾肺气弱，用六君子；中气虚寒，用补中汤加姜、桂。更有阳气虚脱，喘促自汗，手足俱冷，以参附汤大剂服之，论诚知本也。

十七、产后浮肿

（一）产后浮肿属败血停积不可作水气治

《产宝百问》曰：产后四肢浮肿，由败血乘虚停积，循经流入四肢，留滞日深，腐败如水，故令面黄，四肢浮肿。医人不识，更作水气治之。凡治水多用导水药，极能虚人。产后既虚，又以药虚之，是谓重虚，多致夭枉。服小调经散，血行肿消则愈。

（二）产后浮肿属血与气搏留滞经络

陈无择曰：产后浮肿多端，有自怀妊肿，至产后不退，亦有产后失于将理，外感寒暑风湿。内则善怒忧惊，血与气搏，留滞经络。气分血分，不可不辨，当随脉证治之。

（三）产后浮肿分证治法

薛立斋曰：前证若寒水侮土，宜养脾肺。若气虚浮肿，宜益脾胃。若水气浮肿，宜补中气。又曰：产后浮肿，或兼咳喘，脉沉细无力，此命门火衰，脾土虚寒，八味丸主之。

按：以上三条，序产后有浮肿之证也。浮肿虽有风寒湿热外邪之感，若产后，则属气血虚，而脾土不运，肺气不输者多。

十八、产后发热

（一）产后外感风寒发热不可作伤寒论

李氏曰：产后外感，离床太早，或摸衣袭风，冷入下部，令人寒热似疟，头痛不止。血虚者，芎归汤加人参、柴、葛；气虚者，补中汤加防风、干姜，切不可以伤寒法治。

（二）产后头痛发热不可作外伤感冒治

《大全》曰：凡产后头痛发热，不可便作外伤感冒治，此等多是血虚，或是败血作梗，宜以和平之剂，必效。

（三）产后诸发热状类伤寒不可发汗

吴蒙斋曰：新产后伤寒，不可轻易发汗。产时有伤力发热，有去血过多发热，有恶露不去发热，有三日蒸乳发热，有早起劳动、饮食停滞发热，状类伤寒，要在仔细详辨，切不可便发汗。大抵产后气血空虚，汗之则变筋惕肉瞤，或郁冒昏迷，或搐搦，或便秘，其害非轻。凡有发热，宜与四物为君加柴胡，人参、炮姜最效。盖干姜辛热，能引血药入血分，气药入气分，且能去恶生新，有阳生阴长之道。以热治热，深合《内经》之旨。

按：以上三条，序产后有外感发热之证也。产后发热，状类伤寒，虽有外感，禁用发表。惟以养血为主，佐以散风寒之剂。如生化汤、芎归汤倍加川芎、葱白。若吴氏论发热数种，又当分因治之。如恶露未尽，腹痛未除，形壮脉实，五七朝内，不见虚证，人参尚宜斟酌。如有虚症，必以桃仁与人参同用力当。

（四）产后伤食发热不可作血虚治

王节斋曰：产后脾胃大虚，多有过服饮食，伤滞发热者，误作血虚则不效。故凡遇产后发热，须问服何饮食，有无伤积饱闷，恶食泄泻等症，只作伤食治之。若发热而饮食调者，方用补血正法。

按：以上一条，序产后有伤食发热之证也。产后发热有六证，一曰血虚发热；二曰劳力发热；三曰瘀血发热；四曰风寒发热；五曰伤食发热；六曰蒸乳发热。须分有余不足治法。如血虚劳力，为不足；瘀血伤食，风寒蒸乳，为不足中之有余。不足者，固宜大补气血，而不足中之有余，亦不可以务末而忘本也。

（五）产后发热属阳虚生内热

朱丹溪曰：产后发热，此热非有余之热，乃阴虚生内热耳。以补阴药大剂服之，必用干姜者，何也？曰：干姜能入肺利气，入肝经引血药生血。然不可独用，与补阴药同用，此造化自然之妙。

（六）产后发热属阴虚阳浮于外

王节斋曰：妇人产后阴虚阳无所附，浮散于外，故发热。用四物汤补血，以炙干姜之苦温从治，收其浮散以归于阴也。

（七）产后发热属血脱阳无所附

薛立斋曰：新产妇人，阴血暴亡，阳无所附而外热，四物加炮姜，补阴以配阳。若误用寒凉克伐之剂而外热。此为寒气隔阳乎外，四君子加姜桂，不应急加附子。若肌肤发热，面赤大渴引饮，此血脱发燥也，当归补血汤。

（八）产后阴虚发热宜补气

赵养葵曰：产后大失血，阴血暴亡，必大发热，名阴虚发热，此阴字正谓气血之阴。若以凉药，正治必毙。正所谓证象白虎，误服白虎，必死。此时偏不用四物，有形之物，不能速化几希之气。急用独参汤，或当归补血汤，使无形生出有形来，阳生阴长之妙，不可不知。

（九）产后发热不可作火治误用寒凉

薛立斋曰：产后虚烦发热，乃阳随阴散，气血俱虚，故恶寒发热。若误作火证，投以凉剂，祸在反掌。

（十）论丹溪治产后发热用方之法

武叔卿曰：丹溪治产后发热，以芎归四君子加黄芪，不用芍地者，以新产后用血脱益气之法，不宜敛降凉血，以伐生气也。热甚者加干姜。若产后阴血弱发热，四物加茯苓；热甚加炮姜。此方全不用气药，是血虚气不虚也。加茯苓者，使天气降而阴自生，阴生则热自退。热甚加炮姜者，不特从阳引阴，亦可从阴引阳，微乎微乎。

按：以上六条，序产后有发热之证也。产后发热，有风寒、有伤食、有瘀血、有蒸乳，此外大抵属阴血虚而阳浮外，故当以辛温从治，戒用寒凉。若肝虚血燥，则宜补血，逍遥散清火，亦宜慎用。阴血大脱，又当益气，毋用补血，此又用药之权衡也。若寒热往来，为少阳经病，产后见之，明属阴阳两虚，营卫不和之候，当遵丹溪大补气血为治，非小柴胡可例也。

十九、产后虚汗

（一）产后虚汗不止属阴气虚

《大全》曰：产后虚汗不止者，由阴气虚而阳气加之，裹虚阳气独发于外，故汗出。血为阴，产则伤血，是为阴气虚。气为阳，其气实者，阳加于阴，故令汗出。阴气虚弱不复者，汗出不止。因遇风则变痉，纵不成痉，亦虚乏短气，身体柴瘦，唇口干燥，久则经水断绝，由津液竭故也。

（二）产后虚汗有亡阳之患

单养贤曰：产后虚汗，经曰：阻气者，精则养神，柔则养筋。产后既亡血，而又汗出，乃为亡阳。汗本血液属阴，阴亡阳亦随之而走，故曰亡阳。产后亡血多汗，阴阳两虚，危极证也。

（三）产后头汗属血虚孤阳上出

《金匮要略》曰：产妇郁冒，其脉微弱，但头汗出，所以然者，血虚而厥。厥而必冒，冒家所解，必大汗出。以血虚下厥，孤阳上出，故头汗出。所以产妇喜汗出者，亡阴血虚，阳气独盛，故当汗出，阴阳乃复。

按：以上三条，序产后有汗出之证也。《内经》云：夺血者无汗。汗与血类，产后去血过多，则阴不维阳，阴虚而阳无所附，周身汗出不止，此为阴阳两虚，有亡阳之患，为危证。若身无汗，但头有汗，头为诸阳之会，阴血暴亡，孤阳上越，阴虽虚，而阳气尚为有余，此时阴不胜阳，故头汗额上偏多。心火上浮，逼阳于外，急补其阴，而入以敛阳之药，则病自复，故产后又喜其头汗出也。

二十、产后中风

（一）产后中风属劳损脏腑气虚邪入

《大全》曰：产后中风，由产时伤动血气，劳损脏腑，未曾平复，早起劳动，致气虚而风邪乘之。冷气客于皮肤经络，但疼痹羸乏，不任少气。大凡筋脉挟寒，则挛急喎僻，挟温则纵缓不收。若入诸脏，恍惚惊悸，随其所伤脏腑经络而生病焉。

（二）产后中风属下血过多虚极生风

《大全》曰：产后下血过多，虚极生风者何？答曰：妇人以荣血为主，因产血下太多，气无所主，唇青肉冷，汗出、目眩、神昏，命在须臾，此虚极生风也。若以风药治之则误矣。

（三）产后中风宜大补不可作风治

朱丹溪曰：产后中风，口眼喎斜，必用大补气血，然后治痰。当以左右手脉，分气血多少以治，切不可作中风治，用小续命汤发表治风之药。

（四）产后中风当补元气为主

薛立斋曰：产后中风，果外邪所属，形气不足，病气有余，当补元气为主，稍佐治病之药。若强力不休，月内入房，形气俱不足，当纯补元气，多有复苏者。若误投风药，是促其亡也。前证若心脾血气俱虚，十全汤不应，加附子、钩藤；若肝经血虚，逍遥散加钩藤。经云：脾之荣在唇，心之液为汗。若心脾二脏虚极，急用参附救之。

二十一、产后发痉

（一）产后血虚中风病痉

《金匮要略》曰：新产妇人有三病，一者病痉，何谓也？曰新产血虚，多汗出，喜中风，故令病痉。

（二）产后血虚汗多遇风发痉

郭稽中曰：产后血虚，腠理不密，故多汗。因遇风邪搏之，则变痉。痉者口噤不开，背强而直，如发痫状，摇头马鸣，身反折，气息如绝，汗出如雨，两手摸空者，不可治。

（三）产后痉属亡血过多筋无所养

薛立斋曰：产后发痉，因去血过多，元气亏损，或外邪相搏，致牙关紧急，四肢痉强，或腰背反张，肢体抽搐。若有汗，不恶寒，曰柔痉；无汗恶寒，曰刚痉。然产后患之，由亡血过多，筋无所养而致，大补气血，多保无误。若攻风邪，死无疑矣。

（四）产后病痉属阴虚内热生风

缪仲淳曰：产后血虚，角弓反张，病名曰痉。痉者，劲也。去血过多，阴气暴虚，阴虚生内热，热极生风，故外现风证。其实阴血不足，无以养筋所致。足厥阴肝经大虚之候，宜益阴补血清热则愈。

（五）产后变证不可轻用发表

娄全善曰：小续命、大豆紫汤、举乡古拜散，俱太阳厥阴药也。如邪实，而脉来浮弦有力者，固宜。但产后气血大虚人，不宜轻发其表，但用防风当归散治之，为妙。

二十二、产后口噤

产后口噤属血气虚风乘三阳经

《大全》曰：产后中风口噤，是血气虚而风入颔颊口之筋也。手三阳之筋，结于颔，产则劳损脏腑，伤于筋脉。风乘之。则三阳之筋脉偏虚，得风冷则急，故令口噤。

二十三、产后角弓反张

（一）产后角弓反张属体虚受风

《大全》曰：产后角弓反张，是体虚受风，风入诸阳之经也。人之阴阳经络，周环于身，风邪乘虚，入诸阳之经，则腰背反折，挛急如角弓状。

（二）产后角弓反张属虚象宜固气血

薛立斋曰：前证因气血耗损，腠理不密，汗出过多，患此乃虚象也，宜固气血为主。此证乃气血虚极，宜大剂参芪归术肉桂，培养之。不应，加附子倍人参，名参附汤。犹未应，乃药力未能及，宜多用之。

二十四、产后瘈疭

产后瘈疭属阴虚火炽筋无所养。

薛立斋曰：瘈者，筋脉拘急也。疭者，筋脉弛纵也。经云：肝主筋藏血，肝气为阳、为火，肝血为阴，为水。产后阴血去多，阳火炽盛，筋无所养而然。治法以八珍汤加丹皮、钩藤，以生阴血，则阳火退而诸证愈。不应，用四君子，芎、归、丹皮、钩藤补脾土。盖血生于至阴，至阴者，脾土也。此证若肢体恶寒，脉微细者，此为真状。若脉浮大，发热烦渴，此为假象，惟当固本为善。若无力抽搐，戴眼反折，汗出如珠者，不治。

二十五、产后拘挛

（一）产后拘挛属气血不足

《大全》曰：产后中风，筋脉四肢挛急者，气血不足，脏腑俱虚，月内未满，起早劳动，动伤脏腑，虚损未复，为风所乘。风邪冷气，客于皮肤经络，令人顽痹不仁，羸乏少气，风气入于筋脉，挟寒则挛急也。

（二）产后拘挛属肝经风入血燥

薛立斋曰：肝属木主筋，若肝经风热血燥，用加味逍遥散。不应，六味丸以补肾水。经云：风客淫气，精乃亡，邪伤肝也。

按：以上六条，序产后有口噤、角弓瘈疭，拘挛诸证也。诸证为中风内见证，虽有口噤、角弓异名，总以产后气血大虚所致，故一切风药，概不可用。惟遵丹溪、立斋之论治，为产后中风病之要道也。

二十六、产后不语

产后不语属败血入心

郭稽中曰：产后不语者何？答曰：人心有七孔三毛。心者，君主之官，神明出焉，外应于舌。舌者，声之机。产后虚弱，多致败血停蓄，上干于心，心窍闭塞，神志不能明了。又心气通于舌，心气闭，则舌强不语，但服七珍散。

二十七、产后惊悸

产后惊悸属于心血虚

薛立斋曰：人所主者，心；心所主者，血。心血一虚，神气不守，惊悸所由来也。当补血气为主。

二十八、产后恍惚

产后恍惚不可作风治

薛立斋曰：产后恍惚证，当大补气血为主。盖风为虚极之假象，固其本元，诸病自退。若专治风，则速其危矣。

二十九、产后发狂

产后发狂属肝虚火炎

缪仲淳曰：有产后六朝发狂，持刃杀人，此阴血暴崩，肝虚火炎故也。用泽兰、归、地、牛膝、茯神、远志、枣仁，加童便。

三十、产后乍见鬼神

产后乍见鬼神属败血停心

《大全》曰：心主身之血脉，因产伤耗血脉，心气虚，则败血停积。上干于心，心不受触，遂致心中烦躁，卧起不安，乍见鬼神，言语错乱。医人不识，呼为风邪，如此治，必不愈。但服调经散，加龙齿，得睡即安。

三十一、产后狂言谵语

产后狂言谵语分五证治

《大全》曰：产后语言颠倒，或狂言谵语，如见鬼神，其源不一，辨证治之。

一则因产后心虚，败血停积，上干于心，而狂言独语者，当在乍见鬼神条求之。二则产后脏虚，心神惊悸，志意不安，言语错乱，不自知觉，神思不安者，当在惊悸条求之。三则有宿风毒，因产心虚气弱，腰背强直，或歌笑嗔怒，言语乱道，当作风痉治，在心惊中风条求之。四则产后多因败血迷乱心经，言语颠狂，或晕闷，当于血晕中求之。五则产后感冒风寒，恶露斩然不行，憎寒发热如疟，昼日明了，夜则谵语，如见鬼状，当作热入血室治之，宜琥珀地黄丸及四物汤。以上诸证，大抵产后首当逐败生新，然仔细详疾，不可妄立名色，自生新意，加减方药，大宜对证，依古法施治，未有不安者也。

三十二、产后鼻衄

（一）产后口鼻黑衄属胃绝肺败

郭稽中曰：产后口鼻黑气起，及鼻衄者何？答曰：阳明者，经脉之海，起于鼻，交额中，还出颊口，交人中，左之右，右之左。产后气血虚散，荣卫不和，散乱入手诸经，却还不得，故令口鼻黑气起，及变鼻衄。此缘产后虚热，变生此证，胃绝肺败，不可治。病机云：产后见衄者，不可治。

（二）产后鼻衄为气脱血死证

薛立斋曰：胃脉挟口、绕承浆，鼻准属脾土，鼻孔属肺金。此胃虚肺损，为气脱血死之证。急用二味参苏饮加附子，亦有得生者。

按：以上二条，序产后有鼻衄之证也。鼻衄本非死证，产后犯此，或恶露不下，虚火载血上行，溢出鼻窍，不循经络，肺胃已受火热，故黑气变现于鼻口，此热极及兼水化也，故曰肺胃败绝，为不可治。立斋参苏饮加附子，似未稳。莫若大盏童便，加牛膝、丹皮、泽兰、生熟地，倍人参服之。

三十三、产后咳嗽

（一）产后咳嗽属胃气不足

薛立斋曰：产后咳嗽，悉属胃气不足，胃为五脏之本，胃气一虚，五脏失所，百病生焉。患者多谓腠理不密所致，不知肺属辛金，生于己土，亦因土虚不能生金。腠理不密，外邪所感，其阴火上炎，宜壮土金，生肾水制火为善。若迳治咳嗽，则误矣。

（二）产后咳嗽治法有三

叶天士曰：产后咳嗽，有因恶露上攻；肺经受邪者，宜二母散，以破其瘀；有感风咳嗽，恶露发热者，宜参苏饮，以散其寒；有阴虚火盛，上灼肺经者，宜麦味地黄汤，以滋其化源。

三十四、产后伤寒

（一）产后伤寒治法

新产感冒发热，大为危候。若头痛身热，恶寒无汗，或喘或咳，宜香苏散。有食小剂芎苏参苏，随气血取用。有瘀血，兼行血药；值时行不正之气，遍身疼痛，无汗，败毒散，或香苏散加葱白、香豉。《金匮》云：产后中风发热，而面正赤，喘而头痛，竹叶汤主之。

（二）产后伤寒禁用表药

产后伤寒，切不可用表药，多汗经虚，每致发痉也。又不可小柴胡汤，以有黄芩在内，易停恶血伤人也。故产后虽犯时疫，宜柴胡四物汤加减。

（三）类伤寒二阳证

傅青主曰：产后七日内发热，头痛恶寒，毋专论伤寒为太阳证；发热、头痛、胁痛，毋专论伤寒为少阳证。二证皆由气血两虚，阴阳不和而类外感。治者慎勿轻产后热门，而用麻黄汤以治类太阳证。又勿用柴胡汤以治类少阳证。且产母脱血之后，而重发其汗，虚虚之祸，可胜言哉。昔仲景云：亡血家不可发汗。丹溪云：产后切不可发表。二先生非谓产后真无伤寒之兼证也，非谓麻黄汤柴胡汤之不可对证也，诚恐后辈学叶偏门而轻产，执成方而发表耳。谁知产后真感风感寒，生化汤中芎羌亦能散之乎。

（四）类伤寒三阴证

傅青主曰：潮热有汗，大便不通，毋专论为阳明证。口燥咽干而渴，毋专论为少阴证。腹满液干，毋专论为太阴证，又汗出、谵语、便闭，毋专论为肠胃中燥粪宜下证。数症多由劳倦伤脾，运化稽迟，气血枯槁，肠腑燥涸，乃虚证类实当补之证。治者勿执偏门轻产，而妄议三承气汤，以治类三阴之证也。间有少壮产后妄下，幸而无妨，虚弱产妇，亦复妄下，多致不救。屡见妄下成臌，误导反结。又有血少数日不通而即下，致泻而不止者，危哉！《妇人良方》云：产后大便秘，若计其日期，饮食数多，即用药通之，祸在反掌。必待腹满觉胀欲去不能者，反结在直肠，宜用猪胆汁润之。若日期虽久，饮食如常，腹中如故，只用补剂而已。若服苦寒疏通，反伤中气，通而不止，或成痞满，误矣。

三十五、产后疟疾

（一）产后疟疾属阴阳两虚不可用柴胡汤

《产宝新书》曰：产后类疟分二证。产后半月内外，寒热往来，或午后日晡，夜间发热，或一日二三度，其发有期，其证类疟，由气血并竭，阳虚寒作，阴虚发热也。慎毋以疟治，虽小柴胡汤不可轻用，惟调补气血，寒热自除。

（二）产后类疟不可作疟治

傅青主曰：产后寒热往来，每日应期而发，其证似疟，而不可作疟治。夫气血虚而寒热更作，元气虚而外邪或侵，或严寒，或极热，或昼轻夜重，或日晡寒热，绝类疟症。治当滋荣益气，以退寒热。有汗急宜止，或加麻黄根之类。只头有汗而不及于足，乃孤阳绝阴之危证，当加地黄、当归之类。如阳明无恶寒，头痛无汗，且与生化汤加羌活、防风、连须葱白数根以散之。其柴胡清肝饮等方，常山、草果等药，俱不可用。

三十六、产后痢疾

（一）产后痢疾作渴属津液内竭

《产宝百问》曰：产后下痢作渴者，水谷之精，化为血气津液，以养脏腑，脏腑虚燥，故痢而渴。若引饮则难止，反溢水气。脾胃既虚，不能克水，水自流溢，浸渍皮肤，则令人肿。但止其渴，痢自瘥。

薛立斋曰：产后痢作渴，渴而不喜冷饮，属胃气虚，不能生津液也，七味白术散。如夜间发热口渴者，肾水弱而不能润也，六味丸，佐益气汤，以滋化源。

（二）产后滞下不可用下药

缪仲淳曰：凡产后痢，积滞虽多，腹痛虽极，不可用大黄等药行之，致伤胃气，遂不可救。但用人参、归、芍、红曲、醋炒升麻，倍加甘草与益母草、滑石足矣。若恶露未尽，兼用乳香、没药、砂仁、阿胶，自愈。

按：以上三条，序产后有痢疾之证也。痢本于外感六淫，内伤饮食所致。若产后当兼气血虚处治，故不可用治痢常法，而以调补脾胃为要也。又按：产后痢属气血大虚，不可治痢，惟补气血，以大剂人参、当归主之。

三十七、产后蓐劳

（一）产后蓐劳属风冷搏于气血

《大全》曰：产后蓐劳，出生产日浅，血气虚弱，饮食未平，不满百日，将养失所，风冷客之，搏于气血，不能温于肌肤，使虚乏劳倦，乍卧乍起，容颜憔悴，食饮不消。风冷邪气感于肺，肺受微寒，故咳嗽口干，遂觉头昏，百节疼痛。荣卫受风邪，流注脏腑，须臾频发，时有盗汗，寒热如疟，背膊烦闷，四肢不举，沉重着床，此蓐劳之候也。

（二）产后蓐劳属忧劳思虑所致

陈良甫曰：妇人因产理不顺，疲极筋力，忧劳思虑，致令虚羸喘乏，寒热如疟，头痛自汗，肢体倦怠，咳嗽痰逆，腹中绞刺，名曰蓐劳。

（三）产后蓐劳当补脾胃养正气为主

薛立斋曰：蓐劳当扶养正气为主，多因脾胃虚弱，饮食减少，致诸经疲倦。当补脾胃，饮食一进，精气生化，诸脏有所赖，其病自愈。

三十八、产后大便不通

（一）产后便秘属亡津液胃燥

《金匮要略》曰：新产妇人有三疾，三者，大便难，何谓也？曰：亡津液胃燥，故大便难。

（二）产后便难属内亡津液

《圣济总录》曰：大肠者，传导之官，变化出焉。产后津液减耗，胃中枯燥，润养不足，糟粕壅滞，故令大便难，或致不通。盖新产之人善病者，由去血过多，内亡津液故也。

三十九、产后小便淋沥

（一）产后淋属热客胞中

《大全》曰：产后诸淋，因产有热气客于胕中，内虚则频数，热则小便涩痛，故谓之淋。

按：以上一条，序产后有淋秘之证也。三因云：产前当安胎，产后当去血，此二语为吃紧。如产前淋，或由气虚不化，当用参芪补气安胞，不可过用渗利。产后淋，或由污血阻滞，当以瞿麦、蒲黄为要药。若血虚热郁，当用六味丸、逍遥散，补阴养血，滋其化源，佐以导血药，可也。

（二）产后小便淋沥属损破尿胕

朱丹溪曰：有收生不谨，损破产妇尿胕，致病淋沥。用猪羊胞煎汤入药，参芪为君、归地为佐，桃仁、陈皮、茯苓为使，于极饥时饮之，令气血骤长，其胞自完。稍缓亦难成功也。

（三）产后小便淋沥分证用药

薛立斋曰：稳婆不慎，致胞损而小便淋沥者，八珍汤补气血，若因膀胱气虚，小便频数，当补脾肺。若膀胱阴虚，小便淋沥，须补肺肾，方用补中汤加山茱、山药为主，佐以桑螵蛸散。

按：以上二条，序产后有淋证也。经云：肾主二便，开窍二阴。不禁淋沥，前阴病也。产后气血大虚，有伤脏腑，非肺气虚，而不能约制，为遗尿不禁，即肾气弱，而多有虚热移于膀胱，为淋沥。总以补养气血，加升提固涩之剂为主。若用渗利疏导，是重虚也。戒之！戒之！

四十、乳汁不行

（一）产妇乳汁不行宜壮脾胃以滋化源

薛立斋曰：前证若气血虚弱，不能生化者。宜壮脾胃。怒动肝火，乳肿汁不出者，宜清肝火，乳汁乃气血所化，在上为乳，在下为经，若屡经无乳，或大便涩滞者，亡津液也。当滋化源，冲任之脉盛，脾胃之气壮，则乳汁多而浓，衰则淡而少。所乳之子，亦弱而多病。

（二）产妇乳汁少由血虚之故

乳少者，血虚之故。如产母去血过多，又或胎前有病，以及贫俭之妇，产后失于调养，血脉枯槁，或年至四旬外，血脉渐衰，皆能无乳。但服通脉汤，自然有乳。若乱用穿山甲、王不留行等物，往往不效。即或勉强打通，乳汁清薄，令儿不寿，且损伤气血，产后多病，不久便干，反为不美。

四十一、玉门不闭

产妇玉门不闭属气血不足

玉门不闭者，因气血不足也。十全十补倍参桂补敛之。若初肿胀，或掀痛而不闭者，当用逍遥散加荆芥、丹皮。若肿既消而不闭者，当用补中益气汤，切忌寒凉之剂。

四十二、子宫不收

产妇子宫不收属元气不足

子宫不收者，此元气不足也。补中益气加酒炒白芍、肉桂，补而举之。或助以外治之法，如蓖麻子贴顶心之类。

四十三、尿胞坠落

产妇尿胞坠落因气弱血冷

凡产妇偶取重物，致尿胞坠落在外，此气弱血冷，移取重物，努力而致伤脏，因而坠下不收，或三四月，或半年一载，不能还元者，宜服收阴散。

四十四、经血暴至

产后下血属气血大虚

凡产后忽然下血成片如崩状，此因气血大虚，脾胃又弱，以致气血逆攻于脾胃，胃气不顺，则成此症。此营卫衰败也。当和血理气为治。

四十五、月水不通

产后月水不通不必服药

陈良甫曰：妇人冲任之脉，为经络之海，皆起胞内。手太阳小肠，手少阴心，此二经，上为乳汁，下为月水。若产后月水不通，新产后劳伤气血，或去血过多，乳汁自然不通。若乳子半岁，或一岁之内，月经不行，此常候，非病也。若半岁而行，或四五个月便行，是少壮血盛之时。若产后一二年，月经不通，无疾苦，亦不必服药。或劳伤气血，冲于筋骨，则为瘈疭疼痛，或致动血伤精，则为劳损吐衄，或致伤肌腐肉，则为烂疮痔瘘。其有积渐日久而成水鼓者，则尤多也。盖酒性本温，壮者，气行则已，酒即血也。怯者，着而成病，酒即水也。不惟酒为水，而血气既衰，亦皆随酒而悉为水矣。

四十六、产后应用各方

（一）治血晕方

清魂散（严氏） 治产后气虚血晕。

人参、川芎各一两荆芥穗（炒）二两泽兰叶、甘草（炙）各五钱

为散。沸汤、温酒各半盏，调服二钱，童便尤良。

独参汤 治下血过多。血晕不省人事。

吴鹤皋曰：血晕者，下血过多而眩晕也。不省人事者，气血大脱，而神不用也，故用人参甘温益元之品以主之。此药可以固气，可以生血，可以益元。身热气急者，加童便一杯；身寒气弱者，加附子二、三钱。

十全大补汤 治产后气血虚耗，血晕不省。

芎归汤（方见临产佛手散）

以上治去血过多而晕。

夺命散 治产后血晕，血入心经，语言颠倒。

血竭、没药等分

为末。每服二钱，用童便、陈酒各半杯煎。调下，良久再服，其血自下。

四味散

夺命散加当归　延胡索　童便

煎服。

红花散　治产后血晕血崩，及远年干血气。

红花　当归　蒲黄　牡丹皮　干荷叶

为末。每服半两，酒煎，和渣温服。

牡丹皮散　治产后血晕闷绝，口噤不开，恶露点滴不出者。抉口灌之。

牡丹皮、大黄（煨）、芒硝各一两　冬瓜子半合　桃仁三十个

为散，和渣煎服。

独行散（丹溪）　治产后血晕，昏迷不省，冲心闷绝。

五灵脂（半生半炒）

为末。每服二钱，温酒送下。

鹿角散（丹溪）　治产后虚火载血上行而晕。

鹿角

烧灰，出火毒，研极细。用酒、童便灌下，一呷即醒。（此物能行血最快）

预防血晕方

人参　苏木　鹿角胶

水酒煎，童便冲服。

仲淳方

苏木　泽兰　蒲黄　益母草　延胡索　牛膝　川芎续断　荆芥穗　生地麦
冬　黑豆　童便

治产后血晕闷绝，虚者加人参。

**黑神散　生化汤　二味参苏饮　失笑散　花蕊石散　琥珀黑龙丹　琥珀丸
回生丹**（八方见临产）

醋炭薰鼻法　凡血晕不省人事者。

急治炭火，以酽醋沃之，使醋气蒸入鼻，则能收敛神气，自然清爽。

又法　以铁秤锤炭火烧红，以醋淬之，令产妇鼻唁之，即醒。

以上治恶血攻冲而晕。

海藏愈风汤

荆芥穗一味

炒为末，每服三钱，豆淋酒调服。甚者加童便。

豆淋酒　治产后有余血水气。

黑豆五升

熬令烟尽，投磁器内，以酒一升淬之，乘热饮之。盖豆淋酒能治污血，又能发表也。

荆芥散　治产后风虚血晕。

荆芥（炒）一两　桃仁（炒）五钱

一方用荆芥为末，童便调下二、三钱。

以上治风虚血晕之剂。

本事白薇汤　治产后血厥昏冒，脉微多汗。

白薇六钱　当归六钱　人参三钱　甘草（炙）一钱五分

治血厥之剂。

（二）治恶露不下方

起枕散　治产后恶血不行，心腹及儿枕作痛。

当归　川芎　芍药　肉桂　延胡索　牡丹皮　五灵脂蒲黄　没药　白芷

琥珀地黄丸　治产后恶露未净，胸腹作痛，小便不利。

琥珀一两（另研）　延胡索一两　当归一两　蒲黄四两（半生半熟）　生地半斤　生姜一斤

将地黄切碎酒浸，生姜切片，备捣取汁留滓。用姜汁炒地黄滓，地黄汁炒姜滓。上药共焙干为末，炼蜜为丸。

琥珀黑龙丹　**回生丹**　**黑神散**　**失笑散**　**花蕊石散**（五方见临产）

仲淳方　治产后恶血薄心。

肉桂　蒲黄　泽兰　红花　益母草　延胡索　苏木牛膝　当归　生地　续断　楂肉　黑豆　赤芍　丹皮

治产后恶露不下，儿枕作痛，甚则加乳香、没药。产后血癥不消，因寒得者，更加炮姜、肉桂。

泽兰　黑豆　炮姜　川芎　当归　地黄　牛膝　益母草　赤芍药　五灵脂
蒲黄

治产后恶露不尽，少腹作痛。寒月更加肉桂。去五灵脂，加人参、麦冬、香附、鳖甲，治产后诸虚百病。

（三）治恶露不止方

加味四物汤　治产后血崩如豆汁，紫黑过多者。

四物汤加阿胶　蒲黄　蓟根　白芷

又方　四物加升麻　白芷血余炭

治产后月余，经血淋沥不止，此陷下举之也。

十全大补汤（方见经候）

补中益气汤（方见胎前）

归脾汤（方见治郁）

六君子汤（方见咳嗽）

逍遥散（方见治郁）

六味丸（方见虚劳）

（四）治头痛方

生化汤　琥珀黑龙丹（二方见临产）

补中益气汤（方见胎前）

（五）治心痛方

千金蜀椒汤　治产后心痛大寒。

蜀椒　桂心　当归　芍药　人参　甘草　茯苓　半夏白蜜　姜汁

千金大岩蜜汤　治产后阳气虚寒，心腹作痛，呕吐厥逆。

桂心　地黄　当归　芍药　远志　干姜　吴茱萸　甘草　细辛　独活　白
蜜

火龙散　治产后气滞心痛。

茴香（炒）　川楝子（炒）　艾（炒）

金黄散　治产后恶血上冲，心腹作痛。

延胡索一钱　蒲黄一钱　桂心一钱

为末，酒调服。

景岳九蜜丸（煎）　治产后阳气虚寒，或阴邪入脏，心腹疼痛，呕吐不食，四肢厥冷。

当归三钱　熟地三钱　芍药（酒炒）一钱五分　茯苓二钱　炙甘草一钱干姜（炒）一钱　肉桂一钱　北细辛三分吴茱萸（制）五分

失笑散　生化汤（方见临产）

理中汤（方见治气）

枳实理中汤（方见症瘕）

八珍汤（方见经候）

（六）治腹痛方

金匮枳实芍药散　治产后腹痛，烦满不得卧。

枳实（烧黑）、芍药等分

为散，服方寸匕。

生化汤（方见临产）

四神散　治产后血虚，或瘀血腹痛。

四物汤去地黄加炮姜

为散，温酒服方寸匕。

四乌汤（方见经候）

失笑散　黑神散　琥珀地黄丸（三方见临产）

金匮当归生姜羊肉汤　治产后腹中寒痛，血气不足，虚弱甚者。及寒月生产，寒气人于子门，脐下胀痛，手不可犯。

当归一两　生姜五钱　羊肉二斤

先煮羊肉，去渣沫，入上二味煎。分二服。

千金羊肉生地黄汤　治产后腹痛，补中益藏，强力消血。

羊肉一斤　生地黄二两　人参、当归、芍药各一两　川芎五钱桂心五钱甘草五钱

水煎，分五、七次服。

良方羊肉汤　治产后脾虚，寒邪内犯，腹胁脐下急痛。

精羊肉四两　当归、川芎、生姜各半两

水煎，分三、四次服。

千金内补当归建中汤（方见下蓐劳）

理中汤（方见治气）

枳实理中汤（方见癥瘕）

增损四物汤（见下发热寒热）

补中益气汤（方见胎前）

六君子汤（方见咳嗽）

生化汤　失笑散（二方见临产）

（七）治少腹痛方

当归蒲延散　治产后血瘕作痛，脐下胀满。

当归、蒲黄、延胡索、桂心、芍药、血竭各等分

为末，酒下。

本方去血竭，加琥珀、红花、童便，酒下，名延胡散，治产后儿枕作痛。本方去血竭，加乳香、没药，名延胡索散，治产后恶血攻刺腹痛。

失笑散（方见临产）

醋煎散　四乌汤（二方见经候）

千金伏龙肝汤（见下泻痢方）

（八）治胁痛方

抵圣散　治产后腹胁满闷，呕吐。

人参一两　甘草二钱　橘皮三钱　半夏一两　泽兰叶四钱赤芍药六钱（宜易亦茯苓）

为散，每服四、五钱。水煎，入姜汁，和渣服。有瘀血，加楂炭一两五钱。

经效方　治产后肝经气滞不平，胁肋腹痛。

当归　芍药　桔梗　枳壳　柴胡　木香　槟榔　肉桂

（九）治腰痛方

调经散（局方）　治产后败血，乘虚停滞于五脏，循经流入于四肢，渐至身体，面身浮肿。或产后败血上干于心，烦躁不安，如见鬼神。

桂心、当归、没药、琥珀、赤芍药各一两细辛、麝香各五分

为散，每服一钱，温酒入生姜汁少许服。

如神散 治产后瘀血腰痛。

玄胡索　当归　桂心

寄生防风汤

桑寄生　防风　独活　川芎　当归　续断　芍药　桂心　生姜

当归黄芪汤 治产后失血过多，腰痛。

当归身　黄芪　芍药

琥珀地黄丸（见前恶露不下）

八珍汤　十全大补汤（二方见经候）

（十）治遍身痛方

趁痛散（良方）　治产后骨节疼痛，发热头重，四肢不举。

当归　黄芪　白术　桂心　牛膝　独活　甘草　葱白桂心（宜改桂枝）

调经散（见前腰痛）

琥珀地黄丸（见前恶露不下）

四乌汤（见前经候）

四神散（见前腹痛）

五积散（方见癥瘕）增损四物汤（见下发热寒热）香苏散（方见胎前）十全大补汤（方见经候）（十一）治饱闷呕吐方抵圣散（见前胁痛）琥珀黑龙丹（方见临产）六君子汤（方见咳嗽）二陈汤（方见治痰）沉香降气散　理中汤（二方见治气）（十二）治呃逆方理中汤（方见治气）

参附汤（方见下虚汗）

生脉散（方见虚劳）

生化汤（方见临产）

（十三）治发喘方

五味子汤

生脉散加橘皮　杏仁

二味参苏饮　生化汤（二方见临产）

参附汤（见下虚汗）

（十四）治浮肿方

调经散（见前腰痛）

四乌汤（方见经候）

四神散（见前腹痛）

紫苏饮（方见胎前）

理中汤（方见治气）

补中益气汤（方见胎前）

（十五）治产后发热寒热方

加味四物汤　治产后阴虚血弱发热。

四物汤加茯苓　热甚加炮姜

增损四物汤

四物汤去地黄　加人参　炮姜　茯苓

抽薪饮　治产后血虚发热。

当归、熟地黄各四钱炮干姜一钱

丹溪方

八珍汤去地黄　白芍　加黄芪　热甚加炮姜

八珍汤　十全大补汤（二方见经候）

当归补血汤　大补阴血，退血虚发热如神。

黄芪（蜜炙）一两　当归三钱分两不可加减

柴胡四物扬（方见经候）

逍遥散（方见治郁）

调经散（方见前腰痛）

四乌汤（方见经候）

补中益气汤（方见胎前）

参苏饮（方见下伤寒）

五积散（方见癥瘕）

醋煎散（方见经候）

仲淳方

当归　川芎　地黄　泽兰　蒲黄　益母草　杜仲　牛膝　续断　炮姜　鹿角胶　黑豆

治产后血虚发热

（十六）治虚汗方

十全大补汤　**人参养营汤**（二方见经候）

黄芪建中汤（方见经闭）

逍遥散（方见治郁）

参附汤（严氏）　治自汗盗汗。

人参、制附子等分

姜水煎服。

芪附汤（严氏）　治气虚阳弱，虚汗倦怠。

黄芪（蜜炙）、制附子等分

每服四钱，姜五片，煎服。

（十七）治中风发痉口噤，角弓反张，瘈疭拘挛，颤振方

华陀愈风散　治产后中风口噤，手足瘈疭，角弓反张，及产后血晕，不省人事，四肢强直。或口头倒筑，吐泻欲死。此药能清神气，其效如神。

口噤，则挑牙灌之；齿噤，则不为末，童便煎，灌入鼻。

荆芥穗（炒）

为末。每服三钱，童便调服。

独活酒（千金）　治产后中风。

独活　桂心　秦艽　酒

更生散　治产后去血过多，昏晕口噤，发热恶寒。

四物汤去芍药　加人参炮姜荆芥穗（香油灯上烧过）

交加散治产后中风，不省人事。

当归、荆芥穗等分

为末，每服二钱。

良方交加散　治产后中风。

生地一斤（取汁）　生姜十二两（取汁）

上以地黄汁炒姜滓，姜汁炒地黄滓。干为末。每服三钱，温酒调服。

十全大补汤（方见胎前）

参附汤　芪附汤（二方见前）

芎归汤（方见临产）

归脾汤（方见治郁）

逍遥散（方见治郁，加钩藤）

八珍汤（方见经候，加丹皮，钩藤）

防风当归散

防风　当归　川芎　地黄

（十八）治不语方

辰砂七珍散（良方）　治产后血虚不语。

辰砂三钱（水飞）　人参一两　菖蒲一两　川芎八钱　防风四钱　细辛二钱
甘草三钱

为散，每服三钱，薄荷汤调下。

地黄饮子　治诸见血热证。

生地、熟地、枸杞、黄芪、芍药、天冬、甘草、地骨皮、黄芩各等分

严氏清魂散（方见前血晕）

六君子汤（方见咳嗽）

八珍汤（方见经候）

（十九）治惊悸恍惚方

千金茯神汤　治产后惊悸，志意恍惚，语言错乱。

茯神　人参　当归　芍药　桂心　甘草　生姜　大枣

千金人参丸　治产后大虚心悸，志意不安，恍惚恐畏，虚烦少气。

人参、茯苓、麦冬、山药各二两　甘草、干姜、桂心、菖蒲、泽泻各一两
蜜丸，酒服二、三十丸。

（二十）治发狂见鬼方

千金远志汤　治产后心悸恍惚，语言错乱。

远志　人参　麦冬　甘草　茯苓　当归　芍药　桂心大枣　生姜

龙齿清魂散　治产后败血冲心，笑哭如狂。

龙齿　人参　茯神　远志　桂心　当归　麦冬　甘草细辛　延胡索

琥珀黑龙丹（方见临产）

调经散（方见前腰痛）

四乌汤　八珍汤（二方见经候）

仲淳方云：产后发狂，此阴血暴崩，肝虚火炎故也。宜龙齿、泽兰、生地黄、当归、牛膝、茯神、远志、枣仁，加童便。又方，治产后恶血扑心，妄语颠狂，龙齿、泽兰、荆芥穗、牡丹皮、苏木、红花、蒲黄、当归、牛膝、人参，加童便。

（二十一）治妄言谵语方

桃仁承气汤（良方）　治瘀血小腹作痛，大便不利，言语如狂。

桃仁（去皮尖）半两　大黄（炒）一两　甘草二钱　肉桂一钱

姜水煎服。仲景方有芒硝三钱。

龙齿清魂散（方见前）

琥珀地黄丸（方见前恶露不下）

四乌汤（方见经候）

导痰汤（方见治痰）

当归芍药汤（方见胎前）

胶艾汤（方见经候）

内补当归建中汤（见下蓐劳）

（二十二）治口鼻黑衄方

二味参苏饮（方见临产）

仲淳云：产后口鼻起黑而鼻衄者，是胃气虚败而血滞也。用人参、熟地、生地、牛膝、丹皮、泽兰、童便。

（二十三）治咳嗽方

小建中汤（方见经闭）

异功散（方见治气）

六味丸（方见虚劳）

（二十四）治伤寒方

金匮竹叶汤　治产后中风，发热头痛，喘而面赤。

竹叶一把　葛根、仿风、桂枝、人参、甘草各一钱生姜三片大枣四枚

项强，加附子；呕，加半夏。

参苏饮（局方）　治产后伤寒，头痛，发热无汗。

人参、苏叶、干葛、前胡、陈皮、枳壳、半夏、茯苓各八分木香、桔梗、甘草各五分　姜五片　枣一枚

煎服。

香苏散（方见胎前）

连须葱白汤　治伤寒已汗未汗，头痛如破。

连须葱白（切）半斤　生姜二两

水煎服。

人参败毒散　治伤寒瘟疫等证。

人参、茯苓、枳壳、甘草、川芎、羌活、独活、前胡、柴胡、桔梗各等分姜三片

煎服。

柴胡四物汤（方见经候）

（二十五）治疟疾方

千金内补当归建中汤（方见下蓐劳）

补中益气汤（方见胎前）

（二十六）治泻痢方

千金伏龙肝汤丸　治胎前下痢，产后不止，及元气大虚，瘀积小腹结痛，不胜攻击者。

炮黑楂肉一两　熬枯红糖二两

二味，一半为丸，一半为末。用伏龙肝二两，煎汤澄清，煎末二钱，送丸二钱。日三服，夜二服，一昼夜令尽。

气虚加人参以驾驭之。虚热加炮姜、肉桂、茯苓、甘草。兼感风寒，加葱白、香豉。膈气不舒、磨沉香汁数匙，调服。

的奇散　治产后恶露不行，余血渗入大肠，洞泄不禁。

荆芥四、五穗

于碗内火烧成灰，入麝香少许，研匀。沸汤调下一两呷。此药虽微，能愈大病，幸勿忽之。

理中汤（方见治气）

四神散（方见前腹痛）

补中益气汤（方见胎前）

六味丸（方见虚劳）

（二十七）治蓐劳方

千金当归芍药汤　治产后虚赢。

当归一钱五分　芍药二钱　人参二钱　地黄二钱五分　桂心一钱　甘草一钱　生姜三片　大枣三枚

千金内补当归建中汤　治产后虚赢不足，腹中刺痛，吸吸少气。

小建中汤加当归

若去血过多，加地黄、阿胶。

当归羊肉汤（金匮）　治产后发热自汗，肢体疼痛，名曰蓐劳。

当归七钱　人参七钱　黄芪一两　生姜五钱　羊肉一斤

补肾汤（永类方。一名人参汤）　治产后诸虚不足，发热内热，自汗盗汗。

猪肾一枚（去膜，切小片）　糯米半合　葱白三茎　人参、当归、豆豉等分

一方去糯米、葱白，换粳米、薤白，加黄芪、生姜。

白茯苓散　治产后蓐劳，头目肢体疼痛，寒热如疟。

十全大补汤去白术　甘草　加猪肾　姜枣

八珍汤（方见经候）

归脾汤（方见治郁）

增损四物汤（见前发热寒热）

补中益气汤（方见胎前）

（二十八）治大便秘结方

滋肠五仁丸　麻苏粥（二方见便秘）

八珍汤（方见经候）

逍遥散（方见治郁）

加味清胃散　治产后膏粱积热便血。

生地钱半　升麻、当归、　丹皮各一钱　黄连钱半　犀角、连翘、甘草各五分

兵部手集方

大麦芽

炒黄为末，酒下一合，神效。

（二十九）治小便不通方

六味丸（方见虚劳）

逍遥散（方见治郁）

四乌汤（方见经候）

五苓散（方见带下）

（三十）治小便频数方

补中益气汤（方见胎前）

六味丸　**生脉散**（二方见蓐劳）

（三十一）治小便淋沥方

补脬饮　治产后伤动脬破，终日不得小便，但淋沥不干。

天然生黄丝绢一尺（剪碎）　白丹皮根木、白及各二钱

水一碗，煮至绢烂如饧，空心服。咽时不得作声，如作声，无效。

王晋三曰：脬，妇人之膀胱也。临产为稳婆伤破。小水淋漓无度。观其补法，有不可思议之妙。生丝造者，曰绢。色黄者，入血分。丹皮色白者，走气。二者皆能泻膀胱之火，引清气以达外窍。白及性粘，功专收涩，能补五内之破损。咽之无声，乃有效者，声出于五脏。有声，则脏之气动而来迎；无声，则五脏之气静而宁谧。所饵之药，不由五脏分布入肺，竟从胃口阑门，泌别清浊之处，由脂膜之络，渗于膀胱之外膜，使白及得以护外而为固也。

又力固脬散

自然黄丝绢二尺

以炭灰煮极烂，以清水洗去灰。

黄蜡半两　白蜜一两　茅根二钱　马勃二钱

水煮，空心服之。不得作声。

八味汤（方见虚劳八味丸）

补中益气汤（方见胎前）

六味丸（方见虚劳）

（三十二）治乳汁不通方

千金钟乳汤　治妇人肺胃气虚，乳汁不通。

钟乳石四钱　甘草二钱　漏芦二钱　通草五钱　栝蒌根五钱（产宝方无钟乳石）

千金麦门冬散　治妇人寒热阻逆，乳汁不通。

麦门冬、通草、钟乳石、理石等分

为散。酒服方寸匕，日三服。

当归补血汤加葱白方　治产后无乳。

吴鹤皋曰：乳者，气血之所成也。无乳者，皆气体怯弱之妇也。方用归芪，大补其气血，此养乳汁之源也。葱白辛温，直走阳明，阳明达于乳房，故用之为使，此通乳汁之渠也。如依古方，用猪悬蹄，同煮漏芦、木通辈，亦可。

通乳汤　治乳少或无乳。

生黄芪一两　当归五钱　白芷三钱　七孔猪蹄一对

煮汤，吹去油，煎药一大碗。服后覆面睡，即有乳。如未效，再一服，无不通矣。

加味四物汤

四物汤加王不留行　木通　栝蒌根

八珍汤（方见经候）

异功散（方见治气）

逍遥散（方见治郁）

敷乳法　产妇乳裂，流脂疼痛。

用绷拆茄子，瓦上煅灰，白蜜调敷，即愈。

（三十三）治月水不通方

八珍汤（方见经候）

加味归脾汤　**加味逍遥散**（二方见治郁）

柴胡四物汤（方见经候）

（三十四）治尿胞坠落方

收阴散

十全大补汤去茯苓　黄芪　加枳壳　升麻　沉香　吴茱萸

（三十五）断子法

一方：酒曲一升　无灰酒五升

煮至二升半，滤去滓，分三服。经行至前一日晚，进一服，次早五更一服，天明一服，月经即行，终身无妊矣。此千金下死胎法也。若妇人四十余，欲其经断，以前方加牛膝、紫葳各一两，经行后，如前法服之，即断。

又方　木耳，煅灰存性，熬枯红糖调和。候经行后，或产后月内服之，即不受孕。孕妇服之，其胎即下。

又方　头蚕子三钱，煅灰存性。产后三五日、七朝内，陈酒调服，则终身不孕，虽虚人亦无妨碍。

又方　凤仙子，产后吞之，即不受孕。

四十七、产后应用各药

（一）行瘀

当归尾　川芎　益母草　延胡索　郁金　蓬莪术　丹参　牡丹皮　蒲黄牛膝　赤芍药　泽兰叶　生地黄　苏木　桃仁　楂炭　琥珀　乳香　没药　红花五灵脂　穿山甲　童便

（二）温血

肉桂心　蕲艾叶　炮干姜　吴茱萸　鹿角胶（屑）　花蕊石　伏龙肝

（三）理气

制香附　台乌药　香砂仁　广木香　广橘皮　上沉香公丁香

（四）开痰

法半复　茯苓　双钩藤　川厚朴　玉苏子　建神曲枳壳（实）　川贝母生姜汁　鲜竹沥

（五）散邪

川芎　荆芥　光香附　川桂枝　紫苏　广藿香　旋复花　桔　防风　柴胡　前胡　苏薄荷　北细辛　川羌活川独活　紫菀　白薇　嫩青蒿　菊花　杏仁　五加皮　淡豆豉　黑大豆　生姜　葱白

（六）清热

淡黄芩　天花粉　川黄柏　车前子　薏苡仁　羚羊角肥知母　鲜竹叶　银花　润元参　净连翘　宣木瓜　乌梅肉　地骨皮　乌犀角　建山栀

（七）补气

真人参　绵黄芪　白术　炙甘草　酸枣仁　远志肉云茯苓　柏子仁

（八）养血

干山药　五味子　拣白芍　大麦冬　明天冬　钗石斛肥葳蕤　京菖蒲　川杜仲　广橘皮　润大枣　龙眼肉　莲子肉　白扁豆　大芡实　女贞子　生龙骨　煅龙齿　浮小麦　大熟地　制当归　川续断　菟丝子　肉苁蓉　补骨脂沙苑　白蒺藜　山萸肉　枸杞子　明阿胶　炮鳖甲　煅牡蛎　紫丹参　北沙参　制首乌　桑螵蛸　黑穞豆　羊肉羊内肾　乌骨鸡　鹿茸　鹿角霜　麋茸　紫河车　磁石　紫石英

卷五　诊治杂证秘诀

一、气

（一）气病总括

经云：百病皆生于气。怒则气上，怒则气逆，甚则呕血及飧泄。故气上矣，呕血者，宜四物汤加丹皮、甘草、香附；飧泄者，四君子汤加柴胡、青皮、甘草、香附、神曲。大怒，则火起于肝，实火用黄连、栀子，泻之；虚火，辨阴阳而施治。如火动而逼血妄行，以致气逆于上，而胀痛喘急者，此伤阴气也。如郁怒所伤，木郁无伸，致侵脾气，为呕、为胀、为痛，为饮食不行，陷而为泄，此伤阳气也。

（二）火郁肝经

有怒火郁于肝经，用开郁降火之药。不愈，反用发散之剂，微汗而愈者，此亦火郁发散之义也。

（三）肝火上炎

有因怒而肝胆之火沸腾，留滞于头项之间，成瘰疬者。有因怒而内动肝风，厥阴占少阳，患头痛发热，或咳嗽气逆，或寒热似疟，并以四物，香附、柴胡、防风、栀子、黄芩、黄柏之类。

（四）怒伤血海

或产后及经行之时，因怒气所伤，凡遇经行，则小腹胀痛，此怒伤血海，用当归、川芎、香附、乌药、木香、青皮之类治之。

（五）暴怒气厥

有暴怒而卒厥者。经曰：阳气者，大怒则形气绝而血郁于上，使人暴厥是也。治宜四磨汤、八味顺气散、苏合香丸之类，先顺其气，然后随其虚实而调之。

（六）气郁眩晕

七情所伤，藏气不平，郁而生涎聚饮，随气上逆而眩晕，寸口脉沉，眉棱骨痛。若大动其痰，必嘈杂呕逆。当理气豁痰。二陈加香砂。

（七）气逆呕吐

怒中饮食呕吐，胸满膈胀，关格不通，二陈加丁香、砂仁、厚朴。

（八）气郁胃脘痛

气郁，脉沉弦结伏，胸中气壅，胃脘攻刺胀痛，用沉香降气散。若痰积作痛，脉滑而弦数，恶心烦闷，时吐酸水，此因气滞，其碍道路，不得运行而然，用清中蠲痛汤。如痛甚，导痰汤加白螺蛳壳过一钱。若死血作痛，脉必涩或芤，饮下作呃，口中作血腥气，用手拈散加桔梗，开提其气。

（九）气郁胁痛

因怒伤肝，肝气郁甚，胁中作痛，柴胡疏肝散。或干呕引胁下痛，发寒热，为郁结所致，逍遥散。或胁下有块，乃过饱劳力所致，加木香、丹皮、青皮。脉弦而刺痛，在左胁，属肝火，宜柴胡、山栀、归身、芍药、枳壳。不已，加吴萸、炒川连，甚则加酒炒龙胆草。如肝气实者，当归芦荟丸。左胁痛者，木气实也，抑青丸；火盛者，左金丸。两胁肿痛，小便涩滞者，属湿热，龙胆泻肝汤。气滞作痛，脉沉伏或弦，不得俯仰屈伸，二陈汤加枳壳、木香、香附。死血作痛，脉短涩，日轻夜重，宜桃仁、红花、归尾、柴胡、青皮、丹皮、鳖甲之类，甚则加大黄。痰饮作痛，脉弦滑，乃湿痰留注胁下走痛，导痰汤加白芥子、枳壳、木香、香附、乌药。盛怒成痰，面色青黄，两胁胀满，沉香降气散。气郁不舒而痛者，木香调气散，或四七汤加枳壳、木香；虚加人参、菖蒲。

（十）心腹撮痛

一切冷气血气攻击，心腹撮痛，局方乌沉汤最捷。

经曰：气主煦之，血主濡之。一切气病，用气药不效，少佐以血药调之，使血气流通而愈矣。

二、肝经病

（一）肝风

华岫云曰：肝为风木之脏，相火内寄，体阴用阳，其性刚，主动主升。全赖肾水以涵之，血液以濡之，肺金清肃下降之令以平之，中宫敦阜之土气以培之，则刚劲之质，得为柔和之体，遂其条达畅茂之性，何病之有？倘津液之有亏，肝阴不足，血燥生热，则风阳上升，窍络阻塞，头目不清，眩晕跌仆，甚则瘈疭痉厥矣。若思虑烦劳，身心过度，风阳内扰，则营热心悸，惊怖不寐，胁中动跃，治宜清营中之热，佐以敛摄神志。若因动怒郁勃，痰火风交炽，则有二陈、芦荟、龙胆。风木过动，必犯中宫，则呕吐不食，治用泄肝安胃，或填补阳明为法。

（二）肝火

肝火逆症，呕而不食，或吐酸苦青绿水，惟大小便不秘；亦能作心痛，此是火郁木郁之候。若湿热郁积于肝，肝火逆上，伏于肺胃之间，饮食入胃，被湿郁遏，湿中生热，从木化而为吐酸。久而不化，肝木日肆，胃土日衰，当平肝扶胃，逍遥散服左金丸。若宿食滞于中脘，平胃散加白蔻、藿香、砂仁、神曲。若胃中嘈杂者，皆由肝气不舒，木挟相火，乘其脾胃，则谷之精微不行，浊液攒聚，为痰为饮。其痰亦从木气化酸，肝木摇动中土，故中土扰扰不宁，而嘈杂如饥状，治当健脾运痰，六君子汤。火盛作酸，加吴萸、黄连。若不开郁补土，务攻其痰，久久而虚矣。

（三）木乘土

华岫云曰：肝为风木之脏，又为将军之官，其性急而动，故肝脏之病，较之他脏为多，而于妇女尤甚。肝病必犯土，是侮其所胜也，本脏现症。仲景云：厥阴之为病，消渴，气上撞心，心中疼热，饥而不欲食，食则吐蛔，下之利不止。又《内经》所载肝病，难以尽述。大凡其脉必弦，胁或胀或痛，偏寒偏热，先厥后热。若一犯胃，则恶心干呕，脘痞不食，吐酸涎沫。克脾则腹胀便溏，肢冷肌麻。若肝阳亢逆犯胃，胃阴未亏者，用药则远柔用刚。泄肝，如吴茱萸、川椒、桂；通胃，如半夏、姜、附，加益智、枳、朴，则兼运脾阳。中虚必用人参。若肝阴胃汁已亏，木火炽盛，阳风扰胃，用药则忌刚用柔。养肝，则生地、阿胶、白芍、麻仁、木瓜；养胃，则人参、麦冬，知母、粳米、秫米等是也。至于平治之法，则刚柔寒热兼用，乌梅丸、安胃丸、逍遥散。若四君、六君、异功、戊己，则必加泄肝之品。桑叶轻清，清泄少阳之气热；丹皮苦辛，清泄肝胆之血热；川楝子苦寒，直泄肝阳；延胡索，专理气滞血涩之痛。余因呕吐不食，胁胀脘痞等恙，恐医者但认为脾胃之病，不知实由肝邪所致，土败木贼，肝气日横，脾胃日败，延至不救者，多矣。

三、治气应用各方

（一）降逆气之剂

七气汤（三因）　治七气致病，呕吐痞闷，腹胁胀痛。

人参　甘草　肉桂　半夏　生姜　厚朴　茯苓　橘皮白芍　苏叶　大枣

原方用分量太重，故不录。用者宜酌定之，下仿此。

四磨汤（严氏）　治一切气塞，痞闷不舒，不时暴发。

人参、沉香、乌药、槟榔、酒磨约半钱　入盐一字

沸汤调服。

六磨汤

四磨汤加木香　枳壳

沉香降气散（局方）　治一切气滞，胸膈不舒，经癸不调，少腹刺痛。

沉香四钱　香附（剉更浸炒）二两　砂仁（炒）四钱　甘草（炙）八钱

为散，每服二钱，入盐一字，沸汤调服。

木香调气散（局方）治气满、胸膈虚痞，呕逆刺痛。

木香、檀香、丁香、豆蔻各二钱　砂仁四钱　甘草、藿香各八分

为散，每服二钱，入盐一字，沸汤调服。

八味顺气散（严氏）　治气厥，或虚胀喘逆。

四君子汤加橘皮　青皮　乌药　白芷

苏合香丸（局方）　治猝中僵仆不省，一切气闭属寒症。

苏合香（另研）、安息香（飞去沙土，酒熬）各二两　董陆香（另研）、丁香、麝香（另研）各一两木香、香附（炒）、白术各一两　犀角（镑细另研）二钱

为极细末，白蜜和作五十丸，朱砂一两水飞为衣，蜡护。井花水、生姜汤、温酒，任服，化下一丸。

（二）理痰气之剂

四七汤（金匮）　治七情所伤，气结成痰，状如破絮梅核，结在咽喉；咯不出，咽不下，中脘痞闷，气郁不舒，恶心呕逆，郁证初起实者。

半夏　茯苓　紫苏　厚朴　生姜　大枣

苏子降气散（和剂）　治痰涎壅盛，肺满喘嗽。

二陈汤　导痰汤　温胆汤（三方见治痰）

（三）消食气之剂

平胃散（局方）　治胃中宿食不消。

苍术四两（麻油炒）　厚朴（姜汁炒）、陈皮、甘草（炙）各三两

为散，每服四、五钱，加生姜煎服。

（四）调血气之剂

乌沉汤（和剂）　治一切冷气及血气攻击，心腹撮痛。

乌药、人参、沉香各一两　甘草（炙）五钱

为散，每服五钱，加姜盐煎服。

手拈散　治中脘死血作痛。

延胡索（醋炒）、五灵脂（酒研，澄定，醋炒）、草豆蔻、没药（箸上炙干）各等分

为散，热酒下三钱。

四乌汤　治血中气滞，小腹作痛。

四物汤加乌药　香附　甘草

（五）舒郁气之剂

柴胡疏肝散　治怒火伤肝，胁痛，血郁于上。

柴胡、橘皮（醋炒）各二钱　川芎（童便浸）一钱　芍药（炒）、枳壳（炒）各二钱　香附（醋炒）一钱五分　甘草（炙）五分　山栀（姜汁炒黑）一钱　煨姜一斤

逍遥散　加味逍遥散（二方见治郁）

（六）清肝火之剂

金铃子散（洁古）　治热厥心痛，或痛或止，久不愈者。

金铃子即川楝子（酒炒）、延胡索（醋炒）各等分

为散，服三钱。

左金丸（丹溪）　治肝经郁火炽盛，左胁作痛，吞酸吐酸。

黄连六两　吴茱萸一两

盐汤泡。二味同焙干为末，米饮和丸。

抑青丸　治肝火胁下急痛。

黄连六两（同吴萸一两制过，拣去萸）

一味为末，滴水为丸。

当归龙荟丸（宣明）　治肝经积热，时发惊悸、搐搦，神志不宁，头目昏眩，咽膈不利，肠胃燥结，燥扰狂越等症。

当归、龙胆草各一两　芦荟、青黛、大黄各五钱　黄连、黄芩、黄柏、黑栀子各一两　木香二钱　麝香五分

蜜丸，或用神曲糊丸，桐子大，每服二三十丸，姜汤下。

龙胆泻肝汤（和剂）　治肝胆经实火湿热，胁痛耳聋，胆溢口苦，筋痿阴汗，白浊溲血，小便不通。

龙胆草、柴胡、黄芩、栀子、泽泻、木通、车前子、生地黄、当归、甘草各等分

清中蠲痛汤　治中脘火郁作痛，即发寒热。

山栀（姜汁炒黑）钱半　干姜（炮）三分　川芎（童便浸切）、黄连（姜汁炒）、橘红各五分　香附（醋炒）钱半　苍术（童便浸、麻油炒）八分神曲（姜汁炒）一钱　生姜三片　大枣一枚

（七）降肝气之剂

吴茱萸汤（仲景）

人参　吴茱萸　生姜　大枣

安胃丸

川椒五分（炒汁出）　乌梅一钱（去核）　黄连一钱　淡干姜一钱五分枳实一钱五分（炒）　人参三钱

为末，每服三钱，水煎服。

乌梅丸

乌梅　川椒　黄连　黄柏　附子　干姜　细辛　桂枝当归　人参

以苦酒浸乌梅一宿，去核蒸之，及至饭熟，捣成泥，和药末与蜜，杵为丸。

（八）补胃气之剂

理中丸

人参　焦白术　炮姜　炙甘草

四君子汤

人参、白术、茯苓各三钱　甘草一钱

六君子汤

四君子汤加半夏、陈皮各一钱半

异功散

四君子汤加橘皮一钱

戊己汤

四君子汤加白芍、陈皮各一钱

四、郁

（一）咽中如有炙脔

《金匮要略》曰：妇人咽中如有炙脔，半夏厚朴汤主之。（即四七汤）

《产宝百问》曰：乃阴阳之气，痰结咽喉，膈间塞噎，状若梅核，妨碍饮食，久而不愈，即成反胃。或胸膈痰结，与气相搏，上逆咽喉之间作聚，状如炙脔之症也，以半夏厚朴汤治之。妇人喜怒悲思忧恐怖之气，结成痰涎，状如破絮，或如梅核在咽喉，咯不出、咽不下，此七情所为，或中脘痞满，气不舒快；或痰涎壅盛，上气喘急；或因痰饮中滞，呕逆恶心。

（二）郁病有六

朱丹溪曰：郁病大率有六。气郁者，胸胁疼痛，脉沉而涩；湿郁者，周身走痛，遇阴天则发，脉沉而细；热郁者，瞀闷烦心，溺赤，脉沉而数；痰郁者，动则喘息，脉沉而滑；血郁者，四肢无力，能食便血，脉芤而弦；食郁者，嗳酸腹饱，脉沉而紧。或七情之邪郁，或寒热之交侵，或九气之怫郁，或雨湿之侵凌，或酒浆之积聚，故为留饮湿郁之疾。又如热郁而成痰，痰结而成癖，血郁而成血瘕，食郁而成痞满，此必然之理也。治郁病多主开郁，开郁必先行气，行气则用香燥。然有香燥过用，而窍不滑泽，气终不行，郁终不开者，宜养血以润其窍，利其经，香附、抚芎，不足恃也。

（三）五志之郁

何柏斋曰：心郁，昏寐健忘；肝郁，胁胀嗳气；脾郁，中满少食，倦怠乏力；肺郁，皮毛枯燥，赅嗽痰涩；肾郁，腰腹重胀，白带淋浊；胆郁，口苦潮热，怔忡不宁。此五志之郁也。凡七情郁久成病，或为虚损，成为噎膈，或为痞满、腹胀胁痛，或为经闭不调，崩中带下。

（四）治木郁则诸郁皆愈

赵养葵曰：郁者，抑而不通之义。盖东方生木，木者生生之气，火气即附于木中，木郁则土郁，土郁则金亦郁，金郁则水亦郁。五形相因，自然之理。惟其相因也，余以一方，治其木郁，诸郁皆因而愈，逍遥散是也。甚者，方中加左金丸，以黄连治心火；吴萸气燥，肝之气亦燥，同气相求，而佐金以制木，此佐金之所以得名也。

（五）有怒郁思郁忧郁之分

凡寒热往来，似疟非疟，恶寒恶热，呕吐吞酸嘈杂，胸痛肢痛，小腹胀闷，头眩盗汗等症，以逍遥散出入加减，此对症之方，无不获效。

张景岳曰：凡五气之郁，则诸病皆有，此因病而郁也。至若情志之郁，则总由乎心，此因郁而病也。

若怒郁者，方其大怒气逆之时，则实邪在肝，多见气满腹胀，所当平也。及其怒后，而逆气已去，惟中气受伤矣，而或为倦怠，或为少食，此木邪克土，损在脾矣。倘其不知培养，而仍加消伐，则所伐者谁乎？此怒郁之有先后，亦有虚寔，所当辨者如此。

思郁者，则为旷女鳌妇有之，思则气结，结于心而伤于脾也。及其既甚，则上连肺胃，而为咳嗽、气喘、失血，为噎膈、呕吐。下连肝肾，则为带浊淋崩不月，为虚损劳瘵。若初起而气结为滞者，宜顺宜开；久病而损及中气者，宜修宜补。然以情病者，非情不解。其在女子，必得愿遂，而后可释，或以怒胜思，亦可暂解。若病已成损，而再行消伐，其不明也，亦甚矣。

忧郁者，则全虚矣。本无邪实，及悲忧恐惊而致郁者。盖悲则气消，忧则气沉，必伤脾肺；惊则气乱，恐则气下，必伤肝肾。此其戚戚悠悠，精气但有消索，神志不振，心脾日以耗伤。凡此之辈，皆阳消症也。尚何实邪？使不知培养真元，而再加解散可乎！

五、治郁应用各方

越鞠丸（丹溪）　治诸郁痞闷。

香附（童便浸）、苍术（泔浸麻油炒）、抚芎（童便浸）各二两　神曲（炒）、山栀（姜汁炒黑）各一两五钱

滴水为丸，绿豆大。加贝母。盖贝母，开胸中郁结之气。诗所云：言采其虻者是也。

气郁：香附　苍术　川芎　木香　砂仁　橘皮　吴茱萸

湿郁：苍术　川芎　白芷　白术　茯苓　厚朴

热郁：青黛　黄连　山栀　黄芩　薄荷　连翘　栝蒌皮麦冬　竹叶　香附苍术　川芎

痰郁：海石　南星　半夏　栝蒌仁　贝母　茯苓　香附橘皮

血郁：桃仁　红花　肉桂　川芎　郁金　香附　丹皮

食郁：枳实　山楂　神曲　麦芽　香附　苍术　川芎

逍遥散　治肝经抑郁，寒热咳嗽，月事不调。

柴胡七分　白术（蒸）、茯苓、当归各一钱　白芍一钱五分　甘草、陈皮各八分　薄荷五分　煨姜三片

加味逍遥散

前方加牡丹皮一钱五分　黑山栀一钱

便溏，山栀易香附。

四七汤（方见治气）　治郁痰在咽喉，咯不出，咽不下。

左金丸（方见治气）　治肝经郁热，呕吐吞酸，胁间胀痛。

归脾汤 心脾郁结，经癸不调，赤白带下。

人参、黄芪各二钱 甘草（炙）五分 白术二钱 当归一钱枣仁二钱 远志一钱 木香五分 茯苓二钱 桂圆七枚

加味归脾汤 治心脾郁结，经闭发热。

前方加柴胡 山栀各一钱

六、虚劳

（一）女子不月传为风消息贲

经曰：二阳之病发心脾，有不得隐曲，女子不月，其传为风消，其传为息贲者，死不治。

高士宗曰：不得隐曲，女子不月，病在肾也。风消，肝木病也；息贲，病在肺也。二阳之病，传达于五脏而死。

（二）女子虚劳内有干血

《金匮》云：虚劳，虚极羸瘦，腹满不能饮食。食伤、忧伤、饮伤、房室伤、饥伤、劳伤、经络营卫气伤，内有干血，肌肤甲错，面目暗黑。缓中补虚，大黄䗪虫丸主之。

（三）妇女经脉不行宜用健脾胃药

王节斋曰：妇人女子经脉不行，多由脾胃损伤而致，不可便作经闭死血，轻用通经破血药。凡遇此症，须审其脾胃何如，若因饮食劳倦、损伤脾胃，少食泄泻疼痛，或因误服汗下攻克药，伤其中气，以致血少不行，只用健脾胃药。脾旺则生血，而经自行。又有饮食积滞，致损脾胃，亦宜消积补脾。若果脾胃无病，有血块凝滞，方用行血通经之剂。

（四）妇人百病皆由心生

虞天民曰：妇人百病，皆是心生，如五志之火一起，则心火亦从而燔灼。经闭不通之症，先因心事不足，心血亏耗，故乏血以归肝，而出纳之用已竭。经曰：母能令子虚，是以脾不磨而食少，所谓二阳之病发心脾者，此也。因食少，故肺气亦失所养，而气滞不行，则无以滋肾水。况月水全赖肾水施化，肾水既乏，则经水日以干涸，或先或后，淋漓无时，若不早治，渐至闭塞不通，而成为劳极之

症，不易治也。

（五）月经闭绝致成虚损内热骨蒸劳瘵证

徐春甫曰：心属阳而主血，脾裹血以行气。若月经不通，未必不由心事不足，思虑伤脾，有所劳倦，谷气不舒，肺金失养，肾水无滋，经血枯涸，以致三五不调，渐至闭绝。虚损内热，骨蒸劳瘵之症，而卒难以治，惟养心则血生，脾健则气布。二者和，则气畅血行，而调经之要至矣。

（六）骨蒸痨瘵由脾胃亏损所致

陈良甫曰：夫骨蒸劳瘵者，由积热附于骨而名也，此症皆由脾胃亏损所致。其形羸瘦，腹胀泄痢，肢体无力。传于肾，则盗汗不止，腰膝冷痛，梦鬼交侵，小便赤黄；传于心，则心神怔悸，喜怒不时，颊唇赤色，乍热乍寒；传于肺，则胸满短气，咳嗽吐痰，皮肤甲错；传于肝，则两目昏暗，胁下妨痛，闭户忿怒。五脏既病，难以治疗。

（七）妇人虚劳有冷热之分

薛立斋曰：妇人虚劳，多因经行胎产；或饮食起居，七情所伤；又或初患未甚，失于调摄，过于攻伐，淹滞日久，积成羸弱，须分寒热论治。冷劳，属于血气不足，脏腑虚寒，以致脐下冷痛，手足时寒，月经失常，饮食不消，或时呕吐，恶寒发热，骨节酸疼，肌肤羸瘦，面色痿黄也。热劳，由心肺壅热，伤于气血，以致心神烦躁，颊赤头疼，眼涩唇干，口舌生疮，神思困倦，四肢壮热，饮食无味，肢体酸疼，心忪盗汗，肌肤日瘦，寒热往来也。当审其所因，调补其气血。

（八）劳损由积想过度

寇宗奭曰：人生血气为本，人病未有不先伤气血者。若室女童男，积想过度，多致劳损，男子则神消色散，女子则月水先闭。盖忧愁思虑，则心伤而血竭，且心病则不能养脾，故不嗜食；脾虚则金亏，故发嗽；肾水绝则木气不荣，而四肢干痿。故多怒，不可用凉血行血，宜柏子仁丸、泽兰汤（二方见经闭），益阴血以制虚火也。

（九）虚损宜辨其原因证候

皇甫中《明医指掌》云：男子之劳，起于伤精；女子之劳，起于经闭，小儿之劳，得之母胎。总由真阴亏损，虚火炎灼，肺金受伤，无以生肾水；肾水枯竭，无以济心火；心火一旺，肾火从之，而梦遗精脱之病作；肺气一虚，则腠理疏豁，而盗汗自汗之病生。大动其血，血随火升，而咳嗽吐红之症起。然虚损之证，因名以责实，不过气虚、血虚、阴虚之异耳，凡脾肺不足，皆气虚也；心肝不足，皆血虚也；肾水不足，即阴虚也。经曰：阴气者，静则神藏，躁则消亡。欲延生者，心神宜恬静，而无躁扰；饮食宜适中，而无过伤。风寒暑湿之宜避，行立坐卧之有常，绝欲以养精，内观以养神。毋劳怒以耗气，则真阴之水自充，五内之火常息，而痊安可期。惟其嗜欲无节，使神散而精竭，血凋而气亡，发热不休，形骸骨立，难为力矣。

（十）女子之劳起于经闭

虚劳一证，男女相同，特其致病之原，则有异焉。盖男子之劳，由于伤精；女子之劳，起于经闭也。夫经不自闭也，女子善思，少不遂心，则生郁气，气与思结，冲任之隧道即有所壅而阻遏，然能暂开，则必移时趋下，所谓月水不调是矣，亦无甚大害。若壅之既久，牢不可破，郁结无自而解，则心脾二经，火土自病，安能荣养其子乎？故先不嗜食而脾困，脾困则肺失所养而金空，发为咳嗽。因之肾水绝其化源，而木气不充，故肝病多怒，而生寒热。饮食不为肌肤，而肉干瘦，此则传变五脏，最危之候也。法当行气解郁，以清其源，降火滋阴，以固其本。可行者行之，令无血痹之患，再继以扶脾养胃之品，使新血日有所生，固本澄元，以复血少气衰之旧，庶有济焉，然而难言之也。

（十一）郁劳

思虑不遂，心神耗散，日渐发热，肌肉消瘦，而成风消，《内经》所谓二阳之病发心脾，以风热胜气，日益消瘦也。宜多服逍遥散，后用归脾汤调理。若血既满而失合，而成经闭血溢，宜巽顺丸（方见经闭）。专调冲任，兼散瘀血，更与乌骨鸡丸调补之（方见经闭）。若误用苦寒凉血药，致脾胃滑脱者，不治。面色不衰，肌肤日瘦，外如无病，内实虚伤，俗名桃花痊。其症必蒸热盗汗，咳嗽多痰，经闭吐衄，善食泄泻，须察所现何症、何脏受伤而治之。然此皆为阴火煎熬症，治多不效。室女过时不嫁，及少寡者，多犯此症。以阴火虽乘阳位，非但不能消烁阳分之津液、阴分之津液，反竭力上供阳火之消烁，故肢体日削而面色愈加鲜泽也。轻者嫁后渐愈，重者虽渐愈一两月，向后必死。以其躯体柔脆，精气先枯，不能胜其发泄也。

刘默生曰：虚劳多起于郁。郁则其热内蒸，内蒸则生虫，虫侵蚀藏则咳。初起早为杜绝，不致蔓延，若迁延日久，咳嗽不止，痰如白沫，声哑喉痛，不可治矣。脾胃泄泻，六脉细数而坚急，久卧床褥，烦躁血多者不治。如六脉平缓，重按看神，饮食不减，大肉未消，二便调适者，可用贝母、麦冬，消痰宁嗽，功多开郁；蛤蚧、透骨追虫；佐以百部、部杀虫、独步、地骨皮、薄荷，以清内热；橘红、甘草，调中和营为主。寒热不止，加青蒿、鳖甲；骨蒸无汗，加牡丹皮；每夜发热不已，加酒浸白芍；血虚有伤，加茜根；气虚少食，加人参；脾虚，大便不实，加茯苓；燥结，加杏仁；小便不利，加茯苓、泽泻。但觉脊中热痛不已，或时淫淫作痒者，皆是瘵虫为患。宜用向东南桃头四、五十个，生艾一握，雄黄豆大一块，麝香二分，捣烂烘热，擦脊骨膏肓、百劳、肺俞等穴及四肢关节间，七日一次。亦有用桃叶斤许，同艾叶一、二两，分二囊盛，以陈酒三斤煮，乘热熨背脊膏肓、百劳等穴。不过二、三次，虫从魄门而下。下后以六味丸合生脉散调理，传尸带瘵，亦宜用之。

（十二）干血劳

思欲不遂，气结于中，血留于内，阻滞经脉关要之地，气血不得流通，精神无以生长，而成骨蒸内热。久则旧血不去，新血不生，气涩血枯，变为干血劳瘵，肌肤甲错，面目黧黑，咳嗽困倦，月事不行，宜消其瘀血，用神应丸治之。世人每用滋阴不效，坐以待毙。但大肉已脱，大便自利者，又当禁用也。

（十三）传尸

热毒积久，则生恶虫，虫蚀人脏腑，故沉沉嘿嘿，不知所苦，经年累月，渐就羸瘦。其症蒸热咳嗽不止，胸背痛，两目不明，四肢无力，腰膝酸疼，卧而不寐，或面色脱白，或两颊时红，常怀忿怒，梦与鬼交，同气连枝，多遭传染。至于死亡减门，又传他姓，闻者骇心。辨之之法，烧真安息香，病人吸烟嗽不止者，乃传尸也。若嗽不甚者，非也。瘵虫最易传人，能谨戒七气，严避六气，常远房室，慎节饮食，虫不侵也。惟纵欲恣情，精血内耗，邪祟外乘。凡觉元气稍虚，或腹肌馁，勿入劳瘵之家，或女病思男，男病思女，一观其面，随即传染，不可不知。治疗之法，固本为先，祛虫次之。

（十四）风劳

初因感受外邪，咳嗽吐血；久则风邪传里，耗气损血，渐成劳损。在表令人自汗，在里令人内热，在肺咳嗽，在肝吐血，在脾体瘦，在肾白带。医者不察，认为内伤积损，辄投峻补，闭锢风邪，内热愈炽，以致不治。惟宜秦艽鳖甲散，治之为当。

七、虚劳应用各方

（一）治风劳蒸热之剂

秦艽鳖甲散 治风劳蒸热颊赤，咳嗽盗汗，肌肉瘦削，脉细数。

秦艽银柴胡 地骨皮 知母鳖甲（炙） 青蒿 当归乌梅

汗多加黄芪。

（二）治郁劳蒸热之剂

逍遥散 加味逍遥散 归脾汤 加味归脾汤（四方均则郁症）

（三）治干血劳之剂

神应丸 治干血劳瘵，用此推陈致新，然后调理，此方惟少男、室女、孀妇可用。若男女交接者禁用。

大黄（醋炙）、鳖甲、桃仁各一两 当归、生地各八两 黄芩四两 人参三钱 甘草兰钱

用韭汁糊丸，朱砂为衣，每服六钱。经闭，红花酒下。骨蒸，地骨皮；咳嗽，桑白皮。俱用童便煎下。择除破日，空心面东服，少顷饮酒一杯，至午后当利一、二行为验。啜温粥碗许，忌荤冷油腻物。此药只可一服，病深者，一月后再服除根，不可多服。

大黄䗪虫丸 治五劳虚极，羸瘦腹满，不能饮食。食伤、饮伤、忧伤、房劳伤、饥伤、劳伤、经络营卫气伤，内有干血，肌肤甲错，两目黯黑，缓中补虚，此方主之。

大黄（蒸）十两一钱 黄芩（炒）二两二钱 地黄十两一钱 杏仁四两四钱 蛴螬（炒）一升一合 虻虫（去翅足，炒）一升一合 䗪虫（去头足，炒）半升半合 水蛭（炙黄）一百十枚 干漆（炒）一两一钱 芍药四两四钱 桃仁（去皮尖）四两四钱 甘草三两三钱

蜜丸，小豆大，每服五十五丸，酒下，日三服。

巽顺丸 治妇人倒经，血溢于上，男子咳嗽吐血，左手关尺脉弦，有瘀血者。

乌骨白丝毛鸡一只（男雌女雄）　乌鲗骨（童便浸，晒干为末，炒黄）四两　茜草（酒洗焙）一两　鲍鱼四两

以三味入鸡腹内，用陈酒、童便各二碗，加水数碗，旋煮旋添，候糜烂焙干。骨用酥炙，共为细末，山药粉和干丸，空心百劳水下。

（四）治经闭之剂

柏子仁丸　治血虚有火，月经耗损，渐至不通，日渐羸瘦，而生潮热。兼治室女思虑成劳，经闭，兼服泽兰汤。

柏子仁（炒）、牛膝（酒浸）、卷柏各五钱　续断、泽兰叶各二两　熟地黄四两（酒浸半日，杵成膏）

蜜丸，空心米饮下。

泽兰汤

泽兰叶三两　当归（酒浸）、芍药（酒炒）各二两　炙草五钱

为末，每服五钱。水煎服。

乌骨鸡丸　治妇人郁结不舒，蒸热咳嗽，月事不调，或久闭不行，或倒经血溢于上，崩带白淫，或产后蓐劳。兼疗男子断丧太早，劳嗽吐血。

乌骨鸡一只　熟地黄四两（血热，换生地黄四两）　五味一两

以二味入鸡腹内，用陈酒酿童便，于砂锅中煮。

黄芪（蜜酒蒸焙）二两　白术（米泔水浸，蜜水拌，饭上蒸九次）、当归（酒洗）、芍药（酒炒）各二两

以上五味为末，同鸡肉捣烂，骨用酥炙，再加人参三两，川芎（童便浸）一两，牡丹皮（酒洗晒干）二两。以三味为末，和人上药中，另加山药末六两，打糊为丸，如梧子大。清晨用沸汤服三钱，临卧用陈酒再服二钱。

骨蒸，加鳖甲三两，银柴胡、地骨皮各一两五钱；经闭，加肉桂一两；崩漏，倍熟地，加阿胶二两；倒经，加麦冬二两；郁结痞闷，加童便制香附二两，沉香五钱；赤白带下，加草薢二两，制香附二两，蕲艾二两。

（五）滋补津气之剂

生脉散　治热伤肺胃，虚热喘咳，脉虚无力。

人参三钱　麦门冬二钱　五味子一钱

（六）养血之剂

四物汤　治营血虚热。

熟地黄三钱（血热换生地）　当归二钱（便溏土炒）　白芍药一钱五分（失血醋炒）　川芎八分（血逆童便炒）

地骨皮饮　治阴虚火旺，骨蒸夜热，昼静夜剧。

四物汤加骨皮、丹皮。去丹皮，加黄芪，即六神丸。

加味四物汤　治血虚发热。

四物汤加白术　茯苓　柴胡　丹皮

增损四物汤　治血虚发热，食少便溏。

四物汤去地黄　加人参　炙草　炮姜

圣愈汤　治失血后血虚，心烦燥渴，睡卧不宁。

四物汤加人参　黄芪

刲劳散　治虚劳咳嗽，发热盗汗。

四物汤去川芎　加人参　黄芪　甘草　阿胶　五味子半夏

当归补血汤　治血虚，至夜发热，烦渴引饮，脉洪太而虚，重按全无者。

黄芪六钱　当归二钱

（七）滋阴之剂

六味丸　治肾阴不足，吐血咯血，发热作渴，咽燥失音，水泛为痰，喘嗽气逆，自汗盗汗，血虚便燥，小便淋浊，腰膝痿软等症。

熟地黄八两　山茱萸、山药各四两　白茯苓、牡丹皮、泽泻各三两

炼蜜为丸。

（八）补阳之剂

八味丸　治肾气亏损，虚阳上泛，上热下寒，气喘痰壅，吐血衄血等证。

六味丸加肉桂　附子

八、咳嗽

（一）嗽有内外之分

戴元礼曰：盖咳嗽为病，有自外而入者，有自内而发者。风寒暑热，先自皮毛而入，皮毛者肺之合，故虽外邪欲传脏，亦必先从其合而为嗽，此自外而入者

也。七情郁结，五脏不和，则邪火逆上。肺为气出入之道，五脏之邪，上兼干肺而为咳，此自内而发者也。然风寒暑热，有不为嗽者。盖所感者重，竟伤脏腑，不留于皮毛。七情亦有不为嗽者，盖病尚浅，止在本脏，未即上攻。故伤寒以有嗽为轻，而七情郁结之嗽，久而后见。

七情饥饱嗽，动传脏腑，正气结成痰涎，肺道不利，四七汤加杏仁、五味、麦冬、人参、阿胶、紫菀。

（二）干咳属火郁证

朱丹溪曰：大抵干咳乃燥气乘肺，属火郁症；乃痰郁火邪在肺。先用逍遥散加桔梗以开之，后用六味丸加五味以补之。不已，则成劳。

劳心思虑，心血耗散。凡思虑则心火上炎，必发干咳，此为神伤，虽服药亦难得有效。归脾汤加麦冬、五味。内伤之咳治各不同，火盛壮水，金虚崇土，郁甚舒肝，气逆理脾，食积和中，房劳补下。内已先伤，药不宜峻。

九、咳嗽应用各方

（一）治风寒之剂

三拗汤（和剂）　治风寒伤肺而咳，误行敛肺，而壅嗽喘急，语音不出，胸满多痰。

麻黄　杏仁　甘草

金沸草散（和剂）　治肺感风寒，咳嗽声重，发热恶寒，无汗，膈间痰热壅甚。

旋复花、麻黄、前胡各七分　荆芥、半夏，亦芍、甘草各五分生姜三片大枣三枚

（二）治风热之裁

萎蕤汤（千金）　治风热咳嗽，发热自汗。

萎蕤　白薇　青木香　麻黄、石膏　杏仁　羌活　葛根　川芎　甘草

（三）治风燥之剂

清燥救肺散（喻氏）

桑叶三钱　枇杷叶（炙）一片　石膏（煅）一钱五分　麦冬、阿胶、杏仁、胡麻各一钱　人参七分　甘草五分

（四）治热邪之剂

泻白散（钱氏）　治肺热咳嗽，手足心热。

桑皮二钱　骨皮二钱　甘草一钱　粳米半合

（五）治寒邪之剂

苏子降气汤（局方）　治痰壅涎盛，肺满喘嗽。

苏子　橘皮　半夏　当归　前胡　肉桂　厚朴　甘草生姜

（六）治痰气之剂

麦门冬汤（金匮）　治火气上逆，咽喉不利。

麦冬一两　半夏一钱五分　人参一钱　甘草炙一钱　粳米半合　大枣四枚

二陈汤（方见治痰）

（七）治郁气之剂

四七汤（方见治气）

逍遥散　归脾汤（二方见治郁）

（八）清金崇土之剂

门冬清肺饮　治火乘肺胃喘嗽吐衄。

人参　麦冬　五味子　黄芪　当归　芍药　紫菀

六君子汤　治胃虚食少，痰嗽呕泄。

人参　白术　茯苓　炙草　半夏　会皮

清金壮水丸　治肾藏水亏火旺，蒸热咳嗽。

六味丸加麦冬　五味

十、血证

（一）吐血必治其本

刘默生曰：吐血一证，人惟知气逆血溢，火升血泛，不知血在脏腑，另有膈膜隔定，其血不能渗溢。夫膈膜者极薄极脆，凡有所伤则破，则血溢于上矣。故有阳络伤，则血上溢；阴络伤，则血下渗。已伤之膜，若有复伤，其吐必多。膈膜虽伤，伤处有瘀血凝定，血来则缓。若阴火骤，冲破瘀积之血，血来如潮之上涌。自觉沥沥有声，彼时喘息不定，面赤如醉，烦躁不宁，心神昏乱，一皆龙雷之势，脉亦急疾难凭。少顷，火退神清，面白气平，血亦渐止，方可诊切用药。须乘此时，瘀积荡尽，缓缓清理，徐徐调补，然不可骤壅，亦不可用耗气之药。悉知此义，治血有本矣。

（二）妇人血病因郁所致

赵养葵曰：妇人因郁而致血病者多。凡郁属肝木，木中有火，郁甚则火不得舒，血不能藏而妄行也。或其人素常阴虚火动，再感外邪闭郁，郁则火不泄，血随火而动。郁于经络，则从鼻衄出；郁于胃脘，则从口吐出，其症必呕恶口苦，其脉必涩，若便以为虚，而用温补误矣。当舒散其郁，逍遥散加丹皮、山栀。血止后，以六味丸滋其阴，必随手而愈也。

凡有郁怒伤肝，思虑伤脾，归脾汤。火旺者，加丹皮、山栀；火衰者，加肉桂、丹皮。

（三）肝虚不能收摄营气

杨仁齐曰：血为气配，气之所丽，以血为荣。凡吐衄、崩漏、产后，阴血消亡，肝虚不能收摄营气，使诸血失道妄行，而为眩晕者，此生于血虚也。宜人参养营汤。

（四）脱血

张景岳曰：脱血者，如大崩、大吐，或产血尽脱，则气亦随之而脱，故致卒仆暴死。宜掐人中，烧醋炭收其气，又用独参汤灌之。

（五）治血必先顺气

李士材曰：气有余便是火。血随气上，补水则火自降，气顺则血不逆。阿胶、牛膝、丹皮，补水之药也。苏子、橘红、沉香，顺气之药也。童便引血归下窍，兼有行瘀之能。藕汁运血使无滞，而有止涩之力。脉来沉实，腹中满痛，或吐血块，或为瘀血蓄血，当归、桃仁、亦芍、延胡索、蓬术、大黄之属。怒伤肝木，则血菀于上，使人薄厥，沉香、木香、青皮、芍药、丹皮之属。劳心，莲肉、枣仁、山药、茯神、紫菀、柏子仁、丹参之属。房劳，熟地、枸杞、牛膝、杜仲、鹿茸、人参之属。血热，地骨皮、牡丹皮、犀角。血寒，桂心、附子、干姜炭。血虚，地黄炭。血滑，棕榈灰，莲房灰。血瘀，发灰、大黄灰、干漆灰。血热不止，山栀灰、黄连灰。三七、郁金，行血中之气；侧柏叶，凉血中之热；大小蓟，行血中之滞；茅根导血使之下行也。

（六）血虚发热

李修之曰：血虚发热。凡吐衄、便血，崩漏、胎产，失血过多，血虚不能配气，阳亢阴亏而发热者，治宜滋养营血。然亦有阳虚而阴走者，又不可从事滋阴，当从血脱益气、阳生阴长之法，使无形生有形也。治宜独参、保元之类。

（七）血证治法

吐血者，一吐则倾盆盈碗，以色紫黑者，为瘀积久血；色淡清者，为气虚挟痰，总属炎火沸腾。故治血以降火下行为首务，不可骤用酸寒收敛，使瘀积发热，转增上炎之势。劳心太过，吐血不止，归脾汤去木香，加麦冬、阿胶。倒经，血溢于上，蒸热咳嗽不除，乌骨鸡丸、巽顺丸选用。若至虾血，血水难已。诸失血后，倦怠昏愦，面失色，懒于言语，独参汤加橘皮，所谓血脱益气也。失血后，头昏发热者，往往有之，此是虚火上炎，外扰之故。不可误认外感，而用风药也。吐血发渴，名曰血渴，十全大补汤，或生脉散加黄芪、枇杷叶，量胃气虚实用之。吐血，脉以微细为顺，洪大为逆。若暴涌如潮，喉中汩汩不已，脉见虚大，此火势未敛，不可便用汤药，急以热童便，或藕汁灌之，俟脉势稍缓，进调养之剂。倘寸关虽弱，而尺中微弦，为阴虚，以防午后阴火上升。上午服独参汤，保元汤，以统血；午后用六味丸加童便、牛膝，以济阴；服后脉渐调和，饮食渐进，肢体轻捷，面色不赤，足膝不冷，身不灼热，额无冷汗，溲便如常。虽有紫血块，时欲略出，而无鲜血上行，方许可治。血虽止，而脉大不减；或虽小，而弦细数疾；或弦硬不和，慎勿轻许可治。亦有他部柔和，而左手关尺弦强，为阴虚火旺，最为危兆。其变有三：一则阴火引血复上而暴脱，一则虚阳发露而发热，一则火上迫肺而喘咳，此终不救。脱血用大剂人参，益气以固血，惟血色鲜明，或略兼紫块者宜之。若见晦淡者，为血寒而不得归经，须兼炮姜为治。若尺部脉弦，大剂生料六味，加肉桂引之，亦有用肉桂为末，和独参汤服之。若血色正赤如朱，光亮如漆，吐出即干，以指甲剔起成片，如柿皮而起者，此为守脏之血，虽能食不倦，后必暴脱而死。若血中见似肉似肺，如烂鱼肠，谓之咳白血，此胃中脂膜，为邪火所烁，凝结而成。方书咸谓必死。然吐后，凝结既去而不发热，能进饮食，令服异功散、保元汤、六味丸、都气丸，多有得生者，不可尽委之于无救也。

（八）呕血

呕血证治有三：一属暴怒，血逆伤肝，其症胸胁痛，甚则厥逆，柴胡疏肝散加酒大黄。一属极劳伤肝，其症遍身疼痛，或时发热，犀角地黄汤加当归、肉桂、桃仁。一属房劳伤肝，其症面赤足冷，烦躁口渴，生脉散合加减八味丸。阳衰不能内守而呕者，异功散合八味丸，然不戒房室、思虑、劳役，终不救也。房室劳惫，气竭伤肝，而有干血者，四乌鲗骨一芦茹丸，兼童便，藕汁之类。

（九）唾血

平时津唾中有血如丝，或浮散者，此属思虑伤脾，脾虚不能统血也。有兼心、兼肾、兼胃之不同。兼心，加味归脾汤；兼肾，六味丸加五味子、肉桂；兼胃，四君子汤加黄芪、山药、粟米、扁豆；食少痰清者，异功散加枇杷叶、白扁豆灰；胃中痰食不清吐血，加半夏、生姜。

（十）咳血

咳血者，因咳嗽而见血，属火逆咳防血膜，而血随痰出也。其脉微弱平缓易治；弦数急实，气促、声嘶、咽痛者，不治。得此症者，若能静养，庶有生理，宜六味丸加麦冬、五味子，清金壮水为主，略兼阿胶、贝母、百合、款冬、紫苑，润肺止咳之剂。血止后，胃虚食少，气息不续者，劫劳散去半夏，加紫苑茸及琼玉膏，调理之。咳血久而成劳，肌肉消瘦，四肢倦怠，五心烦热，咽干颊赤，心中潮热，盗汗减食，异功散加阿胶，或四君子汤加黄芪、鳖甲、麦冬、五味。阴虚火动而咳血，或痰中血星如珠者，生料六味丸加茜根、乌鲗骨、童便。咳唾脓血，咳即胸痛隐隐，脉反滑数，或数实者，此为肺痈。

（十一）咯血

咯血者，不嗽而喉中咯出小块，或血点，是也。其证最重，而势甚微，常咯两三口即止。盖缘房劳伤肾，阴火载血而上，亦有兼痰而出者，肾虚水泛为痰也。阴虚多火，黑瘦之人，最忌犯此。初起宜紫苑、麦冬、茯苓、枣仁、山药、白芍、丹皮、童便，以清手足少阳厥阴诸经游散之火，后以六味丸加牛膝，滋补肾阴，以安其血。慎不可用攻血药也。

（十二）九窍出血

九窍出血者，是证非中毒，即跌仆受伤。若无故发热，九窍出血者，肝肾疲竭，五脏内崩也。多不可治，若见血水必死。

（十三）三阴交穴出血

妇人三阴交穴，穴在内踝上三寸骨下陷中，无故出血如射，昏不知人事。以手按其窍，缚以布条，以人参一两，煎汤灌之。

十一、血证应用各方

（一）降火凉血之剂

犀角地黄汤　治内伤胃脘瘀血，或吐或衄。

犀角（镑）二钱　生地黄（酒浸捣汁）四钱　白芍药、牡丹皮各一钱五分

水煎，去渣，入生地黄汁、藕节汁、扁柏汁，再煎服。瘀血未下，加桃仁、酒洗大黄、童便。

四生丸　治阳盛阴虚，血热妄行，或吐，或衄。

生荷叶、生艾叶、侧柏叶、生地黄汁各等分

捣烂和丸，如鸡子大，每服一丸。水煎，去滓。

（二）温中止血之剂

当归汤　治吐血，衄血。

当归一钱　炮姜五分　芍药、阿胶、黄芩各一钱五分

（三）消瘀行血之剂

四乌鲗骨一芦茹丸　治气竭肝伤脱血，妇人血枯经闭。

海螵蛸四两　茜草一两　雀卵、鲍鱼汁丸。

巽顺丸（方见虚劳）　（又方）人溺

吴鹤皋曰：咳血不易医，喉不容物，毫发必咳，血渗入喉，愈渗愈咳，愈咳愈渗。饮便溺，则百不一死；服寒凉药，则百不一生。诚哉是言也。

（四）舒郁之剂

柴胡疏肝散　治怒火伤肝，胁痛，血菀于上。

柴胡、橘皮（醋炒）各二钱　川芎（童便浸炒）、芍药、枳壳（炒）各一钱五分　甘草（炙）五分　香附（醋炒）一钱五分　山栀（姜汁炒黑）一钱煨姜一片

吐血，加童便半杯。

逍遥散　加味逍遥散（二方见治郁）

（五）滋阴养血之剂

四物汤（方见虚劳）

琼玉膏　治虚劳干咳，喉中血腥，肠中隐痛。

鲜生地四十两　人参、茯苓各十两

先以生地熬膏，人参、苓末，用白蜜收膏。或用晶糖二十两，不用蜜。溶化离火，再加沉香、琥珀末各半两，和匀收贮。清晨用沸汤、或温酒，调服数匙。

（六）补气生血之剂

保元汤

人参　黄芪　甘草（炙）

归脾汤　治思虑伤脾，不能摄血，妄行吐衄。

加味归脾汤（二方见治郁）

独参汤　治气虚不能统血，骤然脱血，过多不止，脉微欲绝及血崩不止。

人参三钱

脱血，加童便半杯。

生脉散（方见虚劳）

四君子汤（方见治气）

异功散（方见治气）

（七）补养气血之剂

十全大补汤　人参养营汤（二方见经候）

（八）养阴之剂

六味丸（方见虚劳）　治阴虚火炎，吐血、衄血。

（九）补阳之剂

八味丸（方见虚劳）　治肾气亏损，虚阳上泛，上热下寒，气喘痰壅，吐血、衄血等症。

十二、衄血

（一）治衄血以养阴清热为主

衄者，血从经络中渗出，而行清道也。虽多由火，而惟于阴虚为尤多。正以劳损伤阴，则水不制火，最能动冲任二经阴分之血也，当养阴清热为主。故实热衄血，脉来数实，犀角地黄汤。若衄不止，须加气药，如木香、香附、陈皮之类。盖血无气引，则血不归经也。若大便秘者，再加大黄。用犀角地黄汤，衄仍不止，此内虚寒而外假热也，以当归汤兼标本而治之。若久衄脉虚大，头额痛甚，鼻流淡黄水者，死。凡衄血之脉，数实坚劲急疾不调，皆难治。七情喜怒劳役过伤而至者，无论是何经络，并宜茅花煎汤，调止衄散。久衄不止，热在下焦血分，六味丸加五味子；不效，加童便。曾病衄后，血因旧路，或一月三、四衄，又有洗面即衄，并宜止衄散，茅花煎汤调下。

（二）衄血口鼻俱出因积劳伤脾所致

大衄血者，口鼻俱出也，此因积劳伤脾所致。补中益气汽倍加当归、黄芪。不应，归脾汤加童便、藕节、阿胶、生地、蒲黄（炒黑），治大衄血不止。

十三、衄血应用各方

（一）清热凉血之剂

犀角地黄汤（方见血证）

（二）养血之剂

止衄散　治久衄发热。

黄芪（炙）六钱　当归、干地黄、白芍药、亦茯苓、阿胶各三钱

为散。麦门冬汤调服三钱，日三服。

面热足冷，心悬如饥，下焦阴火也，加肉桂一钱五分；渴不能引，自觉腹满者，瘀血也，加犀角、丹皮。

当归汤（方见血证）

（三）补气之剂

补中益气汤（方见经候）

归脾汤（方见治郁）

（四）滋阴之剂

六味丸（方见虚劳）

（五）附方

龙骨煅为细末，吹入鼻中，少许即止。九窍出血，皆效。

人中白　新瓦上烘干研细，温汤调服三钱，治久衄。

山栀　炒研末，吹入鼻。或血余、乌梅二味，火煅研细末，吹鼻即止。

十四、痰

（一）痰之源不一治法亦不同

王节斋曰：痰之源不一，有因痰而生热者，有因热而生痰者，有因气而生者，有因风而生者，有因惊而生者，有积饮而生者，有多食而成者，有因暑而生者，有伤冷食而成者，有脾虚而成者，有嗜酒而成者。夫痰属湿热，乃津液所化。因风寒湿热之感，或七情饮食所伤，以致气逆液浊，变为痰饮，或吐略上出、或凝滞胸膈、或留聚肠胃、或客于经络四肢，随气升降，遍身上下，无处不到。其为病也，为喘、为咳、为恶心呕吐、为痞膈壅塞。关格异病，为泄、为眩晕、为嘈杂怔忡惊悸、为癫狂、为寒热、为痛肿、或胸间漉漉有声、或背心一点常如水冷、或四肢麻痹不仁，皆痰所致。百病中皆有兼痰者，世所不知也。痰有新久轻重之殊，新而轻者，形气清白，气味亦淡；久而重者，黄浊稠粘，咳之难出。渐来恶味酸辣腥臊咸苦，甚至带血而出。治法，痰生于脾胃，宜实脾燥湿；又随气而生，宜顺气为先，分导次之。又气升属火，顺气在于降火。热痰则清之，湿痰则燥之，燥痰则润之，风痰则散之，寒痰则温之，郁痰则开之，顽痰则软之，食痰则消之，在上者吐之，在下者下之。又中气虚者，宜固中气以运之。若攻之太重，则胃气虚，而痰愈甚矣。

（二）妇女最多惊痰

凡妇人于惊痰最多，结成块者为惊痰，必有一块在腹。发则如身孕，转动跳跃，痛不可忍也。

（三）妇人患痰而兼带下皆由郁结所致

薛立斋曰：妇人患此而兼带下，皆由郁结伤损肝脾，当佐以四七汤送青州白丸子。此等证候，属脾胃气虚为本，而气滞痰结为末也。

十五、治痰应用各方

二陈汤　治脾胃湿痰，呕吐喘嗽，头眩心悸。

半夏一钱五分　陈皮一钱　茯苓一钱五分　甘草一钱　生姜三片

导痰汤　治湿痰，内外壅盛。

二陈汤加南星　枳实

涤痰汤　治惊痰，迷于心窍。

二陈汤加南星　枳实　菖蒲　人参　竹茹

温胆汤　治寒痰沃胆及郁痰。

二陈汤加枳实　竹茹　红枣

稀涎散　治涌痰。

白矾（半生半熟）一两（为末）　　猪牙皂角（去皮弦子，酥炙）四条（为末）

每服三字，温水灌下，探吐之。

控涎丹　下胁下痰积。

甘遂（去心，面裹煨）、大戟（泡去骨）、白芥子各等分

麹糊丸，姜汤或温水下。

滚痰丸　下实热积痰异症。

青礞石二两（以焰硝一两同入瓦罐，盐坭固，晒干火煅，石色如金为度）黄芩八两　黄连八两（酒蒸）　沉香五钱

水泛为丸。

青州白丸子　治男妇风痰壅盛，手足瘫痪，呕吐涎沫，牙关紧急，痰喘，麻木。

半夏七两　南星三两　白附子二两　川乌半两（俱生用）

研为细末，糯米糊丸如绿豆大每服二十丸，生姜汤下。

四七汤（方见治气）

十六、治痰应用各药

（一）湿痰

半夏曲　苍白术　橘红皮　白、赤茯苓　石菖蒲

（二）燥痰

川、象贝母参、天门冬　生地　栝蒌仁　花粉　梨汁蔗浆

（三）风痰

苏子　杏仁　旋复花　天麻　天南星　钩藤

（四）热痰

栝蒌（根仁）　竹沥　竹茹　竹叶　黄连、芩　牛黄　陈胆星

（五）寒痰

肉桂　生姜汁　干姜　炮姜　吴茱萸　益智仁　白芥子

（六）食痰

枳壳　枳实　厚朴　神曲　莱菔子　柑橼

（七）气痰

沉、木香　橘皮　青皮　槟榔　香附

（八）郁痰

川、象贝母　栝蒌仁　茯苓　茯神　半夏　苏梗子　香附　厚朴　浮石

（九）顽痰

蛤粉　牡蛎　浮石　礞石　昆布　海藻　海带　天竺黄

（十）中虚

人参　白术　茯苓　炙草　橘皮　半夏

（十一）肾虚

熟地　萸肉　山药　茯苓　附子　肉桂　牛膝　沉香

十七、癫

（一）癫有二因

张子和曰：肝属谋，胆屡不决，屈无所伸，怒无所泄，肝木胆火，随炎人心。心火炽亢，神不守舍，久逆而成癫狂。一因也。有思虑过多，脾伤失职，心之官亦主思，甚则火炽，心血日涸，脾液不行，痰迷心窍以致癫狂。二因也。

（二）治癫以安神豁痰为主

癫之为症，多因抑郁不遂，佗傺无聊所致。精神恍惚，语言错乱，或歌或笑，

或悲或泣，如醉如狂，言语有头无尾，秽洁不知，经年不愈。皆由郁痰鼓塞心包，神不守舍，俗名痰迷心窍，安神豁痰为主。先以控涎丹涌出痰涎，后用安神之剂。怒动肝火，风痰上盛而发癫狂，导痰汤加黄连、黄芩、菖蒲、远志，煎成，入朱砂，沉香磨冲服。因思虑而得者。先与稀涎散，后用归脾汤加朱砂末，调服。有病癫人，专服四七汤而愈，盖气结为痰，痰饮郁闭其神识故也。因思虑妄想不遂，致神不守舍，妄言妄见，若神崇所凭。初起宜涤痰安神，若日久为汤药所汩，神出舍空，非大剂独参汤加姜汁、竹沥，填补其神，不能克应。血迷似癫，妇人经水崩漏过多，血气迷心，或产后恶露上冲，而语言错乱。神志不宁者，血虚神耗也。宜宁神定志，严氏清魂散。言语失伦，常常嬉笑，不发狂者，心虚也。定志丸加姜汁、竹沥。膈间微痛者，兼有瘀血，加琥珀、郁金。

十八、治癫应用各方

（一）治痰

控涎丹　稀涎散　导痰汤（三方见治痰）

四七汤（方见治气）

（二）行瘀

严氏清魂散（方见产后）

（三）补虚

独参汤（方见产后）　　**归脾汤**（方见治郁）

定志丸　治心虚惊悸。

人参、茯苓、菖蒲，远志（制）各一两

蜜丸桐子大，朱砂为衣，每服五，七十丸，米饮下。

十九、肿胀

（一）病有血分水分之别

《金匮要略》曰：问病有血分水分，何也？师曰：经水前断，后病水，曰血分，此病为难治。先病水，后断经水，名曰水分，此病易治。何以故？去水。其经自下也。

（二）血分属湿水分属水气

《圣济总录》曰：血分者，经水通之际，因寒湿伤其冲任，气壅不行，播在皮肤。邪气相搏，经血分而为水，发为胕肿，故曰血分。《脉经》曰：经水前断，后病水者，名曰血分。久不治，积成水肿，即难治。水分者，以水气上溢于皮肤，散于四肢，发为胕肿。盖肾者胃之关，关门不利，故聚而从其类也。此症与血分相似，治药有先后耳。

（三）水分血分之分治

《良方》曰：妇人经水不通，则化为血。血不通，复化为水。故先因经水断绝，后至四肢浮肿，致小便不通，名曰血分，宜用椒仁丸。若先因小便不通，后身面浮肿，致经水不通，名曰水分，宜葶苈丸。经水不通，而化为水，流走四肢，悉皆肿满，亦名血分。其证与水证相类，实非水也，用人参丸。如夺命丹、黑神散，皆为要药，惟胎前脚肿不同，产后则皆败血所致。水分者，中州停湿，心下坚大，病发于上，先肿而后经断，治在中焦。血分者，血结胞门，脐下胀满，病发于下，先经断而后水肿，治在下焦。且血分之病，小腹硬痛。手不可按，而水道靖长，宜用破瘀之治。若属怀孕，气遏水道而肿者，但宜顺气安胎，俟产而肿自消。右半边肿甚者，肺胃中有积滞也，导气为先。大忌琥珀、郁金、苏木、五灵之类。左半边肿甚者，肝肾间有瘀血也，散血为主，大忌胃苓。

慎斋按：妇人有血分水分之症也。妇人以血用事，而月信其最要也。如经水先断，而后头面四肢肿满，此血不运行，气壅不化，法当通经调血，血行而肿自消。若先四肢肿满，后经水断绝，此是水肿病耳。

（四）积胀瘀胀血肿气肿水肿各治法

喻嘉言曰：人身中，凡有癥瘕积聚痞块，即是胀病之根。日积月累，腹大如箕，腹大如瓮，是名单腹胀，不似水气之散于皮肤面目四肢也。蓄血成胀，腹上有青紫筋现，或手足有红缕赤痕，小水利、大便黑，宜散血消胀汤。妇人血肿，烦躁，漱水不欲咽，神昏善忘，人参芎归汤。妇人血鼓，琥珀人参丸。或因产后血虚，或瘀血不散，亦成肿胀，脉涩面黑，不可作水肿治之。气肿者，皮厚色苍，四肢瘦削，胸腹痞满，或连胸痞而痛，或通身尽肿者，气无所不致也。自上而下者，阳本乎上也。脉沉伏，增损流气饮。水肿者，皮薄色白，按肉如泥，肿有分界。自下而上者，阴本乎下也。阳水者，脉浮数，五苓散；阴水者，脉沉迟，肾气丸。

二十、肿胀应用各方

椒仁丸

椒仁、甘遂、续随子、附子（炮）、郁李仁（去皮）、黑牵牛、五灵脂、当归、吴茱萸（汤炮炒）、延胡索各五钱　芫花（醋炒）二钱　芫青十枚（去翅足，糯米同炒）　胆矾、白矾各一钱　石膏三钱

曲糊丸，如豌豆大，每服一丸，空心橘皮汤下。

人参丸

人参、当归、大黄（酒蒸）、瞿麦穗、赤芍药、肉桂、赤苓、葶苈（炒）各一两

炼蜜丸，如梧子大，每服十五丸，空心米饮下。

散血消胀汤　治血胀小便多，大便溏黑光亮。

川芎一钱二分　当归一钱五分　官桂六分　蓬术（煨）八分　五灵脂六分　木香六分　炙草六分　乌药六分　砂仁一钱（炒）　半夏八分　紫苏三分　生姜五片

琥珀人参丸

人参、五灵脂各一两　琥珀、肉桂、附子各五钱　川芎、赤苓、沉香（煅）、川山甲各三钱、煎苏木汁为丸，早夕温酒下二钱。

夺命散　黑神散（二方见临产）

葶苈丸

葶苈（隔纸炒）、续随子（去皮）各五钱　干笋末

煮红枣肉为丸，如梧子大，每服七丸，萹蓄汤下。

五苓散

肉桂　自术　茯苓　猪苓　泽泻

309

肾气丸（金匮）

八味丸肉桂换桂枝

济生肾气丸

八味丸加牛膝　车前子

增损流气饮　治诸气郁滞，胸膈痞满，面目浮肿。

木香七分　槟榔七分　橘皮一钱　厚朴八分　香附七分　苏叶七分　桔梗七分　人参一钱五分　肉桂八分　甘草五分　半夏一钱　赤苓一钱　腹皮七分　生姜七片　大枣二枚　枳壳七分

二十一、失合症

（一）失合症久则成劳

《大全》曰：师尼寡妇，与室嫁愆期者，多欲心萌而不遂，恹恹成疾，乍寒乍热，久则为劳。又有经闭白淫，痰逆头风，膈气痞闷，面䵟瘦瘠等症，皆寡妇之病也。

（二）失合症治法

薛氏曰：前症若肝脉弦出鱼际，用小柴胡加生地，送下生地黄丸。久而血虚，佐以四物汤。若兼怒动肝火而寒热者，佐加味逍遥散。

江应宿曰：男女精血盛则思欲。室女孀妇，有所思不得，则气结而留瘀血。男思女不得，则遗精，其理一也。精血已离其位，溃入隧道，故变为寒热。肝脉弦出守口者，夫肾主闭藏，肝主施泄，今肝火不泄，逆而上行，乃知男女失合之症。

二十二、失合症应用各方

小柴胡汤（方见经候）

加味逍遥散（方见治郁）

四物汤（方见虚劳）

生地黄丸　治师尼寡妇，寒热如疟，欲男子不得者。

生地黄二两　赤勺药一两　柴胡、黄芩、秦艽各五钱

蜜丸，如梧子大。每服三十丸，乌梅汤下，一日三服。

加味八珍汤 治妇人思虑过伤，饮食日减，气血两虚，月经不调，盗汗寒热，夜梦鬼交，渐成劳损。

八珍汤加黄芪 丹皮 制香附 柴胡 大枣

柴胡抑肝散 治独阴无阳，欲心不遂，恶寒发热，有似疟状。

柴胡一钱五分 骨皮一钱 丹皮一钱五分 生地二钱 亦芍（炒）一钱五分 青皮二钱 香附一钱 川芎七分 苍术（米泔浸炒）一钱 神曲八分 山栀（炒）一钱 连翘五分 甘草三分

二十三、脏燥症

妇人脏燥善悲伤欲哭

《金匮要略》曰：妇人脏燥，善悲伤欲哭，有如神灵所作，数欠伸，甘麦大枣汤主之。

脏燥者，火盛烁金，肺失其润，心系了戾而然。故用甘草缓心系之急，而润肺燥；大枣行脾胃之津；小麦降肝火之逆，火降则肺不燥，而悲自己也。

甘麦大枣汤（金匮） 治脏燥善悲愁欲哭。

甘草三钱 小麦三合 大枣十枚

二十四、交肠

大小便易位治法

仲景曰：交肠，乃大小便易位而出也。此因醉饱房劳，或大怒气乱，真藏气乖，不循常度，泌别失职之所致也。治宜五苓散，或四物汤加海金沙、木香、槟榔、木通、桃仁之类。又法以五苓散加木香，宣吐以撮其气。肥盛多痰者，二陈汤加枳实、木香，以吐之，使阑门清利，得司泌别之职，则愈矣。一法，用破漆纱帽，或金幞头烧灰，米饮下，或酒下五分。如无，以旧草帽当额一圈，煎汤服之亦可。

莲舫秘旨

上　卷

类中风

形盛者内必怯，头晕，痰涎迎涌，神识模糊，且与开痰顺气。

茯苓、半夏、钩勾，菖蒲、竹沥、姜汁、橘红。

平昔嗜酒，少食，中虚痰聚。当暑，热久伤气，遂眩晕气短，面色枯瘁，肢冷。言塞有年，厥中，急养气宣窍，不失为平准之法。

人参、半夏、煨姜、菖蒲、南枣、茯苓。

头重昏晕，脉来沉缓，湿痰久聚，风火内张。戒酒以却湿，勿嗔怒动肝，可免暴厥之疾。

於术、钩勾、半夏、茯苓、苡仁、天麻。

脉虚，麻木在右，舌不知味。男子左属血，右属气。无形气伤，风自内发，是积劳所致。

六君子汤加天麻、菊炭。

形盛，脉弦，肢麻，胸背气皆不和，头巅忽然赖痛，是情志内郁，气热烦蒸肝胆，木火变风，烁筋袭骨。再加暴怒劳烦，跌仆痱中之来非浅。

人参、半夏曲、白蒺藜、木瓜、茯苓、橘红，用川斛膏为丸。

天癸已绝，口眼㖞斜，神识少慧，自咽脘胸胁䐜胀，全不知味，口吐粘腻稀涎，上盛下虚，行走欲仆，乃肝脏厥阳变化，内风乘袭阳明，致胃脉不主，流利机关，当从厥阴阳明两治。

夏枯草、半夏、橘红、钩勾、黑山栀、天麻、香附、茯苓。

中年中厥，痰多，悉属中虚。夫痰即水也，其本在肾，其标在脾，议金水六君煎。

阳虚，湿痰素盛，长夏畏热取凉，卫汗过多，营气不充，麻木不仁，偏枯之症，大忌风药。

天麻、於术、茯苓、半夏、橘红、桂枝。

中虚挟湿，头垂语蹇，神倦，畏寒汗出，须防虚中，议桂苓加术汤。

桂枝、白术、白芍、茯苓、菖蒲、厚朴。

身体稍能转动，语蹇神呆，气机尚未灵转，色脉非是有余。湿为阴邪，不徒偏寒偏热而已也。

於术、郁金、远志、菖蒲、茯苓、米仁。

头不痛，身不热，非外感，何用发散。口喎，舌强，肢麻，老年人因劳气泄，议仲景法。

桂枝、归身、炙草、煨姜、南枣、黄芪。

阳虚体质，眩晕欲呕。

人参、半夏、橘红、牡蛎、白芍、钩勾、茯苓。

固表实脾，以熄肝风之扰。

人参、桂枝、白芍、牡蛎、龙骨、炙草、黄芪。

卒倒，气闭，痰迷，例先开痰行气。古人治热阻关窍，牛黄丸；寒阻关窍，苏合香丸；然皆治有余闭症方法。今遗尿，手撒，口开眼合，面赤戴阳，汗出亡阳，虚风内震，疲倦如寐，脱症显然。一丝不任千钧，聿追晋重耳、越勾践返国之良图。

人参、於术、附子、黄芪。

形色脉象，确是阳虚。酒食聚湿，注肠便血。湿为阴邪，先伤脾胃之阳。麻木起于夜半，子亥乃一日气血交代，阳徽少，续中年痱中之萌。

人参、炮姜、附子、炙草、於术。

半肢麻木，虽分气血，总是虚证。先麻后厥，肢节牵强，内风震动，清晨神昏冒矣。

人参、炙草、龙眼、天麻、菊炭、黄芪。

形盛，脉小数，口喎，左肢麻木。凡虚风内应肝脏，养血可以熄风，不可作外邪治。

桑叶、蒺藜、归身、沙参、黑栀、玉竹。

郁热内风。

桑叶、归身、白芍、天麻、钩勾、丹皮。

风淫于内，治以甘寒，宗古人旨。

沙参、桑叶、蔗浆、梨汁、麦冬。

内风因液涸而动,是属虚象,镇阳益阴,治里为主。

鲜生地、生牡蛎、白芍、茯苓、麻仁、阿胶。

高年言蹇,足痿,咳痰。男子下元肝肾先亏,阴乏,少承五液化痰。倘情志暴怒,内风突起,有痱中之累。戒酒节劳,怡心悦志是为,勿药根本治法。

熟地、甘杞子、山萸肉、川石斛、青盐、鹿角胶、淡苁蓉。

交节病变,总是虚症。目泛舌强,脊骨不舒,溲淋便涩,是肾液不充,风阳内张。宗河间浊药轻投,名曰轻子。

熟地、沙蒺藜、云茯苓、远志肉、菖蒲、川石斛、淡苁蓉、甘杞子、麦冬。

肝风,眩晕肢麻,嘈杂心悸。

生地、白芍、天冬、麻仁、柏子仁、明天麻、阿胶、女贞子、云茯苓。

情怀抑郁,内风眩晕欲仆。

熟地、虎骨、鳖甲、山萸肉,怀牛膝、紫石英。

右痪,舌瘖,足痱,头晕,面赤戴阳,呵欠微呃,诊脉小濡,此肾纳失司,肝风陡震。据述,病起耳后暴肿,必兼客气温热。轻扬清上,肿势颇减。七日以来,当阴阳经气一小周天,不必再以外邪引论。昔河间《宣明论》中谓:舌强言难,其咎在乎舌下,经脉不主流行,以肾脉萦舌下耳。其主地黄引子,取意浊药轻投,机关渐灵,并无碍乎上气痰热,依此立法。

熟地、甘杞子、茯神、远志肉、怀牛膝、菖蒲、淡苁蓉、川石斛。

痱中八日,声音渐振,且精气略有宁静,里窍略有灵机,此顺境也。不明至理,仍用辛味以泄,气虚症蜂起,焉望向安。古称实火宜清,虚火宜补,温养柔剂与温热刚燥迥异,幸勿疑讶。

熟地、女贞子、茯神、麦冬、川石斛、阿胶。

十二日来干支一论。右肢麻木,右跗足略有痛作,舌窍少灵味鲜美甘,虚象显然。三日前,主家以齿痛为热,医迎主见,即投辛凉解散。不知此症虚在肝肾。若不固纳维本,漫无着落,仍以前法,加入凉肝可也。

熟地、牛膝、杞子、天冬、菊炭、远志、茯神、川石斛。

人到花甲下元,自酒多者谷食必少,湿聚便滑。视其形体雄伟,而面色精彩外露,加以劳怒,内风突起痱中之萌。

七宝美髯丹加胡麻。

脉微缓，右瘀痛，肾虚，督脉空乏，大便燥难，拟与柔剂温补。

鹿茸、杜仲、沙蒺藜、柏子仁、小茴香、归身、甘杞子。

眩晕，言謇，舌干，左肢麻木，两足无力，是二气日衰，内风陡动，再加嗔怒劳烦，有暴中之忧。早上议通补下焦，潜阳熄风；晚用十味温胆加减，安神理痰。

首乌、甘杞子、茯神、於术、怀牛膝、虎骨、苁蓉、沙蒺藜、柏子仁、甘草。

晚用方：於术、半夏、人参、枣仁、黄连、枳壳、茯神、陈皮。

阳气火衰，痰饮，内风乘虚动泛，非外来之风，不可追逐。八味丸从阴引阳，以理下元；中宫不主健运，另以六君子加味丸方，晚服可也。

六君子加炮姜、南枣，姜汁为丸。

痿痹

湿痰阻气，肌麻骨痛，当疏通经络以祛湿，薄味清肃以理痰。

於术、半夏、羌活、白蒺藜、茯苓、防风。

气血凝滞，由于阳气之薄，时发时止，必非实症，总以温甘养之。

生黄芪、归身、防风、姜黄、桂枝。

酒客，中虚嗔怒，肝风乘袭阳明，春病入冬，半肢已僵，成痼疾矣。

桂枝、归身、姜黄、羌活、防风、於术、黄芪。

久痹暮甚，汗泄卫阳微，客邪容留为肿痛，从东垣舒筋汤。

黄芪、桂枝、姜黄、海桐皮、野於术、防风。

右肢膝盖牵引为痛，起于深秋，是新凉外触，气血少宣，此属脾。

羚羊、桂枝、姜黄、花粉、海桐皮、川芎、酒桑枝、归身。

五十以后，阳气日薄，护隅失司，右肢麻木，是气虚之症。

黄芪、桂枝、炙草、生姜、大枣、防风、附子。

抚之痛极，按之不觉，邪在皮肤，久郁化热，背肢为甚，治从阳分。

桂枝、羌活、天花粉、姜黄、海桐皮、生石膏。

脉缓，左瘫麻木，丹溪议以血虚有风，念起病正从冰雪寒成，与舒筋汤。

桂枝、黄芪、防风、姜黄、羌活、海桐皮、白归身、抚川芎。

痛从右肩胛及右胁，畏风怕冷，咳嗽呼吸俱痛，病名脉痹，乃阳明胃虚，饥饱失时，劳痹得之。

黄芪、桔梗、苡仁、煨姜、南枣、防风。

阳明脉虚，右肩引痛。

黄芪、桂枝、炙草、姜黄、煨姜、大枣、白归身、防风。

形盛能食，指肢麻木，延及背部，湿痰渐多，气血日壅，仍以烦劳，阳泄风动则为偏中。治宜舒筋宣通血脉，酒肉永戒为上。

野於术、半夏、姜黄、茯苓、桂枝、自归身，晚服蒺藜丸。

右肩，痹痛游走。

姜黄、白术、白归身、制姜蚕、羌活、防风、桂枝、黄芪。

湿痹久伤阳明，跗肿骨痛。

野於术、苡仁、福泽泻、汉防己、茯苓。

脉右濡，气痹。

苏梗、桔梗、白蔻仁、半夏曲、橘红、香附。

暴冷外侵，气血不主周流，肌肉麻木，筋惕骨酸，头胀，复议香苏饮合四七汤。

苏梗、半夏曲、香附、陈皮、杏仁、桔梗、厚朴、赤苓。

痛自背起及肢，太阳阳明游行之界，舌白，便溏，初起必挟风湿。

桂枝、汉防己、苡仁、木通、天花粉、绵茵陈。

阳少潜藏，寒犯经脉，痹痛，足冷，火升。

桂枝、白归身、云茯苓、汉防己、北细辛。

肢骱起核，抚按颇痛，必有流邪入筋骨混气血矣，从痹症治，蠲痹丹。

黄芪、赤芍、羌活、姜黄、归身、甘草。

此痿症也。脉濡，由于阳气不足，湿着筋骨。凡筋弛为热，筋缩为寒；大便溏，为湿生五泄之徵；汗易出是卫外之阳不固。久恙不可峻攻，仿东垣肥人之病。虑其阳虚，固护卫阳，仍有攻邪宣通之用。世俗每每指左瘫右痪，谓左属血右属气者，非也。

黄芪、於术、桂枝、乌头、防风、附子。

向有湿痰痿躄，用温通络脉而愈。年岁日加，阳明脉衰，筋牵不舒。《内经》治痿，独取阳明。

黄芪、防风根、独活、野於术、淡附子，水酒各半泛丸。

柔温痛减而便溏，寒湿下沉于阴分，宜转旋下焦之阳，驱其沉着。

茯苓、白术、干姜、桂枝。

暴冷深入阴分，筋骨痹痛，络脉邪干，气血流行已钝，当暮夜交阴病，加仲景苓姜术桂，转旋下焦之阳得效。肤腠现瘰，知寒凝则湿聚，温补还宜缓进，恐留邪遗瘰，岂滋腻阴药能除此病。

桂枝、干姜、茯苓、乌头、白术。

足胫膝骨肿痛，起于夏秋必挟地气之湿，酒客内湿互蒸，内外合邪，汤药决不取效。

蠲痛丹加黄芪、归身、姜黄、羌活、炙草、赤芍。

邪深，骨痹三年，已在下焦。

汉防己、川萆薢、乳香、没药、虎骨、独活、川牛膝、茯苓。

阳明脉衰，厥阴风动，经脉交亏，麻木动瘅，肢节重着，久而成痿，当护阳祛邪。

黄芪、甘杞子、防风、蒺藜、附子、远志。

隆冬阳微，不耐暴冷，筋骨痹痛，议益气血以升阳。

人参、鹿胶、归身、炙草、防风、黄芪。

痿厥，春季病发，由冬阳不为藏固。自左及右，渐渐转甚，筋惕肉硬，肿至少腹腰髀，乃蹻维任督奇脉失司。形体充盈，内实不足。夫天地节令应乎人身，寒暄更迁病仍顽钝，斯为沉锢废弃之累痹矣。

鹿茸、归身、苁蓉、沙蒺藜、小茴香、鹿角霜。

足心涌泉穴，内合少阴肾脏。中年以后，下元精血先虚，虚风内起，先麻木，而骨软筋纵，乃痿之象。当以血肉温养主治。

於术、苁蓉、归身、怀牛膝、羊肉、青盐、茯苓。

筋骨痿痛，少年精伤，阳维少护。

白归身、怀牛膝、虎骨、沙蒺藜、巴戟天、青盐、甘杞子。

据说向年多劳，痛来流走，前后左右相映。凡阳维脉循外入卫，阴维脉循内入营。纲维失司，络虚为痛，脉不固束，腰髀酸软，议柔温通补。

鹿茸、白归身、柏子仁、沙蒺藜、淡苁蓉、甘杞子。

接丸方：鹿茸、白归身、鹿霜、沙苑子、杜仲、茯苓、小茴香、阳起石，用桑葚子为丸。

肾病，形容憔悴，八脉乏力，腰膝酸痿，填精益髓，必佐奇脉。

鹿霜、苁蓉、茯苓、补骨脂、胡桃肉、龟板。

精血夺，足痿。

人参、茯苓、大茴香、归身、锁阳，用羊肉膏为丸。

此肝病也。肝主筋，木火内寄。情志不适，热自内起，烁筋袭骨，有牵强不舒之状。惟怡悦可平，药无除根之理。

首乌、甘杞子、厚杜仲、桑寄生、白归身、沙苑子。

筋热则舒，寒则缩，有年痿痹，难效之疴。

白归身、龙骨、桑寄生、甘杞子、沙苑子、抚川芎。

高年，四末肉肿骨大，是气血已衰，不能涵注，内风暗起，所谓风淫末疾。治风先治血，血行风自灭，宗古人旨。

白归身、甘杞子、桑寄生、沙苑子、虎骨。

痛着右腿身前，肌肉不肿，必在筋骨；且入阴分，势笃邪留于阴。向有偏坠，从肝经治。

白归身、小茴香、厚杜仲、生山甲、广地龙、北细辛。

据说冬寒涉水，水寒深入筋骨，积素年发，胫骨膝盖，筋急寒冷。夫病在下属阴，水寒亦属阴邪，与气血交混，草木焉能驱逐。古人取虫蚁，佐芳香，直攻筋骨，用许学士法。

全蝎、乌头、大黑豆、地龙、麝香。

湿着节骱，骱中痛，必发肿。尚在躯壳，未入脏腑，无性命之忧，有终身之累。

全蝎、乳香、川乌、自然铜、地龙、没药、山甲、骨碎补，无灰酒泛丸。

风毒麻痹七八年，沉痼之恙。

全蝎、天麻、海风藤、汉防己、川芎、白蒺藜、白姜蚕、仙灵脾，酒泛丸。

二妙苦辛，久痹得效。今其寒湿已变湿热，凡郁勃潮蒸，皆易发病。

苍术、茵陈、茯苓、槟榔、草蕊、黄柏。

右足先麻后痛，筋纵得暖则缓，四斤丸。

天麻、怀牛膝、附子、虎骨、淡苁蓉、宣木瓜。

三疟屡用烧酒以御寒。威热留经络，右肢经脉痹痛，经年不愈，虎潜丸。

精血损伤,骨痿。苦辛药不能去病,反伤胃口。无治病捷径,理胃为先,仓廪汤。

风寒湿三气杂至合而为痹。然亦有肝虚生风,肾虚生寒,脾虚生湿,先内因而兼外者最多。今诊得脉濡,年逾花甲,素患风湿,肌肤甲错,心悬少寐。肝血内乏,虚风暗动,左臂腰膝酸疼。经云:邪之所凑,其气必虚。仿千金寄生合补心丹。

人参、丹参、枣仁、柏子仁、桑寄生、潼蒺藜、大生地、白归身。

男子左血右气,左半麻木不仁,血虚生风,延及面颊至阳明脉矣,议辛甘,理血中之气。

甘杞子、杭甘菊、蒺藜、桑寄生、蜜丸如桐子大,每朝服三四钱。

湿着必阻游行之气,但热不寒,疮痍不尽其邪,骨节痛,肢末肿,从仲景湿温,例苍术白虎汤。

厥逆

秽浊内闭,面垢齿燥,昏厥,速速开窍。

牛黄清心丸,石菖蒲汁,开水调服。

途次冒暑,火盛烁金经,名并厥,世俗谓之暑风。痰多渴饮,神志不清,欲动维艰。热必兼湿,与黄连温胆汤加减。

黄连温胆汤去草。

风暑寒热,咳嗽痰升,晕厥,宜轻剂清上。

芦根、杏仁、川贝、苡仁、六一散、通草。

因惊而厥,膈上未和。

薄荷、竹叶、黑山栀、川贝、橘红、连翘。

形盛,多湿痰,滞气,肝木乘胃,自多晕厥。

半夏、茯苓、钩勾、橘红、白附子、南星。

酒湿变痰,忽然惊悸神迷,此为厥晕之渐。培土逐湿,宣通清气,使浊不蒙蔽。

於术、远志、半夏、陈皮、姜皮、茯苓、菖蒲。

因嗔怒而气逆,是为气厥。

枳实四磨饮,各磨汁煎服。

操持烦冗，气怯神耗体质，嗔怒后陡然昏厥。视其形色索然，脉微肢冷，最虑气脱之变。

人参煎，冲入沉香汁少许。

嗔怒劳力，气火上冲，从肝胆至巅，神迷肢冷，遂令昏厥。寒热不从表解，已非客邪，胸中不饥，有升无降。

黄连、乌梅、杏仁、牡蛎、川连、橘红、铁锈汁少许。

惊恐起病，遇怒而发，是名肝厥。阳气暴升，痰随气火，神识乃迷。近加小产后，必须养肝，佐以凉肝。

生地、天冬、茯神、丹参、人中白、阿胶、白芍、柏子仁。

六七年病，仍然行走辨事，肝胆之气从左上升，直至巅顶，外象若厥。龙荟丸。

肝风眩晕，痰升欲厥。

人参、甘杞子、杭菊花、茯苓、桂圆、半夏。

据述厥冒来必迅，醒来亦速。既醒后，精神少慧，逾时卧息乃清。夫六气之速莫如酒火，此内起藏真之阳乏阴涵注，虚象显著。与镇补酸收壮阴法。

金箔、熟地、远志、五味子、茯苓、真珠、龟板、石菖蒲、山萸肉。

厥已五年，脉数促，乃肝肾精血内乏，冬不藏纳，厥阳内风飞旋上冒。病既在至阴，下元根蒂浅乏。欲图其愈，屏绝世务，静居林壑一年。阴阳交钮，不至离离乃佳。

龟板、川石斛、灵磁石、黄柏、人中白、怀牛膝、山萸肉、辰砂。

介虫三百六十，龟板为之长。色黑，属北方坎卦；味咸纯阴，入任脉阴海。磁石质重入肾，止肝阳上冒。辰砂镇心安神，交其水火。萸肉酸能入肝，敛肝之逆。牛膝佐以入下。人中白咸降。黄柏苦坚，所以治上浮。川石斛清阴火，能坚筋骨。此立方之大旨。

平昔肠红阴络已伤，右胁下宿痕。肝气易结，形瘦面青，阴虚阳气易冒，络不宁静，诸阳逆而为厥。脉细劲，咽喉痛，真阴枯寂之象。所以刚剂强镇不能息其厥冒耳。

龟板、淡菜、童便、鸡子黄、阿胶。

惊恐内动，肝肾真阴不旺，阳失偶而浮越，下虚上实，过劳有厥仆之累。

熟地、白芍、天冬、黄柏、龟板、锁阳、白归身、山萸肉。

当年厥症，用填补固摄而愈。知少壮情欲内萌，阴火突起，乱其神明。今年夏热食减，厥发，继而淋浊，热伤阴分矣。若不绝欲，未许见功。

人参、川斛、扁豆、茯苓、甘草、麦冬。

脉小弱，按之五十至即歇止。言蹇，语音不清，心下气冲，呕吐。无非肝阳变化，内风乘胃。老年病久，竟有暴厥不苏之虞。

人参、桂枝、川楝子、黄连、牡蛎、干姜、川椒、乌梅。发厥吐蚘。

乌梅丸加川楝、川椒。

仲景论厥，由热深而解。又云：厥应下之，下非硝黄，是谓凡质重而沉者，皆下行矣。今诊脉参差，显然阴邪晦昧。当镇肝肾，令其魂魄依附。

紫石英、铅粉、精雄羊肉水煎，去油渣调入。

产后恶露全无，少腹疼痛，时时昏冒，是谓血厥。夫气血之帅也，理血先理气，气行则血行。

肉桂、乌药、香附、归尾、桃仁、红花、木香、青皮。

血去过多，阳浮上越，血脱益气，宗古人旨。

人参、甘草、炮姜、肉桂、於术。

产后厥症，下虚为多。怕风寒，面浮肿，肌肉如虫行，肢纵腹泻。此为虚风，议和八脉。

甘杞子、鹿霜、沙蒺藜、杜仲、白归身、菟丝饼、茯苓、小茴香、艾叶、红枣，煎汤和蜜丸。

痰食交结，胸痞脘寒，陡然为晕为厥，先探吐以缓其急。

莱菔子一两捣烂，以温汤和捣，搅取淡汤徐徐饮之。

腹痛，四肢逆冷，汗出，呕涎及食物，是属脾厥。

桂枝、姜黄、草果、延胡索、附子。

痛而喜按属虚，痰多肢冷，是脾厥病。

六君子加桂枝、草果、附子。

夜卧梦魇，必属阴邪，病在手厥阴心胞络，足厥阴肝。冲年纯阳，神呆惊厥，肢冷脉小，全是阴象。宣通蒙蔽，须藉芳香，及走而不守之药。

全蝎、地龙、川乌、麝香、远志，石菖蒲汁泛丸。

痫厥

火厥成痫，久泻宿瘕。

川连、远志、菖蒲、川贝、橘红、黄芩。

心神恍惚，烦躁不宁，骨瘦如柴，病已三月。此火郁等于癫狂，与清火镇摄法。

生石膏、黄金。

眩晕呕吐，心中热，神迷若痫，皆操持运机，君相升举，蒙蔽精神。生姜辛可通神，但气温先升，佐入凉降剂中乃可。

黑栀、半夏、枳壳。茯苓、生姜、竹茹、橘红。

痫症数月未发，秋季不寐，心中独热，久病胆汁内耗，少阳燔灼，归脾守中无用。新凉解郁颇安，此病久热郁所致。

羚羊、桑叶、川贝、连翘、丹皮。

因郁生痰，因痰致病，与重阳者狂不同，观其神色脉象可见。解郁安神，化痰定志，为对症之治。然性情之病，当以性情治之，草木根茎不堪独任也。

川郁金、酸枣仁、云茯苓、石菖蒲、辰砂、左牡蛎、紫丹参、柏子仁、远志肉、川贝母、天竺黄、猪心。

稚年阴精未充，知识太早，不自固束。下焦气升，痰粘神惯，惊惕筋牵，是痫厥之症。冲任不固，内风掀越。为父母者当严庭训，勿令放佚，酿成五痫终身之累。

生地、天冬、龟板、龙骨、牡蛎、阿胶。

厥阴病气上冲心，是木中风火上行，足少阴虚作痫症，痰火有余大谬。

大生地、女贞子、金箔、云茯苓、石莲子、天门冬、山萸肉。

痫厥日发，少腹痛，稚年气亏，厥阴上冲乱其神明，卒倒无知。

桂枝、干姜、川椒、白芍、乌梅、川连。

神不灵爽，乏欣悦之念，内因之恙，向老之年，食少胃衰，理窍开泄痰结，必佐参苓以养正。

橘红，菖蒲、人参、远志、竹沥、姜汁、茯苓、姜半夏。

幼稚痫厥，风火痰为多。诊得脉缓，春夏昼午病发，视其形色体质，亦非实热。宗薛氏星附六君，然必禁忌腥浊一年可愈。

星附六君，用竹沥、姜汁为丸。

虚损

形色痿黄，唇白，交节血涌，呕吐涎沫。脏腑真气大损，定议甘温益气；再用清滋肺药，后天生气且漓矣。

黄芪建中汤去姜。

胃纳渐少，脘痛呛血，形色黄瘦。初春至霜降不得醒复，此内损七情，惙惙劳怯。急宜扶其脾胃；若以咳呛为事，殆不可回矣。人参归身建中汤。

劳伤营卫，不能理繁冗。凡元气不足，兼后天生气不旺，古人必以温甘之味从中调之。

人参、归身、甘草、南枣、饴糖、肉桂、白芍。

劳心，办事气怯，神倦，咳嗽，失血，勿与清凉，议甘温主治，小建中汤。

形寒久嗽，便泻食减，头门痛引腰胁。少年阳事久痿，损怯门中所大忌。急急把持后天，望其谷加。

人参、桂心、炙草、归身、芍药、黄芪。

不寐食减，痰多带血。据说劳心起病，是心营肺卫内损，甘温主治，人参建中汤。

病是阴伤及阳，形羸背寒。河车丸，包举填精到底，浊阴之昧必建中，以崇生气。日事滋清，治嗽败坏，决裂何疑。

小建中汤加胡桃，去桂枝。

形倦，食少味，夜必寒热，便溏，阳伤胃损，钱氏异功散。

失血后咳嗽食减，钱氏异功散。

平昔嗜酒易醉，醉后便溏。夫酒性温而动血聚湿，必伤脾胃之阴。三年失血，食大减少，中土大困，当恶酒如仇，滋降清凉禁用。钱氏异功散。

形神衰，纳食减，积劳伤气，甘温可以醒复。六旬男子，下元自亏，浊阴滋腻反伤中和。钱氏异功散。

色黄少泽，脉弦促而芤，胃纳不旺，病已五载。每交春夏，阳升气泄，偶交烦冗情志不适，血必溢出上窍。中年虽非少壮，阴火相同。夫心主血，脾统血，肝藏血。脏阴内虚，阳动乃溢。常服归脾，减芪术木香，加白芍，和肝脾之阳。久进有益，所谓王道不计近功。

人参、自归身、白芍、枣仁、茯神、远志、甘草。

中年肉瘦色黄，语言动作咳呛，几番失血，自知劳瘅心脾，营分受病。天冬滋阴凉药，是见咳治咳，见血治血治之。义不知中年操持之劳，与少年纵欲阴伤者迥异。议归脾汤去芪术木香。

脉微弱，形寒畏冷，身痛食减，嗽血痰多，此劳伤心脾之营。五志易升，血不宁静，菲寒凉可止，例用甘药。

黄芪、白芍、甘草、南枣、陈皮、归身。

脉细软涩，气冲失血，寐欲精遗，纳谷不旺，神思日倦，缘操持太过，上下失交。当治上中焦，心脾之营可冀渐复，偏寒偏热都主斫丧真元。

人参、归身、白芍、枣仁、茯神、陈皮、於术、炙甘草。

少年失血遗精，阴虚为多。夫精血有形，既去难复。既是内损阴伤，日久渐干阳位。所列病原，大暑节后天运地气交替，人身气馁失司，维续大为大。适褚氏遗书，谓难明病之苦状也。妙香散。

酒客：大便不实，自来脾胃不旺，奔波劳动，血溢上窍。止血理嗽，无非清降，药味滋润。声音失响，脉痿，气馁，为难治之病。

人参、米仁、炙草、白芨、黄精、茯苓。

心腹如焚，肌腠寒凛，知饥不欲食，便溏，此属劳怯。

黄精、苡米仁、炙甘草、白芨。

秋暑失血，初春再发，脉右大，颇能纳谷。《金匮》云：男子脉大为劳。要知脉大为劳，是烦劳伤气。脉虚亦为劳，是情欲致损。病根驱尽，静养年余可愈。

黄芪、苡仁、白芨、南枣、炙草。

病原全是阴损及阳，外寒内热，不欲食强，与则哕，便泄。论治以进谷为宝，勿与滋润凉剂。戊己汤。

少壮，脉小数，垂及尺泽穴。男子精血，不肯充旺，情欲内萌，阴火闪烁。此失血咳嗽，外寒内热，非外来客邪。自能保养，不致成怯，用药不越治偏而已。

复脉汤去参、姜、桂，加沙参、蔗浆。

交节，咳血复发，明是虚损，全在知命调摄。近日脘闷不爽，身痛气弱。腻滞阴药且缓，议养胃法。

沙参、扁豆、甘草、元米、麦冬。

阴虚体质，学艺倾银，火燃外灼，精液内枯。

熟地、天冬、稻须、五味。

左尺微动，右关前动数。夜欲寐时，咳吐有血，昼日行走，微微喘促，咳呛无血。夫阴阳互为枢机，隆冬阳气潜藏。缘烦心劳神，五志皆动，阳不潜伏。当寐气机下潜，触其阳气之升。络血未得宁静，随咳上溢。治法宜静以制动，益水生金。即食味亦宜远辛、辣、热、燥，是嘱。

大生地、北沙参、麦门冬、川石斛、扁豆、阿胶。

诊脉同前述，心中怯冷，交四更，咽中干呛连声，血已盈口。论心营肺卫皆在上焦，拟敛心液滋肺津一法。

大生地、天门冬、麦门冬、茜草、三七、酸枣仁、怀牛膝。

读书身静心劳，夜坐浮阳易升。少年虽未完姻，欲念偶触，人皆有之。龙雷陡震，咳嗽失血。宜暂缓书卷，早眠晏起，勿加杂念以扰精，神志可许愈痊，草木根荄不足恃也。

熟地、枣仁、柏子仁、茯神、怀牛膝、麦冬。

真阴未充，冬失藏聚；春阳初动，阴火内灼。成疡溃脓，更伤血液。浮阳上薰，咳呛，神烦不宁，至晡而甚。治在少阴。

生地、龟板、川黄柏、天冬、川石斛、云茯苓、陈阿胶。

不事保摄，无事争先，此伤非伤于一时。春夏气升，失血，咳嗽，声嘶。宜填实真阴以和阳。

熟地、天冬、麦冬、山药、山萸肉、芡实、龟板、女贞子、云茯苓。

脉细，是厥阴受损，交冬不藏，阳自升越，呛血，足冷，与从阴引阳法。

熟地、阿胶、鸡子黄、川石斛、茯神、天冬。

脉来细数，阴虚劳嗽，胃纳尚强，可与镇摄。

熟地、龟板、天冬、麦冬、山萸肉、山药、阿胶、五味子、茯苓、柏子仁。

咳呛笃于昏暮，肌消肉瘦，夏季曾失血，天令日暖，阳浮日灼，阴弱无制。若绝欲保摄，可以生聚。

熟地、龟板、五味子、沙蒺藜、柏子仁、怀牛膝、鱼胶、山萸肉、茯神，蜜为丸。

勉强摇精，阴缩囊纵，不但形体伛偻，肛门脐窍皆为收引，咽喉以垂，食物减少。由精血之伤，有形最难克复。少阴厥阴脉，俱循咽，开窍于二阴。既遭损伤，其气不及充，注于八脉，故症悉见拘束之状。上年曾进柔剂阳药，服药后头巅经脉皆胀，耳窍余鸣。想脏阴宜静可藏，试以乘与升布，必加踯促不安，宜乎升阳动药之不灵矣。夫少阴内脏，原有湿蒸诸法。厥阴相火内寄，恶暖喜凉。仿丹溪滋阴潜阳法。

生地、秋石、远志、柏子仁、茯苓、知母、龟板、阿胶。

冬令盗汗烦劳，必火升。咳嗽气促，少阴真阴不肯生旺，坎阳上越。夫阴火非直清降可熄，必取质重味厚填实下隙。辛散动阳，苦燥劫阴，俱在禁例。

人参、山萸肉、龟板、女贞子、山药、生地、五味子、阿胶、茯神、猪脊髓为丸。

左升之气，从肝而出，内风不宁；胃津化痰，扰肺为咳。读书久坐，亦令君相上乘。

熟地、山药、甘杞子、女贞子、莲心、山萸肉、茯苓、芡实、秋石、猪脊髓为丸。

夏秋咳嗽，数月不痊，医用肺药，日见形倦气短。询之壮岁无子，脉虚数垂尺。气从左升，是肝血肾精暗伤，收摄失司所致。

熟地、山萸肉、五味子、茯苓、柏子仁、山药。

失血已久，形瘦食减，行走气喘。自说左胁有声，由下而上，血随溢出。肝阳内风旋扰，水不涵木之症。安静恰悦，尚可带病延年。

首乌、茯苓、鹿胶、女贞子、青盐、天冬、柏子仁、羊肾、旱莲草。

咳嗽失血，交节必发。夫节者接也，身中二气接续周流，苟有一毫空隙，病机立至。自能保摄，可许病却。

人参、河车、秋石、五味子、芡实、熟地、人乳。

精血下夺，冲阳上升，任失，补任填固，已见小效。脉大且动，未可温热刚剂。

人参、龙骨、山药、五味子、芡实、女贞子、熟地、龟板。

少年，冬失藏聚，仲春内召风，风温咳呛，治邪必佐养正。昔人有温邪忌汗下，谓阴阳二气不可伤，一逆再逆，病日深矣。视面部色黄白，少膏泽，按脉形虚，下垂入尺。咳频，气不舒展，必有呕恶之状。显然肾虚不同固纳，肝阳阴火上冲，犯胃而呕，薰肺喉痒。其不致骤凶者，以水谷安受，未减，考血聚于络，气攻则上涌。若见血治血，见嗽治嗽，都主胃败不救。

人参、五味子、女贞子、茯神、川石斛、胡桃、熟地，天冬。

吐衄神烦，阴弱失守，夏至阴欲来复，甘药调补，所谓下损不得犯胃也。

熟地、山药、芡实、炙草、建莲、茯神。

少年欲萌未遂，龙雷闪烁，精遗失血，有形损去，药不能复，阴损渐干阳位。胃口不振，中乏砥柱如祆庙焚燎，难以克制。阳主消烁，自然肉瘦喉刺。褚氏遗书论损怯，首列男子神气先散为难治之病。此下损及中至上之义。再询大便，五日一行而枯涩，五液干涸皆本乎。肾恶燥，味咸为补，佐苦以坚阴。

人参、阿胶、苁蓉、柏子仁、茯苓、黄柏、鲜生地、龟板、秋石。

男子及长，欲萌未遂，龙雷暗动，肾中精血损伤。此阴虚热自内脏而来，寒凉肺药多致胃败，慎之。

三才加麦冬、茯神、五味子。

夜热不止，舌绛口干。前议伏暑伤阴，用竹叶石膏汤不应，是先天禀薄。夏至一阴不复，阴虚生热成劳之象。

三才汤加丹皮、地骨皮。

中年未老先衰，久嗽失音，不是肺热，乃脏阴久损，不克充复，得纳谷可望延久。

早服六味地黄加阿胶、秋石，晚用黄精米仁膏。

少壮春夏失血，次年至期再发，在里阴损不复，用药勿犯胃纳。

六味地黄丸加麦冬。

初春，咳呛四十余日，病恙日加。立夏小满交节，遂失血。念今岁春季多寒，自汗月余。其原乃冬不藏精，春深入夏，天地气泄日甚。虚体应之，精竭无藏，不独脏腑不能自固，丽维蹻冲任亦失禀司。凡思虑之伤，必先心脾。情欲之伤，必由肝上损及脾，下损及肾。昔越人深戒也。议填补实下，以扶八脉，冀胃纳有加为妙。

人参、熟地、茯神、紫石英、黄芪、山药、胡桃、河车膏。

两日诊脉，午前虚数，哺刻弦劲，随见神烦消渴之象。此五液久伤，阳气失偶，故现升举浮越。自述右胁血升气不舒展。凡人身左主升，右主降，肝肺职司令。血去络空，龙相内逼，诸气皆逆，不独左右矣。苟非宁心静养生气，何以日苏。

再诊，肝肾阴虚。丹溪补阴方，知母苦坚其阴，为少年阴火烁劫而设。然必形坚苍黑，胃强纳谷者为宜。后贤海藏可久辈，务一填实质重之味，诚为至精至当。

人参、坎炁、龟板、茯苓、芡实、莲肉、熟地、五味子。

此劳是肾及胃脉。垂色夺，肌消。草木不能生出精血，议血肉有情。

人参、河车、人乳、茯苓、川石斛、坎炁。

高年而过经营，当暑发泄之候，咳呛失血，是阳升上冒，阴不承载之病。百日溃疡，阴液走泄，天柱骨倒，尪羸仅存皮骨。两交节令，生气不来，草木焉能挽回。固阴敛液，希图挨延岁月而已。

日服人乳一杯。

虚损，当分自上自下。越人云：损及胃，难治。凡辛苦气味及上焦，清肺热消食，皆令胃败。议丸方固摄阴阳，扶持胃口。

人参、阿胶、山药、芡实、莲肉、熟地、龟板、五味子，溶胶为丸。

肌消肉瘦，竟夜内热，阴虚劳损，安逸可久，天暖气泄病加。

早服人乳一杯，另服补阴丸。

归脾汤治咳血，谓操持劳心，先损乎上。越人云：损过脾不治，不日补脾而日归，以四脏皆归中宫，斯上下俱得宁静。无如劳心性成，心阳下坠成疡，疡医挂线，脂液全耗，形寒怯弱。不特肾液伤损，阴中之阳已被剥斫。

人参、甘杞子、沙蒺藜、胡桃、茯苓、河车膏丸。

劳嗽寒热，八脉空虚，二气致偏，填精益髓，犹虑弗克充养，医用沉香，声音遂哑。大凡香气如烟云，先升后降，诸香皆泄气。沉香入少阴肾，疏之泄之，尤为劳怯所忌。

熟地、山萸肉、茯苓、芡实、莲肉、山药、五味子、川石斛。

年来血症频发，咳呛痰多，甚则呕哕，日晡寒热，夜深汗出。据说平日所服郁金、姜黄、韭汁、大黄，逐瘀下走，希图血止，不知是有余治法。凡人禀阴阳二气，偏造自损，由内损伤即为不足。脉左动数，尺不附骨，明明肝肾为病。阴弱无以恋阳，冲气上逆，咳嗽呕哕，已非暴病。议填补实下有情之品。

人参、胡桃、山萸肉、紫石英、茯神、五味子、秋石、河车膏。

当暑，病情反复，病幻。因天地气机发泄，身气久虚，无以主持，故见病。治病无功，而安中纳下，每每获效。秋分节令，天气降，地气收。缘火热伤气，虚体未能收肃。是以肢节时寒，头巅时冷。无非病久，诸气交馁，凡此皆生气之浅鲜也。急当温养益气，填补充形。秋冬助其收藏，为来春生发之用。《内经》有四季调神之训，今投剂亦当如是旨。

熟地、鹿胎、五味子、人乳、黄狗肾、柏子霜、莲子肉、青盐、苁蓉、茯神、羊肾、河车膏丸，人参汤送下。

初春，脉动而不鼓，亦收藏之司浅矣。当年未育，晨吐黑痰。水亏火炎，精气不充之象。胃旺纳谷，宜专理下焦，不必以痰为虑。

熟地、首乌、莲肉、芡实、茯神、远志、龟板胶、鹿胶、鱼胶、蚌胶、海参胶、韭菜子、怀牛膝、羊髓、金樱子、菟丝子、覆盆子、五味子。

逆气从冲脉而升，卧着不安，不饥，脘痛，不必以见红为忧。夏至初交，阴未生，阳气未和。

生地、稆豆、丹皮、怀牛膝、川石斛。

形气精血消烁，生生不来，岂草木可以充复。古称人参益气，羊肉补形。咽喉窒塞，佐秋石为郭，以咸味直走至阴。

人参、赤石脂、羊肾、山药作浆为丸，秋石为衣。

胁痛汗出，气短食少，午后至暮，身肢皆冷。诊脉微涩，夫微为无阳，涩为精竭。兼之大便两度皆溏，不独血液亏损矣。昨夜服参附汤加童便，痛汗已减，神脉如昨。前贤于虚损二气离散，惟急固其无形元气，护持其阳。议以大封固法，俾形神稍复，可与填补。

人参、黄芪、白术、附子。

昨进参附芪术大封固法，仅用其半，午后诊脉稍起，汗已微，面有油光，尚是阳泄之象，今晚进方。

人参、鹿茸、炙草、於术。

脉起数虚，汗出，不思食，便溏。

人参、菟丝子、米炒归身、建莲肉、鹿茸、山药。

肾虚，液化痰涎，下元不司摄纳，膝胫寒冷，骨痿，走动必加气喘，冬阳失藏之症。

六味地黄加附子、车前、五味子。

冲年色夺肉瘦，左脉细，右脉空，男子精损，真气不主收纳。自述少腹筑筑动气而痛。病形脉症已是下焦，治肺大谬，久延劳怯。薛氏八味丸。

命门阴分不足。左归饮加丹皮。

阴中之阳虚。右归丸三两，匀十服。

胃气虚寒，失血不止。岂是用腻滞药。理中汤。

脾肾阴分虚寒致损，议会稽理阴煎。

人参、归身、干姜、肉桂、熟地、炙草。

用理阴参桂方相投，但脏真由渐至虚，奇经八脉不司摄固，为虚损不复，必主以血肉有情。盖精血既亏，取味厚质实，方有滋填之力，议斑龙丸加减方。

人参、茯苓、苁蓉、熟地、小茴香、鹿茸、远志、归身、补骨脂，羊肾膏为丸。

间生子不育，自觉形体不为，蹁捷阴中之阳不足，精气未能充固。莫言攻病，务宜补益。夫生化之原在乎水中有火。

斑龙丸三两，匀十剂服。

内损肝肾，久咳失血，近日畏寒，吐血盈碗，冬不藏纳，阴损及阳，法当温补下元。

人参、桂心、五味子、白芍、熟地、茯苓，童便冲服。

有年，劳痹神伤，肤无膏泽，时欲腹鸣抽痛，营虚不得流行，开怀安佚，尚可带病延年。

熟地、人参、白归身、广皮、肉桂、远志、炙甘草、白芍、茯苓。

形瘦色枯，身略动，必喘息气息，此下焦精血已枯，肾气不收。凡肝由左升，肺从右降，为相传将帅。肾精交夺，升多降少。右背胸胁高突，不得着枕，当此地位之前哲成法，可以却病。早上进人乳一杯，即服附子七味。

务农劳力，周身筋脉震动，天暑负重，两次失血。自说先已泻血，血聚在络，络系脏腑外郭。保养一年，可以坚固。

熟地、巴戟天、甘杞子、沙苑、茯苓、川石斛、归身、杜仲。

病自肝肾，脏阴内损，但泄泻四十日不已，吸气腰束如狗，肾不固纳，八脉失司。补真理阳，犹恐不及，滋清治嗽，日就其凶。

补骨脂、芡实、五味子、湘莲、人参、杜仲、茯苓。

先天素薄，病伤后，精血不主生，旺阴不恋阳，阳浮气升，与酸收重镇滋填法。

阿胶、鹿胶、熟地、山萸肉、锁阳、灵磁石、五味子、茯苓、莲子、芡实、青盐、龟板，金樱膏丸。

少年腰痛，茎痿，盗汗，进食不甘，肾损伤及胃腑。

归身、小茴香、砂仁、茯苓、菟丝子。

精衰于下，奇脉久空，阳维失司。寒热已历几月，渐干中焦，食少，腹痞结，便溏，是虚损大症，勿轻视之。

人参、菟丝子、茯苓、川椒、鹿茸、小茴香。

精未生而强泄，有形最难充复。据说尚未生育，形瘦食少，易泄精必薄形，脉不受则猛阳药，议与血肉有情之味。

鹿鞭、苁蓉、菟丝子、甘杞子、锁阳、怀牛膝、羊肾、巴戟天、青盐。

久坐，心肾烦动，藏阴之热交升，咯血溢出，必得身心安静，可望阳潜病却。

生地、丹参、茯苓、竹叶、生草、麦冬。

当夏四月乃气泄之候，热胜元虚。营卫本乎脾胃，不耐夜坐，舌心糜腐，吸则气短，似不接续，中焦喜按始得畅，遂目瞑胞垂，四肢微冷。从前调理，每以温养足三阴脏，兼进气血充盈，病减七八。时值长夏，脾胃之气泄。中虚，最防客气内侵。是质重之补，宜缓而养胃生津，宁神敛液，仍不可少俟。秋深天气下降，仍以早上进丸药一次。

人参、天冬、枣仁、建莲、茯苓、炙草、知母、川石斛，熬膏丸。临晚时服膏滋药。

熟地、黄芪、五味子、远志、茯苓、炙甘草、人参、白归身、甘杞子、桂圆。

遇天气郁勃泛潮，常以鲜省头草泡服，取芳香不燥，可免秋夏秽浊。时令之病，鲜莲汤亦好。若汗出口渴，夜坐火升，舌碎。必用酸甘化阴，以制浮阳上亢，宜蒸熟乌梅五分，冰糖三钱，略煎几沸，服一次。饭后饮茶，亦宜大麦汤，或香粳茶。其松萝六味，味苦沉降；中气虚者，不宜用瓜果，忌饮香薷饮。泄越渗利，甚不相宜。或人参汤可以凉服。暂时煎药，当和中清暑，以雨湿已久，中焦易困耳。

附方　人参、扁豆、木瓜、生草、佩兰、麦冬、茯苓。

夏至，阴气不生，损不能复矣。当暑气泄，百脉皆空，诸液尽耗。为寒为热，无非身中阴阳互乘。阳气由阴上越则头巅痛，木火入中呕逆，乘肺则咳呛。进两仪煎、琼玉膏，扶至秋凉，再为斟酌，拟水煎沉冷服方。

人参、竹叶、大麦、鲜荷叶、麦冬、乌梅。

诸血

热郁肺经，清肃不行，咳嗽失血，非虚损症，不必介怀。

苇茎汤加桑叶、川贝。

头目不清，咳痰带血，清空之窍，寒暄易入，薄味旬日可解。

桑叶、川贝、丹皮、鲜莲子、草决明、沙参。

邪郁热蕴，咳吐浓血，音哑。

麻黄、生甘草、紫菀、桃仁、杏仁、生石膏、桔梗。

稚年秋月，时病愈后食蟹，遂至吐血，当先清其蟹毒。

白藕肉、川贝、茯苓、银花、生草、绿豆皮。

劳动热升，气塞胸中，痞结不舒。虽咳嗽失血，必先顺气开泄。若以滋腻阴药，上焦愈阻矣。

枇杷叶、川贝、银花、黑山栀、郁金、杏仁。

不治失血，独主时令湿邪，得以病减。六气有胜，必复湿去燥来，且养胃阴。金匮麦门冬汤。

络热血溢，可与甘寒润剂。

沙参、生地、扁豆、蔗浆、麦冬、玉竹。

诊脉，关前搏大，纳食颇旺。据说饮酒过食咸味，致失血失音，且形瘦面赤，治从木火刑金。用力动络，气泄血溢，血色赤，多从阳明而出，与清养胃阴。

沙参、茯苓、苡仁、银花、扁豆。

烦心动阳，痰多失血咳呛。自述血来脘膈先闷，是气火燔灼，闪烁津液，变成痰沫。

桑叶、麦冬、茯苓、米仁、丹皮、扁豆。

脉左部平和，右关弦大带滑，此失血非虚损。询脘不爽，是阳明胃气不和。气逆则扰动络血，只宜禁辛辣酒肉浊味，胃和则愈，不必介意。

降香、苏子、杏仁、枳壳、桔梗、金石斛、莱菔子、广皮。

络热痰血，两和肺胃。

川贝、花粉、知母、麻仁、杏仁。

服麻桂汤药，失血咳呛不已，气过辛温，耗散动络，姑以甘药调。

生地、阿胶、炙甘草、南枣、麦冬、麻仁。

热伤咳频，失血纳减。

桑叶、川贝、扁豆、生甘草、沙参、玉竹，元米汤代水。

冲年阴火未宁，情志易加，动怒气火逆逆，络血上涌。纳食少旺，气冲血升，必得抚摩始减。但络中已离位之血，不可凝遏，反贻后悔。

降香、丹皮、桃仁、米仁、韭汁、炒山楂、苏子。

胁痛失血，以缓肝急。

归身、柏子仁、嫩钩勾、桃仁。

梭织身肢皆动，气血偏倚。左胁痛，呕血，是肝络也。若留瘀，后发必重。

降香、桃仁、延胡索、粉丹皮、钩勾、新绛。

孙吴从事用力逆气，与酒色精伤者不同。失血在长夏，胸胁骬骨皆痛。肝胃络伤，勿与滋腻阴药。

苏子、桃仁、丹皮、楂炭、韭汁、降香、苡仁、茯苓。

脉小数微弦，痰血间出不止，两胁俱痛，肝胃气震，络血不宁，先以解都降气，继当甘补。

苏子、山药、丹皮、钩勾、降香汁、茯苓、米仁。

老年阳虚，蟹咸寒，失壶上下皆溢，当理其中。

人参、炮姜炭、白术、炙甘草。

劳形阳虚失血。

小建中汤去姜。

风热伤卫外之阳，发散升药已为动血，复进大黄逐瘀，不饥痞闷，痰涎不渴，急醒脾扶胃。

人参、茯苓、益智仁、广皮、焦白芍、炙甘草。

夏令热泄，伤阴失血，冬藏气降，血症必然不来。饥瘦精亏，咳不能已。不可理咳，滋培脏阴，预防春深发泄。

人参固本，加五味子。

左搏倍右，阴火沸腾，由欲念不遂而来胃旺，可清阴火。

生地、天冬、川贝、知母、炙草、元参、麦冬。

血后心烦痛。

天冬、阿胶、生地、茯苓、炙草、麦冬、白芍、酸枣仁。

失血，嘈杂，咳。

熟地、天冬、龟板、茯神、莲子、生地、麦冬。

血后咳，失音，咽中不清爽。

六味去萸肉，加丹参、川石斛。

阴虚失血后，左归丸。

脉虚数，久嗽失血，周身骨脉牵制，食减无味，跗肿，中热，是阴液已涸，八脉无气。夏至一阴不复，虚阳扰动。议由阳明下填冲任，是为镇法。

熟地炭、茯神、阿胶、龟板、川柏、人中白。

冬不藏纳，怔忡，失血，心中惶惶无主，精血暗损，浮阳内震，法当镇固。

桃仁、龙骨、五味子、山萸肉、紫石英、甘杞子。

上下失血，是劳伤积瘀，胁肋赖痛，食入不化，欲呕，营伤络损。已交春令，木犯土位，必安逸身心，方可议药。

冬术、陈皮、茯苓、南枣、归身。

暴吐不止，最防气脱。

人参，冲入童便服。

脉左大，血溢三月，止丽复发，身心不能安静，渐次损伤矣。

三七、山药、扁豆、茯苓、苡仁、石莲。

阴火沸腾，面赤，脉数，失血不止。

京墨汁、童便、参三七。

力怯阳升，失血，饮食起居如常，里症全无，不成劳怯。

都气加龟板、秋石。

衄血，心嘈。

元参、连翘、竹叶、花粉、川贝、生地。

阴虚阳升，气泄衄发。

生地、川石斛、茯神、人中白、稽豆衣、元参。

脉来虚数，诊时手指蠕动，衄血成流，头晕耳鸣，心悸如饥，是阴液已虚，风阳交炽，络脉不宁，静血随气溢窍，议与静药。

生地、丹参、白芍、秋石、怀牛膝、天冬、茯苓、阿胶。

操家，君相多动，先入肝胆，血溢在左鼻窍。左升热气，从肝胆而出。戒酒及怒气，肝宁血自止。医用犀角地黄汤，是阳明经降血之药，不识经脏无足道也。

黑山栀、粉丹皮、黑料豆、侧柏叶、降香、柿饼炭、青黛。

气不摄血，鼻衄不止。

童便、人参、人乳。

阴虚于下，格阳于上，脉大无根，衄血不已。岂是阳明经热，寒凉可愈者。

八味加牛膝炭。

古人用麻桂汤治血衄者，因外寒不得发散，壅盛子经，逼血妄行，散邪非治衄也。若因衄而邪得解者，不治自愈。兹诊脉来滑实，不恶寒，又不热，口渴内热。宜从阳明清降主治。

犀角地黄汤加麦冬。

脉数，头痛口渴，鼻衄，便坚，少阴不足，阳明有余。

鲜生地、知母、麦冬、生甘草、石膏、怀牛膝。

阳明内热，齿衄。

粉丹皮、川石斛、麦冬、茯苓、泽泻、枳壳、黑山栀。

阴虚挟火，齿衄不止。

玉女煎加麦冬。

肾水不足，虚火扰动，齿衄成流，议壮水之主以制阳光。六味地黄汤。

脉微足冷，畏寒，胃纳不旺，阳虚于下，虚火上浮，牙缝时多出血，清寒图治，愈治愈剧。八味丸。

阴火动，齿衄，恶心，当用咸苦柔温之剂。

熟地、巴戟天、苁蓉、茯苓、川石斛、川黄柏、菟丝子、青盐。

小水短赤，孔道涩痛，此溺血从膀胱而来。经言：胞移热于膀胱，则癃溺血，治宜清利。

生地、怀牛膝、川黄柏、赤苓、泽泻、黑山栀。

精气向衰，淋、浊、血，是食物久蕴，湿热下注，理虚培补乃治。本法未能宣通六腑蕴祟之热，议分消。清热利湿，佐苦以坚阴，辛以通气。

海金沙、银花、侧柏叶、萆薢、青皮、细木通。

嗔怒后尿血。龙胆泻肝汤。

水火内郁,便短尿血。

龙胆草、川楝子、延胡索、鲜橘叶、滑石。

少年心阳下注,肾阴暗伤,尿血血淋非膀胱协热邪也。夫阴伤,忌辛。肾虚恶燥,用东垣益气辛甘化燥。生脉散中有五味,未读食酸令人癃闭之津,溺出茎痛,阴液枯寂何疑。

天冬、川石斛、茯苓、芝麻、稽豆、柏子仁。

赤浊,督损。

生地、山药、丹皮、泽泻、黄柏、龟板、茯苓。

赤浊、久咳。

六味去萸肉,加怀牛膝、生草梢、车前子。

赤浊,溲血,经年不愈。

生地、杜仲、艾叶、人参、炙草、阿胶。

溲血,宜和其阴。

黄连、生地、侧柏叶、艾叶、阿胶。

脾肺气虚下陷,溲血。补中益气汤。

心气不足,精神外驰,以致水火相残,精血失守,养心安神主治。

人参、茯神、远志、枣仁、柏子仁、丹皮、麦冬。

泻血从痢而起,食物不忌,垢浊不清,致延二年。胃苓汤。

痔血与肠经不同,心中嘈杂,营分有热,非温蒸补药所宜。

生地、地榆、槐米、银花炭、柿饼炭、白芍。

湿热内郁,痿疝肠红,便溏肛坠,都主肠胃之病,用苦辛寒。

生术、厚朴、茯苓、槐米、地榆、山楂、川连、木瓜、甘草。

血热便血。

荆芥炭、地榆、槐米、白芍、乌梅、炒黄芩。

老人下元亏损,二便不和,都是肾病。肛坠下,血下之关闸,医谓脾气下陷,讵知肾恶燥烈。

人参、五味子、山萸肉、女贞子、墨旱莲、炙甘草。

脉右濡左数，肠红久不肯止，语多咬逆，肋下如折，心中焦热，肝肾精血暗伤，当与填补收纳，久虚堵塞不应。

熟地、女贞子、墨早莲、石莲、芡实、五味子。

络伤血溢。

生地、地榆、槐花、银花、稽豆衣、阿胶。

肠红便溏，寒热，食减，脉芤不弱，营卫两怯，非风药可愈。

小建中汤去姜。

酒客多湿，汤霄如淖泥，阳气陷下，血溢，昔王损巷以刚药克胃水湿。

理中汤加木瓜。

合心、肝、脾三脏同治之。

归脾汤去木香，加白芍。

肠红后痰多食少。

六君子汤加归身　白芍、霞天膏丸。

上咳下血，日晡，腰髀痛。夫先便后血，仲景有远近之分，黄土汤可效。

白术、熟地、附子、炙草、伏龙肝、黄芩、阿胶。

阴络伤则血内溢，初起必挟暑湿邪，日久神怯胃衰，寝食交废，先用清补。

人参、归身、白芍、升麻、葛根、乌梅、茯苓、川雅连。

素患肠红。今脉弦，血出成块，呕恶即汗出头晕。血去阳浮，肝风旋扰，暴泻二次，不思食饮。阳明胃土大虚，厥阴风木来乘，与扶土抑木法。

黄芪、淮小麦、南枣、白芍、炙草。

怒气伤肝，因而便血。

白芍、青皮、陈皮、丹皮。

便泻三年，粪内带血，肉消色黄，食饮不下，是积劳阳伤，得投温补，望其收功。附子理中汤。

痔血肠风，温热居多。今诊脉弱，喜食茶叶。中停积滞，调补难施。跗臁浮肿，走动乏力。议湿养下焦，兼以升清降浊。

人参、茯苓、炮姜、附子、葛根、升麻、白术、甘草，姜枣汤泛丸。

凡有痔疾，最多下血。今因嗔怒，先腹痛随泻血。向来便结，近日便溏。木乘土位，气滞为膨，理中以泄木佐之。

人参、干姜、地榆、茅术、厚朴、升麻、附子、柴胡。

久泻，便后有血已及一年。小便不利，痛坠则泻，食入不化。诊脉小，面无膏泽。议与通阳泄浊，痛缓再议温补。

茅术、茯苓、炮姜、川朴、制军、附子。

形体充伟，脉小微缓，中年肾真已亏，脾阳亦弱，湿聚蒸痰，便血流气钝，扶阳利湿见效。

人参、附子、补骨脂、茯苓、车前子、远志、於术、厚朴。

脉软，泄泻有血，食入不化，脾胃阳怯，议温养中下。

人参、益智仁、补骨脂、肉果、炮姜、茯苓。

温热下注，脱肛泻血。近日痛下水沫，体质不受燥热药。

川连、白芍、乌梅、寒水石、益元散、黄芩。

春温

春温为冬令伏邪，不与暴感同治。今新邪引动旧邪，议先与辛凉以肃上。

豆豉、薄荷、连翘、杏仁、黑山栀、牛蒡子。

温邪有升无降，经腑气机交逆，营卫失其常度，胃津日耗，渴饮不饥。阳气独行，头疼面赤，是皆冬春骤暖，天地失藏，人身应之。考之温邪忌表散，误投即为劫津，热传心胞，多致神昏谵语，治法以辛甘凉润为主。盖伤寒入足经，温热入手经也。上润则肺气降，不致膹郁。胃热下移，则饮渴解矣。

桑叶、竹叶、麦冬、甘草、甘蔗浆、石膏、杏仁。

情怀郁勃，感触温邪，气从口鼻直走膜原中道，盖伤寒阳症，邪自太阳次第传入。至于春温，鼻受之气则肺病。口入之气，竟由中脘。所以原有手经现症，不比伤寒足六经也。其原不同，治法亦异。仲景治温邪不可发汗，汗则劫津伤阳，身必灼热。一逆尚引，日再逆促命。其又云：鼻息，鼾语，言难出，剧则惊痫瘛疭，无非劫阴伤阳。然而今病发热，原不似太阳，所投羌、防辛温表汗，此误即为逆矣。上窍不纳，下窍不出，亦属常事，必以攻下，希图泄热。殊不知强汗劫津而伤阳，妄下劫液而亡阴。诊脉，两手如擂而战，舌干燥丽无苔，齿前干板，目欲瞑，口欲开，周身灼热，淡晦瘈瘲隐隐跃跃，几日来时有呃逆。因胃乏谷气而中空，肝肠冲突，上冒肆虐耳。为今反正，光与糜粥，使胃中得濡，厥阳不致上冒，神昏之累可已。进药之理甘温，可以生津除热，即瘀亦不足虑。仲景论中邪少虚，多阴液阳津并涸者，复脉汤主之，今仿此意。

人参、阿胶、麦冬、甘草、生地、白芍。

身无热，脉微细，足冷，面赤，渴饮两日，病已是神识昏沉，舌干紫刺，冬不藏阳之症，何为纷纷以凉药与之。

人参、五味子、熟地、牡蛎、上桂、麦冬。

风温喉痛。

前胡、薄荷、杏仁、花粉、黑栀、牛蒡子、象贝。

风温颐肿。

前胡、薄荷、花粉、石膏、连翘、射干、牛蒡子、白桔梗。

脉小涩，气秒，舌白，消渴，右颐颈肿，寒热，脘闷，二便不利，未经痊愈，感受新邪，致肺气内郁，延绵体弱，有痈疡成脓之象。

桑皮、连翘、马勃、象贝母、光杏仁、郁金汁、牛蒡子。

风温，咳嗽胸闷。

苏梗、薄荷、象贝、橘红、姜皮、桔梗、杏仁。

阴虚体质，风温咳嗽，汗多口干。

沙参、麦冬、甘草、川石斛、蔗汁、玉竹。

气短色白，风温失治，痰腥觉热，与金匮麦门冬汤。

麦门冬汤用沙参，加蔗汁、梨汁。

口鼻吸入秽邪，多是不正之气。上窍阻塞，食物不下，医不知有形无形。但目清火寒降，至药直入肠胃，与咽中绝不相干。

牛蒡子、射干、马勃、银花、芦根、连翘。

舌黄口渴，咯血，膈上有热，且与犀角地黄汤。

犀角、元参、鲜生地、侧柏叶、黑山栀、茅根、连翘。

伏气热蕴三焦，心凛，发热，烦渴，遍体赤瘀，夜躁不寐，两脉数搏。

犀角、元参、连翘、花粉、银花、石菖蒲、羚羊角、大生地。

瘀紫且多，邪伏于营，脘膈不爽，以幽香开之。

至宝丹，银花汤送下。

营虚，瘀不肯透，咽喉痛，吐脓血，议金匮法。

升麻、归身、赤芍、川椒、鳖甲。

冬温

暴寒骤加，伏热更炽，邪郁则气血壅遏，痧疹不肯外达。痰气交阻，神迷喘促，渐陷心胞，有内闭外脱之忧。热注下追，自利粘腻不爽。法当开其结闭，兼以解毒。必得神清，方保无变。

连翘、射干、通草、菖蒲、滑石、银花，万氏牛黄清心丸。

疹在暴冷而发，肌表头面不透，是外蕴为寒，内伏为热，肺病主卫，卫为气分，两解为是。

麻黄、甘草、牛蒡、射干、桔梗汁、枳壳汁、杏仁、石膏。

发疹腹痛。

凉膈散去硝黄，加滑石。

冬温上郁，目赤头痛，咽痛，颈项核结。

羚羊角、马兜铃、川贝母、夏枯草、生香附、薄荷、连翘、苦丁茶、稻叶。

脉微，戴阳，昏昏欲寐，当此潜藏之候，肾气上越。喻西昌谓：不藏精者，两肾间先以习习生风也。

生地、玉竹、茯苓、怀牛膝、北沙参、麦冬。

冬应寒而反温，肾气虚者应之，温为欲热之渐，非若伤寒得汗而解。

桑叶、连翘、杏仁、茯苓、麦冬、茅根、竹叶。

冬时应寒而反温，是少阴不藏，春令未交而已泄；本实先拨未可渺视。

桑叶、生地、麦冬、茯苓、泽泻、丹皮。

瘾疹

血脉既热，外冷袭腠，气血不和，凝清肌肤，遂现瘾疹。平日调理忌食腥浊，发时凡痛多冷痹痒，由热熏渺小之恙。久发欲除其根，用凉膈散。愈时用和血熄风，古称治风先理血，血行风自灭。

薄荷、连翘、黑山栀、赤芍、生甘草、白桔梗、淡子芩。

接服丸方：首乌、茯苓、三角胡麻、归身、松节、地肤子，稽豆皮汁泛丸。

脉数，日暮瘾疹透发，搔痒裂血，此热伏血分，当阴时而至。惊悸心恐，失血已非客气有余。议清养肝阴，以熄木火内风。

鲜生地、粉丹皮、陈阿胶、黑芝麻、冬桑叶、首乌。

风湿相搏，风胜则瘾疹。

浮萍、藿香、厚朴、归尾、赤芍、山楂、天虫、延胡。

瘟疫

瘟疫一症，邪从口鼻直犯三焦，横连膜原，不循经而传。变有三四日，恢恢聂聂。八九日，陡然势张，扰乱神明，劫伤津液而死。非若外感，邪从皮毛而入，随经传变，有可循序而救逆者。比故一切发散之法，不宜妄进。备录古方如下，非必欲印定后人眼目，要使后人知取先哲之法为准则焉。凡瘟疫始先恶寒，既而发热，昏昧不爽，头胀胸膈痞闷，身体倦重，舌自如粉，脉有数象者，宜达原饮。若舌稍见自如敷䐃，仍归春温，调治不在此例。

草果、黄芩、槟榔、芍药、生甘草、厚朴、知母。

服达原饮后脉洪长丽数，大汗多。此邪气适离膜原，欲表未表，用白虎汤解之。白虎汤。

服达原饮后邪入阳明，舌色变黄，胸膈满痛，大渴烦躁。达原饮加大黄。

服达原加大黄后，舌色变黑生刺，鼻如烟煤，用承气下之。大承气汤。

大下后，脉浮而微数，身微热，神思不爽，此邪热浮于肌表，而里已无滞也，再与小剂白虎汤，则余热复清，散外即蒸蒸汗解矣。若下后脉空而数，按之豁然如无，以其血液枯正气微也。用白虎汤加人参，凉解中外，鼓舞元气，开泄腠理。

白虎加人参汤。

瘟疫受邪，重而发之，速者达原加大黄大承气，三方可于一日分先后用之，庶可保生，迟则不济矣。

附录

丙子春月，太尊赵公药局经验方附录。

冬不藏阳，寒邪内伏，得春动而发为温病。原其所伤者，寒所病者，热所伏者，少阴所由出者，少阳本实先拨之症，议一滋肾水，一舒少阳。

生地、山药、茯苓、桑叶、丹皮、麦冬。

伏寒，病热不恶寒，渴饮，忌进香燥开泄。黄芩汤。

伏邪呕恶自利。

黄芩加半夏生姜汤。

伏气兼感新邪。

黄芩汤加柴胡。

寒热头痛，遍身痛。

黄芩汤加柴胡、羌活。

春温咽喉疼痛。

黄芩汤加薄荷叶、牛蒡子。

咽痛内热甚。

黄芩汤加石膏。

温邪寒热呕恶。

小柴胡合黄芩汤。

风温咳嗽，发热头疼。

前胡、薄荷、桔梗、象贝、枳壳、玉竹、杏仁。

寒热，胸痞，胁痛，烦渴而呕，是温疟。

柴胡、黄芩、炙草、生姜、大枣、石膏、茯苓。

咽痛，面顶俱肿。普济消毒饮。

斑如绵纹，身热烦躁，内无结燥。

生地、犀角、竹叶、黑栀、元参、黄连。

斑见躁闷，狂妄无汗。

黄连、淡豆豉、黑山栀、黄芩、葱白、石膏，地浆水煎。

脉数，便秘气喘，急斑，色紫滞。

犀角、赤芍、元参、连翘、川连、鲜生地、银花。

脉虚，自汗烦渴，发斑。

人参白虎汤加青黛。

烦热自汗，错语不眠。

白虎汤加川连、黄芩。

以上皆春温证与疫病迥别。

三气

暑湿阴邪，专伤气分。平者气弱，不受辛寒破泄，途次往来必有秽浊。古人饮芳香佩兰叶，深防秽侵也。

藿香、半夏、茯苓、川郁金、佛手、佩兰。

暑湿先伤气分。因二气多是一般气，同气相干，如泄泻、黄疸、溺少，皆湿热气阻。六和汤、甘露饮俱可凭可据之方，何不遵而行。姑拟：

杏仁、茯苓、广皮、麦仁、省头草、白蔻仁、米仁。

湿郁太阴，热起阳明，舌黄口燥，仍不嗜饮，热因湿丽生。

桂苓甘露饮。

舌白，渴饮自利，胸闷腹痛，既知湿邪，非柴胡、桂枝所宜，议三焦分消法。

白蔻仁、光杏仁、绵茵陈、川连、茯苓皮、桔梗、川厚朴。

阳虚体质，暑湿阻于气分，脉濡，舌白，渴饮头胀，与桂苓甘露饮。

肉桂、猪苓、茯苓、滑石、寒水石、焦白术、泽泻。

舌白，渴饮气促，咳呛而呕，胸闷昏谵，此暑风湿热秽浊气阻。宿垢尚在小肠，旬日间渐变痉厥，是属险机。议逐秽结以冀少清。

连翘、杏仁、竹叶、川贝、菖蒲叶、牛黄丸、益元散。

舌白，脉右大，寒热渴饮，干呕，暑湿由膜原分布上下，邪在气分。医投发散消导清火，不知热伏湿中，用分消自不痹塞矣。

牛黄丸，竹叶心煎汤化送。

吸受秽浊，膜原先病，呕逆。邪气分布营卫，热蒸头胀，湿着身疼痛，经旬日渐渐神识昏迷，小水不通，上中下三焦俱病。舌白，渴不多饮，仍是气分窒塞。当以芳香通神，淡渗宣窍，俾秽浊气由此分消耳。

竹叶、茯苓、米仁、大腹皮、通草、猪苓、牛黄丸。

有年阳气已衰，暑湿秽浊胶固，气结痰骤，脘闷不饥不渴，时时欲呃。所虑邪闭神昏，不宜但攻其热。

杏仁、半夏、茵陈、茯苓皮、白蔻仁、川朴、牛黄丸。

秽浊中结，渴饮则呕。苏合香丸。

连次刮痧不清，胁肋掣痛，秽浊蒙蔽，寒喧郁伏，先与苏合香丸。

伏暑身热渴饮，胸中按之则痛，目黄身痛。暑必兼湿，阻着气分，质薄。宣以分消，勿与重剂。

连翘、杏仁、厚朴、菖蒲，滑石、茯苓、竹叶、白蔻仁。

遭逢数奇，情志多郁，劳伤客感，兼受病实，体虚勿犯二气，攻邪宜轻。

连翘、杏仁、橘红、滑石、花粉、枳壳、白蔻仁。

暑湿气蒸，三焦弥漫昏昏，诸窍阻塞，至少腹硬满，大便不下，全是湿阻气结。医用滋血呆钝药，亦知仲景小便不利者为无血，小便者血症谛之律乎。

猪苓、皂核、蚕砂、寒水石、茯苓。

辛温理太阴寒湿，苦降淡渗理阳明，热郁仿桂苓饮意。

白术、茯苓、滑石、茵陈、草果、厚朴、猪苓、福泽泻。

腹痛微呕，胸胀，目微黄，口干不欲饮，背冷，呼气不爽。据说热天嗜饮冷水，并冷巾拭体，是太阴脾阳为湿郁，久郁化热，然究竟湿中之热，故表里温补毫无少效。脉涩属阴，寡居独阴，郁勃气胜，南齐诸氏常言之矣。

茵陈、滑石、陈皮、半夏、川朴、草果、杏仁、茯苓。

接服方　照前方去滑石，加郁金汁、菖蒲汁。

舌黄，自利，足背皆冷。据说病十三日来骤食腥浊，更因吐血频饮汤水，致水湿留滞无以分消，呕恶腹痛。若不疏通，但以血治之，诚大谬矣。

五苓散加厚朴、茵陈。

暑湿热阻气分，舌白，呕恶，宣通三焦主治。

茵陈、川朴、黄芩、滑石、杏仁、草果、半夏、茯苓皮。

年六旬，体虚。暑湿为阴邪，肥人阳气不足，倏冷倏热，烦躁，舌白，饮水不多，便溏溲数。此湿伤太阴脾阳，阳气内郁，与邪相混，渐有痉厥呃逆之变。

茵陈、生白术、半夏、橘红、茯苓、厚朴。

四肢乍冷，自利未已，目黄稍退，而神倦不语，湿邪内伏，太阴之气不运，语言脾窍在舌，邪滞自然少灵。法当分利，佐辛香以默运坤阴，是太阴里症之治法。

生白术、草果、木瓜、茯苓、泽泻、厚朴。

寒湿伤阳，痞满妨食，脉沉，色黄，是脾胃病，议辛温通脾中焦之阳。

益智仁、檀香、半夏、赤苓、姜汁、荜拨。

望六年岁运行之阳已微，酒肉气滞，湿聚不饥，气攻触痛，舌上白腻，以辛温开气痹分湿理痰。

荜拨、半夏、陈皮、茯苓、生姜、益智仁。

暑湿内伏，酒客素有痰饮，舌白，气秽，不饥烦渴。

茅术、草果、半夏、石膏、知母、川朴。

口鼻吸受秽浊，着于膜原，不饥，呕逆，中焦病也。宣通浊痹为正法，忌进寒冷发散。

藿香、川朴、半夏、石膏、知母、白蔻仁、杏仁。

秽气吸入着于膜原，腹中不和，食已䐜胀，与温通泄浊。

藿香、益智仁、广皮、茵陈、茯苓、川朴。

瓜果生冷，迅风暴凉，内外两因，舌白，不欲饮，脘中胀闷，夜不能寐，身无热，头不疼，微欲呕。此太阴主病，已经冷汗肢厥，脉弱濡伏。疲敝方药正如隔靴搔痒矣。

生白术、厚朴、草果、干姜、丁香、藿香。

目瞀耳聋，胸脘痞结，外则肌肉如刺，内贝退二便不通，倏冷倏热。此因暑湿内干气分，阻塞三焦，上下不通，诸窍欲闭，早晨颇重，日暮愈剧。先与来复丹五十粒，开水送。神识略清，脉仍模糊，尚在险途。

人参、半夏、枳实、姜汁、茯苓。

舌心黄边白，渴饮，水浆停胃，欲呕，微微冷呃，自利稀水，小便不利，诊脉坚。八旬又二，暑湿内着，必脾胃气苏始可磨耐，以高年不可过清过消矣。议清暑益气法。

人参、川连、陈皮、茯苓、猪苓、泽泻、葛根、厚朴。

今年久热，热伤气分，水谷不化之气积湿留着胃络。已入秋凉，衰年气弱，夏令伏邪未去。议东垣清暑益气去滞药。

人参、升麻、木瓜、茯苓、泽泻、神曲、黄连、葛根、陈皮。

交夏气短形倦，肉瘦欲寐，世俗谓之注夏，后天脾胃不旺，时令热则气泄也。

人参、茯苓、广皮、藿香、山楂、砂仁、焦白术、苡仁、川连、桔梗、麦仁、神曲。

农人交夏必烦劳，饮酒者脾胃自弱，与健中益气。

於术、茯苓、新会皮、益智仁、扁豆、宣木瓜。

暑伤脾胃，忌用苦寒，以健中益气醒后天。

人参、茯苓、扁豆、陈皮、木瓜、甘草。

脾阳未复。

生白术、厚朴、草果、橘白、泽泻、茯苓。

中气不足，溲便为之变，不饥，口苦，脾阳不得旋转，阳明脉络久已呆钝，仿缩脾饮。

人参、益智仁、茯苓、扁豆、乌梅、新会皮。

烦劳气伤，易受时行之气，见症脾胃不和，淬生口自辨五味。

人参、橘红、白蔻仁、桔梗、乌梅、谷芽、砂仁。

长夏湿热，主伤脾胃之阳。湿是六阴之一，为阴浊之气。不饥，泄泻，湿滞阻气，升降不利，咳声震动而血溢。医知风寒火颇多，而明暑湿燥绝少，所以愈治愈穷。到吴已易三方，病减及半，推原和中为要。

沙参、茯苓、苡仁、谷芽、甘草、白芍。

夏湿化热，清肃气分，已愈七八，湿解渐燥，气胜则复，胃津未旺，食邪不美，议用甘凉，如金匮麦门冬汤。

人参、半夏、南枣、风米、麦冬、炙草。

湿邪中伤之后，脾胃不醒，不饥口渴，与清胃养津为稳。

麦冬、知母、麦仁、鲜佩兰、川石斛。

上下失血，头胀，口渴，便溏。若是阴虚火升，不应舌白兼黄。饥不思食，忽又心嘈，五十日病仍以暑热。此等色脉，莫如清心养胃。

人参、竹叶、石斛、扁豆、木瓜、麦冬。

烈日追呼，气伤热迫，保胃阴以养肺，益肾阴以固本。

生地、玉竹、麦冬、桑叶、扁豆、生甘草、沙参。

热久伤阴，津液不承，咳逆，舌红罩黑，不饥不食，肌肤甲错，渴饮不休，当滋救胃汁以供肺，惟甘寒为宜。

麦冬、桑叶、梨汁、蔗浆、花粉。

伏暑伤津，口渴，当生胃汁。

竹叶、川贝、知母、生甘草、蔗浆、麦冬。

伏暑上都。

连翘、杏仁、象贝、滑石、生甘草、竹叶。

暑热吸受，先伤于上。初度咳逆，震动咯血，仍是暑湿之病。见血治血，已属不法，添入重剂，伤及无病之地。晡时头胀，咳呕，潮热，邪在气分，当推上病治上之旨。

芦根、川通草、西瓜翠衣、六一散、苡仁。

暑风能化热，不能解热，病是热伤气分，粗工以血药治之，未读暑病诸集。

桑叶、花粉、地骨皮、绿豆皮、竹叶。

暑风挟热，与湿阻气生痰。

薄荷、川贝、杏仁、桑叶、通草、苡仁、连翘。

连续骤热，必有暑风内侵。头热目瞑，气短，神迷，正虚邪留，清补两难，先与益元散、竹叶汤送服。

湿蒸气热，上浮口疳。

威喜丸，银花汤送下。

轻扬辛淡取气。

竹叶、茯苓、苡仁、西瓜翠衣、白蔻仁。

暑热上入，气分先受，非风寒停滞，用发散消导者，头疼腹痛，气机窒痹，治之非法，邪入血分矣。

犀角、竹叶、益元散、绿豆皮、连翘、花粉。

望色痿痹晦暗，闻声呼吸不利，语音若在瓮中，诊脉右缓左急。初病忽热忽冷，头中如裹，腰脊痛欲折，神识呆钝，昏昏欲寐，肢节痿疾，咳痰映红，溲溺短少，便溏带血，不饥不渴，环口微肿，唇干不红，舌白糜腐。此水谷酒醴湿热相并，郁蒸阻挠清气流行，致周身气机悉皆痹窒。夫热邪湿邪皆气也，由膜原分布三焦营卫，不主循环，升降清浊失司。邪属无形，先着气分。时师横议：谓表邪宜汗，里滞宜消，见热投凉，殊不知热由湿郁，气行热走。昔长沙于痉湿暍忌汗忌下，明示后人勿伤阴阳耳。但无形之邪久延必至有形，由气入血一定理也。据色脉症象，参末之见或可采用。

羚羊、连翘、银花、茯苓、通草、腹皮、茵陈、泽泻。

神烦不寐，目痛羞明，左脉沉细，阳邪扰动，有升无降之象，和阳清邪，佐以解毒治之。

羚羊、元参、连翘、川贝、石菖蒲汁、金汁、银花、至宝丹。

初病伏暑，伤于气分，潮热渴饮，邪犯肺也。失治邪张，遂走膻中，舌绛缩小水闭，鼻煤，唇血，耳聋，神呆。邪热漫延血分，已经入络，津液被劫，必渐昏厥，所谓内闭外脱。

鲜生地、京元参、连翘、银花、菖蒲、至宝丹、犀角。

午后微热口渴，用玉女煎。

竹叶、鲜生地、知母、白芍、生甘草、生石膏。

脉涩，舌白滑腻，面浮，呕逆，头胀，大便秘阻，不寐不食。素肝有气攻，触暑湿内阻，致三焦肠胃不和。

川连、吴萸、厚朴、半夏、杏仁、茯苓皮、腹皮、白蔻仁、青皮。

癸丑年六月，施药二方。时行厉气，必应司天，癸丑太阴湿土气化运行后天太阳，寒水寒湿合德，挟中运之。流行气交，阳光不治，厉气内行，故凡人脾胃虚者应之。邪从口鼻而进，袭于三焦。病从湿化者，发热，目黄，胸满，丹症、泄泻。当察其舌色，淡白或舌心干焦，温邪犹在气分。与甘露消毒丹治之。

藿香、白蔻仁、薄荷、连翘、滑石、石菖蒲、茵陈、川贝、黄芩、射干、木通。

若壮热旬日不解，神昏谵语，斑疹，当察其舌，绛干光圆硬。津液枯涸者，湿从火化，邪已入营矣。与神犀丹治之。

犀角、元参、板蓝根、银花、紫草、生地、连翘、石菖蒲、金汁、花粉。

秋燥

玉露迎凉之候，酷热倍烈于徂，暑火流燥而肺病矣，咳逆渴饮，肺津胃汁两耗，辛凉与之不应，定议甘寒。

沙参、川贝、杏仁、水梨汁、麦冬。

秋伤于燥，上逆而咳。

桑叶、沙参、麦冬、杏仁、花粉、生甘草、玉竹。

燥火刑金，清肃失司，微微喘急。《内经》病机谓：诸逆冲上皆属于火。

芦根、川贝、杏仁、沙参、冬瓜子。

形脉俱虚，不饥不食，积劳虚入得秋凉气外侵，引动宿邪，内蒸而为烦渴，是非柴芩半夏之症，急救津液以清伏邪。

生地、连翘、蔗浆、梨汁、麦冬、竹叶。

肾水素亏，心阳独亢，加以时序之燥，胃汁消耗无以供肺，干咳渴饮，当晡暮而甚。河间为燥太甚则成消渴，与会稽玉女煎。

鲜生地、麦冬、知母、糖炒石膏、沙参。

秋燥暴热，燥津损液，消渴再炽，阴不承载于上，金水同治，子母生方。

人参、知母、麦冬、蔗汁、柏子仁。

消渴

脉虚，舌色灰白，暮夜渴饮，阴亏劳倦，津液受伤，当与甘药。

沙参、麦冬、竹叶、生甘草、鲜生地。

易饥能食，阳亢为消。此溲溺如淋，阴不足也。

生地、天冬、知母、人中白、陈阿胶、熟地、麦冬、黄柏。

男子中年，下元先亏，阴中之阳不司涵煦，阴不承载于上，遂渴饮，溲频，溺有硝卤之形。《内经》有遗寒遗热之分。上中之消主气热，下消必以摄肾，蒸阳以运真津液。八味汤主之。

附子、熟地、山萸肉、粉丹皮、泽泻、肉桂、茯苓、山药。

嘈杂

吞酸嘈杂不饥。

川连、黑山栀、广皮、川石斛、茯苓、藿香。

心嘈善饥。

归脾汤去木香。

情怀内起之热，燔燎身中脂液，嘈杂如饥，食物无味。胃是阳土，以阴为用。津液既穷，五志皆燃，非六气客邪，膏连苦辛寒何用。苟能神静安坐，五志自宁，日饵药品无效。

人参、阿胶、茯神、天冬、知母、生地、白芍。

情念多郁，热自内生，经来愆期，心中嘈辣，腹痛，干咳时呛，是肝胃气热上薰，久则失血经阻，最为予虑。

生地、阿胶、白芍、稽豆皮、茯神。

心腹易热，病伤神怯，肌肤干槁，脂液皆枯。胃气消乏，当用人参麦冬煎汤代茶。倘心热渴饮，可与甘蔗浆一杯，或冰糖乌梅，换口调理，取其醒胃耳。

疟疾

脉左劲右濡，头痛脘闷，麻痹欲厥，舌白，暑邪内中，蒙蔽清空，成疟之象。平昔阴虚，勿犯中下二焦。

竹叶、川贝、杏仁、郁金、滑石、连翘。

此肺疟也。伏热在里，加以秋凉外束，上焦病勿犯中下。

沙参、知母、川贝、生甘草、蔗浆、杏仁。

深秋寒热咳嗽不已，不饥不食，必是肺经疟疾。疟久伤阴，兼之新凉外受，目赤，泪，咳不止。标本俱病，先理其上，薄滋味避秽恶是嘱。

桑叶、杏仁、川贝、连翘、生甘草、沙参。

肺疟暮甚，不饥。

连翘、杏仁、知母、贝母、生甘草、白蔻仁、沙参。

痹疟，邪在肺，口渴，骨节烦疼，桂枝白虎汤主之。

桂枝、知母、甘草、粳米、石膏。

瘦人多燥，痹疟，热气由四末乘至中焦，胃汁干耗，不饥不食，五味不美，着眼胃阴立方。

人参、知母、甘草、麦冬。

瘦人暑热入营，疟来咳痰盈碗，平昔嗜饮，酒热蓄于肝胃，舌黄渴饮，议张会稽玉女煎。

疟偏于热，舌淡，渴饮不食，便难，病在气分，清热须通营卫。

玉女煎去牛膝。

疟乃客邪，暑湿血症，逢时便发。既是阴亏体质，治邪须本元，议竹叶地黄汤。

生地、竹叶、麦冬、滑石、生甘草、粉丹皮。

心热背冷，伏暑防疟。

川连、乌梅、白芍、竹叶、六一散、黄芩。

暑湿气闭，咳逆微呕，有发疟之象。

连翘、杏仁、白蔻仁、象贝、射干、丝瓜叶、川朴。

湿温，脘闷防疟。

豆卷、淡芩、川贝、连翘、白蔻仁、滑石。

疟乃夏秋时病，入冬乃发名为伏气。两日不解，消滞清火而不见效。寒少热多，口干，渴喜热饮，心中懊侬不能自止，是无形气急。萎半连实能治有形实热，焉能升提懊侬。况无汗而烦，表里气机不行，可知闭塞之象，与仲圣栀子豉汤。

黑山栀、淡豆豉。

疮家湿疟，忌进表散。

苍术白虎汤加草果。

少阳太阴为顺乘之脏腑。太阴疟寒热者，必兼少阳而来，用严用和法。

青皮、柴胡、黄芩、草果、半夏、茯苓、川朴。

深秋，寒热疟疾发，舌白，不欲饮，心烦喜呕，胸胁痞闷。

柴胡、人参、川朴、炙草、生姜、大枣、黄芩、茯苓、半夏。

气虚伏暑，寒热便泄。

藿梗、人参、茯苓、半夏、萆薢、川朴。

舌白，口不大渴，神燥欲昏，心胸饱闷更甚。疟系客邪，先由四末以扰中宫。痰咳呕逆，显是邪干肺胃。体虚邪聚，闭塞不通。营卫之邪未清，寒热漫延，无以和补。尚未中窍，按经设法为宜。

杏仁、黄芩、竹叶、半夏、姜汁、白蔻仁。

肢冷脘胀，防太阴疟。

草果、藿梗、广皮、猪苓、赤苓、川朴。

暑邪先受，复饮瓜汁，冷湿淤着于内，此疟是脾胃病。舌白，背寒，从里症治。

荜拨、川朴、白蔻仁、光杏仁、白桔梗、广皮、草果。

疟寒必呕，舌上微寒，不嗜饮，胃滞痰浊未己，开结理气为是。

草果、川朴、陈皮、杏仁、半夏、生姜、荜拨。

寒热疟邪交会中宫，邪聚胀满呕逆，邪散则安舒，当心胸之间并非留食之地，秽浊滋漫何可攻消，议芳香以开蒙闭。牛黄丸。

劳倦伤气，遗浊伤阴，暑邪变疟，邪炽则烦冤最盛，分解使邪势轻，非参附芪术锢闭其邪也。

青蒿、草果、知母、花粉、川贝、淡子芩、牛黄丸。

热甚而厥，其邪必在阴分，古称热深厥深，病中遗泄，阴伤邪陷，议扶正托邪法。

人参、草果、知母、半夏、生姜、乌梅。

寒热减半，虽不饥少寐，却思饮食，汗多伤津，攻邪宜顾阴分。

淡子芩、知母、茯苓、白芍、乌梅、生姜、杏仁。

胃伤食减，舌赤，神倦不渴。

四兽饮去姜、枣。

厥阴疟极重之症。乌梅丸。

气陷疟迟。

人参、草果、广皮、乌梅、姜汁、半夏、知母。

脑后筋疼，背寒心热，厥阴疟也。

桂枝、归身、牡蛎、南枣、生姜、生黄芪、炙甘草、蜀漆。

阴泄阳冒，频遗，鼻衄，寒热，消渴。气上冲心，欲寐，惊惕，痰多呕逆，两足如坠，茎中微窒。金匮谓阴气先伤，阳气独发。见症，是厥阴疟，不与上焦同治。

鲜生地、生草梢、竹叶、知母、川石斛、京元参。

痰逆，得辛通而效。两日来心中怔悸，头晕，环口肉瞤麻木，得食稍宁，入夜寤少。此痰饮已去，胃中空虚，肝风阳气来乘。考肝为刚脏，当以柔制，内风熄膈上和矣。

生地、阿胶、茯神、柏子仁、女贞子、牡蛎。

脉左数，舌绛。邪由四末扰中，胃口被戕，味变焦枯。仲圣胃饮食消，悉重于生胃汁也。

鲜生地、麦冬、竹叶、蔗浆、天冬。

疟久伤阴声嘶，火升咽痛易怒，水不涵木之症，仿何人饮。

人参、天冬、麦冬、茯神、知母、首乌。

疟后食不易化，口渴，胃津消乏，当清补酸甘化阴。

人参、花粉、知母、白芍、乌梅、橘红。

脉虚细小，间日疟甚，不饥不寐，营卫已衰，议与养营法。

人参、归身、白芍、陈皮、炙草、生姜、桂木、南枣。

久疟，形神日衰，高年非宜。

人参、鹿角、鹿霜、归身、炙草、桂皮。

阴疟一月，素有漏疡，惟补虚托邪，望其转轻。

补中益气汤去芪，加白芍。

劳疟寒热，日久阳气不能伸越，致邪留着。服益气汤，由脾营升举清阳，从汗而解，已经见效。东垣云：夏秋疟痢，多致脾弱。一切腥浊闭气当禁，过月余不致病复。

人参、归身、杜仲、首乌、炙草、於术、白芍、甘杞子、广皮，蜜为丸。

脉数，疟来日迟，舌干渴饮，积劳悒郁，内伤为多。邪乘虚渐劫阴液，热邪坠阴，小水频数，汗多不解。议清阴分以救津液。

鲜生地、草果、桃仁、花粉、知母、鳖甲。

疟热攻络，咯血涌逆，胁痛，咳嗽。液被疟伤，阳升入巅为头痛。络病在表，攻里之不旨散。议搜血留邪伏热。

鲜生地、知母、丹皮、桃仁、寒水石、鳖甲。

形瘦，脉络少充，暑疟胸痞，定然热气痹结。据说疟来痞渐入于左胁，是邪侵营络为症。疟母，仿古流通络痹，使邪无藏窟，去邪无尽旨。

青蒿、丹皮、桃仁、泽兰、牡蛎、鳖甲。

疟邪，经月不解，已经入络，络聚血过，攻则血下。究竟寒热烦渴，目黄舌腻，溲溺短少，全是里邪未清。医用柴葛攻表，消道通便，与疟何涉。

鳖甲煎丸，早、午、晚每服十五粒。

湿热疟痢经月，正虚邪留，混入血络，结成癥瘕，当缓攻，急则变为中满，慎之。

鳖甲煎丸。

疟四十日，左胁下痛，得痢则缓，邪已入络，欲结疟母，议与通络法。

桂枝、鹿霜、牡蛎、桃仁、延胡、归身，鳖甲煎丸。

疟母，因不慎口，腹鸣痞胀，溏泄，与脾胃阳药。

茅术，草果、广皮、吴萸、川朴、川椒，姜汁泛丸。

阴疟，邪伏阴络，非通不效，久病必佐人参，扶正托邪可以见长。

人参、附子、川椒、细辛、远志、茯苓。

三疟已历四年，面色痿黄，唇口枯白，食入脘腹膜胀，足痿，至晚浮肿。病在脾肾，脾以健运为贵，肾宜收纳为命之根。

早服肾气丸，晚服理中丸。

三疟，胃气不旺。

人参、半夏、益智仁、茯苓。

少阴疟误治，延入太阳，腹有动气，近加暴冷，寒热甚。

桂枝、细辛、炙草、生姜、大枣、附子。

三疟，寒起腰痛，邪伏少阴，必升阳托邪，可冀渐轻。

人参、桂枝、归身、细辛、蜀漆、小茴香、鹿茸。

阴疟，冷起麻木，心脾主治，用养营法。

人参、归身、广皮、远志、蜀漆、肉桂、白芍。

三疟已及年余，汗多不解，骨节痛，气短暖噫，四肢麻木。凡气伤日久，必固其阳。

人参、附子、龙骨、牡蛎、生姜、南枣、桂枝、蜀漆。

自秋徂冬，三疟未离。自说烦劳，心胸痞胀。凡劳则伤阳，议温养营分托邪一法。

人参、归身、炙草、生姜、南枣、肉桂、茯苓。

三疟，邪伏阴分，非攻夺禁劫能愈。背寒及腰髀筋骨，是八脉不用，肝肾之虚。议柔温达邪法。

人参、柏子仁、茯苓、鹿茸、菟丝子、杜仲、归身、甘杞子。

冲气吐涎沫，寒热，心闷。疟母，稍下攻则触痛。

人参、桂枝、归身、茯苓、炙草、小茴香、鹿角、川椒。

接服方　桂枝、生黄芪、白归身、龙骨、牡蛎、生姜、大枣、鹿角。

丸方　甘杞子、小茴香、川断肉、自归身、鹿霜、沙苑、生杜仲、云茯苓，红枣肉为丸。

少阴疟，衣被烘热，精气即泄。奇维跷脉不用，寒热漫无止期。形瘦，脉细数，阴不足难与温蒸。议先固其下，仍佐通络。

桂枝、鹿角、龟板、沙苑、芡实、龙骨。

阴疟，久损劳伤。

六味去萸肉，加首乌，白芍。

三疟伤阴，咳嗽失血。少年劳损，宜安逸静养，徒药无益。

大生地、鳖甲、茯神、阿胶、白芍、丹皮、北沙参、天冬。

三疟，邪发于阴，延至数月乃罢。其疟热在里，劫损肝血肾精。长夏一阴不复，渐增寒热，汗出。此病伤成劳，恹恹肉瘦，形软，必绝欲。静处精血充复之理，草木根荄不堪独任。

人参、苡仁、萸肉、五味子、莲肉、山药、茯苓、芡实、河车膏。

间日寒热，渴饮，此为疟。病上加病，饮水结聚心下，痛胀。不敢用涌吐法，暂议开泄肺气。麻杏石甘汤。

阳虚体质，伏暑成疟，凉药只宜少用。身麻属气虚，用生姜泻心法。

生姜、茯苓、炙草、南枣、半夏。

平昔体虚，疟后失血，形寒汗出，大便带血，议补阳明。黄芪建中汤。

长夏湿邪，治不按法变为疟。不尽泄其邪，痛泻不爽，不能受食，强与即呕，是脾胃之阳久为苦寒消渴致伤。六合定中丸。

劳伤阳气，疟来循环不已，脉络交空，与升补为宜。

鹿角、归身、炙草、煨姜、南枣、生黄芪。

泄泻

温热病，斑疹隐隐，初起宜用辛凉透表。骤进苦寒，邪无由泄，陷里则泄泻，仍用开提为当。若再逆，邪入营分，所下如污泥，防喘息昏厥不治之虞。

蝉衣、桔梗、杏仁、连翘、竹叶、枳壳、牛蒡子。

温邪自利，少阳为病。黄芩汤。

渴饮喜冷，脉来洪数。经言：暴注下迫皆属于热。

黑山栀、茯苓、猪苓、木通、枳壳、滑石、泽泻。

冒暑身热无汗，头痛泻下。葱豉合益元散。

先清其火，既利其湿，再导其滞，后补其虚。白虎汤。

二剂后，接服胃苓汤；六剂后，接服白术广皮膏收功。

湿挟微寒作泻。

五苓散加厚朴。

湿胜则濡泄。

茅术、川朴、木瓜、茯苓、泽泻、楂炭、川连。

脉濡，舌白，身微热，腹满不欲食，频泻，多是阳虚湿结，治宜苦温，不与协热下利，用寒药者同治。

藿梗、草果、茯苓、萆薢、人参、川朴、半夏。

先腹痛后泄泻，是脾胃不和，最防秋痢。

藿香、陈皮、益智仁、茯苓、泽泻、川朴。

过食生冷，腹鸣泄泻，阳大伤矣。

官桂、茅术、木香、陈皮、诃子、丁香、川朴、炮姜。

肠鸣飧泄。

理中汤加葛根、广皮、升麻。

阳虚湿泄。

人参、菟丝子、茅术、砂仁、陈皮、茯苓。

饮水即泻，中焦阳阻，不饥。

理中汤加茅术、麦芽、荷叶、白芍。

便泻五年，粪内带血，肌肉大消，色黄、无力、延及夏秋，食物大减，是积劳阳伤，受得温补，可望苏醒。附子理中汤。

脉动、泻后下纯血，肛坠，是阴虚络伤，下元不得收摄，必得绝欲，经年肾精默充可愈。

熟地、五味子、禹余粮、人参、炙草。

脉弱，神怯心恍，泻后五液俱伤，胃气未复。异功脾胃好方，参入交合神志以壮心气。

异功散加远志、五味子。

胃弱少纳，肠胃滑泄多理必养中气，以资健运纳化，此外无他道也。

人参、木瓜、益智仁、陈皮、炙草、扁豆。

伏热便溏。

黄芩、茯苓、扁豆、陈皮、山楂、谷芽、白芍。

阴损瘕泄，以酸收甘补。

人参、五味子、茯苓、炙草、熟地、白芍，山药浆丸。

中年以后，能食知味。独肾泄，百日来未愈。病属下焦不为固摄，内风欲动。古法当用四神丸，午后以养胃土抑肝木；佐之朝服四神丸，午后用熄风安胃方。

人参、木瓜、乌梅、广皮、炙草、茯苓。

肾泄，治在下焦，泛用理中无益也。经言：肾为胃关，开窍于二阴。所以二便之开闭肾脏所司。议暖丹田以固尾闾，仿会稽法。

熟地、五味子、干姜、扁豆、山药、炙草、鹿霜、吴萸、肉豆蔻、白术。

大泻后脉微，四肢逆冷，最防暴脱，速用回阳。勉拟：

人参、炮姜、炙草、附子。

疟愈泄泻不已，腹中如重坠，是脾气下陷，用东垣法。

人参、陈皮、甘草、升麻、南枣、於术。

久泻元气大虚，再用消克，自然腹中愈觉窄狭，复用五苓，真阴损极矣。议早用金匮肾气丸，晚用六君子丸。据述得泻反快，若一一日不泻反觉热闷，是酒泄症也。禀质过人，暂用四苓加减。

四苓散加葛根、砂仁。

酒家晨泄五年，壮盛且不自觉。近日食减形寒，腹微疼，时眩晕，畴昔醋饮淋漓，今反恶酒如仇。脉来弦细，阳衰气弱，脾肾两治。

人参、熟地、干姜、肉桂、五味子、吴萸、於术、山药。

怒时挟食，致伤脾胃，作泻胁胀，冲年质实，且顺气和中。

厚朴、青皮、猪苓、赤苓、神曲、乌药、陈皮。

久泻，脾胃受伤。东垣云：实者黄连、枳实泻之，虚者白术、广皮补之。按此立方。

於术、鲜荷叶、广皮、鲜莲肉，熬膏服。

胁胀，喜怒泻青，肝乘脾也。

六君子加柴胡、木香。

舌白，面赤大汗，溏泄，肉瞤，头眩，时时惊惕，中宵不寐，病已五载，议心脾肾三脏统治之，庶免肝风振动之虞。

熟地、干姜、五味子、人参、牡蛎、苍术。

病后半年来寒热，咳嗽，腹痛，便泄，是肝木犯土，与扶土抑木方。

人参、吴萸、陈皮、炙草、茯苓、白芍、肉桂汁。

痢疾

伏暑挟热下痢，初起且与通利。

藿梗、广皮、神曲、猪苓、泽泻、山楂、厚朴。

暑风湿热，交煽于肠胃，下痢脓血。葛根黄芩黄连汤。

过食生冷致痢，尚未变热，与辛温疏利。

平胃散加丁香、茯苓、肉桂。

夏秋痢疾，不外湿热食积，初起宜分消其邪。

川连、厚朴、黄芩、木香、槟榔。

湿热滞着肠胃，腹痛，下痢不爽，潮热汗出，气机郁勃。古称痢为滞下，谓气血凝滞而起。议苦辛泄降，以宣通则不痛意。

川连、川朴、桔梗、郁金、白芍、山楂、黄芩、木香。

舌白，渴不欲饮，呕有痰，味皆变，头中空痛，两颊赤，此水谷湿热郁蒸肠胃，致清浊交混。忽然烦躁，难明苦况。法当苦寒泄热，辛香流气，渗泄利湿。无形湿热去，有形之积滞自止。

川连、厚朴、秦皮、猪苓、黄芩、郁金。

初起身热，必兼表邪，下利全无糟粕，兼之呕恶不食，湿热壅于胃口矣。

川连、炮姜、槐花、银花、丁香、茵陈、白芍。

口中干燥，小便全无，泉源下竭，阴液无以上承，噤口痢，湿热壅胃。高年患此，攻病保真，两难捉摸矣。

川连、白芍、石决明、石莲、黄芩、乌梅。

下痢胶粘，湿着腑阳。

归身、茯苓、地榆、槐米、银花、砂糖、白芍、泽泻。

胃口不开，呕恶且呃，胸臆微痛。高年久痢，中下交损。

人参、归身、白芍、丁香、炮姜、茯苓。

噤口下痢，热升浊攻，按古苦寒清热，甘温益胃主治。

人参、石莲肉、川连。

下痢血水或如鱼脑，痛着左腹，是厥阴病。

川厚朴、吴萸、归身、茯苓、小茴香、炒白芍。

久痢伤阴，舌干不饮，午后胸腹痛及少腹，治在厥阴。

人参、吴萸、干姜、小茴香、川楝子、归身、茯苓。

厥阴下痢，少腹疫痛，阴囊睾丸肿大，治在下焦，勿以痢为脾胃病。

菟丝子、白归身、茯苓、沙苑、杜仲、小茴香、鹿角。

秋月泻痢，至冬不已。脉来沉弦，呕吐，腹痛，粪内带血。医以理阴与之不应，此厥阴下利，法当仲圣乌梅丸。

川连、归身、干姜、乌梅、白芍、川椒。

邪陷入里。疟变为痢，古称经脏两伤。若以常例方书都以先解表后清里为主。拙见论病，先究体质，如素有血症，更参客游远归，当从阴虚伏邪立议。鼻煤龈血，舌绛干涸，肌肤甲错，脉细尺不附骨，入夜烦躁不寐。阴液有欲尽之势，急以护阴，兼清阴中之邪热。

白头翁汤加阿胶、鸡子黄、细生地。

痢止咽痛，少阴阴伤，相火无制，当宜清滋。

生地、阿胶、炙草、川斛、鸡子黄、川连。

久泻久痢，都主肾伤，不独脾胃病矣。脉细为脏症，治痢不越通涩，徒消补寒热，犹未中的。

熟地、黑茴香、菟丝子、春砂仁、山楂炭、茯苓。

久痢伤阴，肛坠有血。

熟地、白术、炮姜、茯苓、砂仁、山楂、归身。

痢红积，经月未痊，肛坠，跗肿，腰髀疫软。下焦真元少固，络血下注，当滋养肝肾为主。经令肾司二便，主气闭。今现微肿，须防肿胀，仿会稽理阴煎。

人参、炮姜、归身、车前子、茯苓、肉桂、熟地。

泄泻下血已经年，阴伤及阳，怕成肿胀。

人参、茅术、广皮、归身、升麻、地榆、附子、川朴、炙草、白芍、葛根。

泻痢经久，肾伤肛坠，食不远行，行动气急，下怯何疑。石刻安神丸。

劳怯在前，痛痢在后，外寒内热，阴阳两伤矣。病深且久，用药难效，兹以痢坠少缓冀其胃苏。

理阴煎去姜，加白芍。

泻痢，起于长夏时令暑热，胃苓芩芍等法固非谬讹。只因高年肾阳肝阴既亏，客气内扰，中乏砥柱坐镇，遂致狂澜滔天耳。病经两旬不减，重阴无疑。验诸神识尚清，外邪为少，内伤为多。八脉无权，下少收摄，阴阳有离绝之虑，急宜固本为是。

人参、沙苑、生杜仲、白归身、茯苓、小茴香、鹿茸。

时令暑热，与水谷气交蒸酿，为积滞脓血。肠胃气窒，欲解不通，里急后重。香连苦辛，理气导湿清热，初用颇是。皆因劳碌之人，非膏粱调养之质，淡泊积劳，中气易伤。四十日来积少痛缓，医称病解。而食不下咽，不知饥饱。诊得脉弦，形衰舌白，不渴饮，日泻数行，全属胃倒气夺。中宫既损，下关不固。谷不能咽，焉能承载汤药。大凡久泻久痢，务在能食。古人非醒脾胃，即安肾摄纳，仿和剂参苓白术散。末日以香粳米饮服二次，间以不腻滑之物，些少勿多，以示胃之所喜为补，必得胃气渐醒，望有转为安。

人参、茯苓、苡仁、肉果、桔梗、於术、甘草、扁豆、砂仁、姜炭，为末服。

泻痢久，阴损液耗，口渴，微咳，非实火客邪，与酸甘化阴。

人参、乌梅、木瓜、山药、莲肉、炙草。

泻痢后咽干，胃口极薄，痰多，吐咯爽，与酸甘法。

人参、乌梅、麦冬、诃子皮、炙甘草。

疟痢，是长夏湿热之邪。不分气血乱治，反伤胃中之阳，呕逆不已，味变焦苦，议和肝胃。

人参、干姜、川椒、乌梅、白芍、茯苓。

痢后咽阻，脉软，此属气伤。

於术、山药、建莲、炙草、砂仁、茯苓、米仁、广皮，南枣为丸。

脉微为无阳，下利冷汗，呕逆不食，肢厥。一团阴浊蔽阻，有闭脱之危。议进四逆之属，护阳驱浊。

人参、附子、干姜、枳实、茯苓。

劳复属虚，寒泄滞下，加以绝谷胃损，络血洞下，昏乱无神，脉来三五，参差阴阳已属脱根，防变。子丑二时，真气不相继续，勉用大封固一法。

人参、熟地、五味子、附子、黄芪。

怀妊，为热迫致伤胎气，乘虚邪陷。夏秋疟痢，病经月余渐渐转剧，全属里症。阴伤邪留，显然重候。

生地、阿胶、银花、山楂、槐花、川连。

痛痢不爽，寒热，脘中胀闷，是伏邪痢疾，清消疏通为宜。但胎下冷汗，阴阳两伤，最防厥脱之变。攻补两难，过七日可保。

黄芩、延胡索、秦皮、焦山楂、神曲、郁金。

痢因冷热，脾胃不和，产后下虚，利主阴伤，故升阳为忌。

桔梗、神曲、木香、延胡索、生山药。

肿胀

水溢，高年喘呼不寐，水精不及四布，太阴肺气拂郁，自然痿躄，肤肿，卧床，勿与重剂。

桑皮、郁金、川贝、茯苓、杏仁、紫菀。

先喘而后胀者，病在肺。

桑皮、杏仁、茯苓、枳壳、郁金、橘红、川贝、泽泻。

热郁于肺，治节不行，呻吟喘息。

芦根、苡仁、冬瓜子、川贝母。

过食冷滞，渐渐腹胀，跗肿，病在太阴脾气，与温中通运。

生白术、川朴、草果、茯苓、制半夏、川椒目、干姜。

脾阳微，以致中满。长夏湿土，司令岁气，亦不可不究。

人参　干姜、茯苓、川椒、附子、藿香。

单单腹胀，须分虚实。据说二便不爽，每交子丑二时极为胀满，是阳气不能旋转，浊阴窃踞。通阳驱阴，一定成法。

附子、厚朴、枳实、干姜。

泻痢后邪去正伤，腹满跗肿，是脾阳已困，不司运行，浊阴渐尔窃踞。《内经》病机谓：诸湿肿满皆属于脾。

生白术、附子、茯苓、泽泻、厚朴、草果。

夏季泄泻，秋半腹膨疼痛，脾阳衰气窒乃胀，疏通带补，必佐温以宣阳。

人参、川朴、丁香、甘松、木瓜、焦山楂、茯苓、陈皮。

六腑之阳不通，忌用寒凝，湿滞久延，积聚肿胀，当以辛温疏散。

苏叶、草果、椒目、青皮、川楝子、茯苓、川朴。

通泄，肿胀已减。形倦食少，防气脱，即溃疡也。益气可使充肥，久泻肠滑，血药非宜。

四苓散加人参、砂仁、川朴。

脾阳少运，清浊不分，遂成中满。若气弱补血，适令滞脾。年少五疳，总到脾胃，议与东垣法。

人参、白术皮、肉桂、茯苓。

湿热下注，郁勃动肝，皆气分室塞。前年有此症，近少腹胀满，咽干阳缩，与五苓加味。

五苓散加黑栀、木香、小茴香、橘红、椒目。

少腹胀满，上至胸膈，嗌干，大便不爽，厥阴气逆。

韭白、木香、小茴香、橘核、川楝子、青皮、黑栀。

单单腹胀，按之有声，二便不爽，平日嗜饮，湿热燔聚于内。盖湿属太阴，热起阳明，湿本热标。

茵陈、腹皮、茯苓皮、寒水石、蚕沙。

肝郁已久，少腹及脘痞胀，二便不和，欲解腹膨痛。小温中丸。

阴雨湿气着人，渐次浮肿，能食不化，腰髀胀。脾真已伤，湿结气阻，大便秘塞；脾病传肾，阴囊肿大矣。

桂苓甘露饮去石膏。

湿热暴肿。

川朴、白芥子、赤苓、泽泻、黑栀、陈皮、腹皮、莱菔子。

留着之水，渗于肌肉而为肿满，非五苓不效。

川朴、焦白术、肉桂、茯苓、泽泻、猪苓、半夏。

瘀血凝滞，腹大。在有形无形之分，温通为正法。非阴水泛滥，不用肾气汤丸。

肉桂、大黄、桃仁、陈香橼、川椒，水泛为丸。

长夏患痧胀，二三日渐渐腹大，入夜胀满颇盛。念痧气即是秽浊，流聚入络变出肿胀。理亦有诸，即以秽气药以宣通之。

阿魏丸，一两二钱，匀十服。

肾气不收，肝气自浮，肿从下起，延及阴囊，厥气上千为咳嗽，渐有不得着枕而卧，难治之疴。议通太阳表中之里一法。

桂枝、五味子、牡蛎、茯苓、泽泻、干姜。

咳嗽四年，着枕必唤，熟睡乃已，是肾虚。气冲犯上，近日跗肿，阴囊尽肿。阴水散漫，阳乏开阖，多属肺药之累坠。济生肾气丸。

据述暴惊动怒内伤，由肝及胃。胃脉衰，肝风浮动，肿从下起。若是漫延中宫，渐次凶矣。两年余久患，先议薛新甫法。

八味丸，匀十服。

少腹胀满，必在夜卧而甚，晨起便泄，至昼仍可办事。延及几年，气冲胃脘感冷，舌根尽胀。仍用吴萸、川楝苦辛泄降，不安，则不知有年下元已虚，气散漫不为下归。

八味丸三两，匀十服。

少壮从未生育，冲任脉空，六七年少腹有形，日渐坚大，口食寒冷即泻。是下焦阳虚，冷浊气聚成瘕。医以平肝破泄，希图宽膨则谬矣。炒枯肾气汤。

多产，奇经诸络津液走泄殆尽。年届花甲，反患淋带，大便日见枯涸，少腹形腬膜膜胀。血液既去，气散不收。

炒枯肾气汤，日服一帖。

胎前水溢浮肿，喘呼不得卧，余用开太阳膀胱获效，既产浮肿自然渐退。女科不明产后下虚，专以破泄宽胀。百日来腹大且坚，按之则痛，此皆气散滁漫。丸药补涩守中，益助其耗。气血凝滞，经候不来，为难治之疴。议肾气汤煅药成炭，取其气之通，不取其味之浊，兼调琥珀末以和其久涩。法古人所有，非杜撰。

桂七味加牛膝、车前子，临服调琥珀末。

小产后血去过多，阴络空虚，气乘为胀，两年食减，腹现青筋，已属痼疾。肾气丸。

先天素薄，夏秋时病，后不自调摄，跗肿，少腹俱肿，脾肾两伤，渐延及肺。治节不行，水积于下，气壅于上，微微喘急，五苓散。古人治留着之水，虽有桂之化气，仍是腑阳有余之法，于此并无益。议合脾肺肾之蒸统治之。

济生肾气丸三两，匀十服。

据述上年秋痢峻剂攻逐，病虽逾不肯复元。自小腹膜膜胀，渐延中部，按之仍软。此真气不收，法当温养奇经，使元海壮而病却。

鹿茸、斑龙、小茴香。夜服资生丸，去黄连。

初诊，谓下焦浮肿，宜收摄肝肾。病者云：用过颇安，未见胸脘舒展之效。改进开泄胸中之气，服之甚觉不合。且面色少华，痞闷，又似如饥。当以虚论，未许骤功。

人参、肉桂、炙草、煨姜、茯苓、归身。

风木内干中气，腹大如箕，按之坚硬。据述两便如常，病已三载，未许骤功。

人参、白芍、炙草、煨姜、南枣、饴糖、桂枝。

风水悉肿，仿古越脾法。

麻黄、苡仁、甘草、石膏。

暴怒，骤胀，喘急。四磨饮。

据说洗澡时雨下倾盆，遂迩身热肌肤，浮肿。东垣谓：八益之邪，自外而入者也。议先驱其秽浊。

鲜藿香、鲜佩兰、鲜菖蒲、鲜佛手、鲜苏叶、鲜荷叶。

单单腹胀大，脉得左弦空右渐弱，是积劳阳伤之胀，病久难望速愈。大针砂丸。

风寒伤于形体，治分表里暑湿。吸受口鼻，必究三焦，所感不同，治法迥异。夫暑也湿也皆无形之气也，其伤亦在身中气分。上无受纳，下无输泄，中宫清浊不分，日困一日斯为胀矣。诊得脉沉，舌白，目黄，全是气窒浊壅，腑阳不司。承流宣化，单腹胀见端已著。初因妄攻，不应续与参术升柴，再与清寒沉降。茫无头绪，徒伤胃口。致令寝食交废，二便皆阻，九窍不和，胃病何疑也哉。

茵陈、茯苓、海金沙、莱菔子、川朴，临卧服小瀑中丸。

过食伤中，脾不运湿，气阻肿胀，宗河间分消法。

杏仁、厚朴、莱菔子、木通、大腹皮、猪苓、白蔻仁、茯苓皮。

久坐少运，谷气化湿，旁渍经隧，渐延喘胀，与宣通气分。

四苓加川朴、草果、生牡蛎。

宣通腑气。

茵陈五苓加厚朴。

肿自下起，胀及心胸，遍身肌肤赤瘰，溲短便滑，湿热内蓄，横渍经隧，气机塞闭，呻吟喘急。湿本阴邪，下焦先受。医用桂附芪术，邪蕴化热充斥三焦，以致日加危笃。

通草、细辛、黄柏、赤豆皮、海金沙、猪苓。

前法肿消三四，仍用分清。

葶苈子、猪苓、海金沙、赤豆皮、晚蚕沙、通草、茯苓皮。

黄疸

湿热内郁不宣，目黄如金，溺短，消谷善饥，越日必熇熇身热，病有旬日，且从分消治之。

茵陈、猪苓、泽泻、茯苓皮、木通、枳壳、黑栀。

表邪未清，湿热又甚，是阳黄也，表里双解主治。

四苓散加柴胡、黄芩。

雨淋，卫阳受伤。热水澡洗，迫其冷湿内入，与水谷交蒸，肌肉发黄。陈无择云：谷瘅能食不饥。舌有黄苔，一年之久，寒湿已酿湿热。大凡湿必伤太阴，脾热必伤阳明胃，宜分别治之。

人参、川连、柴胡、半夏、陈皮、枳壳、生草，谷芽。

旦食相安，暮食不化，脾阳少运，再加操持多郁，阳伤湿积。发黄溺赤既非五疸，不必泥治。议通中佐运，合乎太阴之土，具坤静之体，此乾健之用。

白术、干姜、木香、益智仁、厚朴。

夏令黄疸，是脾胃湿土郁蒸而成，治疸茵陈，乃清苦淡渗之意。左胁之旁是虚里穴，久进寒药，胃伤气阻成痕。间大便不爽，用阿魏丸。

脉络聚血，痹而不行，发黄疸。如若误以痹治，必变单胀，盖脾胃之络受伤矣。

茯苓、归身、柏子仁、桂圆、桂枝、桃仁。

血痹气滞，腹中不和，夏季曾以柔刚辛润，交霜降土旺连次。腹痛，目眦变黄，此非黄疸，湿热瘀留阻壅乃尔。

桃仁、郁李仁、茺蔚子、菠菜叶、冬葵子。

年踰六旬，脾胃甚弱。始初谷食艰运，近来饥食入胃，变化糟粕不肯下行大肠，反上逆从口而出。用一味通幽散，蜣螂不拘多少，晒干为末，开水调下，十服除根。

血虚肝风与督气上逆。

四物汤加蝎尾。

下　卷

咳嗽

寒郁化热，气闭咳嗽。

麻黄、杏仁、紫菀、桔梗、橘红、甘草、苏梗、前胡。

风湿化热，顿咳。

苏子、北沙参、象贝母，光杏仁、瓜蒌皮、黑山栀、枇杷叶、生甘草、马兜铃。

冷热咳而哮喘。

苏梗、前胡、光杏仁、白桔梗、生甘草、橘红、桑叶。

肺脏娇柔，畏寒怕热，凉束于外，热蕴于里，斯气窒不宣，咳嗽声低。时非冬令严寒，不用辛温发散。上焦如雾，例以轻扬十剂，谓轻可去实。

光杏仁、象贝母、桑叶、苡仁、通草、芦根、马兜铃。

冷暖伤肺，痰火宿咳。

苏子、杏仁、象贝母、苡仁、茯苓、降香、桑叶、枇杷叶。

酒客痰咳。

苏梗、光杏仁、郁金、蒌仁、枳壳、桔梗。

脉右弦，形瘦目黄，久咳声嘶，时令温热，与水谷湿热交蒸，壅阻气分，咳不能已。老年久成痰火，咳嗽虽无性命之忧，却有终身之累瘰。

马兜铃、云茯苓、苡仁、芦根、马勃。

热蒸，痰壅脘膈，因咳而痛，与润滑清降。

光杏仁、花粉、生甘草、象贝母。

色苍形瘦，咳频，热伤胃津。

玉竹、扁豆、川石斛、北沙参、生梨皮、麦冬。

热泻骤止，即变干咳，热留于胃，蒸烁津液，无以供肺。

桑叶、玉竹、光杏仁、生甘草、生梨皮、北沙参。

咳嗽从肺治者，以外邪必由皮毛内合乎肺，六气皆从火化。散之未解，清润自愈。若内因之嗽，由别经干连及肺，当明其因，徒治肺无益。念肾为先天，坎中真阳内藏而主封蛰。奇脉得司其间，任少担任冲阳，由前直起，且少阴脉循喉咙挟舌本。阴之上承，阳独自灼。昔贤云：阴上阳下则为寿，反此则死。八味丸阴中之阳似乎有理，然肉瘦形消，桂附仍属刚烈。宜温养柔剂，取乎血肉有情之品。议与斑龙峻补玉堂、关元穴，未识何如。

熟地、阿胶、菟丝子、柏子仁、青盐、鹿霜。

春夏地气上升，人身阳气发泄，中年下元先馁，应乎天地气交，此喘嗽气冲，入夜不眠，皆肾病也。脉来小弱，治其本病为是。

肾气丸去桂，加五味子、沉香。

少年色白，肉瘦，脉来细数下垂，是属肾虚。虚则五液不运，内蒸粘涎浊沫。凡有思虑，肾气丸也。理阴阳以收肾气，使水不致上泛，固为极是。拙见以少壮必先伤于阴，议减桂辛甘，加五味，少入沉香，达少阴之络。考经旨，肾中有真阳温煦，日生日旺。若肝脏日刚，木火内寄，凉则肝宁。昔贤谓：肝宜凉，肾宜温也。

八味丸去桂，加沉香、五味。

声出于肺金，赖元海之气旺，俾阳中之阴，承载于上而声音自扬，久嗽气散，不受参、芪甘温，议金水子母方。

生地、阿胶、鸡子黄、川石斛、穞豆衣、天冬。

二十剂后，接服都气丸。

阴火咳嗽呛血，寒热。

六味丸去萸肉，加青铅、白芍。

下元虚咳，肾不纳气。

桂七味去萸肉，加牛膝、白芍。

劳伤咳嗽。当归建中汤。

酒客大便不实，脾胃由来不旺，奔走劳动，失血。止血理嗽药味，无非清降滋润。声音失响，肺痿气馁，为难治之病。

人参、米仁、炙草、白芨、黄精、茯苓。

据说气冲即起咳嗽，病已经年，食减无力，此内因之病。越人谓：下损及胃，岂是治肺。小建中汤。

咳嗽在先肺病，近日冷风外受，气闭声音不出，舌边赤，带黄苔，风寒已变为热，议：

越脾汤加米仁、茯苓。

面色明亮，脉弦，此属饮邪，饮伏下焦肾络。中年冷暖不和，烦劳气伤，着枕气逆，饮泛喘促，咽诅。治之能效而不能除根。越脾汤。

脉沉为饮，饮泛哮喘，不得偃息，此因热取凉，故举发不已。宿病难以除根，姑与暂安之计。

越脾汤加元米。

喘嗽不得安卧，舌白，粘涎多吐，脉得右部劲实，此为饮邪上干阻遏气分，渴思饮冷是暑风内发，议金匮法。

桂枝、五味子、干姜、白芍、炙草、杏仁、石膏、茯苓。

饮泛哮喘。

五味子、石膏、茯苓、炙甘草、白沙糖、干姜、杏仁。

冬至一阳来复，老人下虚不主固纳，饮从下泛，气阻升降而为喘嗽，大忌散药寒凉苦泄。先哲有云：饮家而咳，当治饮不当治咳。后人每以老人喘嗽，从脾肾温养。定议者恪遵古训也。

桂枝、五味子、干姜、炙草、南枣、茯苓。

高年下元必亏，凡交冬季，藏纳自少，饮邪上泛，气喘咳嗽，夜坐不得安卧，显是少阴肾病，议开太阳散饮。

小青龙汤去麻黄、细辛。

受寒哮喘，痰阻气逆，不能着枕，与金匮法。

桂枝、干姜、五味子、杏仁、茯苓、炙草、麻黄、白芍。

饮为阴邪，入暮上升气逆，有年阳薄，自易浮肿胀满。仲圣古法，每于未发时则用通阳驻阴，小青龙为表中之里方也。

桂枝、茯苓、五味子、米仁、炙草、白芍。

冬藏失司，咳吐涎沫，是肾病也，治之肺药，自然少效。

桂枝、五味子，炙甘草、云茯苓。

久嗽失音，脉小，痰冷，此肺虚气馁，不易骤愈，酒家有饮，邪入暮冲气为重。桂苓五味甘草汤。

酒家易生痰饮，日加骨痛烦倦，是劳伤阳气。金匮云：饮家咳喘，当治饮不当治咳。议用桂苓五味甘草汤。

肾阳受伤，饮逆冲上及胃，其状如魔。宿疾经年，须明病在何处。

桂枝、五味子、甘草、干姜、细辛、茯苓。

背寒为饮，凡遇冷或烦劳，喘嗽气逆，聚于胸膈。越日气降痰厚，其病自缓。年分已多，与金匮法。桂苓五味甘草汤。

昔仲圣论痰饮分二要，外饮治脾，内饮治肾。又云：饮邪当以温药和之，阅方是温养肾脏，极为合理。但以附子通阳，入于滋阴剂中，反为束缚而不灵。议壮元阳以消阴翳，培土制水以消留垢，与真武汤。

白术、茯苓、白芍、干姜、附子。

痰饮留伏而发，最详金匮玉函。以内饮治肾，外饮治脾，更出总括一论，饮邪当以温药和之。数年前寒暄感触至病，今屡发，势甚于前。男子中年以后，下元自衰也。

附子、山药、山萸肉、丹皮、泽泻、胡桃、熟地、五味子、茯苓、坎炁

阳微浊泛，必藉温通。真武汤。素患哮喘，年来腹中渐渐痞闷，妨食，肛门尻骨坐则不适，行动起立刻刻气坠，若大便欲下之象，是肾虚不司收纳，勿见痰治痰。

肾气丸加胡桃、沉香。

阳虚痰饮，心悸。苓桂术甘汤。

卫阳虚，痰饮久聚，背寒身痛，肢臂麻木，宜固卫建中。

苓桂术甘汤加半夏、蒺藜，姜汁泛丸。

痰病身麻。

白术、橘红、半夏、枳实。

鸡子制蒺藜，竹沥姜汁泛丸。

寒气溢饮。

人参、半夏、白术、茯苓、生姜、附子。

变幻百出，自难名状，病伤阳气，痰饮内扰，仍然纳食，议从支饮。

牡蛎、生白术、福泽泻、姜汁，煎汤泛丸。

痰病，语言蹇。

白术、制胆星、远志、橘红、枳实、附子、茯苓、杭甘菊。

心中懊恢，气分痰热未平，噎痛，用温胆法。

竹茹、半夏、枳实、陈皮、茯苓、姜汁、桔梗。

思虑悲忧，由心肺二脏起病，不宜攻克，盖手经例以轻剂。向饮酒过量，次日必然便溏。是湿聚变痰，伤阳阻气。议解郁理气，气顺即治痰矣。

枇杷叶、米仁、苏梗、降香、菖蒲、陈皮、茯苓、白蔻仁。

理痰犹须理气，脉右浮弦，勿犯中下。

苏梗、厚朴、白杏仁，香附。

痰饮，阻遏气机清阳，遂失转旋，肌肤皆胀，其痹在营卫之间，若用攻里，宜其无效。

桂枝、香附、茯苓、姜皮、苏梗、降香。

酒肉生热，引湿变痰，忧愁思虑气郁助热，皆令老年中焦拒格阻食。姜半之辛开，姜连之苦降，都属克伐。议不伤胃气，冬月久可用者。

北梨、莱菔子，捣烂熬膏，晨服五钱。

膏方：蔗糖、花粉、川贝母、杏仁、米仁，同熬膏。

壮年之秋，咳嗽：头痛，鼻流清涕，肢臂麻木，心悸，脉左平右弦。此属痰饮阻其气分。

喘逆

汗出而喘无大热者，与张长沙法。麻杏石甘汤。

营卫少和，时时喘逆。仲圣云：喘家，作桂枝汤加厚朴、杏子佳。

桂枝、白芍、川朴、姜皮、茯苓、杏仁。

面肿，气喘呛不止，音渐哑，酒客素蕴湿热，上薰及肺，为肿为喘。按经湿淫于内，治以淡渗，住以苦温。

厚朴、茯苓、滑石、芦根、杏仁、米仁。

治节失司，诸痿喘呕。

桑叶、沙参、杏仁、芦根、川贝、枇杷叶。

热蕴于肺，清肃不行，周身悉肿，气逆而喘。

川贝、冬瓜子、芦根、杏仁、苡仁。

寒热，口渴，虚喘。

桂枝白虎汤加玉竹。

痰热交结，腹膨胸胀，气不运行，呻吟喘息，与理气疏滞。

葶苈子、莱菔子、川朴、橘红、神曲、苏子。

哮喘，气逆不卧。

小青龙去麻辛，加杏仁。

中虚欲呕，色白，脉濡，微微喘逆。

人参、於术、炙草、白蔻仁、广皮、茯苓。

下虚，吸促嗽喘。

熟地、茯苓、坎炁、五味子、胡桃、青铅。

喉燥咽干，咳痰带血，行走气促如喘，肝肾阴亏，与从阴引阳法。

生地、天冬、女贞子、茯神、龟板、秋石、阿胶、麦冬。

五液内耗，气不归元，时时喘促，徒恃草木无益，有情血肉斯为上治。

熟地、人乳粉、猪脊髓、知母、龟板。

肾虚精夺阳失，内交外泄为汗。肾脉循咽，元海不司收摄，冲气升腾，水液变痰，升集壅塞而为喘促。夏月阴内阳外，恶寒属阳虚，究其源头，阴分先亏，损及乎阳也。

天真丸去芪术，加鹿茸、胡桃、补骨脂。

久痢伤肾。肛坠，食不消化，行动气冲欲喘，本怯无疑。石刻安肾丸。

阳虚痰喘。真武汤。

饮逆虚喘。

八味加沉香、胡桃。

肾虚膝痛，气短喘咳，便血。

六味丸加生杜仲、芡实、胡桃、甘杞子。

短气，动则喘逆，中年下焦已惫，冬月失藏见红，用固纳摄法。

熟地、五味子、山萸肉、生山药、龙骨、茯神。

阴虚内风，头痛欲喘。

六味丸加甘杞子、白蒺藜。

不寐

阳气上扰不下，交于阴，汗出不寐。经言：阳跷陷，阴虚目不瞑。用半夏汤者，取义引阳入阴也。

川连、半夏、茯苓、秫米、枳实。

痰饮乃阴浊所化，阻遏阳气，不入于阴，夜不熟寐。《灵枢经》用半夏秫米汤，谓通阳交阴。饮邪不聚，天王补心丹。一派寒凉阴药，适与浊邪树帜。仲圣云：凡饮邪当以温药和之。

半夏、茯苓、秫米。

烦渴不寐，不食。

白虎汤加竹叶。

劳动太过，冲和变为壮火，寤不能寐，少阳胆液，郁而不舒，法当补阴土泄阳木。

四君子加桑叶、丹皮。

夜不能寐，因惊而起，肝阳冲阳上逆，丑寅是阳明少阳旺时，气聚欲胀，先与两和肝胃。

钩勾、桑叶、丹皮、茯苓、米仁、黑栀、降香。

肝阳化风，上燔心热。消渴，如饥不食，不寐，因惊忧所致。

生地、阿胶、知母、麻仁、天冬。

操持太过，肝血胆液内耗，致伤二气，上冒入巅，外泄汗淋，阳跷穴满，阴跷络虚，目不得瞑，茎痿不举，最防暴仆寒厥之虞。

小麦、炙草、白芍、山萸肉、白石英、南枣。

阳升巅顶，心有狐疑。阳不下潜，入夜心事交集，寤不成寐，潜阳益阴主治。

生地、知母、茯苓、炙甘草、浮小麦、丹参。

操持太过，肝肾阳浮，夜不能寐，用金匮酸枣仁汤。

酸枣仁、茯苓、川芎、黑草、知母。

右脉平和，左寸关弦，动甚锐。面色带赤，体质清癯。禀乎木火之形，自然多动少静。加以操持烦虑，五志之阳无有不炽，宜乎寤多寐少。内风不熄，眩晕自至。经云：阳气下陷，入阴中阴蹻满，乃得卧。谋虑不决，火动阴伤，肝阳独行，乏阴和协而魂不藏，寐亦少安矣。议补心丹，兼和肝阳主治。

人参、丹参、远志、天冬、元参、生地、茯神、枣仁、桔梗、川连、麦冬、羚羊角、琥珀、白芍、菖蒲，炼蜜为丸。

不寐少寐，痰多噫气，全属胃家不和。初因嗔怒，木乘土也。

温胆汤去草，加川石斛。

惊悸

心虚惊悸，君相多升。

生地、天冬、枣仁、柏子仁、炙甘草、茯神。

阴弱阳动，心悸不寐，冬月过暖少藏，交春病至，以静药固摄。

熟地、远志、茯苓、龙骨、山萸肉、五味子。

壮年脉虚缓，心悸，畏冷，不耐烦劳。询纳食无多，精气交亏之象。凡静则神藏，徒药无益。

归脾汤去木香、白术，加甘杞子。

能食，痰血，心悸，宜暂掩卷数日。

生地、麦冬、茯神、川石斛、柏子仁、阿胶、丹参。

脉濡，心悸，眩晕。

白术、制附子。

热升，心悸，胃气未和。

人参、枣仁、神曲、枳实、炙草、茯神、川石斛。

心悸如空，痰饮上逆。

白术、茯苓、炙甘草、煨姜、大枣、半夏。

汗泄

暑湿内郁，清肃失司，呻吟喘呼，淋漓汗出不止。起于劳动太过，剧于酸涩守补。若不清泄，难免内闭外脱。

芦根、马兜铃、天花粉、川贝母、冬瓜子、桑叶。

胆热则液泄。

温胆汤加丹皮、竹叶，去甘草。

阴火必从晡暮而升，寐中呻吟，是阳浮不易归窟。形瘦，食少，盗汗，固摄为主。

六味丸加淡人中白、炒阿胶。

营卫不和，汗多，寒热。咳药泄气，胃倒变凶矣。归芪建中汤。

卫气不固，腠理自疏，急固气为主。

黄芪、白术、炙甘草、大枣、生姜、防风、附子。

封固卫阳，补益气分。

人参、白术、五味子、苁蓉、茯苓、绵黄芪、附子。

劳倦，冷暖不和，汗多。

桂枝、归身、炙甘草、南枣、煨姜、茯苓、白芍。

湿热伤气，汗多，形倦无力。

黄芪、归身、陈皮、南枣、白术、扁豆、炙甘草。

疟久汗多，脉弦实，少纳，戴阳，于救逆法。

人参、龙骨、牡蛎、炙草、生姜、大枣、桂枝、白芍、蜀漆。

旬日盗汗，脉得沉迟，已非阴虚之病。喜饮，便溏，食减。阳痿湿胜，阳微矣。

黄芪、白术、附子、防风。

头痛

头中清窍痹塞，风火挟阳上升，味变酸苦，明是火化郁火发之，治从经旨。议用茶调散，俾上窍内膜无阻。

薄荷、羌活、川芎、白芷、细辛、茶叶、荆芥、防风、生甘草、

高年气血皆虚，新凉上受，经脉不和，脑后筋制牵痹痛，倏起倏静，是阳风之邪，议用轻散清剂。

藁本、连翘、香附、鲜菊汁、鲜荷叶、苦丁茶。

寅卯少阳旺时，风乃阳气之化，清阳郁勃，气血少宣，左偏头痛，按徐之才方，十剂轻可去实。

连翘、苦丁茶、蝉蜕、桑叶、荷边、象贝、杏仁。

少阳郁勃稍舒，气血全未流畅，太阳蒙蔽，六气皆从火化，辛凉清散可安。

夏枯草、桑叶、丹皮、川贝母、杏仁、赤芍、羚羊角、连翘。

阳厥，脑后胀未已。

川芎、白芍、吴萸、细辛、归身。

肝欲散，急食辛以散之；肝苦急，急食甘以缓之。

菊花、黑栀、桂圆、夏枯草。

头晕肝风。

首乌、白芍、钩勾、橘红、半夏、姜汁、甘菊、竹沥。

阳虚体质，眩晕欲呕。

半夏、茯苓、白术、钩勾、牡蛎、橘红。

固表实脾，以熄肝风之扰。

人参、桂枝、白芍、牡蛎、龙骨、炙甘草、黄芪。

阴虚内风，头痛欲喘。

六味丸加甘杞子、白蒺藜。

壮年头晕欲哕，阳升上冒，当用六味以和阳。

六味丸去萸肉，加生白芍、淡秋石、肥知母。

少阴不足，阳明有余，溢血头痛。玉女煎。

向老操持，心阳易动，挟龙相自至阴之藏直上巅顶，贯串诸窍。内因之病，不比六淫客邪。诊脉坚而搏指，温下决不相投，仿东垣治王善夫法。滋肾丸。

入暮火升，头痛。滋肾丸。

近日冬温，阳气少藏，兼之烦冗劳心，诸络脉皆震动。早晨当午为阳中之阳，少阴本亏，阳自上越。耳鸣头晕，口腻，舌黄，上实下虚之症。议滋肾丸。

每日烦冗，必巅顶痛，齿胀。木火内焚，火源少制，岂芩连栀辈所宜。丹溪补阴丸。

厥阳上巅，神迷失血。龙荟丸。

巅顶头痛，溲淋便难。龙荟丸。

住居临海，风瘴疠气不比平原，人众稠密。瘴秽侵入脑髓骨骸，气血不和，壅遏内蒸，头面清阳痹阻。经年累月，邪正混处其间，草木不能见效，当以虫蚁疏通逐邪。

蜣螂、威灵仙、蜂房、川芎、火酒飞曲为丸。

肝风眩晕，肢麻，嘈杂，心悸。

生地、阿胶、女贞子、茯神、麻仁、天麻、天冬、白芍、柏子仁。

肝风眩晕，痰升欲厥。

人参、甘杞子、杭菊炭、半夏、茯苓、桂圆。

五官

风热内壅，目赤肿痛，辛散结，苦泄热主治。

荆芥、连翘、黑山栀、杭甘菊、草决明、蝉衣。

眼胞湿烂，目痛羞明，客游途次风寒，业已化热，平昔嗜酒，湿热内结，与苦辛寒。

薄荷、淡子芩、赤芍、米仁、茯苓、杭甘菊、桑叶。

怕热羞明，内眦赤痛，辛解不效，议与苦寒，兼和瘀滞。

川连、酒军、归尾、连翘、草决明、黄芩。

诊脉沉数，不特羞明怕日，即寻常器用除黑色外，悉视为焰火。饮食如常，问无痛楚。赤肿燥火内结垢滞，旬日不行，议釜底抽薪法。

酒制大黄五钱，煎十沸服。

稚年过食伤脾，腹膨络阻，精气不能上注，目暗不明，不赤痛，非风火客邪，荆防羚连何用，与和中疏滞宣通理气。

香附、大腹皮、莱菔子、焦山楂、六神曲、厚朴。

高年目暗不明已久，血络空虚，气热乘其隙，攻触脉络。当夜痛剧，是热气由阴而上。不比外感客邪，医用温散攻坚诚大谬矣。

羚羊角、连翘、丹皮、归身、橘叶、夏枯草。

头痛偏着于左，是少阳厥阴为病，药露取其气升，不取味浊能升，清邪在上，议血中和药。

蔓荆、川芎、橘叶、谷精、连翘、归身、荷边、密蒙花，蒸露。

自说本来无病，饮药酒反病，避尝寒热温凉，致伤胃口。近加丧子，目瞀胞垂。无治病捷径，且与疏肝散。

桑叶、黑栀、橘叶、香附、丹皮。

眼腔上下，脾胃之脉循行，垂不开阖，太阴脾络已倦，甘补多服为宜。

於术、归身、甘杞子、广木香、桂圆、杭甘菊、黄芪、炙草。

脏真系于目珠，不独肝窍，中年五液少充，陌挟内风上乘，清窍先蔽，非六气致损，当酸收甘缓主治。

人参、甘杞子、山萸肉、甘菊炭、炙甘草、五味子。

新产血去过多，陡然失明。经言：液脱者目不明。

熟地、归身、白芍、甘杞子、黑料豆、桂圆、阿胶。

向年戌时发厥，曾以肝肾之阴虚损，阴火内风蒙神治愈。五载迄今，左目流泪，至暮少明，胃脘痛。一经言：肝脉贯膈入胃，开窍于目。据症全是精血内怯，若云平肝疏克，攻治，相反矣。

熟地、甘杞子、黄菊花、桂圆、谷精草、天冬。

左目暗，经先期。

石决明、女贞子、白芍、柏子仁、生地、桂圆、天冬、茯神。

阴涸丧明。

熟地、远志、芡实、五味子、生山药、川石斛、龟板、茯神，莲肉、甘杞子。

五旬年岁，不自闲适，脑怒烦动，五志之阳，易于上升，一而肝胆相火，为甚三年。曾制壮水之剂，加磁石、龟板，是乙癸同治之义。今春暴暖多风，风热上搏，清窍为蒙。湿热为浓水，此客邪乘本体之虚。治表宣轻扬清上，安闲静坐，渐渐向妥。

羚羊角、连翘、黄芩、赤芍、草决明、薄荷、黑栀、荷叶。

耳痛是少阳风热。

桑叶、连翘、钩勾、夏枯草、浮小麦、丹皮。

咳多痰，耳失聪。

苏梗、紫菀、杏仁、半夏、陈皮、生甘草、前胡。

风动耳闭，经气逆行，鼓动所户，嘈嘈作风雨声。

白蒺藜、苏梗、半夏、菖蒲、连翘、白茯苓、桑叶。

脉左坚，咽痛耳胀，日暮火升竞夜。滋肾丸。

耳为肾窍，又为肺穴。肺有伏热，亦能耳聋。况阴既大亏，肺金不复生水。可知今若投以浓味救阴，必然先阻胃气。莫如以轻清者，先救肺阴生水脏为妥。

扁豆、朱砂、鲜骨皮、鲜稻穗、麦冬、橘红，上六味煎汤频频与服。

精髓内竭，宗脉耗损。经言：精脱者耳聋。即填之补之，恐未速效。

熟地、山萸庭、五味子、茯神、石决明、龟板。

液虚风动，消渴耳鸣。

生地、天冬、茯苓、牡蛎、白芍、阿胶。

病后耳聋，微呛，喉中不甚清矣，是阻不上承。阳挟内风，得以上侮清空诸窍。大凡肝肾宜润宜凉，龙相宁则水源生矣。

人参、阿胶、白芍、茯苓、珠菜、生地。

肾虚气逆，耳闭失听。经言：地气冒明。仿西昌喻氏法。

熟地、山药、丹皮、磁石、龟板、沉香、山萸肉。

耳为宗脉所聚，以窍言之属水，以声言之属金，以经言之手足少阳俱会其中。兹脉来软弱，形色少充，耳鸣倦怠。病后气弱未复，九窍不利，都属胃病。议补中法。

人参、茯苓、炙甘草、陈皮、白芍、於术。

肾虚耳闭，肾气丸。

鼻空流血，太阴肺病，苦辛开结主治。

茶调散。另用辛夷、冰片、细辛、麝香为末，搐鼻。

鼻为肺窍。方书治鼻渊，不外藏、辛、散。然鼻气通于脑，脑为髓之海，阴虚之人尝多。是症诊脉细数，形羸瘦，瘰病不已。显然阴亏虚损，与填阴和阳法。

熟地、天冬、麦冬、牡蛎、山萸肉、阿胶。

脉细，形瘦，久咳欲呕，龈齿肿痛，脑液注鼻窍出，精髓内乏，浮阳易动，填实下元为正治，岂可寒凉损胃。

天冬、熟地、人参、女贞子、旱莲草、淡秋石、麦冬、生地、五味子。

脉象空悬，气窒声音不出，舌为心苗，热灼则舌本硬，心营肺卫主治。

羚羊角、川贝母、竹心、银花、赤豆、连翘。

舌麻内伏痰饮。

六君子汤去白术，加干姜。

面部为流行阳气之所，诸窍相贯。前年鼻窒流水，余以鼻窍应肺。肺为柔金，恶寒怕热，议用茶调散。以肺邪治法宜辛，辛则通窍。茶苦气轻，不比芩、连直折，即《内经》苦辛泄肺清窍之义，继而见效。搐鼻，辛夷、细辛、冰片、麝香，一皆辛香开窍。既开复闭，必因复感客气。至于耳聋脑痛，不独在肺一经。可知询脑痛在夜,是厥阳上干,宜从阴亏治本。其昼日失聪,当疏少阳。阳明留热,以六淫客邪久从火化耳。

六味丸加知母、磁石、川黄柏,另用皂角末搐鼻,取涕。

咽喉

表受寒邪,误用滚痰下夺,表邪内结,肺痹音哑喉痛,仿十剂例轻可去实。

射干、蝉衣、牛蒡子、连翘、杏仁、生甘草、麻黄、滑石。

伏热,口碎咽痛。

元参、射干、甘草、连翘、花粉、银花、桔梗、牛蒡子。

烟薰犯肺,呛逆喉痛,宜清气分之热,轻可去实,味重即非治上之法。

沙参、桑叶、豆皮、生草、灯心、玉竹。

外邪闭阻肺窍,用轻药治上,食可下咽,水必呛,此喉气有阻,仍与辛润。

桑叶、紫菀、茯苓、通草、杏仁。

室女喉痹,上热下冷,是清志郁勃之热上灼,有升无降,于归宜速,医药无效。

川贝母、钩勾、茯苓、夏枯草、神曲、连翘。

接服方:川连、夏枯花、香附。

脉弦,久嗽咽痛,阳虚挟饮。

桂枝、米仁、炙草、生姜、大枣、茯苓。

精夺阴损无以生聚,致肾中龙雷之火闪烁,喉痛声嘶。若徒治以寒凉清火,犹之大雨倾盆,而电光如故耳。考肾脉循喉咙萦舌本,诸络贯通出乎耳窍,必得阴中五液内涵,然后龙光不致上射。冬月不克藏精,入春阳泄必加沉重,夏半阴不肯生殆矣。猪肤汤。

肛疡成漏年余,真阴五液俱损,纳食在胃,传至小肠而始变化。因咳痰不出,呕食乃已,喉痛失音,涎沫吐出,喉中仍然留存,明明阴火闪烁,蒸变液为涎沫。若见咳哑,徒清金润肺,日就其凶。猪肤汤。

咽痛,龈血未愈,脉得左搏,黄昏火升。滋肾丸。

每交五六月,喉间宿疾蛾发,既愈仍有鼻塞,火升上热下冷,经水或前或后,形瘦,脉小数,是阴弱不旺,肝阳左升太过,肺气右降不及,阴亏于里,阳泄上浮。

人参、阿胶、天冬、丹皮、丹参、石决明、生地、黑料豆。

喉痹五年，遇劳即发，发则腰痛遗泄，少阴主治。

人参、天冬、麦冬、生地、熟地。

下损火升，喉痛。

生地、熟地、知母、黄柏、生甘草、远志、天冬、麦冬。

阴虚，发喉痹，少阴起也，本援之征。

元参、牡蛎、茯苓、鸡子黄、生地。

完姻太早，精未充而先泄，形色日瘦，秋深喉痛，是龙雷少制，由肾液之枯。

人参、茯神、胡桃肉、紫石英、五味子、女贞子。

色脉是阴虚，喉燥，妨食，阴乏上承，热气从左升，内应肝肾阴火。前议复脉，即大便滑泄。知胃气久为病伤，不受滋阴。自当安闲静养，不徒偏寒偏热已也。

人参、扁豆、川石斛、茯神、木瓜、沙参。

咽痹，痰咸，是胃虚水泛，下焦无力，浮阳上升，阴不上承，以咸补甘泻实。

熟地、远志、茯苓、青盐、补骨脂、胡桃、苁蓉，红枣肉为丸。

问病原，诊脉虚数，夏季病甚，交大雪喉痛，痰血，梦遗，此下焦精血亏损，冬不藏阳，仍然泄越，与从阴引阳。附子七味汤。

呕吐

阳明胃逆挟肝胆之火，肺金清肃失司。古云：诸呕吐酸皆属于火，诸逆冲上皆属于热。

枇杷叶、半夏、赤苓、竹茹、广皮、生姜。

气火风饼上逆，呕吐膜胀，二便皆通，非有形之滞，与酸苦泄热。

黄连、乌梅、白芍、牡蛎、橘叶、川楝子。

入呕吐，不知饥饱，肝木犯土。

川连、半夏、川楝子、吴萸、茯苓、白芍。

疟邪虽轻，而呕逆不止，七旬又七之年，症非轻渺，与安胃法。

人参、川椒、干姜、川连、枳实、乌梅。

厥阴气冲，填心呕逆，先寒后热，宿病腹痛痢加。

人参、桂枝、川椒、茯苓、黄连、乌梅、附子、干姜。

呕吐蛔升，是胃虚阳薄，肝木来乘。昔人云：吐蚘无热症，必用姜附以泄浊，人参补胃理虚。但虫升，必佐酸苦以降伏之。若甜味仍上升矣，厥阴相火内寄。阳明又属阳土，辛温必佐酸苦寒者，恶其纯刚也。

乌梅丸去黄柏，加川楝子、白芍。

瘀浊上下涌泄，身中阳气大伤，此反胃之兆，理宜辛温通补。旋复代赭汤镇逆气之冲，仍用姜枣人参养中，亦属稳法。服之不应，非强镇为事矣。脉大无神，舌白。据说涌逆由脘下脐上，胃病无疑。议制木安土。

桂枝、川连、川椒、茯苓、乌梅、附子、干姜。

食已少倾酸水，涌吐，饥时不食，仍不安，适久病，胃虚阳不运行浊阴。窍踞春季以开导气分，辛温不效。思虚中挟滞，泄浊温通，必佐养正。苟不明避忌食物，焉能取效。

人参、吴萸、川连、干姜、茯苓、半夏、附子。

情志不和，病起于内，脘痛，吞酸呕吐，卧着气冲，必自下起，议泄木安土。

人参、半夏、吴萸、川楝子、乌梅、干姜、茯苓。

食入恶心，是胃阳微，宗仲圣辛甘法。

人参、半夏、吴萸、川楝子、乌梅、干姜、茯苓。

胃弱，呕不能食。

吴茱萸汤加半夏、茯苓。

胃脘痛，咽食又噎，近加涌泛粘涎。中年劳瘅阳伤，清气不司旋转。不饥，大便不爽，寻九窍不和，都属胃病。

人参、半夏、芦巴、萆薢、茯苓、生姜。

食入拒格，呕吐涎沫。

半夏、益智仁、枳实、生姜汁。

便溏，食下半日即呕出，是中焦阳微。

附子理中汤加陈皮、茯苓。

脉缓，右关弦，知饥恶食，食入吐出，肢软，便溏溺少，不渴，胃阳微，开阖之机已废，老年噎膈反胃乃大症也。

人参、干姜、茯苓、粳米、生姜、附子。

通胃阳法得投腑病，原无取补，只以高年积劳，阳伤之质所服。开肺即是泄气，芩连苦寒折阳，令以姜汁与干姜附子并用，三焦之阳皆通耳。若枳朴更加泄气败胃，与前议悖矣。

人参、茯苓、干姜、附子，另服玉壶丹。

老年疟后，入冬痰嗽，食入脘中停滞，微痛，而后下膈呕吐都是痰沫，中焦开合失司，议理中转运乾健之阳，俾痰沫浊气不致留聚。

人参、附子、川朴、茯苓、干姜。

向有瘕气冲逆，即呕吐妨食，再加积劳阳伤，渐渐胀涌吐涎沫。向老之年岁，最怕关格，非小恙也。

人参、半夏、吴萸、茯苓、大茴香、川连。

冷气侵胃，呕吐脘痛，以辛香开之。

良姜、半夏、吴萸、红豆蔻、茯苓，另服苏合香丸。

宿患胃痛，食懈呕吐，并病法。

良姜、川楝子、延胡索、半夏、姜汁、乌药。

气血已衰，噎膈反胃。缘操家劳瘁，多伤心脾之营。营液日枯，清气日结，食脘渐渐嗌窄，郁久痰涎内聚，食入迎涌而出，此乃气分之邪。若用萸地杞子滋养肝肾，焉能济事。大半夏汤。

面色萎黄少泽，脉来濡小微涩，此壮盛积劳，向老阳衰病至。食下气逆，搅阻阳明，反胃拒格。安静快活可延年岁，药饵无却病也。大半夏汤。

脉弱，能食，脘中微结，寐不宁静，痰饮上升，必咳吐而爽，此阳气不足，转旋失司，议补虚宣通胃阳。大半夏汤。

血凝气滞，胸中清阳不主旋转，涌吐胃损。内风鸱张，色夺晕厥。脉左弦空，右缓涩，胃虚肝乘呃忒妨食。宗仲圣胃虚客气上逆，例用旋复代赭汤。

人参、旋复花、代赭石、半夏、姜汁、南枣、茯苓。

通中焦气血，痛缓，呕食，是胃虚气逆，议用旋复代赭石汤。

脉弦，谷食下咽，胃脘勒痛，晨吐清痰，有年胃气已惫，浊饮交结噎膈之基。

人参、半夏、旋复花、生姜、大枣、茯苓、广皮。

阳伤反霄。

桂枝、干姜、茯苓、川连、厚朴、附子。

中年已后，中宫阳气日薄，烦冗操持，少火悉为壮火，清阳不主旋转，食下涎沫上涌，噎膈反胃，从此而炽。但无形之伤最难治疗。秋月病加，深春重剧进。

黄连汤。

高年，下不便上不纳，谓之关格。缘阳气不主旋转，津液少运，结痹于脘。粘涎自涌，肠液下涸，腑气不宣，以致大便艰苦，皆衰惫见端。据说平日所服右归参茸，二十年甚安。禀质原非积热有余，议中下分治法。

人参、白蜜、川椒、姜汁，夜服半硫丸。

八日间痛发一次，日来不饥，大便不爽，浊阴自下冲上，即有呕吐之象。

半硫丸半两，匀十服。

遇劳烦，脘中必气窒，噎痛。桂枝薤白汤。

肌色淡白，脉右弦左缓弱。大便久溏，嗳噫哕声不已。日前因吐蛔起见，以酸苦泄艇热。病人说服药后不饥，脘痞，乃中宫阳微，酸苦属阴不中病矣。议运中焦之阳，辛以胜酸。

人参、生姜、川朴、胡卢巴、益智仁、茯苓。

呛呕，下焦寒冷。薛氏八味丸。

发堕于少壮之年，能食不化，噎气，小便淋浊，便粪渐细，脾肾损伤，宜缓下焦以醒中阳。济生肾气丸。

咽中气阻至脘，物与气触则呕，病及一年，大便由渐窒塞，夫气降通行全在乎肺气，阻津液不流上枯下燥，且清上焦气分。

枇杷叶、苏子、杏仁、黑栀，姜皮、桑叶。

食入气冲，痰升阻塞咽脘为反胃，病起于久积劳烦，自能身心安逸，可望延久。

枇杷叶、柏子仁、桃仁、火麻仁、苏子。

脉右虚濡，左弦搏。老年噎膈颇多，须分有形无形。据说先在右，今在左，有移动之意。谅非瘀留痰聚，酒客性不爱甘，议与刚药。

郁金、茯苓、姜汁、丹皮、钩勾、川楝子、半夏。

酒热入血，越七年变成反胃，妨食，呕吐涎沫，大便仍通，结痹在中脘，姑以通瘀开痹。

韭汁、杏仁、延胡索、姜黄、墨汁、蒲黄。

噎膈反胃，润而行之。

旋复花、青葱、青皮、桃仁、归尾、新绛。

情怀悒郁，肝胆木火犯胃，食下粘涎上涌，食物不出：与反胃不同，当从肝病吐涎沫，例与酸苦泄热。

川连、白芍、乌梅、藿香、广皮、黑栀。

平昔嗜酒，酒热积于肺胃，阴液下枯，阴津变痰。鼻塞多呛，食减无味，旬日更衣下如羊屎。老人关格治之极难，酒人性不爱甘，色脉又不可湿热。议以铁瓮申先生琼玉减蜜方。

人参、鲜生地，临服加沉香末、琥珀屑。

脉沉弦，痰饮瘀血阻着中脘，吐沫，拒食，因饥绝劳伤，损及清阳。年已望七，久延关格。

苏子、桃仁、陈皮、韭汁、姜汁、半夏。

胸腹

食物有形之滞，从胃入肠，若心胸阳气流行之所不得，认作留滞，阳不旋转，以致痹结。

栝蒌薤白白酒汤。

胸痹，是上焦清阳不为舒展，昔仲圣以轻剂通阳。

桂枝、薤白、半夏、生姜、栝蒌。

胸中与太空相似，纤毫秒淬不得留着。今痹而不行，经脉缓急，全因阳气少运，阴邪上乘所致。与金匮法。薏苡附子散。

腹中宽爽，胸中似闷，痰气上凝，治痰先须理气，气行痰湿自解。

白蔻仁、半夏、橘红、茯苓、米仁、枳壳。

胸中阳气不舒，据说偶然阻塞，暖气可爽，投以地黄腻药，治相反矣。中年劳形，都主伤气。

早服桑麻丸，晚服威喜丸。

偶食闭气之物，胸中痞闷，不饥，脉小涩，怕寒冷，清阳阳气受伤，不宜专用消克。

荜拨、广皮、杏仁、生姜、益智仁、川朴、苏合香丸。

心下胃口之上，病有月余。每痛发少进食，痛少缓饱食即是，可知厚味助阴伤阳，当戒也。

荜拨、苏梗、香附、乌药、延胡索、红豆蔻、高良姜。

寒凝气滞，脘痛难解。

桂枝、丁香、乌药、广皮、香附、白蔻仁。

气滞食停，脘痛。

丁香、莱菔子、广木香、建神曲、焦山楂、白蔻仁。

气滞胃痛，随触随发，易简荔子散。

广木香、荔枝，各等分为末，每服一钱，白汤下。

痰阻气逆，胸膈满闷，漉漉有声，痛连背胁。

苏梗、半夏、海浮石、川朴、茯苓。

据说逗留客邸，情志少适，遂脘中两胁按之而痛，大便不爽，脉来弦坚，面色不华，纳食虽少，虚中有滞，与宣通腑络。

桃仁、半夏、橘红、海浮石、瓜蒌仁、枳实。

冒暑胃痛。

香薷、川朴、滑石、生甘草、川连、鲜荷叶汁。

火郁脘痛，脉来洪数，喜冷烦热，焦渴。

乌药、姜皮、川楝子、黑栀、半夏、延胡索。

脘上作痛胀，不通。

藿香、广皮、乌药、厚朴、枳壳、木香。

湿痹，阻其经络之气，胀满，不食不卧，治在太阴阳明。

草果、槟榔、半夏、茯苓、川朴、青皮、川楝子、木通。

口腹不节，致伤脾胃起病。凡偶有所触，即为腹痛。屡发不已，用古枳术加减。

白术、麦芽、木香、枳实、神曲、乌药、荷叶饮为丸。

病有一年，食饱腹膨微痛，便溏，咳痰，越几日必熇熇身热，此劳神由脾胃失运，郁而成热，岂地黄滋腻阴药所宜。

米仁、南楂、茯苓、陈皮、湖莲、麦芽、白术、桔梗。

阳气不宣，腹痛便秘。

生白术、茯苓、川椒、川朴、干姜、小茴香。

据说膜胀左胁，痛势休息，大便粘浊，自觉冷痛。凡五脏锢结为积，六腑浊痹尚聚。数年久恙，骤难以轻剂，议温下法。

附子、川朴、草果、陈皮、大黄、青皮。

操家烦冗，兼多嗔怒。肝脾不和，嗔胀由胁至脘。木犯中土，自然不饥妨食。理气舒郁，和其中宫。

香附、茯苓、南楂、神曲、橘红、钩勾。

久郁，肝脾积损，风阳易动，面浮跗肿，脘中胀痛，总以轻扬之剂舒肝胆和脾胃，不用大消大补。

桑叶、川贝、橘红、神曲、丹皮、郁金、茯苓。另服茶调散，苦丁茶送。

热自左升，脉出鱼际。情志悒郁，肝胆风木顺乘脾胃。不饥不食，中脘不和，升多降少。春季木火司令，议以制偏就平，即是解郁大旨。

桑叶、丹参、茯苓、钩勾、黑栀、香附、神曲。

久郁生痰生热，气塞为痛为胀。七情之病，务在襟怀活泼，仿越鞠法。

川连、神曲、半夏、延胡索、南星、海浮石、香附、川芎、茯苓、红花。

性情古执，郁勃气蒸，粒米入脘即痛，父训宛似痴呆，由肝胆木火来克胃土。

夏枯草、川贝母、香附、橘红、黑栀、蒌仁。

益脾土之气，清肝胆之热。加味逍遥散。

阳虚胃痛，辛温见效，街衢步行，秽气内入，阳伤病呕，先驱秽浊。苏合香丸。

呕逆，心痛，肢厥。

吴萸、高良姜、半夏、桂枝、香附、茯苓

胃痛，必呕吐浊沫方舒，否则胀不解。辛香开降少效，此乃厥阴之浊上趋于阳明，致奇脉失司。背脊腰胁拘束酸楚，苟非温通下焦以泄浊沫，无他道也。

桂枝、干姜、茯苓、半夏。

每食腥油浊物，胃脘必痛。老人运行之阳已衰，浊沫皆阴，凝着乃痛。若用白蔻沉香破泄，是速其凶。

人参、附子、茯苓、桂枝、生姜、白蜜。

壮年，心下啾啾常痛，三年不愈，是营络损伤，上吐下泻，食减，岂辛香耗散所宜。大建中汤。

烦劳伤阳，腹痛，漉漉有声，重按稍缓。缘阳乏少运，浊阴凝滞。理阳为宜，大忌逐水攻滞。

附子、泽泻、香附、牡蛎，水泛为丸。

用温下法，粘浊大去，痛减气宽，迩甘痰咯颇难，欲得渴饮，议用外台茯苓饮。胁中微痛，当春应乎少阳之郁。方中加钩藤、桑叶以引经。

台人参、白术、枳实、桑叶、云茯苓、广皮、生姜、钩勾。

茯苓饮和胃以降痰饮，服一剂，脘痞痛胀皆在偏右，想从前冷痰粘积有质之滞。温下攻驱，而脾胃之阳久已亏损。仿仲圣附子粳米汤。

附子、茯苓、姜汁、半夏、粳米。

脘痛至脐上起，于下午甚，于暮夜天曙始解。因劳怒得之，显然阳气受伤，浊阴乃聚脐上。属太阴脾胃，议辛甘温主治。

人参、肉桂、炙甘草、炮姜、白芍、南枣。

呵久脐下有形突起为痛，是阴邪由下而发，奔豚之义，桂枝加桂汤。

形寒呕逆，瘕发上冲。

人参、高良姜、半夏、茯苓、吴萸。

脐下痛胀，脉沉。葱白丸。

绕脐少腹酸痛胀痛，湿热被寒郁于阴分。

肉桂、炮姜、白芍、川楝子、五灵脂、黑山栀、青皮、延胡索。

早食呕吐痰水浊沫，痛由心口引腰胯，此阳微浊阴犯络，例以辛热。

川乌、红蔻、川楝子、高良姜、茯苓、延胡索。

右脉伏，姑以左小紧。四肢冷，干呕，烦渴，厥阴浊泛，此属痛厥，姑以辛热泄浊通阳。

附子、吴萸、川楝子、干姜、茯苓、延胡索。

舌粉白，心中寒，呕痰不止，理胃阳，必佐泄肝逆。

附子、高良姜、川楝子、延胡索、吴萸、茯苓。

知饥，呕痛未止。

桂木、半夏、茯苓、延胡、黑栀。

肝病及胃，治必辛泄，制其肝胆，相火内寄，不可纯用热剂，肝恶刚也。

川楝子、半夏、生姜、吴萸、川连。

肝木犯胃。

肉桂、连、当归、乌梅、川椒、干姜、黄柏、白芍。

气自少腹，攻至心下即痛，气渐下归而散，惊恐为病，由肝肾之厥逆，按仲圣厥阴例。

桂枝、川楝子、乌梅、肉桂、干姜、川椒、白芍。

四月阳升病发，深秋及冬自愈。夫厥阴为阴之尽阳之始，吐蛔起病，必从肝入胃。仲圣辛酸两和，苦寒直降，辛热宣通，所该甚广。甘草守中为忌。

乌梅丸去归，力疆川楝子、白芍。

《内经·举痛论》一十三条，寒客为多。时当冬腊，口鼻吸入寒冷，气阻流行。痛自胸胁引及腰背俞，甚则手足厥冷。只宜两通气血主治。

苏梗、乌药、川楝子、红花、香附、橘红、延胡索。

痛两重按少缓，是为络虚。虚则气逆，忌进辛香泄气。宗仲圣肝着之病，用旋复汤。

旋复汤加桃仁、归尾、柏子仁。

身半以上，是清气行游之所。烦劳思虑，都主伤阳。痛来流走脉络，从心营肺卫立议。

杏仁、葱管、归尾、柏子仁、新绛。

情志内郁，心痛如梭，形瘦液枯，忌进燥热。

桃仁、丹皮、芝麻、杏仁、延胡索、钩藤。

脐间动气上逆，自觉块垒攻及脘中，痛胀兼作。若响动下行，痛始缓。多涎沫，大便艰苦。十年宿病，图效颇难。

川楝子、桃仁、火麻仁、郁李仁、冬葵子、延胡索。

络虚气攻为痛，久则血凝气滞，现出块垒为瘕，所吐墨汁即瘀浊水液相混。初因嗔怒，木乘土也。老人脂液日枯，辛香温散愈服愈凶。议辛润柔剂，不杂腻滞浊味。以之治络不笏按经，仿古法例。

桑叶、葱管、冬葵子、桃仁、归尾、芝麻。

少腹气冲，胃脘必痛，呕吐涎沫，三年频发，少腹已结瘕形，月事日迟，肝胃病伤及冲脉，起自嗔怒而得，治法不越调经，俾气血通行，不致攻犯脉络。古人论痛，总由络病，依此为法。

川楝子、香附、葱管、茯苓、川椒、蓬术、延胡索、小茴香。

胃痛发必呕吐，不大便。

京墨汁、桃仁、麻仁、延胡索、归尾、楂炭、韭白汁。

劳伤血络，内涸而为痛，宣甘缓之。

桂圆肉、单桃仁。

缓肝急以救胃。

生甘草二两，煎服。

胃痛引入两胁，多吐涎沫，年来辛温稍安。夫肝用宜辛，久病络虚，香燥忌进。与柔剂和之。

归尾、桃仁、柏子仁、火麻仁、桂圆、延胡索。

纳食无碍，两胁急痛，手不可按，逆行至心胸，嗳气可缓，医治无功，久而络阻，必有瘀滞。

甲末、延胡、桃仁、阿魏、麝香、地鳖虫、乳香、京墨。

据说胃痛空哕已久，冬月寒热七十余日，是时柴胡颇效，但宿病缠绵，必属内损。怕风怯寒，为阳虚；暮夜汗出，为阴损。经言：阳维阴维为病，苦寒热苦心痛是也。从奇经治。

人参、鹿茸、鹿霜、甘杞子、归身、茯苓、牡蛎、潼蒺藜。

阴维为病，苦心痛。

归身、高良姜、小茴香、单桃仁、鹿茸。

久痛无定所，纳食二便如常，此为络虚。

鹿角、甘杞子、柏子仁、小茴香、白蒺藜、归身。

心事萦怀，胸膈痞痹，多嗳吐涎。自述脐左及小腹有形丽坚，按之丽痛，大便不爽。此属小肠部位，腑病宜通。

枳实、芦荟、蓬术、葱白汁为丸。

肝络少血，木火气上膈而痛，议以辛润。

生地、苏子、芝麻、柏子仁、天冬、川贝。

风阳多动，心胸胁中闪刺痛，偏在左人身。左主升也，议乙癸同治。

生地、丹参、柏子仁、阿胶、茯神、怀牛膝。

食后左胁气逆，是肝胆热。

生地、川石斛、丹皮、茯神、柏子仁、钩勾。

悲哀太过，内损脏阴，致十二经逆乱，气血混淆。痛欲搋摩始得稍宽，寝不安，食不甘。用药焉能见效，先以心营肺卫立法。

枇杷叶、松子、苏子、麻仁、柏子仁、川贝母。

动怒，脘下痛，不欲食，是肝木犯胃。病外生枝，理气皆破泄，难用。宜制肝木，安胃土一法。

人参、乌梅、橘红、茄南香、茯苓、白芍。

壮年质薄，先天真阴不旺，食少胃痛，怕寒冷食物。中宫三阳先馁，补阴碍脾，当醒后天安谷。

焦白术、陈皮、益智仁、荷叶蒂、茯苓、白芍、炙甘草。

扶土抑木。

於术、归身、陈皮、远志、枣仁、炙甘草、广木香、白芍、益智仁、半夏曲、茯神、生姜汁丸。

积劳气血两亏，心脾失于营养，偶有所触，脘痛即至，连绵不已喜得温熨揉按全无形迹，脉微，气弱，面色少华，与甘温养血，补胃和中。

人参、归身、炙草、炮姜、肉桂、熟地。

下虚腹痛，挟寒为多，拊上无迹，病已年余。据述天癸迟，带下，未寒两足先冷，脉弱。形寒丽痛，何疑会稽法。

熟地、炮姜、炙草、附子、肉桂、归身。

胁下满闷，喘息不安，呼吸引痛，是息积也。治以肺药，息自然无效。

焦白术、白芍、桔梗、肉桂、枳实、甘草。

郁结伤肝，中脘不快，痛连两胁。

香附、茯苓、白芍、橘红、炙草、半夏。

动怒气逆，胀满，胸胁疼痛。

丹皮、青皮、川贝、广皮、香附、白芍、黑栀。

痰饮内伏，胸胁疼痛。

苏子、半夏、茯苓、枳实、白芥子。

胁痛左右，懊恼不舒，呕逆带血。凡人脏腑之外有脉络拘牵，络中聚血，中年操持皆令耗血，气攻入络，必有难明不适之病。宜通血络，俾不致瘀着，可免噎膈反胃。

旋复花、葱管、蒌皮、橘叶、钩勾、桃仁、新绛。

阴雨连朝，寒湿内客，体重，脉络少舒，食无味，脉来涩，两腰如束，酸痛不安。

胃苓汤去甘草。

感寒腰痛，手足微厥，仿仲圣当归四逆例。当归四逆散。

六旬年岁，禀质丰盛，素嗜烟酒，湿热聚于大肠，腰痛忽作如针刺，脉来洪数，膀胱胀急，小水不通。

龙胆草、川黄柏、木通、猪苓、泽泻、绿豆衣、黑山栀。

因嗔怒腰痛。

丹皮、青皮、赤芍、陈皮、乌药、黑栀。

停痰气滞，腰痛。

南星、陈皮、茯苓、乌药、半夏。

闪挫腰痛。

单桃仁、青葱、新绛、怀牛膝、稽豆衣、归尾。

又方：官桂、乳香、没药、怀牛膝、杏仁、归尾。

男子八八而精气绝，气闪腰痛，奇脉失司，温养充补，必须入络之药。

人参、甘杞子、归身、潼蒺藜、怀牛膝、羊肾、鹿茸、小茴香。

阴虚火盛，腰痛如折。

知柏八味丸加猪肾，用秋石汤送。

劳役伤肾，腰痛。

熟地、归身、苁蓉、杜仲、补骨脂、怀牛膝、山药。

少阴寒湿腰痛，用本事法。

鹿茸、归身、小茴香、羊肾、菟丝子。

疝气

春令少阳甲木司职，颐肿方愈，即发睾丸肿痛，仍是温邪内袭少阳，不上即下耳，勿从疝门例用辛香。

桑叶、连翘、赤芍、黑栀、大力子、桔梗。

寒热疟作未愈，过食寒冷果品，邪从下陷，囊茎俱肿，小水仍利，与小柴胡汤。

柴胡、草果、半夏、茯苓、青皮、川朴。

湿热下注，少腹拘急，睾丸肿大。

龙胆草、川楝子、延胡索、赤芍、橘核、滑石。

两年久病，决非风寒暑湿。据述腹鸣不和，左胁坚硬，直至少腹睾丸。子和七疝，主肝为多。男子怂欲，伤及冲任亦多。是病辛香流气，壮年可用。

黑栀、小茴香、青皮、广木香、茯苓、泽泻、川楝子、橘核。

气疝攻冲，兼有肠红，从丹溪法。

黑山栀、川乌、青木香、川楝子、小茴香。

寒入膜原，宿疝举发，疏滞清胃，泄肝止痛。

川朴、川楝子、延胡索、青皮、青木香、橘白、小茴香。

下焦水冷，睾丸偏大。

附子、川椒、大茴香、芦巴、川乌、川连、吴萸，为末，黑豆汁泛丸。

疝坠于右，筋缩痛连少腹，寒主收引，议进温通，入厥阴之络。

川乌、橘核、川楝子、小茴香、甲末、乳香，为末，韭白汁丸。

寒疝，睾丸偏痛。

橘核、吴萸、川楝子、木香、荔核、乌药、延胡索、香附。

痛不已，右坚，欲疝瘕。

川楝子、茯苓、姜汁炒黑栀、小茴香、橘核，接服桂枝汤加桂。

寒疝，少腹胀满，二便不通。

单桃仁、小茴香、延胡索、广木香、归尾、吴萸、川楝子。

虚质，肝络受寒为疝，议温养，入营和血。

桂心、小茴香、归身、茯苓、冬葵子、桂枝、橘核。

疝属肝病，予和每用辛香泄气。老人睾丸偏水液，溺有淋，是下元已亏，固真理阳犹恐不及。

鹿茸、川椒、炒黑韭子、补骨脂、小茴香，为末，羊肾作丸。

疝宜辛香流气，精滑多以固涩，两病治法不同，畏冷力怯，以柔温通补冲任。

归身、大茴香、茯苓、蛇床子、苁蓉、韭子、青盐，研末，羊肾为丸。

下虚，宿疝举发，忌进辛香破泄，按长沙公归姜羊肉汤。

当归、羊肉、青盐、生姜、小茴香。

瘕疝，由客气凝结经脉，用毒药锋锐，走而不守，气血通行乃解。酒性湿热下注，蒸血为脓，疡溃半年，不用温燥。天真丸。

寒入阴脏之络，结为气疝。痛则胀，升气消，绝无踪迹。老年下元已虚，不可破气攻疝。温养下焦，尿管胀或阻溺。今议温下佐通，仿香茸丸。

鹿茸、韭子、大茴香、蛇床子、归身、覆盆子、青盐、麝香。

七疝，肝病为多。有声响，属气疝。寒入膜络，积疝。坚硬下坠，中年不可从子和法，用八味加大茴香、胡芦巴。积疝因寒而剧，脊骨痛及尻髀，伤主奇经。考古治疝，多主辛香流气。今每痛必坠，泄气无用，与升阳一法。

鹿茸、茴香、生姜、羊肉、归身。

睾丸痛，先左后右。初春寒威，乘下虚入肝络，客邪凝坠为疝。理必宣通托邪，与平素服饵温补。别温护其下，此病可以不发。

桂木、山甲、韭白汁、土炒小茴香、归身、茯苓。

遗浊

勤读遗精，无形有形两损，胃纳渐减，着眼后天生气，主治妙香散，宁神养液。

人参、远志、麦冬、柏子仁、石莲子、茯苓、枣仁。

遗精失音，金水同出一源，阴乏上承。值此秋半上燥，且以生脉四君汤。

人参、五味子、炙甘草、茯神、麦冬。

自说精遗频，至哮喘病发必甚，此肾虚失纳，真气不收。冲年形瘦，难进温药，法当导引，入任脉阴海以固之。

人参、龟板、五味子、黄柏、坎炁、芡实、胡桃，为末，金樱膏作丸。

咳呕涎沫，遗精甚，则肾不摄纳，勿与肺药。

人参、坎炁、茯苓、胡桃、五味子、人乳。

惊恐多损于下，冲气则悸，常有遗泄。桑螵蛸散。

交之阳事必举，精遗，昼日淋浊不禁，火升直入巅顶。少年过欲，阴不内涵。然久耗之阴，难以骤充，用寇氏法。

桑螵蛸散，加黄柏以坚阴。

病属阴伤，久则渐干阳位。然精气神都主乎脏，脏宜藏真，有补无泻。

熟地、龙骨、芡实、覆盆子、五味子、茯苓、龟板、牡蛎、山萸肉、远志肉，猪脊髓打糊为丸。

夜读，心阳易亢，难制。易亏之阴，无以留恋其阳。凡熟寐，阳入于阴。阴弱，得阳降而泄。惊恐畏惧，非止一端。议与填摄益虚。

人参、龙胃、远志、桑螵蛸、龟板、菖蒲，蜜为丸。

心肾两亏，有梦而遗。寐则喉干舌燥，液不上承。与从阴引阳。

熟地、远志、芡实、龙骨、天冬、茯神、金樱子。

填精益髓。

熟地、海参、莲肉、生山药、鱼胶、五味子、珠菜、芡实、茯苓，金樱膏打糊为丸。

精血有形有质，填补必取血肉有情，早服丸方。

鹿茸、猪髓、芡实、金樱子、远志、牛髓、羊髓、莲肉、山药、桑螵蛸，研末为丸。午后服异功散。

行住坐卧遗精，少腹胀满，肾不收摄。咽喉微干，火升及面，是阴无上承，虚阳浮越。上年用纯阳静药，即泻下损及中州。今当固摄下焦。

人参、熟地、乳粉、山药、湖莲肉、紫河车、五味子、茯苓、芡实，研末，金樱膏打丸。

心动神驰精泄，议交合心肾。

熟地、巴戟天、甘杞子、生山药、川石斛、归身、杜仲、潼蒺藜、茯苓。

破伤淋沥，点滴不能宁忍，通利则精遗，服肾气仍然少效。念起病跌仆，必属惊恐，以致气血逆乱。议东垣天真丹缓治，转旋气血之痹。

胡芦巴、巴戟天、厚杜仲、琥珀、补骨脂、茴香、官桂、沉香，研末，山药粉作丸。

阴火扰动，精走。滋肾丸。

湿热下注遗精，用猪苓丸。

半夏、猪苓。

遗由精窍，淋由溺窍，异出同门，最宜分辨。久遗不愈，是精关不摄为虚，而点滴痛痒，少腹坚坠，却属淋闭。下令足趾先腐，下焦湿热内蕴，气不流行，膀胱撑满，议理足太阳经。五苓散。

膏淋浊腻，湿热居多。今以酒客腹中气坠便积，宜从苦坚辛通治。

黄柏、川楝子、川萆薢、海金砂、晚蚕沙、茯苓、汉防己。

脉数，渴饮，便浊。

猪苓、海金砂、泽泻、茯苓、川通草、大腹皮。

是湿热下注。威喜丸。

脉左数，上热下冷，淋浊。

真珠粉丸，黄柏蛤粉丸。

赤浊督损。

生地、黄柏、茯苓、山药、龟板、丹皮、泽泻。

易饥能食，阳亢为消，此溲溺如淋，乃阴不足也。

生地、熟地、天冬、麦冬、知母、人中白，阿胶打丸。

淋痛遗沥，夜不成寐，消渴，鼻窍有血，全是真阴内竭。若非经年绝欲，二气焉能交合。早用六味加龟板、苁蓉、知母、黄柏。晚用补心丸加琥珀屑。

久劳郁勃，夏季尿血，延至白露，溺出痛涩，血凝成块，阻着水管。夫淋症方书列于肝胆部，亦有湿热下注，气机失予宣化。治法苦辛泄肝，淡渗通窍，施于壮实者颇效。今望八年岁，下焦必惫，加以精血日衰，化为瘀浊，真气日败，机窍日闭。诊候之际，自说梦寐之间若有交接，未尝遗泄。心阳已动，龙相随之，清心安肾等法未能速效，暂以宣瘀通窍之古方苦杖根投之。

杜牛膝一两，冲入麝香少许。

精溺异路，出于同门。若因腐糊阻溺者，古人必先通败精。

杜牛膝、麝香。

欲遗未泄，败精混入溺窍，淋闭不通。精乃血之变，精血瘀腐，久而凝结，变为石淋，则难愈矣。病在下焦血分，何为纷纷以凉药与之。

韭白、两头尖、麝香。

精浊已久，肝血肾液俱损，心热精自出，先伤阴也。

金樱子、熟地、龙骨、远志、芡实、五味子、覆盆子、茯苓。

脉数，精遗，寒热甚，正虚邪陷。

人参、归身、炙草、首乌、白芍、生姜。

奔波劳扰，精藏不宁，精腐溺浊，继出真阴大泄于下。胸痞，不饥，腹鸣攻触，是精阳结闭于上。时师不知阴阳虚实，但以寒降淡渗，反伤胃中之阳。

异功散加木香、谷芽、益智仁。

下虚精遗，客冬用填补圈摄而效。自春徂夏，频频遗发，吐酸不饥，痰多呕逆。显然郁热胃逆，且以清理。

川连、桔梗、广皮、藿香、白蔻仁、米仁。

溺淋痛痒茎肿，或得泄利稍逸，是湿邪败腐凝遏，尚非补症。

茅术、黑栀、海金砂、龙胆草、黄连、川萆薢。

年至七旬，下元暗败，淋闭，久不肯愈。春正天寒，食减无味，下痛传中。治法非易，《灵枢》经谓：中气不足，溲便为之变也。苟得加谷知味，然后可以议病。大半夏汤主之。

人参、茯苓、半夏、白蜜。

幼稚淋痛癃闭，热症居多。询其起病，因遗溺屡受扑责，惊恐强忍，肝胆气郁不宣。半年不愈，五苓八正不得频施矣。

龙胆草、黑山栀、稆豆衣、麝香、芦荟、丹皮、归尾、琥珀。

精气向衰，淋浊便血，是久蕴湿热下注。理虚培补，未能宣通六腑蕴祟之热。且分消清热利湿，佐苦坚辛通，拟方备采。

侧柏叶、木通、海金沙、益智仁、金银花、川萆薢、青皮。

赤浊，久咳。

六味丸去萸肉，加牛膝、车前。

赤淋溲血，经年不愈。

人参、生地、艾叶、炙草、阿胶、杜仲。

溲血，宣和其阴。

生地、川连、艾叶、阿胶、侧构叶。

肝胆郁勃少舒，便短尿血。

龙胆草、川楝子、滑石、鲜橘叶、延胡索、赤石脂。

嗔怒后尿血。龙胆泻肝汤。

少年心阳下注，肾阴暗伤，尿血血淋非膀胱热邪。夫阳伤忌辛，肾虚恶燥。益气汤辛甘化燥，变热于病背极。生脉汤中有五味，亦未读食酸令人癃闭之律。溺出茎痛，阴液枯寂何疑。

茯神、川石斛、柏子仁、天冬、稆豆衣。

酒客湿热下注，溺后血，茎管痛，阴虚于下，当清补，勿燥。

生地、天冬、丹参、川石斛、阿胶、麦冬、茯神、稆豆衣。

二便

湿气闭阻，久而气结肠痹，大便不通，气窒转痛，开上下自通，古人成法。

紫菀、杏仁、桔梗、枳壳。

劳伤虚质，胀病初愈，因动怒气郁，不食，二便交阻，论肠痹当以丹溪开肺。

苏子、紫菀、姜皮、杏仁、桑叶、桃仁。

肠痹治肺是丹溪法。但酒客久蕴湿热，古昔亦有湿结便秘一症，当以苦辛寒尚理气分之结。若用滋润，气更滞矣。

茅根、半夏、晚蚕沙、石膏、冬葵子、槟榔汁。

用肺药开上不应，病人说痰味咸，谷食窄，从肾气逆升入咽。

滋肾丸，淡盐汤送。

脘下胀满及腹，大便八九日不通。

川朴、枳实、麻仁、槟榔汁、广皮、杏仁、松子。

操持家政，心阳暗伤，脂液上则怔忡惊悸，下则肠枯便难，色苍肉瘦，温补不受先，仿之才滑可去涩。

苏子、冬葵子、柏子仁、松子、火麻仁、郁李仁。

液枯，脘痹，便难，最怕格拒，妨食。

苏子、桃仁、郁李仁、火麻仁、柏子仁、归尾。

脉络痹痛，食少不化，大便艰阻，久不得效，姑以气血兼理。

胡麻、柏子仁、桑叶、苁蓉，卧时服威喜丸。

经言：肾司二便。若肾无藏液，下窍气不运化，肠中不通矣。通肠仅通二便，未究其源。水液之烁，木火吸消为多，议：知柏苦寒，滋其水源；龟介属潜以通阴；人中白咸重以入下；苁蓉温以通便；少佐肉桂，化肝风以制木。是为稳当之治。

龟板、苁蓉、知母、黄柏、肉桂、人中白，为末，蜜丸。

左胁有形，渐次腹大。每极攻下泄夺大便得泻，胀心少减，继而仍然不通。频频攻下，针刺不已。病有六载，三年前经水已断。念此病之起，由肝气不和气聚成瘕。攻泄脾胃受伤，古称脐突伤脾。今之所苦，二便欲出痛如刀割，是血液内枯，里气愈结。先进利窍润剂。

琥珀、怀牛膝、麝香、稽豆，二便通后服归身、茺蔚子、杜牛膝、冬葵子、郁李仁。

诸热药皆闭，惟硫黄则滑。

半硫丸加桂枝。

夏季用苦润通小肠大腑。病人说大便仍不爽颊，肛门下坠，始而脐旁渐及胃脘，按之而痛，食即胀满，如遇瞋怒益甚，姑与解郁，和血中之气。

苏梗、乌药、茯苓、香附、广皮、益智仁。

高年精血暗枯，开阖失司，癃分利仍是泻法，成形者散漫之气也。

鹿茸、羊肉、生姜、麝香、归身。

腹满，小便不通。

麝香、猵鼠粪、韭白。

温养下元，腰髀痛缓。冬季小溲频数，温通如附七味不应。冬月阳气下陷，理亦有诸。

益气汤加附子。

精夺骨蒸肉消，溲溺不禁如淋，大便不爽。气注精关，液枯窍阻。有形质之物，草无情。议进气血填补任之脉络，必多服无间。肾液渐充，可保生命。

河车人乳膏，人参汤送。

女科

经阻三月，咳嗽失血，交夜蒸蒸身热，脉来左搏而促，是阳气烦蒸致逆，诸络血液不得汇集冲脉。深秋经水不来，必加寒热，瘦削，称干劳矣。

生地、丹皮、全当归、焦山楂、生鳖甲、茺蔚子、白芍、麦芽。

冬病，形神日消，脉来坚大，是脉无胃气矣。曾诊于上年夏季，便泻腹痛，食减，用舒肝健脾疏补，春进安胃丸。总无效验，此生气不至。当女子天癸将通之岁，经脉气机拂逆，久郁热聚，大虑渐为枯涸。议汪石山郁劳治法。

川芎、白芍、香附、青蒿、归身、熟地、胡连、焦楂肉。

气郁则血不行，当理血中之气。

四物汤加香附、益母草、焦山楂。

经闭，寒热，腹痛。

青蒿、丹皮、川贝、郁金、香附、茺蔚子、茯苓、焦山楂。

瘀行痛缓，脘闷，微咳。

粉丹皮、焦山楂、五灵脂、麦芽、茺蔚子、延胡索、琥珀屑、福泽泻。

经后期心腹痛。

香附、延胡索、归尾、茯苓、山楂、川楝子、桃仁、小茴香。

血瘀必聚于络，下行为顺，上出为逆。经年饮食少进。今见症明晰通瘀就下，然须缓攻丸剂。

桂枝、桃仁、麝香、归身、京墨，各研末，将韭白打汁为丸。

心中烦热，正值经来，热渴不已，泻肺气则大谬矣，与复脉法。

复脉汤去参、姜、桂，加蔗浆。

经后寒热，气冲欲呕，忽又如饥仍不能食。视其鼻准明亮，咳汗气短，胃伤肝木升逆，非上焦表病。

生地、阿胶、白芍、麻仁、麦冬、牡蛎、炙甘草。

天癸从未至，肉瘦色瘁，咳嗽气逆，着枕更甚。暮夜内外皆热，天明汗出热减。痰出或稠或稀，咽中不爽。此先天最薄，真阴不旺。勿攻针，指务悦安适。俾经来可得热除，不然即世俗称为干血痨矣。

复脉汤去麻仁。

梦寐惊恐心悸，烦渴，肝阳升举，上热下冷，腹痛经水不至，以两和肝胃。

鲜生地、火麻仁、茺蔚子、天冬、白芍。

泄泻食减，经水不来，寒热咳嗽，日无间断。嗔怒起病，其象已是劳怯。郁劳经闭最为难治。

人参、茯苓、陈皮、於术、炙甘草、白芍。

经水不来，是络脉无血。古云：气旺血自生。大忌通瘀。

人参、鹿茸、桂心、茯苓、归身，羊肉膏为丸。

十四岁室女，无温热药之例。视色夺，脉弱，下焦未寒先冷，经事淋漓，是冲任二气不交。冬宜藏阳，用温摄升阳。

人参、鹿茸、甘杞子、小茴香、紫石英、归身、麋茸、潼蒺藜、蛇床子。

质偏于热，阴液最亏。女人以肝为先天，经水微少，储蓄无几，不能交会冲脉，此从不孕育之根由也。凡生气与阴血皆根于阳，阳浮为热，阴弱不能恋阳。

脊背常痛，当从督任治。

鹿胎、甘杞子、桑螵蛸、龙眼肉、白归身、茯苓。

条寒条热，经水不通，久咳。

鹿霜、归身、柏予仁、小茴香、龟板、香附、茯苓，研末，益母草膏为丸。

经不调，腹痛，久咳痰内带血，肌瘦食减，显然虚损。

小建中汤去姜、桂，加茯苓。

血瘀自下为顺，但形神顿减，明是积劳正伤。凡血脱必益气，否则有复瘀之患。补中益气汤。

久漏成崩，上有痧症，用药极难，仿《内经》七方之一。但因下漏，稍佐清上。

鲗骨、茜草，煎浓滤清；入黄芩、阿胶，再煎十沸服。

昔年多是痰饮方法。今问病原，全属郁勃阳升，八脉不和，下少固摄有崩漏之累。但未询起居，未诊色脉，难定方药，恐难见效。

鹿霜、苁蓉、潼蒺藜、香附、艾叶、归身、甘杞子、小茴香、茯苓，益母膏丸。

经漏四十余日，瘀腐成块。病中动怒，胸膈胀闷，且痛瘀下稍宽。医治漏血，地芍归胶。下焦未沾其益，脘膈先受其滞，宗经旨先理其上。

苏梗、桃仁、香附汁、南楂、延胡索、生麦芽。

经漏气冲，脘痛腰脊如坠。

鹿霜、甘杞子、柏子仁、归身、沙苑、小茴香。

非但经水不至，食下脘中即痛，是肝胆气逆上乘。大便渐溏，木侮土位。形瘦内热，理气多属辛燥忌进。

丹皮、桃仁、茯苓、生麦芽、黑栀、白芍、陈皮。

脉涩，经滞，食入脘痞，都因情怀失和，肝脾郁结使然。

人参、陈皮、白蔻仁、钩藤、香附、茯苓、焦楂肉。

操家烦劳太过，内起之热从情怀中来，热灼血伤，经事愆期，食少干呛，难用通经峻剂，居家安适，不致骤成劳怯。资生丸。

经漏三年，淋漓，带下黄白，视色脉不受温暖，固下汤散力量难以直达冲任。古局方有震灵丹，每朝服六十粒。固奇脉药可使其缓，欲求其愈，非大剂人参汤不可。

赤石脂、代赭石、乳香、五灵脂、紫石英、没药、禹余粮、飞辰砂。

上年秋冬带淋，初用震灵丹，继进参茸升阳，佐提摄而安。夏月咳呛，至秋分咳甚必呕，腰脊如坠。闰经闭两月，显是冲气下虚。天明欲便，乃瘕泄之渐。都气丸。

女科首例调经。今经不调和，耳鸣，心宕汗出，畏恐神疲，两足皆冷而兼浮肿。冬至节交，病甚于前。都主肝肾内怯，阳不交阴所致。

薛氏加减八味丸。

任督失司，脂液暗消，八味丸可以常服，再议固奇脉法以佐之。

人参、覆盆子、补骨脂、鹿茸、锁阳、菟丝子。

经漏带下，上冷畏寒。

人参、白术、芡实、姜炭、鹿茸、附子、艾炭。

室女经初至，必自畏热。因热求凉，致伤冲任，经漏不已。血色凝滞，腹中痛得按始缓，是从前经至失调所致。和血脉之中，必佐阴中之阳。

人参、鹿霜、紫石英、肉桂、甘杞子、归身、潼蒺藜、小茴香。

督损背痛。

鹿霜、甘杞子、桂枝、归身、杜仲、川断肉。

腰痛如束，腹膨欲胀，八脉为病。

鹿霜、归身、茯苓、杜仲、茴香。

脉数，寒热汗出，腹胁痛。病起经漏崩淋之后，是阴伤阳乘。消渴，喜凉饮不可。纯作外邪，和营词卫，甘缓主治。

归身、茯神、炙草、白芍、浮小麦、南枣。

虚损盗汗，胃减久咳，经愆期。

沙参、女贞子、川断肉、建莲、阿胶、茯神、杜仲。

阴虚阳升头岑，潮热，阳明热则不饥。

生地、茯苓、益母草、丹参、山楂肉。

冬温阳不潜藏，内风上越，头旋面赤，下焦皆冷。因经漏未已，难进引火归元。

人参、甘杞子、巴戟天、胡桃、茯苓、紫石英。

寡居独阴无阳，二气至偏则亢。女科虽任刚剂，以柔温立法。

鹿茸、鲍鱼汁、赤苓、铡骨、茜草，研末为丸，红枣汤送下。

神鬼亡灵皆属阴魅，寡居独阴无阳。病起惊恐，肝肾藏损所致。经水仍至，以宁摄魂定,议韩祗和法。

龙骨、桂心、生姜、牡蛎、当归、羊肉。

寡居肝胆郁勃,气火直上直下,莫能制伏,小溲成淋。龙胆泻肝汤。

经年累月宿恙,全是郁勃内因。五志之阳,有升无降,故得泄泻反快,背椎必抚摩而胀减。盖藏阴之热,鼓动经府逆行,直上巅顶。春间经漏,议清补方从权推时令也。暑伏已过,肃降未至,以顺天之气,应乎人身推求。

川连、泽泻、丹皮、麦芽、蓬术汁、藿香、茯苓皮、山楂、湖莲。

脉络少血,气聚形象升降而动,起居如惊,胕肿,乏力登高,久已未育,乃下焦肝肾虚损,累及八脉。

甘杞子、鹿胶、归身、白石英、苁蓉、巴戟天、杜仲、紫石英,为末,羊肾捣丸。

季胁之旁是虚里穴,跳跃如梭,阳明络空也。冲脉即血海,亦属阳明管辖。大凡络虚,通补最宜。身前冲气欲胀并无形象,谅非结聚。只以冷汗,胕寒,食入恶心,鼻准明亮,环口色青,肝木来乘胃土。议理阳明之阳,佐以宣通奇脉。

人参、香附、杜仲、靳艾叶、桂心、小茴香、茯苓、紫石英。

八脉空虚,冲气上逆,上热下冷,肉瞤筋惕,带下变色,晨必瘕泄,非滋阴清润所宜。

菟丝子、沙苑、茯苓、桑螵蛸、杜仲、湖莲。

产后腹膨,淋带瘕泄。

人参、附子、鲗骨、茯苓、干姜、艾炭。

年逾五旬,周身胀痛,下连腰髀,即有淋带。腹鸣胀痛,得泻胀减。若粘痰不爽,口苦涌清水,胀势即至。阳明胃脉,主乎束骨而利机关。有年脉衰,加以忧劳,郁勃厥阴,相火内风悉得令侵胃土。胃失变化精微,温热蕴蒸,气壅则胀,气坠为泄为带。天癸当绝,经水仍来,此肝胃之病累及其经,尚非温补之症。议两和肝胃,佐苦以坚阴,以长夏湿热司令耳。

生白术、香附、川黄柏、茯苓、蛤粉、川连、川朴、牡蛎、泽泻、姜渣。

经阻带下畏冷。

香附、归身、川断、茯苓、砂仁、川芎、杜仲。

调经通络。鹿霜、杜仲、归身、小茴香、甘杞子、沙苑、黄柏、桂圆,为末,益母膏打丸。

年四十，产十四胎，内曾小产五次。自述前年淋带乳痛脓血，既去无数，自后白淋不已。食饮前减，夜不安寐，一睡即惊醒后汗出，腰髀常痛。目下大肉已削三分之一，问所服药总无能效。

人参、甘杞子、白归身、小茴香、云茯苓、鹿霜、杜仲、沙苑、香附、艾炭，益母膏捣丸。

脉右数，左濡，腰髀酸软，带下淡红色，两足带冷，此属八脉空虚。

人参、茯神、杜仲、建莲肉、鹿霜、甘杞子、苁蓉、桑螵蛸、河车膏捣丸。

胸胁支满妨食，呕逆，经水日少而迟，带下。从《内经》饮以鲍鱼汁、茜草、鰂骨。

据说腰以下颓然痿蹶，肌肉麻木，二便不爽，上下气不接续，显然崩漏亡血。阳不交阴，中年日就衰弱，惟辛补润燥为宜。

甘杞子、柏子仁、郁李仁、胡麻仁、冬葵子、松子、苁蓉、桑寄生。

食少便溏，带下。

人参、茯苓、鹿角、杜仲、鰂骨、白术、炮姜、归身、艾叶、小茴香，红枣捣丸。

停经两月，经漏不止，百日始净，五心脊椎骨热，天明汗出热缓。下元真阴亏，既不复阴海任脉阳海督脉，医以纯药芪术补中，自然少效。

人参、建莲、黄肉、女贞子、糯稻根、阿胶、茯苓、白芍、炙草。

杂沓气味，胃衰必恶，食即呕吐，非反胃也。原其病根由，心境不适，气热内蕴，血液日干，不能孕育。入冬小雪后，液亏不主恋阳，议与乌骨鸡丸，予为来春生发之地。

人参、阿胶、甘杞子、茯神、桑寄生、天冬、生地、杜仲、麻仁、桂圆肉、乌骨鸡膏丸。

看病神色为先，察脉次之，以五色参五行，生克分虚实。脉参在脏在腑在经络，治法之各异也。今视色究脉，损在奇经。晨起瘕泄，晡夜溺淋，痛楚。任督为阴阳二海，脂液枯极，由阴损及阳。导引令其渐交，非时下可以速功。

人参、鹿茸、归身、菟丝子、龟板、小茴香，羊肉肾丸，另泡淡鲍鱼煎服。

女四十九岁，天癸当止，谓阳明脉衰，冲脉力怯，不司抬采。诸络之营血聚集血海，按月经行，此向老皆然也。自秋热致伤，客邪亦不甚重，已见带淋。此肌麻血阻，内伤之势渐露。况所患甚于腰腹，明眼医者当推脏阴内损，理必累及八脉，有形之血既去，无形之气掀起飞舞，诸窍百骸攻逼肆虐。即身中之阳气独行，不得真阴来眷恋耳。熟地五味滋收，原无大害，然不入奇经，犹如溃散卒伍自相沙中。偶语耳论古法，介属潜阳咸下，引酸内收，或佐微苦微润。盖肝恶刚喜凉，肾宜温喜暖，古之复方也。

鹿霜、知母、天冬、女贞子、山萸肉、龟板、黄柏、茯神、旱莲草。

舌绛，烦渴不寐，阴虚体质，暑热深入于阴，经期适至，恐有厥逆瘛疭，谓亡血家忌苦辛峻剂。

鲜生地、人参（秋石水拌）、女贞子、天冬、阿胶。

阴血涸，络血自下，液枯肠燥，垢滞不行，舌绛，口干，饮不解渴。

天冬、阿胶、丹皮、知母、麦冬、女贞子、泽兰。

脘痛引脊，甚则四肢厥冷。问当年产后瘕泄，今带漏脊椎疫垂。经言：阴维为病，苦心痛。医不知维脉阴阳异治，谓痛以破气降气，何识见浅陋乃尔。

鹿茸、归身、沙苑、茯苓、鹿角霜、甘杞子、苁蓉、小茴香。

卒然心痛，寒热，吐血恰在产后。经云：阳维为病，苦寒热。阴维为病，苦心痛。维主一身之纲，维其阳行卫，其阴入营。二脉致偏，不食少纳，腹胀结聚，夏月经必先期，秋冬下焦先冷。医治肝脾，或消或补，或开气或理血，悉未明经义。经年累月，病深正衰，焉能取效。

生艾末、鹿角霜、归身、沙苑子、芡实、生仲粉、紫石英、苁蓉、建莲肉、茯苓，十味为末，用红枣肉打丸。改方去艾叶、红枣，加河车膏为丸。

三月经水不至，少腹气胀，下坠寒疝。属虚可与当归生姜羊肉汤。

当归、羊肉、生姜、小茴香。

疝母瘕结有形，治必宣通气血，所述病状，已是产虚。八脉交损，不敢攻瘕。当归生姜羊肉汤。

十五年未产，瘕聚心痛，气冲，乃冲脉受病。

香附、茯苓、小茴香、蓬术、川贝、葱白。

少腹有瘕，微痛且满，左足麻木，心悸不寐。

鹿茸、归身、仲粉、茯苓、小茴香、鹿角霜、甘杞子、沙苑、苁蓉、香附，为末，益母膏捣丸。

女科肝病最多，产后必病及八脉。即如少腹聚瘕，瘕气攻心下必呕吐，逆上则咽喉闭塞。经水半年不至，越日必有寒热。下焦病血分为多，瘕属气聚，癥为血痹。疝在冲脉，阴维阳维混混，医药焉能入奇经。

地鳖虫、延胡索、楂炭、蓬术、生鳖甲、川楝子、桃仁、麝香，益母膏捣丸。

病后食减，在胁有形聚瘕，平昔便溏，乃阳气微弱也。

桂枝、厚朴、胡芦巴、茯苓、生白术、草果、生姜。

血崩，损伤未复，操持家政，形质神思未得安宁。上年夏秋漏带淋浊，不特肝肾。脂液告竭，奇经与诸络无血存蓄。气冲犯胃，脘膈刺痛，胁肋高突。更推下焦寒冷，腰围拘束，两足麻木，履地痿软，二便窒塞。五液枯槁，阳不交阴，有关性命。据说尝药一年，从未稍效。有一医者，用沉香降气，不知血枯液燥香燥忌进。至于姜桂，亦非失血所宜。姑以血肉之品，参入人参。若春和温煦，草木藉以资生。

人参、沙苑、芝麻、小茴香、甘杞子、苁蓉、归身、羊内肾。

胎前以立基为要。恶阻呕吐酸水，是热化，与安胃调气。

人参、半夏、川石斛、竹茹、茯苓、生姜。

形瘦，内热，呕吐，厥阴犯胃，以酸苦泄热。

川连、黄芩、石斛、乌梅、白芍。

厥阴之阳上冲，噫逆腹痛，防胎上攻，以苦寒清泄法。

川连、青皮、川楝子、黄芩、郁金、白芍。

培土安胎，则邪自除。

人参、归身、白芍、陈皮、川连、牡蛎、吴萸。

胎三月，胸膈满闷，不饥吞酸。中虚，肝气易动。五六月脾胃司胎，不受苦寒，非清火破泄气分所宜。

人参、半夏、姜汁、桔梗、枳壳。

自乳伤阴，巅胀，失血，怀孕三月，法当养阴固胎。

人参、条芩、石莲、阿胶、白芍、桑寄生。

怀妊三月，腰痛，急固肝阴。

生地、生仲、白芍、阿胶、川断、青芋丝。

每交三月胎殒，是肝脏内怯，症见脊椎尻垂，腰痿瘦弱。肝肾奇经虚不摄用，孙真人法。

阿胶、白芍、桑寄生、冬葵子、生地、归身、艾炭、春砂仁。

内热，胎不安。

人参、石莲、纹银、茯苓、青芋。

气逆，壅逆于上，喉痹龈肿，胸闷腹胀。七月太阴司胎，与宣化清上。

苏梗、连翘、川贝、橘红、牛蒡子、杏仁、花粉、橘叶。

临月，用清热理气。

苏梗、砂仁、茯苓皮、冬葵子、大腹皮、白芍、知母。

暑热阻气，胎气由下而升，两热相搏，咽喉欲痹，寒战周身，诸脉震动，防胎下堕，治宜清上。

川连、郁金、连翘、竹叶、枇杷叶、知母。

胎气日长，诸经气机不行，水谷变化水湿，不肯从膀胱而下，横渍肌肤为肿，逆奔射肺咳呛，气冲夜不得卧。阴阳不分，二便不爽，绵延经月，药治难效。当刺太阳穴，使其气安产。

桂木、杏仁、茯苓、左牡蛎、干姜、五味子、泽泻。

怀妊而患时病，古人重在保胎。今喜暖恶寒，气升则厥，气坠欲便，腰腹绕痛，大虑胎堕，辛香柔温之剂冀其厥止。

鹿霜、归身、苁蓉、柏子仁、小茴香、甘杞子、沙苑、云茯苓。

妊妇患疟，古人先保胎，佐以治病。兹诊唇燥舌白，呕闷自利。乃夏令伏邪至深秋而发，非柴枳之属可止。呕吐黑水，腹痛，胎气不动。邪陷入里，蒸迫脏腑，是凶危之象。

川连、秦皮、川贝、黄柏、黄芩。

寒少热多，即先厥后热之谓。热甚，胎攻冲心而痛。盖胎在冲脉，疟邪由四末渐归胃系，冲脉属阳明管辖。上呕青黑涎沫，胎受邪迫，上冲攻心。总是热邪无由发泄，内陷不已，势必堕胎。且协热自利，外邪从里而出，有不死不休之戒。方书保胎必圈阴益气，今热势壅塞，参胶地属反为热邪树帜矣。前以纯苦气寒，取其急过，上焦阳明胃与厥阴肝两治。今则用酸苦泄两经之邪热，外以井泥固胎。

川连、川椒、白芍、草决明、黄芩、乌梅、石莲肉。

苦辛酸泄阳明厥阴邪热，病势已减一二。视舌色黑芒刺，舌心干板，心中痛不已，此皆热邪内迫，阳津阴液告竭。两日前虑其陷伏闭塞，今又怕其液涸痉厥，是为最难调治矣。夫护胎存阴，清邪去热，两不可少。

鲜生地、川连、知母、鸡子黄、阿胶。

产后血去阴伤，肝肾先亏，致奇脉不主自固。阴既不守，阳泄为汗。多惊多恐，神气欲散。此摄阴固液有形，岂易速旺。古人必曰封固，曰镇纳，皆为此而设。

人参、桂枝、炙草、蜀漆炭、龙骨、附子、煨姜。

产漏后汗多，寒热。

龙骨、白芍、炙草、牡蛎、南枣。

新产阴气下泄，阳易上冒。日晡至戌亥，阳明胃衰，厥阴肝横，肝血无藏，气冲扰膈，遂至神乱昏谵。若恶露冲心，立危而已，焉有天明再苏之理，回生丹酸苦，达下焦血分，用过不应，谅非瘀痹。想初产汗淋发热，凡外感风寒邪从外解，此热炽皆乱，即仲圣所谓新产之郁冒也。倘失治，必四肢牵掣，如惊如风瘤，立见危殆。议从亡阳汗出谵语例，用救逆法。

桂枝、牡蛎、浮小麦、龙骨、桑叶、南枣。

气从涌泉少腹，直冲胸臆而心下痛，巅晕神迷，乃肝肾内怯，无以收纳自固。每假寐必神魂飞越，惊恐畏惧非止。一端救逆法镇阳，颇应但少。补虚宁神，益之固之耳。

人参、龙骨、枣仁、紫石英、甘杞子、石莲肉、茯苓。

匿补冲任，凉血宁肝。

人参、生地、茯苓、紫石英、阿胶、白芍、石莲肉、紫河车。

产后骤脱，参附急是挽阳固气方法。但损在阴分，其头痛汗出，烦渴，乃阳气上冒。凡开泄则伤阳，辛热则伤阴，皆非新产郁冒治法。遵读仲景书，明本草意为是。

生地、茺蔚子、牡蛎、阿胶、山楂炭。

产十二朝。

人参、炮姜、归身、陈皮、炙草、肉桂、白芍、茯神。

恶露冲上、大虑昏厥。

泽兰、楂炭、延胡索、川贝、茺蔚子、香附、广皮。

难产劳力，惊恐，面微肿，腹膨，小便不爽。

稽豆衣、香附、炒山楂、茯苓、泽兰、大腹皮、益母草。

产后下虚，血病为多。今脘中痞胀，食减不适，全是气分之病、但调气宽中，勿动下焦为稳。

苏梗、桔梗、神曲、香附、白蔻仁、茯苓。

产后腹痛，脉数促，不能伸瘀流入络结，为小肠痈。

失笑散热桃仁、蓬术、归尾。

产后下痢。

川连、白芍、延胡索、生川军、广木香、山楂肉、归尾。

产后中下俱虚，食少，泻咳。当归建中汤。

产后下损，心嘻，火升，便溏。

生地、归身、五味子、芡实、炙甘草、菟丝子、厚杜仲、建莲。

产后身痛，少腹瘕。

归身、白芍、桂木、紫石英、香附、小茴香、茯苓，羊肉膏为丸。

小产后气冲结瘕，是奇经八脉损伤。医谓痛而有形，金从瘀血。施治半年，肌肉大瘦，内热，咳嗽带血，食过下脘辄云腹痛。盖产后下虚，真阴大亏。攻瘀清热，气味苦辛，是重虚其虚。药是口吞，既不中病，先戕胃口，致令寝食废矣。阴虚生热，经训炳然只以胃口被残，难与滋腻。此症延成，蓐劳必得。寝食渐加，方有调治之理。见病治病，贻误讵可再循前辙。议与肝胃两和法。

归身、沙苑、柏子仁、紫石英、茯神、甘杞子、小茴香。

镇冲任脉，温养下焦。颇投所议治咳肺药，寒凉清之，皆谬显然。

归身、小茴香、茯苓、苁蓉、甘杞子、沙苑、柏子仁、石莲肉、紫石英，煎汤代水。

产后下焦先亏，少腹有形升触，上干而病，此聚之症，病在冲任奇脉，与轻柔之剂。

归身、小茴香、沙苑、紫石英、甘杞子、柏子仁、茯苓。

胎死，至旬日乃下，必有尸秽气留着冲任脉中，至今黄白淋带。自述腰以下冰冷，大便久溏。产后难与罡剂，议朱南阳法。

麝香、猳鼠粪、薤白头。

因乳伤阴，寒热，形瘦。

复脉汤去生姜。

上年产后致损，所见皆肝肾阴虚，勿进燥热。

生地、桂枝、茯苓、阿胶、白芍、炙草。

产后形肉日瘦，经水逾期，此属内损。间经来！无痛，与方书气滞经迟迥异，养肝调冲任可矣。

桂枝、归身、茯神、生地、白芍、甘杞子、柏子仁、丹参、乌骨鸡膏捣丸。

半产，是下焦先虚，血少内风鼓动，眩晕，腰椎不和，胃弱恶心，勿与温燥。

生地、甘杞子、阿胶、川石斛、天冬、甘菊炭、女贞子、茯苓。

未育十年。据说经将至，周身脉络牵掣不和，腹中不舒。若用力烦劳，即起寒热。是为奇损，当安峡怡悦一年。络血得宁，八脉自苏，否则劳怯不救。

鹿霜、归身、香附、茯苓、甘杞子、沙苑、小茴香、南楂。

上秋产蓐，自乳伤血。今夏热气泄，一阴未复。入秋咳嗽，震动而失血。幸饮食未减，不致骤凶。既已断乳，必在冬前经转，可卜春不致反复。

丹皮、山楂炭、广陈皮、生麦芽、云茯苓、生白芍、钩勾。

产后胁痛，咳呛。

鹿角霜、甘杞子、柏子仁、归身、沙苑、天冬。

阴虚潮热在产后。肝肾本怯，无疑始误。逐瘀泄气，镇补稍定。再误，延胡枳实攻逐，腹中刺痛，营大伤矣。

人参、生地、茯苓、炙草、秋石、阿胶、白芍。

虚损自冲任不固，虚阳上越，喘逆而呕，不欲食如饥，肝胃不宁，静损不能复。

生地、麦冬、阿胶、天冬、茯神、龟板。

痢因冷热，脾霄不和，产后下虚，痢主伤阴，升阳为忌。

黄芩、木香、桔梗、白芍、神曲、延胡索。

因疟而产，产后仍疟，营虚邪陷，疟不肯已，议和营托邪，一定成法。

桂枝、龟板、归身、鹿霜、牡蛎、半夏。

产后血虚，阴伤骨热。大凡实火可用清凉，虚热治以温补。药取味甘气温，温养气血，令其复元。但产伤之症，蓐劳病根，理肝肾必佐入奇脉为当。

人参、甘杞子、胡桃、紫石英、茯苓、苁蓉、归身、河车膏。

上年小产二次，再加冬季伏侍病人劳之，产伤在阴，劳损在阳。此咳嗽吐涎沫，气逆呕食，无非下虚不纳。奈何道中都以消痰清肺，主治不明，损伤阴中之阳，以致胃倒败坏不救。桂枝甘味汤。

自乳伤阴，经水不调。色黑，微痛，形瘦，火升，失血。

人乳、熟地、麦冬、桂枝、阿胶、白芍、炙草。

产后寒入胞门，经水逾期不爽，少腹瘕形渐大，面色青㿠，肉瘦。自上秋产蓐，越今夏诊二次，议以瘕属气结，用大全葱白丸暨乌骨鸡丸温通冲脉。今气血自和，两方不效。是下元虚冷，再攻必变胀矣。

人参、桂心、归身、小茴香、茯苓、鹿角霜、香附、生艾。

冲阳上逆，烦不能安，仍是阴药。夫胃是阳土，以阴不用，木火无制，都系胃汁之桔。既知阴亏，不必强动大便。

人参、天冬、麻仁、生地、麦冬、炙草。

久咳，耳聋，微呛，喉中不甚清爽，是阴不上承，阳挟内风得以上侮清空诸窍。大凡肝肾宜凉，龙相宁则水源生矣。

人参、阿胶、茯神、生地、白芍、淡菜。

阴虚液耗，风动阳升。虽诸恙皆减，两旬外大便不通，断勿欲速，惟静柔补肾为宣。

人参（秋石拌）、阿胶、柏子仁、鲜生地、淡菜、茯神。

大便两次颇适，全赖静药益阴之功第，纳谷来旺，议与胃药。

人参、麦冬、南枣、茯神、炙草、谷芽。

产后二年，经水不至。今秋纳谷损减，衄血，腹满便溏，形神日敝，显然蓐损。

人参、茯苓、桑叶、丹皮、炙草、山药。

幼科

稚年渴乳进谷，脾胃气馁少运，腹膨，目翳，是为五疳。夏月中土司令，久病投以补气，恰合调其脾胃。近日呕吐泄泻身热，乃寒暄失调，食不易化。小溲既少，腑气不和。余幼科久疏，忆钱氏每以调中为主，而驱邪都主轻法。深虑脾土伤，则延惊痫耳。

藿香、焦白术、广皮、益智仁、泽泻、川朴、扁豆、茯苓、炒山楂。

脾胃不和，郁热内起，五疳之症。

川连、藿香、茯苓皮、厚朴、陈皮、木通。

断乳太早，食物能进，少运。五疳积聚，皆是脾胃都热内蒸。稚年胃口最薄，不宜日饵汤药。每日早上用肥儿丸一粒，米汤下。以和脾胃清热为主。

过食，疳膨。

干蟾丸、砂仁煎汤送。

寒冷伤中，肚膨。

藿香、陈皮、青皮、木通、川朴、枳实、炒山楂、茯苓。

疮疖，是湿热壅着气血而成，久则中气不运，二便不爽，郁热肠胃，腹满欲痛，疳积之症，久延疳劳。

川连、桔梗、楂肉、莱菔子、蓬术、木香汁，小温中丸同煎。

童稚泻血便溏，有三四年。面黄形瘦，五疳之症起于五味，杂沓肠胃生热。若不慎口，延劳不治。

川连、白芍、胡黄连、山楂、使君子、焦白术、茯苓，枳壳、芜荑、乌梅肉。

形瘦，腹中有形，五心烦热，盗汗。虽是童真，久延疳劳。

焦白术、山楂炭、砂仁、陈皮、鸡内金、川朴、胡黄连、白芍、茯苓、使君子。

稚年食牛肉不运，腹痛，微利不爽。

保和丸、稻柴，煎汤送。资生丸、干荷叶，煎汤送。

纯阳之体，脉来小濡，腹大按之不坚。脉象非阳，自说食时不适，郁伤在脾。法当辛温通补。

人参、广木香、川朴、茯苓、益智仁、煨姜。

吐涎腹满，是阳明被厥阴来乘，少年虫病最多。仲圣谓之，胃虚其立法，必佐泄木宣通，非守中之补。

人参、乌梅、川椒、干姜、白芍、川楝子。

阳气少宣，六腑不和，湿郁土伤，腹大囊肿，既无表症，理宜分利。若农人开渠，使水湿由下窍而走。且少年阳质，非肾阳衰惫，水从下泛滥，用肾气汤丸之比。幼科不宗伸阳先生脏补腑通之义，治无头绪矣。

四苓散加川朴、椒目、草果、牡蛎。

稚年三日疟，太阴脾伤为多，食欲忌进腥膻，劫邪继以升阳。

草果、生白术、陈皮、川朴、常山、姜汁。

幼小阴气未充，伏暑瘴疟暮甚，口渴，治以甘寒。

竹叶、川贝、滑石、蔗浆、麦冬、知母、生甘草。

幼科损症，逢夏热骨痿，议用虎潜坚阴。

虎潜，用猪脊髓丸。

稚年哮喘不得卧，与大方。内饮外饮不同，若非寒热，外塞肺系，定然浊沫阻痹。流行之气不宜苦寒辛热之治，淡薄滋味适其寒温。威喜丸嚼化。

幼稚哮喘，是寒暄失和，食味不调所致。饮邪聚络，凡值内外感触必喘。逆气填胸臆，夜坐不得安卧，昼日稍可安行。浊沫稀涎，必变浓痰，病势自缓。发于深秋冬月外寒，相召治法宜夏月。阴气在内，艾灸肺俞等穴，更安静护养百日。一交秋分，暖护背部，勿得懈弛。病发时暂用开太阳逐饮，平素食物尤宜谨慎。小青龙汤。

未病形容先瘦，既病夜热早凉，犹然行动逗留，未必真重病伤寒也。据说八九日病来小愈，骤食粉团腥面，当宗食谷发热。损谷乃愈，失治腹痛泄泻，食滞阻其肠胃，火腑不司变化。究其病根，幼稚渟具纯阳，瘦损于病前亦。阳亢为消烁，仲圣谓痹疟者但热不寒。本条云阴气先绝，阳气独发。灼热烦冤，令人消烁肌肉。未尝设方，但日以饮食消息主之。西昌主以甘寒生津，重后天胃气耳。洞泻既频，津液更伤。若寒多饵热仍不已，暮夜昏谵，自言胸膈拒痛，腹中不和。此皆病轻药重，致阴阳二气残惫。法当停药，与谷，进凉甘寒，解其烦渴，方有斟酌。鼻煤唇裂，舌腐，频与芩连，热不肯已。此病轻药重，致流行之气闭结不行，壅遏不通。其热俞甚，小便颇利，便必管痛。三焦蒙闭，神昏痉癫有诸。

连翘、竹叶、杏仁、射干、川贝、菖蒲。

气闭在上，食滞在小肠。

栀豉汤。

自停狠药，日有向愈之机。胃困则痞满，不欲食。今虽未加餐，九窍不和，都属胃病。

麦冬、蔗汁、杏仁、梨汁。

先天最薄，精气难充，幼年情念已萌，不足素见，此为内损，且肛疡成漏，纳谷已少。医治咳嗽痰血，清凉肺药图治。日就其尪羸而已，先进调中，以希加谷，续伤投补。黄芪建中汤。

年十三时，自食鹿胶，吐血，继用龟胶而愈。缘自幼阳盛，升补督脉非宜。

近日溃泄，虑血再发。视肌肉消瘦，阴虚偏热，当戒奔驰用力。身静心宁，自无发病之累。

六味丸去丹皮、泽泻，加芡实、金樱子、湖莲、覆盆子。

疡科

病人说前年初春，高处跳跃至地，是年即有寒热。继而少腹形高，两足屈曲，医谓肠痈，从无脓血，自小便进。起病至今，两脉着骨而胀，即发寒热。瘀留深入厥阴，久而成疡。

甲末、鳖甲、乌头、地鳖虫、月半钱、全竭、丹皮、麝香、黑豆豉、自然铜，为末泛丸。

病起冬月，始于腰间肤膜，既经消散。凡静坐良久，皮里膜外若有牵绊不适之状。想凝着之寒，已入营分血络。当此壮年不愈，气血日薄，有痛疡累痹矣。

麝香、川乌、乳香、全蝎、地龙、没药。

湿着骨骱之中，痛必发肿。此邪留躯谷，不入脏腑，无性命之忧，有缠身之累。

地龙、自然铜、乳香、全蝎、骨碎补、山甲末、没药、无灰酒为丸。

风毒麻痹已七八年，沉痼之恙。

全蝎、天麻、川芎、海风藤、姜蚕、白蒺藜、汉防己、仙灵脾。

病起疡疮。疮愈，头痛，牙关紧闭。头面乃阳气流行之地，不容浊气留着。外疡既合邪疡痹入骨骱，散风药仅走肤膜无用。

角针、蜂房、大豆卷、牙皂、淡豆豉、甜瓜蒂。

湿着必阻游行之气，但热无寒，疮痹，不尽其邪。骨节痛，肢末肿。从仲圣清温法。苍术白虎汤。

疡毒传染，乃气之感触，流行血脉，久入骨髓，滋腻阴药不宜用。

生白术、白蒺藜、茯苓、油松节，为末，水泛丸。

春夏发疮已十年。内因之湿，本乎脾胃，忌口可愈。

生白术、油松节、苡仁、白蒺藜，研末，水泛丸。

夏季热病，身发疮痹，热必挟湿，脘膈饱闷，气急，虽然咳嗽吐血，终非滋阴腻药所投。

苏子、桔梗、苡仁、川贝、桑皮、橘红、茯苓、百合。

夏秋暑湿内伏，皆是阴邪。久疮渐致食入痞满，形寒，脉小。当温中醒阳，勿以清凉治疮。

薄桂、茯苓、苡仁、生白术、猪苓、益智仁。

性嗜烧酒，酒毒湿热，自肠胃经腑蒸搏肌肤腠理。疮痍遍及肢体，经年久蕴不解。法当局方凉膈散，攻其无形之热。

薄荷、竹叶、黑栀、桔梗、连翘、黄芩、生甘草。

湿热疮发四肢，当建中运湿，佐以风药。

黄芪、白芷、丹皮、防风、自蒺藜、桑枝。

湿滞经络，气热拂郁成痈，势必脓溃。然客在气分，不可骤与血药。

苡仁、连翘、川贝、射干、通草、银花、茯苓。

纳食主胃，运化主脾，痈疡痛溃，卧床不得舒展，脏腑气机呆钝。外科守定成方，芪术归地不能补托，气血反壅滞于里，出纳之权交失，且是症乃水谷湿气下垂而致，结于足厥阴手阳明之界。若湿热不为尽驱，藉补托以冀生肌，养贼贻患，焉克济事。

川石斛、槐花、寒水石、茯苓、银花、晚蚕沙。

湿是阴邪，肤腠中气升瘿结。病起大便自泻，从太阴治。

附子、茯苓、桂枝、白术、苡仁。

脉沉，少腹痛引环跳中，入夜痛如刀割，络脉凝注，日久结痈。

茯苓、小茴香、乳香、延胡索、桂枝、橘红、没药、川楝子。

疡溃无脓，劳怒则血，裂出刺痛。诊脉濡弱，望色枯瘁，显是内伤虚症。余非外科，姑以色脉相参定议。若说交春翻裂，未敢附和。但劳动嗔怒，必加证剧。常服养营汤，自然有效。

人参养营汤去姜、枣。

瘰疬起于忧思郁怒，气积肝胃两经。

夏枯草、连翘、川贝、郁金、乳香、山茨菇、橘叶、茜草、瓜蒌、陈皮、没药、两头尖。

溃疡不合成漏，脂液渗出，脉络空流，内风暗动。攻胃则呕逆吞酸，腹痛泄泻，不食，津液不升，舌苔焦黑。内外兼病，难治之疴。

人参、陈皮、乌梅、川椒、干姜、茯苓、白芍。

暑疡溃后，气短少，续身软不能行动，知饥能食。此阳明脉虚不用，必得天凉气肃乃安。

生脉合保元汤。

肛疡漏脓，精血暗伤。补下，佐坚阴除热。

人参、胡黄连、茯苓、熟地、海参、芡实。

少年欲萌未遂，阴火直升直降，疡久成漏，脂液暗灼，宜停课读，以养心神。

人参、沙苑、麋茸、归身、甘杞子、生杜仲。

风症

上海　某

类中骤起，内风挟痰，蒙蔽机窍，昏厥后神疲肢倦，心神少摄，脉右濡左弦，治以镇养。

法半夏、抱茯神、远志肉、白蒺藜、甘杞子、生白芍、梧桐花、苍龙齿、大丹参（鸭血炒）、潼蒺藜、黑料豆、姜竹茹、陈皮。

甪直　某

大麻风，脚底已漏，肢麻面胖，有方兴未艾之势。

元生地、川桂枝、梧桐花、晚蚕沙、宣木瓜、陈皮、川杜仲、白附子、海风藤、炙虎胫、桑梗、威灵仙。

烧香山　沈

将起大麻风，足裂眼歪，险重之至。

焦茅术、川桂枝、香独活、宣木瓜、木防己、炙虎胫、全当归、元生地、五茄皮、粉草薢、天仙藤、广陈皮、丝瓜络。

松江　某

中风，手足掣引，舌痦口歪，风痰入络，治以和养。

川桂枝、羚羊角、制丹参、梧桐花、炒天虫、嫩双钩、广陈皮、生白芍、炒当归、路路通、宣木瓜、石决明、杭菊花、丝瓜络。

杨湘泾　某

肝风厉风袭于奥窍，耳痛雷鸣，颊车肿而不开，脉息沉弦，抽搐正在鸱张。

石决明、白藁本、梧桐花、抱茯神、灵磁石、生白芍、路路通、嫩双钩、苍耳子、炒佳蚕、苍龙齿、淮牛膝、广陈皮、荷边，鸭血一匙冲。

青浦　某

操劳而动内风，勾引痰湿，股麻已减，腰楚足软，脉象弦滑。风与痰湿仍逗留络脉，防上重下轻，有痱中之势。

杭菊花、白蒺藜、抱茯神、制丹参、川杜仲、法半夏、炒苡米、梧桐花、潼蒺藜、苍龙齿、生白芍、桑寄生、广陈皮、功劳叶。

苏州　小霞先生

类中，起因诸恙，平复，舌瘖不清，涎痰满口。诊脉濡软，两关重按更属无力，似肺肾俯仰失司，肺虚生饮生痰，肾摄则水亦泛痰。中气向属不足，病后水谷不化，精华亦酿痰蓄饮种种。气与益亏，痰与饮转为用事。以脉合症，由秋至冬调理，可以温纳。拟摄纳肺肾，温培脾胃。

高丽参、广蛤蚧、北五味、戈半夏、抱茯神、生白芍、姜竹茹、野於术、乌沉香、淡干姜、新会皮、远志肉、菟丝子、荆树叶。

复方　左关不疾不徐，根蒂甚固；右关濡滑，寸尺亦不见静。痰饮终未清楚，随去随生，以致声音不亮，咽喉胶腻，气亦未能大顺。尊年调理，仍摄纳肺肾而和中，借以化痰涤饮候政。

高丽参、广蛤蚧、北五味、甘杞子、炙款冬、法半夏、西绵芪、乌沉香、淡干姜、川杜仲、生白芍、炒桂枝、广陈皮、荆树叶。

王

风邪袭络，肢骱痠痛，神志昏迷，转而瘄为，瘄则就轻洽以分泄。

冬桑叶、香独活、宣木瓜、粉草薢、川杜的仲、陈皮、薄荷梗、大豆卷、天仙藤、木防己、珠滑石、丝瓜络。

上海　警甫兄

言蹇目花，心神恍惚，脉息芤弦。诸恙虽见减轻，而肝阳未平，内风挟痰，犹未尽熄，再从镇养。

梧桐花、制胆星、抱茯神、远志肉、川杜仲、生白芍、沉香屑、白蒺藜、法半夏、煅龙齿、炒归身、枸杞子、白木耳、荆树叶。

八帖后再加参须。

复方　言蹇，舌运不仁；目花，神不守舍；头眩神疲，口多涎沫，种种。痰体而挟内风，枢机失利。脉仍濡细，再以熄风豁痰。

制胆星、宋半夏、白蒺藜、抱茯神、路路通、桑椹子、生白芍、梧桐花、新会皮、潼蒺藜、大丹参、鲜菖蒲、乌芝麻、沉香屑、荆树叶。

复方　痰体挟风，中入心脾两经，舌蹇不仁，言语未能清楚，口多涎沫。脉濡属气虚，弦滑属风痰，拟用熄风涤痰。

梧桐花、宋半夏、抱茯神、生白芍、路路通、川郁金、竹茹、白蒺藜、新会皮、远志肉、制丹参、细菖蒲、沉香屑、荆树叶。

高

肝阳化风，头眩作痛，胃中呕逆，脉象沉弦，治以和养。

白蒺藜、杭甘菊、抱茯神、生白芍、黑料豆、半夏、潼蒺藜、川郁金、煅龙齿、制丹参、姜竹茹、陈皮。

李

操劳过度，肝阳不潜，头蒙眩晕，厥阴冲犯，阳明先当其要，纳减作胀，漾漾欲吐，脉息细弦，治以和养。

白蒺藜、杭菊花、制洋参、抱茯神、酸枣仁、生白芍、姜竹茹、潼蒺藜、佛手花、枸杞子、苍龙齿、夜交藤、广陈皮。

上海　瞿云孙兄

心悸，头蒙，旧根复发。诊脉弦大，两关尤甚。肝阳化风，脾滞生痰，风与痰用事，恐眩晕愈甚，呕逆频来，治以熄风调中。

梧桐花、杭甘菊、厚朴花、法半夏、抱茯神　制丹参、白木耳、石决明、嫩双钩、夜交藤、陈秫米、苍龙齿、生白芍、沉香屑、竹茹。

沈　十岁

自幼惊风起因，四肢不仁。近年两足弛软，右部为甚。脉息弦细，右关浮弦。肝营肾液不得涵养筋骨，阴气亦不为振，盗汗潮热，腹痛屡见。以脉合证，童体似难专靠温养，必须佐以滋阴为妥。

制首乌、生绵芪、川杜仲、嫩鹿筋。宣木瓜、桑寄生、潞党参、梧桐花、菟丝子、炙龟板、淮牛膝、功劳叶。

金

肝营肾液不得涵濡筋骨，腰以下痿软不仁，大腹收引，为痛为胀，脉息濡细，虚多邪少不宣风药，治以和养。

制香附、白蒺藜、阿胶珠、川杜仲、金狗脊、九香虫、竹茹、梧桐花、宣木瓜、炒当归、沙苑子、淮牛膝、新会皮、丝瓜络。

复方　痿软不仁，肉瞤心悸，舌苔光剥，脉细，营气两虚，生风郁热，再接和养。

西洋参、白蒺藜、抱茯神、川杜仲、金狗脊、桑寄生、生绵芪、杭菊花、大丹参、沙苑子、淮牛膝、炒夏曲、竹茹。

上海　某

袖口疳，无感不发，郁邪攻之太过，邪未尽除，肝营肾液两受其亏，致筋骨作痛，逢阴尤甚；头痛项强，肌灼易汗，咳呛耳鸣，营液愈亏，火与邪愈炽。脉弦细带数，治以清养。

西洋参、梧桐花、左秦艽、川杜仲、桑寄生、生白芍、炙龟板、白蒺藜、粉萆薢、沙苑子、黑料豆、新会皮、丝瓜络。

雷

厉节风，急宜除根。

西羌活、五茄皮、天仙藤、粉萆薢、川杜仲、香独活、威灵仙、海风藤、大力子、宣木瓜、广陈皮、丝瓜络。

顾

四肢痠肿，两足尤甚，治以疏和。

香独活、五茄皮、威灵仙、木防己、全当归、广皮　川桂枝、炙虎胫、天仙藤、粉萆薢、川杜仲、臭梧桐。

倪

大麻风，勉力敷衍。

香独活、西绵芪、粉萆薢、桑寄生、全当归、大力子、侧柏叶、左秦艽、青木香、宣木瓜、川杜仲、元生地、新会皮、丝瓜络。

林

厉节风，骸骭痠楚渐和，脉息弦细，再以温养。

西羌活、五茄皮、左秦艽、川续断、桑寄生、全当归、丝瓜络、香独活、威灵仙、宣木瓜、川杜仲、大力子、元生地。

朱

鹅掌风，治以清解。

焦茅术、焦山栀、制稀莶、粉萆薢、金银藤、元生地、侧柏叶、广陈皮、嫩滑石、生甘草。

沈

将起大麻风，足裂，眼歪，险重之至。

焦茅术、五茄皮、川桂枝、木防己、粉萆薢、元生地、香独活、炙虎胫、天仙藤、宣木瓜、广陈皮、全当归、丝瓜络。

陆

厉节风，浑身骸痛，治以温养。

香独活、威灵仙、宣木瓜、川杜仲、元生地、广陈皮、川桂枝、五茄皮、炙虎胫、桑寄生、全当归、臭梧梗。

陆

治风块屡发，脉见浮弦。

冬桑叶、炙豨莶、川石斛、焦山栀、粉萆薢、益元散、蝉衣、黄防风、光杏仁、焦米仁、连皮苓、厂陈皮。

朱

紫云风斑点未除，治以和养。

制豨莶、五茄皮、粉萆薢、川郁金、川杜仲、全当归、侧柏叶、黄防风、左秦艽、焦米仁、黑料豆、沙蒺藜、生白芍。

许

浑身瘰痒，游风根必须调复。

黄防风、左秦艽、杭甘菊、焦茅术、粉萆薢、炒当归、制豨莶、净蝉衣、大力子、焦山栀、焦米仁、广陈皮。

陶

游风支蔓，治以清解。

焦茅术、焦山栀、制豨莶、粉萆薢、焦米仁、广陈皮、制川军、大力子、净苦参、嫩滑石、生甘草、侧柏叶。

李

游风遍体，肺脾风湿外游，营阴受烁，脉细滑，治以清解。

焦茅术、黑山栀、光杏仁、元生地、蝉衣、广陈皮、生甘草、炒防风、飞滑石、绿豆衣、侧柏叶、白藓皮、金银藤。

潘

血枯气痹，四肢发麻，势成风象，治以和解。

香独活、威灵仙、全当归、粉萆薢、桑寄生、焦米仁、厚杜仲、木防己、宣木瓜、大力子、侧柏叶、生甘草、五茄皮、丝瓜络。

痨症

上海 某

旧咳复发，必因感受而起，发于三月之后。由肝及脾，司令肝阳内炽，脾气内困，遂至五心燔灼，出汗频频，或为呕逆，或为自利；致土不培金，肝反侮脾，咳呛之根淹缠。脉数带弦，两尺无力。诸脏之虚，牵制肠胃，腑邪由传送失职而成。总核病机，腑实脏虚最难调理。若论咳病至纳少便溏，即越人所谓过中之势。拟培养肝木，兼调肺气。

吉林须、银柴胡、淮山药、白苡米、半夏曲、生白芍、金石斛、柔白薇、白茯苓、姜竹茹、广陈皮、绿萼梅、洋佩兰。

复方 咳呛之根，虽发不重，入夏至秋，脾胃易损，或痢或溏，纳少不饥，渐至色㿠，足肿，行动气怯，掌热，舌剥，口渴喜饮。营卫出于中焦，病久入中，致营卫为偏，升降愆度。脉象细软，重按带弦。拟先理脾胃，以冀纳开泻止，且土能生金，与咳嗽亦有关涉。

吉林参、金石斛、白茯苓、白苡米、生白芍、厚朴花、西洋参、野於术、扁豆衣、生谷芽、炒竹茹、干佩兰。

昆山 谢

腹痞内结，时平时发。肝失疏泄，脾失输运，纳少肉削，大便更衣或润或艰，脉息濡细。饮食少化精华，积痰挟湿，以致舌苔随时变迁。拟用调降，藉和肺胃。

生於术、炒夏曲、白茯苓、川郁金、绿萼梅、金石斛、广陈皮、白苡米、环粟子、姜竹茹、荷梗。

沈

咳呛日久，营卫偏则潮热盗汗，升降阻则气怯便溏，脉息濡滑，病势至此，不知能否转机。

吉林须、补骨脂、北五味、生白芍、金石斛、枇杷叶、野於术、菟丝子、甘枸杞、冬虫夏草、新会皮、银柴胡、红枣。

任

咳呛绵延，潮热，经阻。上虚下损，日久过中作泻，肢肿纳呆。脾胃一伤至怯，病无可治法。脉息细弦，拟用和补。

吉林须、补骨脂、北五味、生白芍、白茯苓、金石斛、野於术、制香附、炒夏曲、焦谷芽、新会皮、银柴胡、红枣。

角直 某

据述咳呛痰多，仍潮热形寒，作泻减而未除，纳食依然未旺，脾胃损伤属虚极过中，本难调治，再拟和中而摄上下。

吉林须、补骨脂、北五味、生白芍、白茯苓、金石斛、野於术、炙款冬、炒夏曲、焦谷芽、新会皮、生绵芪、红枣。

嘉善 鞠垒二兄

久咳不已，营卫偏胜，形寒形热，气息少痰。营阴内亏，肺肾渐欲过中。越人谓：过中难治。如此脉濡无力，色㿠，便溏，恐冬春更加。

吉林须、生绵芪、旋覆花、紫石英、淮牛膝、炒夏曲、枇杷叶、金石斛、黄防风、炙款冬、冬虫夏草、生白芍、广陈皮、红枣。

韩

劳伤，百节疼痛，胁腰尤甚，咳嗽，溏稀，脉息濡细，治以和养。

旋覆花、白茯苓、半夏曲、冬瓜子、桑寄生、补骨脂、炙款冬、细苡米、广陈皮、生白芍、川杜仲、沉香屑、丝瓜络。

童

脘腹臌满较减，咳嗽不多，神疲气怯，脉息濡软，再从补摄。

吉林须、法半夏、川楝子、广蛤蚧、沉香屑、旋覆花、枇杷叶、野於术、广陈皮、生白芍、白石英、淮牛膝、白茯苓、竹茹。

徐

胸脘痞闷，肝气不调，刑金为咳，犯脾便溏，脉象细弦，治以调降。

旋覆花、冬虫夏草、制丹参、炒归身、炒夏曲、藕节、光杏仁、沙苑子、抱茯神、生白芍、广橘白、枇杷叶。

黎里 某

痢咳俱止，气虚液亏，脉息细弦，舌糙，治以和养。

吉林参须、西洋参同煎，大丹参、制女贞、白茯苓、白苡米、生白芍、川石斛、沙苑子、黑料豆、扁豆衣、炒夏曲、红枣。

王

肝气勿调，㑊中胀满，有时溏稀，犯肺又为咳呛，绵延勿止。脉息芤细带弦。最近怯门、急宜升降。

北沙参、旋覆花、沉香曲、冬虫夏草、川杜仲、橘红、家苏子、绿萼梅、生白芍、炙款冬、淡秋石、枇杷叶。

复方 北沙参、绿萼梅、上沉香、冬虫夏草、川杜仲、新会皮、枇杷叶、川石斛、淮山药、生白芍、冬瓜子、淡秋石、白茯苓、红枣。

血症

枫泾 某

先血后咳，咳而不扬，竟似劳怯，惟脉息弦细，重按不利，寒少热多，焦灼少汗。春夏交感不浅，肺气不主宣扬，受灼为血，挟风为咳。若能透出疹瘰，以冀不进怯门，拟清阴泄邪。

冬桑叶、旋覆花、川贝母、白木耳、粉蛤壳、白茯苓、羚羊片、光杏仁、白石英、盆秋石、白苡米、广橘红、枇杷叶。

初复 血止仍咳，寒热解而复作，神烦口渴，脘闷气逆，脉见浮弦。虚实参半，实邪苟得疹瘰透泄，则虚体不致受伤，可免进怯。治以清泄，参以和阴。

冬桑叶、北沙参、生白芍、冬虫夏草、粉蛤壳、白茯苓、白木耳、杭菊花、川贝母、光杏仁、石决明、白苡米、广橘红、枇杷叶。

二复　咳嗽渐减，血亦不发，寒少热多，有汗津津。肝肺升降不调，时邪郁火内为燔灼。如得发痧，以冀不入怯门。

杭菊花、北沙参、旋覆花、白木耳、生白芍、粉蛤壳、枇杷叶、石决明、川贝母、光杏仁、冬虫夏草、紫石英、广橘络、鲜桑叶。

郭

肝肺升降不调，脘痛，呛血，渐至奇经失养，经水或阻或来，脉息细弦，治以和降。

旋覆花、番降香、冬虫夏草、紫石英、白木耳、白茯苓、枇杷叶、家苏子、炒丹皮、川贝母、淮牛膝、生白芍、广陈皮。

昆山

失血后咳呛，久而不止，形寒潮热，由上下不摄，致营卫偏畦；脉息濡细。旧虚新感，虚痧随汗出没，治以清养。

西洋参、冬虫夏草、川贝母、地骨皮、粉蛤壳、生白芍、枇杷叶、白木耳、冬瓜子、甜杏仁、川石斛、白茯苓、陈皮。

青浦

吐血后并无身热，而神志昏迷，言语参差，脉息细弦，肝肺升降不调，魂魄不能各安其位，拟用清镇。

石决明、嫩双钩、炒丹参、抱茯神、陈胆星、生白芍、杭菊花、广陈皮、番降香、苍龙齿、川贝母。

董

遗泄，每饱食必发，属气虚下陷。气虚由于阴弱，肝阳浮越上升。咳呛音嘶，咽哽，失血，脉息细弦。拟以潜毓。

旋覆花、白柿霜、白木耳、冬虫夏草、黑料豆、淮牛膝、枇杷叶、北沙参、白莲须、白茯苓、川贝母、生白芍、橘白、藕节。

练塘 某

咳呛绵延，已经失血，形寒潮热，气喘盗汗，怯病过中，脾胃受伤，最难调治，脉息芤数，治以和养。

西芪皮、北沙参、旋覆花、淮牛膝、番降香、白茯苓、枇杷叶、黄防风、冬虫夏草、生白芍、粉蛤壳、炙款冬、广陈皮。

复方　吉林须、花百合、冬虫夏草、旋覆花、炙款冬、白茯苓、毛燕窝、自石英、淮牛膝、生白芍、乌沉香、枇杷叶。

王

薄感扰动肝肺，骤起咳嗽，痰中带血，血仍未止，咳而多痰，脉息濡滑，舌光。血从肝溢，咳从肺来，急宜调复，否则进怯。

北沙参、番降香、旋覆梗、川石斛、川贝母、炙紫菀、枇杷叶、冬虫夏草、茜草根、广橘络、旱莲草、生白芍、白茯苓、藕节。

杨

咳呛屡发，连次见血，营伤气痹，致奇经失养。经数带多，腰楚，头眩，脉息濡细。治以和补。

旋覆花、光杏仁、冬虫夏草、淡乌侧、白茯苓、淮牛膝、西洋参、家苏子、川贝母、川杜仲、广橘红、枇杷叶。

泗泾 王

肝肺升降不调，向有脘痛。肝气太升，肺气失降。近加咳嗽，脉息浮弦，属风暑时邪。肝更为热，肺更为燥。形寒潮热，咳呛音嘶，清晨吐血，治以清降。

旋覆花、地骨皮、川贝母、光杏仁、生白芍、橘红、番降香、炙桑皮、旱莲草、冬瓜子、白茯苓、枇杷叶。

杭某

肝肺升降不调，肝为损则头眩，肺失降则咳血，渐至头风作痛，气怯，带下，腰节疫楚，上实下虚，脉息濡细左弦，拟以清降。

西洋参、仙鹤草、旋覆花、生白芍、自石英、杭菊花、白木耳、番降香、炒苏子、旱莲草、广陈皮、石决明。

松江　陈

夏秋咳嗽绵延，吐血颇剧，随后身热汗多，脘闷纳减，气怯痰多，脉息浮弦。中有伏邪煽烁，势必出瘰。若不出则邪炽阴耗，不劳而亦成劳也。治以清降。

霜桑叶、北沙参、旋覆花、白石英、炙桑皮、茯苓、枇杷叶、光杏仁、川贝母、粉蛤壳、柔白薇、霍石斛、橘红。

复方　吉林须、甜杏仁、霍石斛、粉蛤壳、旋覆花、冬桑叶、白木耳、西洋参、川贝母、冬虫夏草、生白芍、白石英、广橘红、枇杷叶。

西塘　江

连年咯血，近发又甚。遂至咳嗽绵延，气怯少痰，脘胀腹肿，有时溏稀，属肝气不调，郁火则为刑金，气壅则为侮脾犯胃。奇经亦失禀，丽月亦愆期，脉象细弦。治以和养，借以气调火熄，诸恙冀其就轻。

旋覆花、北沙参（元米炒）、炒丹参、炙款冬、沙苑子、橘红、白木耳、细香附、冬虫夏草、番降香、生白芍、川杜仲、茯苓。

程

咳血淹缠，血止仍咳，脉息濡细，治以和降。

北沙参、淡秋石、炒丹参、川石斛、生白芍、橘红、冬虫夏草、淮牛膝、陈阿胶、粉蛤壳、白茯苓、枇杷叶。

黄渡　张

肝肺郁火内伤，久咳不已，胁痛失血，头蒙心悸，气逆腹痛，月事从此未调，形寒潮热，将成怯症。

北沙参、番降香、旋覆花、生白芍、淮牛膝、白石英、枇杷叶、冬虫夏草、制丹参、细香附、广橘络、家苏子、白茯苓。

古渔兄

先有咯血，继发牙宣。现在牙龈俱浮，齿亦无力，脉息弦细，体属阴虚，虚火上扰阳明，暂时则可凉解，惟虚症宜潜育为正宗。

西洋参、川石斛、柔白薇、制女贞、淮牛膝炭、新会皮、黑料豆、乌芝麻、生白芍、旱莲草、光杏仁、冬桑叶、藕节。

黎里　某

肾不摄肺，肺气有升少降，咳逆发而愈甚，血亦连次，脉息濡软，虚多邪少，治以和养。

北沙参、淡秋石、广蛤蚧、炙桑皮、淮牛膝炭、茯苓、藕节、西绵芪、茜草根、家苏子、生白芍、旱莲草、橘红。

苏家港　朱

疹瘰之邪，郁于太阴，咳呛无度，痰多见血，脉息浮弦，治以和降。

旋覆花、家苏子、川贝母、粉蛤壳、白茯苓、橘红、白杏仁、炙桑皮、生白芍、粉前胡、川通草、枇杷叶。

嘉兴　金鲤庭

气虚于阴，中积痰饮，咳嗽绵延，连次失血，色㿠，遗滑，脉右濡细，转瞬成劳，惟不作劳治，治以和中。

生绵芪、川石斛、冬虫夏草、炙款冬、旋覆花、白茯苓、北沙参、川贝母、白石英、炙紫菀、生白芍、广橘红。

王店　吴

肝营内亏，肝气偏旺，胃络受伤，屡屡咯血，头蒙心悸，当脘嘈杂，脉象细弦。恐营卫伤则发潮热，俯仰失则发气喘，治以柔养和络。

北沙参、番降香、花龙骨、杭菊花、旋覆梗、旱莲草、广皮、生白芍、阿胶珠、抱茯神、石决明、丝瓜络、白茯苓、藕节。

钟

咳呛绵延，血亦常见，右脉芤弦，肝邪侮肺，肺气受伤不浅，血从肺络而出，沫从肺叶而生。如此消烁，急宜调理。

北沙参、川贝母、冬瓜子、炙桑皮、黑料豆、生白芍、藕节、阿胶珠、毛燕窝、光杏仁、粉蛤壳、青黛拌、白茯苓、橘红、枇杷叶。

吴

咯血屡发，逢节尤甚，属虚多邪少，渐至头蒙牙痛，脘嘈心悸，脉象虚细，再以和养。

西洋参、制女贞、生白芍、川石斛、丹参炭、杭菊花、丝瓜络、阿胶珠、旱莲草、淮牛膝、柔白薇、抱茯神、新会皮、藕节。

角直 陆

寒热后肝肺不调，左升右降失职，骤然吐血，血随气沸，所吐甚多。心悸头蒙，向有痛经，冲气亦失坐镇，潮热盗汗最易成劳。

旋覆花、山茶花、光杏仁、白石英、制丹参、生白芍、细香附（淡秋石炒）、番降香、家苏子、淮牛膝、制女贞、广橘红、枇杷叶。

上海 苏

肝肺升降不调，阳明积瘀，每吐甚狂，紫鲜色杂，绵延咳嗽，近则痰中带血，脉象细弦。肝肺之气未和，阳明之血不能循络，治以和降。

旋覆花、竹三七、淮牛膝炭、冬虫夏草、白石英、白茯苓、藕节、光杏仁、番降香、淡秋石、白芍、旱莲草、广橘络、枇杷叶。

泗泾 盛

咳嗽未除，血止不发，形寒潮热，汗多，色㿠，遗泄，阴虚浮阳上越，脉息细弦，治以清降。

西芪皮、北沙参、元生地、旱莲草、粉蛤壳、橘红、黄防风、冬虫夏草、川贝母、白莲须、白茯苓、炙款冬、藕节。

金泽　徐

血随气沸，所吐甚狂，胸痹胁痛，肝肺不和，胃络之血随气上升，脉息细滑，治以清降。

北沙参、元生地、淡秋石、旱莲草、白茯苓、制丹参、枇杷叶、番降香、生白芍、淮牛膝、甜杏仁、广橘红、杭黄菊、藕节。

周

肠风注血有年，阳明之血，直从大肠而出。尿血无度，渐至形黄神倦，头蒙，脘嘈，脉见细弦，属虚多邪少，治以和固。

生黄芪、血余炭、小蓟炭、蚕茧炭、蒲黄炭、细生地、朱茯神、煅龙骨、炒白芍、新会皮、生牡蛎、凤凰衣、荷蒂、红枣。

洪庚生兄

尿血屡发，小肠心火移热膀胱，发久心脾两亏，肾关失职，渐至神疲色㿠，心悸难寐，脉细而濡，治以升降兼司。

生黄芪、小蓟炭、方木通、紫丹参、秋葵子、福泽泻、炙升麻、血余炭、茯神、生白芍、潼蒺藜、新会皮、藕节，随服吉林须。

复方　诊脉仍濡细，尿血之色较淡，不至发迸，再以升降解郁火而调气怯。

吉林参、小蓟炭、秋葵子、焦米仁、橘皮、白茯苓、生黄芪、福泽泻、左牡蛎、沙苑、方木通、血余炭、藕节、青黛拌灯芯。

孙颂候兄

阳明湿热，伤营为痔，下血近乎肠澼。失血则心肝更伤，肢节抽搐，耳鸣气急，脉细弦，拟以和养。

珠儿参、生白芍、炒槐米、沙苑、橘红、黑料豆、生黄芪、地榆炭、茯神、炙龟板、炒泽泻、荷蒂、红枣，随服吉林须。

宋

便血，积伤有年，忽思调理，一药则百病丛出，欲思调药，不易治矣，惜之。

生白术、鸡内金、川楝子、生白芍、侧柏叶、新会皮、地骨皮、地榆、建曲、金石斛、银柴胡、五谷虫、茯苓、榧子肉。

沈

牙衄淋漓，脉象弦细，阳明一风邪化燥，治以清养。

淡豆豉、焦山栀、光杏仁、生三七、生白芍、薪会皮、白茯苓、荆芥、桑椹子、墨旱莲、女贞子、生甘草、藕节、荷叶。

胡

阳明湿热壅滞，痔翻每便而出溢血，脉沉细，拟以升清降浊。

生黄芪、升麻、地榆、槐花、生归身、广陈皮、川石斛、桑椹子、白茯苓、白豆蔻、黑料豆、紫丹参、荷蒂、红枣，随吞脏连丸，以高丽参底磨汁冲入。

咳呛

青浦　诸

咳嗽绵延，痰多气急，胸脘窒塞，纳微神倦，脉息濡细，治以和降。

旋覆花、粉前胡、炙桑皮、川贝母、淮牛膝、橘红、光杏仁、家苏子、炙款冬、冬虫夏草、白茯苓、樋杷叶。

周庄　某

咳呛半年，痰多气逆，脉息沉弦，右手带数，恐由伤成劳，治以和降。

旋覆花、粉前胡、炙桑皮、川贝母：淮牛膝、橘红、叭杏仁、家苏子、炙款冬、冬虫夏草、白茯苓、枇杷叶、沉香屑、西芪皮、白石英。

周

肝肺内伤，有时咳嗽，有时痞攻，脉见浮弦，延久恐防失血，治以和降。

旋覆花、川贝母、淮牛膝、白茯苓、细香附、淡秋石、生白芍、光杏仁、冬虫夏草、乌沉香、炙桑皮、广橘络、丝瓜络。

杨

哮嗽，产后感邪复发，脉息细弦，治以和降。

旋覆花、家苏子、炙款冬、白石英、炒归身、白茯苓、光杏仁、冬瓜子、炙桑皮、淮牛膝、生白芍、新会皮、枇杷叶。

施

咳嗽气急，寒热无汗，邪无出路也。

冬桑叶、淡豆豉、粉前胡、炙款冬、白茯苓、沉香屑、黄防风、光杏仁、家苏子、姜竹茹、川通草、广橘红、葱头。

陈

上为咳喘，下为溺多。《内经》虽有膀胱之咳，咳究出于肺也。考膀胱与肾为表里，肺与肾又属相生。就述病情，摄纳肾气为主，肺、膀胱兼顾之，拟方候商。

生绵芪、广蛤蚧、光杏仁、抱茯神、菟丝子、炒粟壳、北沙参、冬虫夏草、炙款冬、花龙骨、广橘红、枇杷叶。

甪直　王

肺肾两失相生，肾不摄肺，肺气为逆，哮嗽有年，近发更甚，痰多气喘，脉滑无力，拟用和降。

生绵芪、广蛤蚧、旋覆花、白石英、细白前、炙款冬、北沙参、乌沉香、光杏仁、淮牛膝、炒苏子、广陈皮、枇杷叶。

振先兄

肝肺不调，干咳虽减，形寒形热，寒热，盗汗，再从清养。

西芪皮、北沙参、旋覆花、炒丹参、川石斛、绿萼梅、黄防风、冬虫夏草、白石英、柔白薇、白茯苓、广橘红、枇杷叶。

徐

气液两亏，咳呛屡发，脉息细数，治以和养。

生绵芪、冬虫夏草、旋覆花、白茯苓、淮牛膝、橘红、北沙参、白石英、光杏仁、粉前胡、生白芍、枇杷叶。

上洋　金锡生

先饮后痰，现在痰与饮混淆内生，当脘作痛，气喘少纳，咳呛频频。痰饮久发伤中，中气不振，肺气为弱，肝邪内炽。脉右寸浮濡，左关弦劲，余部滑，尺软。防肝肺日为劫烁，有失血进怯门径。

北沙参、北五味、旋覆花、法半夏、沙苑子、白茯苓、广蛤蚧、生白芍、光杏仁、抱茯神、川杜仲、广陈皮、姜竹茹。

八帖后去沙参、茯苓，加吉林须、伽喃香，再服八帖。

沈竹臣兄

肺肾两亏，生痰积饮，春冬每发咳呛，入冬为尤甚，腰酸，气逆痰多，脉象浮濡，治以甘温降纳。

生绵芪、花百合、紫石英、旋覆花、炙款冬、川杜仲、紫胡桃、北沙参、乌沉香、淮牛膝、生白芍、炒苏子、白茯苓、枇杷叶。

八帖后加吉林参、枸杞子，去款冬、苏子。

嘉兴　某

咳呛绵延，痰薄气怯，心悸头眩，属虚多邪少，治以清降。

生绵芪、白石英、冬瓜子、旋覆花、粉蛤壳、淮牛膝炭、北沙参、冬虫夏草、家苏子、光杏仁、生白芍、广橘红、燕窝屑。

初复　咳嗽稀痰，中有积饮，饮邪射肺，矫脏受伤，治以清降其肺，摄纳其肾。

吉林须、生绵芪、广蛤蚧、淮牛膝、光杏仁、粉蛤壳、广橘红、淡秋石、北沙参、冬虫夏草、生白芍、冬瓜子、炙款冬、枇杷叶。

二复　咳嗽，夜半为甚。肝肺之气，有升少降，再从和养。

旋覆花、北沙参、淮牛膝、杜苏子、粉蛤壳、白茯苓、毛燕窝、光杏仁、冬虫夏草、白石英、细白前、炙桑皮、广橘皮、枇杷叶。

陈先生

咳呛绵延，头蒙恶风，心悸不宁，脉息浮细，肺失清肃，心肾并亏，拟以和养。

吉林须、淮牛膝、光杏仁、粉蛤壳、生白芍、元生地、毛燕窝、川贝母、白茯苓、橘红、枇杷叶。

丁

咳呛痰多，肌肤焦灼，病情秋后消烁，脉见弦数，舌剥，法以清降。

北沙参、光杏仁、炙桑皮、生白芍、白茯苓、陈皮、淡秋石、川贝母、地骨皮、淮牛膝、粉蛤壳、枇杷叶。

芝山兄

咳嗽咽痛，脉息细数，气阴两亏，必须调补。

吉林须、北沙参、川贝母、川石斛、白茯苓、橘红、阿胶珠、冬虫夏草、光杏仁、黑料豆、花百合、枇杷叶。

本镇　毛

哮嗽，渐肿，恐肿势随气而升。

川桂枝、细白前、白茯苓、粉萆薢、炙款冬、沉香屑、生白芍、家苏子、冬瓜皮、木防己、广橘红、荷叶。

练塘　金

咳呛，早晚为甚，气急痰多，脉浮大不敛，两手皆弦，属上热下寒，肺肾为之失扭，肝阳亦失静敛，中蓄痰饮，拟以道调肝肺，摄纳封藏。

吉林须、广蛤蚧、乌沉香、淮牛膝、生白芍、白茯苓、胡桃肉、北沙参、叭杏仁、冬虫夏草、粉蛤壳、冬瓜子、新会皮、枇杷叶。

张

咳呛，旧根势有发展，痰多气急，脉石浮弦，再从和肺调中。

旋覆花、北沙参、粉前胡、炙桑皮、白茯苓、生白芍、光杏仁、冬虫夏草、粉蛤壳、新会皮、冬瓜子、枇杷叶。

同里　朱

寒热渐除，咳呛气怯，脉息弦细，再从和降。

生绵芪、旋覆花、家苏子、炙桑皮、白石英、白茯苓、紫胡桃、北沙参、光杏仁、细白前、炙款冬、生白芍、广橘白、枇杷叶。

嘉善　福堂兄

中气不振，积湿蓄饮，饮与湿并又成胶痰；营卫伤则为寒热，俯仰失则为喘急。脉息细弦，恐转瞬成劳。

吉林须、旋覆花、白木耳、粉蛤壳、生白芍、白茯苓、淡秋石、光杏仁、冬虫夏草、淮牛膝、制女贞、广橘红、冲琼玉膏。

硖石　蒋

肾不摄肺，肺气为逆，清晨气急，痰亦上壅，脉见弦数，拟以清养。

旋覆花、北沙参、白石英、冬瓜子、炙桑皮、广橘红、光杏仁、冬虫夏草、淮牛膝、家苏子、白茯苓、枇杷叶。

丁

咳呛绵延，营卫偏胜，肌肤焦灼，见风畏寒，脉息弦数，虚怯症最不易调扶，过秋分大节，以冀由凶化吉。

生绵芪、旋覆花、元生地、白茯苓、白石英、粉蛤壳、北沙参、甜杏仁、淮牛膝、白木耳、生白芍、广橘红、枇杷叶。

程

咳呛，渐发渐重。脉象濡滑，尺软，肾不摄肺，肺气上逆，治以和降。

旋覆花、淡秋石、冬瓜子、淮牛膝、白石英、白茯苓、光杏仁、川贝母、家苏子、广蛤蚧、乌沉香、新会皮、枇杷叶。

嘉兴　李

咳呛未减，厚痰薄痰杂吐，寒少热多，日无间断，脉息细滑，舌黄带剥，治以清养。

吉林须、银柴胡、旋覆花、淡秋石、冬虫夏草、冬瓜子、北沙参、西芪皮、粉蛤壳、白茯苓、淮牛膝、环粟子、枇杷叶。

周庄 某

肿胀于大腹，未退，脾胃不复，由阳耗阴，有时烦躁，有时疲困，喘咳纳倒，恐逢节变迁，治宜和养。

西洋参、毛燕窝、淡秋石、制丹参、淮牛膝、川杜仲、新会皮、川贝母、川石斛、北五味、抱茯神、白茯苓、生白芍、枇杷叶。

吴

频发吐血，咳嗽，骨蒸，脉数，肝肺皆伤，节力少食，忌咸冷，免春中重发。

生黄芪、粉丹皮、肥知母、秦艽、款冬花、广陈皮、细桑枝、细生地、制丹参、肥玉竹、天花粉、生蛤壳、生甘草、藕节。

徐

气营两亏，风痰俱为用事，胸痹，腹鸣，头眩，腰疫。现在吃紧咳嗽，脉息细迟。治以和降。

炙苏子、制香附、生白芍、炙款冬、川杜仲、淮牛膝、冬瓜子、新会皮、白茯苓、沉香曲、法半夏、姜竹茹、枇杷叶。

孔

咳呛绵延，致肺伤而为痿蹙，经有明文，从此调治。

西党参、叭杏仁、制女贞、粉蛤壳、旋覆梗、白茯苓、生绵芪、冬虫夏草、川石斛、炙款冬、沉香屑、广橘红。

朱

肝升太过，肺降无权，咳呛痰腥，秽气上冲，恐成肺痈，脉息滑数，有方兴未艾之势。

北沙参、冬瓜子、淡秋石、川贝母、广橘红、白茯苓、光杏仁、生米仁、炙桑皮、生白芍、粉蛤壳、川通草、枇杷叶。

乍浦 吴

肝肺郁热，左目起星，咳呛痰多，灼热汗出，风邪湿邪内蒸，致肝肺受患，治以清泄。

羚羊片、木贼草、光杏仁、柔白薇、粉蛤壳、冬桑叶、肥知母、密蒙花、川贝母、淮牛膝、橘红、枇杷叶。

复方　西洋参、草决明、光杏仁、晚蚕沙、粉蛤壳、钩藤、生白芍、元生地、密蒙花、川贝母、淮牛膝、炙桑皮、橘红、枇杷叶。

淋症

淋痛绵延，脉息细涩，阴虚郁邪，治以分降。

北沙参、凤凰衣、生白芍、川黄柏、篇蓄草、白茯苓、辰灯芯、粉草薢、沙苑子、甘草梢、肥知母、飞滑石、焦米仁。

虞

淋减未止，脉息细弦，治以清养。

元生地、沙苑子、生白芍、粉草薢、焦山栀、忍冬花、炙龟板、左牡蛎、柔白薇、海金沙、淮牛膝、甘草梢、竹心。

金泽 唐

赤白淋浊，溺亦发迸，治以分泄。

萹蓄草、粉草薢、凤凰衣、白茯苓、飞滑石、瞿麦穗、海金沙、甘草梢、黑山栀、炒泽泻、竹卷心。

张

阴虚潮热，淋浊绵延，脉息细弦，阴分内亏，虚阳不潜，治以和养。

制洋参、抱茯神、沙苑子、川石斛、炒夏曲、白苡米、炒於术、花龙骨、左牡蛎、黑料豆、新会皮、红枣。

松江　某

赤白淋浊，脉息细弦，郁邪下注，治以分泄。

萹蓄草、粉萆薢、元生地、小蓟炭、甘草梢、青黛拌灯芯、瞿麦穗、海金沙、黑山栀、通草、血余炭、西珀末。

嘉兴　邱

久溺为淋，色黄，带痛结管，久而内损，治以清解。

西洋参、凤凰衣、抱茯神、黑川柏、石决明、沙苑子、粉萆薢、白莲须、肥知母、广陈皮、青黛拌灯芯。

松江　某

溺数作痛，杂以赤白带下，大便亦有时溢血。气余为火，阴伤为热，遂至机窍不利。阴脱于下，则阳冒于上，头晕耳鸣。诸虚丛集，脉息弦数。再从清养。

吉林须、炙龟板、生白芍、抱茯神、小蓟炭、白茯苓、阿胶、沙苑子、黑料豆、凤凰衣、血余炭、甘草梢、青黛拌灯芯。

陈

赤白淋减，小溲腹迸，脉息弦细，再从精溺管分解之。

萹蓄草、粉萆薢、沙苑子、焦山栀、甘草梢、白茯苓、凤凰衣、海金沙、小蓟炭、焦苡米、细木通。

方

淋漓，赤除白减，小溲尚痛，下焦肛囊搐扭，脉数带弦一，无非阴虚邪炽也。

元生地、海金沙、煅牡蛎、柔白薇、黑料豆、小蓟炭、甘草梢、西洋参、萹蓄草、沙苑子、粉丹皮、生白芍、凤凰衣。

唐

力迸膀胱，溺痛数少，赤白俱下，脉息弦数，治以清解。

蒲蓄草、粉萆薢、石苇、小蓟炭、炙龟板、白茯苓、海金沙、甘草梢、焦米仁、血余炭、沙苑子、炒侧柏、灯芯。

盛兄

示及气坠依然，惟上升则减。口唇干燥，饮而溺多，入夜频频不摄，肾虚肝旺所致。肝寄相火宜清宜泄，属封藏宜摄宜补。

醋炒柴胡、左牡蛎、桑螵蛸、菟丝子、獭肝、龙骨、米炒洋参、橘叶、生白芍、川杜仲、沙苑子、朱茯神、青皮，调冲青盐。

戴奶奶

胎前有伤，产后气郁，发进小便屡屡不禁，且痛，脉见细数。

由气伤阴，不特膀胱为患，而子宫亦为受伤，恐久而成怯。

炒阿胶、血余炭、生白芍、炙升麻、秋葵子、甘草梢、紫丹参、新会皮、嫩白薇、乌侧骨、凤凰衣、白莲须、煅牡蛎、白木耳。

张文星兄

高年自下衰上，近时小便频数，腰俞曾发痠痛。属阴分不足，气火有余，脉见细弦，治以摄养。

制首乌、桑椹子、焦白芍、抱茯神、川杜仲、车前子、紫丹参、广陈皮、白莲须、花龙骨、沙苑子、柏子仁、半夏曲。

遗泄

费干卿

禀质气虚，则生痰多病。阴虚则生热生风，梦泄至滑不持，心气为伤，丽至肾关不固。心与肾既失相济，肝阳转动，少寐，痉厥，胁痛，肢痿，无所不主。脉滑数，左甚于右，两尺尚不上游。龙相失潜不至，有升少降，惟痰热内风。调补不能不兼顾，否则峻补而不得祛病也，复方候政。

吉林须、抱茯神、生白芍、鱼线胶、白莲须、宋半夏、姜竹茹、原生地、大丹参、元龟板、覆盆子、夜交藤、新会皮、龙眼肉、金箔滚。

复方　少年肾关不固，诸恙蜂起。肾不交心，心悸少寐；肾不涵肝，手足抽搐。心与肝皆由肾真内亏，生风挟痰，迁移不定。脉两尺濡软，右滑左弦大。拟用养心柔肝，参以熄风化痰。至牡脏之药，只须轻淡固摄。

吉林须、炒夏曲、抱茯神、桑椹子、白蒺藜、白莲须、川石斛、陈秫米、酸枣仁、生白芍、潼蒺藜、广陈皮、龙眼肉包川连。

吴

遗泄阴伤，腹膨痞攻，气虚于中，致气不摄精，脉息濡滑，治宜兼顾。

生绵芪、抱茯神、统当归、沙苑子、生白芍、炒苡米、荷蒂、炙升麻、花龙骨、远志肉、桑寄生，黑料豆、新会皮、红枣。

董

肾关不固，虚热挟湿，肝肺升降不调，左胁时痛，痛甚则形黄气怯。邪从外泄，足部发癣。脉息弦数。治以和养。

北沙参、黑料豆、旋覆花、白茯苓、生白芍、杭菊花、川石斛、自莲须、桑寄生、白苡米、姜竹茹、广陈皮、枇杷叶。

张

梦泄频频，精管受伤，因虚生热，小溲急而带痛，茎头作痒，治以清养。

西绵芪、炙龟板、抱茯神、川杜仲、左牡蛎、生白芍、北沙参、鱼线胶、苍龙齿、沙苑子、覆盆子、广陈皮、金樱膏。

陆

遗泄阴亏，有梦无梦，一心一肾，治宜潜育。

炙升麻、北沙参、抱茯神、白莲须、夜交藤、生白芍、生绵芪、川石斛、大丹参、花龙骨、左牡蛎、新会皮、金樱膏。

海盐 高

遗泄无梦，潮热有汗，遂至头眩心悸，气怯神疲。最为关系者，防咳嗽成劳。左脉细数。阴虚热炽，治以清养。

北沙参、川石斛、柔白薇、白茯苓、沙苑子、广陈皮、银柴胡、生白芍、黑料豆、粉蛤壳、淮山药、枇杷叶。

复方 吉林须、北沙参、冬虫夏草、抱茯神、黑料豆、淡秋石、毛燕窝、淮山药、花龙骨、生白芍、橘红、伽南香、枇杷叶。

上洋 陈

遗泄肾虚，肾不涵肝则旺，肾为胃关，致胃弱，少腹鸣响，胸脘满闷，暖气纳少，大便渐燥，脉息细弦，拟调肝而和脾胃。

左金丸、生白芍、炒夏曲、白茯苓、川杜仲、白莲须、真獭肝、小青皮、新会皮、抱茯神、生当归、乌沉香、竹二青。

吴

阴虚湿热，心肾不交，遗泄有梦，心虚于肾，治以清养。

北沙参、川石斛、抱茯神、覆盆子、白茯苓、川杜仲、西绵芪、黑料豆、夜交藤、白莲须、白苡米、广陈皮。

七帖后，沙参换西洋参。

王

遗泄，属气不摄精，以致气怯腰楚，治以和养，脉息芤濡，调补非旦夕为功。

吉林须、川石斛、川杜仲、沙苑子、抱茯神、法半夏、焦米仁、西绵芪、生白芍、枸杞子、桑椹子、鱼线膏、新会皮。

宋

阴虚于下为遗泄，阳冒于上为鼻衄。上下失扭，致中气不振，纳减溏稀，脉息濡细，须多为调摄。

生黄芪、白茅花、抱茯神、黑料豆、广橘红、焦米仁、野於术、白莲须、制丹参、生白芍、炒夏曲、荷蒂、红枣。

臌症

周庄　赵仁茂

肿胀复萌，大腹膨脝，联及两腰四肢，甚于左部，当脘结痞，咳呛气喘。诸恙又复如前，大势有增少减。素有咳呛旧根，痰饮为之泛滥。肺气失降，肾气上逆。

安肉桂、破故纸、法半夏、白茯苓、黑车前、厚朴花、姜皮、焦白术、煨肉果、广陈皮、木防己、炒泽泻、沉香曲、野赤豆。

西塘　张

向有肝气，脾胃积痰蓄湿，随气入腹，大腹膨脝，肢浮面胖，两便亦失宣达，痰湿之邪，泛滥肌肤，脉息沉弦，治以温养。

川桂枝、焦茅术、川楝子、大腹皮、连皮苓、黑白丑、光杏仁、焦建曲、生白芍、陈橡皮、川椒目、炒泽泻。

方

单腹鼓胀，肌肤内热，脉象细弦，治以分疏。

淡吴萸、川楝子、法半夏、陈橡皮、川石斛、焦建曲、生白芍、广陈皮、白茯苓、川杜仲。

章

形寒神倦，两足浮肿，脱力已久，因感起病，脉象濡细，治以疏降。

生白术、焦建曲、粉萆薢、焦米仁、广陈皮、生姜、制川朴、连皮苓、木防己、桑寄生、环粟子、红枣。

黄渡　秦

左部弦数较减，右部未和。脾胃气仍未调，清浊升降失司，脘腹膨满，两足浮肿，上少咯痰，下焦便难溺少。饮邪痰湿，势防泛滥。再拟建中，参以分化。

川桂枝、厚朴花、木防己、炒泽泻、淮牛膝、沉香屑、大白芍、法半夏、白茯苓、焦苡米、晚蚕砂、姜竹茹、姜衣。

服药后口喉干燥，去桂枝，换生白术。如精神软弱，加吉林须。气急不顺，加伽南香。如气喘怯力，加蛤蚧尾。十帖后，去桂枝。若加伽南香，除去沉香屑。

徐

便血后，气不化精而化水，肢体浮肿，脉息细弦，治以温通。

川桂枝、制小朴、炙桑皮、连皮苓、光杏仁、焦枳壳、生白芍、焦建曲、大腹皮、粉草薢，家苏子、细香附、姜衣。

嘉兴　某

肝气侮中，脾胃中伤，痰湿皆化为水，大腹更膨。两足光亮，脉息细涩，拟以分导。

川桂枝、制川朴、带皮苓、粉草薢、台乌药、光杏仁、麸枳实、川椒目、炒泽泻、广陈皮，随服控涎丸。

复方　安肉桂、制小朴、陈橼皮、连皮苓、黑车前、生白芍、生白术、焦建曲、广陈皮、川椒目、家苏子、荸荠。

昆山　张

气分不足，痰饮内积，肿势屡发，浑身俱到，必至吐沫与痰，脉象细迟，治以温养。

川桂枝、法半夏、家苏子、生白术、白茯苓、生白芍、光杏仁、广陈皮、冬瓜子、焦米仁、细白前、姜皮。

角直　某

肝脾不协，中焦输送失司，当脘胀满，两足渐肿，脉象沉弦，治以和养。

焦白术、厚朴花、连皮苓、木防己、川郁金、环粟子、法半夏、广陈皮、黑车前、焦米仁、光杏仁、鲜佛手、檀香。

顾

咳呛，体肿，拟以导水散风。

川桂枝、葶苈子、炙桑皮、淮牛膝、旋覆花、橘红、光杏仁、杜苏子、冬瓜子、白茯苓、代赭石、枇杷叶。

杨湘泾　张

风水成臌，四肢浮肿，腹膨如箕，治以分导。

川桂枝、制川朴、大腹绒、焦米仁、黑车前、陈橡皮、光杏仁、焦建曲、连皮苓、炒泽泻、萹蓄草、广陈皮、丝瓜络（巴霜炒）。

宋

呕逆，痰沫下注，则两足浮肿，软弱无力，脉息沉弦，酒客，湿以痰饮互结不解，治以分化。

木防己、法半夏、制川朴、五茄皮、淮牛膝、天仙藤、花槟榔、广陈皮、白茯苓、粉萆薢、冬瓜子、竹茹、荸荠干。

王

吐血中伤，腹膨成臌，两便不利，治以疏和。

炒香附、制川朴、川楝子、煨木香、陈橡皮、黑车前、淡吴萸、焦建曲、生白芍、大腹皮、广陈皮、荸荠干。

月樵兄

肝郁受伤，脾胃有侮而不帮输运，饮食日渐减少，不纳不饥，溺短便赤不畅。中气大伤，升降无权，两足肿势恐有加无已，脉息沉弦。治以和养。

生於术、白茯苓、冬瓜皮、粉萆薢、桑寄生、川石斛、大白芍（桂枝炒）、白苡米、淮牛膝、炒泽泻、川杜仲、广陈皮。

金

尊年气虚，痰湿下溢，两足浮肿，渐见色亮，痰邪湿邪渐欲化水。六脉弦大，根蒂虽固，与病不甚相宜，治以和降。

川桂枝、生白术、木防己、粉萆薢、川郁金、川杜仲、生白芍、制小朴、淮牛膝、五茄皮、广陈皮、野赤豆。

杨

疹瘰郁邪，着留气分，致大腹膨脬，拢动旧痞，恐成单腹，脉息细弦，舌糙，拟疏调气分之邪。

川桂枝、制川朴、川郁金、焦米仁、陈橼皮、黑车前、檀香、生白芍、焦建曲、川楝子、粉萆薢、广陈皮、炒泽泻、荸荠干。

安亭　某

两足浮肿渐减，痰湿之邪可免化水，脉两关浮弦未平，治以和降。

川桂枝、制川朴、木防己、淮牛膝、黑车前、焦米仁、姜皮、生白芍、白茯苓、粉萆薢、五茄皮、炒泽泻、广陈皮、野赤豆。

复方　川桂枝、生于术、厚朴花、黑车前、淮牛膝、川杜仲、生白芍、吉林须、冬瓜子、汉防己、赤茯苓、金石斛、磨冲沉香。

太仓　某

肝脾内虚，湿邪袭于营分，统身发黄，脘胀，肢肿，流毒溃烂，疮病并发，治以分疏。

生白术、粉萆薢、宣木瓜、焦米仁、川郁金、全当归、制小朴、木防己、连皮苓、焦建曲、广陈皮、野蔷薇、荷叶。

章

足肿流水，寒热已除，再以分泄。

木防己、西羌活、生白术、宣木瓜、黑车前、广陈皮、粉萆薢、制川朴、焦米仁、连皮苓、炒泽泻。

许

大脚风，治以疏和

焦茅术、净苦参、粉萆薢、木防己、川牛膝、焦米仁、制川军，焦山栀、大力子、嫩滑石、白藓皮、生甘草、忍冬藤。

膈症

胃脘作痛，痛甚则吞酸吐水，脉象细弦，久防反胃，治以温养。

左金丸、荜澄茄、制香附、佛手柑、川郁金、广陈皮、真獭肝、淡干姜、焦建曲、生白芍、法半夏。

上洋 钱

当脘胀满，得食不消，非呕即泻，脉象沉弦，厥阴冲犯阳明，当要治以温养。

安肉桂、煨益智、制川朴、法半夏、川郁金、白茯苓、真獭肝、荜澄茄、焦建曲、新会皮、生白芍、姜竹茹、檀香。

练塘 诗盟兄

气痹液亏，肝阳内炽，头目眩晕，甚则漾漾欲吐，食减少化，脉右弦滑，左细，关部最弦，属肝失所养，中焦郁湿积痰，尊年防阴耗阳，结变成关格。

白蒺藜、法半夏、寸麦冬、川石斛、抱茯神、桑麻丸、潼蒺藜、生白芍、生当归、大丹参、远志肉、白木耳。

浦东 某

梅核格起，咽喉哽塞，胸膈不宽，气痹凝痰，治以和降。

旋覆花、法半夏、橄榄核、瓜姜仁、川贝母、沉香屑、代赭石、广陈皮、白柿霜、炒苏梗子、姜竹茹。

黎里

大腹虫攻，或聚或散，有声有力，随食随吐，脉息沉弦，舌垢，气郁中伤，积湿生虫。此为虫膈，久防发厥。

上川连、法半夏、制川朴、川楝子、使君肉、小青皮、淡吴萸、广陈皮、焦建曲、生白芍、炒乌梅、败酱草、生姜。

复方　虫膈，虫鸣内攻，散开无定，聚则必在脘下，脐上得食呕逆，脉象沉弦，再以苦降酸伏为法。

上川连、法半夏、炒当归、川楝子、雷丸片、尖槟榔、淡吴萸、广陈皮、焦建曲、生白芍、陈乌梅、白茯苓、生姜。

徐

下关上格，腹脘漉漉，完食吐沫，脉象沉弦，治以温通。

淡吴萸、荜澄茄、生当归、川楝子、佛手柑、新会皮、炒香附、煨益智、焦建曲、生白芍、小枳实、白檀香、姜竹茹。

平湖　凌

丰体禀痰，操劳积瘀，瘀痰凝结有形，咽喉窒塞，先为吐血，血断后吐形，似鱼肠欲出不出，遂阻塞贲门，得食格格不下膈门中，此例论症是为血膈也。脉浮弦，又关气郁久，有阴耗阳结之势。拟通利食管机关，参以化瘀涤痰，诸识者辨之。

统当归、瓜蒌仁、白柿霜、乌沉香、抱茯神、紫马勃、生白芍、杜苏子、橄榄核、淮牛膝、远志肉、新会皮。

杭州

肝气侮中，脾胃不主升降，脉象细弦，治以调中。

淡吴萸、煨益智、制川朴、抱茯神、法半夏、川郁金、真獭肝、荜澄茄、焦建曲、远志肉、广陈皮、檀香。

嘉善　尘仙兄

气痹液亏，中有积饮，得食格格不下，转引饮邪上泛，脉右濡，左滑带弦，治以镇逆气机，佐以豁痰涤饮。

法半夏、煨益智、抱茯神、乌沉香、代代花、真獭肝、戌腹粮、生白芍、橄榄核。

徐

肝气侮中，当脘作痛，痛甚呕逆，脉息沉弦，治以温养。

淡吴萸、法半夏、制川朴、制香附、炒当归、白茯苓、真獭肝、广陈皮、沉香曲、荜澄茄、川杜仲、檀香。

苏州　黎尔氏观察大人

先起痔患，肝营肾液受伤，肝乃主筋，肾乃主骨，以致手足偏枯，弛软无力。阴液愈伤，遂为肝阳化风，头蒙作痛。凡肾不涵肝，厥阴每为冲犯乘胃为胀满，侮脾为便溏。中焦满闷，纳少痰多。脉右手浮弦，左寸软，关大。显系气与阴越亏，痰与风益为用事。心气素为不足，拟调中化痰和阴。以熄风先调中州，徐治经隧风痰。

梧桐花、台参须、厚朴花、石决明、白蒺藜、抱茯神、姜竹茹、法半夏、真獭肝、生白芍、桑麻丸、潼蒺藜、远志肉、荷叶边。

初复　复脉右得濡软，左关肝脉仍见弦而不敛。由于水亏木旺，肝木侮中，食后懊恼，每每夹杂痰水随食吐出。头痛与之俱来，清空蒙重，痛亦随发。以脉合证，现在症情中焦升降为急务。清失其升，则浊失其降。以致大便艰燥，溺亦不多，似上格下关之象。考《内经》治痿暨诸条，亦以阳明为重。阳明者，胃与大肠也。为保护阴液起见，再拟调气养液，当冀弋获候政。

法半夏、真虎肚、生当归、石决明、白蒺藜、抱茯神、白木耳、广陈皮、戌腹粮、生白芍、桑麻丸、潼蒺藜、柏子仁、姜竹茹、伽南香。

二复　阴耗阳结，每成关格。关格则大便不甚通利，极则得食格格艰化。以致水谷屯积中宫，吞酸吐沫，食亦不变而出。阴失滋长为耗，阳失运动为结。为结为耗，则阳明机关益不肯复。手足弛软，似风似痹，连月不复。现在调治，以肝气冲动为最急。冀其便通呕减，头风不至蒙痛。再拟润液而不为滋腻，调气而不为辛烈，尚属稳妥候政。

法半夏、真虎肚、生当归、石决明、焦建曲、抱茯神、姜竹茹、广陈皮、煨益智、生首乌、乌芝麻、乌沉香、远志肉、人乳。

尘仙兄

肝气挟饮，渐成关格。腑气不甚通利，得食屯积，吞酸吐沫，食亦泛出，脉息细弦。再拟柔肝化饮，治肝则以柔克刚，祛饮则以通为补。

法半夏、吉林须、荜澄茄、生当归、抱茯神、旋覆花、竹茹、广陈皮、真虎肚、煨益智、生白芍、沉香屑、代赭石、伏龙肝。

南翔 某

关格转机，脉息细弦，治以和养。

法半夏、制洋参、生当归、小麦冬、绿萼梅、白茯苓、竹茹、广陈皮、生於术、生白芍、川石斛、黄菊花、制丹参。

潘

气痹液涸，当脘作痛，纳微便结，此属关格。

法半夏、左金丸、细香附、生当归、制丹参、竹茹、广陈皮、真獭肝、荜澄茄、生白芍、乌沉香（人乳摩）。

李

劳伤有年，已成关格，呃逆不止，大便不利，治以温养。

法半夏、左金丸、细香附、生当归、茯神、焦建曲、广陈皮、真獭肝、佛手柑、生白芍、远志肉（去心）。

金

胸痹泛沫，肢酸神疲，脉象濡细，治以和降。

瓜蒌仁、法半夏、川郁金、光杏仁、姜竹茹、杭菊花、薤白头、制川朴、细白前、家苏子、生白芍、广陈皮、沉香屑。

痫症

歇马桥 蒋

手舞足蹈，喜怒不定，痫病初起，急宜镇养。

犀角尖、天竺黄、抱茯神、石菖蒲、制丹参、广陈皮、石决明、制胆星、苍龙齿、远志肉、生白芍、铁花。

庄

猪羊痫，发痉发厥，脉息滑数，痰热内蒙，久则必损心脾，治以镇养。

石决明、杭菊花、白蒺藜、抱茯神、制丹参、沉香屑、洋青铅、梧桐花、制胆星、潼蒺藜、苍龙齿、远志肉、新会皮、桂元肉（金箔滚）。

叶

惊痰入络，屡发痉厥，手足牵引，痰鸣目反，脉息濡细。五痫之一也。

石决明、天竺黄、青礞石、抱茯神、路路通、沉香屑、梧桐花、制胆星、羚羊片、远志肉、小青皮（醋炒）新会皮，竹茹。

复方　风痫旬日，甚则痉厥，脉息细弦，治以清解。

羚羊片、天竺黄、块辰砂、路路通、嫩双钩、陈皮、制胆星、抱茯神、黑料豆、白蒺藜、沉香屑。

徐

体虚而郁痰湿。湿病发于秋则纳呆神倦，痰病发于春则癫痫并至。诊脉滑大，痰与湿犹在逗留，一派补益无用也。拟以溺中，参以化痰解湿。

西洋参、玉蝴蝶、法半夏、抱茯神、大丹参、夜交藤、绿萼梅。生白芍、陈秫米、苍龙齿、柔自薇、新会皮、白木耳。

许

禀质不足，痰热用事，甚至有时恍惚，有时迷糊，头摇手痉，自幼起因，机关从此不利。近来有时呕恶，有时结核，脉息细滑。急宜清阴熄风，化痰安神。

西洋参、制胆星、抱茯神、白蒺藜、大丹参、生白芍、梧桐花、路路通、远志肉、潼蒺藜、柏子仁、姜竹茹、桂元肉（包川连）。

程

年甫四龄，体禀丰肥，忽而瞑目昏沉，汗如珠下，此惊痰入络之象也。夫痰出多门，浊痰注于下，湿痰积于脾，痰壅上逆，五痫皆由是而生。证因哺乳酿痰，痰在运动时卒然受惊，上冲胞络，神明遂不主收藏，致心液滂流。肌表为之淫汗也。古人之心犹日也，痰犹云也。太虚一点，偶为浓阴，以翳其清光，能不昏黑无知，如置身于混沌间乎。脉来弦滑，谓舌苔微白。久恐进痫难治，今以豁痰而兼安神明，许叔微之遗意也。

法半夏、夜交藤、抱茯神、制胆星、石决明、盆菖蒲、荆树叶、陈秫米、制丹参、苍龙齿、广陈皮、嫩双钩、川郁金、辰砂。

痢症

黎里　鲍

痢下仍未尽除，胃纳未复。近发咳呛，上腭生瘰，属阴虚热炽，浮阳上扰肺胃，治以清养。

西洋参（米炒）、金石斛、炒夏曲、生白芍、制萸肉、白茯苓、野於术（饭蒸）、柔白薇、广陈皮、红枣、生谷芽、石莲肉、扁豆花。

何

肠游淹淹，腹痛不禁，阳明关闸洞开，脾胃亦弱，再以温养。

潞党参、官肉桂、菟丝子、焦楂炭、制香附、白茯苓、生白芍、野於术、补骨脂、煨木香、焦赤曲、广陈皮、黑车前、伏龙肝。

朱

脾肾两虚，脘腹攻痛，溏稀无度，遂至形寒形热，神疲少纳，脉息细涩，治以温养。

西党参、安肉桂、补骨脂、法半夏、黑车前、荷蒂、野於术、淡吴萸、菟丝子、新会皮、生白芍、红枣。

松江　闻

休息痢或红或白，腹痞脘胀，腰疫头眩，肝脾久伤，脉息细弦，治以疏和。

制香附、抱茯神、制丹参、炮姜炭、黑地榆、炒夏曲、红枣、佛手花、炒枣仁、生白芍、川续断、炒卷柏、广陈皮、檀香。随服吉林参须。

童

飧泄久虚，肝肾受伤，肢骱痠痛，两目羞明，脉息细弦，上实下虚，治以和降。

西洋参、白茯苓、白蒺藜、抱茯神、黑料豆、夜明砂、湘莲肉、野於术、炒夏曲、潼蒺藜、生白芍、制萸肉、蜜蒙花、荷边。

颉苏兄

脘腹攻痛，痛必作泻，昼夜溏稀，必有数行，脉象细弦，以和脾肾，先调肝气。

高丽参、安肉桂、菟丝子、煨肉果、广木香、焦建曲、白茯苓、檀香、野於术、补骨脂、川杜仲、赤石脂、大腹皮、霞天曲、炒泽泻、红枣。

陈

当脘痛止，溏稀无度，形黄，纳少，浑身痠软，寒寒热热，治以疏和。

川桂枝、焦白术、补骨脂、煨木香、粉萆薢、生谷芽、伏龙肝、生白芍、焦建曲、川杜仲、大腹皮、炒泽泻、新会皮、野赤豆。

许

脾肾两虚，肝气不调，每晨作泻，腹胀较松，脉象细涩，致气不摄营，月事超前，带亦频至，治以固养。

野於术、补骨脂、川杜仲、煨木香、炒夏曲、白茯苓、炒当归、菟丝子、沙苑子、生白芍、广陈皮、代代花、红枣。

练塘 某

阴吹带下，日渐减轻，仍发痢，下赤白，气坠不爽，两便皆为不利，脉象细弦，治以和养。

阿胶珠、蒲黄炭、野於术、凤凰衣、制丹参、净苦参、红枣、血余炭、炒侧柏、焦楂炭、煅牡蛎、生白芍、广陈皮。

沈

疟痢并行，疟阵乱积，变溏，舌剥，纳微，老年噤口难治。

西洋参、川石斛、炒黄芩、益元散、白茯苓、广陈皮、野於术、柔白薇、生白芍、炒夏曲、焦米仁、荷叶、红枣。

倪

便血已止，夏秋伏邪，便溏肌灼，治以分泄。

生白术、炒夏曲、川石斛、生谷芽、扁豆衣、干佩兰、白茯苓、新会皮、生白芍、焦米仁、银柴胡、红枣。

陆

疟后余热，热邪内趋，痢下溇溇，脉息弦细，治以和解。

香青蒿、川楝子、川石斛、焦建曲、生谷芽、新会皮、淡黄芩、生白芍、扁豆衣、白茯苓、焦米仁、干佩兰。

庄

湿入血分，形黄发瘔，便血如水，治以分泄。

赤小豆、连翘心、制川朴、大腹皮、焦米仁、鲜佛手、绵茵陈、川郁金、焦建曲、连皮苓、广陈皮、干佩兰。

角直　金

自利色赤，肝脾内伤，脉息沉弦，治以疏和。

焦白术、制川朴、焦楂炭、川楝子、炮姜炭、补骨脂、荷蒂、焦建曲、大腹皮、煨木香、生白芍、黑地榆、新会皮、红枣。

沈

脾肾两虚，休息痢下赤白夹杂，脉象细弦，治以温养。

炒冬术、炮姜炭、补骨脂、大腹绒、炒香附、焦赤曲、炒党参、煨木香、菟丝子、广陈皮、生白芍、荷蒂。

张

泄泻渐减，口渴肢肿，气阴两伤，脉象濡细，治以疏和。

生白术、川楝子、川石斛。石莲肉、焦米仁、陈皮、白茯苓、生白芍、炒夏曲、炒粟壳、炒泽泻、红枣、荷蒂。

蔡蓉梅兄

暑湿之邪，由表趋里，疟转为痢，肢体浮肿，脉见细弦，腹痛后重，拟以分导，治痢即以治疟。

生白术、山楂炭、广木香、荆芥炭、大腹皮、车前子、地榆、茯苓皮、炮姜、川楝子、焦赤曲、生白芍、侧柏、红枣。

喉痹诸痛

青浦　王

喉痹复发，咽干发咳，脉象浮弦，阴虚热炽，挟风上炎，治以清泄。

北沙参、真川贝、天花粉、紫马勃、青铅扎、粉蛤壳、新会红、盆秋石、光杏仁、生白芍、冬桑叶、白茯苓、毛燕窝。

赵

喉痹哽痛，内咽起白，轻而复重，脉息沉弦。必有感冒风邪引动湿热，上扰喉关，致汗多气怯，咳呛痰多，时刻泛恶。风与热，热与痰，皆升而少降。先拟清降，接以滋养。

西芪皮、经霜叶、川贝母，盆秋石、川石斛、白茯苓、黄防风、紫马勃、山豆根、光杏仁、粉蛤壳、广陈皮、枇杷叶。

复方　吉林须、盆秋石、白柿霜、冬虫夏草、白茯苓、生白芍、金石斛、川贝母、光杏仁、粉蛤壳、白苡米、枇杷叶。

许

遗泄吐血，上下为损。气有余为火，阴被消烁。喉痹三年，蒂丁不收。咽喉干痛，脉息细弦带虚。久防进怯，治以清养。

北沙参、白柿霜、紫马勃、生白芍、粉蛤壳、抱茯神、川贝母、冬虫夏草、川石斛、制女贞、大丹参、广橘红、白木耳。

昆山　姚

骨瘤疽，鼻管先为流脓，限角咽喉亦渐腐溃。禀质不足，肝肺郁热，治以清降。

北沙参、鱼脑石、生白芍、川贝母、淡秋石、嫩辛夷、紫马勃、光杏仁、川石斛、左牡蛎、白茯苓、黑料豆、枇杷叶。

戴

捧喉时毒，势将内闭，似以托化。

炒天虫、淡豆豉、板蓝根、光杏仁、生甘草、陈皮、大力子、白射干、小青皮、瓜蒌仁、玉桔梗、丝瓜络。

李

鼻渊淹缠，渐至头痛，舌剥，经事愆期，肝肺两虚，连及八脉，急宜调理。

北沙参、肥玉竹、黑料豆、炒当归、光杏仁、白蒺藜、川贝母、柔白薇、制女贞、生白芍、鱼脑石、潼蒺藜、荷叶。

八帖后用淡秋石泡汤，煎吉林须随服。

王

咽喉红肿，势防出脓，寒热，脉弦，治以清泄。

淡豆豉、炒防风、炒天虫、大力子、炙苏子、冬桑叶、山豆根、轻马勃、薄荷梗、光杏仁、薄橘红、荷叶、生甘草。

青浦　马翁

有形渭牙漏，无形并可谓牙宣，此少阴不足，阳明有余也。丰体湿痰，脉皂濡细，治以和养。

北沙参、制女贞、川石斛、生白芍、抱茯神、杭菊花、光杏仁、墨旱莲、黑米豆、淮牛膝、新会皮、白木耳。

张

肠痈蛔蛔并出，脓亦直流，险重之至。

败酱草、川楝子、左金丸、制川朴、尖槟榔、广陈皮、冬瓜子、生白芍、小青皮，焦建曲、生米仁、榧子肉。

嘉兴　某

内痈已成，自脘攻胁，绕腰攻胀。病实未除，大便而无次序，或为进结，或为滞血，脉象沉弦。郁邪未清，气液两虚，治以和养。

败酱草、川楝子、左金丸、旋覆梗、炒槐米、白茯苓、广陈皮、冬瓜子、生白芍、西洋参、晚蚕砂、丝瓜络、粉草薢、白木耳。

遏寺　罗

肺痈连月，肺烂已伤三四叶，秽气直冲，脓血交吐，气喘胁痛，腐烂尚在鸱张，脉见沉弦带数，治以排脓涤痰。

马兜铃、生米仁、炙桑皮、粉蛤壳、茜草根、生白芍、冬瓜子、光杏仁、地骨皮、淮牛膝、番降香、广橘红、茅根。

陈

期门痰注，眼细如针，中空如斗，咳呛射脓，脓出无度，旧虚新感，白痦又发密密，恐淹淹进怯。

西洋参、川石斛、左秦艽、左牡蛎、大丹参、新会皮、丝瓜络、桑椹子、黑料豆、银柴胡、生白芍、炒夏曲、生甘草、稻叶。

汪

内脏毒生于内而穿于外，寒热作痛，蒸脓之候。

生黄芪、郁李仁、光杏仁、焦米仁、炒归尾、生甘草、牛蒡子、火麻仁、瓜蒌仁、小青皮、西赤芍、皂角针。

冯

肺分痈痿，痿则缓也，臭痰连月，不甚咳呛，脉息滑细，治以排解。

马兜铃、生米仁、瓜蒌仁、川石斛、白茯苓、橘红、冬瓜子、光杏仁、细白前、地骨皮、川通草、枇杷叶。

祥翁

肛漏已成，穿头不一，眼细中空，不脓则胀，出脓则安，真阴内亏，阳明湿热多从下注，脉见细弦，治以清养。

珠儿参、象牙屑、黑地榆、川石斛、黑川柏、大丹参、忍冬藤、炙龟板、石决明、炒槐米、柔白薇、肥知母、橘红、藕节。

程

脏毒阴虚，肝失所养，犯胃为胀，侮脾为溏，当脘胀满殊甚，脉象细弦，治以疏和。

淡吴萸、制川朴、沉香屑、新会皮、生白芍、佛手柑、白茯苓、真獭肝、焦建曲、淡姜渣、法半夏、川郁金、代代花、檀香。

朱

虚损断脊，腹膨如箕，疟后起因，难以调复。

银柴胡、香独活、小青皮、宣木瓜、五谷虫、焦米仁、炙鳖甲、桑寄生、黑料豆、粉草薢、鸡内金、广陈皮、丝瓜络。

伯平兄

乳癖渐小，脘痛，盗汗，脉象濡细，再和肝脾。

吉林须、远志肉、制丹参、川杜仲、佛手花、真毛菇、广陈皮、生白芍、抱茯神、炒归身、旋覆花、绿萼梅、代代花、丝瓜络。

周浦　某

痰流于络，按之如绵，谓为流痰则不坚，谓为瘿瘤则太骤。脉息细滑，鼻衄，纳少，左脉弦数。营阴偏热，热则津液搏痰留络，与顽痰不同。

西洋参、夏枯草、旋覆梗、光杏仁、生白芍、当归须、桑寄生、左牡蛎、沉香屑、新会皮、丝瓜络。

硖石　某

血疝变痈，痈复变漏。肾囊起瘰有脓，时平时发，脉息细弦。阴虚湿郁，湿复随气下陷，治以和养。

珠儿参、川石斛、黑川柏、川楝子、生白芍、陈皮、黑料豆、桑椹子、白苡米、小青皮、白茯苓、丝瓜络。

沈

疝气牵引腰腹，治以温养。

安肉桂、全当归、菟丝子、川楝子、制香附、广陈皮、潞党参、川杜仲、鹿角霜、生白芍、小青皮。

金泽　陈

血疝将成囊痈，赤肿疼痛，势防溃头，脉息细弦，治以清解。

左金丹、黑川柏、粉萆薢、黑牵牛、川楝子、陈皮、小青皮、肥知母、嫩滑石、白茯苓、大力子。

朱

脏毒，即肦头生疮。

炒槐米，川楝子、块滑石、粉萆薢、金银花、黑地榆、生白芍、焦米仁、侧柏叶、生甘草。

朱径　望之兄

肛门溢虫，以形状考之与蛲虫。最近腹微疼痛，谷道发痒，其为湿热可知，治法可通虫痔。

珠儿参、炒槐米、川黄柏、川楝子、炒夏曲、白茯苓、脏连丸、黑地榆、肥知母、黑料豆、广陈皮、榧子肉。

洗方　生百部、象粪、蛇床子、苦参、银花、菩提根，各等分，煎汤洗。

太平桥　周

肝痈咳血，肌灼口渴，满腹攻痛，脉弦且数，治以清养。

羚羊片、制丹参、光杏仁、败酱草、粉蛤壳、橘络、北沙参、生白芍、冬瓜子、茜草根、炙桑皮、藕节、枇杷叶。

复方　西洋参、制丹参、光杏仁、旋覆花、细香附、橘红、枇杷叶、元生地、生白芍、炙桑皮、白石英、生甘草、藕节。

遐寺　罗

肺痈溃烂，臭脓涌吐，咳呛绵延，脉息弦细，肺叶所伤甚多，并恐血来，治以排解。

马兜铃、冬瓜子、旋覆花、败酱草、益元散、炙桑皮、茅根、北沙参、生苡仁、光杏仁、粉蛤壳、广橘红、川通草、枇杷叶。

嘉善　间福林兄

肛痈蒸脓已溃，最防结管，治以清化。

石决明、炒槐米、野料豆、生白芍、连翘心、川石斛、炙龟板、象牙屑、桑椹子、黑地榆、粉丹皮、生甘草、藕节。

吴

脾经之毒，谓之黄鼓疔。统臂腐烂，红晕，依然未定，纳微，身灼，脉见沉细，毒陷走散，可虑。

生黄芪、制川朴、山楂肉、小青皮、炒赤芍、新会皮、川羌活、大力子、飞滑石、生甘草、粉萆薢、炒防风、藕节、丝瓜络。

孙葆甫兄

向有痔患，属三阴内虚，阳明湿热壅滞。现在肛后起块，又恐成痈，痈与痔同类异名。最虑咳呛复发，有上下失血之变。脉息细弦，治以和养。

珠儿参、桑椹子、黑料豆、生白芍、川石斛、生牡蛎、生甘草、女贞子、紫丹参、炒槐米、炙龟板、丝瓜络，醋摩一笔消冲。

丁

乳痈，起因毒邪走散。左臂漫肿无头，非疗也，谓之无名中毒。肿痛走窜，尚无界限，寒热发厥，十中图一，治以疏和。

全当归、飞溺石、生甘草、宣木瓜、汉防己、川羌活、小青皮、广木香、新会皮、炒赤芍、厚杜仲、丝瓜络。

周

筋骨酸痛，此经壅空，虚痰从风转发为流痰。络脉抽搐，势在蒸脓。心悸头眩，腰楚，脉息细弦。属虚少邪多，内因病最淹缠也。

川独活、夏竹沥、杭甘菊、桑寄生、白归身、紫丹参、生白芍、左牡蛎、晚蚕砂、新会皮、厚杜仲、朱茯神、臭梧桐、丝瓜络。

陆

瘰疬肺脾，暑湿挟风煽烁，绕项支蔓，脉见细弦，拟釜底抽薪。

生川军、炒防风、净蝉衣、生甘草、飞滑石、豨莶草、大力子、焦茅术、侧柏叶、荷叶。

赵

肛漏流滋，病串绕项，酸痛，势欲蒸脓，病情牵连太多，腰酸背痛，头蒙，鼻衄，潮热有汗，恐由虚进怯。

桑椹子、夏枯草、北沙参、左牡蛎、生白芍、银柴胡、光杏仁、新会皮、黑料豆、女贞子、厚杜仲、香青蒿、毛燕窝、摩冲象牙。

周

郁火上冲，上腭肿腐，出血翻大，例在难治，但求带疾延年耳。

北沙参、川贝母、川石斛、白茯苓、新会皮、紫丹参、寸麦冬、黑料豆、白茅根、女贞子、光杏仁、石决明、青黛拌灯芯。

袁

骨瘤疽腐烂，见筋露骨。幼年并无因果，证属前冤，例在不治。

炙龟板、生白芍、黑料豆、桑椹子、北沙参、连翘、石决明、生甘草、女贞子、新会皮、肥玉竹、藕节。

孙

阳明传送失司，寒湿挟滞，腹痛五十余天，满腹坚硬，脉息沉弦，防肠痈成脓，治以通降。

败酱草、草果、佛手柑、花槟榔、白茯苓，福泽泻、焦建曲、新会皮、制川朴、法半夏、生苡仁、川楝子、榧子肉。

黄

吐血咳嗽，肛痈流滋，土语天穿地漏，有药又复否数进劳。

珠儿参、黑料豆、川贝母、薄橘红、生甘草、甜杏仁、女贞子、川石斛、毛燕窝、生白芍、白茯苓、生藕、象牙屑、枇杷叶。

沈

走马牙疳，穿腮破唇，即在目前。

天虫、净蝉衣、鸡内金、生甘草、小青皮、飞滑石、陈皮、榧子肉、大力子、芜荑。

潘

蛀干脱皮腐臭，赖医误治，将成太监。

萹蓄草、北沙参、广陈皮、川黄柏、生米仁、女贞子、飞滑石、生甘草、秋葵子、通草、福泽泻、黑料豆。

周

疬串高肿，将欲溃破，旧虚新邪，寒热不解，腹痛彻上彻下，脉沉弦，恐其发厥。

厚川朴、左金丸、大腹皮、芸曲、鸡内金、橘皮、生米仁、川楝子、真獭肝、香青蒿、鲜佛手、云茯苓、荷叶。

金

肺痈溃烂，秽气直冲，痰色青黄红白无一不有，脉弦，治以排脓降逆。

南沙参、羚羊片、青黛拌蛤壳、白茯苓、新会皮、地骨皮、马兜铃、生米仁、生甘草、桑叶、冬瓜子、生藕、川贝母。

王

伏兔穴发为流痰，成非旦夕。若穿头溃脓，必致经年。

川独活、桑寄生、全当归、厚杜仲、五茄皮、川萆薢、夏竹沥、白芥子、广陈皮、宣木瓜、紫丹参、青木香、丝瓜络。

李

重台疬，内热阴亏，脉弦，治以清养。

夏枯草、天虫、光杏仁、小青皮、生甘草、广陈皮、大力子、瓜蒌仁、淡昆布、淡海藻、海浮石、左牡蛎、川贝母、丝瓜络。

陆

痰痈势难全消，以冀收小溃脓为幸。

全瓜蒌、天虫、小青皮、广陈皮、生甘草、夏枯草、嫩射干、生黄芪、冬桑叶、川石斛、大力子、川贝母、角针、荷梗。

金

涡肩疽，不红不肿，治以宣托。

煨葛根、白桔梗、小青皮、大力子、角针、飞滑石、生黄芪、炒赤芍、生甘草、炙甲片、当归尾、法半夏、丝瓜络、荷梗。

罗

发背溃腐，关节之间能分界限，幸甚，脉迟，治以温托。

熟附子、潞党参、生黄芪、甘杞子、生甘草、广陈皮、鹿角霜、生白芍、小青皮，川石斛、白桔梗、角针。

潘

膈痈，内溃外溃皆可，惟内溃尤凶。若消为幸，如成均险。

麻黄、白芥子、生甘草、新会皮、当归须、光杏仁、大力子、生米仁、小青皮、熟地、沉香屑、竹沥夏、丝瓜络。

钱

癞皮风，肺脾湿毒外游肌肤，治以宣解。

焦茅术、豨莶草、大力子、藕皮、绿豆衣、焦山栀、元生地、川连、苦参、侧柏叶、生甘草、新会皮、金银花。

西安兄

痰疽发，眼细中空，要紧治病。疮之内膜，反不清楚，脉息弦细。治以疏化。

生首乌、生黄芪、元生地、川石斛、象贝母、连翘壳、黑料豆、石决明、新会皮、白茯苓、桑椹子、肥玉竹、稻穗。

万顺元兄

大脚风，随处凝阻，恶肉东溃西漏，治以宣化。

焦茅术、石决明、小青皮、广陈皮、炒赤芍、当归尾、生甘草、大力子、川萆薢、飞滑石、青木香、淮牛膝、藕节、忍冬花。

倪

气阻流痰，万万不可蒸脓。得能消散，幸之幸之。

旋覆梗、宣木瓜、独活、桑寄生、晚蚕沙、沉香屑、新降屑、白茯苓、粉萆薢、冬瓜子、广陈皮、丝瓜络、大力子。

肝气

昆山　谢

当脘胀满，漉漉攻痛，大便溏稀不利，脾胃输运无权，肝气乘之。脉息细软，左弦，舌黄。中有郁火，痰湿互结，拟苦辛通降。

左金丸、厚朴花、绿萼梅、抱茯神、炒归身、法半夏、真獭肝、玉蝴蝶、生白芍、制丹参、范志曲、广陈皮。

枫泾　秦

当脘痛胀，头眩呕逆，营亏气痹，治以和养。

吉林须、炒香附、法半夏、川杜仲、桑麻丸、白蒺藜、真獭肝、佛手花、生白芍、淮牛膝、黑料豆、潼蒺藜。

本镇 某

肝气彻上彻下，气攻无定，头眩腰楚，脉象细弦，治以和养。

旋覆花、真獭肝、法半夏、抱茯神、柔白薇、川发杜仲、绿萼梅、生白芍、广橘红、远志肉、淡乌鲗、川郁金、丝瓜络。

松江 某

肝气不调，犯上为脘痛，犯下为溏稀。肝邪又为刑金，咳呛盗汗。右脉浮濡，左弦。拟调肝肺。

旋覆梗、绿萼梅、补骨脂、川杜仲、法半夏、白茯苓、制香附、生白芍、菟丝子、桑寄生、广陈皮、枇杷叶。

金泽 某

脘腹痛甚，经带夹杂而下，老年防其发肿。

左金丸、全当归、抱茯神、沙苑子、柔白薇、生白芍、焦米仁、制香附、九香虫、花龙骨、川杜仲、炒侧柏、荷蒂、红枣。

甪直 某

脘腹攻痛，腰脊疫疼，痛甚似经似带，淋漓不断，治以和养。

制香附、全当归、抱茯神、沙苑子、新会皮、生白芍、九香虫、花龙骨、川杜仲、侧柏叶。

姚

肝胃不和，当脘作痛，痛甚则头眩心悸，脉象细弦，治以和养。

左金丸、绿萼梅、荜澄茄、法半夏、炒归身、制丹参、制香附、沉香曲、川郁金、广陈皮、生白芍、川杜仲、檀香。

复诊加党参、九香虫、佛手柑、真獭肝、红月季。

西塘 某

肝胃痛，痛势较轻，属肝气侮中，中伤则营卫偏痹，以致腠理寒热，屡屡感冒，咳呛稀痰，脉息濡滑。拟用调中和养。

西芪皮、吉林须，制香附、绿萼梅、川杜仲、新会皮、枇杷叶、黄防风、川石斛、真獭肝、生白芍、抱茯神、姜竹茹、丝瓜络（鸭血炒）。

缪

脘痛纳呆，经带夹杂，苔剥，脉数，老年防其发肿。

全当归，抱茯神、沙苑子、柔白薇、生白芍、九香虫、花龙骨、川杜仲、炒侧柏、焦米仁。

邱

肝胃不和，肝有郁火，胃有寒饮，当脘作胀，攻动有声，心悸少寐，头眩腰楚，有时泛呕痰沫，脉息细涩，左弦。尊年防其痱中，急宜静养调治。

吉林须，杭菊花、白蒺藜、抱茯神、炒丹参、法半夏、姜竹茹、真獭肝、生白芍、潼蒺藜、苍龙齿、沉香屑、广陈皮、白木耳。

姚

仍心惕肉瞤，头眩肢麻，当脘胀满。气营不调，心脾不足，致肝气郁火生风，诸恙蜂起，脉息沉滑，治以镇养。

杭菊花、乌沉香、西洋参、炒归身、白蒺藜、法半夏、上川连、真獭肝、生白芍、川石斛、大丹参、潼蒺藜、白茯苓。

徐

脘腹攻痛，形黄肢倦，肝脾气痹挟滞者，治以温养。

淡吴萸、制川朴、川楝子、炒夏曲、川杜仲、九香虫、炙款冬、制香附、焦建曲、生白芍、广陈皮、川续断、旋覆花、檀香。

王

肝气不调，郁火为嘈，嘈甚气痹液虚，转为痛胀，攻胁绕腰，吞酸吐沫。遂至热邪蒸痰，流于乳囊结核。癖象肿痛，恐渐滋暗长。脉息细滑，左弦。拟以和养。

左金丸、旋覆梗、制香附、抱茯神、川贝母、小青皮、真獭肝、绿萼梅、玉蝴蝶、远志肉、生白芍、广陈皮、丝瓜络，随服吉林参。

飞鹏兄

肝胃不和，胃属寒，肝属热，当脘作痛，时有抽搐，脉象细弦。近痢已下，标本兼顾。

左金丸、沉香曲、川楝子、九香虫、抱茯神、法半夏、檀香、制香附、佛手花、生白芍、荜澄茄、炒丹参、广陈皮、竹茹。

许

肝气侮中，中伤则积痰蓄饮，每每囤积则发痰沫，倾吐渐至。心悸头眩，形黄肢酸，脉息濡涩。属气痹营虚，治以和养。

吉林须、戈半夏、抱茯神、乌沉香、白茯苓、绿萼梅、化橘红、大丹参、沙蒺藜、姜竹茹。

汪

当脘痛胀，攻胁绕腰，渐至心悸头晕，形寒脓细，治以调降。

左金丸、制香附、白蒺藜、九香虫、炒当归、川杜仲、真獭肝、杭菊花、生白芍、荜澄茄、菟丝子、檀香。

硖石　某

当脘坚肿，溏稀溺短，肝脾久伤，脉象细弦，经水渐为不通，气虚则积痰壅滞，治以和养。

制香附、安肉桂、炒当归、制丹参、法半夏、沉香屑、真獭肝、淡荜拨、生白芍、抱茯神、广陈皮、淮牛膝、竹茹。

复方　左金丸、淡荜拨、九香虫、生白术、柔白薇、法半夏、制香附、佛手柑、乌沉香、生白芍、制丹参、广陈皮。

蒋

脘腹外肿内胀较前减轻，惟久虚气痹，丽复阴伤郁火。脘嘈纳少，痞块屡升，盗汗自汗种种，厥阴受伤，营气偏胜。脉息沉弦，不虑劳病而虑复肿。

吉林须、制香附、玉蝴蝶、佛手柑、川杜仲、代代花、绿萼梅、制香附、制丹参、酸枣仁、生白芍、姜竹茹、檀香。

金

肝营内亏，肝气偏旺，胃脘胀满，头眩腰酸，脉象细弦，治以和养。

制香附、杭甘菊、白蒺藜、全当归、抱茯神、檀香、佛手花、生白芍、潼蒺藜、制丹参、远志肉。

徐

肝气挟饮，脘胀腹痛，呕吐清水，脉象细弦，治以和养。

左金丸、制香附、制川朴、淡干姜、法半夏、姜竹茹、真獭肝、干佛手、焦建曲、九香虫、新会皮。

南湾　祝

肝脾不协，疟后神疲脘胀，有时心悸，脉石濡滑，左细。肝不调气痹，脾不健则气失运化，最防气虚中满之势。

吉林须、沉香曲、法半夏、白蒺藜、抱茯神、枸杞子、厚朴花、生白芍、广陈皮、潼蒺藜、远志肉、桑寄生、檀香。

松江　程

脘腹攻胀，肝阴内亏，肝气偏旺，久则入络，肢节皆酸，膈膜发热，脉象细弦，治以和降。

左金丸、佛手花、旋覆梗、细香附（秋石炒）、陈皮、生白芍、法半夏、真獭肝、代代花、广橘络、宣木瓜、川杜仲、摩冲乌沉香。

冯

肝郁生风生痰，乳串有年，脘腹胀，头眩心悸，腰酸甚则肢节俱酸，治以通降。

全当归、桑寄生、生白芍、抱茯神、远志肉、紫丹参、旋覆梗、白蒺藜、广陈皮、厚杜仲、生牡蛎、丝瓜络。

朱

两乳高肿，厥阴气郁所致。

制香附、生白芍，当归须、毛慈菇、川郁金、川楝子、广橘络、佛手片、小青皮、青木香、黑料豆、丝瓜络。

女科

某

受胎三月，少阴司令，气逆受伤，腰痠腹痛，两便皆不通利，防其喘变，先理两便。

制川朴、焦建曲、蠲蓄草、粉萆薢、猪苓、新会皮、桑寄生、麸枳壳、台乌药、炒柴胡、全瓜蒌、全当归、灯芯。

沈

女科以肝为先天，厥阴冲犯，胃当则胀，脾受则溏，渐至脾胃升降失职。肢肿腹膨，脉象沉弦。气痹，营液俱亏。头眩心悸，无所不至，治以和养。

制香附、绿萼梅、白蒺藜、川石斛、补骨脂、白茯苓、沉香曲、玉蝴蝶、潼蒺藜、生白芍、川杜仲、新会皮、檀香。

程

中气内亏，积痰蓄饮，脘痛胀满，推动有声，腹旁又有痞攻。络脉抽搐致脾胃内伤，肝邪因此气痹化风也。脉息细滑，治以调降而充八脉。

制香附、鸡血藤膏、炒归身、法半夏、川郁金、白茯苓、佛手花、抱茯神、生白芍、广陈皮、川杜仲、姜竹茹、丝瓜络。

枫泾 某

带脉不固，奇经丽于厥阴，得食胀满，神疲头眩，脉象细涩，治以和养。

制首乌、制丹参、花龙骨、乌鲗骨、广陈皮、佛手柑、西洋参、川石斛、抱茯神、沙苑子、生白芍、绿萼梅。

上海 某

心脾两虚，肝气失调，致奇经不得禀丽，月事愆度超前，而复绵延，渐至腹痛足肿，脉见濡细。属气亏于营，补气为主，和营次之。

吉林须，抱茯神、沙苑子、制女贞、桑寄生、广陈皮、阿胶珠、花龙骨、川杜仲、焦艾绒、法半夏、荷蒂、红枣。

海宁　某

先期属热，后期者往往属虚。惟愈虚愈热，月事退后，两月三月不定，腹腰略有疫痛，将尽又有块下。诸经营亏，气痹不能会聚冲海，致虚则愆后，热则凝结成瘀。脉右浮濡，属体偏气虚；左脉细涩，属营分不充。大致肝气失调，心脾不得荣养，久则病及奇经。拟清营调气，以理心肝脾，而八脉不治自治。

西洋参、抱茯神、炒归身、红藤膏、川杜仲、柔白薇、野於术、远志肉、生白芍、淡乌鲗、菟丝子、泽兰叶、代代花。

复方　吉林须（人乳拌）、抱茯神、全当归、元生地、厚杜仲、宋半夏、姜竹茹、西绵芪、制丹参、生白芍、制女贞、沙苑子、橘叶、红枣。

海宁　蒋

肝脾统藏失司，连年转月，如崩如漏。春夏交崩而尤甚，遂至肢体浮肿，头眩心悸，肢节俱疫。腹痞减而仍留，带下不断赤，脉细涩。营阴过伤，气无依附。防气不归原，拟用温养。

吉林须，拖茯神、大生地（蒲黄炒炭）、菟丝子、沉香屑、炒夏曲、侧柏叶、安肉桂、花龙骨、生白芍、川杜仲、北五味、广陈皮、红枣。

复方　台参须、抱茯神、丹参炭、血余炭、柔白薇、炒夏曲、侧柏叶、生於术、花龙骨、归身炭、生白芍、沙苑子、广陈皮、红枣。

上海　某

产虚不复，脘胀腹痞，脾胃久而不协，奇经渐为受伤，愆期前后，色㿠，神疲。若不再调，恐成蓐劳。

吉林须、制香附、炒归身、淡乌侧、制丹参、广陈皮、红月季、野於术、绿萼梅、生白芍、川杜仲、九香虫、红枣。

王

产后肝脾不协，腹痞攻痛，渐至腰酸神倦，脉息细弦，治以温养。

西洋参、绿萼梅、抱茯神、炒归身、沙苑子、九香虫、红月季、制香附，沉香曲、制丹参、生白芍、川杜仲、广陈皮。

嘉兴　某

产后虚起，因营卫偏胜，乍寒乍热，腰痛，头眩，脉息细弦，虚多邪少，治以和养。

吉林须、白蒺藜、川石斛、黑料豆、宋半夏、生谷芽、黑归身、潼蒺藜、大丹参、川杜仲、广陈皮、荷边。

张

奇经内亏，期愆色淡。诸经之营，难于汇聚冲海，以致腰腹痛胀。盖下虚每为上实，遂为两目痛痒发干，口内碎痛，种种。经不调则百病丛集，或肢热背寒，或背热肢寒，逢劳则又觉头眩脘泛。大约营卫不和，气虚血为偏也。序案代扎，附以方，请鉴政。

吉林须、红藤膏、元生地、抱茯神（辰砂拌）、煅牡蛎、金石斛、制香附、全当归、生白芍、远志肉、川杜仲、广橘红。

周浦　金

肝气侮中，吞酸吐沫，渐至奇经失丽，愆期太过，三五月一至，腰酸心悸，淋漓数日，甚至寒热频来，治以和养。

红藤膏、绿萼梅、抱茯神、炒归身、法半夏、川郁金、制香附、佛手花、远志肉、川杜仲、广陈皮、姜竹茹、檀香。

复方　月事愆期，三五月或半载一至，至则淋漓数日，冲海不固，诸经又失会归，脉息濡细，治以和养。

阿胶珠、抱茯神、炒归身、沙苑子、姜半夏、桑椹子、代代花、制香附、制丹参、生白芍、川杜仲、新会皮、北柴胡（鳖血炒）、竹茹。

马

奇经失养，月事不准，腰痠股痛，并无色泽，心悸头眩，诸虚皆由八脉丽来，治以和养。

阿胶珠、抱茯神、全当归、沙苑子、陈艾绒、制丹参、制香附、花龙骨、生白芍、川杜仲、淡乌铡、新会皮、红月季。

朱

气虚扶湿，产后足跗肿。肿久未退，且有脘痛，痛甚为厥，致心脾两虚，肝失所养，奇经遂失禀丽，月事愆期不准，脉息细涩，关部浮弦，拟用温养。

吉林须、制香附、全当归、川杜仲、抱茯神、炒夏曲、野於术、白蒺藜、生白芍、沙苑子、白茯苓、广陈皮、红月季花。

刘

两足浮肿，晡作寒热，头痛呕吐，当脘有时作痛，皆产虚未复，属升降不调，致表里偏痹。月事退后，五旬未至，奇经亦有所伤。治以和养。

吉林须、红藤膏、抱茯神、法半夏、木防己、厚朴花、银柴胡、全当归、川杜仲、新会皮、焦米仁、姜竹茹。

庄

连次偏产，近有腹痛腰酸，寒热往来，脉息细弦，虚多邪少，拟和三阴而调八脉。

吉林须、抱茯神、炒归身、陈阿胶、川杜仲、焦艾绒、制香附、远志肉、生白芍、制丹参、沙苑子、新会皮、西砂仁。

复方　奇经不周，由于三阴内亏，以致冲任不主摄胎，每每偏产。现在寒热已除，腹痛腰楚渐得减轻。再拟培阴。

西绵芪、陈阿胶、炒归身、沙苑子、川杜仲、新会皮、潞党参、制香附、生白芍、菟丝子、桑寄生、阳砂仁。

服十余剂后，将方五倍料晒燥磨末，不用火炒，炼蜜为丸。每日服二三钱不拘，卧时开水送下。

嘉兴

营亏气痹，形寒潮热，头眩心悸，腰痠肢倦，脉息濡细，虚多邪少，治以平调。

西芪皮、白蒺藜、抱茯神、黑料豆、川石斛、左秦艽、黄防风、潼蒺藜、苍龙齿、制女贞、川杜仲、广橘红、荷叶。

松江

奇经虚损，赤白似带，每溺作痛，大便后亦为血溢，渐至腰背疫痛，皆由八脉损乏而来，脉息细涩，拟以清阴利窍。

西洋参、沙苑子、凤凰衣、金石斛、抱茯神、小蓟炭、阿胶珠、淡乌侧、大丹参、黑料豆、白茯苓、甘草梢、灯芯（青黛拌）。

蒋

崩漏受伤，致营虚气痹，腹间结瘕，攻动痛胀，遂至上实下虚，头眩耳鸣，肢腰疫冷。上下不协，中焦乃为胀满作痛。脉息沉弦，拟用调气和营。

制香附、广橘叶、大丹参、川石斛、九香虫、洋佩兰、绿萼梅、小青皮、抱茯神、川杜仲、生白芍。

复方　吉林须、制香附、旋覆梗、抱茯神、川杜仲、柔白薇、新会皮、红藤膏、真獭肝、丝瓜络、远志肉、沙苑子、生白芍、伽南香。

许

三阴素禀不足，致八脉无从统，丽期退于后，腰痛带下。营阴既虚，必至气痹，当脘胀满，脉息濡细，治以和养。

吉林须、白蒺藜、全当归、阿胶珠、沙苑子、新会皮、制香附、绿萼梅、大丹参、淡乌侧，川杜仲、红月季花。

桂太太

鼓胀复发，纳减而更少运，操劳气痹，郁火阴液受伤，咽干舌剥，肌灼，咳呛，心烦惊悸。营气不摄，经事反为超前，脉息带数，治以和养。

北沙参、旋覆花、大丹参、乌沉香、真獭肝、白茯苓、川贝母、白石英、生白芍、绿萼梅、代代花、广陈皮、丝瓜络（鳖血炒）。

复方　吉林须、旋覆梗、川楝子、川石斛、柔白薇、川杜仲、川贝母、紫石英、生白芍、冬虫夏草、抱茯神、淮牛膝。

朱奶奶

妇科以肝为先天。肝气偏旺，肝营不摄，牵引心脾两经，如崩如漏，绵延月余，腹角作痛，于下更多。渐至头眩心悸，腰腿痠软，脉息濡细。治以和养，接以摄纳。

安肉桂、吉林须、元生地、抱茯神、川杜仲、炒侧柏、制香附、陈阿胶、生白芍、花龙骨、沙苑子、广陈皮、红枣。

复方　红藤膏、吉林须、西洋参、抱茯神、川杜仲、陈棕炭、制香附、陈阿胶、生白芍（川楝子炒）、花龙骨、沙苑子、小蓟炭、荷蒂。

赵

奇经皆和，肝胃亦渐调畅，脘胀腰痛，头眩心悸。诸虚渐减，所剩亦无多。脉息细涩，再以和养。

西洋参、绿萼梅、抱茯神、炒当归、法半夏、佛手花、红藤膏、白蒺藜、远志肉、川杜仲、广陈皮、红月季、檀香。

王

经愆带多，八脉受伤非浅。渐至腰脊如折，肢清潮热，头蒙目花，心悸神疲，脉见濡细，纳微脘胀。如此食少病多，必至有虚成损有损成劳之势，治以固养。

吉林须、金石斛、抱茯神、淡乌侧、川杜仲、佛手花、西砂仁、鸡血藤膏、生白芍、花龙骨、潼蒺藜、金狗脊、新会皮、代代花。

硖石　蒋太太

郁火毒发于舌质，高肿有形，色略带紫。最虑渐滋暗长，溃则出血。脉息细弦。向有肝气，肝邪郁火蒸痰，扰入心脾两经，急宜调服。

西洋参、抱茯神、大丹参、白蒺藜、左牡蛎、绿萼梅、广陈皮、荆树叶、天竺黄、远志肉、生白芍、潼蒺藜、柔白薇、代代花、灯芯（青黛伴）。

蒋

肝脾不协，营虚气痹，久产未复，腹膨结痞，致奇经无从，禀丽每每超前，腰腹俱痠且痛，脉象细涩。体禀气亏，营阴亦为不足。拟调气和营，兼和八脉。

吉林须、抱茯神、沙苑子、菟丝子、炒夏曲、玉蝴蝶、制香附、花龙骨、川杜仲、淡乌侧、广陈皮、生白芍、红月季。

初夫人

偏产后，月事参差淋漓太多。近复如漏绵延，腰痠，色㿠，多食则每为飧泄。脉息细涩，左弦。拟和心脾，而兼厥阴。

吉林须、抱茯神、补骨脂、川杜仲、陈棕炭、煨木香、佛手花、阿胶珠、花龙骨、淡吴萸、艾绒炭、炒侧柏、生白芍、南枣。

青浦　宋小姐

心脾两虚未复，肝气转旺。得食胀满，两足浮肿，脉象细弦。八脉亦失充养，以致气无以摄，营无以补，再从固养。

吉林须、抱茯神、元生地（蒲黄同打）、川杜仲、炒夏曲、细香附（秋石炒）、炒侧柏、炒於术、白芍、花龙骨、炮姜炭、新会皮、绿萼梅、红枣。

复方　月事淋漓已止，脘胀足肿亦渐减轻。再培心脾，而和肝气。

吉林参、抱茯神、元生地、川杜仲、法半夏、制香附、炒侧柏、野於术、陈阿胶、生白芍、菟丝子、新会皮、炮姜炭、红枣。

王

经事不调数日，必发盗汗，脘胀，神疲头蒙，脉数，营亏气痹，治以和养。

鸡血藤膏、白蒺藜、抱茯神、大丹参、厚朴花、代代花、生白芍、杭甘菊、远志肉、柔白薇、焦米仁。

李

气不归原，调理渐松胸次，少腹尚有气攻，脉息濡细。初秋尚属调理心肝，入冬再商填补。

吉林须、抱茯神、大丹参、川杜仲、白蒺藜、川石斛、乌沉香、细香附（秋石炒）、苍龙骨、生白芍、桑寄生、白蒺藜、广陈皮、代代花、丝瓜络。

南翔　某

小产后气阴未复，肢楚气怯，腰部酸软，脉见濡细，治以和养。

制香附、炒当归、炒丹参、川杜仲、法半夏、甘草梢、青黛拌灯芯、炒冬术、生白芍、菟丝子、沙苑子、广陈皮。

昆姚

奇经内亏，早通而期愆，色淡，脉弦，头疼，营阴内亏，气痹不宜，治以和养。

西洋参、红藤膏、炒当归、川杜仲、淮牛膝、广陈皮、制香附、抱茯神、生白芍、沙苑子、佛手花、代代花。

蒋

产后虚弱，愆期，腰痠腹痛，治以和养。

制香附、红藤膏、炒当归、川杜仲、补骨脂、广陈皮、杭甘菊、沙苑子、生白芍、菟丝子、焦艾绒、沉香曲、檀香。

丁

奇经内亏，月事愆期而未育，渐至头眩气逆，肢腰酸痛，脉象细涩，属营亏气痹，治以和养。

西洋参、沙苑子、黑料豆、川石斛、乌沉香、陈阿胶、川杜仲、制女贞、生白芍、杭菊花（酒炒）。

角直　某

崩止仍漏，劳顿即甚，致心脾失养，肝阳转旺，遂至头眩颧红，腰脊痠楚。营愈亏则气偏独用，当脘胀满，腹痞上升。再以和养。

吉林须、真獭肝、玉蝴蝶、制香附、抱茯神、川杜仲、柔白薇、阿胶珠、绿萼梅、代代花、广橘叶、花龙骨、生白芍、乌沉香、丝瓜络。

角直　顾

结痞攻动，且胀且痛，形黄肢倦，渐至肝脾统藏失职，月事愆期太远，治宜兼顾。

北柴胡、沉香曲、西洋参、川杜仲、炒当归、制丹参、制香附、鲜佛手、九香虫、川郁金、生白芍、新会皮、枇杷叶。

海宁 程

种种病情，属气痹营亏。脘胀飧泄，渐至腹膨，头眩心悸，又发风块。脉息细涩，右滑，属气虚生痰，营虚生风。防风痰用事为偏枯，气壅凝滞为鼓胀。奇经日渐超前，更为虚乏。拟调气和中。

吉林须、宋半夏、白蒺藜、桑寄生、抱茯神、桑麻丸、大丹参（鸭血炒）、真獭肝、广陈皮、远志肉、潼蒺藜、梧桐花、黑料豆、荷边。

张

经阻不行，脘胀，舌剥，营亏气痹，治以和养。

西洋参、炒香附、佛手花、抱茯神、沙苑子、川石斛、淮小麦、银柴胡、广陈皮、绿萼梅、制丹参、川杜仲、生白芍、红月季。

周庄 章

得食即胀，头蒙心悸，肢腰痠痛，口渴引饮，治以清养。

西洋参、抱茯神、制丹参、玉蝴蝶、佛手花、陈秫米、淡秋石、寸麦冬、酸枣仁、生白芍、绿萼梅、夜交藤、新会皮、竹茹、龙眼肉（金箔滚）。

毛

营亏气痹，结痞内攻，心悸头眩，脘满纳少，肢节痠软，脉息细弦，防成怔忡。

法半夏、制香附、川郁金、白蒺藜、抱茯神、炒归身、桑椹子、陈秫米、绿萼梅、生白芍、黄菊花、苍龙齿、川杜仲。

六帖后去郁金、秫米，加吉林须、炒阿胶。

沈

肢节痠软，脘闷心悸，多思多虑，防成怔忡。

法半夏、抱茯神、真川连、柏子仁、川郁金、白茯苓、陈秫米、苍龙齿、制丹参、夜交藤、生白芍、广陈皮。

杭

痰疟甚乱，少寐心悸，多疑多虑，手痉肤痒，治以清镇。

石决明、左秦艽、抱茯神、制丹参、生白芍、嫩双钩、银柴胡、苍龙齿、珠母粉、黑料豆、广陈皮。

钱

产育太早，营阴受伤，心肝两经失养，心悸少寐，头眩腰酸。奇经遂失禀，丽愆期，不育，脉象细涩，久防怔忡，治以和养。

西洋参、绿萼梅、拖茯神、法半夏、川杜仲、生白芍、细香附、玉蝴蝶、苍龙齿、陈秫米、合欢皮、新会皮、姜竹茹。

嘉兴

肝肾阴亏，脾家挟湿，两目羞明，头眩心悸，左脉细弦，右滑。久防内痰挟风，有怔忡偏遂之势。

制首乌、吉林须、抱茯神、炒归身、白蒺藜、生白芍、甘枸杞、川石斛、苍龙齿、黑料豆、潼蒺藜、白苡米。

时症

秦

暑湿未清，形寒晡热，五心燔灼，必得凉风扫尽。

西芪皮、香青蒿、生白术、焦米仁、环粟子、广橘红、黄防风、淡黄芩、川石斛、炒泽泻、生白芍、干佩兰。

练塘　佩卿兄

身热无寒，日晡较甚，大便通而秽黑，神烦口渴，气喘汗多，一定发痦。若不发痦，仍防昏痉。

冬桑叶、鲜石斛、连翘心、川郁金、淡竹叶、益元散、羚羊片、柔白薇、光杏仁、环粟子、川通草、荷叶。

祝

气虚挟湿，寒热频来，少寐少纳，肢倦咳呛，脉息濡细，拟和表调中。

西芪皮、银柴胡、川石斛、法半夏、光杏仁、白茯苓、黄防风、厚朴花、川郁金、广陈皮、焦米仁、红枣。

姚

杂食中伤，蓄痰积饮，肺金内热，触感即发，气粗涕臭，腹痛曾便蚘蛔，脉见细涩，拟调中丽化饮积。

西芪皮、冬桑皮、川石斛、焦白术、炒夏曲、鸡内金、黄防风、粉前胡、杜苏子、白茯苓、新会皮、焦米仁、榧子肉。

夏日服八珍糕，每天二三块。大伏天服参须，川连同炖。

周浦　卞先生

痰湿郁中，胸脘窒塞，气逆少降，下行则为溏薄。脾胃司令，磨食无权，不主蒸化。脉息细弦，治以调中。

瓜蒌仁、姜半夏、焦建曲、真獭肝、姜竹茹、白茯苓、薤白头、厚朴花、川郁金、绿萼梅、生白芍、广陈皮、檀香。

西张港　顾兰田

触发温邪，春受夏发。久弱之体，不得从疹瘔泄化。而营卫已为偏胜，营争为寒，卫争为热。经月未解，或一日一阵，或一日两阵。遂至肾不摄而为喘逆，肺不降而为咳嗽。痰胶艰出，咽响气促。脉左细滑，右浮弦，重按皆不应指下。舌光如镜，咽喉亦然。余邪虽有逗留，而气与阴消烁太过。节令热势方张，最宜护持。拟协营卫而退寒热，摄肺肾而平喘咳候政。

吉林须、蛤蚧尾、银柴胡、川贝母、嫩白薇、广橘红、枇杷叶、陈阿胶、光杏仁、川石斛、盆秋石、生白芍、白茯苓、鲜竹茹。

练塘　佩卿兄

风邪挟食触发内伏，暑湿勃起，寒热，呕逆，迁延数日，热不甚扬，有汗津津。

神识恍惚，卧着更衣，转有红水，肛门气坠。似有形之邪已去，而无形薰蒸之邪逗留勿解。邪欲出来，有汗而无痞，邪欲达里，溏稀而无积。表里通而不通，一派氤氲之邪弥漫三焦，无有出路。得脉右寸关浮弦，且重按亦实。舌质不甚红，微灰微黄。面㿠白，渴不多饮。所难在体质本虚，无力送邪。总核病机，若不将邪由里出表，布达疹痦，恐变生不测。拟表里分解，以清三焦录方候政。

羚羊片、鲜石斛、连翘心、川郁金、蔷薇露、淡竹叶、益元散、冬桑叶、大豆卷、厚朴花、炒谷芽、方通草、荷梗、丹皮。

包

身热旬余，出汗淋漓，气粗咳呛，腰痛，口渴，体属脱力，无力送邪，并无疹痦。脉两尺模糊不应指，余软细濡数。即防脱变，拟用清燥泄邪。

西洋参、肥知母、光杏仁、川郁金、抱茯神、沉香汁、生石膏、生甘草、川贝母、粉前胡、广橘红、芦根、竹沥姜汁炒。

章

身热汗出，疹痦挟攻，咳嗽脘闷，治以分泄。

冬桑叶、制川朴、连翘心、光杏仁、川通草、生白芍、大豆卷、川郁金、川贝母、粉蛤壳、枇杷叶。

青浦　稻翁

暑湿之邪，著留气分，脘胀反复，气攻背胁，五心燔灼，胖体属痰，痰与伏邪互郁中州，瘾疹勿透，大便不爽，表里不主分邪，邪势随触随发。中气膹郁，则肝乃乘之，不是真肝气症也。脉迟而滑，舌黄。拟解三焦，而通表里候政。

炒瓜蒌、制小朴、淡黄芩、霍石斛、光杏仁、姜竹茹、佩兰、法半夏、鸡苏散、肥知母、川郁金、环粟子、方通草、荷梗。

潘

疹痦透泄，伏邪渐化，热结津伤。舌苔中黄带灰，脉息弦而不敛。耳聋谵语，郁邪充斥三焦，势防发痉内闭。

淡豆豉、西洋参、连翘心、川郁金、白茯苓、杭甘菊、细生地、鲜石斛、生白芍、益元散、川通草、广陈皮、芦根。

卫

出痧不清，腑气数日不通，偏右臂胁皆痛，脉息沉弦。痧邪入腑，大有内陷之势，治以宣化。

炒香附、制川朴、连翘心、光杏仁、郁李仁、益元散、广橘红、薄荷梗、炒枳壳、黑山栀、火麻仁、松子仁、鲜佛手。

刘

毒痧满身，神昏谵语，津液内涸，脉象细弦，拟清热存阴。

乌犀角、元生地、寸麦冬、细菖蒲、益元散、白木耳、西洋参、鲜石斛、抱茯神、新会皮、芦根。

张

发疟接病，病后肝脾不复，脘腹胀满，心悸盗汗，有时梦泄，脉息弦滑。气痹营亏，痰湿阻滞，治以调中。

生白术、法半夏、炒归身、抱茯神、白蒺藜、佛手花、川石斛、广陈皮、生白芍、炒枣仁、潼蒺藜、川郁金、竹茹。

周浦　卞先生

关格虚体，湿郁中焦，乍寒乍热，脘闷肢倦，咳嗽口渴，舌黄，脉象细弦，治以和养。

干佩兰、冬霜叶、姜半夏、白茯苓、光杏仁、川石斛、制川朴、焦米仁、新会皮、川郁金、生白芍、枇杷叶。

李

湿痰禀体，气本不足，疟后阴分亦伤，入夜燔灼，手足掌为甚，致阴与气愈亏，痰与湿用事，吞吐沫水，屡发遗泄。属肝肾之虚，脾胃挟饮，拟用和养。

潞党参、法半夏、大丹参（鸭血拌）、沙苑子、川石斛。姜竹茹、制首乌、广陈皮、抱茯神、左牡蛎、生白芍、银柴胡。

刘

身热较淡，仍耳聋神迷，口渴喜饮，脉息弦细，治以清养。

羚羊角、鲜石斛、连翘心、抱茯神、川郁金、净银花、芦根、西洋参、元生地、牡丹皮、生白芍、细菖蒲、新会皮、白木耳。

复方　伏邪劫津，津阴不复，身热较淡，舌复灰干，神迷耳聋，脉息细涩，拟存阴回液以解热。

乌犀角、鲜石斛、细生地、连翘心、光杏仁、白茯苓、西洋参、寸麦冬、牡丹皮、生白芍、川郁金、生甘草、芦根。

戴

干霍乱，转热发痧，神迷口渴，逢月热入营分，防其痉变。

大豆卷、连翘心、瓜蒌皮、光杏仁、益元散、鲜佛手、焦山栀、川郁金、单桃仁、生白芍、广橘红、芦根、藕节。

玉如二兄

疹痧俱透，身热解而未清，神志尚为恍惚，寐未安顿，陶满、耳聋，有汗津津。暑湿伏邪，挟风郁蒸。脉右浮弦，舌光质红。邪势尚炽，津阴已伤，拟再清邪阴候政。

冬桑叶、大豆卷、羚羊角、川贝母、黑山栀、益元散　芦根、薄荷梗、川郁金、鲜石斛、光杏仁、连翘心、方通草、荷边。

戴

霍乱后伏邪蒸表，白痧未透，神烦脘满，腑气不通，脉象濡细，左带数，治以清热通腑。

大豆卷、连翘壳、生瓜蒌（元明粉拌）、炒桃仁、鲜佛手、益元散、冬桑叶、黑山栀、光杏仁、川郁金、广橘红、芦根、荷叶。

戴

白痧出没，身热神昏，谵语不绝于口，烦闷，溏稀，舌苔灰黑，治以清解。

冬桑叶、羚羊片、连翘心、川贝母、连皮苓、大豆卷、薄荷梗、鲜石斛、黑山栀、川郁金、益元散、川通草、芦根。

潘

霍乱中伤，胖体尤甚，呃逆不纳，治以和中。

旋覆花、高丽参、厚朴花、佛手花、法半夏、姜竹茹、代赭石、川郁金、代代花、沉香曲、广陈皮、干佩兰。

刘

热势虽淡，胃纳不开，神志如醉如迷，耳聋口烂，瘟疫余波，气阴消烁，拟扶原化邪。

西洋参、柔白薇、抱茯神、制丹参、制胆星、生甘草、川石斛、生白芍、远志肉、黑料豆、广陈皮、灯芯（青黛拌）。

马

身热出痦，四月未清，汗多，胁痛，面浮，肢倦，脉息细滑。治以分泄。

西芪皮、银柴胡、香青蒿、川石斛、白茯苓、黑料豆、新会皮、黄防风、左秦艽、炒黄芩、川贝母、焦苡米、环粟子、生谷芽、枇杷叶。

陈

湿阻中虚，神倦恶心，脉息濡滞，治以和中化湿。

法半夏、焦白术、枳椇仁、川郁金、白茯苓、生谷芽、陈秫米、川石斛、葛花、新会皮、白苡仁、竹茹。

唐

挥霍扰乱一周，时六脉未起，罗瘰肢清，神志烦躁。疫病由表入里，必得由里回表为吉，治以建中。

川桂枝、制川朴、广藿香、法半夏、小川连（姜汁炒）、宣木瓜、姜竹茹、生白芍、焦建曲、大腹皮、新会皮、广木香、扁豆衣、鲜佛手。

戴

白痦出没，身热，色㿠，神烦，溏稀，脉息濡细，治以清泄。

大豆卷、鲜石斛、川郁金、川贝母、川通草、环粟子、益元散、冬桑叶、生白芍、连翘心、光杏仁、白茯苓、新会皮。

练塘　琢如兄

病半月余，先壮热汗多，神志狂躁，邪仍不宣。现晡热尚炽，无力送邪。疹痦虽见含浆如泡，且绕项，而无胸腹。仍烦且闷，口渴喜热饮；舌薄带糙。脉滑数似动，两手重按不匀指下。暑湿内伏，以力竭之体，风邪又复郁表，以致郁邪日趋于里。恐变端杂出，证情未定也。以脉情合见证，当表里双解候政。

淡豆豉、经霜叶、制川朴、川贝母、连翘心、广橘红、芦根、黑山栀、鸡苏散、川郁金、光杏仁、粉丹皮、竹茹、荷梗。

王

温病消烁阴液，阳虚不能转运，阴虚无由灌溉，致脾胃干燥，神呆耳聋，不食二十余天，脉息细弦，治以滋阴调中。

西洋参、黑料豆、抱茯神、生白芍、银柴胡、广橘红、川石斛、柔白薇、远志肉、炒丹皮、生谷芽、灯芯（青黛拌）。

朱

两足软弱，盗汗神疲，不补则喘，补则胸膈壅滞。舌剥苔黄，种种。虚实参半，则攻补为难，拟两方调治。

木防己、北沙参、制丹参、生熟苡仁、淮牛膝、糯稻根、粉草薢、生白芍、川杜仲、白茯苓、广陈皮。

复方　西芪皮、全当归、黑料豆、川杜仲、桑寄生、红枣、黄防风、柔白薇、北沙参、焦米仁、枇杷叶。

松江　某

暑湿伏而不宣，转挟食滞身热，旬日后较重。从未解清，渐至脘满腹痛，溏稀秽浊，汗多口糜。表里通达，而邪势仍然未去。脉象左右皆弦数，舌灰底罩黄。少津伏邪着滞，充斥三焦，有昏厥之势。恐从表泄出白痦，从里走变痢。拟辛凉其表，苦降其里。未审。瑛如先生为然否，候政。

淡豆豉、上川连（元米炒）、川郁金（野蔷薇露摩冲）、益元散、方通草、芦根、霍石斛、淡黄芩（姜汁炒）、连翘心、淡竹茹、淡竹叶、洋佩兰。

青浦 某

身灼热，神昏，疹瘩出没，淹缠不止，恐原不敌邪。

西洋参、川贝母、连翘心、生白芍、银柴胡、石决明、羚羊片、川石斛、川郁金、益元散、冬桑叶、广橘红、芦根。

诊治光绪帝部分脉案

光绪三十三年六月初六

光绪帝，脉数弦颇减，重按俱见少力。以脉论证，耳响复发，胸闷，腰痠连及胯痛，总之少阴肾家为虚。脾之胜其所胜者肝也，肾之胜其所胜者脾也。所以土木两经亦为不协，转为上盛下虚。上而为热，下而为寒。头晕频乘，食后尤甚，纳食少运，大便为溏，并肿及脚背，胫膝欠健，夜寐欠安。调理诸恙，谨拟固摄去阴通调其气。

生於术 4.5 g，炒半夏曲 4.5 g，炒枣仁 4.5 g，抱茯神 9 g，左牡蛎 9 g，白扁豆 4.5 g，大生地 9 g，橘络 1.5 g，川续断 9 g，淡菜 3 枚，龙眼肉 2 个（包川连 1.0）。

六月初十

得脉左部细数，右弦带数，两尺软弱。原属虚体，本脉惟数，二三必发遗精，且复有梦。五脏皆有梦，病梦纷纭，木火为多。种种见证，仍属水亏木旺，并关胃强脾弱。所以脾胃之气内亏，肝肾之阴不复。耳鸣未息，挟浮火以上攻清空，则兼头晕而眼花。腰痛且肿，挟内风而窜走筋络，则兼胯掣并足软。现在纳食之后运化不健，大便每无坚实，所谓胃中虽能市，而脾不得为使也。谨拟调气以运中，和阴而泄热之轻剂，调理为上策。

北沙参 9 g，炒山药 9 g，抱茯神 9 g，粉丹皮 4.5 g，扁豆衣 4.5 g，煅龙骨 4.5 g，制女贞 9 g，山萸肉 4.5 g，生白芍 4.5 g，桑枝 12 g，红枣 3 枚。

荷月廿一

诊得脉左细数，关上如弦，两尺依然细软无力，右关软大。以脉言证，尺属根蒂之脉，左主水右主火，水火之脏。数日间有梦两次，尚得不泄。肾不泻心之气，左关为肝之本位，弦数未除，郁气生风。风则善行而数变，游窜三焦。耳鸣不息，头蒙时晕，腰愈酸软，胯痛。无力皆关肾不涵肝，致以命门少火，不得蒸腾。厥阴于火转为冲动，脾胃适当其要。能食欠运而大便不实，所以右部之脉仍不见静，则为上热下寒也。谨拟固摄上下宣化中州，仍从轻淡之剂以调理之。

生白术 4.5 g，粉丹皮 4.5 g，宣木瓜 4.5 g，东白芍 4.5 g，金石斛 9 g，北沙参 4.5 g，黑料豆 4.5 g，杭菊花 4.5 g，制女贞 4.5 g，炒麦芽 9 g，炒谷芽 9 g。

荷月廿二

诊得脉两尺细软，未和。左部细数，右部弦而亦数。其为真阴不足，气火有余，因不得其肾失封藏，坎宫之水无以附丽。脾失司运，东方之木即为戕贼。火土又为合德，心脾又为同源。证之有相并而来者，有相因而至者，缠绵不已。耳鸣未减，食后头晕，随之腰痠加重，筋掣胯痛亦随而至。总由关元失固，虽有梦未泄，而真脏被火内迫，原精未免受亏。水不涵木，肝木不得疏畅，水转克土，脾土渐成卑监。所以食物运迟，大便溏而少坚实也。就证调理，谨拟和脉数以固肾水，平脉弦以胁肝脾。

野於术 4.5 g，生白芍 4.5 g，覆盆子 4.5，黑料豆 4.5 g，制萸肉 4.5 g，川黄柏 4.5 g，白归身 9 g，抱茯神 9 g，炙甘草 1.2 g，酒桑枝 12 g，莲子肉 7 粒。

荷月廿三

诊得皇上脉两尺软弱如前，左右部位弦象有增无减，关尺软甚兼滑。阴分郁热未平，气分仍不调达。胃属阳土主降，脾属阴土主升，升降不调则清浊混淆。或因停滞，郁湿阻遏清道，所以不化。暖酸并作，大便溏稀，次数较多，所以诸症未减。头晕耳鸣，少寐，腰软无力，且胯酸体倦。总之脾肾两亏，阴阳偏迭。见于阴则关元不固，见于阳则中气不振。用药每多牵制，欲滋清则碍气，欲甘温则碍阴。调理于气劳之间，谨拟益气和阴，参以化食运滞。

炒潞党参 9 g，东白芍 4.5 g，野於术 4.59，白茯苓 9 g，金石斛 9 g，炒夏曲 9 g，橘皮 3 g，春砂仁 1.2 g，炙甘草 1.2 g，桑枝 4.5 g，红枣 3 枚。

巧月初三

诊得上脉尺软未和，左关弦细，右细而数。属阴，为气虚不能流行筋络，营不能贯注经遂。近日腰愈酸痛，较前更甚。且气亏于劳，右部重于左部，甚至俯仰转侧皆为牵引，以致内风上扰，仍然头晕不痉。湿滞下行，胯筋不利，且厥克土，胃当其冲，食后运呆胀满，间作嗳，大便不调，溏泄不实。以脉合证，似当以《素问》之形不足者温之以气。无如少火化成壮火，安敢重温。又云精不足者补之以味，无如变胃不为胃变安敢峻补。谨拟理于气味之中，标本虚实均能照顾。

饭蒸於术 4.5 g，土蒸当归 9 g，炒夏曲 4.5 g，金毛脊 3 g，九制首乌 4.5 g，桑寄生 9 g，宣木瓜 3 g，炒川断 9 g，东白芍 4.5 g，丝瓜络 3 寸，红枣 3 枚。

巧月初四

诊得上脉两尺软弱未复，关脉部左大于右，且弦且滑，而、数象总未见耳。以脉合证，肾脏为水火之本，水能制火，可梦少而勿遗。脾胃为仓廪之官，脾运胃可食强，而使调脾胃与肾，诸恙苟日渐而安。则耳之鸣响，头之眩晕，腰之沉软，胯之酸痛，可与之俱减，且艰眜神疲，上重下轻种种虚象。先贤云：静则主水，动则主火，胃阴喜润，胃阳喜健。卫身与用药之义，似于书而合于御者也。谨拟济水火以运中焦为宗旨。

饭蒸於术 4.5 g，生白芍 4.5 g，金石斛 9 g，紫丹参 6 g，黑料豆 4.5 g，橘白 4.5 g，炒夏曲 4.5 g，杭菊花 4.5 g，白归身 9 g，鲜莲肉 7 粒，红枣 3 枚。

巧月初五

诊得上脉左右各三部，均见滑而带弦兼数，尚未见平。数象仍属水亏，牵掣时作。总之脾胃两经失健，肾主封藏，未必能坚。脾主健运，又为不藏。昨夜大便两次，且复溏稀。关乎胃家运行不利，谷食不能尽化精华而变糟粕。遂致气怯神倦，上热下寒，拟芳香以醒胃，健化以和脾。

饭蒸於术 4.5 g，厚朴花 1.5 g，炙甘草 1.0 g，白茯苓 9 g，生白芍 4.5 g，金石斛 9 g，炒夏曲 4.5 g，橘白 2.4 g，藿梗 2.4 g，酒炒桑枝 3 g，鲜荷叶一角，苡米仁 9 g，红枣三枚。

巧月初七

诊得上脉两尺虚软，属水火皆虚。左关属弦，右兼滑，是肝木侮中，郁滞不消，酝酿成湿。寸部尚迟缓无疾，大致肾家遗泄未发，脾家溏薄转增，脘宇懊侬并起嗳酸。胃与脾为表里，由胃及脾，腹部微痛，且发麻木。其为升降失司，清泄不分，显然当此炎夏褥暑，郁遏中州，以致运更不和，糟粕连下。至于耳鸣不息，腰胯疫痛，因之有增无减。近日肢倦神疲，头晕，胯痛，无非虚中挟实，实中挟虚。恭拟养胃以清邪和脾而运滞。

炒於术 4.5 g，金石斛 9 g，炒建曲 4.5 g，生白芍 4.5 g，白茯苓 9 g，厚朴花 1.2 g，煨木香 2.4 g，橘红 2.4 g，焦苡仁 9 g，炒麦芽 9 g，扁豆衣十四朵，荷叶二方。

秘验方

珍珠散

一切疮已穿，拔毒用。

海螵蛸 500 g，漂淡水浸一月，上血竭 60 g，研末。

丹味散

一切疮收口用。

煨石膏 30 g，煅龙骨 60 g，赤石脂 3 g 或加淘尽黄丹 3 g。

乌收散

此疮口有肉凸出，名曰疣，用此药掺上。

乌梅 30 瓦煅研末，加铜绿 30 g，合之尤效。

余字散

止血用。

血余炭 18 g，研末。

蒲字散

止血用。

蒲黄炭 9 g，研末。

拔疔脚方

人指甲煨灰 3 g，蜈蚣足（烘燥）1.5 g，杉木节（煨）3 g，蜜陀僧 3 g，研细末。

大升散

去腐生薪，收叠疣肉，与白加料散合用。

蜜陀僧 30 g。

白加科散

收口用

煅石膏 30 g，煅龙骨 60 g。

纵擒散

去腐生新，兼治臁疮久未收功。

上黄升 9 g，煨龙骨 9 g，上血竭 6 g，乳香 9 g，没药 9 g，煨石膏 18 g，赤石脂 9 g。

乌龙散

专去恶肉。

巴豆壳（煅灰）9 g，蓖麻子（去油煅灰用壳）9 g。

湿药

治身发湿瘰，缠痂作痒，及癣通用，猪油调敷。

冰片 1.5 g，烟胶 90 g，大枫子肉（去油）90 g，狼毒 60 g，水银 3 g，樟脑 30 g。先将大枫子肉打烂去油，加入诸药末和匀，收用不可入口。

珠联散

真珠母粉 90 g；煅研，再加飞青黛 30 g，和匀收用。如色米青，再加入青黛。

珠联、三白两散，每每合用。治身上湿毒、湿瘰，用马兰头汁或丝瓜叶汁揾湿，以药掺之。如有滋水，即以此药绢包，掺于患处。

三白散

煅石膏 240 g，飞滑石 240 g，扫盆 30 g。

紫金散

专治下疳，及下体皮蛀腐烂。出水结痂者用之极效。

净松香 30 g，土硃 6 g。用生大黄磨汁揾于患处，以此药掺之。

蜂窠散

专治发内湿瘰。

大蜂窠一个，窠内入皮硝 6 g，明矾 6 g（瓦上煅研）。用时以陈菜油调涂。

败钢散

治蟮痕头。

烊银旧罐子二十只，打碎研细，用时以陈菜油调涂。

翠云散

治梅花头及头上各疮，以此为最。

炒蛇床子 30 g，铜绿 18 g，炒黑川椒目 12 g，枯矾 60 g，以陈菜油调涂。

黄宇散

治口内一切疳疮，及咽喉红肿。可与回鞭散并用。

煅月石 30 g，腰黄 6 g，人中黄 1.5 g，西瓜霜 0.3 g，冰片 0.3 g。

青冰散

治口疳，方内如除青黛而辰砂，名红冰。

明月石 30 g，飞青黛 15 g，冰片 0.3 g。

回鞭散

治口疳

人中白（煅）30 g，飞青黛 30 g，上川连 30 g，薄荷尖 30 g，明月石 30 g，川黄柏 30 g，上冰片 1.5 g，或加孩儿茶 18 g。

红果散

专治牙蚛，腐烂出血等症。

红皮枣（去核）10 枚，腰黄（包嵌红枣肉）9 g。

瓦上煅黑研为细末，再加冰片 0.3 g，同研亦可。

绿袍散

治乳癣，鼻蚛，疳，唇风。

飞青黛 6 g，生黄柏 3 g。

白珍散

治耳内出脓。

漂淡海螵蛸 15 g 研末。

琥珀拔毒散

一切疮余药用此，涂消阳毒外症。

大黄 120 g，南星 120 g，白芷 120 g，姜黄 120 g，川柏 120 g，青木香 240 g，以马兰头汁，再加蜜调涂。一方再加南花粉 240 g，茅术 120 g，川郁金 120 g。

冲和散

涂消阴证，温和气血。

紫荆皮 120 g，香白芷 120 g，赤芍 120 g，狼毒 120 g，用时以陈酒牛皮胶墩烊调涂。

口眼歪斜，以冲和散同鳝血调涂，再用铜钩摘住待正去之。

化坚散

冲和化坚，两味合用，治一切痰核。将成未成者，可望消散。

生半夏 120 g，生南星 120 g，以陈酒墩牛皮胶调敷。

雄脱散

治耳内流脓、溢血。

雄黄 3 g，龙衣一件，将雄黄入衣内，瓦上煅炭，研细末。用时以末纳入青葱内，插入耳中。

羽箬散

治耳内出脓。

飞青黛 6 g，枯矾 30 g。

聤耳散

治耳内诸病，久不收功。

煅龙骨 3 g，枯矾 3 g，浈银粉（一名红粉）3 g，海螵蛸 3 g，麝香 0.3 g，或加冰片 0.3 g。

用时纳入葱管内，塞之。

下疳药

治一切下疳毒症。

面粉（即轻粉）3 g，橄榄核（煅）30 g，冰片 0.9 g。

用时以猪胆汁调涂。

马字散

治牙衄。

人中白 9 g，煅研细末。

象皮生肌散

收口生皮用。又名龙虎生肌散。

象皮 6 g，龙骨（煅）6 g，赤石脂 1.8 g，黄腊 1.8 g，白膉 1.8 g，珠粉 0.6 g，石膏 9 g，蚕茧灰 1.2 g，大红呢（炙炭）1.2 g。

锦囊散

收口生肌用。

濂珠 0.6 g，红呢灰 1.2 g，白膉 3 g，冰片 0.6 g，儿茶 1.2 g，乳香 1.2 g，血竭 1.2 g，象皮 1.5 g。

保瞳散（即光明散）

芦甘石 30 g，荸荠粉 30 g，冰片 3 g。

戈氏珠黄散

治喉症，及走马牙疳。

真珠 0.6 g，牛黄 0.6 g，木鳖子 3 g，铜绿 0.6 g，儿茶 3 g，薄荷 1.5 g，麝香 0.3 g，

冰片 1.5 g，炙鸡金 9 g，毛虫窠（煅）七个，红皮枣（煅，麻油煎去核皮）七枚。

柳青散

治咽喉用。

川连 2.4 g，青黛 3 g，冰片 1.2 g，儿茶 4.5 g，薄荷尖 6 g，牛黄 0.15 g。以上各药，切不可经火炒。

花粮散

别号花娘散，治喉风极重之症，能豁痰开胀满。

苍耳子虫（煅）十条，土牛膝根汁一杯（即花娘子草晒干），冰片 3 g，此亦秘方。

霜升散

治风火牙痛。

薄荷尖 30 g，樟脑 30 g，二味放铁锅内，以碗盖之，勿令泄气。用炭火烧三柱香，揭开取盖上之霜，用之颇效。

蟾酥散

治口疳等症。

人中白（煅）9 g，血余炭 3 g，蟾酥（煅）3 g，青黛 3 g，冰片 1.5 g，蚕茧炭 0.6 g，麝香 0.3 g，枯矾 3 g，轻粉 3 g。

戈氏夺命丹

治急缠喉风。《

煅月石 30 g，炒天虫 30 g，枯矾 9 g，牙皂 9 g，冰片 0.6 g。

五宝丹

如加土茯苓，能治下疳毒。

濂珠 0.3 g，西牛黄 0.3 g，川连 3 g，生锦纹 3 g，钟乳石 3 g，块辰砂 1.8 g，人中黄 3 g，飞滑石 3 g。

黄连膏

治腿烂如神

川连 3 g，川柏 3 g，黄芩 3 g，山栀 3 g，丹皮 9 g，生地 15 g，白腊 3 g，连翘心 6 g。

降药

方内再加食盐、硼砂为妙。

青盐、火硝、水银、皂矾。

玉带膏

治风火牙疳，牙痛。

龙骨 3 g，黄芩 3 g，麝香 0.05 g，黄占 3 g，黑栀 3 g，黄柏 3 g，铅粉 2.4 g。

先将黄芩、黄柏、黑栀三味，用水浓煎去渣，再入诸味和匀收膏，用纸摊贴。

红膏

消散一切疮用。

用松香不拘多少，大约十一廿斤，与葱、生姜，亦不拘多少，下锅煎滚三四次，去渣存汁后，将松香下锅煎透三四，滚然后用铜器，将松香取起，倒入冷水内，即以松香掣长，越掣越长越白。候松香冷尽为度，封好藏固，用时将松香与蓖麻子、乳香、没药三味打出之油，再煎至细泡起，加入三兴砾，以色红为度。

乳香 500 g，没药 500 g，蓖麻子 500 g。三味放在石臼内尽力杵舂，总要药渣打如细末，'方可取油，非一二之功所能也。倘只有乳没之油，而无蓖麻油，亦可以真菜油代之。

八宝定痛丸

消坚肿以止痛，破瘀和血，两擅其长。诸疮溃后，亦可服之。

乳香 120 g，没药 120 g。以上二味用滚水浸十日，打烂如泥，再加象贝母 240 g，捣和和为丸如绿豆，大砾砂为衣。如未成者。不可服。

蟾酥丸

外敷疮，未成者可消，内服可解疔毒。

蟾酥（酒化）3 g，麝香 1.5 g，轻粉 1.5 g，乳香 6 g，雄黄 6 g，胆星 6 g，辰砂 6 g，枯矾 6 g，没药 6 g，铜绿 6 g，寒水石 6 g，蜗牛（清酒浸一日）二十只。上味研为细末，先将蜗牛、蟾酥打烂，再入诸药，以陈酒 30 g 和匀为丸，如绿豆大。

飞龙丹

消一切疮

蟾酥（酒化）6 g，血竭 6 g，麝香 1.5 g，蜈蚣一条，寒水石 9 g、康青 6 g，蜗牛（酒浸）二十只。上药先将蜗牛、蟾酥打散，后入诸药细末捣匀，加烧酒和丸，以辰砂为衣。

飞龙夺命丹

疮已成未成者均可服，溃后宜戒之。

蟾酥酒化 3 g，没药 6 g，乳香 6 g，蜈蚣一条，雄黄 6 g，冰片 1.5 g，胆矾 3 g，康青 6 g，蜗牛二十只。先以蟾酥、蜗牛打烂，再入诸药末租匀为丸，辰砂为衣。

白玉膏

治臁疮有效

麻油 1000 g，煎至滴水成珠，用铅粉 240 g，收膏摊贴。

又方

炉甘石 30 g，放童便内浸数日，炭火上煅红，置地上冷透。再用冰片 1.5 g，又升药渣 3 g，共研细末，用猪油打和成膏。

象皮膏

当归 15 g，紫草 9 g，细生地 15 g，上药浓煎去渣，再入黄占 30 g、白占 30 g、松香 15 g、溶化摊贴。

治疟膏

疟疾须三四次后，于疟未来之时贴之，有效。

雄黄 9 g，真川贝 9 g，制半夏 9 g，巴豆霜 4.5 g，红粉 9 g，芝麻霜 9 g。上药研末用飞粉面拌，晒摊于小膏药上，贴耳后下潭穴。男左女右，下潭即风池穴。

玉真散

此天下第一仙方，为内外伤科要药。

西羌活 30 g，香白芷 30 g，黄防风 30 g，天南星 30 g，明天麻 30 g，白附子 360 g。上药生用晒糁研末，切不可经火炒，外敷，见血干掺，皮肤未损者，以麻油调涂，用布扎之。伤重者须兼内服，每服多至 6 g，开水送下。如仍未见立效，须候一句钟后再服 6 g，无不起死回生。此方出于西岳华山顶玉女碑。

治生发秘方

用猴姜不拘多少，浸入陈菜油内，煎二三沸，将油搌于发内。如痒者，即不用猴姜，而用高良姜，仍与陈菜油同煎，以油搌之，即可生发。猴姜即毛姜也。

治时疫烂喉痧，吹喉散。

西月石 15 g，羊兴砂（水飞净）15 g，元明粉 15 g，大梅花冰片 2.4 g。上药共研细末，用玻璃小瓶分贮，以腊封口，勿令泄气。患者将药末吹入少许。

治风火赤眼散

上元寸 0.15 g，明月石 3 g，飞雄黄 3 g，嫩牙皂 3 g，上梅片 2.4 g，元明粉 3 g。上药共研细末，装入瓶内，勿令泄气。随时嗅入可愈。

血箭神方

黄牛屎煅灰，敷患处。

紫霞膏

一切疮咬头神效。

巴豆霜 1.2 g，红砒 0.6 g，蓖麻子 6 g，乳香 6 g，没药 6 g。上药同打，封藏取用。

遇仙散

一切湿毒流滋用。

生石膏 15 g，飞青黛 4 g，冰片 1.2 g。用时以麻油调涂。

珠黛散

治下疳皮烂生肌。

真珠粉 1.5 g，飞青黛 3 g。

五毒膏

治一切下身毒疮。

蜈蚣一条，天龙一条，地龙一条，蜘蛛一只，蛞蝓五只。上药用陈菜油与膏药肉同煎至凝，捣涂患处。

黑虎丹

拔毒用

龙衣二条，冰片 0.6 g，焙干为末。

又方

治极重痈疽，拔毒生肌，两擅其长。

梅花片 3 g，真西黄 3 g，麝香 3 g，上濂珠 3 g，灵磁石 6 g，辰砂 3 g，花蜘蛛五个，白姜蚕七只，净全蝎（去头足）七只，腰黄 3 g，穿山甲七只，蜈蚣七条。

乾广疮方（此方经验）

大力子 15 g，斑蝥十对，水银 30 g，樟脑 30 g，白矾 15 g，花椒 6 g。上味除水银外，共研细末。以熬熟猪油与水银同拌如米粉状，不厚不薄，包入夏布，随时擦之。

又方

干湿皆宜。

硫黄 30 g，川椒目 30 g，葱、姜各 30 g。先以椒、黄二味，研为细末，再入葱、姜同捣。然后加入生猪油，一并研烂包在夏布中，用时置于掌中以两手心合擦。如小儿患此，只须以大人手心合于小儿手心擦之。

治烂喉秘方

如未成腐烂，不必用。已烂者，屡试屡验。

梧桐泪（一名石戾），不拘多少，研末吹入。

蟾酥条

以蟾酥化烊，捏作细条，亦可以化毒。

治极重喉风吐痰法。

以土牛膝根汁，即花娘子草，不拘多少，含入口内，时少许，其痰必吐。惟此汁切不可下喉，以艰嗣故也。（土牛膝服之有碍生育）此药亦可治血淋实症。

刷牙秘方

骨碎补 30 g，生熟军各 30 g，生石膏 30 g，厚杜仲 30 g，生明矾 15 g，熟明矾 15 g，当归 15 g，食盐 30 g，青盐 30 g。上昧研为细末，每日清晨擦之，可保牙齿到老不落。

牙关紧闭不开，用药擦方。

南星、冰片等分，擦于牙上即开，屡验。

又方

用乌梅二枚，冰片少许，擦之亦开。

又方

用苏合香丸擦于牙上，亦可。

蹲鸱丸（别名芋艿）

治男女大小颈项颏下耳之前后结核，瘰块连珠。病串不疼不痛，皮赤溃烂，久不收口。年近者，一料收功；年久者，服二料，无不全愈。

真香梗芋艿十斤，去皮，烘炒切片，晒惨石磨为细末，以开水法丸。早晚每服 12 g，甜酒送下。如不吃酒者，米汤送下或吃糁片，酒过亦可。此法不用膏丹别药，服之辄效，勿以价廉轻视。若将此方传于贫人，功莫大焉。此方并治喉癣，亦效。

制肺露方

白花百合 120 g，紫菀 30 g，北沙参 60 g，川贝母 30 g，粉蛤壳 120 g，桑白皮 60 g，天冬 60 g，百部 60 g，新会皮 60 g，生甘草 30 g。上药用猪肺五个，拍至血净为度，蒸成肺露，当茶常服。善治咳嗽吐血等症，兼治肺痈。

林文正戒烟丸

明党参、厚杜仲、罂粟壳、潞党参、云茯苓、旋复花、炙西芪、煨益智、炮姜炭、肥玉竹、宋半夏、酸枣仁，甘杞子、新会皮、炙粉草、红枣、赤砂糖、烟灰。

去疮头黑腐

用生甘草研末，少许即可。

治乳房肿痛。

黄鱼戟，醋炒青皮二味，共研细末，用时以陈酒冲服。

灵字丸

凡疮未成者服此。

乳香 30 g，没药 30 g，蟾酥 15 g，牛蒡子 60 g。上味研细末，加入蟾酥陈酒，发丸如绿豆大。每服五至七丸，开水送下，专消未成之疮。

陈莲舫先生医案秘抄

上 编

一、光绪皇帝医案

戊申四月十七日请得

皇上脉弦数均减，重按轻按无力而软。以脉议证，头为诸阳之会，足为至阴之部，虚阳少潜，耳窍堵响未平，又为眩晕，真阴不充，足胫酸痛就轻，又移腰胯。先天之本虚，后天之气弱，胃之容物，脾之消滞，升降失度，清浊每易混淆，所以脘宇膜作嗳，更衣溏结不调。处方用药，谨拟阴不能不养，藉以解热熄风；气不能不调，藉以运滞化湿。

生于术一钱　杭菊花钱半　炒夏曲钱半　金毛脊去毛三钱　金石斛三钱生白芍钱半　黑稽豆三钱

引用干荷叶边一圈、酒炒嫩桑枝三钱。

四月二十二日请得

皇上脉细软如前，又起数象带弦。弦属阴虚火旺，数属阳不潜藏，所以诸恙纷叠而来，耳响作堵，骤为眩晕。足跟尚痛，又觉酸软。种种上盛下虚由于肾真亏弱，腰俞疼痛尤甚，咳嗽转动，皆为牵引。应当填补相宜，惟以中虚气滞，纳食消运尚迟，大便溏结不定。向来虚不受补，斟酌于虚实之间。谨拟镇肝熄热，安中和络。

大生地三钱　煅龙齿三钱　扁豆衣三钱　炒夏曲钱半　炒川断三钱　白蒺藜三钱　炒桑梗三钱　抱茯神辰砂拌，三钱引用丝瓜络钱半。

四月二十七日请得

皇上脉左三关均细软无力，右寸关独见濡浮，此阴虚阳旺所致。经云：阴在内，阳之守也；阳在外，阴之使也。阴不敛阳，浮阳上越，阳不引阴，阴失下贯，遂至耳窍蒙听，鸣响不止，足跟酸痛，筋络时掣。阴阳本互为其根，其禀承悉由于肾封藏内虚，精关因之不固。遗泄后腰痛胯酸有增无减，诸恙亦未见平，头晕口渴，纳食泛酸，大便溏泄。按证调理，谨拟运水谷之精华，调气营之敷布，则令阳平阴秘，精神乃复。

野于术钱半　黑料豆三钱　西洋参钱半　炙甘草四分　双钩藤钱半　炒川断三钱　潼蒺藜三钱　杭菊花钱半

引用酒炒桑枝三钱。

五月初九日请得

皇上脉左右皆软，两尺尤甚，由于夏季损气，气失运行。经云：百病生于气。表虚为气散，里滞为气阻，冲和之气致偏，气火上升则耳病，气痹不宣则足病。气之所以亏者又归肾，肾关久不为固。所谓精生气，气化神之用有所不足。腰胯之痛有增少减，且神倦无力，心烦口渴，食物运迟，大便见溏。总核病机，按以时令，拟甘温其气，参以柔肝养心。

潞党参二钱　生白芍钱半　野于术钱半　白茯神三钱　焦夏曲钱半　炙甘草五分

引用桑寄生三钱、陈橘络五分。

初十日请得

皇上脉右寸濡细，属肺气之虚，左寸细小，属心阴之弱；左关属肝，右属脾胃，见为细弦，系木邪侮中；两尺属肾，一主火，一主水，按之无力，当是水火两亏之象。三焦俱及，诸体欠舒。所以腰胯痛胀，大便溏稀，上起舌泡，下发遗泄，无非阳不潜藏，生风郁热。现在耳窍蒙堵，鸣响更甚，再谨拟和阳清阴之法。

潞党参三钱　辰茯神三钱　寸麦冬钱半　扁豆衣钱半　白蒺藜三钱　原金斛三钱　生白芍钱半　双钩藤钱半

引用路路通三枚、桑寄生三钱、莲子心七根、阳春砂仁三分。

十一日请得

皇上脉左右六部如昨，两尺细软更甚。肾为先天之本，肾家之症，虚多实少。肾为胃关，少宣行则纳食运迟也；肾司二便，少蒸化则大便不调也。且腰为肾府，耳为肾窍，现在腰痛尚可支持，而耳堵日甚一日。古贤论耳病，实在肝胆，虚者在肝肾。肝阳不潜，由于肾水不足，所有胯酸筋跳、心烦口渴，亦关封藏为主。谨拟三才封髓丸滋肾水，熄肝火。汪昂云：合天地人之药饵，为上中下之调理。

其推重如是。

天门冬糯米炒，一两　川黄柏盐水炒，六钱　炙甘草四钱　潞党参三钱　大生地炒，二两　阳春砂仁七钱

上药先粗捣，再研细末，水泛为丸。每用三钱，早晚分服，亦可开水送下。

十二日请得

皇上脉六部细软，今日略有数象，以脉论证，诸恙勿增勿减，吃紧者又在耳患。耳内由响而蒙，由蒙而堵，甚至听音不真。古人以《内经》详病，精虚则为蒙，属肾；气逆则为堵，属胆。胆与肝为表里，肾与肝为乙癸，所以肝火化风，一时俱升。至于腰俞酸重，跨筋跳动，脘满运迟，大便不调，神倦口渴，种种见证，谨拟煎丸分调，丸以补下，煎以清热。

制萸肉钱半　远志肉钱半　石决明三钱　霍石斛三钱　细菖蒲四分　冬桑叶钱半　辰茯神三钱　钩藤钩钱半

引用荷叶边一圈、路路通三枚、红枣五个、炒麦芽及谷芽各三钱。

二、瘟疫论及方治

壬寅春瘟疫流传几遍大江南北，我师陈征君视证寓沪，目击症情，因系之以论，并示用药次序。

寒暖不匀，时行疠气，谓之瘟。证情相似，传染一方，谓之疫。现在瘟疫几遍江苏，于沪地为尤甚。新春盛宫保行辕亦患是证，上下数十人幸获痊者多，宫保亦沾染其间，不数日而愈，愈后检及诸方垂询于余。余答曰：疫名有异，疫证不同。考仲圣论，疫以清浊两邪互中为言，未详治则，所以后人言疫，仅随一时之证，立处方之法。东垣以劳役内伤言，主升补，又可以肠胃溃烂言，主攻下。他如罗谦甫、喻嘉言、王宇泰、刘松峰、戴麟郊、秦皇士诸人亦各有议论，未尝无见。但此次之疫是热湿之疫也，去冬不寒而暖，无雪少雨，向春仍然晴燥，所以为病初起有寒有热，一日间即但热不寒。用辛凉法，二日间即烦躁非常，满闷欲绝，神志恍惚或谵语，口颊干燥或糜痛，仍辛凉而加咸寒。三四日间证势最为吃紧，用辛凉咸寒犹杯水车薪，加入苦寒解毒诸品，一星之火变为燎原，非此无以扑减病证。大定善后之法用甘寒，疫来如豕突狼奔，用药须长枪大戟，若迟回瞻顾其间，即难挽救。顾雁庭云：脉证不必大凉，仍服大凉之药，似有害而终无

害者，疫也；脉证可进温补而投温补之剂，始似安而渐不安者，疫也。喉烂虽重不死，有汗虽重不死，脉弦脉数亦不死，所怕者，阳证阴脉，上呕逆，下泄泻，阳邪发于阴分。阴虚者，十中难全一二，所以断不可用香燥升散、攻下种种诸剂。当参南阳遗意，疫病有清浊两邪之分。目前之疫以天之戾气流行，非地之秽气蒸腾也。若浊邪而非清邪，又须别有方药焉。余近因目击证情，故敢缕悉言之，以冀知医者匡我不逮，不知医者广为劝喻，幸甚幸甚！

瘟疫初起或先寒热，咽喉赤痛或起烂起腐，脉弦或浮，略有数或不数。泄表清里，取汗为要。得汗，或疹、丹痧、瘢不等渐见，或透或不透，用桑叶、连翘、银花、桔梗（须轻，或八分多，或加至一钱）、薄荷叶、淡豆豉、牛蒡子、鲜芦根、竹叶、马勃、杏仁、象贝，再重加羚羊角、知母、花粉等（不嫌其早清，惟到底用凉药不出牛蒡、霜桑叶、薄荷等药，恐其汗闭故也）。

二日起至三日，身热无寒，咽痛或肿或腐，身热甚壮，口燥或饮或不甚多饮，神烦满闷或谵语，或目赤口腐。即用犀角八分，磨冲，或片用一钱半，生石膏八钱，牛蒡子三钱，桑叶、薄荷各一钱，象贝四钱，连翘、丹皮、马勃、知母各三钱，银花四钱，芦根二两，竹叶三十片，鲜生地二两。如上之犀角、鲜生地即为咸寒。再喉腐壮热，烦闷不退，目赤口干，无汗或微汗，照上加黄连六分，黄芩二钱，仍用犀角、石膏、象贝、连翘、知母、马勃、银花、薄荷、牛蒡、桑叶、芦根、竹叶，再加用甘中黄，最好用金汁。

病重在三、四、五、六日至七日已过，总可无变，只须见症用药，不同寻常用药，尽可凉透，如犀角、石膏、竹叶、芦根、甘中黄、连翘、银花、玄参（玄参一味亦是要药）等不可早为撤去。至于用到甘寒，如南沙参、北沙参等不关系矣，仍须偏清一面。

论中言辛凉，即桑菊饮言；咸寒，白虎汤、犀角地黄并用言；解毒，即将白虎、犀角汤加金汁及甘中黄；多痰，加竹沥一两，不用姜汁。

喉咙红肿，用明月石六分，人中白六分，薄荷叶三分，猴枣三分，冰片五厘，濂珠一分，西牛黄一分。同研细末，吹喉咙间。

喉咙腐烂，用象牙屑、珍珠各三分，飞青黛六分，冰片三厘，壁嬉窠二十个，西黄、人指甲各五厘。同研细末吹，即锡类散。

痰壅喉阻，用土牛膝根汁，或探吐或灌服。

喉痰难吐，用竹沥六成，青果汁四成，和匀温服。外用斑蝥炒糯米，四钱，血竭、制乳香、制没药、麝香、玄参、冰片、全蝎各六分，研末酌用三五厘。上于膏药上，贴于结喉两边，起泡挑破之，即异功散。

三、痰　饮

盛杏荪宫保

饮脉自弦，痰脉自滑，左关弦滑甚者又系乎肝，右三部弦滑而兼大者属肺。中伤咳嗽多年，由乎积痰蓄饮，厚为痰而艰出，薄为饮而易吐。血虽经年未发，其中不足可知。中伤者，肝必为强，风从内生，痰饮随之走窜，由络脉而入经隧，以致足肿酸软，膝盖为甚，上及肩臂，下及足髓，风淫四末，触处皆应，所以肢骱咸为乏力。总核病机，太阴肺为起病之源，厥阴肝为受病之所。每每腹旁窒塞，放空则松，即肝气得泄也。咳嗽发动，小溲较少，即肺气勿降也。所幸者，封藏根蒂未为摇动，否则肺与肝日为困乏，必防痰饮挟湿而生，有肢体浮肿之虞。向来用药总多牵制，滋阴则气不宣通，补气则阴为燔灼，轻方则病难兼顾，重方则药难运行，铢两于轻重之间。拟两方轮流进服，附呈加减。候政。

北沙参　生绵芪　法半夏　炒杜仲　云茯苓　冬瓜子　竹二青　东白芍光杏仁川贝母　桑寄生　新会皮　伸筋草丝瓜络血燕根

又方：炒党参　嫩鹿筋酒洗　川贝母　炒杜仲　杭菊花　冬桑叶　枇杷叶野于术人乳拌　法半夏　冬虫草　炒当归　甜杏仁　新会皮

有血，去半夏，加炙紫菀；肌肤燔灼，加秦艽、人参须，去嫩鹿筋。如用炙虎骨一线，同炙龟版二钱并用，为相辅而行。

现在两方与去年方意义不同。失血勿发，痰少沫多，其中营液受伤，内风走窜，所以轻方兼和络脉，重方兼和经隧。大半着重在肢体酸软等证，咳嗽气怯亦调理其间。请为试服，除感冒停滞，尽可多服。

又方：气虚之体平常善嚏多痰，气不摄营，曾发痔血。现在虽痔消血止，而心肾大受其亏，心失君主之权，肾少摄纳之职，艰寐频仍，尾闾酸痛，二者一似怔忡，一似虚损。合脉细涩，左弦滑，不得再动肝之内风，脾之痰湿乘虚走窜，为上重下轻或左右偏痹，当先为护持。拟温煦其气，固摄其阴，合丸调理于上半年至中秋最妥，不至助痰生湿也。

制首乌三两　淡苁蓉一两五钱　桑寄生三两　苍龙齿一两五钱　生于术一两五钱　新会皮一两　炒党参三两　黑芝麻一两五钱　冬桑叶一两五钱　远志肉一两五钱　生白芍一两五钱　生绵芪三两炒杜仲三两　抱茯神三两　炒丹参一两五钱　法半夏一两五钱

上味各研细末，并和再研，水泛为丸如桐子大。每日服二三钱，开水送下。

又方：脉六脉偏弦，左关尤甚，属心肾不足，肝阳有余，所以将睡未睡随处掣动，偶有头眩，又复痰多。向属痰湿禀体，调理用药，滋阴不用腻，补气不助火，多服自效。

制首乌　杭菊花　法半夏　白蒺藜　抱茯神　苍龙齿　黑料豆　新会皮焙甘杞　光杏仁　川贝母　潼蒺藜　炒丹参　左牡蛎　生白芍　竹二青　红皮枣

又方：阴虚挟湿，湿复化热，入于营阴，遗泄频仍。有梦主心，无梦属肾，心肾两亏，湿热交迫，以致体发虚疬，结痂流滋，绵绵不已，禀体脉藏不见，反诊横诊均不应指，尽可舍脉从证。拟和阴固窍，并清湿热，惟湿不用分利，热不用苦降，与体尤合。

西洋参　原金斛　桑螵蛸　黑料豆　抱茯神　生甘草　原生地　川黄柏花龙骨　制女贞　怀山药　忍冬藤　肥玉竹　炒丹皮　白莲须　潼蒺藜　生苡米　绿豆皮

上味晒燥，不经火炒研末，用大鱼肚三两，加酒炖化，薄泛为丸如桐子大。每日服三钱，开水送下。

朱厚甫兄

痰饮之症，莫详于《金匮》，但治虚为少，治实为多，不能尽步成法。叶氏详义亦言外饮治脾，内饮治肾，言饮而未言痰。拙见以为饮从肾出，痰从肺生，所以治法略有变通，不能尽用燥药。盖肺为娇脏，专从辛温甘缓调治，入后必为失血，不能不预为防维。惟尊体见证，既不能用燥，而一切滋养之品亦在所不受。且中宫窒塞，发病必纳谷减少，脐间胀满，大便艰涩，小便不利，脾胃升降无权，清浊相干，尤为概见。且寤而艰寐，或手足抽搐，或心绪烦满，而关系之见证仍在肺肾。肺主腠理，劳顿即出汗不止，肾失作强，阳刚失振，不能久持。将病源再三推详，拟三方次第调复，当卜获效，尚请法家政行。

第一方：如停滞受感，脘腹胀满，两便失利，痰饮初发，服此方五六剂，不等平即服后方。

生于术　焦建曲　白茯苓　川石斛　生白芍　陈佩兰　竹二青　法半夏　新会皮　佛手花　焦米仁　炒楼皮　生谷芽　白檀香

第二方：如胀满稍减，两便通利，轻浅调理，服此方一二十剂。

潞党参　白茯神　关虎肚　炒远志　生白芍　黑芝麻　红皮枣　生于术　法半夏　新会皮　甘枸杞　炒当归　炒丹参　竹二青

第三方：如无停滞、感冒诸症，痰饮亦不见重发，尽可服之。此方藉以养心肾，协肝脾，并可卜得麟之庆。如艰寐汗多，心烦神倦，阳刚不振，均能照顾。此补剂之重者也，合式服至春二月为止。

吉林须　淡苁蓉　炒菟丝　炒夏曲　抱茯神　生首乌　南枣　血蜡　鹿茸　甘枸杞　生白芍　新会皮　炒丹参　炙甘草　竹二青　磨冲沉香汁一分

筱斋先生

示及舌苔带黄，口有冷气，似有饮象，饮乃寒也，肠间作鸣，凡漉漉有声亦是饮。惟木火相激者亦响，且牵连上则牙痛耳鸣，下则煽动肛门，又属肝邪充斥。肝主火生风，饮属阴生寒，互相牵制用药，亦须两顾，拟以柔肝温中。

吉林须　法半夏　抱茯神　甘杞子　潼蒺藜　制丹参　生于术　东白芍　苍龙齿　杭菊花　炙甘草　广陈皮　竹茹　红皮枣

四、痰湿内风证

濮紫泉廉访

历年操心，心阴不足，每每假用于肝。肝阳化风，煽烁络脉，痰邪湿邪随之走窜。臂指发酸，指节弛软，右肢麻而且酸，左肢酸而不麻，总不外营气两虚所致。考麻属气虚，酸属营虚，大致营不能灌溉，气不能通调，所以有络痹之象。且心之营注于肝，肝之气通于心，肝邪愈炽，心神愈伤，因之积劳过食，多语躁烦，往往寤不成寐，如怔忡然，疑虑交乘，恐怖并作。经旨脉滑主痰，脉弦主风，现在不见滑弦两端，而见濡软，于根柢无损。只以痰湿内风互扰其间，枢机若有失利，神明若有欠振，仍须痰从上咯而解，湿从大便而行。中焦升降既宜，清浊无干，则内风自能潜移默化。议证用药，请候政行。

备春冬两季调理方：

九制首乌　淡苁蓉　西洋参　法半夏　炒丹参　左秦艽　甘枸杞　海风藤　生绵芪　抱茯神　杭菊花　新会皮　加嫩桑梗、竹二青、红皮枣，或加吉林参五六分，另煎随服。

备霉令、夏令两季调理方：

生于术　杭菊花　法半夏　白蒺藜　焦苡仁　夜交藤　黑芝麻　甘杞子　新会皮　全当归　云茯神　云茯苓　金石斛　加竹二青、丝瓜络，或加吉林须，或用条参五六分，另煎冲服。

有备无患诸方：

万一感冒风热，如肌热头疼，脘满咳痰等恙。

冬桑叶　杭菊花　川通草　冬瓜子　淡豆豉　光杏仁　嫩白薇　粉前胡　川贝母

万一感冒风寒，如头重骨酸，脘满泛恶，咳呛，大便溏稀等恙。

西羌活　粉前胡　大豆卷　佛手片　新会红　黄防风　制川朴　范志曲　大腹绒

万一湿痰阻中，如脘闷恶心，肢酸头重，饮食减少等恙。

法半夏　干佩兰　焦苡仁　新会皮　焦建曲　制川朴　佛手柑　川郁金　白茯苓

备不寐调理诸法：

（一）多食不寐，用真福建神曲三五钱，煎汤去渣，乘热冲牛乳或冲人乳服。

（二）用心多言不寐，用濂珠粉一二分，开水冲服。

（三）过劳不寐，用法半夏一钱五，陈秫米三钱，西洋参八分，吉林参五钱，煎汤服。

（四）或因虚而挟湿痰，当霉令不能成寐，用天王补心丹钱五煎汤服。

备肢臂酸麻、手指弛软调理诸法：

（一）或服董文敏公延寿丹，每日二三钱许，开水送下。

（二）用清阻搜风、和阳通络，服虎潜丸，每服钱五，开水送下。

（三）常用野梧桐花（自采晒干），泡服代茶。

（四）或用真桑寄生熬膏调服，每服三四钱，开水冲。

（五）夏季天热，用十大功劳叶蒸露，每日一二中杯，炖热服。

备消痰诸方：

（一）消痰雪羹汤：用去皮荸荠、浸淡海蜇等分，煎汤服一二中杯。

（二）消痰用荆沥：以荆树叶捣汁，熬浓，开水冲服一中杯。

添备不寐调理一法：

心肝郁结，挟热生风，每晚用鸡子黄一枚调散，或杵百数或杵千数，以成数为二，用开水冲服。

备出汗调理诸法：

（一）随常止汗，照正方内加入糯稻根五钱，炒淮麦三钱。重则加麻黄根钱五，轻则加瘪桃干钱五，夏季加冻蒲扇叶三钱。

（二）随便加入方内，和养加用柏子仁三钱，炒枣仁三钱；潜育加用左牡蛎三钱，花龙骨钱五；固腠理加用生芪皮三钱，黄防风钱五。

五、痰湿气滞证

三世兄

示及病由大约痰湿禀体，所以平常多痰，气滞后重，大便屡带红白。升降失运，清浊相干，拟和中气而化痰湿。

潞党参　范志曲　白茯苓　制丹参　焦苡仁　焦山楂饭蒸　生于术　生白芍　法半夏　广陈皮　炙甘草　煨木香　红皮枣

六、风痰胁痛肤痒证

季翁　二十九年九月十六日

胁旁掣痛，肌肤内外之间若有痒象，推摩又及于背，病情总在络脉。有时手臂搐搦，有时两足不和，偏左者总属于肝，肝为风脏，从中挟痰郁湿，所以右脉弦滑，左偏滑细。屡屡咯痰，大便艰涩。痰邪湿邪随风走窜。拟煎膏并调。膏用养营以熄内风，补气以化痰湿；煎则随时调理，并非调治外感也。候政。

煎方：吉林须　杭菊花　生白芍　晚蚕砂　桑寄生　伸筋草　竹沥夏　炒当归　旋覆花　光杏仁　抱茯神　白蒺藜　乌芝麻　宣木瓜　炒杜仲　甘杞子　丝瓜络　甜橘饼　竹二青

膏方：养离明以安坤土，滋坎水以熄巽风。

制首乌三钱　潞党参三钱　甘杞子钱半　竹沥夏钱半　炒丹参一钱　原生地三钱　宣木瓜一钱　炒杜仲三钱　左牡蛎三钱　晚蚕砂三钱　生于术一钱潼蒺藜三钱　生白芍一钱　杭菊花一钱　天仙藤钱半　生绵芪盐水炒，三钱

五帖并煎三次，去渣存汁，以陈阿胶一两二钱，文火收膏。每日酌进三瓢许，开水冲服。服后妥适，再煎再服。

七、风湿孔窍出虫证

俊翁　甲辰十二月十一日

痰湿禀体，冲疝愈后呕泛亦止，惟肾气愈虚，肝邪愈炽，挟心经之热，挟脾家之痰与湿，厥阴之肝从此发动，习习生风。风从丹田而起，散漫毛孔，随处内煽，自下而上以致胸次常闷，孔窍出虫，虫亦风生。脉细濡带滑，舌根糙尖红。内不关于脏腑之损坏，外不涉于六淫之感冒，邪在皮里膜外，牵动络脉，用药之义，温凉不受，补散皆拒。至于大便数十日一行，亦属风势煽烁。小溲亦不甚通利，当从燥邪调治，应无不合。

西洋参钱半　梧桐花钱半　白蒺藜三钱　鲜生地三钱　黑料豆三钱　杭菊花钱半　松子肉十四粒　黑芝麻三钱　郁李仁三钱　潼蒺藜三钱　京玄参钱半　左秦艽钱半　抱茯神三钱　辰灯芯十寸

复方：十二月十五日

丹田为蛰藏要害，封而不泄，泄即挟肝升腾，化为内风，属虚风而非实风。体禀痰湿，痰邪、湿邪与风互扰。考古书云：痰多怪变；又云：风生虫，湿生虫，常时孔窍出虫。现在风势攻胀走窜，随处煽烁，无时停歇，自下走上，皮肉之间若痛若痹，上重下轻，无非气失宣行，阴无所纳。所以有时便难，有时溺闭。照

例用药，肾非温不纳，肝非清不宁，与内风有神，与痰湿亦为无损。

滋肾丸　炒夏曲　杭菊花　生白芍　海贝齿　原金斛　炒竹茹　淡苁蓉

潼蒺藜　抱茯神　炒丹参　石决明　梧桐花　连心莲子

八、湿热口舌糜烂

张香涛官保

心之脉系于舌本，脾之络系于舌旁，脾亦开窍于唇，所以唇舌为病者，无不关于心脾两经。心经之热，脾家之湿，湿热混淆，由湿化火，由火成毒，以致唇口腐烂，舌质剥潭，饮食言语稍有妨碍。病起指疮痔患之后，淹缠三月，似乎邪势未去，遂至艰寐神烦，心悸火升，合脉弦大。病久致虚，虚中挟实，现在调理先从实治。用药大致白虎只能折轻浮之热，不能解郁结之火，承气只能攻有形之滞，不能去无形之滞。进而筹之，犀角通灵，解心经之热，且平相火；黄连色黄，去脾家之湿，并能解毒，再佐使二三味。未知有当宪意否，并请诸高明政之。

乌犀角　金银花　西洋参　蔷薇根　上川连　净连翘竹叶卷心

九、湿热鼻臭眼花

叶幕周兄

素体营阴郁热，湿邪随去随生，湿人营分为患，皆由乎此，以致大便不利，有时溏稀，有时干结成粒。晨起咳痰，曾凝血两天，皆系肺、大肠主病，亦关营阴湿邪。前方本有风动之说，湿热生风，血燥生风，因之瘰痒大发。虽属营阴更伤，而湿与风实有出路，鼻臭眼花亦由此来也。就病奉复，拟方候政。

西洋参　蜜稀莶　制女贞　东白芍　白茯苓　白鲜皮　侧柏叶　原生地

虱胡麻　左秦艽　炙甘草　光杏仁　炒丹皮　梧桐花

尊命不用旱莲、地榆，其实凉血解热并非涩血破血，心有所疑，可以不用。现用洋参、女贞，略带清阴，须得照方多服。趁此冬令，兼养阴为相宜。至于询及野于术，略嫌其燥。如大便不利，鼻观臭秽，庶与黑芝麻拌蒸。芝麻十成，于术五成，九蒸九晒，去芝麻，只服术，尚可用得。

十、暑湿内趋证

黄琴南方

病前是否夺精，身热不退，有汗有寒，口渴唇白，色㿠溺数，手指微凉，恶心言謇，神迷发笑，暑湿两邪夹杂内趋。脉息濡细兼滑，似痦未能尽透，恐其闭脱。考古成方与见证未能丝丝入扣，踌躇再三，拟仲景白虎汤加减，请酌进。候政。

川桂枝四分　肥知母去毛，钱半　生甘草四分　嫩白薇钱半生石膏四钱连翘心钱半　川郁金八分　新会皮一钱　广藿香钱半　连皮杏仁三钱　生白芍钱半　宋半夏钱半

加玫瑰露炒竹茹钱半

第二方：

服药后，身热不甚，手指颤动，神志时清时迷。现在便溏不作，小溲甚长，白痦微见，左脉静，右脉弦数，能否里邪达表，尚少把握，再以前方稍为变更。候高明政之。

西洋参三钱　嫩白薇钱半　生白芍钱半　金石斛三钱　生石膏四钱　连皮杏仁三钱　新会红八分　香薷花四分　连翘心钱半　肥知母去毛，钱半　川郁金野蔷薇露代水，冲磨八分

加荷叶一角，炒竹茹钱半，稻叶煎汤代水。

黄桐林方

薄寒外来，暑湿内触，邪势勿从外发，反从内趋。身热不扬，大便溏稀有粘腻之象，近乎自利，纳谷呆钝，少寐多梦，有时谵语，脉来细滑，舌光。属嗜烟久虚，受邪不易外达。拟以清阴调中，扶其本以化其邪。

西洋参钱半　生白芍钱半　生熟谷芽各三钱　益元散包，三钱　扁豆叶钱半　上川连四分　焦苡仁三钱　白茯苓三钱　金石斛三钱　鲜莲肉钱半　炒夏曲钱半　野赤豆三钱　嫩白薇钱半　新会白八分

第二方：

体羸太虚，郁邪不里不外，表里交攻，身热晡甚，无力发痦，大便溏稀，又若利象。前诊脉情细滑，邪炽正虚，能否支持？再拟清热保阴、和中调气，以冀标本兼顾。

西洋参钱半　金石斛三钱　白茯苓三钱　厚朴花八分　香青蒿钱半　益元散包，三钱　新会白八分　炒夏曲钱半　生白芍钱半　石莲肉钱半　白荷花瓣七片淡黄芩姜汁炒，钱半

十一、湿温证

王兰坡方

湿温两旬，湿邪、温邪混淆不解，久溏而里未通，发痦而表不化，氤氲弥漫渐及三焦，舌苔灰黄，耳聋咬牙，此上焦热也。便秘复溏，小溲自遗，此下焦虚也。上热下虚，中焦邪势不得升降分化，遂致神志模糊，手足倔强，言语似清非清，面色油亮且复青黯，种种病机已入厥、少两经。考手少阴燔灼，必吸足少阴阴精，手厥阴迷蒙，必连足厥阴风火，所以错综变化无可捉摸，实出于寻常湿温病之外，无从援例处方。脉左细、右濡软，只得依脉合证。阴不承则热不熄，气不鼓则湿不走，参以复脉，佐以清宫。

吉林参五分　麦冬心三钱　霍石斛三钱　陈胆星一钱　抱茯神三钱　原生地三钱　连翘心三钱　炙鳖甲三钱　莲子心三钱　东白芍钱半　嫩钩藤钱半新会络一钱

加玫瑰露炒竹二茹钱半，辰灯芯二十寸，用新鲜稻露代水煎药。

十二、风温证

蒋泉堂方

风温之邪，首犯太阴，郁热蒸痰，煽烁不解，咳嗽喉鸣，气逆胁痛，关系尤在。舌苔罩灰，质红起腐，势将劫津为变。脉两手弦数，拟以清解。

南北沙参各二钱　粉蛤壳四钱　光杏仁三钱　旋覆花包，钱半新会络一钱　方通草五分　鲜石斛五钱　川贝母去心，钱半　蜜炙桑叶钱半　代赭石钱半　栝

楼仁三钱　白茯苓三钱

　　加玫瑰露炒竹茹钱半，蜜炙枇杷叶去毛，三片。冲荸荠汁、萝卜汁各一小杯。

十三、冬温证

尤浜徐　六十五岁

　　冬温郁蒸，表里解而不解，有汗不多，大便旁流，呃忒口渴，当脘胀满，邪势方张，津液渐为劫烁，舌苔质红，色灰薄如烟煤，脉两手滑大，左右寸重按模糊。温邪愈趋愈深，犯胞络已有神昏，动肝风又将痉厥，高年正虚邪炽，势防外脱内闭，拟清阴泄邪，以图弋获。

　　西洋参钱半　冬桑叶钱半　全栝楼六钱，玄明粉二钱同打　光杏仁三钱　黑山栀钱半　羚羊尖钱半　鲜石斛四钱　淡竹叶钱半　炒枳实钱半　朱茯苓三钱干荷叶一角　鲜生地三钱，淡豆豉三钱同打

　　加活水芦根去节，八钱，大解后，炒枳实换用小青叶一钱。

十四、风热耳鸣牙痛兼腰足酸痛证

蒋澜江方

　　肝营肾液两为受伤，皆由下焦关门致虚，所以液亏生热，营亏生风，风热煽烁，上扰清空，头响耳鸣，牙肿颊痛，下窜经隧，腰股酸软，手足引痛，脉尚静软，右寸独数，拟两方次第调服。

　　西洋参钱半　伸筋草钱半　白蒺藜去刺，钱半　左秦艽钱半　功劳叶去刺，七片　羚羊尖钱半　炒杜仲三钱　潼蒺藜钱半　生甘草四分　酒桑梗三钱　原生地三钱　炙龟版三钱　黑料豆三钱　炒归身三钱

　　第二方：

　　西洋参半钱　生于术钱半　桑寄生三钱　左秦艽钱半　二至丸煎入，三钱制首乌三钱　乌芝麻钱半　左牡蛎三钱　东白芍钱半　功劳叶去刺，七片　炙龟版三钱　炒杜仲三钱　杭菊花钱半　炒淮膝三钱　丝瓜络三寸

十五、头胀兼马刀痈证

李卓如

木火心阳煽烁不息，两日来头顶发攻，目眩项胀增而不减，因之夜寐维艰，精神亦困，其内风为搐搦，内痰为凝聚。脉今诊浮而兼弦，再拟清阴熄风、和络化痰。

西洋参　上川连元米炒　杭菊花　川贝母　制女贞　桑麻丸煎入　黑料豆　石决明　抱茯神　辰砂拌　生白芍　竹沥夏　明玳瑁　冲濂珠粉一分　鸡子黄一枚

少火不足，壮火转为有余，清空胀势有增少减，牵连不寐，必至起坐胀觉较松。龙雷跃跃为升内风，内痰与之扰攘，脉尚偏于弦，舌糙而腻。用潜阳育阴，参以熄风化痰。

吉林须另煎　玄武版炙　左牡蛎　白蒺藜去刺　宋半夏寸麦冬去心　竹二青　陈阿胶　生白芍　杭菊花　潼蒺藜　抱茯神　海贝齿　鸡子黄调冲

头胀如前，疮势亦如前，连进数剂，一无小效。心为君主之权，肝为将军之职，脏病不同腑病，七情不同六淫，自难指日奏效。脉劲大病进，细软病退，病易变动，由于风痰起伏故也。

西洋参　杭菊花　炙龟版　煅龙齿　白蒺藜　广橘络　洋青铅　陈阿胶　煅牡蛎　天竺黄　抱茯神　沙苑子　海贝齿　竹二青　鸡子黄调冲

数十年宦途操心，心气不足，假用于肝。肝为罢极之本，遂至生风挟痰，扰攘头项。巅顶之上，惟肝可到，所以胀势更凶。

肝与胆为表里，肝火煽烁，胆汁为痰，凝住坚块，属马刀痈，未至石疽。肝通于心，则为艰寐。心不交肾，小便反多，气火有升，津液内枯，大便容易艰燥。历治旬余，尚少把握，由于脉之早晚不定，起伏不定，大致弦滑为多，细软为少。种种气虚生痰，阴虚生风，痰热互郁，郁火内生。不能凉化者，为少火内亏也。不能温补者，为壮火内炽也。虽主潜阳育阴，而熄风化痰必得配合其间，方无偏胜。大致夏热秋燥与病不甚合一，大转机者，人中秋以后以冀向安，饮食起居尤须加意于服药之外。未识高明以为然否？

轻方：西洋参钱半　海贝齿钱半　广橘络一钱　炒丹参钱半　丝瓜络三寸　原生地三钱　明玳瑁八分　东白芍钱半　川贝母去心，钱半　抱茯神三钱　杭菊花钱半　白蒺藜去刺，三钱　合欢皮三钱

重方：吉林须八分　煅牡蛎三钱　抱茯神三钱　梧桐花钱半　丝瓜络三寸　陈阿胶蛤粉炒，钱半　东白芍钱半　海贝齿钱半　伸筋草钱半　炙龟版三分　炒丹参钱半　白蒺藜去刺，三钱　新会络一钱　濂珠粉一分　竹二青玫瑰露炒，钱半

未来之证：便溏汗多，气喘溺数，潮热头眩，足肿。

现在之证：艰寐，疮势抽痛胀大，头部胀甚。

有备无患：

便溏加夏曲钱半，扁豆皮三钱。轻方去生地、玳瑁。重方去龟版、阿胶。汗多加炒淮麦三钱，稻根一札煎洗，用糯稻根为要。气喘加广蛤蚧（炙去首足）八分，淡秋石八分。溺数加覆盆子三钱，桑螵蛸（炒）钱半。潮热不服重方，但服轻方，加青蒿子钱半，柔白薇钱半。头眩而加汗多，心神恍惚，不得已服黑锡丹五分，一天三服，只服一天而止。口干舌绛加寸麦冬（去心）钱半，霍石斛三钱。足肿加生于术钱半，白茯苓三钱，焦苡仁三钱。轻方去玳瑁，重方去龟版、牡蛎。艰寐加夜交藤钱半、炒枣仁三钱。

现在两方加减：

疮势胀大，加晚蚕砂三钱，醋炒青皮一钱，光杏仁三钱，白海粉三钱，白归须钱半，海藻钱半。

阳和汤不能服。

头胀甚，加大熟地三钱，灵磁石三钱。或嫌重坠，用原精石三钱，虎头骨钱半。

以上之证，方中早已照顾，姑备数味参用。

旱莲草、霍石斛、萹蓄草、制女贞、竹三七、淡秋石，不得已服童便。

不用诸方：

阳和丸、归脾丸、大活络丹、指迷茯苓丸、人参再造丸、都气丸。

可酌用丸方：

天王补心丹、生脉散、酸枣仁汤、首乌丸。

夏天感冒风热，如身热咳嗽，头项更胀，口干，服二三剂不等，平即不服。

冬桑叶钱半　新会红一钱　焦苡仁三钱　佛手花四分　柔白薇钱半　光杏仁三钱　嫩钩藤钱半　川石斛三钱　左秦艽钱半　竹二青钱半　川贝母去心，钱半杭菊花钱半　荷叶一角　香青蒿钱半

感冒暑湿：

佩兰叶钱半　新会红一钱　益元散三钱　炒夏曲钱半　白茯苓三钱　竹二青钱半　厚朴花四分　黄防风钱半　焦苡仁三钱　川通草四分　荷梗三寸

食物酌用：

燕窝或白或毛、莲子、绿豆汤、稻叶露、白木耳、芡实、荷花露、鲜藕、梨、苹果、吉林参逢节用荷花露煎服。

冬天宜服：鱼肚、红旗参。

十六、嗳泛咳呛证

杨绍澄兄　三十年三月初十日

肠风遗泄止而不发，精与血似得收摄，阴虽稍复，气分仍亏，嗳泛未除，小便仍多，咳呛时心有不安，从中挟湿郁痰在所不免。种种见证，与膏滋必得变通，冬季宜填养，春夏间当调气不用辛燥，和阴不用滋腻。用药处方，所谓无伐天和，方为合式。

西洋参覆盆子　抱茯神　梧桐花　蜜稀莶　料豆衣　炒竹茹　宋半夏　生白芍　炒丹参生于术　乌芝麻新会皮　红皮枣

试加吉林须五分，另煎随服。服后满闷，请缓服之。

汁饮方：治痰塞气急、元虚迷厥等症。

人参汁四分　台乌药汁四分　白芍汁四分　老姜汁三分　伽南香汁四分老苏梗汁四分　水梨汁三钱　竹沥汁一两

上汁和匀，如粘腻难服，可冲开水调服。

十七、酒客呃逆证

刘信宝先生

气旺饮酒则行，气亏饮酒则停，停与行皆能伤中。胃既有病，肝肺乘之，于是痛胀交作，行则痛无定处，停则多在胸胁，左胁属肝，胸次属肺属胃。大约阴液不足，气火有余，所以口喉干燥，属少火而非壮火。食甘凉之梨仍不能多。种种见证，防咯血再发，万一溢血屡见，恐加潮热咳嗽。现在调治，不调气不能治呃逆，不和阴不能承津液，惟调气不宜辛燥，和阴不用滋腻，较为周到。请质高明。

西洋参　炒丹参　白茯苓　炒杜仲　原金斛　制女贞　竹二青　红皮枣
旋覆花　代赭石　新会络　生白芍　粉葛花　橄榄核　枇杷叶　丝瓜络

第二次转方：

酒病多年，呃忒频作，口喉发燥，遂至血不循络，痛势频仍，胸胁均为牵引，又为溢血。考气有余便是火，火有余便伤阴。证属阴虚气痹，夏令炎热，与病不合。最恐金囚木旺，胃阴不复，胃气有升，宜预为调摄，拟抑其气而不伤气，和其阴而不滞阴，从前方进一步。候政。

吉林须　新会络　炒丹参　白归须　川贝母　炒阿胶　丝瓜络　淡秋石
旋覆花　东白芍　粉葛花　原金斛　仙鹤草　炒竹茹

十八、关格

王方

关格之象渐得轻减，大约上不为泛，下得便通。惟向有遗泄，诸虚叠见，腰肩酸痛，耳鸣肢倦，拟养阴以固精，补气以运中。

党参檀香汁炒　生白芍　生首乌　法半夏　远志肉　川杜仲　松实　炒于术　覆盆子　当归身　白莲须　抱茯神　沙苑子　姜竹茹　炒桑枝　制丹参

如受补，加吉林须五分，十帖后加甘枸杞二钱，淡苁蓉三钱。

十九、眩晕兼足弱证

罗少耕观察方

久病痰体，痰邪随伏随起。自病以来，阴虚于下，阳冒于上，早有耳蒙，又有溺数。近复晕眩骤作，两足不能自持，步履维艰，大似上重下轻之势，上重者属热，心肝必有郁火；下轻者属寒，脾胃又为两亏。用药遂极其牵制，非铢两病端，实不易落笔。拟煎丸并用：煎主熄养其上，丸主温纳其下，调理分服，可通西法。所谓上为压力，下为吸力是也。

煎方：大生地三钱　西洋参二钱　潼蒺藜三钱　白蒺藜三钱　黑料豆三钱　宋半夏钱半　川贝母二钱　桑寄生三钱　炒杜仲三钱　淡苁蓉钱半　东白芍钱半　杭菊花钱半　梧桐花钱半　化橘红五分　宣木瓜钱半　竹二青钱半　丝瓜络钱半　灵磁石飞辰砂拌打，三钱

参茸丸方（但能丸服，不能煎服；但能朝服，不能晚服；但能空服，不能饱肚服）：

吉林人参五成，去芦，切片研末　血蜡鹿茸五成，先刮去毛，酥油烘，切片研末

上味对半搭配，各研细，和匀再研。以龟版胶炖烊，酌量多少为丸，如梧桐子样大小。每晨空肚吞服八分，多至一钱，随即压以食物，俾药下趋不为上僭。此丸自冬至起服，至交春止，以四十五天为度。

复少耕观察病由：

承示敬悉病在心肝之热、脾肾之虚，病后劳顿，经义谓之劳复。水亏木旺，习习生风，忽为头眩，两足轻飘不能自持，中焦痰邪与之俱发，脉前诊屡歇，歇象见于浮部，病根本外强中弱，上重下轻。现届冬至节令，调理之法宜与前法变通，上焦宜清不宜温，下焦宜温不宜清，中焦必得升降其间，令痰邪得有出路，不与风火互扰，乃与诸病均有关涉。拙拟煎、丸两方，次第服之，应有小效也。

又方：湿痰禀体，无不阳虚。阳主气，又主火，气不蒸液，火转上炎，每每口舌干燥，以致不受辛温摄纳。入春少阳相火司令，力疾从公，触发肝阳，内风

早动，又袭外风，风火交迫，蒸痰郁热，呜呜更甚，舌黄为之灰黑。得疏泄，继甘凉，痰为爽利，热潮平复，诸恙就轻。惟尾闾仍然软酸，左臂右足不甚利便，抽搐之势并无定处。合之脉情，两尺细软，右濡而迟，左关弦而不敛，属两肾真阴真阳俱为亏损。而肝邪独炽，化风化热，流走经隧，肺之痰、脾之湿与内风相互扰，深虑痱中之势。以气虚之体为阴伤之证，辛温之药则碍风阳，滋清之品则碍痰气，拟和营养络，通阳宣痹。

生绵芪　竹沥夏　木防己　炒菟丝　焙甘杞　左牡蛎　嫩桑梗　广陈皮
海风藤　梧桐花　二蚕砂　炒补骨　炒杜仲　川桂枝　丝瓜络

二十、肝木侮土腹痛证

紫封先生

夏秋间候脉两次，深悉操劳过度，事事每多躬亲，心阴早亏，因之借用肝阳，遂至厥阴充斥，脾胃受其所侮。久有腹痛彻上彻下，虽痛势有时得止，仍随时举发，甚则肌目发黄，肤体发痒。赋禀未尝不厚，花甲尊年未免由下虚上。种种见证无非肾不涵肝，肝邪侮土，积湿生风，太阳、阳明为所受困。用药之义，胃主容纳，脾主输运，调补中须化湿滞；肾主蛰藏，肝主柔顺，养阴须熄风燥。候法家正之。

清理方：

生白术、范志曲、焦苡米、白茯苓、川楝子、生白芍、炒丹参、厚朴花、金石斛、新会白、生谷芽、嫩白薇，加白檀香、西砂仁、干荷叶、红皮枣。

上方或停顿食滞，或感受风寒，腹痛又起，酌服二三剂不等，平复即不服，仍服调理方。

调理方：

饭蒸于术、制首乌、白蒺藜、法半夏、炒丹参、九香虫、潞党参、范志曲、潼蒺藜、原金斛、炒杜仲、土炒归身、生白芍、白茯苓、炒菟丝、黑料豆、蜜稀莶、酒炒金铃子，加红皮枣、甘杞子。

上方腹痛小发可服，不发亦可服，大合四季调理，二三日酌服一剂，最为稳妥。

二十一、心虚艰寐证

郑晓翁

连日候脉，两尺寸皆静软无疵，惟两关屡见不和，或为弦，或为滑，且右大于左。大致运谷失职，输精无权，每每积痰郁热触动肝邪，两三日必发艰寐之疾，发则彻夜不寐。胁间跳动，本阳明大络也，偏右为甚，属厥阴冲犯也。考血不归肝则不卧，胃不和则卧不安，其本虽在心肾，其为病之由仍关肝胃，所以将睡未睡之时，倏而攻扰，倏而烦躁。且头亦发眩，耳亦发鸣，其为龙雷升而不降，即为神志合而复离。经云：水火者，阴阳之征兆也；左右者，阴阳之道路也。尊年水火失济，左右失协，若是则潜育为正宗，无如舌苔或白或腻，有时花剥，中焦运化不灵，用药当照顾其间。拟方候政。

吉林须另煎，五分　生白芍钱半　煅龙齿钱半　杭菊花钱半　石决明三钱　抱茯神三钱　野蔷薇三分　黑芝麻钱半　法半夏钱半　炒丹参钱半　夜交藤钱半　新会络一钱　竹二青玫瑰露炒，钱半　龙眼肉二枚，内包柏子仁七粒，外滚金箔半张

尊体之证重在阳不交阴，不全属阴不纳阳，虽不寐之证，以阴阳混言，用药尤须分重在阴、重在阳。用阳药，忌温燥，忌升举，为照顾阴分也；用阴药，忌滋腻，忌填纳，为照顾阳分也。又亏损欲补，须照顾痰热，痰热欲平，须照顾亏损，虽方药清虚，而功效可卜。自夏至秋，藉此调理，《灵》《素》所谓阴平阳秘，精神乃治，以颂无量福寿。

附加减：

（一）吉林须或用淡秋石一二分泡汤，或与西洋参钱半同煎。盛夏可用白荷花露代水煎。

（二）吉林须久而能受，可换用吉林参六分。

（三）大便通润，可加湖广于术钱半，用人乳九蒸九晒，不受不服。

（四）大便燥结，不用于术，加火麻仁（杵）三钱。

（五）痰凝热炽，加珠母粉六钱，或用白濂珠粉一二分，调入药内服。

（六）头眩较甚，加潼蒺藜三钱，白蒺藜（去刺）三钱。

（七）小便太多，加白莲须钱半。

（八）有汗太多，去石决明，加煅牡蛎三钱。

（九）十余帖后，去野蔷薇，加淡秋石八分。

（十）胁跳太过，加全福梗钱半，鸭血炒丝瓜络三寸。

（十一）烦躁较重不得已，加明玳瑁一钱，冲服濂珠粉一分。

进一步调理方：

吉林须另煎，五分　沙苑子三钱　法半夏钱半　炒枣仁钱半陈阿胶蛤粉炒，钱半　金石斛三钱　抱茯神三钱　合欢皮钱半　黑料豆三钱　左牡蛎煅三钱　新会络一钱　竹二青玫瑰露炒，钱半大丹参鸭血拌炒，钱半　龙眼肉二枚，内包柏子仁七粒，外滚金箔半张

郑晓翁

连示病由，心动艰寐，肝旺胁痛，夏秋来不至大发，而痰邪湿热因时作虐，更衣甚至十余日一解，三日五日亦不定，渐至头眩耳鸣，神疲脘闷。大致脾使胃市失司，清升浊降愆度，痰与湿用事，气与阴益亏，上焦肺失宣化，下焦肠液就枯，确是虚闭而非实闭。可知阴液无以涵濡，且阳气无以传送，半硫丸通阳宣浊，温润枯肠，而久服似非王道。并序及左脉细弱，右较大，现在已属深秋，邪势当亦默化潜移。拟方附加减。

西洋参钱半　鲜首乌三钱　晚蚕砂钱半　柏子仁三钱　金石斛三钱　淡苁蓉三钱　远志肉钱半　东白芍钱半　法半夏钱半　陈秫米钱半　大丹参钱半，猪心血炒　抱茯神三钱，辰砂拌

加盐水炒竹二青钱半。白木耳三分，洗去沙。

此方为大便艰滞难行而设。素患心阴受伤，屡屡寤不安寐，肝阳易炽，屡屡胁痛气阻，均能兼顾。如大便转溏或口喉发燥，皆停服。

如服数剂后，大便仍然数日一行，坚燥难下，将五仁汤，用光杏仁、郁李仁、火麻仁、栝楼仁、松子仁各一两，同捣破而不烂，浓煎汤代水煎药，自无不效，通即停服。如欲少少通润，不用五仁汤，单服煎方。

调理方：

西洋参钱半　淡苁蓉三钱　真川贝钱半　抱茯神三钱　佛手花四分　东白芍钱半　九制首乌三钱　宋半夏钱半　白归身三钱　杭菊花钱半　新会络一钱大丹参猪心血炒，钱半

加玫瑰露炒竹二青钱半　甜杏仁十粒，去皮尖。

如溏稀，去苁蓉，白归身改用土炒；如满闷，去首乌。此方专治艰寐属心肾虚，又治胁痛属肝气滞，至于中满停滞，头眩耳鸣，痰湿虚阳内风，无不可以兼顾。未进寒冬，可随时调理。

膏方：

九制首乌三两　焙甘杞两半　潼蒺藜二两　酸枣仁炒，不碎，二两　佛手花五钱　原生地三两　淡苁蓉三两　川杜仲盐水炒，三两　白蒺藜去刺，三两　新会络八钱　潞党参三两　抱茯神辰砂拌，三两　范志曲两半　宋半夏两半　西洋参二两　沉香屑四钱寸麦冬去心，两半　大丹参猪心血炒，三两

加红旗参（酒漂）四两、龙眼肉七十枚、湘莲子（去心）百粒、白木耳（洗去沙）两二钱。

以陈阿胶三两，龟版胶三两，收膏。

膏方药释义：

尊恙大致属气阴两亏，心肝脾三经同病。艰寐属心气不宁，心阴就损。胁痛属肝气有余，肝阴不足。至脾气少运，则为旧病之停滞，而脾阴又虚，则更为近病之便艰。方用茯神、丹参、枣仁、龙眼、湘莲以补心阴而益心气；首乌、杞子、潼蒺、白蒺、杜仲、橘络、沉香、佛花以调肝气而养肝阴，不特艰寐、胁痛两者可除，即头眩耳鸣无不可兼顾。若党参主在培中益气，佐半夏之辛，合范曲之消，脾之痰湿由此分化。独是停滞屡发，固当责之脾气之虚，而大便少行又未可专责诸脾阴之弱，不得不以肺胃为关键也。考肾为藏精之所，且为二便之司，肺为生水之源，复属大肠之里。以生地、苁蓉、红旗参、阿胶、龟版温肾气、滋肾阴，洋参、麦冬、白木耳清肺气、和肺阴，而后肾可作强也，肺可司钥也，则心肝之病两有裨益，而仓廪而传道诸官亦无旷职之虞矣。

二十二、癣疾兼腰痛肛患证

四川主考吴蔚若垂询病由诸条

（一）癣疾，考陈实功云癣患有风、热、湿、虫四种。每每虫之一种由风热湿酝酿而成，所谓风生虫、热生虫、湿生虫。但此虫在腠理之间，极微极细，须用西人数百倍显微镜窥之目见。虽云纤介之患，未免营阴受伤，气液就枯。落白屑者，属风也；皮坚而厚者，属湿也；或事烦或便燥而发者，属热也。三者相因而至，相并而来，论中国法，但治风湿热，不能用杀虫之药，若外治，则加以祛虫亦无不可。

（二）腰痛，肾俞一穴，左为真水，右为命火，总之腰为肾府。其为肾病，可知腰间裹结如带紧束，服鹿茸确最合适，灵异之物，加以气血有情，更为得当。惟癣患多年，风湿血热，恐多服必为结毒，由癣变疮，不能不预为防维，不如服温润之品，祛血中之风热，调气中之湿邪，且与大便结燥，肛脱痔坠，亦可照顾。

（三）肛患痔有十八种，疙疙瘩瘩，其形不一，属樱桃痔，又名莲子痔，俱可以类得名。若无疙瘩而光大圆绽者，属脱肛，而脱肛在大肠之下为直肠，即是直肠之头。其直肠内有别窍，见血即由此出，日后必流滋水。患此者往往大便结燥，若溏润最妥。现在虽不甚发，而去根甚难。若论虚实，则虚中挟实，实中挟虚，须标本兼顾，特不宜温燥耳。

（四）尊体终年不病，大约病从表去，从癣发也，病从里去，从痔发也。考肺主皮毛，又肺与肠为表里，所以感冒必咳嗽而后已。至于吸烟口干，属热也，不喜茶，属湿也。

（五）大烟，罂粟酿成。虽主收敛而气坠益甚，似属实而不属虚。

（六）精气神三者，皆从本原而出，不够用者，其虚可知。劳心之人心阴不足，必借于肝，肝阳因之有升少降，面部火浮，遂至便亦结而癣亦痒也。

（七）风与热由阴虚而发，湿与滞由气虚而来。湿多者无不肿满，早食尚易运动，晚食磨化更难，所以腹中作膨。若服熟地必须连茅术服，若服黄芪必须与防风服，诸恙方有关涉。

（八）燕制补丸不得已而服之，确服后极灵，实在三五日不通，偶服之，不如用铅司楷辣西葛利达（八字译出之音），亦是洋药，前李文忠公天天服之。现在盛旭人封翁三五日不便，即服一饼或两饼，亦颇见效，并无损伤。

煎方可随时调理，与诸病尚有关涉。既有丸与膏重剂，只须轻淡煎方。

蜜稀莶　白鲜皮　炒杜仲　炒丹参　金狗脊　炒知母　炒扁柏　梧桐花料豆衣　粉萆薢　抱茯神　炒槐米　炒泽泻

膏丸通用方：

茅山术两二钱　生绵芪三两　白蒺藜三两　炒归身三两　杭菊花两半　野于术两半　黄防风两半　潼蒺藜三两　淡苁蓉两半抱茯神三两　原生地四两　潞党参三两　梧桐花两半　金狗脊两半　炒丹参两半　怀熟地半两　西洋参两半乌芝麻三两　焙甘杞两半　炒泽泻两半　东白芍两半　左牡蛎四两　生熟甘草各三钱新会皮一两

上方或丸或膏听便。如秋季合丸，将各药生打粗末，晒燥，不经火炒磨为细末，水泛为丸。每日吞服二三钱许，不拘早晚开水送下。如冬季作膏滋调理，将上味浓煎三次，去渣存汁。以陈阿胶三钱、鹿角胶三钱、龟版胶三钱收膏。每日酌进一二瓢许，开水冲服。合丸照方分量减半，煎膏照方全料配合。

揩癣方：

侧柏叶二两　金银藤三两　百部三钱　白鲜皮两半　川黄柏一两　苍术两二钱　川连四钱　黄防风两半　山栀皮两半

上味煎汤揩洗。

洗痔方：

凤尾草二两　金银花一两　鱼腥草二两　野青蒿一两　葵花壳二两　生槐米一两　生甘草四钱　生地榆两半

上味煎汤洗净。

擦癣药：

大枫子肉一两　上川连三钱　生大黄三钱　绿矾三分　生石膏六钱　川黄柏三钱　木鳖子钱半

上味研极细末，用稀夏布包药擦于痒处。如不嫌沾染衣服，用生猪油去衣捣如膏，随时擦用。方主泄风化湿、杀虫解热，不同一扫光之法，遏毒入里，转有流弊。

吴蔚若侍郎

久不候脉，脉虽濡软而呼吸尚调，要知表里无甚感受，根蒂尚为坚固。素有癣患遍体，从中湿与热，藉此可以出路，惟以粗裂干枯，营液未免受伤，以致痔为之坠，便为之燥。考肝主营、肾主液，内风因之暗动，尾闾间举动欠利，起坐仰易而俯难，伏兔间搐搦频仍，着热即为作痛。下焦本肝肾之乡，若龙相失潜，仍防发头晕旧恙，现风生热炽，又挟湿邪，所以不见扰于清空，转为流于支络。用药大致补气，须兼潜阳，阳平则风热与湿不为患，养阴必参和血，血行则络脉与筋自得调。候政。

西潞党参　原生地　炙虎胫　梧桐花　宣木瓜　抱茯神　西洋参　制首乌　玄武版　蜜豨莶　桑寄生　炒怀膝　甘杞子　杭菊花　左牡蛎　白蒺藜　炒丹参　炒杜仲

上方除感冒或煎或膏或丸，请为尊裁。如合膏丸，照方用十倍料，如一钱用一两。

1. 足部发热甚，去虎胫骨，并去玄武版，加蛤粉炒阿胶。

2. 癣不大发，去豨莶草、梧桐花，加料豆衣。

3. 大便不润，加乌芝麻、火麻仁。

4. 头晕发作，加原精石、潼蒺藜。

5. 痔患如有血来，加炒槐米、黑地榆。

6. 腿部痛热较甚，加羚羊片或石决明。

7. 腰痛甚，加炒菟丝、金狗脊。

8. 服参茸法另录于后。

9. 洗方前备，兹再补洗足一方，用八角符、侧柏叶、臭梧梗、伸筋草、丝瓜络、全当归，浓煎，加戎盐二三分、陈酒二三杯（八角符诸味均用等分）。

附：参茸丸方

吉林参五成，去芦底　鹿麋茸五成，酥油拌烘，刮去毛

上味对半搭配，各研细末，和匀再研，以龟版胶炖烊，酌量多少，拌和为丸。每服多则一钱，少则八分，服于空肚，开水送下，压以食物。自冬至服起，至立

春为止，四十五天不可间断。

二十三、肿胀偏中

周介眉方薛州

肿胀偏中两症绵延太久，气阴两为不足。气痹生痰，阴虚生风，风与痰皆从本原而发。以夏季酷热，既伤气，又烁阴，似乎发动时邪，脘闷呕吐，大便艰涩。当时服行军散未免孟浪，遂至头眩目花，汗泄肢冷，复发厥逆。醒后下行大便溏稀见血，血紫凝块，脐腹作痛，甚至呃忒。正当脾胃司令，清浊相干，恐有中气不支之势。血必由脾不统而来，厥必由肝内扰而至。平素风痰亦由两经而发。又述左脉沉细，右兼滑数，深虑内闭外脱，用药甚为牵制，补不受，攻不胜，辛泄填摄又为窒碍，拟潜阳育阴，接续生气。

吉林须　左牡蛎　抱茯神　黑料豆　东白芍　新会皮　红皮枣　炙龟版原金斛　杭菊花　花龙骨　炒丹参　竹二青

泄泻不止，眩晕不平，再服黑锡丹五分，一日两服。

复诊：

《难经》云：气主呴之，血主濡之。呴者，流利之谓也。濡者，灌溉之谓也。失其流利则气痹酿痰，失其灌溉则血自为瘀。瘀注于下，便后溢血，色紫而黑；痰凝于上，胸次窒塞，非胀即闷。气血交病，即升降愆度，遂至嗳而不爽，转矢不利，脘腹巅顶，胁肋引痛。所虑者纳食呆钝，水谷少化精华，气血更无从滋长，脉两手弦滑，左部较大，舌苔灰腻，尖带光剥。拟调气不用辛燥，和营避其滋腻，旧病偏枯之象，亦须早顾其间。

戊己丸　白归须　新会叶　宋半夏　丝瓜络　瓦楞子　猩绛屑　佛手花侧柏炭　竹二青　炒丹参　玉蝴蝶　绿萼梅　旋覆花　冲藕汁

示及证由，辗转不已，浮肿轻重勿定，肢体屈伸欠利。一为肿胀旧根，一为偏中骤起，从中诸病牵连，咯痰不爽，欲嗳不通，大便不畅，小便不利。上通下达无权，中焦更为抑塞，纳谷式微，漾漾欲吐，泛恶频仍。脾失其使，胃失其市，肝邪转为猖獗，侮脾犯胃。所难者阴分有热而不能滋养，气分虚寒而不能温通，舌苔有黄有灰，脉前诊或滑或数，用药不易设法，将病之原委，参体之虚实，录方候政。

北沙参　绿萼梅　新会络　海桐皮　丝瓜络　瓦楞子　旋覆花　东白芍　炒丹参　竹二青　玉蝴蝶　左金丸　桑寄生　云茯苓

足肿多年，春间又复肢节酸软，皆偏右部，是内风挟痰挟湿，早为发动。考诸风之动都出于肝，痰湿之盛都归于脾，脾气失振，肝气转旺，从中痰邪湿邪又为阻遏，以至上嗳不通，下便不利，中宫抑塞异常，得食即胀，有时泛恶，有时发鸣，关系者尤在曾发厥象，目瞪口噤，头汗淋漓，久防虚而为脱。脉息弦滑，左部较右部为甚，舌苔黄腻罩灰。目前调理拟调气化痰为主，佐以清热和营，于便后溢血，艰寐耳鸣，头眩火升，一切均有关涉。

左金丸　制胆星　炒丹参　炒当归　代代花　竹沥夏　抱茯神　旋覆花　绿萼梅　竹二青　川贝母　远志肉　新会络　真獭肝

瘫痪之象无甚增减，于夏季来湿邪助虐，湿复化水，泛滥肌肤，肿势胀象更为加剧，两足浮亮，势竟过膝。由于肺气清肃不能下注膀胱，溺道因之阻滞，筋络肌肉两为受伤，阴囊骨旁起瘰，发痒不痛，即属水邪、湿邪藉以出路，无虑外症纠缠，断不可敷药贴膏。所难者尊体虚不受补，实不可攻，胃纳又为减少。种种肺有积痰，脾有积湿，皆能酝酿成水，病情大致如此。现在调理治法，须理肺和脾，冀其小水通调，肿势逐次退解。

生白术　野赤豆　海桐皮　新会皮　千年健　萹蓄草　炒淮膝　光杏仁　连皮苓　桑白皮　木防己　川贝母

用金匮肾气丸钱半煎汤，去渣煮药。此方诸药甚轻，吃紧在肾气丸。

偏中之象，自数日调理以来，虽无甚增减，今日细察外形，曲池、盖膝两穴上下肌肉甚为消瘦，正骱则为浮肿，不似外风而似内风，所以体非肥胖，本少类中，其为风熄亦属有据。风之作由于阴虚，痰之多由于热蒸，往往咯痰不利，舌腻属灰，服清热消风、和络活气，不见错误，而滋养营阴之药尚少，经络未免枯槁，机关自为不灵，脉因之左偏弦数，至于滑象或见于左，或见于右。肝营肾液虚非一日，现调治不得专主清热豁痰。风治气血虚者，补气则易，营则有形有质，非培养不可。惟痰有窒碍，有气不调，当次第服之，以希功效，拟三方附加减法。

第一方：服十余帖，接服第二方，加鳖血炒丝瓜络钱半

梧桐花　炒归身　左秦艽　制女贞　白茯苓　桑寄生杭菊花　血燕根　川

贝母　新会络　冬瓜皮　干风斛　荆树叶　羚羊角先煎，钱半

第二方：主养阴清热，以熄内风。

原生地　炒归身　左秦艽　生白芍　玄武版　炒杜仲杭菊花　梧桐花　炒桑梗　北沙参　肥玉竹　白蒺藜　黑料豆　新会络　川贝母　炒丹参　干风斛丝瓜络　鳖血炒

去生地、玉竹，加西洋参一钱，服四帖，接服第三方。

第三方：

冬桑叶　川贝母　旋覆花　新会络　生白芍　粉蛤壳白蒺藜　炒丹皮　左秦艽　杭菊花　云茯苓　霍石斛　枇杷叶　竹二青玫瑰露炒

此方服十余帖后，仍用羚羊片一钱，又服十余帖，加鳖血炒丝瓜络钱半、北沙参钱半、生谷芽三钱。

二十四、足肿

恽中丞方

经云：水火者，阴阳之征兆也；左右者，升降之道路也。水火失济，火上炎则牙龈发胀，水化湿则踝胕为浮，升降无权。清气虚则纳谷减少，浊邪阻则更衣艰涩。诸证皆起于吐血之后，不特心肾为亏，肝肺不调，中焦之受伤尤甚，遂至脾不为使，胃不为市，不克输精而转化为湿。考胃主机关，脾主四肢，所以两足浮肿，朝轻暮重，推摩揩洗每见红晕，气为之陷，阴亦为亏。因之气陷而化湿，阴亏而生热，正与邪自当理，气与营亦当兼顾。脉参差不同，有时静软，有时滑弦，又随时邪之动静为转移。望于霉令前纳增肿退，日渐向安。拟两方候政。

先服方：

木防己　左秦艽　西洋参　东白芍　炒淮膝　光杏仁　京玄参　霍石斛焦苡仁　野于术人乳拌　炒泽泻　冬瓜皮白茯苓　金狗脊　粉丹皮　桑寄生　丝瓜络竹二青　夜交藤

三四帖后，试加吉林参须，不见口干，不增牙肿，尽可服。饮食呆钝，去防己、苡米，加谷芽、橘白。口干牙胀较减，去玄参、丹皮，加黑料豆、天仙藤、制女贞。小便太多，去泽泻，白茯苓换用茯神。足部红色褪尽，去秦艽，加水炒杜仲。

接服方：

吉林参须　炒菟丝子　淮牛膝　云茯苓　金石斛　新会皮　黑车前　生白芍　生归身　黑芝麻　水炒杜仲　野于术人乳拌

服三四帖，气亦能调，阴不为滞，加炒党参、大生地（砂仁末拌打）。足肿未退，加海桐皮、天仙藤；夜寐不稳，加柏子仁、炒枣仁；大便艰涩，加火麻仁、京玄参；脘满少纳，加六神曲、生谷芽；口喉干燥，加连心麦冬；咳呛，加川贝母或竹沥半夏；大便糖稀，去黑芝麻，并不用所加火麻仁玄参等；小便太多，去车前，将茯苓换用茯神，加煨益智、宣木瓜，将参须换用人参。大便燥结，可服白木耳。咳嗽，可服燕窝。牙肿口干，梨汤、二至丸、生地露均可服。足肿，赤小豆、冬瓜子代茶。气虚神倦，服人参。艰涩心烦，服珠粉、鸡子不拘多少。

恽观察方

体禀痰湿，与五志之火互扰，湿为下注，足带浮肿，有时股筋不舒，痰从上凌，卧发魇压，先为口舌干燥。其痰与湿每挟火生。所恐足肿逢霉令而加，魇压防日间亦来。且脉情屡见歇象，虽非三五不调，亦非一定次数。而气虚阻痰湿而不调，阴亏生浮火而不潜，已有见端。似宜气营两调，不必偏阴偏阳，从中化痰湿、熄浮热，实不可缺。请禹翁饬采。

潞党参　竹沥夏　石决明　苍龙齿　淮牛膝　川杜仲　潼蒺藜　炒当归九制首乌　制胆星　云茯神　炒丹参　桑寄生　天仙藤　杭菊花　云茯苓　东白芍

上味分量照煎方加十倍，用竹沥四两、藕汁四两，再加开水泛丸，每日三钱，开水送下。

煎服方：

西洋参　炒党参　法半夏　霍石斛　云茯苓　旋覆花　冬瓜皮　焦神曲京玄参　野于术人乳拌　陈秫米　焦苡仁炒淮膝　新会络　东白芍　炒泽泻丝瓜络红皮枣

二十五、梦遗自遗

孙炳森方

曩患腰疽，脓血过溢，营阴从此受伤，加以梦泄频乘，每每逢节而发，遂至肝营肾液不主涵濡。脉见细软，两足屈而难伸，左甚于右。关系者又在背脊板滞，艰于俯仰，防久成虚损，有脊以代头，尻以代踵之虑。

九制首乌三钱　桑寄生三钱　炒丹参钱半　炒当归三钱　梧桐花钱半　炒杜仲二钱，盐水炒　宣木瓜钱半　炙龟版三钱　东白芍钱半　白莲须钱半西洋参钱半　炙虎胫钱半

加丝瓜络三寸。

某君

示及两足软弱抽搐稍减，未能久立健行，上盛下虚，所以耳鸣不息，小便频数，且为自遗。肝肾大虚，关键失固，非温气补味不可。

毛鹿角四分　大熟地五钱　桑螵蛸三钱　抱茯神三钱　覆盆子三钱　高丽参钱半　花龙骨三钱　菟丝子三钱　大麦冬三钱　玄武版五钱　怀山药三钱新会皮一钱

加湘莲肉三钱、炒桑枝三钱。

二十六、癫疝

严芝楣先生

癫疝多年，冬春间积劳太甚，胸次窒塞不开，大便竟失次序，由阴伤气，气不化津而化水，下焦无决渎之权，太阳失通降之职，遂至水邪泛滥，统体浮肿，凌于心则艰寐，犯于肺则喘促。水势停聚中焦，懊憹无度。服金匮肾气丸后，小溲仍未通长，转形口渴。种种病机，本虚邪实，清浊相干。再拟阴阳两顾，邪正兼施。

吉林参　怀牛膝　东白芍　宋半夏　新会皮　光杏仁　陈麦柴　滋肾丸
野赤豆　陈橼皮　胡芦巴　伏龙肝

二十七、尿血

高淳县知县李方

谨读证情，当是尿血，与血淋诸证不同。考此证多属腑病，由小肠之热瘀注膀胱。惟多年久病，由腑及脏，心与小肠、肾与膀胱皆属表里相关，以致数年来溺血频仍，种种调理，有验有不验。大约心阴不复，肾关失司。现在血色不一，紫黑鲜血日夜无度，紫块中又裹鲜血。大致紫者出于管窍，鲜者随溢随下，精溺管异路同门，所以有混淆之势，有似精遗，有似溺进，甚至茎梗发酸，毛际隐痛。至于头眩目花，胁胀腰酸，亦为应有之义。心与肝本通气，肾与肝本同源，从中肝邪煽烁不清。用药之义，腑泻而不藏，脏藏而不泻，极为牵制。照病处方，温气须兼潜阳滋阴，须得利窍，与中虚呃逆亦有照顾。想高明久药明医，必有卓见，请为政行。

西赤芍钱半　白莲须钱半　冬葵子钱半　凤凰衣钱半　东白芍钱半　云茯神三钱　鸭血炒丹参钱半　西琥珀研末，三分　潼蒺藜三钱　生熟甘草各三分九制熟地四钱，与琥珀同打　吉林参八分，另以盆秋石代水煎　安肉桂三分，去粗皮后入

加乱头发一团，皂荚水洗净，黄绢一方，约三寸化灰冲。

二十八、脘闷泻泄

某君

胸次饱闷，饮食甚少，肛门不收，作泻多次，确是火土两虚，水亏木强。大约受补易愈，不受补较难调理。趁此冬令蛰藏，从金匮肾气丸，合黑地黄丸加减。悬拟恐未确切，倘希政行。

怀熟地　上肉桂　焦茅术　制萸肉　炒泽泻　黑车前　炮黑姜　熟附子北五味　新会皮　白茯苓　野赤豆　红皮枣　霞天曲

二十九、久血久泻调理方

庞元翁方

吉林参五分，另煎冲　炒丹参钱半　煨木香八分　潼藜蕨三钱　抱茯神三钱　野于术钱半，人乳拌　熟附子四分　焦建曲钱半　炒菟丝三钱　炒泽泻钱半　陈阿胶钱半，蛤粉炒　东白芍钱半　焙甘杞钱半　补骨脂三钱　新会皮二钱　炙甘草四分

加茯龙肝三钱，红皮枣三枚。

附释方义：

人参、于术为补气大宗，阿胶、丹参为养营主脑，补气即止泻，养营即止血。气不温则无以运行，以附子佐之；营不摄则无以流动，以白芍佐之。病情久血初定，久泻未和，从中醒脾健脾，加入木香、建曲；柔肝养肝，加入杞子、潼蕨。现在胃纳虽强，并不知饥，有时少腹胀满，其肝脾不协实为显然。菟丝、补骨藉命火以蒸化，非补肾也；茯神、泽泻藉丙肠以分解，非渗膀胱也。和诸药则用炙草，仗化原则用陈皮，引伏龙肝合红皮枣辅佐其间。屡诊脉情，或滑或儒，弦总不退，大致肝为血藏，脾为输精，其精神欠振，肌肉不充，皆由是来也。此方可服二三十帖，当卜微效。再三思索，可无须加减，未识高明以为然否？尚请政行。

以上男科。

三十、痰饮

陈太太　二十三年十一月二十九日方

历年病深，上损下损，吃紧在势欲过中。中者，脾胃也。胃失其市，脾失其使，水谷不化精华，酿痰蓄饮，按之漉漉有声，是其明证。肝邪乘虚，横逆更甚，脾胃日为受伤，胃受之，则或泛或呕，脾受之，则或溏或结。又复牵连心肺两经，肺病为呛痰，心病为惊悸，诸病丛集，元气益虚，以致气之窒塞，腹痞又复攻胀。风之窜络脉，肢麻又复搐搦，种种上为虚阳，下为虚寒，因之头眩口燥，肌瘦腰

酸，无虚不至。现在用药，偏滋阴必为气滞，偏补气必为阴灼，所以取效较难，流弊甚易。将所示诸方及证由，反复推详，拟保肺以制肝，并柔肝以养心，肝能有制而得养，脾胃可以醒复，而痰邪饮邪亦可潜移默化，以冀上下摄而营卫和。

元米炒西洋参　鸭血炒丹参　人乳汁炒香附　蛤粉炒阿胶　化橘红　玉蝴蝶　真獭肝　沙蒺藜　辰茯神　云茯苓炒夏曲　酸枣仁　煅龙齿　炙甘草　竹二青　红皮枣　生东白芍　冬虫夏草　盐水炒杜仲

如用吉林须，不连于术服，当无胀满。如仍胀满，调入伽南香磨汁五厘服。如口喉发燥，用盆秋石三分泡汤，煎吉林须服，每用吉林须约五六分。

上方配合，义在能升能降，有通有补，清不用寒，温不用燥，温而甘者无损其阴，清而通者无害其气。虽属平淡，尚为紧凑。如服后合适，作膏滋用十倍料，如一钱用一两，提出方内之炒阿胶收膏。如调理，将方常服，四季皆合。

二十四年十一月初一日方：

肝邪素不能平，上扰为热，咳痰口燥，下陷为寒，腹膨作痛，诸虚杂出，艰寐心悸，四肢麻痹，脉来弦涩，右兼滑，拟调肝肺而和心脾。

西洋参　炒杜仲　炒夏曲　制女贞　炒丹参　川贝母　红皮枣　橘叶　金石斛　真獭肝　远志肉　佛手花　丝瓜络　制香附　抱茯神

煎方不计帖数。如服膏滋，仍照上年十一月廿九日煎方，以十倍料作膏。

二十七年十二月二十日方：

示及之恙，早有腹痞，或膨或痛。肝脾素为不和，肝失疏泄，脾失输运，气愈阻滞，痛胀复作，痞亦时升，甚至凉汗淋漓，鼻管空洞。大约中气久虚，不受辛通，诸害纷沓而来，腹腿酸痛，头顶抽搐，心悸肢麻，并述及舌苔灰糙且干。中有郁火，用药甚为牵制。阴有热宜清，气为滞宜温，调停二者之间，拟苦辛通降，与旧咳亦无窒碍。

调理方：

吉林须　潼蒺藜　炒杜仲　炒夏曲　白蒺藜　川贝母　代代花　抱茯神　生白芍　制香附　新会皮　炒丹参　炒归身　红皮枣

如服参须，或胀满或燔热，仍用西洋参钱半。

又方：腹胀且痛，尚未平复，服此方。

左金丸　炒丹参　杭菊花　法半夏　抱茯神　佛手花　红皮枣　玉蝴蝶

炙甘草　九香虫　生白芍　炒川楝　新会皮　竹二青

三十年三月初十日方：

示及近时病由，病在肝肺，左肝右肺，为升降道路。向有积痞左行于右，左块较软，右部时升，肺能制肝，是胜其所胜，肝反制肺，是胜其所不胜，所以左减而右增也。夙昔诸虚毕集，吃紧总在咳嗽多痰，痞块攻动，病本纷沓，药多牵制，拟肝肺两和。

吉林须　新会络　川贝母　生白芍　炒丹参　炙甘草　丝瓜络　旋覆花
炒杜仲　宋半夏　炒川楝　醋炒延胡索佛手花

三十一、痰湿

陈太太

时邪已清，仍扰动痰湿旧病，湿不由便而达，痰不上咯而松，以致口淡脘闷，神疲纳少。痰邪湿邪阻遏气道，气有余便是火，热迫冲脉，每每先期而至。现当痧后，又天气未凉，未可峻补。再清热以宣痰浊，调气以化湿滞，从前调补之法尚须变通。

西洋参　盐半夏　抱茯神　杭菊花　炒栝楼皮　叭杏仁　北秫米　川贝母
海贝齿　生白芍　炒丹参　绿萼梅　竹二青　鲜荷叶

三十二、咳嗽潮热

吴太太（敬修太史夫人）

诊脉多次，无非咳嗽在肺，灼热在肝，不外乎肝肺两经，咳嗽或轻或重，潮热旋平旋作，久而不愈，必及于中。中者，脾胃也。病境到此，药之偏阳偏阴皆为窒碍，越人所以有过中难治之论。纳谷不见运，所谓胃失其市也；更衣屡见溏，所谓脾失其使也。逐至阳明机关失利，太阴敷布无权，腹腰作胀，四肢亦胀，诸症蜂起。近来咳痰且复带血，便溏有时艰涩，种种阴阳造偏，水升火降，失其常度。凌于心，气冲惊悸，汗出艰寐；迫于下，经水仍行，带脉失固，且小溲畅利较安，少则发病，肺虚不能通调水道故也。气若有不摄，目赤牙痛，肝虚不能驯驭龙雷也。脉息右手弦大，属木扣金鸣，左关肝脉反小。经言肝为罢极之本，自后夏热秋燥，与病不合，风消息贲，尤为吃紧。曷勿用复脉汤？较四物、蒿甲、清骨、泻白诸方，自有力量而尚灵动。候质高明。

吉林参　原生地　生白芍　左牡蛎　原金斛　陈阿胶　炙甘草　抱茯神炒丹参　新会白　川贝母　生谷芽

加红皮枣、枇杷叶。

三十三、咳逆痞胀月枯带多

王太太方

种种见证都起于肝。前则肝邪侮胃，脘胀结痞；兹则肝邪刑肺，咳嗽气逆。肺阴愈弱，肝气愈旺，时刻懊侬为上升，胀甚神迷，脉来弦细。奇经亦损，月枯带多。最恐由虚成损，拟肝肺两和。候政。

西洋参钱半　法半夏钱半　东白芍钱半　抱茯苓神各三钱二竹茹钱半，玫瑰露炒　真獭肝八分　真川贝八分，去心　左金丸八分　炒丹参钱半　代代花七朵四制香附三钱　枇杷叶去毛，三片新会白八分　炒杜仲三钱　瓦楞子三钱，煅

第二方：

西洋参钱半　佛手花四分　炒丹参钱半　新会白八分　二竹茹钱半，玫瑰露炒　宋半夏钱半　东白芍钱半　抱茯苓神各三钱　金石斛三钱　枇杷叶三片，去毛川贝母钱半，去心　炒杜仲三钱　合欢皮钱半　沙苑子钱半　红皮枣三枚

膏方：

调左右之升降，摄上下之气营。

潞党参三两　瓦楞子一两五钱　野于术一两五钱　新会皮一两　西绵芪三两，生熟各半　法半夏一两五钱　黑芝麻一两五钱　佛手花四钱　花百合两半川贝母一两五钱，去心　炒丹参一两五钱　叭杏仁三两，去皮尖　甘杞子一两五钱，焙　炒当归三两　炒杜仲三两　沙苑子一两五钱　大熟地三钱　东白芍一两五钱　白燕窝四两　上南枣二十枚　北五味四钱　抱茯苓三两　抱茯神二两　二竹茹一两五钱，玫瑰露炒　上湘莲四钱

上味浓煎三次，去渣存汁，以陈阿胶三两五钱收膏。每日酌进一二瓢许，临

服时和入另煎吉林参须五分，另磨沉香五厘同服。

三十四、潮热痰涎带红

某小姐

潮热许久不退，兼有凛寒，且不甚退清。痰涎带红，或发或止，痰粘颇多，甚于巳午之间。总以三阴失调，心脾既弱，肝邪并炽，所以气逆上攻，鼓胀之势窜腰上膈，纳谷甚少，有时作咳，有升少降，大便艰涩，小溲短少。夏热秋燥已过，能否热退纳强，转危为安；用药仍清热以和阴，调中以顺气，气不用燥，阴不用腻，至于营阴枯竭，本非一时所能获效。

青蒿子女贞子　制丹参　川贝母　广橘络　霍石斛　北沙参　绿萼梅　抱茯神　东白芍　叭杏仁　嫩白薇　枇杷叶　藕节

三十五、咳嗽失血兼惊悸艰寐

李小姐罗店

女子以肝为先天。经云肝为罢极，遂至营阴不足，气火有余，两胁攻胀，有时刺痛，属肝之横逆；当脘懊侬，有时烦灼，属肝之冲犯，甚至口无津液，两耳发鸣。凌于心，则为惊悸艰寐；刑于肺，则为咳嗽喉涩，连次咯血，且为痰为沫，胶粘难吐。心与肺之见证，无非由肝而发。肝为将军之官，脘腹间升而少泽，扰攘不安，久病不复，自觉力不能支，神不能振，奇经遂失禀丽，居而忽至，毫无色泽，似经非经。种种证情，虚热多而实寒少，虽膏肓发冷，足亦不暖，汗多怯寒，无非营卫不协所致。挟痰挟火，所以实不能攻，虚不受补，偏于凉则碍痰，偏于温则碍火。从本虚标实调理，拟备轻重两方。

轻方：

北沙参　寸麦冬　合欢皮　新会络　瓦楞子　抱茯神　宋半夏　东白芍黑料豆　旋覆花　绿萼梅　海贝齿　竹二青　玫瑰露炒　灯芯飞　青黛末拌打濂珠粉二分，冲

重方：

吉林须　东白芍　炒丹参　佛手花　陈秫米　淡秋石　炒阿胶　抱茯神
苍龙齿　川贝母　黑料豆　叭杏仁　濂珠粉二分，冲　鸡子黄一枚　煎入龙眼肉
二枚，内包川连，外滚金箔竹二青玫瑰露炒

如心中懊侬难过或两胁刺痛作胀，姑备急治法。若连诸症，仍服一轻一重
正方。

人参磨汁　沉香磨汁　水梨打汁　白芍磨汁　地栗打汁　人乳汁　甘蔗打
汁　藕汁

如腹痛去梨汁，脘嘈去地栗汁，倘泄泻，诸汁均不服。汁饮内人参磨汁，不
同煎剂发胀。

诸汁调匀温服。如嫌胶粘，略冲开水，徐徐酌服。

病情较前略有增减，痰血不发，黑涕渐平，心里懊侬觉减。惟近来见证，
仍属肝邪为多，扰于胃则脘胀纳减，得暖为舒，侮于脾则气攻便燥，下屁为松。
肝气之旺必由肝营之亏，气无营养，走散无度，其气之逆而上升，又复散而横窜，
腹部两胁皆为鼓胀，及于腰俞，牵于尾闾，无所不至。其心旁漉漉痛响，小溲短
赤，挟动龙雷，内热外寒，左颧发热，背俞愈寒。起病总在于肝，连及于心，牵
及脾胃，从中必有挟痰郁火。其不能受补者，为肝病本来拒补，所以用药极为细
腻，恐黄连肉桂名进退汤，苏梗参须名参苏饮，实在不敢轻试。再拟调其气而潜
其阳，和其营而清其阴，参以熄风豁痰。候政。

轻方（如洋参不合，改用北沙参）：

西洋参　苋麦冬　玉蝴蝶　合欢皮　东白芍　珠母粉　宋半夏　炒丹参
京玄参　抱茯神　柏子仁　佛手花　竹二青　莲子心　煎入左金丸

重方：

北沙参　宋半夏　抱茯神　霍石斛　夜交藤　炒丹参　东白芍　鲜橘叶
炒阿胶　北秫米　远志肉　绿萼梅　合欢皮　柏子仁　叭杏仁

加竹二青，另煎吉林参须三分，冲，另研濂珠一分，冲。

复诊：近示病情反复甚多，大约春分大节，厥阴当令正旺，所以气攻尤甚，
甚至上升欲呕，升之太过，降更无权。扰胃刑肺，失血复发，痰中连次带溢，或
为懊侬，或为鼓胀，潮热时来数次，皆无一定，并有形寒之象。见证如此，恐交
夏先为吃紧，用药以肝为纲领，苟得肝火肝气平淡，不特肺胃不为其侮，而心气

亦藉以镇摄，并叙大经先生论脉弦大而缓，恐似脉小病退，脉大病进。是否候改。

北沙参　玉蝴蝶　竹三七　原金斛　炒丹参　川贝母糯稻根　佛手花　抱茯神　东白芍　炙甘草　沙苑子　新会络　红皮枣

示及病由服紫河车后，既有鼓胀，又出汗淋漓，又似不为服药而起。仍时寒时热，口苦发热，小便频数且短，舌苔尖绛起刺，且有时腹痛，有时气不接续。种种见证，仍属心肝致虚，中焦复失输运。读方先生方潜阳育阴，确是正治，实因病情转辗不定，未必即能取效。拙拟叠次服药虽不多，而亦有过无功，然不能不敬尊命议药。目前腊尾春头，厥阴又属当令，本为虚不受补，当从轻浅调治，以养心止其汗，柔肝和其热，佐以运用脾阳化湿浊，鼓中气并开胃纳。拟方候政。

北沙参　白茯神　绿萼梅　炒丹参　生谷芽　炒淮麦糯稻根　原金斛　法半夏　玉蝴蝶　新会白　麻黄根　夜交藤　炒竹茹　红皮枣

细读病情一半，跃跃欲用肉桂，读至末条，与拙见相同。所以用桂者，为现在病情懊侬欲呕，腹痛且膨，属上热下虚，有欲过中之势。中者，脾胃也。被肝来克，脾升胃降无权，胃阴伤口唇干燥，脾阳困便干后溏，奇脉亦损，经耗带多。女科门本有寒热往来，皆有肝出，万无用截疟诸品，最合十全大补之法。倘不敢轻服，一剂分三日服，请为试之。大约有裨无损，未识能首肯否？以方案代书札，祈为鉴政。

安肉桂　原生地　抱茯神　炒丹参　炙甘草　红皮枣　炙阿胶　炒夏曲淡乌贼　新会白　代代花

三十六、表虚内热

某三小姐

示及病情，表为之虚，内为之实，因感冒发散太过，容易嚏喷。拟实表清里，用玉屏风散法。

西芪皮　北沙参　冬瓜子　新会皮　川贝母　嫩白薇　黄防风　光杏仁白茯苓　冬桑叶　东白芍　竹二青

三十七、头眩兼心悸

熊太太

就述证情，大致肝病为多。经言诸气之升，皆属于肝。肝体阴而用阳，侮犯中焦，烁灼上冲，苦主火，酸主肝，其为肝火无疑。甚至上蒙清空之部为头眩，逼近宫城之处为心悸。考诸脏附于背，营枯不能受热，冲脉镇于下，血损不能高枕。女科本以肝为先天，由悲伤起因，由肝而及心脾。总之三阴皆虚，虚不受补，肝病拒补也。愈虚而愈不受补者，所以前能受补而今不能受也。发时若形外脱，其亏损可知。拟上两方，一为发病服，一为调理服，进退其间，服无不效。

病发时，如热升上冲，吞酸口苦，若欲脱象诸证，服三五剂不等，服之应效，多服亦无不可。

西洋参　法半夏　玉蝴蝶　真獭肝　石龙齿　北橘叶　竹二青　左金丸生白芍　佛手花　辰茯神　制丹参　炒远志

红皮枣受补，可加吉林须五分。

调理方：大约十月、十一月天寒必能受补，不计帖数。

生白芍　抱茯神　炒归身　佛手花　橘叶　宋半夏　煅龙齿　制女贞　玉蝴蝶　竹茹　盐水炒杜仲　蛤粉炒阿胶　吉林参须　潼蒺藜　白蒺藜

煎入龙眼肉三枚，内包黄连二分，外滚金箔一张。

三十八、肝厥

吴太太

女科以肝为先天，所以诸病无不关肝，因产育多次，肝营为虚，肝气偏旺，遂有厥逆之象，遂至舌质发紫，神明失主，气冲流涎，闭目流泪，无虚不至。近来肝常为逆，肺失为降，木扣金鸣，咳嗽随时举发，或稠痰，或稀沫，大致中挟痰邪饮邪。凡痰饮化燥者必多失血，肺本制肝，肝反刑金。经旨所谓胜其所不胜，不胜其所胜，因之诸虚纷沓，五心烦灼，脘宇懊恼，气窜作痛，并无定处。无非络脉空虚，气营偏胜，奇经无从禀丽，带脉不固。近复偏产有形，连诊脉情，或浮濡，或细滑，幸数不现，舌常光滑。能否向春不加潮热盗汗，以免由虚成损。拟肝肺两调，肝为刚脏，济之以柔；肺为娇脏，济之以养。而痰邪饮邪停留，大都湿注中焦。中者，脾胃也。甘缓之品，亦不可少，与纳谷甚呆，大便易溏两者，亦有裨无损。

> 吉林须　生白芍　炒丹参　花百合　新会络　川贝母　枇杷叶　淡秋石　炙甘草　冬虫草　炒阿胶　桑寄生　白茯苓　红皮枣

附加减诸法：

（一）十帖后，去吉林须，可用吉林参五分。如身灼喉燥，加西洋参钱半。

（二）腹痛便溏，去秋石，加人乳拌蒸于术钱半。

（三）胸闷，去阿胶，五六日后仍加入。

（四）万一盗汗自汗，加炒淮麦钱半、糯稻根三钱。

（五）万一气喘痰饮，加旋覆花钱半、紫石英钱半；不得已，加姜汁炒五味子四分、蜜炙广蛤蚧（去头足）八分。

（六）万一中宫窒塞，纳呆面浮，加佛手花四分、原金斛三钱、生谷芽三钱、冬瓜皮三钱。

（七）万一恶寒多发热少，加西芪皮钱半、黄防风钱半。

（八）万一络脉窜痛尤甚，加鳖血炒丝瓜络钱半、新绛屑四分。

（九）万一喉痛音嘶，加寸麦冬钱半、白柿霜三钱。

（十）万一又为失血，加酒炒旱莲草三钱、炒藕节两个、炒丹参钱半。

（十一）万一月事趱前，加沙苑子三钱、煅龙骨钱半。

（十二）万一带下淋漓，加淡乌贼钱半、湘莲肉三钱。

示及厥逆惊悸两平，口内潮润，惟营阴不足，气火有余，每夜潮热，脘宇嘈杂。所谓气有余便是火，营不足多变痰，且与内风、内湿互为扰攘。食后发胀牵连两胁，上冲即吐，酸水白沫杂来，皆属肝邪为逆。心肝两虚，肢体转侧皆麻，寤不安神，喉甜舌黄，面色青㿠。种种见证，虚多实少，拟柔肝以熄内风，和脾养心而化痰邪湿热。候政。

> 西洋参　生白芍　煅龙齿　宋半夏　新会络　绿萼梅　杭菊花　抱茯神　银柴胡　陈秫米　炒丹参　玉蝴蝶

冲濂珠粉二分　加炒竹茹、红皮枣。

示及视事稍劳即不感冒，肝邪顿起，咳嗽未止，属肺不制肝，能胜反为不胜。两次厥逆，膝冷手灼，气涌痰哽。现在嗜卧目重，气促鼻煽，脘宇嘈杂，小溲不畅。大致发热仍关潮热，气涌仍关咳嗽，从中痰邪饮邪因肝发动，有升少降。拟轻重两方。候政。

轻方：

北沙参　生白芍　光杏仁　川贝母　宋半夏　白茯苓　枇杷叶　粉蛤壳　白蒺藜　佛手花　新会白　原金斛　杭菊花　炒竹茹　红皮枣

轻方先服三剂，如不见效，服重方数剂，必有应验。

重方：

吉林须　生白芍　宋半夏　白茯神　冬虫草　淡秋石　枇杷叶　石决明　原金斛　川贝母　煅龙齿　叭杏仁　新会络　炒竹茹

三十九、肝风证

杭州王太太

痧发之后，营阴受伤，生风生热，走窜络脉。手足偏右疼痛，绵延未止，风本属肝，头痛耳鸣，夜寐发热，舌苔红裂，种种营阴不足，气火有余，风势煽烁所致。拟清阴和络，养肝为主，兼顾心脾，较为周到。

西洋参　白蒺藜　桑麻丸　东白芍　左秦艽　厚杜仲　女贞子　潼蒺藜　寸麦冬　梧桐花　黑料豆　制丹参　丝瓜络

无胸闷等症，可加原生地三钱；能受滋阴养血，再加蛤粉炒阿胶三钱；不嫌升提，再加吉林参须五分，照此调理，有益无损。

四十、肝病多怒

女科以肝为先天，善怒而多火，厥阴冲犯太阴阳明，当要脘宇作痛，痛势自午至夜半为甚，属气痹营虚也。由胃及脾，阴稀为脾泄，结燥为脾约，种种脾升胃降失司，中无砥柱，郁火内炽，嘈杂一发，纳食即呆，病久渐损，肌肉瘦削，遇事多怒。照述拟方，治肝木以柔克刚，调脾胃以通为补。

野于术　东白芍　川青皮　合欢皮　制丹参　沙苑子　绿萼梅　沉香曲
西党参　檀香汁炒　桑寄生　姜半夏　西洋参竹二青

四十一、脘痛善怒

陶太太

女科以肝为先天，善郁而多火，厥阴冲犯阳明太阴，当道脘宇窒痛，自午至夜半作痛者，都属气痹营亏。由胃犯脾，更衣结燥为脾约，溏薄为脾泄，皆自脾升胃降失司，中无砥柱，郁火为炽，心中每发嘈杂，壮火不能运谷，所以谷纳更呆，肢体瘦削，遇事善怒。照述处方，拟柔肝调中，佐以苦辛通降，应无不合。

西洋参　生白芍　新会叶　左金丸　四制香附　沙苑子　炒竹茹　炒夏曲
佛手花　玉蝴蝶　抱茯神　炒杜仲　合欢皮　红皮枣

随服吉林须五分。

四十二、腰痛泛酸

许太太

连病损及三阴，渐及奇经，经水久居不行，遂至营卫偏胜，寒热每每发作，诸虚杂出。肢腰酸痛，络脉拘牵，心脾既虚，肝邪偏旺，脘宇胀满，纳少泛酸，气升口干，种种营虚气痹，趁此冬令，治须培养。

吉林参　四制香附　鸡血藤膏　川贝母　生白芍　玉蝴蝶　炒竹茹　炒阿胶　潼蒺藜　炒夏曲　抱茯神　佛手花　新会叶　红皮枣

万一感冒，如寒热咳痰，气喘脘满或肝气重发，脘痛骨酸等服三五剂。

冬桑叶　光杏仁　佛手花　左金丸　川贝母　杭菊花　姜竹茹　嫩白薇
焦苡仁　生白芍　炒夏曲　新会红　炒丹参　干荷叶

四十三、脘闷胀有时泛恶

四太太

胃阴既伤，脾湿未清，病后当脘嘈杂减而未除，有时泛恶，有时作胀，脉历诊细软为多，舌黄边白总未退尽。再从清养以和胃，芳香以醒脾。

第一方：

干佩兰　川通草　新会皮　川郁金　青荷梗　炒黄芩　赤茯苓　香青蒿
炒枳壳　红皮枣　生米仁　鲜佛手　炒栝楼皮　益元散　鲜稻叶

第二方：

北沙参　广藿香　新会白　益元散　环粟子　柔白薇　生熟谷芽　生米仁
红皮枣　野蔷薇　川石斛　云茯苓　鲜佛手

四十四、泛恶兼腹胀

王奶奶

营失养肝，肝气侮中，犯胃为泛恶，侮脾为腹胀，肝脾机关失利，四肢皆为酸痛。肝气本通于心，梦多艰寐，遂至虚及奇经，期愆色淡，带脉不固。再拟调气和营。

西洋参　沙蒺藜　东白芍　淡乌铡　苍龙齿　宋半夏　生于术　佛手花
抱茯神　川杜仲　北秫术　制香附　竹二青　红皮枣

煎入左金丸八分。

十帖后，受补加吉林参须五分。

四十五、呕泻后头眩痛发热

罗少耕大姨太太

肝体不足，肝用偏旺，早有脘胀头眩。入夏来郁湿扶滞，中焦脾胃受困，加以肝木来侮，勃发呕泻。现在呕止泻平，并无寒热，惟胃纳总未见旺，着紧者尤在头部发热，热而痛，痛而晕，日轻夜重，其热势痛势上及巅顶，旁及眉棱。合之脉弦滑，舌苔光红，中心少液。证情似虚而非实、本而非标，虽属外因，当从内因调理。录方候政。

西洋参　风霍斛　制女贞　蜜炙桑叶　荷叶边　杭菊花　抱茯神　原精石
白蒺藜　竹二青　东白芍　炒丹参　苍龙齿　生熟谷芽　红皮枣

复方：

风从肝出，热从心生，属内风而非外风，虚热而非实热，所以上扰清空，则为头部眩晕；煽烁娇脏，则为气冲发呛。牵连诸恙，两耳时鸣，神志恍惚，有时出汗，有时泛痰。脉弦滑较减，仍细实少力，舌红势渐淡，仍光剥少液，虚非一脏，心肝两亏，肺脾亦为受病。须得持久调理，以冀次第复元。

西洋参　夜交藤　沙淮膝　东白芍　甜橘饼　红皮枣　灵磁石　抱茯神　风霍斛　白蒺藜　糯稻根　旋覆花　炒丹参　冬青子　滁菊花　枇杷叶

再复方：

手三阳之脉，受风寒仗留而不去，则名厥头痛，入连在脑者，则名真头痛，此《难经》之论头痛，专从外感立说也。兹则并无外感，都属内虚，虚则生风，上扰清空，向有头晕，晕甚为痛，有根屡发。现在发而较平，痛或仍晕，耳鸣亦未平复。肝风之外，又挟肝气，侮于脾早有脘胀，刑于肺近为胸闷，甚至欲嗳不出，得食作酸。脉两手细突，舌光剥少液。再从熄养于和阴之中，参以调气，是否有当？即候政行。

西洋参　珠母粉　夜合花　奎白芍　新会叶　风霍斛　绿萼梅　抱茯神　炒丹参　炒淮膝　滁菊花　白蒺藜　竹二青　荷叶边

三复方：

诸风掉眩，皆属于肝。肝气挟痰，刑于肺，屡发咳呛，胸次突塞；肝阳为热，扰于心，神烦不安，彻夜少寐，欲嗳不利，得太息较松，食入即胀。脉息弦减仍滑，舌苔红退转润，再拟清养。

北沙参　川贝母　抱茯神　玉蝴蝶　东白芍　炒淮膝　竹二青　红皮枣　合欢皮　金石斛　远志肉　炒丹参　夜交藤　新会红　代代花　鲜莲心

四复方：

北沙参　刀豆子　旋覆花　玉蝴蝶　光杏仁　鲜莲子心　金石斛　抱茯神　代赭石　川贝母　竹二青　枇杷叶　佛手花　远志肉　夜交藤　淮牛膝　红皮枣

五复方：

风气通于肝，高巅之上，惟风可到，是头痛属肝风为多。然痛连眉棱者，张子和谓属足阳明胃经，似不得专责诸肝，又当兼责诸胃。夫胃与肝为表里，胃之经与胃之府亦表里也。病情由表及里，即由经及府，头痛止后，纳食从此呆钝，口中并为乏味。土愈虚者木愈强，胃系既属上逆，肝气从胃内侮，自脘宇上至胸膈抑塞鲜痛，欲嗳不出，转为呃忒，食物至咽，似乎格格不下。至于艰寐频仍，牵连而发，虽属心阴不足，心阳有余，亦未始不关肝火之旺。经不云乎人卧则血归于肝，胃不和则卧不安，以肝主藏魂，血虚则魂失安藏，惊悸不能交睫。胃居乎中，气弱则中愆常度，上下因之失济。历诊脉情，弦滑略减，六部皆见细耍，舌苔红剥已平，略形滋润。目前调理，偏温燥，恐碍营虚，偏滋腻，有妨气滞，铢两于两营之间。拟柔肝和胃为主，佐以养心，兼以保肺，于干呛少痰，亦能关涉。候政。

第一方：

北沙参　旋覆花　佛手花　夜交藤　枇杷叶　红皮枣　川贝母　代赭石真獭肝　金石斛　竹二青　鲜莲子心　陈籼米　抱茯神　绿萼梅　炒淮膝　鲜橘叶

附加减：如呃忒已平，去旋覆、代赭，加炒丹参、奎白芍；如头痛发热，平而复作，加原精石、杭菊花；如咳呛较甚，吐痰不利，加光杏仁；如自汗盗汗，汗出甚多，加炒淮麦或加糯稻根。

第二方：

西洋参　炒淮膝　夜交藤　新会红　红皮枣　原金斛　奎白芍　抱茯神川贝母　忘忧草　潼蒺藜　炒丹参　佛手花　北籼米　竹二青

附加减：

如屡屡火升，夜寐不合较甚，加珠母粉；如头部眩晕，行动即来，加明玳瑁。

如呃忒时来，喉间气逆，加旋覆花、代赭石；如干呛少痰，胸次窒塞，加枇杷叶、光杏仁；如口中不渴，呕吐清水，当脘懊恼，加仙露半夏。

如嗳气不爽，每每上泛作酸，舌苔不见光剥，口中不喜引饮，试加左金丸入药同煎。

如见口渴舌剥，此丸即不能用。

第三方：

吉林须　潼蒺藜　抱茯神　奎白芍　竹二青　西洋参　白蒺藜　海贝齿炒归身　代代花　滁菊花　合欢皮　新会皮　炒丹参

附加减：

如服后作胀，气升发嗳，用参须代水，磨乌沉香一分，冲药内服。服沉香后胀势仍少平复，只得不用参须，并沉香亦无须加入。

如服后面部大升，眩晕复来，方内亦去参须，加入盐水煅石决明八钱。

如大便四五日不解，用栝楼仁三钱，不应再加入火麻仁三钱。若大便畅解，即当除去不用，恐太过反为便溏也。少食者便自少，与寻常停滞腑闭不同，一切攻下之剂均在禁例。

备感冒风寒挟滞方。如头痛头寒，脘胀泛恶，便溏纳呆，舌白脉细等证，暂服此方一二剂，平即不服。

黄防风　川郁金　白茯苓　粉前胡　老苏梗　新会皮　姜竹茹　佛手柑厚朴花　焦建曲

备感冒风热挟痰方，如咳嗽头疼，身热汗少，口渴引饮，脉浮舌黄等证，暂服此方一二帖，平即不服。

冬桑叶　光杏仁　柔白薇　杭菊花　方通草　川贝母　白茯苓　蜜炙前胡薄荷梗　枇杷叶

四十六、骨节酸痛艰寐谵语

张方复诊

示及病情，似乎轻减，尚未可恃。胸背早损，损则气营内亏，不能灌溉经隧，所以肢骱酸痛，屈伸不利，夜烦少寐，汗出谵语，面㿠带青，舌苔青黑。种种营阴不足，气火有余，肝肾为虚，必肾精不摄挟痰，再驯龙雷而和络脉。

原生地　潞党参　黑料豆　川贝母　抱茯神　川北仲　九制首乌　西洋参左牡蛎　桑寄生　川续断　淮小麦　制丹参　怀山药　女贞子　潼蒺藜　红皮枣　竹二青　炒龟版胶

陈阿胶收膏。

四十七、积饮气痛经阻带下

某太太

大腹膨满，属气痹阴伤，中有积饮，挟肝气为扰，痛则块见，不痛块隐，面浮目糊，小溲短少。如气痛作甚，一饮一食俱不能下。种种虚不受补，而食补又难复元。现在经水涸阻，带下不断，未识向春能有灭无增否？再拟调气和营。

制香附　陈橡皮　白茯苓　生杜仲　沉香曲　福泽泻　鸡血藤膏　生白芍
炒怀膝　淡乌贼　佛手花　海桐皮

试服金匮肾气丸，每日二钱。

四十八、头痛腹痛月经趱前

小姐膏方

桌体素虚，中西之学兼营并进，心气心阴未免受伤，主宰为虚，肝肺因之亦弱。头痛腹痛属肝，涕多色㿠属肺。前诊脉弦数，月事趱前，必致肝升太过，肺降无权，日后防潮热咳嗽，拟气阴并调。

原生地　潞党参　炒丹参　川贝母　沙苑子　白蛤壳　野于术　炒延胡
湘莲肉　怀熟地　四制香附　抱茯神　佛手柑　川杜仲　苍龙齿　西绵芪皮　炙
草　燕窝阿胶　西洋参　合欢皮　生白芍　寸麦冬　制女贞　制黄肉　黄防风
陈皮　南枣

四十九、泻泄月经不行

俞山太太　甲辰十月初四日

屡诊脉情，细弱为多，且泄泻频仍，胃纳不开，气虚于阴，确是明证。但肺气已弱，肺阴亦亏，气阴两伤，遂至月事失行，头热形重，喉音不亮，损怯情形，已见一斑。目前吃紧，总在脾胃两经，而咳嗽尤为此症之纲领。拟阴气并调，养阴不用滋腻，补气不用湿渗，用药不求有功，但求无过。

吉林参　于术人乳拌　炒夏曲　炒丹参　川贝母　西芪皮　枇杷叶　米粉
炒阿胶　生白芍　炙甘草　新会白　冬虫草　黄防风　竹二青

五十、风热喉痹

宪太太方

禀体肝旺，肝邪为热煽烁，娇脏又复挟痰挟风，以致喉痹多年，屡平屡发，轻则咽喉干燥，重则红肿作痛。肺不制肝，肝阳益炽，有升少降。头眩目花，两耳鸣响，其风痰热邪又复走窜络脉，肢节麻痹，脉息弦滑，甚于左关，舌苔有黄有白，每每厚腻非常。主以柔肝保肺，佐以熄风而化痰热。

羚羊尖　粉蛤壳　冬桑叶　苍龙齿　竹沥汁　炒僵蚕　川贝母　杭菊花
橄榄核　枇杷叶　块马勃　光杏仁　抱茯神　栝楼仁　鲜荷边

五十一、积聚

某少太太

向有积聚，心下脐上，正当脘宇之间，夏秋必发胀满，由于脾胃升降失司，清浊为淤。中伤者厥阴必有气火，所以牙痛频仍，头常发晕，因虚为热，月事反为趱前。拟丸方用调气和营，藉以养三阴而和八脉。

炒夏曲　全当归　川杜仲　抱茯神　沙苑子　西潞党参　制女贞　绿萼梅
东白芍　川续断　甘枸杞　西洋参　墨旱莲草　原生地　西砂仁末拌炒　于术玫
瑰花十朵炒　制香附人乳拌

上味生打粗末，晒燥，再研细末，水泛为丸。每服三钱，不拘早晚，开水送下。

五十二、癥瘕

某姨太太膏方

考有形为癥，无形为瘕。界于癥瘕之间，每每腹旁攻胀。女科以肝为先天，所以病仍在于肝。凌心则心悸，侮胃则脘嘈，甚至纳谷式微，懊侬胀满。营气出于中焦，奇经因之枯少，转月后期者多夏秋。诊脉并无感冒，入冬更可进补。拟调气和营中参以血肉有情者，可涉八脉而益三阴。

血蜡鹿茸　上红花　甘杞子　合欢皮　龙眼肉　吉林参　生白芍　川杜仲原生地　砂仁末打　月季花　鸡血藤膏　千张纸　沙苑子　桑寄生　干鲍鱼　四制香附绿萼梅　抱茯神　新会络　毛燕窝

五十三、足肿

某太太

就述足部肿痛，有形高起，着热尤甚，恐是紫云风，又防脚肝气。总之血燥生风，拟清营阴，化痰熄风。

梧桐花　大生地　黄防风　川杜仲　宣木瓜　竹沥夏　香独活　羚羊片怀牛膝　炒当归　五加皮　牛蒡子　丝瓜络

洗方：

扁柏叶　川黄柏　生大黄　紫荆皮　络石藤　西赤芍

加陈酒一杯同煎，洗患处。

以上女科。

下 编

一、中风附风痰酸痛

中风偏左，左者为瘫，手足屈伸不利，抽搐无度，舌音不清，按脉细弦，治以温降熄风。

川桂枝　炙虎胫　天仙藤　伸筋草　梧桐花　羚羊片先煎　炙龟版　炒杜仲　竹沥夏　丝瓜络　全当归　海风藤晚蚕砂　酒桑枝

中风门，痱与懿，合风痹偏枯，为四大证，多主温补。以外风病，温凉补泻，无不可行。现在见证，本非中脏中腑，而邪在筋络，所以足力弛软，腰不能支，手难提高，指有颤动。究之肝肾两经，无不见虚，以腰为肾府，肝主搐搦。惟痰湿禀体，又当夏令，滋腻温纳，确属难进也。

西党参　法半夏　生白芍　虎胫骨炙　左秦艽　九制首乌　梧桐花　炒当归　玄武版炙　片姜黄　炒杜仲　桑寄生千年健　功劳叶去刺

久有风患，屈伸虽利，步履欠稳。湿由脾生，风从肝发，两者互扰，外则走窜经络，内则阻遏中宫，外偏于风，内偏于湿，新旧病皆根于此。

生白术　桑寄生　采芸曲　厚朴花　焦苡仁　宋制夏　木防己　香独活　晚蚕砂　新会皮　鲜佛手　功劳叶　干佩兰　千年健

复诊：气虚生痰，营虚生风，风邪挟痰走窜经络，偏左肢骺酸痛，手则不能高举，足则开步不利。脉右部滑大，左部细弦，舌苔黄腻，纳食欠旺，秉体丰腴，气分早亏，以脉合证，又属气虚于营。经云：卫气虚则不用，营气虚则不仁。拟宗此旨，立方调理，谅无不合。

生于术　竹沥夏　晚蚕砂　梧桐花　海风藤　炒归身　桑寄生　炒杜仲　新会皮　木防己　炒淮膝　抱茯神　丝瓜络　竹茹　玫瑰露炒

肝阴不足，肝阳有余，阳化内风，上扰清空。两目起星，渐近失明，关系者又在头眩屡发。厥阴冲犯阳明、太阴，呕逆泛痰，每每牵连并作。脉见细弦，舌苔中剥，气与阴亏，风与痰盛。久防类中，拟以和养。

西洋参　东白芍　杭甘菊　煅龙齿　潼白蒺藜去刺　宋半夏　原精石　抱茯神　炒丹参　炒淮膝　甘杞子　荷叶边竹茹玫瑰露炒

左臂瘦削，屈伸不利，酸痛延及肩项，甚至上连头额，属营虚生风，风入于络。久防偏枯，脉息细弦，治以和养。

炒当归　桑寄生　五加皮　厚杜仲盐水炒　杭菊花　香独活　梧桐花　海风藤　白蒺藜去刺　嫩钩藤　宣木瓜　威灵仙　丝瓜络　十大功劳

二、痿痹

风寒湿合而成痹，寒胜者为痛痹。痛势由环跳及于膝盖，步履不仁，脉息沉弦，治宜疏和。

香独活　炙虎胫　天仙藤　生白芍　炒杜仲　桑寄生　酒当归　川桂枝炒川断　五加皮　淮牛膝　新会络　丝瓜络

三、劳伤

咳嗽肉落，潮热，肢肿失血，由阴伤气，渐入劳怯。

炒党参　扁豆皮　川石斛　紫石英　川贝母　炙甘草　北沙参　白茯苓东白芍　旋覆花包　炒夏曲　新会皮　枇杷叶　红皮枣

环跳酸痛，背脊酸软，尾闾尤甚，脉见弦数。最恐由损径而入劳径，有人身缩短之虞。

吉参须另煎，冲　生白芍　炙龟版　炒丹参　炒杜仲　桑寄生　九制首乌炙虎胫　宣木瓜　炒当归　金狗脊炙，去毛广陈皮　丝瓜络

肝升太过，肺降无权，当脘作胀，有时发嗳，咳嗽潮热，有时失血，脉见弦数，舌苔光剥。阴为伤而气为痹，由损成劳之势，拟以和养。

大沙参　冬虫草　炒丹参　东白芍　真獭肝　忘忧草　川贝母　合欢皮光杏仁　绿萼梅　旋覆花　炒淮膝　新会皮　枇杷叶

脾肺两伤，上为咳嗽，下为便血，渐至肉削纳少，形寒潮热，势将由伤成劳。

脉见弦滑，和养主之。

炒党参　炒丹参　炙款冬　焦楂炭　炒扁柏　白茯苓　炒红曲　生白芍　炙紫菀　炒杜仲　炙苏子　陈广皮　红皮枣

潮热出汗，咳嗽不已。进劳颇为直径，治以清降。

北沙参　生白芍　白茯苓　血燕根　粉蛤壳　光杏仁　西芪皮　冬瓜子　白石英　旋覆花　炒淮膝　枇杷叶　新会红　肺露

脉六部弦数，属禀体阴虚。虚则生热，肌灼口渴，舌苔光红，治以和养。

西洋参　东白芍　制女贞　炒丹参　炒杜仲　川牛膝　川石斛　黑料豆　银柴胡　抱茯神　桑寄生　新会皮　红皮枣

痰血后咳嗽不甚，吃紧在形寒潮热，一日数阵，属营卫造偏，营争为寒，卫争为热，防由虚入损。脉息滑数，拟以和养，养肺可以和肝，脘胀亦能照顾。

北沙参　川贝母　炒淮膝　生白芍　新会络　合欢皮　银柴胡　川石斛　金沸草　炒丹参　绿萼梅　枇杷叶　光杏仁　代代花

咳嗽为病之主脑，日晡潮热，汗出淋漓，目如火出，胸胁引痛。种种肝肺大伤，关系者又在纳呆便溏，越人所谓过中难治。秋分前后，能否支持？拟鼓舞中州，以和营卫而摄上下。

吉参须另煎，冲　茯苓人乳拌　原金斛　煅牡蛎　沙苑子　炙甘草　淡秋石　东白芍　炒淮麦　炒丹参　炒夏曲　枇杷叶　川贝母　上南枣

干咳起因，肺管受伤，喉咽哽痛，失音失血，渐至纳呆盗汗，肉随痰削，脉息弦数。春末夏初，与病尤为吃重。治以和养，能否由损出劳。

北沙参　冬虫草　淡秋石　叭哒杏　川石斛　生白芍　川贝母　白柿霜　青果核　血燕根　冬瓜子　红皮叶　粉蛤壳　红皮枣　鸡子青冲

劳伤中气，表里不摄，表为汗出，里为溺多，脉象沉弦，和养主之。

生绵芪　炒淮麦　覆盆子　桑螵蛸蜜炙　炒川断　抱茯神　东白芍　炒丹参　炒杜仲　花龙骨　沙苑子　新会皮　红皮枣

脱力挟湿，纳呆肢倦，按脉沉弦，治以疏和。

法半夏　焦建曲　白蔻仁　川郁金　佛手柑　新会皮　制小朴　粉草藓　焦苡仁　白茯苓　干佩兰　酒桑梗　西砂仁

积年劳伤，肝脾疏运无权。腹旁结痞，渐及当脘，每发痛势为甚，脉息细弦，

拟以温通。

淡吴萸　九香虫　炒当归　焦建曲　陈橼皮　佛手柑　东白芍　川楝子　大腹皮　炒香附　新会皮　白茯苓　西砂仁

肺肾两虚，且咳且喘，脉息细软，治以和养。

生绵芪　广蛤蚧　炙款冬　旋覆花包　白石英　冬瓜子　北沙参　炙苏子　光杏仁　炒淮膝　东白芍　银杏肉

气逆为喘，痰升为咳，喘重于咳，清晨为甚，按脉濡细。现在体发瘾疹，虽有余邪，理无表散，治当清肺纳肾，于痔血亦能顾及。

生西芪　北沙参　叭杏仁　白石英　东白芍　白茯苓　广蛤蚧　川贝母　旋覆花包　炒淮膝　冬瓜子　新会皮　藕节炭

阳明之血，假道于肺，失血又发，夹痰而出，吐时牵连咳呛，脉见弦滑，治以清降。

大沙参　旱莲草　粉蛤壳　竹三七　冬虫草　生白芍　川贝母　茜根炭　冬瓜子　炒淮膝　川石斛　光杏仁　藕节

失血后肝肺两伤，咳呛绵延，痰胶肉削，脉息沉弦。防入怯门，亟宜保脉清阴。

北沙参　川贝母　旋覆花包　冬瓜子　血燕根　冬虫草　炒淮膝　叭杏仁　白石英　生白芍　新会红　川石斛　枇杷叶蜜炙　丝瓜络

喘而咳，咳而血，由肝肺内伤所发。脉弦大，治宜和养。

北沙参　旱莲草　白石英　川贝母　参三七　仙鹤草　炒淮膝　旋覆花包　生白芍　冬瓜子　光杏仁　新会络　藕节

失血后肝肺大伤　咳呛绵延，肉随痰削，属由损进劳之势。脉弦滑，治以和养。

北沙参　川贝母　冬瓜子　炒淮膝　白石英　冬虫草　光杏仁　东白芍　旋覆花包　新会皮　血燕根　粉蛤壳　枇杷叶蜜炙

四、鼓胀附河白

肝脾内伤，已成鼓胀，两便失利，上逆为咳，脉息细弦，治以和降。

安肉桂　黑牵牛　光杏仁　大腹绒　炒香附　黑车前　生白芍　炒川楝　陈橼皮　焦建曲　生淮膝　粉萆薢　陈麦柴

鼓胀伤气易治，如耗阴者最不易调。膨脝脐平，二便少行，脉左弦数，舌剥口渴，拟通关导水。

安肉桂去皮，后入　肥知母　野赤豆　焦建曲　炙鸡金　水炒川柏　生白芍
白茯苓　新会皮　炒川楝　炒丹参　炒淮膝　陈麦柴

鼓胀受温，温则气通逐水。脉细弦，肝脾久伤，治以温通。

生于术　陈橡皮　汉防己　熟附子　粉草薢　大腹绒　川椒目　生淮膝
炒泽泻　野赤豆　白檀香　陈麦柴

表里同病，鼓胀外再有寒热发喘，不纳不便，如何支持？

茅术皮　绵茵陈　生白芍　黑车前　炒黄芩　炒川楝　焦建曲　冬瓜皮
大腹皮　制小朴　焦苡仁　粉草薢　野赤豆　陈麦柴

痞散成臌，大腹发热，愈热愈大，脉芤无度，阴伤气痹，治之不易。

生于术　炙鳖甲　东白芍　陈橡皮　焦建曲　连皮苓　大腹绒　黑车前
炒淮膝　粉草薢　新会皮　丝瓜络　野赤豆　荸荠干

单腹鼓胀，属脾肾受伤，不同积邪水湿，通行即解。脉见沉弦，治以疏降。

制香附　小枳实　焦白术　九香虫　生淮膝　当归须　野赤豆　陈橡皮
连皮苓　炒川楝　新会皮　东白芍　陈麦柴

气臌渐成，肝脾受伤，属气痹营亏。若两便不走，恐臌满日增，拟疏降法。

制香附炒川楝　新会皮　大腹皮　陈橡皮　焦建曲　东白芍　野赤豆　粉
草薢　炒泽泻　九香虫　连茯苓　陈麦柴

腹胀成臌，两便少行。积水上泛，又有咳呛，脉细弦，拟以通降。

川桂枝　焦建曲　大腹绒　川椒目　炙苏子　黑白丑　陈橡皮　车前子
九香虫　炒泽泻　生淮膝　连皮苓　陈葫芦壳　生姜皮。

肿胀伤阴，痰多带血，茎囊俱肿，肿势上行颏下，须得两便通畅为吉。脉细
弦，拟以疏导。

煨石膏炒川楝川贝母　炙桑皮　连皮苓　甜葶苈　生白芍　光杏仁　大腹
绒　粉草薢　炒泽泻　汉防己　荸荠十　红皮枣

向有哮嗽，饮邪化水外溢，肿势下部为甚，脉息濡细，治以温通。

川桂枝　汉防己　生淮膝　淡干姜　黑车前　焦建曲　连皮苓　川椒目
葫芦巴　法半夏　陈橡皮　陈麦柴

皮水屡发，溺闭即肿，肿势上中下三焦俱到，脉沉，治以通降。

生白术　焦苡仁　光杏仁　粉萆薢　炒泽泻　连皮苓　嫩滑石　广陈皮
汉防己　黑车前　茅术皮　炒黄芩　鲜荷梗

肿胀渐及四肢面部，胸次窒塞，大便艰涩。现在痰湿逗留，阻遏气道，若小溲通行，不至积水，急图疏化。

川桂枝　甜葶苈　制小朴　连皮苓　东白芍　新会红　法半夏　光杏仁
海桐皮　焦栝楼　生淮膝　陈麦柴　炒泽泻　生姜皮

水势狂溢，肿胀渐成，膨满腹大，囊肿色亮。泛滥之势上及高原，气喘有痰。脉见沉弦，拟通导沟渠。

川桂枝　炙苏子　白茯苓　炒淮膝　焦建曲　光杏仁　陈橡皮　生白芍
炒泽泻　广陈皮　焦苡仁　甜葶苈　大腹皮　生姜皮

鼓胀筋露脐平，囊茎皆肿。积水不化，治以分导。

川桂枝　陈橡皮　大腹绒　炙桑皮　生白芍　黑白丑　连皮苓　川椒目
炒川楝　汉防己　炒泽泻　黑车前　磨冲沉香　陈麦柴　地栗干

气臌渐成，膨脖作胀。由气积水，再防肢肿溺短。脉息沉细，治以温通。

淡吴萸　制香附　川楝子　焦建曲　佛手柑　生白芍　九香虫　陈橡皮
大腹绒　炒当归　白茯苓　新会皮　西砂仁

痞散成臌，膨脖作胀，筋露溺短，脉细弦。肝脾内伤，难许调复。

制香附　九香虫　川楝子　黑车前　煨木香　焦楂肉　陈橡皮　大腹皮
新会皮　淡吴萸　生白芍　西砂仁

腹满肢肿，形黄神倦，按脉细弦。治以疏和，兼顾咳呛旧根。

川桂枝　连皮苓　生淮膝　川椒目　炙款冬　东白芍　汉防己　炒香附
炙苏子　新会皮　焦建曲　大腹皮　西砂仁　生姜皮

复诊：两足仍肿，肿势由下升上，咳呛不爽，舌苔粉白，按脉濡细，再以温通。

熟附子　生白术　炙款冬　茯苓皮　法半夏　炙苏子　川椒目　甜葶苈
白芥子　新会皮　木防己　淮牛膝　西砂仁

寒热食荤，肢腹浮肿，将成河白，治以清泄。

木防己　连皮苓　大豆卷　川通草　粉萆薢　紫浮萍　黑车前　炒泽泻
黄防风　赤小豆　新会皮　焦建曲　地栗干　陈麦柴

五、噎膈附关格

随食随呕，名曰上膈。脉见细弦，治以通降。

旋覆花　左金丸　法半夏　焦建曲　炒当归　抱茯神　代赭石　毕澄茄　戍腹粮　煨益智　生白芍　关虎肚　姜汁炒竹茹　红皮枣

随食随吐，谷粒不能下咽，酒客中气失司，有升少降，拟以苦辛通降法治之。

紫官桂　高丽参须　炙苏子　戍腹粮　炒当归　生白芍　元米炒川连　毕澄茄　淡干姜　代赭石　广陈皮　范志曲伏龙肝　红皮枣

得食即呕，将成酒膈。

法半夏　焦建曲　毕澄茄　东白芍　粉葛花　左金丸　抱茯神　远志肉　戍腹粮　枳棋仁　炒香附　陈广皮　玫瑰露炒竹茹

阴耗阳结，谓之关格。随食随吐，更衣艰涩，攻补不受。大致气与液两亏，痰与饮用事。脉见细涩，调理为难。

吉参须　关虎肚　生当归　毕澄茄　生谷芽　戍腹粮　宋半夏　炒丹参　新会皮　东白芍　范志曲　佛手花　姜竹茹　红皮枣

肝邪侮中，中有积饮，当脘作痛兼胀，吞酸吐沫，按脉细弦。中焦升降失调，厥阴遂为充斥，更衣不利，上格下关之势也。

淡吴萸　姜半夏　生当归　焦建曲　戍腹粮　上川连　生白芍　新会皮　毕澄茄　煨益智　炒丹参　抱茯神　姜竹茹

肝邪内扰，积饮蓄痰，阻遏脾胃升降气道。谷食艰下，吞酸吐沫，必得大便通行，渐觉松动，属上格下关之象。高年患此，必须调理，尤宜颐养为功。

吉参须　关虎肚　生白芍　抱茯神　法半夏　生当归　左金丸　戍腹粮　炒丹参　远志肉　毕澄茄　新会皮　炒竹茹　红皮枣

上格为呕逆，下关为便闭。上下不和，由于中焦窒塞，当脘满闷，时发懊侬。脉见弦涩，弦主阴耗，涩主气痹。大衍恐难调复，拟以通降。

左金丸　生当归　抱茯神　炒丹参　戍腹粮　关虎肚　瓦楞子　远志肉　法半夏　东白芍　范志曲　竹二青　广陈皮

上呕不止，下便不利，是为关格。脉沉弦，老年阴耗阳结，难许调复。

左金丹　关虎肚　远志肉　炒丹参　白归须　戍腹粮　抱茯神　新会皮　川楝子　炒香附　沉香曲　生白芍　姜竹茹

有出无入曰格，有入无出曰关。关格之象，上则咽哽不利，得食难下；下则大便不畅，数目一行。按脉沉弦，拟从调降。

吉参须　橄榄核　炒丹参　旋覆花包　炒淮膝　关虎肚　戍腹粮　抱茯神　代赭石　东白芍　川贝母　新会皮　玫瑰露　炒竹茹

六、咳嗽

久有咳嗽，清肃为虚，以致卫分无权，有感即发。脉见细弦，治以清养。

北沙参　黄防风　川贝母　血燕根　白茯苓　西芪皮　炙苏子　光杏仁　冬瓜子　款冬花　冬虫草　东白芍　枇杷叶　银杏肉

咳嗽痰沫，务农而生虚证，良医棘手，无补也。

北沙参　炙苏子　白石英　冬瓜子　新会红　生西芪　旋覆花包　川贝母　白茯苓　光杏仁　粉蛤壳　花百合　炙款冬　枇杷叶　红皮枣

年轻最忌咳嗽，痰不利，气复逆，脉濡细，中气受伤。膝盖浮肿，虚中挟感，治宜兼理。

北沙参　炒夏曲　川通草　东白芍　冬虫草　川贝母　盐水炒苡米　冬桑叶　新会红　连皮杏仁　川朴花　白茯苓　炒竹茹　枇杷叶　红皮枣

因感起咳，咳而无痰，胁痛气逆，脉弦细。症情将转入内因，最防失血，拟以和养。

北沙参　川贝母　东白芍　淮膝炭　冬虫草　旋覆花包　甜杏仁　冬瓜子　粉蛤壳　白石英　血燕根　新会皮　枇杷叶蜜炙

复诊：咳呛较减，痰中转为带血，如丝如缕，属肝络所出，不独肺阴伤也。脉弦滑，再从清降。

大沙参　冬虫草　白石英　旱莲草　茜草根　真川贝　旋覆花包　新会红　血燕根　冬瓜子　淮膝炭　甜杏仁　丝瓜络　鲜荷叶

劳汗当风，风人肺脏，咳呛喉鸣，痰不爽吐，或寒或热，在清晨为多，脉沉弦，治以分泄。

甜葶苈　光杏仁　炙苏子　白茯苓　冬桑叶　细白前　炙款冬　新会络
淡豆豉　冬瓜子　白通草　薄荷梗　枇杷叶

咳呛之势有减无增，脉濡细，再调肝肺而和升降。

北沙参　冬虫草　炒淮膝　旋覆花　白石英　川贝母　川石斛　扁豆衣
奎白芍　冬瓜子　新会络　合欢皮　枇杷叶　红皮枣

潮热频仍，逢节必发咳嗽，肉随痰削，气逆纳呆，脉息弦滑。肝肺不和，势
防失血，拟以和降。

北沙参　川贝母　炒淮膝　旋覆花　川石斛　炒杜仲　冬虫草　冬瓜子
白石英　银柴胡　叭杏仁　新会皮　丝瓜络　红皮枣

酒客郁热，肝肺两脏受伤。咳血虽平，两胁仍为引痛，脉象弦滑，再从清营
和络。

北沙参　川石斛　制女贞　甜杏仁　粉蛤壳　血燕根　旱莲草　新会皮
冬虫草　川贝母　旋覆花　炒淮膝　丝瓜络

咳呛绵延，音嘶痰沫，肉落气逆，脉左细右弦。气虚见症为多，拟从和养。

北沙参　川贝母　光杏仁　新会络　冬瓜子　生西芪　冬虫草　炒淮膝
旋覆花包　白石英　白茯苓　奎白芍　枇杷叶蜜炙

风邪挟饮　肺失宣化，咳呛痰沫，吐而不利，每每呕逆，脉濡细，治以和降。

细白前　旋覆花包　炙苏子　炙款冬　甜葶苈　黄防风　代赭石　新会红
白茯苓　光杏仁　西芪皮　冬瓜子　银杏肉

肺与大肠为表里，上下不摄，咳呛气逆，每每遗矢，脉濡细，再以调养。

生西芪　广蛤蚧　炙苏子　冬虫草　炒杜仲　北沙参　炙款冬　奎白芍
新会红　川贝母　半夏曲　薄荷尖　胡桃肉　红皮枣

久咳不已，三焦受之，上为气逆，下为足肿，中为腹膨。脉濡细，治以开降。

甜葶苈　川桂枝　东白芍　沉香曲　川椒目　白芥子　炙苏子　生淮膝
大腹皮　茯苓皮　汉防己　新会皮　生姜衣

肝升太过，肺降无权，咳呛绵延，气逆无痰，两胁每每引痛，痛时面部火升，
势防天热失血。脉沉弦，治以清降。

北沙参　炒怀膝　白石英　新会红　新绛屑　粉蛤壳　川贝母　旋覆花包
叭杏仁　冬瓜子　生白芍　冬虫草　丝瓜络　肺露冲

咳嗽气逆，痰凝畏寒，骨节酸楚，脉弱。金水交亏，已臻衰象，节力少食为要（胡鸿舫诊）。

潞党参　五味子　炒苏子　广木香　炮黑姜　广陈皮　制于术　款冬花　炒枳壳　瓦楞壳　白茯苓　莱菔子　炙甘草　姜竹茹

肺主降气，肾主纳气，而脾为气之关键。肺肾两亏，降纳失职。咳呛不止，痰多而粘，五心烦灼，夜出盗汗，脉濡细。久恐成怯，静养为要（胡鸿舫诊）。

川贝母　川石斛　炙鳖甲　湖丹皮　香青蒿　炒苏子　地骨皮　北沙参　仙半夏　白茯苓　炒泽泻　款冬花　枇杷膏冲

七、吐血附鼻血

咳呛绵延，失血狂来，从此气怯痰沫，咽喉痛哽，脉濡细，治从和养。

北沙参　光杏仁　东白芍　金沸草　冬虫草　西芪皮　川贝母　炒淮膝　代赭石　冬瓜子　白茯苓　金石斛　枇杷叶　炒竹茹

咯血复发，肝脾为伤，属虚多邪少，治以清降。

番降香　旱莲草　参三七　光杏仁　炙苏子　川石斛　炙桑皮　生白芍　新会络　炒淮膝　白茯苓　炒藕节　炒丹参　丝瓜络　枇杷叶

咳久络伤，痰中失血，脉细弦，再从通降。

北沙参　番降香　炙苏子　川贝母　新会红　白茯苓　冬虫草　旋覆花包　白石英　光杏仁　仙鹤草　枇杷叶　炙桑皮　肺露冲

咳嗽绵延，血随气沸，近复呛吐溢甚，脉细弦。肝肺既伤，胃络亦有所损，治以清降。

北沙参　冬虫草　旋覆花包　光杏仁　淡秋石　新会红　生白芍　白石英　川贝母　石决明　炒淮膝　枇杷叶　粉蛤壳　红皮枣　肺露冲

勃然吐血，两胁作痛，脉象沉弦，治从和降。

番降香　仙鹤草　竹三七　炒丹参　光杏仁　淮膝炭　东白芍　旋覆花包　新会络　白茯苓　旱莲草　炒藕节　白归须　丝瓜络

血随气沸，勃然吐血，当脘发进，两胁引痛，属内伤胃络显然。脉沉弦，拟从和降，兼顾腹痞多年。

番降香　旋覆花包　新绛屑　淮膝炭　参三七　白归须　仙鹤草　炒丹参

奎白芍　鹿衔草　白茯苓　新会络　焦藕节　丝瓜络

阳络受伤，鼻衄狂溢，薄而色红者，属热为多。脉弦，治以清降。

北沙参　竹三七　侧柏炭　生白芍　旱莲草　白茅花　茜草根　池菊炭
新会皮　炒荆芥　淮膝炭　炒丹参　焦藕节

鼻衄狂溢，营伤气痹，两胁作胀，当脘发进。按脉沉弦，治从和养。

番降香　旋覆花包　淮膝炭　白归须　仙鹤草　新绛屑　炒丹参　新会络
东白芍　桑寄生　光杏仁　白茯苓　焦藕节　丝瓜络

营阴不足，气化有余，鼻衄间发，咳嗽耳鸣，脉偏弦数，拟以清降。

西洋参　炒淮膝　叭杏仁　海贝齿　黑料豆　杭菊花　东白芍　制女贞
抱茯神　粉蛤壳　新会络　炒丹参　藕节枇杷叶

鼻衄屡发，颐肿咳呛，脘闷肢倦，脉细弦，治以清泄。

冬桑叶　炒天虫　粉前胡　栝楼仁　白茅花　薄荷梗　光杏仁　炒荆芥
新会红　象贝母　柔白薇　方通草　枇杷叶　鲜荷叶

阳络受伤　鼻衄倾注，甚至痰中亦有，脉细弦。不加咳呛，总可调复。

北沙参　白茅花　仙鹤草　鹿衔草　新会络　番降香　竹三七　淮膝炭
丹参炭　生白芍　光杏仁　池菊炭　丝瓜络　炒藕节

上为失血，下为经漏，两患绵延，或此作彼平，或相因而发。营阴大耗，不主养肝，肝升太过，肺降遂为无权。咳嗽朝甚于暮，气逆痰粘，每每形寒潮热，自汗火升，脉六部芤弦。炎夏酷热与病情不合，势防由损成劳，拟从和养。

北沙参　参三七　莲房炭　甜杏仁　旋覆花包　冬虫草　川贝母　花龙骨
生白芍　白石英　旱莲草　冬瓜子

复诊第二方：

西洋参　花龙骨　川贝母　奎白芍　光杏仁　炒阿胶　蚕茧炭　抱茯神
陈棕炭　旋覆花包　白石英参三七

阳明为多气多血之经，血随气沸，忽然倾吐，先紫后红，皆属整口。久防损及肝肺，传为咳呛，脉弦滑，治宜清降。

细生地　黑地榆　制女贞　新会络　参三七　川石斛　旱莲草　东白芍
抱茯神　盆秋石　粉蛤壳　光杏仁　鲜藕肉

鼻衄未止，腹痞胀满渐减，脉沉弦。内伤肝脾，再从疏和。

炒当归　九香虫　番降香　炒丹参　陈橡皮　炒香附　川楝子　奎白芍
炒荆芥　炒川断　新绛屑　炒杜仲　炒侧柏　西砂仁　鲜藕肉

酒客肝肺郁热，升降不调。咳呛痰胶，气逆迸痛，早经失血，脉弦滑，拟以清降。

北沙参　川贝母　旋覆花包　冬瓜子　冬虫草　光杏仁　炒淮膝　白石英
粉蛤壳　鸡棋仁　新会皮　生白芍　枇杷叶蜜炙

八、哮喘

哮喘有根，与年俱进，每发先为寒热。属气虚积饮，肺失卫外，以致气喘痰沫，屡屡发呕。脉沉弦，治从和降。

炙苏子　黄防风　炒淮膝　旋覆花包　川贝母　西芪皮　炙款冬　白茯苓
代赭石　宋半夏　新会皮　光杏仁　枇杷叶　姜竹茹

封藏久虚，与心不交为艰寐，与肺不纳为咳呛。现在怔忡较轻，喘逆转甚，脉细弦，拟以清上摄下。

北沙参　生西芪　广蛤蚧炙去头足　旋覆花包　紫石英　新会红　炒淮膝
淡秋石　川贝母　东白芍　炒丹参　抱茯神　沉香磨冲　枇杷叶　紫胡桃肉

肺肾两虚，喘重于咳，痰薄不利，胸痹气逆。按脉濡细，姑拟和降法。

生绵芪　北沙参　白石英　炙苏子　新会红　广蛤蚧　旋覆花包　炒淮膝
炙款冬　光杏仁　冬瓜子　白茯苓　沉香末冲　枇杷叶　银杏肉

痰沫涌吐，哮嗽日进日深，脉细弦，拟从和降。

细白前　光杏仁　白石英　沉香屑　甜葶苈　炙苏子　金沸草　新会红
白茯苓　炙桑皮　川贝母　制小朴　海浮石　枇杷叶　红枣

哮嗽重发，即为肺胀，喉痰呜呜，未能爽吐，脉沉弦，治以疏降。

甜葶苈　炙苏子　川贝母　新会红　炙款冬　莱菔子　光杏仁　白茯苓
白芥子　冬桑叶　冬瓜子　白通草　红枣

复诊：肺胀频乘，咳痰稍松，脉沉细，宣肺气而豁痰饮。

甜葶苈蜜炙　真川贝　白茯苓　炙款冬　莱菔子　杜苏子蜜炙　细白前方
通草　新会络　光杏仁　冬瓜子　红枣

九、遗泄附淋浊尿血及小便不利

遗泄有梦属心，无梦属肾。心虚于肾，梦泄频乘，有时艰寐，有时惊悸，诸恙交集，多属心肾两亏。脉弦滑，拟以清养。

西洋参　夜交藤　乌芝麻　连心麦冬　黑料豆　白莲须　生白芍　制女贞　辰茯神　煅龙骨　煅牡蛎　新会皮　炒丹参　红枣

精关不固，梦泄复发，甚至小便不禁，脉细弦，治以和养。

西洋参　白莲须　黑料豆　抱茯神　煅龙骨　生白芍　川石斛　炒丹参　广陈皮　煅牡蛎　制女贞　沙苑子　红枣

有梦属心，无梦属肾。遗泄阴伤，阳虚上冒，头蒙口渴，肢体酸软，拟从和养。

西洋参　川石斛　白莲须　法半夏　煅牡蛎　夜交藤　制女贞　白茯苓　陈秫米　煅龙齿　生白芍　辰灯芯　红枣金樱膏冲

肾关不固，昼夜皆滑，属气不摄精。最关系尤在咳嗽，治宜和养。

生白术　云茯神　川石斛　生谷芽　杭菊花　炒夏曲　盐水炒米仁　夜交藤　黑料豆　新会皮　炒丹参　制女贞二竹茹　红枣

遗泄屡发，内热溺赤，脉见弦大，治以清养。

西洋参　生白芍　煅牡蛎　白莲须　炒丹参　川黄柏　煅龙骨　抱茯神　新会皮　黑料豆　制女贞　金樱子　红枣

五淋中之劳淋，劳伤气逆，发为淋浊。赤白交下，每解痛苦非常，脉沉弦，治以和养。

生绵芪　凤凰衣　炒丹参　血余炭　炒侧柏　原生地　甘草梢　小蓟炭　蒲黄炭　白茯苓　新会皮　生白芍　净瞿麦　丝瓜络

溺数无度，卧着即流，不特膀胱为患，属肾失关键。

生西芪　炒菟丝　沙苑子　东白芍　炒夏曲　煨益智　抱茯神　覆盆子　夜交藤　炒川楝　炒丹参　黑料豆　荷蒂沉香磨冲

精溺未得分清，小便色浊，每解似有阻隔，脉弦，拟用清解。

西洋参　炒知母　抱茯神　白苡仁　川石斛　白莲须　生白芍　煅牡蛎　制女贞　黑料豆　炒丹参　鸡肫皮　海参肠　红枣

逆伤为淋，便痛茎肿，囊筋牵制，脉弦细，治以清养。

粉草薢　萹蓄草　嫩滑石　川黄柏　净瞿麦　龙胆草　焦山栀　白茯苓
生甘草　嫩石苇　忍冬花　新会皮　辰灯芯

精溺混淆，小便不禁，且带白垢，脉弦滑。虚多邪少，治宜和养。

生西芪　东白芍　花龙骨煅　煅牡蛎　制女贞　西洋参　抱茯神　覆盆子
黑料豆　潼蒺藜　白莲须　广陈皮　金樱膏冲　红枣

尿血与血淋诸症有别，考此证多属腑病，由小肠之热瘀注膀胱，惟病久而由腑及脏。心与小肠，肾与膀胱，本关表里，故致数年来溺血频仍，血色不一，紫黑鲜红，日夜无度。大致紫黑者出于管窍，鲜红者随溢随下，精溺管异路同门，势当混淆，甚至茎梗发酸，毛际隐痛，或似精泄，或似溺逆。至于头眩目花，胁胀腰酸，亦为应有之义。心与肝本同气，肾与肝本同源，从中肝邪尤为之煽烁。用药之义，腑泻而不藏，藏而不泻，极多牵制，照病处方，温气兼以潜阳，滋阴更须利窍，与中虚呃逆亦有照顾。

九制熟地　安玉桂　生甘草　凤凰衣　东白芍　吉参须　西琥珀　熟甘草
冬葵子　西赤芍　抱茯神　白莲须　黄绢灰冲　乱头发

高年阳盛阴热，向来便血。近复血渗膀胱，渐成尿血，连发未止，脉细数，治从清养。

小蓟炭　沙苑子　川石斛　东白芍　煅牡蛎　西洋参　炒丹参　煅龙骨
抱茯神　黑料豆　旱莲草　炒侧柏　制女贞　鲜藕汁

膀胱气逆，小便不利，防成癃闭。

萹蓄草　粉草薢　生草梢　新会皮　炒川楝　冬葵子　白茯苓　黑车前
炒香附　梗通草　炒泽泻　焦苡仁　西砂仁

十、怔忡

气喘肢肿，中挟痰湿，湿去痰留。心脾两损，夜不能寐，将成怔忡，治以和养。

法半夏　东白芍　苍龙齿　生于术　炒丹参　新会皮　陈秫米　杭甘菊
夜交藤　珠母粉　抱茯神　竹二青　远志肉　红枣

艰寐频仍，惊悸多梦，心肾不交。由黄婆不能谋合，所以纳食甚少，脘满作胀，脉细弦。防成怔忡，拟从和养。

法半夏　炒丹参　抱茯神　新会叶　制胆星　炒牛膝　陈秫米　夜合花
远志肉　珠母粉　东白芍　炒竹茹　真獭肝

竹沥代水磨冲沉香。

心阴不足，肝阳有余，两耳发鸣，头蒙肢麻，多梦少寐，心悸肉瞤。证属怔
忡，脉左弦细，右滑，从中积蓄饮，拟以镇养。

西洋参　制胆星　潼白蒺藜　宋半夏　海贝齿　新会皮珠母粉　夜交藤抱
茯神　陈秫米　生白芍　苍龙齿　炒丹参　玫瑰露炒竹茹

艰寐心悸，言语喃喃，甚则奔走不定，久防癫狂。脉弦滑，治以清镇。

生磁石　制胆星　抱茯神　夜交藤　西洋参　黑料豆　块辰砂　煅龙齿
炒丹参　珠母粉　生白芍　新会皮　玫瑰露炒竹茹

痛经匝月，心气大伤，每每神烦无主，夜寤少寐，且自言自笑。言为心声，
心虚则语言庞杂。脉沉弦，治以和养，以冀不成怔忡。

法半夏　生白芍　夜交藤　陈胆星　煅龙齿　炒丹参　北秫米　抱茯神
珠母粉　烛淮膝　真獭肝　新会皮　玫瑰露炒竹茹

十一、癫痫

癫痫复发，仍言语喃喃，有时默默，彻夜不寐，脉细弦。属痰热内蒙，机关
失利，治以镇养。

辰砂拌磁石　明玳瑁　抱茯神　夜交藤　生白芍　炒丹参　宋半夏　陈胆
星　远志肉　陈秫米　新会皮　石决明　洋青铅　玫瑰露炒竹茹

界乎痴狂谓之痫。有根屡发，发则神迷喉鸣，言语反常，属痰邪挟热，蒙蔽
机关。脉弦滑，拟从镇养，先冀艰寐得和。

法半夏　磁朱丸　制丹参　生白芍　夜交藤　杭甘菊　陈秫米　抱茯神
远志肉　制胆星　珠母粉　新会皮　炒竹茹

癫症将成，神呆不语，宜以宣窍开痰。

法半夏　细菖蒲　抱茯神　青礞石　开口花椒　白僵蚕　制胆星　路路通
远志肉　天竺黄炒丹参新会皮　玫瑰露炒竹茹

痫厥向有旧根，每发则神迷手痉，喉鸣痰涌，脉弦滑，属五痫之一。治宜熄
风开痰，以宣心窍。

青礞石　路路通　炒枳实　白僵蚕　杭菊花　川贝母　瓦楞子　天竺黄　莱菔子　白蒺藜　抱茯神　竹叶卷心　远志肉　荷叶边

十二、消渴

饮一溲二，上渴下消。从此肉落肌灼，脉舌红，治宜清养。

西洋参　煨石膏　寸麦冬　左牡蛎　桑螵蛸　原生地川石斛　黑料豆　生白芍　制女贞　京玄参　肥知母　糯米红枣

消渴绵延，饮无度，溺亦无度，脉数。拟清上以和阴，摄下以固窍。

原生地寒水石　生白芍　白莲须　淡天冬　寸麦冬西洋参川石斛左牡蛎桑螵蛸　黑料豆制女贞　红枣

十三、痞满

少腹结痞，左攻作痛，脉细弦，治以疏和。

淡吴萸　制小朴　白茯苓　炒当归　新会皮　姜川连　炒川楝　焦建曲白蔻仁制香附　炒丹参　九香虫　佛手柑　丝瓜络

咳嗽稍减，胀满未除，脘腹结痞膨脖，脉沉弦，疏和主之。

生于术东白芍大腹绒炒淮膝连皮杏仁炒枳壳佛手花　炙苏子　沉香曲　白茯苓　川贝母　新会皮　姜竹茹

左胁结痞，当脘胀满且痛，脉沉弦，治以温通。

紫官桂　生白芍　炒当归　炒丹参　煅瓦楞　姜半夏　九香虫　新会皮范志曲　煨益智　炒香附　姜竹茹　白檀香

痢伤肝脾，少腹从此起痞，攻胀且痛，形寒潮热，汗出肢清，脉细弦，治宜和养。

高参须　炒当归　鸡血藤膏　炒丹参九香虫　野于术　东白芍　佛手花制香附　广陈皮　炒杜仲　姜竹茹　白檀香

左胁之下，迸结若痞，脱力气痹，治以疏和。

淡吴萸　焦建曲　炒川楝　桑寄生　炒当归　东白芍　炒香附　香独活九香虫　青木香　川杜仲　新会皮　丝瓜络

积年劳伤，久有腹痞，形黄神倦，肢腰酸软，腹部胀满，纳食作胀，正虚邪实，势将痞散成臌。按脉细弦，拟先温通。

淡吴萸　制香附　焦建曲　陈橡皮　酒桑梗　姜半夏　奎白芍　九香虫
炒川断　大腹皮　新会皮　炒杜仲　西砂仁

腹痞偏左，攻动作痛，便中并带血溢，肝脾内伤，治从疏和。

炒香附　炒红曲　炮姜炭　九香虫　地榆炭　焦楂炭　煨木香　生白芍
新会皮　川楝子　淡吴萸　大腹皮

中焦气痹，积痰蓄饮，当脘屡屡作痛，两痞交攻，溏泄亦因之而发，脉息沉细。久防痰饮常扰，再加呕吐，拟以温通。

法半夏　荜澄茄　范志曲　奎白芍　抱茯神　川楝子　九香虫　新会皮
炒香附　远志肉　煨木香　陈橡皮　姜竹茹　西砂仁

肝脾肺三者俱伤，肝为胁痛，脾为痞胀，肺为咳呛，脉沉弦，拟疏和法。

炒香附　焦建曲　奎白芍　新会皮　款冬花　新绛屑　九香虫　陈橡皮
川楝子　炙苏子　大腹皮　白归须　丝瓜络　西砂仁

十四、诸痛

头痛，目蒙带赤，脉细滑，拟从熄养。

原生地　黑料豆　苍龙齿　冬桑叶　草决明　石决明　杭菊花　原精石
虱胡麻　白蒺藜　钩藤钩　蔓荆子　生白芍　荷叶边

胃脘痛，嘈杂发呕，脉沉弦，治以和养。

左金丸　生白芍　远志肉　焦建曲　九香虫　法半夏　抱茯神　荜澄茄
新会皮　炒丹参　炒当归　炒香附　姜竹茹

腰胁及臀，皆为疼痛，脉细弦，治宜疏和。

金沸草　香独活　白归须　五加皮　木防己　新绛屑　宣木瓜　新会皮
川郁金　佛手柑　白茯苓　丝瓜络

肝阳胃热挟风扰动，牙痛甚发，连及头额。现在痛势虽平，尚牙龈浮肿，齿亦动摇，脉弦数。半虚半实，虚属阴分素亏，实为余邪未净，拟以清泄。

西洋参　旱莲草　白蒺藜　蜜炙桑叶　黑料豆　杭甘菊　制女贞　藿石斛
新会皮　炒僵蚕　生白芍　竹叶卷心荷叶

头风眩蒙，呕逆无度，治宜镇养。

法半夏　桑麻丸　煨天麻　炒淮麦　白藁本　生白芍　潼白蒺藜　原精石

黄菊花　双钩藤　石决明　新会皮　姜竹茹　荷叶边

少阴不足，阳明有余，牙痛屡发，齿浮剥落，按脉细弦。属虚多邪少，兼有脘胀肝邪，治宜和养。

西洋参　炒夏曲　真獭肝　二至丸　生白芍　杭甘菊　黑玄参　炒丹参炒川楝　佛手柑　新会皮　抱茯神　姜竹茹　荷梗

心悸头蒙，最关系腰痛屡作，营亏气痹。脉细弦，治以和养。

西洋参元米炒　金狗脊　制香附　抱茯神　炒丹参　法半夏　东白芍　炒菟丝　炒杜仲　炒当归　焙杞子　炒竹茹新会皮　丝瓜络　龙眼肉

胃脘痛，痛久中伤，厥阴浊邪有升少降，更衣失利，遂至纳食减少，脉息沉弦，拟以通降。

米炒洋参　毕澄茄　焦建曲　煨益智　炒丹参　左金丸　戍腹粮　东白芍全当归　九香虫　制香附　新会皮　姜竹茹　伏龙肝

头风犯中，漾漾欲吐，形寒手麻，血虚挟风，和养主之。

香独活　法半夏　东白芍　白藁本　双钩藤　桑寄生　杭菊花　白蒺藜煨天麻　新会皮　抱茯神　煅龙齿　姜竹茹　荷边

真水素亏，肝邪上扰，头痛与牙痛常时作而时伏，脉左弦于右，属水凌土位，纳呆神倦，有由来也，拟以和养。

桑麻丸　东白芍　川贝母　旱莲草　杭甘菊　西洋参　黑料豆　煅龙齿川石斛　双钩藤　新会皮　抱茯神　荷叶边　湘莲肉

左颊酸痛，牙床开阖不利，脉细滑，治以和养。

石决明　黑料豆　杭菊花　炒僵蚕　白蒺藜　北沙参　川石斛　蜜炙桑叶制女贞　生白芍　新会皮　煅龙齿　嫩钩藤　荷边

腹痛便溏，脉息濡细，舌白，拟以温养。

淡吴萸　酒炒白芍　广木香　焦建曲　佛手柑　淡姜渣　法半夏　制香附炒川断　炒陈皮　九香虫　炒杜仲　西砂仁

风冷入腹，绕脐作痛，痛无定时，脉象濡细，治宜和养。

生白术　酒白芍　炒香附　沉香曲　炒当归　川桂枝　九香虫　新会皮川楝子　陈橼皮　大腹皮　炒丹参　西砂仁

诵读太严，肝脾受伤。向有头眩耳鸣，屡屡发动。近加脘胀腹痛，时平时作，属肝阳上升，脾失健运，合脉细弦，治以调降。

白蒺藜去刺　炒杭菊　抱茯神　法半夏　佛手柑　苍龙齿煅　双钩藤后入
生白芍　沉香曲　白僵蚕　炒香附　新会皮　荷边

十五、痰饮

脉二手弦滑，属肝邪犯中，中焦积痰蓄饮，气痹失宣，当脘胀满，轻则吞酸泛沫，重则呕逆无度。绵延两年，未得平复。其痰饮之邪由胃凌肺，清晨又加咳嗽，拟以和养。

左金丸　川贝母　旋覆花包　炙苏子　沉香曲　法半夏　炒丹参　代赭石
光杏仁　炒淮膝　抱茯神　远志肉　玫瑰露炒竹茹

下虚生饮，气虚生痰。喘肿多年，痰不从咳而化，饮不从便而达，以致肢面皆肿。先为胁痛，由络脉泛滥肌肤，高年防气不归元也。

木防己　光杏仁　冬瓜子　粉草薢　天仙藤　茅术皮　川贝母　炙桑皮焦
苡仁　白茯苓　新会皮　炙苏子　生姜皮　陈麦柴

下焦生饮，上焦生痰。痰饮内扰，咳嗽有重有轻，甚则喘逆，脉细滑。属阴虚而生，拟以培养。

吉参须　北五味　白茯苓　冬瓜子　光杏仁　广蛤蚧　明玳瑁　炒淮膝川
贝母　冬虫草　东白芍　新会皮　磨冲沉香

肝邪犯中，中焦升降失职，积痰蓄饮，当脘窒塞，屡屡痛胀。痰饮之邪由中扰上，近加咳呛，呛甚发喘，坐卧皆为不宁，关系者尤在两脉弦大。病在气分，虚在营热，防向春肝旺肺弱，再为失血，拟以和养。

北沙参　光杏仁　白石英　奎白芍　玉蝴蝶　川贝母　旋覆花包　炒淮膝
冬虫草　新会络　抱茯神　远志肉　姜竹茹　枇杷叶　人乳磨沉香冲

痰体本虚，感受寒邪，肺叶积饮发胀，哮嗽始重，痰如曳踞，咽喉窒塞。入后防失血，治宜开降。

蜜炙麻黄　炒牛膝　川贝母　旋覆花包　白茯苓　煨石膏　光杏仁　新会
红　白石英　炙苏子　炙桑皮　生白芍　银杏肉　枇杷叶　沉香磨冲

肝为起病之源，肺脾为受病之所。脾失健运，肺失清肃，每每当脘痛胀。近复咳呛痰多，皆由肝邪充斥，挟痰挟饮。既为刑肺侮脾，又复冲气失镇，以致行动喘促，头痛牙痛，此平彼作，脉细弦，右部较大。久防失血成损，拟清上摄下，参以鼓舞中州，冀其纳食渐增。

北沙参　炒淮膝　川贝母　白石英　杭菊花　冬虫草　海贝齿　东白芍金沸草　抱茯神　光杏仁　新会叶　姜竹茹　枇杷叶　冲沉香人乳磨

肺肾不纳，痰饮内扰，凌于上则为咳嗽喘，注于下则为足肿，脉象濡细，治宜和降。

吉参须　菟丝子　紫石英　川贝母　光杏仁　广蛤蚧　旋覆花包　炒淮膝云茯苓　冬瓜子　炒杜仲　炙款冬　枇杷叶

肺虚生痰，肾虚生饮。痰饮内扰，咳嗽绵延，渐加气怯。上下摄纳无权，中焦亦少砥柱，纳食欠旺，两足浮肿，脉息沉弦，拟以和养。

野于术　川贝母　紫石英　炙苏子　原金斛　法半夏　旋覆花包　炙款冬炒白芍　新会皮　炒杜仲　冬瓜子　枇杷叶　银杏肉

封藏有亏，水不涵木，木邪扰中，中焦积痰蓄饮，以致脐腹间似痞非痞。有时下陷，转而上升，即为胸次窒塞。又复凌心，心悸艰寐，迫肾为之梦遗。种种升降失调，阴阳造偏，头眩耳鸣，鼻衄疝坠，脉细弦，舌苔滑腻。虚中夹实，实即痰饮，拟交坎离而调木土。

法半夏　煅瓦楞　乌芝麻　生于术　代赭石　秫陈米　夜交藤　西洋参旋覆花包　大丹参　鸭血炒　炒白芍　新会皮　竹二青

十六、脾胃病

脘痛多年，肝邪充斥，胃受之则吞酸吐沫，脾受之则临晨作泻。脉细弦，和养主之。

西党参　范志曲　炒白芍　戍腹粮　佛手花　野于术制香附　左金丸　毕澄茄　新会皮　煨益智　姜半夏　炒竹茹　冲沉香磨

脘胀腹痛，形黄肢痛，霉令侮中，脾胃又为积湿，纳呆神倦，治先和中。

生白术　白茯苓　焦苡仁　佛手花　炒白芍　川朴花　法半夏　川石斛越鞠丸　新会皮　川郁金　全当归　姜竹茹

能食无力，大便屡解，有时当脘作痛，痛行臀部，得一转矢气，较为松爽，脉沉细，治以调养。

生白术　姜半夏　炒香附　炒杜仲　左金丸　炒党参　广陈皮　焦建曲
九香虫　煨益智　毕澄茄　炒白芍　姜竹茹　老檀香

经云：水火者，阴阳之征兆也；左右者，升降之道路也。水火失济、火炎上则牙龈发胀，水化湿则髁骨为浮；升降无权，清气虚则纳谷减少，浊邪阻则更衣艰涩。诸症均起于吐血之后，不特心肾为亏，肝肺不调，中焦之受伤尤甚，遂至脾不为使，胃不为市，不克输精而转化湿。考胃主肌肉，脾主四肢，所以两足浮肿，朝轻暮重，推摩揩洗，每见红晕。气为之陷，阴亦为虚，因之气虚而化湿，阴虚而生热。正与邪自当兼理，营与血亦当兼顾，脉参差不同，有时静软，有时弦滑，又随时邪之动静为转移，能于霉令前纳增肿退，日渐尚安，拟二方候正。

木防己　粉丹皮　光杏仁　桑寄生　西洋参　藿石斛　京玄参　左秦艽炒
泽泻　冬瓜皮　夜交藤　焦苡仁　金狗脊　白茯苓　炒竹茹　野于术　丝瓜络

第二方：

吉参须　原金斛　炒杜仲　生归身　云茯苓　野于术　黑车前　东白芍炒
淮膝　炒菟丝　乌芝麻　新会皮

寒热之后，胃阴不复为舌光，脾阳不复为肢倦。邪实渐清，拟以和养。

生于术　原金斛　炒杜仲　奎白芍　桑寄生　炒夏曲　环粟子　新会皮炒
丹参　抱茯神　木防己　生谷芽　炒竹茹　红枣

脾气胃阴，两属受伤，气不振则纳呆，阴不足则口渴，脉象濡细，舌苔光滑，拟和养法。

北沙参　黑料豆　炒杜仲　炒当归　制女贞　川石斛　抱茯神　生谷芽炒
牛膝　桑寄生　新会白　炒白芍　党参胶

寒热已止，纳食渐旺，舌苔略带微白，合脉濡细。拟以调中，兼化余湿。

生于术　法半夏　酒桑梗　炒川断　干佩兰　新会皮　炒党参　炒杜仲白
茯苓　木防己　焦六曲　鲜佛手　姜竹茹　鲜荷叶

十七、疟疾

间日发疟，寒热满闷，咳嗽恶心，脉细弦，治宜分疏。

大豆卷　焦建曲　干佩兰　白蔻仁　粉前胡　制小朴　焦苡仁　新会皮柔

白薇　光杏仁　方通草　鲜佛手　姜竹茹　荷叶

　　间日发疟，寒少热多，烦闷非常，表未解则汗不多，里不达则大便结。九窍不和多属胃病，胃不和则卧不安也。至于骨痛、肢麻、舌剥等症，且从缓治，姑拟以分疏先之。

　　大豆卷　炒淡芩　制小朴　范志曲　干佩兰　香青蒿炒栝楼皮　炒枳壳川石斛　鲜佛手　白通草　抱茯神荷叶

　　旧疟未清，新疟重感，寒热汗多，脘满肢倦，瘄斑更甚，脉有弦象，治宜分泄。

　　香青蒿　焦苡仁　生谷芽　川郁金　省头草　炒淡芩　制小朴　粉草薢范志曲　新会皮　柔白薇　方通草　荷叶红枣

　　疟母攻胀，肢酸脘满，脉息细弦，治以疏和。

　　焦茅术　戈半夏　连皮苓　川草薢　川郁金　制小朴　焦建曲　广陈皮焦苡仁　白蔻仁　大腹皮　鲜佛手　荷梗

　　疟母内损，头眩肢倦，便溏带血，按脉细弦，恐其成劳。

　　生白术　大腹皮　楂肉炭　干佩兰　炒苡仁　焦建曲　制小朴　新会皮佛手柑　东白芍　野赤豆　炒泽泻　荷蒂红枣

　　三疟阵乱，寒少热多，盗汗纳少，脉沉弦，治宜和养。

　　法半夏　炙龟甲　炒苡仁　银柴胡　左秦艽　柔白薇　真甜茶　炒当归白茯苓　川朴花　范志曲　新会皮　姜竹茹

　　三疟绵延，寒多热少，盗汗淋漓，关系者尤在腹痛便溏，渐加足肿，脉细弦。营卫既属失协，脾肾又为两亏，拟和养主之。

　　生芪皮　生于术　范志曲　煨木香　柔白薇　黄防风　新会白　炒谷芽法半夏　炒杜仲　白茯苓　奎白芍　西砂仁　红枣

　　三疟后营卫受伤，形寒潮热，盗汗淋漓，脉濡细。虚多邪少，拟和脾调肺，以顾咳嗽便溏。

　　西芪皮　生白术　白茯苓　川贝母　川石斛　黄防风　炒白芍　炙款冬炒夏曲　柔白薇　炒淮麦　新会皮　荷叶红枣

　　三疟阵乱，呕泻仍作，脉沉细，治以疏和。

　　法半夏　焦建曲　新会皮　白蔻仁　佛手柑　制小朴　大腹绒　川郁金焦苡仁　川桂枝　白茯苓　炒白芍　姜竹茹

573

发疟三日一班，邪势乘虚而入封藏。遗泄频仍，脉细色㿠，肢酸头痛，治宜疏和。

西芪皮　川朴花　法半夏　连皮苓　白莲须　黄防风根　生白术　焦建曲　新会皮　佛手花　川贝母　川石斛　姜竹茹

劳倦成疟，是为劳疟。微寒微热，盗汗纳少，按脉濡细，拟和表里，并顾咳嗽。

西芪皮　光杏仁　柔白薇　炙苏子　新会红　黄防风　酒当归　银柴胡炙　款冬　白茯苓　焦苡仁　方通草　姜竹茹

劳疟阵发，寒热不重，咽红失血。旧伤与新邪并作，治以分泄。

蜜炙桑叶　焦苡仁　炒丹参　白茯苓　川石斛　柔白薇　北沙参　新会皮　生谷芽　仙鹤草　炒白芍　方通草　荷叶红枣

三疟五年，劳动即发，寒热从中，营卫受伤。脉来濡细，属虚而非实，拟以和养。

西芪皮　生白术　半贝丸　银柴胡　炒川断　黄防风　酒当归　柔白薇。炒杜仲　新会皮　炒丹参　酒桑梗　元红枣　生姜

久疟脉细，虚而非实，属营卫偏胜，营争为寒，卫争为热。与寻常感冒不同，当调营卫而和表里，兼化中州痰湿。

法半夏　炒当归　西芪皮　炒丹参　柔白薇　川贝母　银柴胡　黄防风　细甜茶　新会白　抱茯神　竹茹盐水炒

十八、痢疾

酒客湿热伤营，每便干结带下赤痢，脉来濡细。由阳明而损肝脾，渐为腹痛形黄，拟从和养。

脏连丸　炒红曲　大腹绒　炒荆芥　黑车前　炒侧柏　焦楂炭　煨木香黑　地榆　炒香附　新会皮　炒泽泻　野赤豆

复诊：赤痢渐止，便干渐润，惟肛门气坠未和，脉细弦。再和阳明而调肝脾，虚实均可照顾。

生白术　脏连丸　炒荆芥　炒侧柏　生白芍　黑车前　炒红曲　焦楂炭黑　地榆　野赤豆　广陈皮　煨木香　焦荷蒂

肝脾内伤，赤白痢久而未止，脉来细弦，治宜和养。

生白术　生白芍　大腹皮　焦楂炭　炒香附　炒党参　焦红曲　炮姜炭黑

地榆　炒杜仲　炒川断　煨木香　焦荷蒂　红枣

肝脾失协，赤痢屡发，少腹迸痛，得食欠运，脉来细弦，治以疏和。

香连丸　制香附　粉革藤　黑地榆　新会皮　东白芍　焦赤曲　大腹绒炮姜炭　炒泽泻　楂肉炭　炒荆芥　扁豆花

霍乱后疠淡，又发痢疾，舌剥噤口，如何支持？

西洋参　忍冬花　赤白芍药　新会皮　抱茯神　黑地榆　甘中黄　霍石斛焦赤曲　绿豆衣　野赤豆　炒丹参　卷竹心　鲜稻叶

休息久痢，新积色白，脉沉弦，拟以苦辛固养。

驻车丸　东白芍　侧柏炭　扁豆衣　焦苡仁　焦楂炭　黑地榆　白茯苓炒川楝　方通草　新会皮　福泽泻　红枣

赤白痢减，肛坠里急，脉来细弦，拟升清降浊。

炒党参　川楝元米炒　炙升麻　焦建曲　炒泽泻　焦茅术　白茯苓　东白芍　野赤豆　广木香　广陈皮　楂肉炭　炒荷蒂　红枣

赤痢久而不止，腹痛肛痛，肢肿纳少，脉细弦，拟以温养。

生白术　炮姜炭　煨木香　炒杜仲　炒菟丝　炒党参　淡吴萸　黑地榆补骨脂　炒香附　酒白芍　黑车前　焦荷蒂　红枣

休息痢有赤无白，腹痞攻痛，按脉濡细。阴虚之体，舌苔光剥，拟以和养。

生于术　制香附　艾绒炭　黑地榆　煨木香　炒党参　炮姜炭　炒丹参炒杜仲　东白芍　炒红曲　炒侧柏　炒黑荷蒂　红枣

十九、肠风

便燥带血，属肠风为多。久则损及肝脾，形黄腹痛，脉沉弦，拟从和养。

原生地　地榆炭　东白芍　炒扁柏　炒杜仲　黑料豆　川石斛　荆芥炭焦红曲　新会皮　白茯苓　炙甘草　焦荷蒂　红枣

早有瘀血，脏热移腑，转为肠风，血下如注，大便艰涩。由阴伤气，渐至纳少神疲，气逆肢倦，脉弦滑。虚多邪少，和养主之。

珠儿参　黑地榆　制女贞　东白芍　广陈皮　川石斛　黑鲁豆　乌芝麻炒侧柏　生熟谷芽　白茯苓　炙甘草红枣

痔血受伤，营虚热炽，阳明传送无权，大便坚结，数天一行，行而不畅，脉来弦大，舌苔光红，拟以清养。

珠儿参　旱莲草　生当归　黑地榆　栝楼仁　火麻仁　黑料豆　东白芍炒丹参　制女贞　京玄参　新会皮　松子肉

复诊：阳明郁热，痔血频仍，大便每每艰行，脉弦。虚多邪少，再从清养。

西洋参　黑料豆　旱莲草　东白芍　生当归　乌芝麻　川石斛　黑地榆新会皮　炒丹参　柏子仁　制女贞　松子肉

肝脾久伤，便血无度，形黄纳少，肢面俱为浮肿，脉弦，治以疏和。

淡吴萸　炒红曲　炮姜炭　黑地榆　焦楂炭　东白芍　炒香附　炒杜仲炒川断　广陈皮　煨木香　黑车前　西砂仁　焦荷蒂

便血绵延，脱肛腹痛，脉息濡细，拟疏和法。

制香附　东白芍　生于术　煨木香　炒扁柏　炒红曲　西党参　新会皮炒丹参　炮姜炭　黑地榆　焦楂炭　西砂仁　焦荷蒂

肝脾内伤，便溏带血，腹膨作胀，脉来沉细，拟疏和法。

淡吴萸　九香虫　川楝子　炒红曲　黑地榆　炒白芍　炒香附　焦楂炭炮姜炭　大腹皮　煨木香　广陈皮　西砂仁

劳倦伤中，能食无力，血从便出，脉濡细，治宜清养。

生白术　炒红曲　焦楂炭　炮姜炭　吴茱萸　炒党参　炒香附　煨木香黑地榆　东白芍　炒川断　新会皮　西砂仁

便血无度，形黄肢倦，脉见濡细，当温煦肝脾。

淡吴萸　炒香附　炒白芍　焦楂炭　炒杜仲　炮姜炭　黑地榆　生白术炒川断　新会皮　煨木香　炒红曲　荷叶红枣

复诊：肝脾内伤，便血减而未和，腰酸肢软，再从和养。

生白术　炮姜炭　炒木香　炒红曲　炒香附　炒党参　紫官桂　黑地榆新会皮　炒白芍　炒杜仲　炒川断　焦荷蒂　西砂仁

二十、泄泻

久泻不止，由脾及胃，胃纳作胀。土衰关乎火弱，舌剥肢肿，咳呛气急，脉细弦，治宜疏和。

生于术　制香附　炒菟丝　连皮苓　炒栗壳　补骨脂　炒焦建曲　石莲子

炒　大腹绒　黑车前炙甘草　新会皮　伏龙肝　红枣

腹痛泄泻，经月未止，脉见细弦，拟之和脾化湿。

生白术　范志曲　白茯苓　福泽泻　大腹皮　制小朴　煨木香　黑车前干
佩兰　炒谷芽　新会皮　鲜佛手　扁豆花

久泻不止，大腹膨满，得食作胀。向有遗泄便溏，由阴伤气，现在病寓中焦，
脉细弦，拟从调养。

生白术　炒白芍　范志曲　黑车前　生谷芽　金石斛　白茯苓　煨木香炒
泽泻　焦苡仁　炒香附　广陈皮　荷蒂红枣

由血转痢，由痢转泻，纳呆舌光，脉沉弦，拟从和养。

生白术　东白芍　生谷芽　新会皮　大丹参　川石斛　白茯苓　焦苡仁炒
泽泻　干佩兰　焦楂炭　鲜佛手　扁豆花　焦荷蒂

脘满作泻，腹痛肢倦，治以疏和。

西羌活　黄防风　大腹绒　川郁金　炒川楝　制小朴　鸡苏散　干佩兰炒
白芍　白茯苓　焦苡仁　新会皮　荷叶

洞泻无度，舌糙如苔，寒湿水毒，一时充斥阳明，拟疏和法。

焦茅术　连皮苓　广藿香　大腹绒　粉萆薢　制小朴　黄防风　焦建曲黑
车前　福泽泻　鲜佛手　广陈皮　扁豆叶

脘痛未止，便溏神倦，宗《内经》劳者温之。

生于术　酒白芍　炒香附　酒桑梗　炒杜仲　淡吴萸　煨木香　炒川断九
香虫　焦建曲　川楝子　新会皮　西砂仁

腹痛便溏，头眩咳呛，诸恙未见平腹，脉细弦，舌苔滑腻，再从疏和。

生白术　炙款冬　广蛤蚧　川贝母　炒党参　炒淮膝　炒夏曲　新会络炒
杜仲　制香附　云茯苓　姜竹茹　生熟谷芽　西砂仁

生冷伤中，中焦积滞，腹部隐痛，便溏纳呆，防转为痢疾，脉来沉细，治宜疏和。

炒香附　大腹绒　煨木香　白蔻仁　新会皮　制小朴　焦建曲　炒苡仁干
佩兰　川郁金　白茯苓　方通草　荷叶

小孩暑邪内蕴，风邪外束，寒热而兼泄泻，治以分疏。

黄防风　天水散荷叶包　干佩兰　五谷虫　黑车前　荆芥穗　炒麦芽　炙
鸡金　大腹皮　白扁豆花

泄泻渐止，脘闷纳呆，脉沉细。属半虚半实，拟以调中化邪，兼顾纳食呆钝。

生白术　制小朴　大腹绒　煨木香　佩兰叶　炒香附　法半夏　焦建曲鲜佛手　生熟谷芽　新会皮　白通草　鲜荷叶

二十一、汗症

自汗盗汗，久而未止，脉见细弦，治以固养。

西芪皮　麻黄根　炒丹参　煅龙骨　防风根　炒白芍　炒夏曲　煅牡蛎抱茯神　炙鳖甲　左秦艽　炒淮麦　新会皮　红枣

二十二、脚气

脚气属脾肾两虚，寒湿内滞，两足浮肿，颇有上行之势。二便少行，最恐冲心犯胃。手指麻痹，拟以和解，藉以通利机关。

生白术　花槟榔　粉萆薢　海桐皮　白茯苓　川桂枝　汉防己　五加皮建泽泻　野赤豆　天仙藤　新会皮　生姜皮

脚气疲软，朝退暮重，少腹发麻，气已上升，脉见沉弦，拟以通阳益气。

西党参　安肉桂　木防己　炒菟丝　生于术　生牛膝　黑车前　五味子蜜炙干姜　白茯苓　炒苡仁　白茯苓　干松节　酒桑梗　磨沉香冲

干脚气两足软不能行，手亦发麻，颇有上升之势，犯肺冲心，皆能传变。脉见沉细，急须调理。

川桂枝　生白术　粉萆薢　炒杜仲　北细辛　川牛膝　木防己　制小朴五加皮　新会皮　天仙藤　丝瓜络　炒当归　姜皮

脚气疲软难行，两手亦麻，脘闷纳呆，脉细弦。属脾肾致虚，风寒湿袭人络脉，仍从温养。

川桂枝　花槟榔　宣木瓜　天仙藤　老苏梗　木防己　川萆薢　海风藤法半夏　新会皮　五加皮　丝瓜络　制小朴　杉木节

脚气将成，恐上升为变，脉见细弦，拟去寒湿。

九制茅术　生牛膝　粉萆薢　汉防己　川桂枝　宣木瓜　天仙藤　五加皮海桐皮　千年健　炒苡仁　丝瓜络　花槟榔　黄松节　制小朴　海风藤

脚气暴起，两足已见肿亮，手麻腹麻，有积水上冲之势，右脉浮弦，拟先开降。

川桂枝　粉草薢　汉防己　生淮膝　甜葶苈　连皮苓　生栝楼　花槟榔　炙桑皮　炒泽泻　炒枳壳　生姜皮　光杏仁　陈麦柴

足膝酸软，神疲纳少，治以疏和。

西羌活　酒桑皮　川草薢　五加皮　天仙藤　晚蚕砂　香独活　木防己炒杜仲　炒淮膝　法半夏　丝瓜络

脚气将升，软弱不知，少腹手指皆为发麻，恐有上冲为变。脉见沉细，治宜和养。

香独活　青木香　生淮膝　花槟榔　桑寄生　炒当归　嫩苏梗　五加皮木防己　新会络　宣木瓜　丝瓜络　天水散包　杉木节

二十三、疝　气

狐疝出没无常，少腹牵引痛，痛而且胀，脉象沉弦，治以疏和。

全当归　炒川楝　甘杞子　炒杜仲　鹿角霜　小茴香　制香附　九香虫荔枝核　山楂核　炒丹参　焦茅术　炒橘核　炒白芍　丝瓜络

右部睾丸坚结不和，渐成癫疝。惟目赤屡发，肝家素有郁热，一切过温之药似在禁例。脉见弦滑，拟以清养。

左金丸　炒丹参　广橘核　东白芍　炒当归　炒杜仲　川楝子　川青皮桑寄生　西洋参　山楂核　九香虫　荔枝核　丝瓜络鳖血炒　炒枳壳

七疝中之狐疝，出没无常，其声呜呜然。属肝肾内虚，气为下陷，脉弦，治以和养。

西党参　菟丝子　炒白芍　淡吴萸　酒桑皮　炒当归　焙甘杞　炒杜仲制香附　广橘核　荔枝核　山楂核　丝瓜络

狐疝旧根，出没无常，立则坠而卧则收，温养主之。

西党参　炒菟丝　炒杜仲　安肉桂　白茯苓　炒当归　焙杞子　炒白芍沙苑子　广橘核　荔枝核　山楂核　丝瓜络

水疝胀大出水，脉见濡细，治以疏和。

生白术　淡吴萸　制香附　鹿角霜　焙杞子　制半夏　连皮苓　焦建曲紫官桂　煨木香　酒白芍　新会皮　青荷叶

疝气二月未止，恐成癫疝。尾闾结核，训属湿痰，脉象细弦，拟用疏和。

川楝子　九香虫　荔枝核　炒杜仲　炒枳壳　制香附　焙杞子　全当归川草薢　炒夏曲　煨木香　广陈皮　丝瓜络

冲疝下坠至囊，上冲呕逆，冲甚欲厥，拟以温养。

安肉桂　制香附　川楝子炒　沉香曲　荔枝核　炒白芍　炒当归　九香虫煨木香　炒杜仲　白茯神　新会皮　丝瓜络

疝胀屡发，色红而热，七疝中之血疝。拟从和养，一切内热盗汗、口渴便艰，均须照顾。

左金丸　炙鳖甲　银柴胡　山楂核　九香虫　炒川楝　炒当归　广橘络川青皮　炒党参　炒枳壳　炒白芍　丝瓜络

肾囊肿痛，疝气起因，将变子痛。形寒形热，蒸脓之势，脉沉弦，治宜疏和。

炒川楝　炒牛膝　炒延胡　广橘核　青木香　西赤芍　川青皮　当归尾炒枳壳　制香附　炒桃仁　晚蚕砂　丝瓜络

二十四、肝气

操烦过度，肝邪偏旺，虚阳化气化风。上扰为头痛，偏左耳鸣火升；旁窜为两足麻痹，肢骱不和，且牵连脘痛胸痛，必得上为发嗳，下即矢气，始形松动，脉弦滑。拟柔肝之体，和肝之用。

西洋参　东白芍　煅龙齿　川贝母　抱茯神　杭菊花　原精石　法半夏瓦楞子　远志肉　白蒺藜　桑寄生　代代花　炒竹茹　荷边

肝体不足，肝用有余。阳扰于上，头痛耳鸣；气侮于中，脘胀发嗳；又复化风入络，两足麻痹，有时舌根亦为发麻，种种见症，皆偏左部为多。按脉弦滑，舌苔滑腻，从中又挟痰饮，治宜兼顾。

西洋参　法半夏　潼蒺藜　杭菊花　煅龙齿　左金丸　白蒺藜　川贝母抱茯神　东白芍　双钩藤　佛手花　竹二青玫瑰露炒

营失养肝，肝邪偏旺。冲犯中焦，似痞非痞，无形胀满；气复化风，上扰清空，头目为之眩晕；旁窜经坠，肢节为之麻跳，甚至神迷口噤，似乎厥逆，脉见弦滑。由产后而起，营亏气郁，厥阴尤为鸱张，心脾亦失营养，胃纳欠旺，有时艰寐。拟养阴以熄内风，调气以和络脉。

西洋参　煅龙齿　白蒺藜　抱茯神　合欢皮　梧桐花　桑寄生　杭菊花炒丹参　远志肉　新会皮　代代花　丝瓜络　荷边

气攻无度，上至当脘，下及少腹，甚至旁及腰背，便溏嗳腐，漉漉腹鸣。属肝邪充斥，脾胃两受其侮，拟用疏和。

炒香附　毕澄茄　炒杜仲　炒丹参　抱茯神　法半夏　佛手柑　桑寄生东白芍　远志肉　新会皮　玉蝴蝶　西砂仁

呕逆与咳呛渐减，惟当脘仍为窒塞，时痛时胀，按之坚结，脉息濡细。再调肝肺而化痰饮，兼理肝邪。

法半夏　炒淮膝　沉香屑　旋覆花包　制香附　川贝母　抱茯神　远志肉代赭石　新会皮　毕澄茄　炙苏子　姜竹茹　西砂仁

气郁动肝，肝邪充斥，中焦受侮。当脘作痛，痛势扰腰及背，皆为牵引。脉细弦，治以调降。

左金丸　合欢皮　炒丹参　抱茯神　玉蝴蝶　炒杜仲　东白芍　佛手花远志肉　桑寄生　新会皮　竹茹玫瑰露炒

劳伤肝肺，头眩咳呛，两目昏花，脉息弦大，治宜清降。

北沙参　杭菊花　川贝母　黑料豆　制女贞　石决明　苍龙齿　淮牛膝抱茯神　光杏仁　白蒺藜

二十五、呃逆

当脘满闷，屡屡发嗳，多纳即为作胀。属脾失其使，胃失其市，中焦升降失职，水谷不化精华而生痰饮，久防反胃。脉沉弦，治以调降。

左金丸　生白芍　炒丹参　代赭石　远志肉　法半夏　佛手花　金沸草抱茯神　范志曲　毕澄茄　新会皮　制小朴　竹茹玫瑰露炒

二十六、风温

身热不解，头痛口渴，温邪郁蒸，势将发痦。脉见浮弦，治以分泄。

冬桑叶　薄荷尖　粉前胡　净蝉衣　光杏仁　淡豆豉　荆芥穗　淡竹叶杭菊花　柔白薇　新会皮　白通草　干荷叶　红蔗皮

风温之邪首先犯肺，郁热蒸痰，煽烁不解，咳呛喉鸣，气逆胁痛，关系尤在舌苔罩灰，质红起腐，势将劫津为变。脉两手弦数，拟以清解。

南北沙参　粉蛤壳　川贝母　蜜炙桑叶　鲜石斛　栝楼仁　光杏仁　旋覆花包　代赭石　新会络　白茯苓　方通草　莱菔汁　荸荠汁　枇杷叶

身热微寒，汗少脘闷，脉浮舌红，势防昏陷变端，拟以分泄。

淡豆豉　冬桑叶　荆芥穗　柔白薇　淡竹叶　黑山栀　薄荷尖　黄防风川通草　北沙参　鲜石斛　白茯苓　荷叶

身热有汗，脘痛便秘，表解而里未通，仍防神志昏迷。脉浮，拟从清泄。

淡豆豉　冬桑叶　光杏仁　炒枳壳　川通草　黑山栀　粉前胡　炒栝楼荆芥穗　柔白薇　淡竹叶　辰茯神　荷叶

身热无汗，咳呛口渴，入夜谵语，防冬温内陷为变。脉浮弦，治宜辛凉。

淡豆豉　薄荷尖　连皮杏仁　白茯苓　蜜炙桑叶　冬桑叶　粉前胡　川通草　冬瓜子　净蝉衣　胖大海　炙款冬枇杷叶

冬温郁蒸，表里解而不解，有汗不多，大便旁流。呃忒口渴，当脘胀满，邪势方张，津液渐为劫烁。舌苔质红色灰，薄如烟煤，脉两手滑大，左右寸重按模糊。温邪愈趋愈深，入犯胞络，已有神昏之象，引动肝风，又将痉厥。高年正虚邪炽，势防内闭外脱，拟清阴泄邪，以图弋获。

西洋参　冬桑叶　光杏仁　淡竹叶　羚羊尖　鲜石斛　鲜生地　淡豆豉同打　全栝楼玄明粉拌　朱茯神　炒枳实　活水芦根　黑山栀　干荷叶

温邪袭肺，咳嗽痰粘，口渴，脉弦滑，治以清泄。

南沙参　川贝母　白茯苓　杭菊花　蜜炙桑叶　光杏仁　川通草　淡竹叶净蝉衣　薄荷梗　新会红　红蔗皮　粉蛤壳　干荷叶

二十七、湿温

脱力感邪，寒热常常发作，头蒙肢酸，脉弦滑，伏湿着留气分，治宜分泄。

大豆卷　制小朴　焦苡仁　炒泽泻　新会皮　干佩兰　白茯苓　鸡苏散包川通草　原金斛　柔白薇　炒夏曲　荷叶　红枣

湿热郁遏，寒热不扬，溺赤便闭，形黄脘满，脉见沉细，分泄主之。

大豆卷　干佩兰　制小朴　焦苡米　法半夏　炒栝楼　皮块滑石　川通草柔白薇　白茯苓　川通草　新会皮　荷叶

身热少汗，五日不解，胸脘满闷，并作恶心，神昏谵语，舌胖言强。外受风寒，内热湿温，郁邪无从出路，表汗不多，里便不爽，三焦弥漫，势防痉厥。脉息濡细，若隐疹不透，证非稳当。

大豆卷　法半夏　连翘心　全栝楼　细菖蒲　制小朴　川郁金　抱茯神辰砂拌　肥知母　光杏仁　干佩兰　益元散包　炒竹茹　灯芯辰砂拌　荷叶露冲

脱力郁湿，湿复挟风，身热有汗，肢骱酸痛，咳呛纳呆，脉浮弦，治以疏和。

冬桑叶　粉前胡　省头草　川郁金　新会皮　光杏仁　川通草　制小朴柔白薇　范志曲　炒苡仁　鲜佛手　荷叶

湿郁表里，身热不扬，脘闷气逆，脉见沉弦，拟疏和法。

法半夏　干佩兰　佛手柑　川郁金　大豆卷　制小朴　焦建曲　白蔻仁焦苡仁　新会皮　薄荷尖　黄防风　省头草　竹二青　粉前胡

二十八、诊痦

疹痦化毒，粒粗发痒，油汗脉弦，治宜分化。

香青蒿　焦苡仁　九制茅术　川通草　川石斛　淡黄芩　白茯苓　新会皮益元散包　西芪皮　防风根　川郁金荷叶

白痦连发，肺胃受伤，脉见细弦，脘满咳呛，以分疏主之。

香青蒿　大豆卷　干佩兰　白茯苓　川通草　炒淡芩　新会皮　焦苡仁佛手柑　光杏仁　川朴花　姜竹茹　枇杷叶

痦后内热未除，口渴纳少，脉息沉弦，治以和养。

北沙参　柔白薇　炒淡芩　生谷芽　川石斛　香青蒿　白茯苓　川通草环粟子　黄防风　焦苡仁　荷叶　西芪皮红枣

痢后感邪，寒热发痦，拟用分泄。

大豆卷　炒黄芩　干佩兰　山楂炭　益元散包　制小朴　东白芍　焦苡仁广陈皮　粉萆薢　川通草　柔白薇　鲜莲叶

身热出痦，脘闷便溏，脉浮弦，治以分泄。

柔白薇　焦苡仁　川通草　大豆卷　焦建曲　干佩兰　川郁金　白茯苓制小朴　新会皮　鲜佛手　益元散包　扁豆花

身热白痦，先起呕逆，脉见细弦。肺胃受病，拟以分泄。

柔白薇　光杏仁　川朴花　白蔻仁　冬桑叶　焦苡仁　炒黄芍　白茯苓新会皮　焦麦芽　焦建曲　炒竹茹　荷梗

疹瘖密布，脘闷神烦，寒热或轻或重，按脉细弦，治宜分泄。

冬桑叶　焦栝楼皮　益元散包　焦苡仁　川石斛　肥知母　柔白薇　光杏仁　连翘心　川通草　连皮苓　炒竹茹　鲜佛手　荷叶

寒热连日未解，脘闷气急，上为呕逆，下为溏稀，邪势仍未宣化。脉数而滑，两寸独不应指，上焦不能宣扬。虽有疹瘖，未能由里达表，治宜清泄。

大豆卷　制小朴　连皮杏仁　新会红　焦苡仁　鲜佛手　冬桑叶　益元散包　川郁金　柔白薇　川通草　炒竹茹　黄防风　洋佩兰

身热有汗，瘖毒满布，邪从肺达。又有咳呛，拟以分泄。

冬桑叶　荆芥穗　淡竹叶　块滑石　新会红　光杏仁　净蝉衣　川通草赤苓皮　淡豆豉　炙牛蒡　象贝母　荷叶

红疹白瘖，夹杂而出，当脘仍有满闷，舌苔黄腻未化，脉六脉芤弦细软为多。余邪未清，正气久虚，防其变端，治以和化。

柔白薇　连皮杏仁　川通草　生谷芽　干佩兰　冬桑叶　净蝉衣　焦苡仁赤苓皮　薄荷尖　新会皮　川郁金　鲜佛手　荷叶

二十九、时疫

上吐下泻，汗冷肢清，脉细兼弦，治宜疏和。

制小朴　连皮苓　焦建曲　白蔻仁　佛手柑　新会皮　广藿香　焦苡仁大腹绒　益元散包　黄防风　姜汁炒川连荷梗

挥霍扰乱，泻下而兼呕，脉息细弦，治宜苦辛通降。

川连姜汁炒　姜半夏　连皮苓　川通草　益元散　干佩兰　制小朴　焦建曲　大腹绒　焦苡仁　鲜佛手　姜竹茹　宣木瓜　扁豆花

挥霍扰乱，勃然上吐下泻，当脘懊侬，汗多肢清，脉见沉细，分疏主之。

法半夏　焦建曲　连皮苓　白蔻仁　鲜佛手　炒香附　制小朴　干佩兰大腹绒　焦苡仁　川郁金　姜竹茹　新会皮　方通草

呕泻后胃液受伤，里邪虽从表达，有寒有热，不能作汗。脉来弦数，舌苔淡灰，口渴无度，拟和阴泄邪。

北沙参　鲜石斛　淡竹叶　冬桑叶　连皮杏　净蝉衣　柔白薇　块滑石连皮苓　薄荷尖　荆芥穗　杭菊花　红蔗皮

三十、调经

经事向来后期，忽又先期，总由冲任不摄。未能生育，脉见细弦，治宜和养。

四制香附　炒夏曲　焦艾绒　炒川断　黑料豆　炒川芎　东白芍　炒当归炒杜仲　银柴胡　炒丹参　新会皮　丝瓜络

尊年奇脉不摄，月事转旺，带脉不固，皆由肺虚而发。肝脾为损，虚火有升少降，吐血频作，渐至口干头蒙，心悸足瘰，牵连者均属虚而偏热，拟以清养。

大生地　黑料豆　东白芍　新会红　桑寄生　白茅花　北沙参　淡乌贼炙抱茯神　金石斛　煅龙齿　炒扁柏　制女贞　红枣

昔肥今瘦，中有痰饮，遂至肝升肺降，两失所司。久有脘痛，经事又艰，咳呛沉弦，形寒潮热，恐转入怯门，拟从调降。

左金丸　玉蝴蝶　远志肉　炒灶仲　炒淮膝　代代花　绿萼梅　抱茯神桑寄生　法半夏　旋覆花包　新会皮　合欢皮　枇杷叶

气痹营滞，腹部胀满，经事五月未行，脉弦，治以疏和。

制香附　焦建曲　鸡血藤膏　远志肉　新会皮　法半夏　炒丹参　茺蔚子抱茯神　鲜佛手　陈橼皮　西砂仁

经事不调，或一二月一行，或四五月一行。营滞由于气

经事不调，或一二月一行，或四五月一行。营滞由于气痹，脘胀腰楚，形黄肢肿，脉来濡细，拟用疏和。

制香附　炒延胡索　炒当归　炒川断　炒川芎　新会皮　炒夏曲　制丹参茺蔚子　炒杜仲　抱茯神　月季花　远志肉　西砂仁

形寒潮热，纳少咳呛，由营卫而兼肺脾，虚非旦夕。脉细弦，治以和养。

北沙参　炒当归　川石斛　西芪皮　冬瓜子　光杏仁　银柴胡　炒丹参抱茯神　黄防风　东白芍　淮小麦　元红枣·

腹痛减而未止，欲除痛根，庶几通经。脉沉弦，拟以疏和。

炒香附　九香虫　茺蔚子　炒川楝子　炒当归　新会皮　元红花　炒延胡

索　陈橡皮　炒丹参　炒淮膝　东白芍　西砂仁

月事虽属准期，色淡后块，到时少腹坠痛，到后当脘作胀，纳呆泛水，脉濡，治宜疏和。

炒香附　炒当归　炒丹参　新会皮　炒杜仲　桑寄生　川扶芎　抱茯神远志肉　法半夏　炒川断　炒延胡索　东白芍　西砂仁

肝阴不足，中气不和。脘痛腹胀，症瘕上攻，作恶纳少。经行不畅，脉来紧滞，治宜辛养和中。

左秦艽　炒丹参　茺蔚子　左金丸另服　炒川楝　砂仁壳　当归身小茴同炒　东白芍　炒延胡　台乌药　四制香附　代代花　白茯苓　陈香橼　姜竹茹

三十一、淋带

奇经内亏，大约三阴为损，经崩带多，连连不止，肢酸腰楚，平常又为胀满，脉细弦，治以和养。

吉参须　东白芍　沙苑子　炒丹参　玉蝴蝶　制香附　炒杜仲　焦建曲抱茯神　陈棕炭　新会皮　佛手花　焦荷蒂

水湿入于营分，经漏之后，又放白带，前阴翻大，遂至鼓胀有增无减，脉见细弦，宜虚实兼顾。

生于术　煅牡蛎　炙乌贼　胡芦巴　黑车前　野赤豆　新会皮　炒川楝酒桑梗　冬葵子　凤凰衣　陈橡皮　炒泽泻　川草薢　竹茹玫瑰露炒

复诊：经漏兼带，零零落落，甚至子宫下坠，外翻有形，鼓胀依然，攻补两难措手。

生白术　陈橡皮　东白芍　炒当归　九香虫　金铃子　西洋参　姜竹茹炒夏曲　白茯苓　炒杜仲　柔白薇　制香附　酒桑梗

带下致虚，腰酸肢倦，脉见沉弦，治以和养。

生白术　抱茯神　炒夏曲　东白芍　炒杜仲　淡乌贼　煅龙骨　炒川断沙苑子　川石斛　桑寄生　新会皮　炒竹茹

三十二、崩漏

连次崩放，现在头眩肢酸，脉息细弦，治以和养。又产后久肿，亦宜兼顾。

西羌活　制小朴　陈棕炭　东白芍　炒苡仁　炒扁柏　川郁金　焦荷蒂
黄防风　法半夏　新会皮　炒当归　佛手柑　红枣

操劳过度，有伤奇经，经漏三月，绵延不止，以致统藏不摄，血海愈涸。脉见细弦，当温养八脉，兼补气血，栽培火土，以固其根本，涵养乙癸，以充其渊源。俾得阴顺阳和，天癸有恒，拟以温养。

安肉桂去粗皮　西党参　蕲艾炭　炒杜仲　煅龙骨　陈阿胶　蒲黄炭炒
东白芍　新会皮　抱茯神　赤石脂　包醋煅　陈棕炭　血余炭　红枣

崩势少停，零零落落，红白交见，奇经大损，肢腰酸痛，和养主之。

炒阿胶　沙苑子　煅龙骨　陈棕炭　制香附　西党参　炒夏曲　炒白芍
新会皮　艾绒炭　煅牡蛎　炒侧柏　红枣

停经见红，数日未止，似小产而不下。头眩腰痛，腹亦迸痛，治以和养。

大生地　东白芍　炒川楝　炒艾绒　炒荆芥　新会皮　炒丹参　炒荷蒂
鸡血藤膏　黑料豆　炒当归　沙苑子　抱茯神　红枣

小产后血放不止，牙痛亦宜兼顾。

阿胶蒲黄炒　羚羊尖　陈棕炭　扁柏炭　蜜炙桑叶　西洋参　血余炭　池菊炭　荆芥炭　炒丹参　法半夏　新会皮　炒藕节

停经见红，每日不止，恐非偏产，而为崩漏，治宜和养。

制香附　炒当归　炒杜仲　沙苑子　川石斛　抱茯神　大生地　鸡血藤膏
炒艾绒　黑料豆　东白芍　新会皮　藕节炭

经漏三月，腰酸腹痛，心跳头蒙，种种营亏气痹，脉沉弦，治宜和补。

炒党参　炒阿胶　陈棕炭　炒丹参　炒莲房　东白芍　制香附　血余炭焦
楂炭　煅龙骨　炒侧柏　炒川断　抱茯神　焦荷蒂

小产后少腹攻痛，且带下赤白，脉弦滑。营亏气痹，治宜调养。

左金丸　炒杜仲　炒当归　九香虫　沉香曲　新会皮　炒丹参　炒白芍制
香附　炒川断　真獭肝　合欢皮　丝瓜络

奇经不摄，崩放后又为经漏，应月淋漓多日，遂至营阴受伤，诸虚杂出。头眩耳鸣，心悸腰楚，脉见弦滑，治宜和养。

炒党参　炮姜炭　煅龙骨　陈棕炭　炒莲房　炒侧柏　炒阿胶　炒白芍血
余炭　川杜仲　抱茯神　广陈皮　炒香附　吉林参须另煎

老年崩放，绵延不止，脉见濡细。冲海不摄，气营两亏，脘胀气怯，咳呛纳呆，和养丰之。

炒党参　炒香附　抱茯神　沙苑子　血余炭　炒白芍　炒阿胶　莲房炭煅龙骨　炒杜仲　炒侧柏　陈棕炭　新会皮

复诊：崩放减而未止。向有失血，老年营阴不摄，内络已损，脉见芤细，炎夏最宜调和。

炒阿胶　莲房炭　煅龙骨　炒香附　炒杜仲　炒侧柏　炒党参　抱茯神蚕茧灰　陈棕炭　血余炭　新会络　炒白芍　藕节炭

三十三、护胎

营阴素亏，亏则生热，大肠为津液之腑，遂为结燥艰行，每每五六日一解，解时脱而外翻。脉见细滑，怀孕值脾胃司胎，拟以清养。

西洋参　郁李仁　生当归　炒地榆　桑寄生　陈广皮　火麻仁　脏连丸炒栝楼皮　炒槐米　原金斛　制女贞　松子肉

三十四、痈症

肠痈将成，少腹肿痛，大便不行，按脉沉弦，治以通降。

败酱草　炒枳壳　炒建曲　牛蒡子　炒桃仁　炒川楝　花槟榔　川青皮西赤芍　当归尾　生米仁　广陈皮　丝瓜络

肠痈脐凸红肿，腹膨作痛，大便已通，能否不为外溃？脉数，内热，治以清降。

炒川楝　花槟榔　冬瓜子　炙鸡金　生米仁　推车虫　生当归　新会皮全栝楼　败酱草　炒枳壳　川青皮　陈橡皮　榧子肉

腿痈蒸脓，势难消退。

生西芪　当归尾　西赤芍　生牛膝　新会皮　牛蒡子　川青皮　生甘草炙甲片　细角针

肛门结块，痛时发坚，将成肛痈，能否消退？

珠儿参　炒槐米　制女贞　炒苡仁　白茯苓　黑料豆　黑地榆　炒泽泻焦山栀　川萆薢　炒黄芩　新会皮　松子仁

咳嗽暴起，娇脏顷刻腐烂，秽气直冲，红痰不止，肺痈之象，拟从清降。

马兜铃　生米仁　光杏仁　川贝母　生白芍　白茯苓　冬瓜子　地骨皮
枇杷叶　新会皮　炒竹茹　粉蛤壳　炙桑皮　茜草根　肺露冲

肺痈溃烂，先血后脓。现在虽减未除，最恐炎夏反复。

北沙参　炙桑皮　地骨皮　川通草　白茯苓　生甘草　新会皮　活芦茎去
节　冬瓜子　光杏仁　白苡仁　真川贝粉蛤壳　肺露冲

久嗽伤肺痰有黄沫，且带血溢，肺痈渐成，治以清降。

北沙参　冬瓜子　旱莲草　川贝母　生白芍　炙桑皮　光杏仁　茜草根
新会皮　粉蛤壳　竹三七　地骨皮　枇杷叶

吐血连次，肺热移于大肠，痈象将成，治以清养。

珠儿参　黑料豆　炒槐米　川石斛　栝楼仁　生甘草　黑地榆　东白芍
川贝母　光杏仁　新会红　枇杷叶　火麻仁　炒藕节

小肠痈腹胀溺短，能否消退。

败酱草　川青皮　西赤芍　赤茯苓　粉萆薢　木防己　炒川楝　炒香附
当归尾　大力子　青木香　炒枳壳　丝瓜络

乳痈蒸脓，色红兼肿，脉浮舌白，并有表症，微寒微热，治宜疏和。

黄防风　牛蒡子　当归尾　生麦芽　川青皮　薄荷尖　荆芥穗　炙山甲
西赤石　王不留行　焦苡仁　新会皮　炒藕节

三十五、牙疳

咬牙疳满口腐烂，并有寒热，治以辛凉。

淡豆豉　薄荷尖　荆芥穗　炒天虫　黄防风　经霜桑叶　牛蒡子　生甘草
忍冬花　干荷叶

腿部青色退而未尽。现在牙疳腐烂，或轻或重，总未平复。脉象数滑，舌苔
滑腻，拟清阴而化湿热。

西洋参　杭菊花　白茯苓　黑料豆　生米仁　白茅花　南花粉　绵茵陈二
至丸　肥知母　广橘络　川石斛　木防己　白灯芯

三十六、咽喉病

喉痹将成，头眩肢麻，包罗病情太多，治以清泄。

冬桑叶　川贝母　生白芍　天花粉　大黑豆　生甘仁　光杏仁　杭甘菊
新会皮　白柿霜　制女贞　川石斛　枇杷叶

咽红发硬，脉息浮弦，治宜清养。

北沙参　粉蛤壳　栝楼仁　冬桑叶　块马勃　净蝉衣　光杏仁　象贝母
白茯苓　杭菊花　金果榄　山豆根　枇杷叶

将成喉痹，咽哽音嘶，脉见弦滑，治宜和养。

北沙参　橄榄核　冬瓜子　淡秋石　白茯苓　东白芍　白柿霜　光杏仁粉
蛤壳　川贝母　栝楼仁　炙桑叶　枇杷膏冲

喉关较通，蒂丁未曾收敛，肝肺不和，脉见细弦。郁热尚未清楚，所以汗出
津津，拟从和养。

西洋参　生白芍　粉蛤壳　橄榄核　光杏仁　血燕根　川贝母　冬虫草
生甘草　白茯苓　川石斛　广陈皮　枇杷叶　红枣

湿去热存，阴分受伤，咽喉为之痛哽。得饮冲鼻，肺阴伤而蒂丁病。拟以清
降，再调补心悸头眩。

北沙参　橄榄核　代赭石　光杏仁　新会皮　白柿霜　金沸草　川贝母
冬瓜子　炙桑叶　川通草　白茯苓　枇杷叶

三十七、鼻病

鼻渊屡发，洋人所谓伤脑气筋也，清降主之。

经霜桑叶　白茅花　川通草　炙紫菀　黑料豆　光杏仁　东白芍　川贝母
炒荆芥　鱼脑石　枇杷叶　杭菊花红枣

鼻渊复发，风邪挟湿，上蒸清窍，治以清降。

嫩辛夷　北沙参　白茯苓　炒川柏　双钩藤　金石斛　鱼脑石　焦山栀
枇杷叶　生甘草　绿豆衣　湖丹皮　薄荷尖　荷边

复诊：鼻渊少减，咳嗽有痰，头蒙腰楚，脉息细弦，治宜清养。

西洋参　南花粉　鱼脑石　黑山栀　益元散包　川贝母　陈广皮　嫩辛夷
枇杷叶　肥知母　生甘草　双钩藤　川通草　荷边

三十八、耳病

五聤者，脓分五色，总名谓之耳聤。现在并无血出，青脓白脓交溢，脑髓受伤，肝阳为炽，渐至颊车闭而难开，颈项头目皆牵引为痛，清空之虚难于着枕，脉细弦。体本丰腴，内痰与内风有升少降，拟以镇养。

西洋参　东白芍　潼白蒺藜　抱茯神　炒僵蚕　杭菊花　鱼脑石　煅龙齿炒丹参　黑料豆　象牙屑　荷边

耳聤溢血，血止又复溢脓，脓薄如水，或多或少，以致清空受伤，头部鸣响，额间作痛。牵连诸虚，喉痹哽痛，脘满纳少，有时腹痛，有时便溏，脉弦滑，治宜和养。

西洋参　鱼脑石　炒白芍　海贝齿　象牙屑　川贝母　原金斛　杭甘菊抱茯神　白蒺藜　合欢皮　橘叶　橄榄核荷边

耳菌溃烂，脓血交溢，久防失聪。脉见细弦，治以清化。

石决明　炒天虫　净连翘　炒丹皮　冬桑叶　新会皮　杭菊花　炒川柏炒泽泻　焦苡仁　嫩滑石　赤茯苓　卷竹心

三十九、目病

目属肝窍，眼眶上下发红，属脾湿肝风所致。脉来细弦，治宜清泄。

霜桑叶　炒丹参　左秦艽　石决明　白茯苓　川石斛　黑料豆　北沙参焦苡仁　生白芍　新会皮　制女贞　卷竹心　荷叶

两目蒙赤，属肝风所致，拟以镇养。

石决明　青葙子　左秦艽　连翘心　黑料豆　钩藤钩　霜桑叶　谷精珠夜明砂　原精石　白蒺藜　辰灯芯　蕤仁霜　荷边

劳伤肝肺，头眩咳呛，两目昏花，脉见弦细，治宜清降。

北沙参　生白芍　抱茯神　川贝母　黑料豆　白蒺藜　石决明　煅龙齿炒淮膝　光杏仁　制女贞　杭甘菊

四十、舌病

重舌形小而尖，现在舌底胀大，屡破涎血，浮胖时平时作，久恐成为郁火，毒坚结翻大，即属难治。早有腹膨作泻，转而上扰心脾为患，挟湿火内燃，治以宣化。

北沙参　光杏仁　白茯苓　淡竹叶　煅瓦楞　炒丹参　天竺黄　冬瓜子川贝母　炙桑叶　连翘心　生白芍　新会白　枇杷叶

四十一、瘰疬

禀体阴虚，郁热蒸痰，阻于络脉，项筋牵引。结核虽小，防久而成瘰。脉见弦滑，治以清养。

西洋参　白海粉　新会皮　抱茯神　淡昆布　夏枯花　天竺黄　桑寄生淡海藻　炒僵蚕　杜仲盐水炒　杭甘菊　丝瓜络

操劳过度，舌久发剥。现复心生热，肝生风，风热蒸痰，颈项起瘿，似乎发胀。入后风痰用事，防为中累。

西洋参　煅瓦楞　橄榄核　白茯苓　潼白蒺藜　白柿霜　川贝母　生白芍血燕根　光杏仁　广陈皮　炒竹茹　枇杷叶　鸡子清冲

湿热挟风，外达肌表，发为游风，起瘰发痒，脉见沉弦，治宜泄化。

炙桑叶　炙稀莶　赤苓皮　炒扁柏　地肤子　黄防风　净蝉衣　焦苡仁新会皮　白鲜皮　荆芥穗　杭菊花　西砂仁

四十二、流痰

痰注不一，眼细中空，久而不敛，渐至营卫受伤。营争为寒，卫争为热，寒热频仍，防成疮劳。脉见弦滑，治以和养。

西洋参　黄防风　黑料豆　炒当归　川石斛　西绵芪　银柴胡　制女贞东白芍　青蒿子　炒丹参　新会皮　丝瓜络

腰为肾腑，肾俞流痰，蒸蒸已熟，势将穿溃。所恐者，纳呆肉削，元气难支。

西党参　全当归　法半夏　炙鳖甲　煨葛根　生绵芪　川青皮　牛蒡子
生甘草　白茯苓　生白术　新会皮　细角针

流痰发于臂部，高肿色变，势难消退，脉见弦滑，治以疏和。

香独活　晚蚕砂　大力子　炒当归　木防己　竹沥夏　桑寄生　川青皮
西赤芍　粉萆薢　青木香　广陈皮　丝瓜络

流注溃处不一，现存两眼未收。疮由虚发，营液从此受伤，两足软弱，络脉
拘挛。脉见弦滑，治以和养。

西洋参　宣木瓜　炒杜仲　东白芍　桑寄生　黑料豆　炒当归　炒淮膝
新会皮　川石斛　制女贞　左牡蛎　丝瓜络

流注三处，曲池已溃，腋下臂上亦欲蒸脓。按脉细弦，治以宣化。

西羌活　小青皮　玉桔梗　生甘草　象贝母　大力子　西赤芍　当归尾
新会皮　丝瓜络

环跳流痰，高肿之势潜滋暗长，久防蒸脓穿溃。脉见细弦，治宜疏化。

香独活　西洋参　生甘草　川青皮　竹沥夏　炒杜仲　桑寄生　炒当归
新会皮　大力子　晚蚕砂　西赤芍　丝瓜络

环跳流痰，筋骨发赤，成则累月难瘥，治以疏和。

竹沥夏　九制熟地　白芥子　新会皮　大力子　丝瓜络　汉防己　川萆薢
青木香　川石斛　炒黄芩

股阴毒右面结核，按之作痛，步履皆为不利。属气痹凝痰，痰留于络，疏和
主之。

香独活　晚蚕砂　当归尾　竹沥夏　木防己　淮牛膝　酒桑梗　西赤芍
炒牛蒡　法半夏

陈莲舫医案

卷　上

青浦陈秉钧莲舫甫著

中风

钱，左，三十一

三疟后风邪入络，口眼歪斜，现在已得平复。风势走窜经络，肢麻筋掣，脘痛腹鸣，头蒙发眩，燔灼艰寐，脉见细弦，防成风瘫。治以和养。

香独活，炒当归，海风藤，抱木神，桑寄生，炒丹参，焙甘杞，苍龙齿，川桂枝，东白芍，杭菊花，宣木瓜，丝瓜络，虎潜丸。

孙，左，廿六

寒热后风湿入络，肢骱酸痛甚于腰膝，当脘亦似寒似痛，脉见沉"弦。治以疏和。

香独活，海风藤，生白术，炒香附，酒桑梗，五加皮，炒杜仲，炒淮膝，炒当归，宣木瓜，新会皮，臭梧梗（三钱），丝瓜络。

赵，左

左臂瘦削，屈伸不利，酸痛之势由肩及项，甚至上连头额。营虚生风，风入于络，久防偏枯。脉见细弦，治以和养。

香独活，梧桐花，炒杜仲，嫩钩藤，桑寄生，五加皮，白蒺藜，宣木瓜，炒当归，海风藤，杭菊花，威灵仙（一钱五分），丝瓜络，功劳叶（去刺，三钱）。

桑，左

风善行而数变，两足骱痛，或上或下。属肝失营养，挟痰挟湿，与风走窜经隧，久防瘫痪。拟养营搜风，兼化痰湿两邪。

香独活，虎胫骨，石决明（四钱），左秦艽，桑寄生，元武板，杭菊花，千年健，生白芍，双钩藤，新会皮，黑料豆，丝瓜络。

龚，右，十九

四肢麻痹，肌肤发痒，脉见细弦。治以和养。

香独活，宣木瓜，梧桐花，元生地，炒当归，炒丹皮，黑料豆，甘草，炒荆芥，制豨莶，白鲜皮，新会皮，炒侧柏。

王，右

风痹走窜，去年腰以下酸而且痛，近则胸背牵引，脉象沉弦。拟以和养。

炒当归，虎胫骨，海风藤，威灵仙，桑寄生，元武板，片姜黄（八分），五加皮，左秦艽，宣木瓜，炒杜仲，新会皮，丝瓜络。

胡，右，三十一

产前受风，风郁感邪，腰俞下酸痛无度，近乎半身不遂，脉见细弦。治以温养。

香独活，鹿角霜（一钱五分），海风藤，炒杜仲，桑寄生，焙甘杞，千年健，炒川断，炒当归，生绵芪，五加皮，新会皮，丝瓜络。

沈，右

血亏生风，腕后上升及背，皆为不利，脉见细弦。治以疏和。

香独活，片姜黄（四分），炒木瓜，炒川断，桑寄生，川桂枝（四分），生白芍，五加皮，炒当归，天仙藤，威灵仙，新会皮，丝瓜络，胡桃肉。

童，左，六十一

中风门痱与瘈合风痹、偏枯为四大证，多主温补，以外风病温凉补泻无不可行。现在见证本非中脏中腑，而邪在筋络，所以足力弛软，腰不能支，手难提高，指有颤动。究之肝肾两经，无不见虚，以腰为肾腑，肝主搐搦，惟痰湿禀体，又当夏令，滋腻温补确属难进，前次所用熟地、附子者，病家急求速效，医者希冀近功，所以出王良诡遇之法。矫其弊者，凉化清解，亦在禁例。针灸似可缓，缓行之补针甚少，泻针为多，不过在手法中左旋右旋、就浅就深以分补泻。欲鼓动其真气，流灌其营阴，恐非针力所能及，拙见一月间针一二次，至于服药间日一服，从容调治似最合宜，请高明辨之，备方候政。

潞党参，炒当归，炙虎胫，左秦艽，制首乌，生白芍，炙龟板，片姜黄（四分），法半夏，梧桐花，炒杜仲，千年健，桑寄生，功劳叶（七片）。

复诊：示及舌腻渐退，根苔尚厚，胃纳略开，仍未如常。久有风患，屈伸虽利，步履欠稳。湿由脾生，风从肝发，两者互扰，外则走窜络脉，内则阻遏中宫，外偏于风，内偏于湿，新旧病皆根于此。拟方即候政行。

生白术，香独活，晚蚕砂，鲜佛手，采芸曲，桑寄生，干佩兰，焦米仁，宋半夏，木防己，厚朴花（四分），新会皮，二竹茹（玫瑰露炒），功劳叶（七片）。

复：气虚生痰，营虚生风，风邪挟痰走窜经隧，偏左肢骱酸痛，手则不能高举，足则开步不利，脉右部滑大、左部细弦，舌苔黄腻，纳食欠旺，禀体丰腴。气分早亏，以脉合症，又属气虚于营。《经》云：卫气虚则不用，营气虚则不仁。拟宗此旨立方调理，谅无不合，录方即候政行。

生于术，桑寄生，海风藤，炒杜仲，炒当归，晚蚕砂，木防己，抱木神，竹沥夏，梧桐花，炒淮膝，新会皮，玫瑰露炒竹茹，丝瓜络。

赵，左

舌强不语，右肢不仁，中风两者最为带根。

高丽须（一钱五分），天竹黄（八分），香独活，左秦艽，石决明（煅），竹沥夏，桑寄生，晚蚕砂，细菖蒲（八分），新会皮，梧桐花，炒杜仲，丝瓜络。

顾，右，五十六

喉痹起因痰热，又复挟风，渐至手瘛面麻，言语舌强，脉见弦滑。治以清熄。

杭菊花，扎马勃（八分），川贝母，抱木神，冬桑叶，白僵蚕（三钱），梧桐花，远志肉，天竹黄，光杏仁，白蒺藜，陈胆星（八分），路路通（七枚），丝瓜络，荷边。

朱，左

风中廉泉，口不能言，舌则为短，割而又为长伸，四肢瘛动，脉息弦滑。拟以和养。

陈胆星，白蒺藜（去刺），左秦艽，桑麻丸，法半夏，抱木神，杭菊花，宣木瓜，生白芍，远志肉，炒当归，新会皮，槿树叶，丝瓜络。

陈，左

中风偏左，左者为瘫，手足屈伸不利，抽搐无度，舌音不清，脉见细弦。拟温降熄风。

川桂枝（四分），炙虎胫，海风藤，晚蚕砂，羚羊片（八分），炙龟板，天仙藤，竹沥夏，炒当归，炒杜仲，梧桐花，伸筋草（一钱五分），酒桑梗（三钱），丝瓜络。

汤，右

左瘫右痪，现属于右，手足麻木不仁，皆由营虚生风，风痰走窜，络脉不能流利机关，脉见细弦。拟以温养。

川桂枝，炙虎胫，左秦艽，宣木瓜，元生地，元武板，法半夏，生绵芪，炒当归，桑寄生，新会皮，炒杜仲，丝瓜络，海风藤。

复：偏风于右，肢节骺皆为肿痛，痛甚于夜。营阴不足，内风袭络所致，脉见沉弦。再以和养。

制首乌（三钱），炙虎胫，炒杜仲，晚蚕砂，焙甘杞，元武板，左秦艽，五加皮，炒当归，桑寄生，竹沥夏，新会皮，丝瓜络。

徐，左

气虚生痰，阴虚生风，风邪挟痰走窜经隧，不能流利机关。始起右臂屈而不伸，继则由手及足，由右及左，四肢皆为不利。考肝生风，脾生痰，肝邪侮脾。近时腹膨筋露，脉来弦滑。恐成瘫痪，宜加意调理。

炒当归，晚蚕砂，炙虎胫，炒淮膝，梧桐花，海风藤，炒丹参，白茯苓，竹沥夏，五加皮，炒杜仲，生白芍，桑寄生，丝瓜络。

类中

金，右

肝阴不足，肝阳有余，阳化内风，上扰清空，两目起星，渐近失明。关系者又在头眩屡发，厥阴冲犯阳明、太阴，当要呕逆，泛痰每每牵连并作，脉见细弦，舌苔中剥。气与阴亏，风与痰盛，久防类中。拟以和养。

西洋参（八分），抱木神，白蒺藜，杭菊花，元精石，煅龙齿，潼蒺藜，新会皮，东白芍，宋半夏，炒丹参，炒淮膝，鲜荷边，玫瑰露炒竹茹。

胡，左

上重下轻，头蒙发眩，两足酸软，脉细而弦。最防类中。

西洋参，抱木神，新会皮，炒丹参，元精石，煅龙齿，潼蒺藜，炒淮膝，东白芍，宋半夏，杭菊花，焙甘杞，洋青铅，炒竹茹。

肝风

高，左

头疼肝冲，或呕或溏，脉见细弦。治以疏和。

法半夏，抱木神，嫩钩藤，冬桑叶，煨天麻（八分），煅龙齿，蔓荆子（一钱五分），石决明，生白芍，杭菊花，新会皮，炒丹参，荷边，竹茹。

陆，右

头风眩蒙，呕逆无度。治以镇养。

法半夏，杭菊花，白蒺藜，生白芍，煨天麻，双钩藤，潼蒺藜，元精石，桑麻丸，白藁本，炒淮麦，新会皮，荷边，竹茹。

陆，左

头风犯中，漾漾欲吐，形寒手麻，血虚挟风。治以和养。

法半夏，杭菊花，白蒺藜，煅龙齿，煨天麻，香独活，白藁本（八分），嫩钩藤，生白芍，桑寄生，抱木神，新会皮，荷边，姜竹茹。

陶，左，卅二

头风有根，每发必为泛恶，脉弦舌腻。治以疏和。

杭菊花，抱木神，法半夏，焦建曲，双钩藤，苍龙齿，制小朴（八分），冬桑叶，白蒺藜，白僵蚕（三钱），新会皮，蔓荆子（一钱五分），荷边，炒竹茹。

复：头风痛发额筋抽搐，夜甚于昼，冲犯中焦，并为呕泛，脉息沉弦。治以和降。

石决明（六钱），双钩藤，抱木神，蔓荆子（一钱五分），白僵蚕，白蒺藜，苍龙齿，制小朴，冬桑叶，杭菊花，法半夏，焦建曲，荷叶边。

冯，左，廿四

头风有根，受凉易发，发甚肝邪犯中，即为呕吐，脉息沉弦。治以调降。

法半夏，抱茯神，白蒺藜，桑寄生，煨天麻（四分），煅龙齿，新会皮，杭菊花，生白术，双钩藤，炒淮膝，蔓荆子（一钱五分），荷边，炒竹茹。

傅，左

真水素亏，肝邪上扰，头痛与牙痛时作而时伏，脉左弦于右，属木凌土位，纳呆神倦，有由来也。拟以和养。

西洋参（八分），黑料豆，抱木神，杭菊花，桑麻丸（煎入），川贝母，煅龙齿，双钩藤，东白芍，川石斛，旱莲草，新会皮，荷边，湘莲肉（七粒）。

任，左

肝阳胃热挟风扰动，牙痛甚，发连及头额。现在痛势虽平，尚牙龈浮肿，齿亦动摇，脉见弦数。半虚半实，虚属阴分素亏，实为余邪未尽。拟以清泄。

西洋参，制女贞，抱木神，炒僵蚕，蜜炙桑叶，黑料豆，白蒺藜，冬白芍，杭菊花，旱莲草，霍石斛，新会皮，卷竹心（廿根），鲜荷叶。

沈，左

真阴内亏，气火为炽，火本热，热生风，上扰清空，头蒙烘烘，耳鸣目涩，甚至风从外越，时起风块，风火走窜，肉日闰不宁，腹痛热炽，种种肝肾内虚，龙雷失潜，脉见细弦。治以镇养。

西洋参，抱木神，杭菊花，石决明，霜桑叶，苍龙齿，黑料豆，双钩藤，黑芝麻，元精石，生白芍，白蒺藜，荷叶边，洋青铅。

费，右

左颊酸疼，牙床开合不利，脉见细滑。治以和养。

北沙参，黑料豆，石决明，炒僵蚕，蜜桑叶，制女贞，白蒺藜，东白芍，杭菊花，川石斛，煅龙齿，新会皮，荷边。

杨，右

营阴内亏，肝邪化风，头痛频仍，右部为多，甚则满顶皆痛，脉息沉弦。并无感冒，证情皆由内发，久防目损。治以和养。

西洋参，元精石，抱木神，法半夏，桑寄生，杭菊花，苍龙齿，白蒺藜，黑料豆，生白芍，双钩藤，新会皮，荷叶边。

接方：冬桑叶，石决明，黑料豆，元精石，黑芝麻，煨天麻，双钩藤，白藁本，白蒺藜，潼蒺藜，生白芍，炒丹参，鲜荷叶边，洋青铅。

张，左

肝风入络，由于阳化内风，左面部抽搐无度，脉见细弦。治以和养。

冬桑叶，抱木神，杭菊花，黑料豆，黑芝麻，煅龙齿，双钩藤，沙苑子，石决明，元精石，煨天麻，白蒺藜，荷边。

历节风

王，右

历节风走窜遍体，头痛耳鸣，肝阳挟痰，颈项成疬，脉见细弦。属营虚生风，气虚生痰。治以和养。

西洋参，光杏仁，冬瓜子，炒当归，夏枯花，川贝母，桑寄生，炒杜仲，川石斛，东白芍，新会皮，左秦艽，虎潜丸（三钱），丝瓜络。

复：历节风象，逢骱皆痛，脉细舌光。治以和养。

香独活，虎胫骨，宣木瓜，五加皮，酒桑梗，元武板，炒淮膝，炒丹参，海风藤，炒当归，海桐皮，东白芍，丝瓜络。

裘，右，五十四

历节风痛，由足及手，由右及左，脉细舌光。属营虚生风。治以和养。

香独活，竹沥夏，五加皮，木防己，桑寄生，炒当归，炒淮膝，威灵仙，梧桐花，海风藤，炒杜仲，新会皮，丝瓜络。

何，右，四十七

逢骱酸痛，且麻且肿，防成历节风痛，脉见细弦。治以疏和，兼顾脘胀纳呆。

香独活，炒当归，木防己，炒香附，酒桑梗，海风藤，炒淮膝，佛手柑，梧桐花，晚蚕砂，五加皮，新会皮，丝瓜络。

游风

朱，左

湿热挟风，外达肌表，发为游风，起瘰发痒，脉见沉弦。治以宣化。

炙桑叶，炒扁柏（三钱），黄防风，焦米仁，制豨莶（三钱），白鲜皮（一钱五分），荆芥穗（一钱五分），赤苓皮（五钱），净蝉衣（四分），地肤子，杭菊花，新会皮，丝瓜络。

吴，右，十六

游风浑身块痒。治以泄化。

冬桑叶，连翘心，白鲜皮，生白芍，制豨莶（三钱），焦山栀，生甘草，净苦参，梧桐花，金银花（一钱五分），粉草薢，焦米仁，丝瓜络。

陈，左

游风之类遍体滋窜，脉见细弦。治以清养。

元生地，绿豆衣，焦栀皮，焦米仁，制豨莶，大力子，生甘草，赤茯苓（五钱），黄防风，块滑石，荆芥穗，新会皮，忍冬藤（六钱），炒扁柏（三钱）。

秦，右，四十

游风遍体，发痒无度，脉见细弦。治以清降。

制豨莶，地肤子，忍冬花（一钱五分），天花粉，细生地，生甘草，焦山栀，炒丹皮，白鲜皮，连翘心，冬桑叶，白茯苓，炒侧柏。

苏，左，廿二

游风作痒，属肺脾之邪。

制豨莶，炒泽泻，忍冬花，地肤子，元生地，炒丹皮，焦米仁，海桐皮，左秦艽，焦山栀，白鲜皮，生甘草，炒侧柏。

冷，左，五十六

游风渐成，上下体俱为滋蔓，脉见沉弦。治以清化。

黄防风，焦山栀，地肤子，金银花，制大黄，制豨莶，粉草薢，新会皮，大力子，白鲜皮，净苦参，生甘草，炒侧柏。

冷麻风

顾，右，五十六

冷麻风且冷且麻，甚于右手左足，脉细弦。治以和养。

炒当归，嫩鹿筋（一钱五分），五加皮，炒淮膝，桑寄生，焙甘杞，海风藤，梧桐花，炒杜仲，东白芍，威灵仙（一钱五分），新会皮，丝瓜络。

复：冷麻风再以温阳，藉理麻痹。

全当归（酒炒），香独活，宣木瓜，威灵仙（一钱五分），焙甘杞，桑寄生，海风藤，五加皮（一钱五分），炒淮膝，鹿角霜（三钱），梧桐花，炒川断，虎潜丸（煎入），丝瓜络。

高，右，三十四

冷麻风。再以疏和。

川桂枝（四分），生白芍，五加皮，新会皮，西羌活（八分），连皮苓，粉草薢，宣木瓜，黄防风，炒米仁，桑寄生，梧桐花，丝瓜络。

肩风

薛，左

肩风发于腰痛之后，本元为虚，属水不涵木，指甲枯脱，脉见细弦。治以和养。

香独活，宣木瓜，五加皮，威灵仙，片姜黄（四分），左秦艽，粉草薢，宋半夏，虎潜丸，炒当归，炒杜仲，新会皮，酒桑梗，丝瓜络。

骆，左

体倦绵延，肩胛酸痛，纳呆，脉细。防成肩风。

香独活，生白术，佛手柑，酒桑梗，炒枳壳，炒川断，焦建曲，炒香附，五加皮，天仙藤，法半夏，新会皮，丝瓜络。

陈，左，三十二

肩风酸痛，脉见细弦。拟以和养。

威灵仙，粉草薢，生白芍，虎胫骨，炒当归，炒杜仲，五加皮，元武板，片姜黄（四分），宣木瓜，新会皮，川桂枝（四分），丝瓜络。

汪，右

肩风之处结核不一，气与营早亏，风与痰用事，脉见细弦。拟调气化痰，和营熄风。

香独活，竹沥夏，五加皮，宣木瓜，酒桑梗，炒当归，海风藤，炒杜仲，梧桐花，木防己，晚蚕砂，新会皮，丝瓜络，虎潜丸。

紫云风

尤，左

紫云风根尚未脱体，现在胁痛目赤，脉见细弦。治以清降。

冬桑叶，连翘心，梧桐花，白茯苓，象贝母，粉蛤壳，杭菊花，侧柏炭（三钱），光杏仁，新会红，制豨莶，生白芍，荷叶边。

陆，右，廿四

咳痰稍减，紫云风尚未见除。治以清养。

炒当归，白茯苓，川贝母，桑寄生，宣木瓜，粉蛤壳，左秦艽，全福花，冬瓜子，生白芍，白石英，新会皮，炒侧柏，枇杷叶。

四弯风

钱，左，四十六

四弯风肢酸发痒，脉见细弦。肺脾为患。

制豨莶，元生地，白鲜皮，焦米仁，焦茅术（一钱五分），焦山栀，地肤子，绿豆衣，净苦参，南花粉，梧桐花，生甘草，丝瓜络。

徐，右，三十六

四弯风拳至不仁，脉见细弦。属气痹营伤，拟药酒方。

元生地，虎胫骨，炒杜仲，宣木瓜，炒当归，川桂枝，元武板，炒淮膝，海风藤，生白芍，蕲州蛇（一钱五分），炒川断，生西芪，丝瓜络。

上药一帖浸酒二斤，烧陈各半，七日可服，每日二杯，忌以成食过口。

唐，右，廿二

产后营亏生风，风邪挟湿走窜经隧，两足酸软，膝盖肿势虽退，仍伸而难屈，两手亦为发麻，将成四弯风，脉见细弦。治以疏和。

香独活，生白术，炙虎胫，五加皮，桑寄生，炒当归，元武板，宣木瓜，梧桐花，炒淮膝，海风藤，炒杜仲，丝瓜络。

面游风

陈，左，四十一

酒湿挟风，发为面游风，瘭痒无度。治以清化。

冬桑叶，金银花（一钱五分），绿豆衣，净蝉衣（四分），连翘，制豨莶（三钱），赤苓皮，荆芥，山栀皮，炒丹皮，鸡苏散，炒侧柏，荷叶。

驴唇风

杨，左，十四

驴唇风根，向春又发，脉见细弦。治以和养。

冬桑叶，焦山栀，净银花，荆芥穗，煨石膏，南花粉，粉丹皮，生甘草，薄荷尖，净连翘，块滑石，新会皮，荷叶，茅根肉（去心，三钱）。

按：此方无腹痛可用，否则不可用。

博，右

禀体阴虚郁热蒸痰，发于少阳部则为子母痧，发于阳明部则为驴唇风，脉见弦数。自痧疹后阴分更伤，肌肤皆为枯燥。拟以清养。

北沙参，旱莲草，夏枯花，黑料豆，冰糖炒石膏，制女贞，新会皮，肥知母（去毛，一钱五分），川石斛，川贝母，生甘草，白海粉（一钱五分），茅根肉。

八帖后去北沙参，换用西洋参八分。

漏蹄风

周，左

漏蹄风风邪湿热未清，脘闷神疲。治以疏和。

石决明，西羌活，法半夏，白茯苓，制豨莶，炒蒌皮，川石斛，干佩兰，杭菊花，生米仁，白蒺藜，陈皮，丝瓜络，炒竹茹。

梁，左

足跟酸痛，防成漏蹄风。气虚生湿，营虚生风，风邪湿邪流窜络脉。脉见沉弦带滑。防上盛下轻，头眩耳鸣，治以镇养。

杭菊花，虎胫骨，左秦艽，炒杜仲，焙甘杞，元武板，宣木瓜，炒淮膝，白附子（四分），炒当归，海风藤，新会皮，丝瓜络。

鹤膝风

徐，左

昔年痔散下血，血下过多，络脉失养，颈项转侧不利，两足骨粗肉削，渐成鹤膝风象，脉见沉弦。拟以和养。

炒当归，炒杜仲，新会皮，焙甘杞，桑寄生，金狗脊，炒淮膝，炙虎胫，嫩鹿筋（酒洗，一钱五分），东白芍，宣木瓜，炙龟板，猪项骨（三钱）。

肝气

徐，右

肝气犯中，中焦积痰蓄饮，当脘痛胀，吞酸吐沫，气入于络，腰背胁部以及手足络脉皆为牵引，奇经遂失禀丽，产后经久不行，脉见细弦。治以和养。

法半夏，抱木神，玉蝴蝶，炒丹参，左金丸，远志肉，炒杜仲，合欢花，东白芍，佛手花，桑寄生，新会皮，丝瓜络，玫瑰露炒竹茹。

复：久有肝气，自产后营阴大伤，厥阴更为失养，皆以春令应肝，肝邪遂为鸱张，既犯中，又入络，脘腹胀满，遍体络脉牵引不和。肝通于心，心亦为悸，奇经因之失丽，癸事不行已经连月，种种营亏气痹，木土不协，脉见细弦。治以调降。

西洋参，抱木神，炒当归，炒丹参，法半夏，远志肉，桑寄生，合欢花，左金丸，玉蝴蝶，炒杜仲，乌勒草（一钱五分），玫瑰露炒竹茹，丝瓜络，代代花。

殷，右

昔年产后血晕受伤，奇经不调，自崩放后经事二年未行，带脉反为不固。营阴日亏，肝木失养，化气侮中，或呕或胀，少腹瘕攻，化风上扰，或痛或晕，头目昏沉。脉见细弦，舌苔前半光剥。种种营虚气痹，木土不协，拟以调养。

法半夏，制香附，远志肉，玉蝴蝶，左金丸，抱木神，炒丹参，炒杜仲，西洋参，煅龙齿，茺蔚子，合欢皮，月季花（一朵），代代花（二分），洋青铅。

粟，右

连次偏产，营亏气痹，当脘作胀，纳食久呆，脉见细弦。拟以和养。

法半夏，抱木神，佛手花，制香附，左金丸，远志肉，玉蝴蝶，淡乌鲗，东白芍，桑寄生，炒杜仲，新会皮，丝瓜络。

费，右

脉息滑数，怀麟有兆，适当手厥阴司胎，胎火上升则面热，胎络下损则腰楚。由手经病及足经，肝气又为内扰，或胀或痛，吞酸发嗳。拟以调养，藉防滑胎。

西洋参，炒杜仲，炒丹参，制香附，法半夏，桑寄生，元金斛，佛手花，左金丸，东白芍，炒川断，新会皮，白苎麻（不剪断），水炒竹茹。

包，右

气郁动肝，肝邪充斥，中焦受侮，当脘作痛，痛势扰腰及背，皆为牵引，脉见细弦。治以调降。

法半夏，抱木神，佛手花，桑寄生，左金丸，远志肉，玉蝴蝶，合欢花，东白芍，炒杜仲，炒丹参，新会皮，玫瑰花炒竹茹。

王，右

血不养肝，肝气充斥，犯于胃则呕逆无度，侮于脾则大便溏薄，关系者尤在脘宇结痞，痞攻无度，甚则大如覆盘，脉见细弦。治以疏和。

法半夏，抱木神，佛手花，炒丹参，左金丸，远志肉，玉蝴蝶，炒杜仲，东白芍，新会皮，炒川楝，制香附，西砂仁，炒竹茹。

缪，左

淋浊止后，精溺未曾分清，肾为胃关，以致中焦失运，吞酸吐沫，结痞作胀，脉见沉细。拟固肾以养肝，柔肝以保胃。

法半夏，抱木神，范志曲，关虎肚，左金丸，远志肉，炒萎皮，戌腹粮，生白芍，番荸荠，新会皮，炒丹参，姜竹茹。

沈，左

当脘满闷，屡屡发噯，多纳即为作胀，属脾失其使，胃失其市，中焦升降失职，水谷不化精华而生痰饮，久防反胃，脉见沉弦。治以调降。

法半夏，全福花，抱木神，荜澄茄，左金丸，代赭石，远志肉，佛手花，东白芍，炒丹参，范志曲，新会红，玫瑰露炒竹茹。

劳伤

凌，右

环跳酸痛，背脊酸软，尾闾尤甚，脉见弦数。最恐由损径而进劳，径有人身缩短之虞。

吉林须，炙虎胫，炒丹参，金狗脊炙（去毛，一钱五分），制首乌，炙龟板，炒当归，桑寄生，东白芍，宣木瓜，炒杜仲，新会皮，丝瓜络。

胡，左，三十八

进力受伤，气不摄血，血为暴吐。治以和降，兼顾咳嗽。

鹿衔草（一钱五分），仙鹤草（一钱五分），参三七（四分），炙款冬，全福花，炒川断，光杏仁，白茯苓，新会络，炙紫菀，川贝母，粉蛤壳，枇杷叶，丝瓜络。

程，右，廿八

咳呛绵延，连次失血，一伤于产乳，再伤于殴打，以致头眩艰寐，潮热形寒，胸胁肩背皆为引痛，脉见艽弦。治以和养。

北沙参，桑寄生，抱木神，夜交藤，冬虫草，炒当归，炒丹参，东白芍，鹿衔草，仙鹤草，炒淮膝，血燕根，丝瓜络，古文钱（一枚）。

高，左

季胁乃脏会之所，内络受伤，胁痛频仍，形黄便血，脉见沉弦。治以疏和。

制香附，焦红曲，东白芍，煨木香，炒川断，焦楂炭（三钱），桑寄生，炒丹参，炒杜仲，新会皮，鹿衔草，白归须（一钱五分），丝瓜络。

胡，右，三十八

迸力伤气，气不摄血，血为暴吐，咳嗽神疲，脉见细弦。治以疏和。

全福花，鹿衔草，川贝母，炙款冬，新会络，仙鹤草，炒川断，白茯苓，光杏仁，参三七，炙紫菀，粉蛤壳，丝瓜络，枇杷叶。

颜，左，十八

跌仆受伤，左胁作痛，腹部痞攻，或隐或见，逢节每为发动，近复纳食呆钝，且有胀满，脉息弦滑。阴虚之体，气分不调。拟以和养。

全福花，白归须，东白芍，新会络，新绛屑（四分），桑寄生，炒川楝，九香虫，鹿衔草，炒丹参，炒川断，炒杜仲，丝瓜络。

春温

俞，左

春温挟湿，身热微寒，有汗不解，脉见浮滑，舌色带灰。治以分泄。

淡豆豉，薄荷尖，荆芥穗，光杏仁，黑山栀，嫩白薇，焦米仁，炒枳壳，冬桑叶，方通草，白茯苓，炒萎皮，荷叶，新会皮。

钱，孩，四

春温身热，热而无汗，咳呛痰多，入夜略有谵语。防内陷神昏，治以分泄。

淡豆豉，炒麦芽，粉前胡，杭菊花，冬桑叶，方通草，双钩藤，白僵蚕（三钱），薄荷尖，荆芥穗，光杏仁，新会皮，荷叶。

费，右

春温挟湿，寒热往来，呕逆脘闷。治以疏和。

冬桑叶，白蔻仁（四分），佛手柑，嫩白薇，焦米仁，焦建曲，新会皮，法半夏，川郁金，制小朴，方通草，荷叶，白茯苓。

刘，左

春温之邪扰于阳明营分，牙龂口臭，脉息滑大。拟以清降，兼顾痘毒未清。

冬桑叶，生甘草，墨旱莲，新会皮，白茅花，板蓝根，绿豆衣，鲜生地，银花炭，炒荆芥，连翘壳，炒丹皮，炒藕节。

戴，左

身热渐除，咳呛胁痛，舌色黄腻。湿邪挟痰，阻于肺络。治以清泄。

全福花，川贝母，方通草，杭菊花，冬桑叶，粉前胡，白茯苓，净蝉衣，光杏仁，新会络，薄荷尖，荆芥穗，枇杷叶，丝瓜络。

复：身热渐除，仍咳呛脘闷，脉息细弦。再以分泄。

冬桑叶，方通草，净蝉衣，焦米仁，光杏仁，粉前胡，白茯苓，杭菊花，嫩白薇，新会络，薄荷尖，川郁金，荷叶，丝瓜络。

风温

杨，左

身热不解，头痛口渴，温邪郁蒸，势将发痦，脉见浮弦。治以分泄。

冬桑叶，杭菊花，粉前胡，淡竹叶，淡豆豉，荆芥穗，光杏仁，柔白薇，薄荷尖，净蝉衣，川通草，新会皮，荷叶，红蔗皮（六钱）。

王，左

身热咳喘，便溏脘闷，湿温互感。再从分泄。

冬桑叶，鲜佛手，粉前胡，淡豆豉，干佩兰，薄荷叶，方通草，焦建曲，嫩白薇，焦米仁，净蝉衣，新会白，荷叶包益元散。

吴，左，廿四

旧伤新感，寒热咳呛，胁旁引痛，脉见浮弦。治以和降。

冬桑叶，粉前胡，冬瓜子，方通草，淡豆豉，全福花，白茯苓，川贝母，光杏仁，新绛屑（四分），新会络，鹿衔草，丝瓜络。

叶，左

身热少许，脘痛便秘，表解而里未通，仍防神志昏迷，脉浮。拟以清泄。

冬桑叶，焦山栀，炒瓜蒌，粉前胡，淡豆豉，淡竹叶，炒枳壳，柔白薇，薄荷尖，荆芥穗，光杏仁，方通草，荷叶。

张，左

风温之邪，首先犯肺，郁热蒸痰，煽烁不解，咳嗽喉鸣，气逆胁痛，关系者在舌苔罩灰质红起腐，势将劫津为变，脉两手弦数。拟以清解。

南、北沙参（各一钱五分），瓜蒌仁，全福花，白茯苓，鲜石斛，光杏仁，代赭石，新会络，蜜桑叶，川贝母，粉蛤壳，方通草，莱菔汁（四钱），荸荠汁（三钱），枇杷叶，竹茹。

孔，左

脉两手数大，舌尖绛且有芒刺，肌灼少汗，脘腹胀痛，痛而拒按，便闭口渴，谵语手痉。此乃邪入营分，食滞中焦，颇为棘手，难许无虞。

乌犀角（磨冲，四分），鲜石斛（三钱），大豆卷（三钱），元明粉（三钱），羚羊角（八分），连翘心（一钱五分），杭菊花（一钱五分），炒蒌皮（三钱），鲜生地（三钱），黑山栀（一钱五分），光杏仁（三钱），制锦纹（三钱），芦根（一两），辰灯心（十寸）。

湿温

陈，左

霉令将临，湿邪内动，郁于阳则形寒形热，郁于阴则便涩溺短，脉见沉弦。治以疏和。

焦茅术（八分），粉草薢，焦米仁，干佩兰，乌芝麻（一钱五分），炒蒌皮，范志曲，炒黄芩，厚朴花（六分），川郁金，白茯苓，鲜佛手，姜竹茹。

顾，左，廿八

湿邪稍泄，湿蒸未除，口内或甜或咸，脘宇似闷非闷。现在纳呆便艰，阳明机关大为不利，浑身痹痛，脉见细弦。拟以疏和。

焦茅术（乌芝麻拌炒，八分），法半夏，焦建曲，炒黄芩，西羌活（八分），炒蒌皮，干佩兰，白茯苓，黄防风，焦米仁，鲜佛手，新会皮，姜竹茹。

龚，左

湿邪分布三焦，头眩肢酸，脘腹胀闷，气道不通，所谓清不升而浊不降，大便艰涩，舌黄脉细弦。拟芳香调中，分化上下。

焦茅术（黑芝麻炒，八分），法半夏，白蔻仁（四分），香青蒿，制川朴，炒蒌皮，光杏仁，炒黄芩，焦六曲，干佩兰，焦米仁，白茯苓，炒竹茹。

金，左，四十

身热淹缠，形寒头痛，脘闷肢酸，脉见弦滑。治以分泄。

西羌活，干佩兰，法半夏，白茯苓，黄防风，焦米仁，制小朴，川郁金，焦建曲，鲜佛手，新会皮，方通草，鲜荷叶包鸡苏散（三钱）。

王，左，四十三

寒热渐除，尚肢酸脘闷，二便少畅，脉见细弦。治以疏泄。

西羌活，广藿香（八分），法半夏，赤茯苓，黄防风，焦米仁，制小朴，益元散，焦建曲，鲜佛手，炒枳壳，方通草，鲜荷叶。

管，左，二十六

寒热肢酸，脘闷溺赤，寒包暑湿。治以分泄。

西羌活，干佩兰，赤茯苓，制小朴，黄防风，焦米仁，益元散，法半夏，焦建曲，鲜佛手，方通草，新会皮，鲜荷叶。

王，左，二十四

身热不扬，寒少热多，脘满舌白，口渴不甚引饮，脉见细弦。治以分泄。

大豆卷，焦建曲，焦米仁，鲜佛手，干佩兰，薄荷尖，白蔻仁，方通草，制小朴，黄防风，赤茯苓，新会皮，鲜荷叶包益元散。

沈，右，四十一

脘宇胀满，肝气又复感邪，寒寒热热，防发疹瘰，脉见浮弦。治以分泄。

大豆卷，焦建曲，焦米仁，嫩白薇，干佩兰，鲜佛手，白蔻仁，方通草，制小朴，法半夏，川郁金，新会皮，西砂仁，鲜荷叶。

复：寒热发瘰，脘胀头蒙，肝气挟感。再从分泄。

大豆卷，鲜佛手，嫩白薇，广藿香，法半夏，方通草，制小朴，焦米仁，川郁金，焦建曲，白蔻仁，新会皮，荷叶包鸡苏散。

唐，左，三十二

身热不扬，头痛便溏，下血伤体，感受湿温，脉见虚大。治以分泄。

大豆卷，焦建曲，益元散，冬桑叶，干佩兰，焦米仁，川郁金，嫩白薇，制小朴，鲜佛手，薄荷尖，新会皮，鲜荷叶。

刘，左，四十

头痛肢酸，外寒内热，风暑湿邪三者互缠，脉见沉弦。治以疏和。

冬桑叶，干佩兰，双钩藤，焦建曲，杭菊花，法半夏，鸡苏散，白蔻仁，嫩白薇，制小朴，鲜佛手，新会皮，鲜荷叶。

朱，左，廿七

体倦绵延，霉令又复感邪，脘满纳呆，头痛溺赤，身热虽除，表里尚欠宣通，脉见浮大，舌腻。治以分泄。

冬桑叶，干佩兰，赤茯苓，鸡苏散，杭菊花，焦六曲，焦米仁，川郁金，嫩白薇，鲜佛手，方通草，新会皮，鲜荷叶。

王，右

身热头痛，咳呛鼻衄，脉数口渴，风暑互感。治以分泄。

冬桑叶，光杏仁，白茅花，炒荆芥，杭菊花，川贝母，鸡苏散，南沙参，嫩白薇，粉前胡，方通草，双钩藤，荷叶。

王，左，廿八

湿浊困中，当脘懊侬，口苦舌腻，脉见沉弦。治以疏和。

法半夏，广藿香，焦米仁，川郁金，制小朴，鲜佛手，白蔻仁，小青皮，采芸曲，新会皮，白茯苓，野蔷薇（八分），鲜荷叶。

朱，右，四十五

当脘心痛，痛连腰背，时时泛水，脉见弦滑。寒热后治以疏和。

法半夏，广藿香，炒香附，白茯苓，制小朴，鲜佛手，淡姜渣（四分），酒桑梗，焦建曲，白蔻仁，大腹绒，新会皮，丝瓜络，西砂仁，姜竹茹。

王，左，廿八

中气不足，湿浊未清，纳少神倦，脘嘈气怯，脉细弦。再疏和。

生白术，法半夏，干佩兰，益元散，焦建曲，焦米仁，鲜佛手，野蔷薇，制小朴，白蔻仁，新会皮，方通草，西砂仁。

朱，右

痦后又发细瘰，肢体满布，湿温之邪渐得清彻。惟中气受伤，神疲肢倦，纳食未得如常，脉见弦滑。拟从半虚半实调之。

生白术，干佩兰，元金斛，赤苓皮，厚朴花，鲜佛手，新会白，绿豆衣，焦米仁，炒蒌皮，环粟子（一钱五分），益元散，青荷梗，鲜稻叶。

丁，左，三十七

便溏后腹痛纳少，脉见沉弦。治以疏和。

生白术，淡吴萸（四分），炒米仁，焦建曲，生白芍，大腹皮，川朴花（四分），炒香附，白茯苓，干佩兰，煨木香，新会皮，红枣（三枚）。

杨，左

身热少汗，五日不解，胸脘满闷，并作恶心，**神昏谵语**，舌胖言强。外受风寒，内热湿温，郁邪无从出路，表汗不多，里便不爽，三焦弥漫，**势防厥逆**，脉见濡细。若隐疹不透，证非稳当。

大豆卷，连翘心，肥知母（去毛），川郁金，制小朴，抱木神，干佩兰，法半夏，细菖蒲（八分），益元散，全瓜蒌，光杏仁，炒竹茹，辰灯心。

冲荷叶露（三钱），另服至宝丹（一丸）。

马，右，三十八

寒热未除，得汗不解，脘闷耳聋，渴不多饮，脉见滑大，舌苔带灰。湿温郁蒸，表里解而未畅，经后营舍空虚，防劫津为变。

冬桑叶，薄荷尖，淡竹叶，霍石斛，柔白薇，炒荆芥，块滑石，炒蒌皮，焦山栀，光杏仁，净蝉衣（四分），方通草，鲜芦根（去节，八钱）。

复：表得汗透，里得两便通行，湿温之邪已有出路，耳聋较减，神志较清，惟舌苔仍然灰腻，脉右部尚大，左部带数。再从清化。

冬桑叶，炒黄芩，省头草（一钱五分），细菖蒲，嫩白薇，焦山栀，块滑石，炒荆芥，杭菊花，野蔷薇（八分），赤茯苓，方通草，鲜芦根（去节，八钱），荷叶。

湿瘄

何，右

痢后感邪，寒热发瘄。治以分泄。

嫩白薇，炒黄芩，益元散，粉草薢，干佩兰，焦米仁，生白芍，山楂炭，大豆卷，制小朴，新会皮，方通草，鲜荷叶。

徐，左

身热出瘄，脘闷便溏，脉见浮弦。治以分泄。

嫩白薇，制小朴，益元散，鲜佛手，干佩兰，焦建曲，白茯苓，川通草，大豆卷，焦米仁，川郁金，新会皮，扁豆花（七朵）。

包，左

疹瘄密布，脘闷神烦，寒热或轻或重，脉见细弦。治以分泄。

冬桑叶，光杏仁，鲜佛手，肥知母（去毛），嫩白薇，益元散，炒蒌皮，川石斛，连翘心，焦米仁，连皮苓，川通草，荷叶，炒竹茹。

窦，左

寒热连日未解，脘闷气急，上为呕逆，下为溏稀，邪势仍未宣化，脉数而滑，两寸独不应指。上焦不能宣物，虽有疹瘔不能由里达表，治以清泄。

冬桑叶，制小朴，益元散，连皮杏仁，嫩白薇，鲜佛手，川郁金，黄防风，大豆卷，焦米仁，方通草，新会红，炒竹茹，鲜佩兰（七片）。

俞，左

红疹白瘔夹杂而出，当脘仍有满闷，舌苔黄腻未化，惟六部扤弦细软为多。余邪未清，正气久虚，防其变端。拟以和化。

冬桑叶，薄荷尖，鲜佛手，生谷芽，柔白薇，连皮杏仁，干佩兰，新会皮，净蝉衣（八分），焦米仁，赤茯苓，方通草，鲜荷叶。

邵，右

身热白瘔先起，脘闷呕逆，脉见细弦。肺胃受病，治以分泄。

冬桑叶，光杏仁，焦建曲，炒黄芩，嫩白薇，白蔻仁（四分），炒麦芽，方通草，厚朴花（六分），焦米仁，白茯苓，新会皮，青荷梗（五寸），竹茹。

钟，右

肝气发后，邪势透斥，由疹瘔变毒，遍体瘰痒。治以清泄。

冬桑叶，焦山栀，焦米仁，环粟子（一钱五分），嫩白薇，绿豆衣（一钱五分）。白茯苓，方通草，杭菊花，辰滑石，生甘草，新会皮，鲜荷叶。

李，左

疹后耳聋头鸣。治以清泄。

冬桑叶，焦山栀，粉草薢，蔓荆子（一钱五分），柔白薇，嫩滑石，炒荆芥，省头草（一钱五分），杭菊花，薄荷尖，焦米仁，方通草，鲜荷叶。

周，左，十八

痧瘰后内热未清，纳呆咳呛，耳聋盗汗，脉见弦滑。治以清养。

北沙参，黑料豆，光杏仁，香青蒿，川贝母，制女贞，冬瓜子，杭菊花，川石斛，生白芍，新会皮，绿豆衣，冲枇杷叶露（三钱），鲜稻叶（一束）。

复：疹瘰后阴伤热炽，耳聋盗汗，咳呛肌灼，脉见弦数。再以清养。

北沙参，川贝母，新会白，粉蛤壳，川石斛，青蒿，光杏仁，白茯苓，杭菊花，绿豆衣，黑料豆，环粟子（一钱五分），鲜稻叶，枇杷叶露。

宋，左

痦后内热未除，口渴纳少，脉见沉弦。治以和养。

香青蒿，北沙参，生谷芽，炒黄芩，西芪皮，环粟子，柔白薇，白茯苓，黄防风，焦米仁，元金斛，方通草，荷叶，红枣。

陈，左，十一

身热出痦，痦色枯白，上为口渴无度，下为大便溏薄，脉见细弦。治以分泄，兼顾咳呛耳聋。

香青蒿，北沙参，冬桑叶（蜜炙），益元散，炒黄芩，川石斛，杭菊花，川贝母，柔白薇，环粟子，净蝉衣，新会白，枇杷叶，鲜稻叶（一大握）。

煎汤代水。

顾，左

痦随汗，汗随热，呕恶绵延，肺胃之病，脉见细弦。治以和养。

香青蒿，制小朴，全福花，炒米仁，炒黄芩，干佩兰，代赭石，白茯苓，柔白薇，川郁金，金石斛，川通草，荷叶包鸡苏散，炒竹茹。

沈，左

寒少热多，白痦出没，脘腹痛胀亦未见轻。邪入气分，逗留不解，脉左弦右滑，舌苔前半脱液，根腻，属虚中挟实，实中挟虚。拟分化三焦，略兼存津养液法。

香青蒿，西洋参，生白芍，新会白，炒黄芩，绿萼梅（八分），炒川楝，晚蚕砂，柔白薇，元金斛，炒夏曲，佛手花，荷叶，竹茹。

痧后

庄，左，五

据述种种见证属肺脾两经为多，肺气不能宣通，挟痰挟风，则咳嗽气粗，脾气不达四肢，挟湿挟滞，则手冷足肿。风痰湿滞，四邪交并，乘痧后之虚，互为发动，以致身热淹缠，或轻或重，痧点出没，或多或少，肺不制肝，肝木又将侮脾。昨起神思倦怠，纳食呆钝，两手有痉厥之势。拟以疏和。

冬桑叶，炙鸡金（一钱五分），赤苓皮，方通草，莱菔子（一钱五分），杭菊花，熟麦芽，嫩白薇，川贝母，双钩藤，益元散（荷叶包），净蝉衣，鲜豆卷（三钱），枇杷叶。

吴，右，十四

湿温身热，痧随汗布，耳聋口渴，舌苔灰黄。以上见证属时邪应有之义，尚不关系。吃紧者，误服下剂，胃阴胃气两为受伤，纳食不思，肢清气怯，睡中露睛，汗多发冷，脉左部模糊，右大至数不匀。防正不胜邪，由闭而脱。

西洋参，鲜菖蒲，净蝉衣，连翘心，枫石斛，益元散（鲜荷叶包），广橘白，香青蒿，嫩白薇，杭菊花，蜜桑叶，淡竹叶，枇杷叶，扁豆花，鲜稻叶。

煎汤代水。

复：昨投清营养胃法，便溏已止，舌灰略退。阴液有上升之势，四肢虽清，热来尚暖，脾阳有灌溉之机。关系者，误下伤阴，胃无醒豁之象，纳食不思，汗出淋漓。心失营液为养，神志倦怠，脉象如昨，再以前意增损，未识然否。

西洋参，香青蒿，益元散（鲜荷叶包），环栗子，枫石斛，嫩白薇，杭菊花，连翘心，炒黄芩，川贝母，新会白，淡竹叶，枇杷叶，鲜佩兰，鲜稻叶（一大握）。

煎汤代水。

痱疹

钱，左，三十六

身热脘闷，痱疹满发，脉见弦滑。治以分泄。

大豆卷，净蝉衣，益元散，焦建曲，冬桑叶，赤茯苓，嫩白薇，干佩兰，焦米仁，薄荷尖，新会皮，方通草，鲜佛手，荷叶。

中暑

汪，左，四十八

初起身热不扬，至第二日热甚，神志模糊，不知人事，舌光红根灰，脉右部如无，左部细数。吸烟之体，益以发病前一夜通宵不寐，故邪入里最速。用犀角四分、鲜菖蒲、竹沥、连翘、竹心、桑叶、杭菊花、薄荷尖、西瓜翠等药一剂，神志已清，诸恙均松，接后方。

复：昨投宣窍涤痰峻剂，神志已得清楚，惟身热未清，有汗不多，口渴无度，大便虽通，脘宇略有窒塞。脉右部已起，且滑且大，微带数象，左部一律如是。舌灰色已退，仍根带黄腻，尖光绛。风暑挟痰，尚少清彻，再从清解，候政。

冬桑叶，川贝母，鲜菖蒲，嫩白薇，杭菊花，光杏仁，莱菔子（四钱），益元散（荷叶包），粉蛤壳（六钱），抱茯神，连翘心，薄荷，竹沥（六钱），西瓜翠（三钱）。

次日转方，加鲜稻叶（一束），煎汤代水。

秋燥

徐，左，十九

身热头痛咳呛，舌光，口渴无度，脉见浮弦。治以分泄。

淡豆豉，焦山栀，光杏仁，川石斛，冬桑叶，方通草，荆芥穗，南沙参，杭菊花，粉前胡，川贝母，新会白，红蔗皮（一两），鲜荷叶，薄荷尖。

蒋，左，七

寒少热多，大便不通。当表里分解。

淡豆豉，光杏仁，荆芥穗，黄防风，粉前胡，方通草，冬桑叶，炒枳壳，净蝉衣，薄荷尖，炒蒌皮（四钱），杭菊花，荷叶。

朱，左

寒热之后，燥邪未得清彻，客于肺胃，牙龈浮肿，咳呛无度，脉见弦大，舌苔光红。治以清泄。

南沙参，川贝母，细荆芥，蜜炙前胡，冬桑叶，杭菊花，粉蛤壳，薄荷梗，光杏仁，炒天虫（三钱），方通草，川石斛，荷叶。

富，左，廿八

燥邪客于上焦，牙肿喉痛，咳呛不爽，脉息浮大。治以辛凉。

冬桑叶，光杏仁，杭菊花，方通草，炒天虫，象贝母，炒牛蒡（三钱），荆芥穗，扎马勃（八分），薄荷尖，白射干，新会皮，荷叶。

顾，左，九

会厌为吸门，系七冲之一。痰热内阻，呼吸不利，哮声如锯。脉见弦数。拟宣肺窍而化痰热。

南北沙参，粉蛤壳（一两），冬瓜子（三钱），冬桑叶，川贝母，瓜蒌仁（四钱），净蝉衣（七只），杭菊花，光杏仁，煅海石（四钱），青蒿子，扎马勃，冲鲜竹沥（六钱），枇杷叶。

浦，左，十七

咽喉红痛，身寒发热，咳嗽口渴，脉息数大。治以辛凉分泄。

冬桑叶，杭菊花，炒荆芥，制元参，扎马勃，方通草，光杏仁，川石斛，象贝母，薄荷尖，炒天虫（三钱），甘中黄（八分），红蔗皮（一两）。

冬温

顾，右

冬温郁蒸表里解而未解，有汗不多，大便不畅，呃忒口渴，当脘胀满，邪势方张，精液渐为劫烁，舌苔质红色灰薄如烟煤。脉两手滑大，左右寸重按模糊。温邪愈趋愈深，犯包络已有神昏，动肝风又将痉厥，高年正虚邪炽，势防内闭外脱。拟清阴泄邪，以图弋获。

西洋参（一钱五分），光杏仁，淡竹叶，鲜生地、淡豆豉（二昧同打），羚羊尖（磨冲，四分），瓜蒌（元明粉二钱拌，三钱），黑山栀，朱茯苓，鲜石斛，冬桑叶，炒枳壳，活水芦根（去节，八钱），荷叶（乙角）。

盛，左

身热无汗，咳呛口渴，入夜谵语，防冬温内陷为变，脉见浮弦。治以辛凉。

冬桑叶，粉前胡，胖大海（一钱五分），白茯苓，淡豆豉，连皮杏仁，炙款冬（一钱五分），川通草，薄荷尖，冬瓜子，净蝉衣，枇杷叶。

温毒

王，右，廿

咽喉红痛，内热脉大，染苔舌灰。风暑挟痰，郁于上焦，当清凉分泄。

冬桑叶，薄荷尖，光杏仁，炒荆芥，淡豆豉，扎马勃，象贝母，粉前胡，炒僵蚕，白射干，大力子，益元散，荷叶。

复：咽喉红痛，减而未除，脉大身热。再以分泄。

冬桑叶，光杏仁，杭菊花，荆芥穗，淡豆豉，象贝母，扎马勃，粉前胡，炒天虫（三钱），薄荷尖，大力子，新会皮，鲜荷叶包益元散。

仇，右

风暑挟痰，项肿咽痛，口疳满布，脉浮大。治以分泄。

冬桑叶，炒僵蚕，大力子，荆芥穗，淡豆豉，扎马勃，光杏仁，净银花，薄荷尖，白射干，象贝母，益元散，荷叶。

风痧

冯，左

身热微寒，咳嗽头痛，势将发痧，脉见浮大。治以分泄。

冬桑叶，荆芥穗，淡豆豉，光杏仁，柔白薇，方通草，净蝉衣，新会皮，薄荷尖，粉前胡，白茯苓，杭菊花，荷叶。

复：风痧已发，布于四肢头面，咳呛口干，咽喉红肿，脉见浮大。治以清解。

冬桑叶，甘中黄（八分），川贝母，川石斛，扎马勃，南沙参，山豆根（一钱五分），京元参，板蓝根，杭菊花，光杏仁，忍冬花，红蔗皮（一两）。

复：热毒烁肺，喉腐，脉数大。治以清化。

北沙参，冬桑叶，甘中黄（八分），鲜石斛，板蓝根，净连翘，金果兰（八分），杭菊花，山豆根，忍冬花，京元参，绿豆衣，红蔗皮。

食复

李，左，十一

痧后食复，身热有汗。向来脾胃失健，又有腹痛便溏，脉见细弦。治以疏和。

嫩白薇，大腹绒，五谷虫（一钱五分），白茯苓，焦米仁，焦建曲，生、熟谷芽（各三钱），净蝉衣，炙鸡金，方通草，陈皮，鸡苏散，荷叶（乙角）。

转方：去白茯苓、净蝉衣、熟谷芽，加赤苓、朴花。

呃忒

蒋，左，十九

寒热后胃气为逆，呃忒频仍，纳呆脘闷，脉见细弦。治以疏和。

法半夏，焦建曲，新会皮，全福花，公丁香，鲜佛手，焦米仁，代赭石，制小朴，干佩兰，白蔻仁（四分），白茯苓，干柿蒂（三枚），姜竹茹。

汪，左，三十四

寒热不扬，神迷发痓，口渴无度，呃忒频仍，右脉模糊，左脉细弦。阴寒外束，湿热内蒸，从此邪无出路，急防闭脱。

老苏梗（一钱五分），广藿香，抱木神，真川连（四分），新会皮，石决明，法半夏，生白芍，双钩藤，竹茹，鲜佛手，鲜佩兰（七片）。

霍乱

姜，右

挥霍扰乱，泻而兼呕，脉见细弦。治以苦辛通降。

姜川连（四分），姜半夏，鲜佛手，焦米仁，制小朴，连皮苓，干佩兰，益元散，焦建曲，大腹绒，宣木瓜，方通草，扁豆花（七朵），姜竹茹。

复：呕泻渐减，再以清泄。

姜川连，鲜佛手，杭菊花，焦建曲，制小朴，川郁金，白茯苓，粉草薢，姜半夏，新会皮，焦米仁，方通草，扁豆花（七朵），鲜荷梗（五寸）。

徐，左

上吐下泻，汗冷肢清，脉细兼弦。治以疏和。

姜川连，广藿香，焦米仁，益元散，制小朴，连皮苓，白蔻仁，黄防风，焦建曲，大腹绒，鲜佛手，新会皮，荷梗。

朱，左

挥霍扰乱，勃然上吐下泻，当脘懊侬，汗多肢清，脉来沉细。治以分疏。

法半夏，干佩兰，大腹绒，焦米仁，制小朴，鲜佛手，带皮苓，白蔻仁，焦建曲，川郁金，晚蚕砂，新会皮，姜竹茹。

费，左，四十

霍然扰乱，吐泻脘闷，脉见沉弦。治以分泄。

法半夏，广藿香，青木香，白蔻仁，制小朴，鲜佛手，晚蚕砂，焦米仁，焦建曲，川郁金，白茯苓，新会皮，西砂仁。

囊风

囊风发热发痒，流滋结痂，略有咳嗽。治以清泄。

茅术，连翘，黄芩，萆薢，栀皮，银花，苦参，赤苓，豨莶，川连，生草，新会，扁柏。

游风多年，变为囊风，流滋发痒，甚于下部，脉来弦滑。治以清化。

茅术皮，连翘，萆薢，鲜皮，栀皮，黄芩，赤苓皮，米仁，豨莶（蜜炙），苦参，侧皮，滑石，忍冬藤。

惊风

左，一岁

惊风挟痰，气逆音嘶，脉弦。治以清泄。

桑叶，川贝，钩藤，杏仁，胆星，白芍，前胡，新会，蛤散。

加竹沥（一两），冲濂珠粉（一分）。

复：惊风稍平，发呕发噯，满口腐烂。治以清养。

沙参，金斛，银花，连翘，冬瓜子，薄荷，象贝，蛤壳，通草。

加茅根（去心，三钱）、枇杷叶。

复：惊风已平，口干咽哽，烂瘕肌灼，能否支持？

洋参（六分），淡竹叶，新会白，羚羊（四分），生竹茹，橄榄核，鲜斛（三钱），连翘心，蜜桑叶，辰灯心。

肺痈

沈，左

肺痈溃烂，先血后脓，现在虽减，最恐炎夏反复。

沙参，杏仁，桑皮，新会，冬瓜子，川贝，地骨，通草，米仁，蛤壳，茯苓，生草，活水芦根（去节，五钱）。

王，左

哮喘重发，痰不爽吐，且带腥臭，脉见浮弦。治以宣解，兼顾形寒形热。此病有根，重发已三日，服此方四帖而愈。

豆豉，菔子，冬瓜子，杏仁，桑叶，大力，生米仁，川贝，白前，兜铃，茯苓，通草，枇杷叶。

左

咳嗽暴起，娇脏顷刻腐烂，秽气直冲，红痰不止，肺痈之象。

兜铃，地骨，杏仁，茜草，冬瓜子，桑皮，川贝，茯苓，米仁，蛤壳，白芍，新会，竹茹，枇杷叶，肺露。

左

吐血甚多，由阳明而损及肝肺，现加咳嗽黄痰、绿痰带秽而出，显成肺痈，嘈杂颧红，又复盗汗。拟以清养。

沙参，杏仁，桑皮，白芍，冬瓜子，川贝，前胡，茯苓，米仁，蛤壳，仙鹤，会络，枇杷叶，竹茹，肺露。

肺痿

左

久咳不已，娇脏受伤，痰中带血，其色不一，或黄或绿，肺痿渐成，脉见细弦。治以清养。

沙参，白芍，茜根，旱莲，川贝，冬瓜子，三七，冬虫，蛤壳，米仁，紫菀，会络，藕节，枇杷叶。

哮嗽

痰体本虚，感受寒邪，肺叶积饮发胀，哮嗽始重，痰如曳锯，咽喉窒塞。日后须防失血，治以开降。

炙麻黄（四分），杏仁，全福，白芍，煨石膏（三钱），川贝，石英，茯苓，炒牛膝（三钱），会红，苏子，桑皮，银杏，枇叶，磨冲沉香（一分）。

左

内有痰饮，外感风寒，哮嗽有根，发而较重，胸次痹闷，气逆喉鸣，脉见细弦。治以和降。

苏子，桑叶，半夏，冬瓜子，杏仁，白前，会皮，款冬，葶苈（蜜炙），通草，茯苓，川贝，红枣（五枚）。

左

胸痹喉鸣，哮喘又发，脉息细弦。治以和降。

苏子，白前，冬瓜子，川贝，杏仁，桑叶，茯苓，全福，葶苈，会红，款冬，防风，红枣（五枚）。

左

哮嗽重发，喉鸣气逆，寒热脉细。属旧病新邪，治以和养。

桑叶，苏子，川贝，防风，白前，款冬，茯苓，会皮，杏仁，葶苈，菔子，通草，红枣。

左

哮嗽重发，即为肺胀，喉痰呜呜，未能爽吐，脉息沉弦。治以疏降。

葶苈，杏仁，会红，芥子，菔子，川贝，款冬，冬瓜子，苏子，茯苓，桑叶，通草，银杏肉，红枣。

复：肺胀频仍，咳痰稍松，脉息细弦。宣肺气而豁痰饮。

葶苈，白前，茯苓，冬瓜子，苏子，通草，款冬，莱菔子，川贝，会络，杏仁，桑叶，红枣（五枚）。

右

痰沫涌吐，哮嗽日进日深，脉见细弦。拟以和降。

白前，全福，葶苈，茯苓，苏子，石英，桑皮，会红，杏仁，川贝，沉香屑（三分），款冬，银杏，红枣。

哮喘

左

咳减喘轻，肺肾渐有相生之势，平日操心过度。考心居肺肾之间，有时艰寐，有时懊侬，侵晨出汗，脉见细软，左关较弦。拟甘缓调降，藉摄心神。

沙参，川斛，半夏，夜交藤，绵芪，全福，秫米，茯苓，蛤蚧，石英，淮麦，会皮，枇杷，红枣。

右

上虚生痰，下虚生饮，积痰蓄饮，咳嗽多年，或平或发。近时薄有感冒，咳势较重，喘不能睡，属肺俯肾仰，两为失司。考女科以肝为先天，种种气痹营亏，冲海无权，月事多年未行，并非干血成劳，以致诸虚杂出，头蒙心悸，腰酸肢倦。脉息细弦，虚多感少。拟以甘缓调降。

沙参，燕根，杏仁，百合，绵芪，全福，川贝，淮膝，蛤蚧，石英，冬虫，会红，枇杷叶，胡桃肉。

左

痰饮内积，肺肾气道失宣，咳呛无度，痰多气喘，脉息细弦。治以和降。

沙参，蛤蚧，全福，白芍，绵芪，秋石，石英，茯苓，防风，川斛，冬瓜子，会皮，肺露，磨沉香（一分），贝母。

左

冲失坐镇，气从腹旁上冲，咳嗽甚于早起，有时发呕，脉息细软。从虚多邪少，调之。

沙参，淮膝，白芍，冬瓜子，蛤蚧，全福，会红，茯苓，绵芪，紫石英，杏仁，川贝，枇叶，红枣，肺露，磨沉香。（一分）

咳嗽

左

咳嗽有根，与年俱进，每发先为寒热，属气虚积饮，肺失卫外，以致气喘痰沫，屡屡发呕，脉见沉弦。治以和降。

沙参，苏子，半夏，全福，芪皮，款冬，川贝，代赭，防风，茯苓，杏仁，会皮，枇叶，姜竹茹。

右

气虚生痰，阴虚生饮，痰饮咳嗽，肺俯肾仰，两为失司，脉见细弦。日后慎防络伤失血，拟以和养。

沙参，川贝，白芍，冬瓜子，绵芪，全福，茯苓，会皮，杏仁，石英，燕根，蛤壳，枇叶，红枣，肺露。

右

痰饮伤中，中主表里之权。咳嗽未减而寒热交作，肢冷背寒，神疲嗜卧，两日稍解而未清。前诊脉之细弦、舌之黄剥，显属表失卫外，里失主中。

沙参，仙半夏，青蛤散，五味，芪皮，川贝，当归，姜渣，防风，白芍，元斛，白薇，竹茹。

左

两脉俱静，左静则根本无损，右静则感冒渐清。寒热已止，大便通畅，惟侵晨尚有咳痰，白沫中略有黏腻，最恐扰动肺痿旧根。当长夏炎热方兴未艾，最宜保护气脏。再须清热和阴，新旧病兼顾为宜。

沙参，冬虫，白芍，元斛，芪皮，女贞，茯苓，川贝，防风，杏仁，冬瓜子，会络，枇杷叶，竹茹，肺露，红枣。

左

咳嗽绵延，音嘶痰沫，肉落气逆，脉左细右弦，气虚见症为多。拟以和养。

沙参，杏仁，全福，淮膝，绵芪，川贝，石英，茯苓，冬虫，冬瓜子，白芍，会络，蜜炙枇杷叶。

左

咳嗽绵延，背脊酸痛，恶风神倦。春季虽为失血，血尚不多，脉见细弦。脱力伤，气与阴两为不足。治以和养。

沙参，川贝，全福，冬瓜子，芪皮，杏仁，石英，蛤壳，血燕根，淮膝，会络，冬虫，丝络，杜仲。

左

咳嗽未减，夜重于日，痰多气怯，关系者形寒潮热，营卫之伤最难调护，脉芤。拟以和养。

沙参，甜杏，全福，白芍，阿胶，川贝，石英，茯苓，百合，冬虫，冬瓜子，会络，枇杷叶，红枣。

左

肝升太过，肺降无权，咳呛绵延，气逆无痰，两胁每每引痛，痛时面部火升，势防天热失血。脉息沉弦。治以清降。

沙参，甜杏仁，白芍，蛤壳，全福，川贝母，淮膝，石英，新绛，冬瓜子，冬虫，会红，丝瓜络，肺露。

左

酒客郁热，肝肺两脏受伤，咳血虽平，两胁尚为引疼。治以和养。

北沙参，燕根，旱莲，甜杏，全福，冬虫，女贞，川贝，新绛，淮膝，蛤壳，会络，丝瓜络。

左

因感起咳，咳而无痰，胁痛气逆，脉息细弦。最防失血成劳，拟以和养。

沙参，甜杏，白芍，淮膝，全福，川贝，冬虫，蛤壳，新绛，冬瓜子，燕根，会络，蜜炙枇叶，丝络。

左

脉左部弦大，甚于关位，属春令应肝，肝邪为炽，加以素有遗泄，水不涵木，厥阴更为失养，以致有升少降，上烁娇脏，咳呛虽属不甚，行动即为气逆。关系又在失血，血发连次，所吐甚红，由阴伤气，气分渐为不调，食后每每腹胀。防进而足肿便溏，即属过中难治，拟以和养。

沙参，川贝，白芍，金斛，燕根，冬瓜子，旱莲，石英，冬虫，全福，女贞，蛤壳，红枣，藕节。

如血来以墨染白绢三寸一方，化灰待冷冲服。

孔，左

失血渐止，痰中尚为带溢，肝肺两虚，肺失降为咳呛，肝不和为胁痛，脉见数滑。青年最防入损，再从清养。

沙参，甜杏，全福，白芍，冬虫，川贝，石英，川斛，燕根，旱莲，蛤壳，茜根，藕节，肺露。

复：失血已平，肝升肺降仍属未和，痰胶气逆咳呛之势，夜甚于日，脉见数滑。再从清养，兼和中以开胃纳。

沙参，甜杏，全福，白芍，冬虫，川贝，石英，生、熟谷芽，元斛，冬瓜子，蛤壳，会白，红枣，肺露。

梅，左

连年见血，每每逢节而发，发时或多或少，整口色鲜。由阳明损及肝肺，肺不降为咳呛，肝不和为胁痛，渐至音嘶盗汗，潮热形寒，关系尤在便溏，有损而过中之势，脉息弦滑。拟以和养。

沙参，元斛，白芍，蚕茧炭，冬虫，全福，川贝，扁豆衣，燕根，石英，百药煎，炙草，红枣，鲜藕肉（一两）。

王，左

英发太早，湿热下注，肛痛未敛，内管渐成。肺肠为表里，咳嗽绵延，痰薄且黏，夏令防失血成损。治以清养急和。左脉弦数。

沙参，杏仁，全福，象牙屑，冬虫，川贝，石英，冬瓜子，燕根，蛤壳，川斛，新会红，枇叶，红枣，肺露。

左

早有遗泄，近发失血，遂致肝升肺降，两为失司，咳嗽气逆。穷则伤肾，诸虚杂出，形寒潮热，咽干艰寐，肢腰酸楚，盗汗淋漓。脉见芤数，右部为甚。治以和养。

沙参，元斛，全福，白薇，冬虫，川贝，石英，苏子，燕根，白芍，新会，茯苓，枇杷叶，藕节，豆花露。

复：遗泄不发，失血亦不见重，惟关系者尤在咳嗽气怯，喘须高枕，痰多成罐。营卫早为偏胜，形寒潮热，且又出汗，心烦神倦。脉见细软。根本大伤，夏令能否有减无增，再拟甘平清降。

吉林须（淡秋石八分，泡汤煎），冬虫，全福，白芍，沙参，燕根，石英，茯苓，绵芪（盐水炒），淮麦，川贝，蛤壳，枇叶，红枣，会络。

呕血

沈，左

跌仆受伤，左胁迸痛，呕血又发，脉沉弦。治以和降。

降香，寄生，当归，杜仲，仙鹤草，会络，丹参，膝炭，三七，白芍，川断，鹿衔，藕节，蚕茧炭。

吐血

左

勃然吐血，两胁作痛，脉见沉弦。治以和降。

降香，全福，白芍，膝炭，归须，新绛，旱莲，茯苓，仙鹤草，丹参，竹三七，会络，丝瓜络，藕节。

左

血随气沸，勃然吐血，当脘发进，两胁引痛，内伤胃络显然，脉见沉弦。治以和降。

降香，全福，白芍，膝炭，归须，新绛，鹿衔，茯苓，仙鹤，丹参，参三七，会络，藕节，丝瓜络。

左

无端失血，整口色鲜，由胃络而伤肝肺，渐加咳嗽，脉见芤大。治以清降。

沙参，仙鹤草，杏仁，淮膝，三七，女贞，川贝，蛤壳，旱莲，茜根，冬瓜子，会络，藕肉（两许）。

左

吐血连日未止，由阳明而传肝肺，渐加咳嗽，脉见芤弦。治以和降。

降香，杏仁，淮膝，全福，仙鹤草，石英，茯苓，川贝，三七，白芍，会络，冬瓜，藕节。

左

咳呛失血，内热脉数。治以清降。

南沙参，旱莲，杏仁，冬瓜子，竹三七，女贞，川贝，青蒿子，仙鹤，茜根，川斛，蛤壳，藕节。

左

阳明为多气多血之经，血随气沸，或紫或红，皆属整口。久防损及肝肺，渐加咳嗽。脉见弦数。治以和降。

细生地，旱莲草，白芍，茯苓，川石斛，女贞子，蛤壳，归须，参三七，盆秋石，仙鹤，鲜藕汁（一小杯）。

左

素有遗泄，以致龙相失潜，燥灼之势上冲于胃，阳明之血随气火上腾，每发血时心烦神躁，坐立不安。热迫营阴，气火用事。脉见芤弦。治以和养。

细生地，白芍，元斛，生、熟谷芽，煨石膏，旱莲，木神，淮膝，沙参，丹参，莲须，会皮，藕节，红枣。

口鼻血

左

咳呛失血，口鼻俱溢，脉见弦滑。治以清降。

沙参，杏仁，旱莲，白芍，茅花，川贝，茜根，冬瓜子，三七，会络，山茶花（一钱五分），蛤壳，藕节。

复：口鼻之血，再和咳嗽，脉细。

沙参，川贝，旱莲，茜根，蛤壳，会络，杏仁，冬瓜子，茅花，白芍，川斛，藕节。

痞块

左

腹痞胀满，阴阳络两为受伤，鼻血便血，形黄内热，脉见弦滑。治以疏和。

白术，茅花，香附，川楝，鳖甲，大腹，丹参，九香，建曲，楂炭，新会，白芍，侧柏，砂仁，红枣。

陆，左

腹痞攻胀，阴阳络伤，吐血虽止，便血未除，脉见沉弦。再以调降。

白术，大腹，川断，川楝，赤曲，香附，丹参，香虫，楂炭，煨木香，新会，白芍，炒侧柏。

柴，左

腹痞肢肿，形黄神倦，脉见细弦。阴阳络伤，鼻血虽止，便血未除。治以疏和。

白术，大腹，香附，白芍，建曲，防己，川楝，丹参，楂炭，萆薢，九香，胡芦巴，西砂仁。

左

左胁之下，迸结若痞，脱力气痹。治以疏和。

吴萸，香附，独活，杜仲，白芍，川楝，寄生，当归，建曲，九香，青木香，新会，丝瓜络。

左

早有腹痞，或痛或胀，肝脾内伤。治以疏和。

吴萸，川楝，佛香，香附，白芍，九香，茯苓，大腹，建曲，陈橼，丹参，新会，砂仁。

陈，左

腹痛痞攻，便血澼澼，脉息细弦。治以疏和。

香附，炮姜，吴萸，佛柑，建曲，地榆，白芍，川楝，楂炭，大腹，煨木香，新会，砂仁。

周，左

便血体肝脾早伤，右腹结痞，攻动作痛，痛连腰部，脉来细软。治以温通。

香附，吴萸，川楝，腹皮，建曲，白芍，九香，川断，楂炭，新会，桑梗，丹参，砂仁。

左

腹痛痞攻，内热肌灼，脉数。拟清阴调中。

鳖甲，川楝，大腹，鸡金，志曲，九香，陈橼，白芍，银柴，香附，新会，茯苓，砂仁。

左

腹痞痛胀，咳呛肢肿，属旧伤新邪，肺脾同病；脉见细弦。拟以疏和。

吴萸，香附，苏子，木防己，白芍，大腹，款冬，萆薢，建曲，新会，茯苓，米仁，砂仁。

顾，左

腹痞作胀，洞泄无度。旧伤新邪，再从疏和。

白术，大腹，吴萸，川楝，香附，茯苓，白芍，九虫，煨木香，新会，建曲，车前，砂仁。

左

中焦气痹，积痰蓄饮，当脘屡屡作痛，两痞交攻，溏泄亦因之而发，脉见沉弦。久防痰饮常扰，再加呕吐，拟以温通。

半夏，茯神，川楝，陈橡，香附，远志，香虫，白芍，煨木香，澄茄，志曲，新会，砂仁，姜竹茹。

右

腹痞便溏，经事应通未通，转为鼻血屡溢，脉见沉弦。治以疏和。

香附，建曲，大腹，茺蔚，川楝，丹参，侧柏，延胡，香虫，白芍，新会，枳壳，砂仁。

左

肝脾肺三者俱伤，肝为胁痛，脾为痞胀，肺为咳呛，脉见沉弦。治以疏和。

香附，陈橡，苏子，大腹，川楝，建曲，款冬，白归须，香虫，白芍，新会，新绛，砂仁，丝瓜络。

右

痞痛旧根，近发连及腰胁，脉见沉弦。治以疏和。

鹿衔，新绛，丹参，杜仲，当归，香附，白芍，香虫，寄生，川楝，会络，志曲，丝瓜络，砂仁。

胸痹

袁，左

痰饮内阻，晨起咳嗽，胸痹气逆，痰沫不爽，脉见细弦。拟以和降。

瓜蒌仁，全福，半夏，茯苓，薤白头，石英，川贝，淮膝，苏子，款冬，会红，磨冲沉香（一分）。

右

肝为之升，肺失其降，肝肺两病，此平彼作，咳嗽频仍，痰色不一，金不制木，肝邪益炽，胸痹脘满，痰沫涌吐，咽喉且痛，脉沉弦。拟以通降。

瓜蒌仁，全福，半夏，白芍，薤白头，代赭，川贝，木神，苏子，瓦楞，新会，佛花，枇叶，姜竹茹，青铅。

方，左

早有失血，去年复发。近日又有胸痹不舒，少腹结痞，肝肺久为受伤，脘宇窒塞，略有咳嗽。燔灼之令，恐血再来。脉见细弦。治以和降。

瓜蒌仁，全福，杏仁，冬瓜子，薤白头，石英，川贝，紫菀，降香，冬虫，蛤壳，会络，丝络，枇杷叶。

肺脾病

右

咳呛略减，转为腹痛多利，有上损过中之势，当肺脾兼和，并顾失血。

沙参，全福，川贝，川斛，冬虫，紫石英，冬瓜子，会白，扁豆衣，白芍，甘草（炙），谷芽（炒），红枣。

右

吐血咳嗽，近来虽不加重，病情杂出，潮热盗汗，胃纳甚微，大便多次。上损及脾，月事渐枯；下损过胃，脾胃两伤，过中最险。脉见细软，舌光。属虚多邪少，治以和养。

于术，元斛，粟壳，川贝，夏曲，补骨，扁豆衣，淮麦，白芍，菟丝，茯苓，新会，红枣。

左

肺脾两伤，上为咳嗽，下为便血，渐至肉落纳少，形寒潮热，势将由伤成劳，脉见弦滑。治以和养。

党参，杜仲，苏子，茯苓，赤曲，川断，款冬，白芍，楂炭，丹参，紫菀，陈皮，红枣，扁柏。

卷 中

青浦陈秉钧莲舫甫著

痢疾

于，左，四岁

赤痢未止，舌黄口渴，身热腹痛，关系者又在噤口。拟以疏和。

川连（元米炒），炒荆芥，川斛，白薇，白头翁，地榆，会白，鸡金，银花炭，侧柏，益元散，楂炭，粳稻叶（一大握）。

煎汤代水。

吴，右

霍乱后又发痢疾，舌剥口噤，如何支持。

洋参，甘中黄，木神，野赤豆，地榆，赤、白芍（各一钱），丹参，绿豆衣，银花炭，霍石斛，赤曲，会皮，卷竹心，稻叶（一束）。

右

红白痢，昼夜百计，脉见细弦。治以疏和。

香连丸（八分），赤曲，姜炭，萆薢，白芍，楂炭，地榆，泽泻，香附，大腹，荆芥，新会，红、白扁豆花。

左

酒客湿热伤营，每便干结，带下赤痢，脉见细弦。由阳明而损肝脾，渐为腹痛形黄。拟以疏和。

脏连丸，大腹，侧柏，泽泻，红曲，木香，炒荆芥，车前，楂炭，香附，地榆，会皮，野赤豆。

右

休息久痢新积，色白，脉见沉弦。拟苦辛固养。

驻车丸，地榆，扁豆衣，川楝，白芍，侧柏，通草，会皮，楂炭，茯苓，米仁，泽泻，红枣。

左

痢疾，小腹发迸，肛门气坠，欲便不利，属半虚半实，脉见沉弦。治以和养。

白术，吴萸，川楝，谷芽，香附，白芍，木香，车前，建曲，大腹，佛柑，陈皮，阳春砂仁，枣。

张，左，四十四

脱力阻气，胁痛稍减，尚似痢非痢，里急后重。治以疏和。

白术，香附，佩兰，茯苓，建曲，大腹，米仁，通草，楂炭，炒荆芥，益元，新会，荷叶。

复：血痢渐减，再以疏和。

白术，大腹，佛手，佩兰，建曲，广木香，楂炭，炒荆芥，香附，会皮，益元，米仁，红扁豆花。

右

肝脾失协，赤痢屡发，小腹迸痛，得食欠运，脉见细弦。拟以和养。

白术，金斛，木神，川断，赤曲，白芍，丹参，佛柑，香附，煨木香，杜仲，新会，荷蒂。

右

休息痢有赤无白，腹痞攻痛，脉息濡细。阴虚之体，舌苔光剥。拟以和养。

于术，红曲，炮姜炭，杜仲，党参，艾绒炭，地榆，丹参，香附，煨木香，侧柏，白芍，荷蒂，枣。

左

赤痢久而不止，腹痛肛痛，肢肿纳少，脉见细弦。拟以温养。

白术，炮姜，吴萸，补骨，党参，地榆，白芍，菟丝，香附，木香，杜仲，车前，荷蒂，枣。

左

赤白痢减，肛坠里急，脉见细弦。拟升清降浊。

茅术，建曲，泽泻，升麻，党参，楂炭，茯苓，白芍，川连（元米炒），广木，野赤豆，会皮，荷蒂，枣。

肠风

徐，左

幼年间鼻血吐血，阴分早亏，虚热内炽。现在热迫大肠，肠风绵延，血下如射。每便坚涩，肛痔外凸。关系者在梦泄，精血两伤，诸恙从此蜂集，神烦少寐，头眩目花，惊悸不宁，脉见弦大。治以清养。

珠儿参，郁李仁，旱莲，甜杏仁，乌芝麻，柏子仁，女贞，槐花炭，川石斛，地榆，元参（制），莲须，西瓜翠，松子仁，鲜藕肉（一两），卷竹心。

左

早有痰血，脏热移腑，传为肠风，血下如注，大便艰涩。由阴伤气，渐至纳少，神疲气逆肢倦。脉见弦滑。虚多邪少，治以和养。

珠儿参，地榆，料豆，生、熟谷芽，乌芝麻，侧柏，女贞，茯苓，川斛，白芍，炙草，新会，红枣。

左

便燥带血，属肠风为多，久则损及肝脾，形黄腹痛，脉见沉弦。拟以和养。

元生地，地榆，赤曲，茯苓，川斛，荆芥（炒），料豆，炙草，白芍，扁柏，杜仲，会皮，荷蒂，红枣。

沈，左，四十二

阳明郁热，肝脾统脏两为失司，以致气陷为肛坠，营虚为肠风。脉息沉弦，舌苔微灰。嗜烟体气阴两伤，调理不可偏阴偏阳，治以和养。

党参，赤曲，扁豆衣，诃子肉（一钱五分），于术，地榆，炒椿皮，炒荆芥，元斛，白芍，丹参，炒扁柏，炒荷蒂，枣。

复：肠风绵延，或轻或重，血下如水，甚则后重，脉见沉弦。阳明郁热，肝脾又失统藏，以致营不为守。再以和养。

于术，丹参，茯苓，椿皮，地榆，赤、白芍（各一钱），扁柏，扁豆衣，元斛，新会，炒荆芥，赤曲，荷蒂，枣。

痔血

左

痔血受伤，营虚热炽，阳明传送无权，大便坚结，数天一行，行而不畅，脉见弦大，舌苔光红。拟以清养。

珠儿参，旱莲草，生当归，地榆，火麻仁，黑料豆，白芍，制元参，瓜蒌仁，女贞，丹参，新会，松子肉（卅粒）。

复：阳明郁热，痔血频仍，大便每每艰行，脉皂弦细。虚多邪少，治以清养。

洋参，旱莲，川斛，丹参，乌芝麻，料豆，当归，地榆，白芍，女贞，柏仁，新会，松子肉，红枣。

便血

左

痢久渐成便血，便之前后俱溢，昼夜六七行，腹痛里急，脉见沉弦，形黄肢肿，应月枯少。能否得复，治以和养。

珠儿参，木神，椿皮，丹参，脏连丸，龙骨，赤曲，于术，白芍，会皮，地榆，香附，侧柏，枣。

刘，左

肢腿之病尚不见发，惟湿火内蒸，随气下陷，阴分已伤，脱肛类痔，便艰下血，病滋水交流。阳明湿火触发，肝邪气逆作呕，上焦为患属阳明胃府，下焦为患属阳明大肠，邪热俱在阳明，遂至雷龙失潜。头胀频仍，少寐多梦，纳谷尚少，大便尚涩，所以左脉细弦，右脉弦大不静。属邪正相搏，治宜兼顾。

珠儿参，木神，半夏，白芍，元斛，丹参，新会，地榆，脏连丸，炒槐米，菊花，姜皮，侧柏，竹茹。

左

便血绵延，脱肛腹痛，脉息濡细。治以疏和。

党参，香附，丹参，楂炭，白术，木香，侧柏，炮姜，赤曲，地榆，白芍，新会，荷蒂，枣。

泄泻

左

脘满作泻，腹痛肢倦。治以疏和。

羌活，鸡苏散，陈皮，川楝，防风，佩兰，郁金，茯苓，小朴，大腹，蔻仁，米仁，荷叶。

孩

暑邪内蕴，风邪外束，寒热而兼泄泻。治以分疏。

防风，天水散，五谷虫（一钱五分），荆芥，麦芽，大腹皮，佩兰，鸡金，车前，荷叶，白扁豆花。

右

久泻未止，肝脾伤也。

白术，大腹，川斛，香附，建曲，佩兰，郁金，茯苓，小朴，米仁，补骨，陈皮，荷叶，枣。

孩

受凉伤中，洞泄无度，脉弦。拟以疏和。

于术，佛手，萆薢，大腹，建曲，佩兰，泽泻，米仁，小朴，连皮苓，鸡金，会皮，扁豆花。

左

泄泻渐止，脘闷纳呆，脉见沉细，属半虚半实。拟以调中化邪。

白术，香附，佛手，生、熟麦芽，建曲，大腹绒，佩兰，通草，小朴，半夏，煨木，新会，荷叶。

右

由血转痢，由痢转泻，纳呆，舌光，脉息沉弦。拟以和养。

白术，佩兰，丹参，白芍，楂炭，佛手，谷芽，泽泻，川斛，苡米，茯苓，新会，扁豆花（七朵），红枣，荷蒂。

左

久泻不止，大腹膨满，得食作胀。向有遗泄便溏，由阴伤气，现在病寓中焦。脉象细弦。拟以调养。

白术，煨木，元斛，茯苓，志曲，车前，新会，米仁，香附，泽泻，生谷芽，白芍，荷蒂，红枣。

右

久泻不止，由脾及胃，胃纳作张，土衰关乎火弱，舌剥肢肿，咳呛气逆，脉见细弦。治以疏和。

于术，补骨，皮苓，粟壳，香附，郁金，大腹，炙草，建曲，石莲肉（炒，二钱），新会，车前，伏龙肝，枣。

右

生冷伤中，中焦积滞，腹部隐痛，便溏纳呆，防转为痢疾，脉来沉细。治以疏和。

香附，小朴，白蔻仁，通草，广木，佩兰，米仁，郁金，大腹，建曲，新会，茯苓，荷叶。

右

洞泄无度，舌糙如苔，寒湿水毒，一时充斥阳明。拟以分泄。

茅术，皮苓，大腹，车前，防风，广藿，萆薢，泽泻，小朴，建曲，佛手，新会，扁豆花（七朵）。

痰饮

左

肺虚生痰，肾虚生饮，痰饮内扰咳嗽，绵延渐加气怯，上下摄纳无权，中焦亦失砥柱，纳食欠旺，两足浮肿，脉见沉弦。拟以和养。

于术，全福，苏子，元斛，半夏，石英，款冬，杜仲，川贝，冬瓜子，白芍，新会，枇杷叶，银杏肉。

左

中气不振，积痰生饮，阻遏升降道路，脘宇攻动，漉漉有声，必得嗳气，然后松软，脉见沉弦。治以调降。

于术，沉香曲，木神，香附，党参，澄茄，远志，新会，半夏，左金，白芍，小青皮，玫瑰露炒竹茹。

朱，左

封藏早亏，水不涵木，木邪扰中，中焦积痰蓄饮，以致脐腹间似痞非痞，有时下陷转而上升，即为胸次窒塞，又复凌心，心悸艰寐，迫肾为之梦遗。种种升降失司，阴阳造偏，头眩耳鸣，鼻衄疝坠。脉见细弦，舌苔滑腻。虚中挟实，实即痰饮。拟交坎离而调木土。

于术，全福，瓦楞，半夏，代赭，夜交，秫米，丹参（鸭血拌），白芍，洋参，芝麻，新会，竹二青。

费，右

下虚生饮，气虚生痰，喘肿多年，痰不从咳而化，饮不从便而达，以致肢面皆肿，先为胁痛，由络脉泛滥肌肤。高年防气不归元。

茅术皮，杏仁，苏子，茯苓，防己，川贝，桑皮，米仁，萆薢，冬瓜子，新会，仙藤，姜衣，陈麦柴。

脾胃

王，左

能食无力，大便屡解，有时当脘作痛，痛行臀部，得一转矢气较松，脉见沉弦。治以调养。

党参，半夏，益智，杜仲，白术，左金，澄茄，香虫，建曲，香附，白芍，新会，老檀香（四分），姜竹茹。

高，左

脘宇懊侬，得食每为上冒，头痛肢酸，早有便溏，脾胃受伤。治以和降。

生白术，小朴，全福，茯苓，枳实，郁金，代赭，白芍，半夏，姜渣，瓦楞，新会，姜竹茹，白檀香。

疟疾

朱，左，十六

暑风客邪，内伏募原，营卫不和，致发疟疾。少热多寒，脘闷头眩，脉见弦数。治以分泄，兼顾便坚腹痛，舌黄口渴。

苏梗（一钱五分），黄芩，益元，桑叶，煨草果（四分），青蒿，小朴，白薇，炒知母（一钱五分），枳壳，苡米，佩兰，荷叶，竹茹，陈皮，半夏。

张，左

间日发疟，寒少热多，有时但热不寒，脘闷头痛，渴不多饮，便涩溺赤，脉见弦滑，舌苔黄腻。属风暑痰湿四邪交并，表里因之失宣。拟以疏和。

煨草果（八分），青蒿，半夏，桑叶，炒知母，黄芩，川贝，白薇，制小朴，益元，建曲，赤苓，荷叶，佛手。

类疟

刘，右，六十三

咳嗽痰薄，类疟寒热，脉见弦滑。治以分疏。

豆豉，小朴，白薇，益元，防风，薄荷，茯苓，通草，前胡，佛手，米仁，新会，荷叶。

复：类疟较轻，仍咳嗽痰多，当脘满闷，脉见弦滑。治以分泄。

半夏，桑叶，益元，佛手，川贝，白薇，小朴，赤苓，前胡，米仁，建曲，通草，枇杷叶，鲜佩兰。

复：类疟已止，咳喘未除，脉见弦滑。治以疏和。

半夏，桑叶，茯苓，款冬，川贝，杏仁，通草，佩兰，苏子，前胡，会白，谷芽，枇杷叶。

间日疟

左

间日发疟寒热满闷，咳嗽泛恶，脉见细弦。治以分疏。

豆卷，米仁，佛手，白薇，小朴，佩兰，蔻仁，杏仁，建曲，会皮，通草，前胡，荷叶，姜竹茹。

右

间日发疟，寒少热多，烦闷非常。表未解则汗不多，里不达则大便结，九窍不和，都属胃病，胃不和则卧不安也。至于骨痛肢麻舌剥等症，且从缓治，姑拟以分疏先之。

豆卷，小朴，瓜蒌皮，木神，青蒿，志曲，枳壳，川斛，黄芩，佛手，佩兰，通草，荷叶。

三疟

徐，左

三疟五年，劳动即发，寒热从中，营卫受伤，脉见濡细。属虚而非实。治以和养。

芪皮，当归，半贝丸（三钱），丹参，防风，银柴，桑梗，川断，白术，白薇，新会，杜仲，枣，生姜（二小片）。

左

劳倦成疟，是为劳疟。微寒微热，盗汗纳少，脉见濡细。拟和表里，兼顾咳嗽。

芪皮，当归，苏子，茯苓，防风，银柴，款冬，米仁，杏仁，白薇，会红，通草，姜竹茹。

左

三疟阵乱，呕泻仍作，脉见沉弦。治以疏和。

半夏，郁金，桂枝，大腹，建曲，蔻仁，白芍，茯苓，小朴，米仁，佛柑，新会，姜竹茹。

疟母

左

疟母攻胀，肢酸脘闷，脉见细弦。治以疏和。

焦茅术，大腹，连皮苓，小朴，米仁，蔻仁，建曲，戈半夏（冲入，三分），新会，荷梗。

左

疟母内损，头眩肢倦，便溏带血，脉见细弦。恐其成劳。

生白术，米仁，泽泻，大腹，小朴，佩兰，野赤豆，白芍，建曲，楂炭，佛手，新会，荷蒂，枣。

狐疝

左

狐疝出没无常，少腹牵引作痛，脉见沉弦。治以疏和。

当归，鹿角霜，香附，丹参，川楝，枸杞，茴香，荔核，香虫，杜仲，白芍，橘核，丝瓜络，焦茅术。

左

七疝中之狐疝，出没无常，其声呜呜然，属肝肾内虚，气为下陷，脉弦。治以和养。

党参，香附，杜仲，会核，当归，吴萸，甘杞，荔核，菟丝，白芍，桑梗，楂炭，丝瓜络。

血疝

左

疝胀屡发，色红而热，七疝中之血疝。治以和养，一切内热盗汗，口渴便艰，均须照顾。

左金，枳壳，橘核，香虫，川楝，当归，楂核，丹参，鳖甲，银柴，青皮，白芍，丝瓜络。

冲疝

左

冲疝下坠至囊，上冲呕逆，冲甚欲厥。拟以温养。

肉桂，木神，川楝，香附，白芍，当归，九香，木香，沉香曲，杜仲，荔核，会皮，丝瓜络。

水疝

左

水疝胀大出水，脉见濡细。治以疏和。

白术，香附，鹿角霜，带皮苓，半夏（姜炒），吴萸，官桂，煨木香，建曲，白芍，甘杞，新会，青荷梗，枣。

左，二十九

据述疝胀溃头，流水郁郁，大致水疝之象。治以疏和，兼顾寒热。

茅术皮，米仁，橘核，香附，枳壳，茯苓，荔核，小朴，萆薢，川楝，青皮，豆卷，荷叶。

癩疝

左

疝气两月未止，恐成癩疝。尾闾结核，亦属湿痰，脉见细弦。治以疏和。

香附，当归，荔核，枳壳，川楝，甘杞，夏曲，木香，九香，杜仲，新会，萆薢，丝瓜络。

左

右部睾丸坚结不和，渐成癩象，惟目赤屡发。肝家素有郁热，一切过温之药似在禁例。脉见弦滑。治以清养。

左金，杜仲，川楝，洋参，当归，桑寄生，楂炭，枳壳，丹参，白芍，会核，青皮（鳖血炒），丝瓜络。

转方：去左金丸，加沙苑。

脚气

脚气疲软，朝退暮重，少腹发麻，气逆上升，脉见沉弦。再以通阳益气。

西潞党，生牛膝，菟丝，茯苓，生于术，木防己，北五味，白芍，安肉桂，车前，干姜（蜜炙），苡米，干松节（三钱），桑梗（五钱），磨冲沉香（一分）。

左

脚气属脾肾两虚，寒湿内滞。两足浮肿，有上行之势；两便少行，最恐冲心犯胃，手指麻痹。治从和解，藉以通利机关。

白术，防己，五加，茯苓，桂枝，萆薢，海桐，野赤豆，槟榔，会皮，泽泻，天仙藤，姜衣（四分）。

左

干脚气，两足软不能行，手亦发麻，颇有上升之势，犯胃冲心皆能传变，脉见沉细。急须调治。

桂枝（四分），防己，小朴，五加，细辛（四分），萆薢，牛膝，天仙藤，白术，会皮，杜仲，当归，姜衣（四分），丝瓜络。

复：脚气疲软难行，两手亦麻，脘闷纳少，脉见细弦。属脾肾致虚，风寒湿袭入络脉，仍从温养。

桂枝，防己，天仙藤，加皮，槟榔，木瓜，海风藤，小朴，苏梗，萆薢，半夏，会皮，杉木节（三钱），丝络。

左

脚气将成，恐上升为变，脉见细弦。拟去寒湿。

制茅术，防己，苡米，生牛膝，桂枝，萆薢，天仙藤，五加，白芍，木瓜，桐皮，新会，丝瓜络。

程，左，五十一

脚气渐成，有升少降，少腹窒塞，手指发麻。寒湿之邪实少去路，二便又为失利，脉见沉弦，舌糙。急宜疏导。

焦茅术，槟榔，川楝，独活，防己，苏梗，海桐皮，泽泻，半夏，牛膝，加皮，全瓜蒌，地栗干，姜衣。

左

脚气暴起，两足已见肿亮，手麻发痉，有积水上冲之势，脉浮弦。拟先开降。

桂枝，萆薢，连皮苓，生瓜蒌，葶苈，防己，桑皮，枳壳，杏仁，怀膝，新会，泽泻，姜衣，陈麦柴。

左

脚气将升，酸软不和，少腹、手指皆为发麻，恐其上冲为变，脉见沉细。治以和养。

独活，当归，生淮膝，木瓜，寄生，槟榔，五加皮，会络，木香，苏梗，防己，天水散（三钱），丝瓜络，杉木节（三钱）。

左

足膝酸软，神疲纳少。治以疏和。

西羌活，防己，淮膝，半夏，香独活，萆薢，杜仲，加皮，桑梗，天仙藤，晚蚕砂，会皮。

加丝瓜络。

鼓胀

左

鼓胀筋露脐平，囊茎皆肿，积水不化。治以分导。

桂枝，大腹，泽泻，川楝，白芍，连皮苓，防己，车前，橡皮，会皮，川椒目（八分），黑、白丑，磨冲沉香（一分），地栗干，陈麦柴（三钱）。

王，左，三十九

积湿化水，水泛为肿，肿势渐升渐上，由足而腹而面，面为之浮，腹为之胀，关系又在小便不利。治以通降。

桂枝，腹皮，泽泻，香附，白芍，皮苓，防己，建曲，橼皮，会皮，椒目，草薢，通天草，西砂仁。

左

鼓胀伤气易治，耗阴者最不易调。腹臌脐平，两便少行，脉左弦数，舌剥口渴。拟通关导水。

肉桂，川楝，水炒黄柏，鸡金，白芍，淮膝，肥知母，丹参，建曲，茯苓，野赤豆，会皮，陈麦柴。

右

肝脾内伤已成，鼓胀两便失利，上逆为咳，脉见细弦。治以和降。

肉桂，川楝，陈橼，车前，白芍，淮膝，香附，杏仁，建曲，大腹，草薢，黑、白丑，陈麦柴。

左

单腹胀属脾胃，受伤不同，积水遏湿，通行即解，脉见沉弦。治以疏和。

香附，白术，川楝，淮膝，陈橼，枳实，九香，白芍，建曲，皮苓，归须，会皮，野赤豆，陈麦柴。

高，左，廿九

脘腹胀满，甚至肾囊俱肿，气急发呛，三焦不能分化，防成鼓胀，脉见细弦。治以疏和。

香附，白术，大腹，半夏，陈橼，小朴，泽泻，米仁，建曲，皮苓，草薢，新会，野赤豆，通天草。

右

气臌渐成，肝脾受伤，属气痹营亏。若两便不走，恐膨满日增。拟以通降。

香附，川楝，大腹，野赤豆，建曲，香虫，泽泻，萆薢，陈橼，皮苓，白芍，新会，陈麦柴。

左

鼓胀受温，温则气通逐水，脉见细弦。肝脾久伤，治以温通。

于术，腹皮，泽泻，野赤豆，熟附子，防己，淮膝，白芍，橼皮，萆薢，椒目，新会，檀香（四分），陈麦柴。

左

肢肿腹满，肿势由下升上，咳呛不爽，舌苔粉白，脉息濡细。治以温通。

白术，白芥子（一钱五分），牛膝，葶苈，熟附子，川椒目，苏子，茯苓，半夏，木防己，款冬，新会，砂仁。

左

痞散成臌，大腹发热，愈热愈大，脉尫无度。阴伤气痹，恐有不得了之势。

于术，大腹，车前，野赤豆，鳖甲，皮苓，生膝，萆薢，建曲，陈橼，白芍，新会，地栗干，丝瓜络。

左

水势狂溢，肿胀渐成，膨满腹大，囊肿色亮，泛滥之势上及高原，气喘有痰，脉息沉弦。拟通导沟渠。

川桂枝，橼皮，泽泻，杏仁，白芍，建曲，米仁，苏子，葶苈，淮膝，茯苓，会皮，姜衣，麦柴。

曹，右

肿胀之势渐及四肢面部，胸次窒塞，大便艰涩。现在痰湿逗留，阻遏气道，若小便不行，如何支持？急图疏化。

桂枝，生膝，小朴，皮苓，白芍，泽泻，半夏，杏仁，葶苈，炒瓜蒌，会皮，桐皮，麦柴，姜衣。

沈，左

皮水屡发，溺闭即肿，肿势上中下三焦俱到，脉见沉弦。治以通降。

茅术皮，米仁，陈皮，防己，黄芩，滑石，冬瓜皮，泽泻，皮苓，萆薢，杏仁，车前，荷梗。

郁，左

表里同病，鼓胀外再有寒热发喘，不纳不便，如何支持。

茅术皮，川楝，车前，小朴，黄芩，白芍，冬瓜皮，米仁，绵茵陈，建曲，大腹，萆薢，野赤豆，麦柴。

顾，左，五十四

肝脾久伤，腹膨放后，纳呆形黄，便多溺少，脉见细弦。治以疏和。

党参，皮苓，香附，泽泻，白术，大腹，木香，赤豆，建曲，新会，香虫，车前，红枣。

顾复：两次放臌，腹满虽平，肝脾未免受伤，形黄疲倦，纳食不多，脉见细软。再从和养。

党参，茯苓，香附，生杜仲，于术，大腹，煨木，陈橼，建曲，新会，九香，车前，西砂仁，红枣。

噎膈

左

未能辟谷登仙，格证但求进食。

高丽参须，木神，丹参，瓜蒌仁，法半夏，远志，腹粮，煨益智，生当归，白芍，香附，陈皮，竹茹，枣。

左

阴耗阳结，谓之关格，随食随吐，更衣艰涩，攻补不受，大致气与液两亏，痰与饮用事，脉见细濡。调理为难。

吉林须，关虎肚，丹参，澄茄，宋半夏，腹粮，志曲，佛花，生当归，生白芍，生谷芽，会皮，姜竹茹，枣。

右

肝邪内扰，积饮蓄痰，阻遏脾胃升降气道，谷食难下，吞酸吐沫，必得大便通行渐觉松动，属上格下关之象。高年患此，必须调理，尤在颐养。

吉林须，虎肚，木神，澄茄，半夏，腹粮，远志，白芍，左金，生当归，丹参，会皮，姜竹茹。

左

上格下关，谓之关格。所食无多尚欲吐出，吞酸吐沫，脘宇或痛或胀，更衣十余日一行，粪如羊矢，脉左右沉濡。气痹液耗，用药不可偏阴偏阳。拟以和降调中。

吉林须，虎肚，木神，澄茄，宋半夏，腹粮，远志，麦冬，川石斛，白芍，丹参，新会，竹茹，伏龙肝。

李，左，三十四

关格数年，一饮一食皆难停留，必得吐尽后已，渐至气久不能升降。现在阴液亦为枯槁，呕甚见血，脘腹通连梗痛，脉六部细微。无六淫外感，亦无七情内发，昨晚形寒发热，寒暖不调所致。拟调中降逆。

吉林须，全福，木神，姜半夏，川连（元米炒），代赭，益智，丹参，苏梗，瓦楞，志曲，会皮，姜竹茹，伏龙肝。

左

随食随吐，名曰上膈，脉见细弦。治以通降。

左金丸，全福，虎肚，澄茄，半夏，代赭，腹粮，益智，当归，建曲，白芍，木神，姜竹茹，枣。

左

上格为呕逆，下关为便闭，上下不和，由于中焦窒塞，当脘满闷，时发懊侬，脉见弦涩。弦主阴耗，涩主气痹，久延恐难调复。

左金丸，木神，虎肚，瓦楞，法半，远志，戌粮，志曲，生当归，丹参，白芍，会皮，竹二青。

左

肝邪侮中，中有积饮，当脘作痛兼胀，吞酸吐沫，脉见细弦。中焦升降失调，厥阴遂为充斥，更衣不利，上格下关之势。

吴萸，生当归，戌腹粮，澄茄，川连，木神，白芍，益智，姜夏，丹参，新会，建曲，姜竹茹。

右

上呕不止，下便不利，是为关格，脉见沉弦。老年阴耗阳结，难许调复。

左金丸，木神，虎肚，沉香曲，生当归，远志，戌腹，新会，香附，丹参，白芍，姜夏，姜竹茹。

痢后

张，左

昔年痢后受伤，久而不复，大便有溏有结，溏时每为带血。营虚生风，气虚生湿，风湿之邪外游肌表，或寒或热，或为发瘰。关系者肛门发麻，有时上升，可及遍体。脉见细弦。治以疏和。

芪皮，白术，地榆（一钱五分），豨莶（三钱），防风，当归，炒槐米（一钱五分），梧花，寄生，丹参，炒椿皮（一钱五分），侧柏，红枣。

复：休息痢后，有时下血作泻，由阳明垢滞，随去随生，以至肝脾受伤，生风挟湿，忽寒忽热，遍身发麻。最虑者，上至巅顶，下至肛门，脉见细弦。治以和养。

防风，秦艽，丹参，冬瓜子，荆芥（炒），白芍，茯苓，川斛，脏连丸，地榆，赤曲，新会，侧柏。

囊漏

艾，左，三十四

阳明、太阳之间，小肠之下，垢秽不能分化，当时满腹攻痛，渐至大便鲜通，囊为出粪，年余淹缠，脉见沉弦。拟分清降浊。

败酱草（三钱），生当归，米仁，生草，川楝，新会皮，冬瓜子，荔核，瓜蒌仁，茯苓，洋参，白芍，黄绢（三寸一方，化灰冲服）。

复：大便失行，舍正路而不由，阴囊膜破，粪即由此而行，脉见濡软。证情淹缠，一时难复，拟以疏导。

通幽丸（三钱），败酱草，生当归，青皮，火麻仁（三钱），丹参，橘核，茯苓，西洋参（一钱），白芍，荔核，蚕茧灰（一钱五分），黄绢（三寸一方，化灰冲服）。

通幽汤方

油当归，升麻，桃仁，甘草，红花，熟地，生地。

煎成，用药汁磨槟榔五分调服。

按：古方只有通幽汤，无通幽丸，可改用麻仁丸或润肠丸。

尿血

董，左

谨读证情当是尿血，与血淋诸症有别。考此证多属腑病，由小肠之热瘀注膀胱，惟病久而由腑及脏，心与小肠，肾与膀胱，本关表里，以故数年来溺血频仍，血色不一，紫黑鲜红，日夜无度。大致紫黑者出于管窍，鲜红者随溢随下，精溺管异路同门，势当混淆，甚至茎梗、毛际隐痛，或似精泄，或似溺迸。至头眩目花，胁胀腰酸，亦为应有之义。心与肝同气，肾与肝又同源，从中肝邪尤为之煽烁。用药之义，腑泻而不藏，脏藏而不泻，极多牵制。照病处方，温气兼以潜阳，滋阴更须利窍，与中虚呃忒亦有照顾。

九制熟地（三钱），生甘草，东白芍，吉林须（五分），熟甘草，冬葵子，安南肉桂（四分），凤凰衣，木神，真西珀末（四分），西赤芍，莲须，乱头发（肥皂水洗，乙团），黄绢（三寸一方，化灰冲入）。

右

进伤气分，膀胱失司，不约又为不利，下窍发坠，每溺作痛，所下且有血丝，脉见沉弦。治以和养。

生绵芪，血余炭，甘草梢（八分），白芍，凤凰衣，冬葵子，覆盆子，茯苓，小蓟炭，桑螵蛸，石斛，丝瓜络。

江，右

五淋中之劳淋，劳伤气进，发为淋浊，赤白交下，每解痛苦非常，脉见沉弦。治以和养。

生绵芪，小蓟炭，甘草梢，白芍，元生地，血余炭，丹参，茯苓，凤凰衣，蒲黄炭，侧柏，会皮，丝瓜络。

左

高年阳盛阴热，向来便血，今复血渗膀胱，渐成尿血，连发未止，脉见细数。治以清养。

洋参，木神，料豆，牡蛎，蓟炭，龙骨，女贞，沙苑，白芍，石斛，旱莲，丹参，藕汁（一小杯），侧柏。

淋浊

王，左，四十

气虚下陷，小便先为不利，继以淋浊，遂至分化无权，其气由前向后，更衣欲通不通，气坠矢气难转，脉见细弦，舌苔黄白。拟以升补。

生绵芪（三钱），炒黄柏，木神，米仁，炙升麻（四分），知母，川斛，白芍，北柴胡（鳖血炒，四分），覆盆，甘草梢（八分），新会，辰灯心，栗子衣（二枚）。

左

气陷脱力，溲时仿佛精坠，发酸不禁，脉见濡细。拟以升补。

生绵芪，莲须，木神，丹参，炙升麻，覆盆，牡蛎，夜交，北柴胡（鳖血炒），白芍，川斛，新会，金樱膏（三钱，冲）。

左

精溺浑淆，小便不禁，且带白垢，脉见弦滑。治以和养。

生绵芪，洋参，牡蛎，白芍，莲须，木神，料豆，沙苑，覆盆，龙骨，女贞，陈皮，红枣，金樱膏。

左

精溺未得分清，小便色浊，每解似有阻隔，脉见细弦。拟以清解。

洋参，木神，白苡米（盐水炒），料豆，莲须，牡蛎，知母（炒），女贞，白芍，川斛，丹参，鸡肫皮，海参肠，红枣。

左，三十二

久则为淋，精溺窍两属受伤，溺为不禁，精为遗滑，脉见细软。拟以和养。

绵芪，木神，凤凰衣，杜仲，莲须，龙骨，螵蛸，沙苑，覆盆，白芍，新会，牡蛎，枣。

左

无感不发，久则为淋，管内渐痛。由于郁邪不宣，真阴已亏。治以清养。

洋参，沙苑，白术，莲须，黄柏，牡蛎，料豆，草梢，白芍。

吞威喜丸（一钱）。

以上属气虚淋证。

邪，左，三十六

初则为浊，继则为淋，溺数微痒，热毒未清，脉见细弦。治以清降。

萹蓄（一钱五分），草梢，料豆，山栀，瞿麦（三钱），萆薢，丹皮，黄柏，龙胆草（八分），滑石，茯苓，通草，卷竹心（十根）。

左

进伤为淋，便痛茎肿，囊筋牵引，脉见细弦。治以和养。

萹蓄，萆薢，石韦，草梢，瞿麦，滑石，银花，黄柏，龙胆，山栀，茯苓，新会，辰砂拌灯心。

左，廿九

湿热下注，溺痛如淋，且带浮肿，脉见细弦。治以通降，兼顾牙痛口疳。

萹蓄，石韦，海金，忍冬，瞿麦，滑石，连翘，桑叶，冬葵，赤苓，山栀，薄荷，荷叶，灯心。

邢，左

初则为浊，溺痛发痒，郁邪未清，脉见细弦。治以通降。

萹蓄，丹皮，萆薢，黄柏，龙胆，银花，米仁，知母，凤凰衣，草梢，茯苓，通草，卷竹心。

以上属湿热淋证。

遗泄

陈，左，三十四

脉禀六阳，阳充则阴不为守，久有遗泄，有梦渐为无梦，向春发而较勤，且有盗汗，种种心肾两亏。治以清养。

洋参，木神，料豆，丹参，莲须，龙骨，女贞，淮麦，白芍，川斛，牡蛎，新会，枣。

左

遗泄有梦属心，无梦属肾，心虚于肾，梦泄频仍，有时艰寐，有时惊悸，诸恙交集，多属心肾两亏，脉见弦滑。拟以清养。

洋参，辰茯神，料豆，连心麦冬，莲须，龙骨，女贞，乌芝麻，白芍，夜交，牡蛎，新会皮，枣。

朱，左

有梦属心，无梦属肾。遗泄阴伤，阳虚上冒，头蒙口渴，心悸艰寐，肢体酸软。治以和养。

洋参，木神，半夏，牡蛎，莲须，龙骨，秫米，夜交，白芍，石斛，女贞，新会，辰灯心，金樱膏，红枣。

姚，左

精关不固，梦泄复发，甚至小便不禁，脉见细弦。治以清养。

洋参，木神，料豆，丹参，莲须，龙骨，女贞，沙苑，白芍，川斛，牡蛎，新会，枣。

左

久有遗泄，一月必发数次。有梦者属心虚于肾，肾不足，心阳偏旺。考牙乃骨余，关系于肾，心火上烁，挟风挟痰，屡屡牙痛，龈肿外突，或平或发，绵延经年，防成骨槽风。标实本虚，拟清上摄下。

洋参，杭菊，木神，川斛，莲须，旱莲，丹参，料豆，白芍，女贞，僵蚕，新会，盐水炒竹茹。

程，左，三十四

外感渐清，诸恙轻减，惟心肾两为不济，肝主相火，跃跃欲动，艰寐稍平，仍关门不固，常常自遗，素有头眩耳鸣，皆属上盛下虚。脉见细弦。治以清养。

洋参，元精，桑螵，半夏，莲须，木神，白芍，秫米，覆盆，龙骨，川斛，玳瑁，龙眼肉（二枚，内包川连二分，外滚金箔半张）。

左

精溺管混淆，出口管内微痛，似淋非淋，牵连肝胃，脘宇满闷，腹部鸣响，有时虚阳上升，头亦为蒙，脉见细弦。治以和养。

生于术，莲须，木神，半夏，牡蛎，覆盆，丹参，秫米，西砂仁，炙升麻，川斛，会皮，竹茹，金锁固精丸（另吞，二钱）。

左

着寒泛水，牵连脘胀，受热鼻血，又复遗精，遂至心跳气喘，神疲肢倦，脉见细软。治以和养。

蒸于术，莲须，龙骨，木神，牡蛎，覆盆，夏曲，夜交藤，川斛，白芍，丹参，新会，侧柏，枣。

朱丸方

潞党参（三两），莲须（一两五钱），木神（三两），沙苑（三两），蒸于术（一两五钱），覆盆（一两五钱），龙骨（一两五钱），五味（四钱），制首乌（三两），桑螵（一两五钱），丹参（三两），陈皮（一两），生白芍（一两五钱），紫菀（一两五钱），半夏（一两五钱），甘草（四钱）。

上药不经火燥，晒干磨末，水泛为丸。每服三钱，不拘早晚，开水送下。

遗溺

顾，左，十八

膀胱不纳，每每遗溺，脉见细弦。再从丸剂调理。

党参（炒，三两），桑螵（一两五钱），木神（三两），升麻（四钱），生芪（三两），菟丝（三两），龙骨（一两五钱），益智（八钱），覆盆（一两五钱），白芍（一两五钱），山药（一两五钱），鸡肫胵（不落水，净，十具）。

左

遗溺频仍，禀体不足，膀胱不约。拟以和固。

生于术，桑螵，莲须，益智，牡蛎，菟丝，乌药（八分），夏曲，龙骨，料豆，丹参，新会。

加红枣。

溲数

右

肝邪为炽，溺数且痛，尊年有虚为多，不外三阴内虚，八脉郁热，现在薄有外感，脉见细弦。治以分泄。

洋参，料豆，凤凰衣，木神，血珀末（三分），女贞，草梢，远志，细生地，元斛，银柴胡，新会，青黛，灯心（十寸）。

右

本有痛经，现在小溲频数，脉见细弦。拟以升补。

绵芪，木神，桑螵（蜜炙），会皮，柴胡（醋炒），龙骨，凤凰衣，香附，当归，覆盆，杜仲，丹参，红枣。

左

小溲迸痛，久为不禁不约，溺数无度。现在脉沉，能否支持。

绵芪，川楝，菟丝，料豆，凤凰衣，木神，益智，女贞，生白芍，丹参，沙苑，新会，荷蒂，枣，丝瓜络。

复：溺数无度，卧着即流，不特膀胱为患，属肾失关键。

绵芪，益智，沙苑，夜交藤，覆盆，木神，白芍，夏曲，菟丝，丹参，川楝，新会，枣，荷蒂。

冲沉香（一分）。

癃闭

左，十三

癃闭有根，近发较甚，每溺痛而不利，脉见细弦。治以通降。

萹蓄，干蟋蟀（一对），草梢，淡竹叶，瞿麦，海金沙，梗通草，泽泻，冬葵，赤苓，滑石（朱砂拌），车前，荸荠干，灯心。

左

膀胱气逆，小便不利，防成癃闭。

萹蓄，香附，草梢，米仁（炒），冬葵，川楝，梗通，泽泻，萆薢，茯苓，会皮，车前，砂仁，地栗干。

左

气逆受伤，少腹作胀，小溲不利，防成癃闭。

萹蓄，佛手，梗通，生膝，冬葵，九香，茯苓，车前，香附，草梢，泽泻，新会，砂仁。

阳亢

王，左，四十一

示及心烦足软，目赤颧红，盗汗频仍，小溺数解，舌苔少液，脉象见弦。关系者，尤在阳刚易举，有时泄精。考精藏于肾，汗属于心，心肾之阴不足，虚阳有升少降，诸恙因之蜂集，拟以清养。至滋腻峻补，霉令不甚相宜，是否即候政行。

洋参，木神，寄生，丹参，莲须，龙骨，料豆，白芍，覆盆，牡蛎，女贞，淮麦，红枣。

俞，左，十五

少年以精血为宝，早有遗泄，又为吐血，精血两伤，以致虚损之象。病情纷沓，头痛发眩，耳聋面麻。关系者，龙雷不熄，阳刚发动，即为不固，咳嗽亦然。惟虚证而见实脉，若亢阳不潜，真阴何以得复？拟以清养，并调胃纳。

沙参，木神，夏曲，元斛，旱莲，莲须，米仁，白芍，女贞，覆盆，淮麦，会白。

加竹茹、红枣。

阳痿

顾，左

肾为作强之官，心为济之，肝为辅之，始得举而能坚，坚而能久，全仗关门之固，脉见细弦。拟固摄为要，补阳助火之药皆在禁例。

洋参，净锁阳（一钱五分），夏曲，桑螵蛸，覆盆，抱茯神，丹参，南烛子，淫羊藿（一钱五分），花龙骨，牡蛎，会皮。

冲金樱膏、吉林须（另煎冲入）。

又丸方：

潞党参（三两），木神（三两），桑螵（一两五钱），锁阳（一两五钱），生于术（三两），龙骨（一两五钱），绵芪（三两），枸杞（一两五钱），首乌（一两五钱），沙苑（三两），陈皮（一两），萸肉（一两五钱），元金斛（三两），菟丝（一两五钱），淫羊藿（一两五钱），白芍（一两五钱）。

上药不经火炒，晒燥磨末，水泛为丸。每服三钱，不拘早晚，开水送下。

便结

高，右，五十八

气痹液枯，大便燥结，四五日一行，脉见细弦，痛势上行后腰前腹。治以和养。

火麻仁，柏子仁，生首乌，川楝，郁李仁，杏仁，淡苁蓉，茯苓，生当归，瓜蒌仁，白芍，新会，松子肉。

右

营阴素亏，亏则生热，大肠为津液之腑，遂为燥结难行，每每五六日一解，解时脱而外翻，脉息细滑。怀麟佐脾胃司胎。拟以清降。

洋参，脏连丸，炒槐花，寄生，麻仁，当归，地榆（炒），女贞，郁李，蒌皮，元斛，会皮，松子肉。

右

禀体阴亏，郁火蒸痰，痰扰于肺，肺失清肃，咳呛绵延；火迫于肠，肠失通润，更衣艰涩。肺与肠本为表里，以致上下见证相因而发。脉见弦滑。拟以清降。

沙参，麻仁，冬瓜仁，全福，川贝，郁李，蛤壳，石英，甜杏，蒌仁，燕根，会白，枇杷叶。

冲肺露。

汪，右

温邪先受，发于产后。当时寒热厥逆，疹疮俱发，现在脘嘈频仍，心悸怕繁，更衣四五日一行，素体血热多痰，脉见细弦。治以清养。

沙参，杏仁，料豆，木神，麻仁，元斛，女贞，丹参，柏仁，白芍，杭菊，蛤壳。

加松子肉（三十粒）。

通大便方附后：

杏仁，蒌仁，麻仁，郁李仁，柏仁，黑芝麻，单桃仁。

诸味有壳去壳，有衣去衣，浓煎用蜜收膏服。

胲坠

潘，右，十八

产虚不复，咳嗽屡发，胲坠溺数。早有便血，脉见细涩，肢腰酸楚，经来腹痛。治以和养。

绵芪，木神，覆盆，香附，升麻，丹参，寄生，乌鲗（炙），夏曲，杜仲，白芍，新会，荷蒂，枣。

又接方：

沙参，阿胶，丹参，醋炒柴胡，绵芪，夏曲，木神，白芍，升麻，香附，覆盆，会皮，荷蒂，红枣。

鱼口

徐，左，三十四

触毒起因，先发袖口疳，每溺作痛。现在左胯肿痛，将成鱼口，脉见滑大，疮兼病发，身热焦灼，口渴便闭。拟以通降。

萹蓄，银花，赤苓，泽泻，瞿麦，连翘，归须，桑叶，白薇，西赤芍，滑石，金沙，荷叶，辰灯心。

随服青麟丸（三钱）。

杨梅疮

顾，左

毒疮阴分受伤，余热未清，煽烁肝肾。目为肝窍，耳为肾窍，以致两耳发鸣，左甚于右，两目发赤，左及于右。脉见数大。拟以清化。

洋参，羚羊，料豆，草决，龟板，杭菊，女贞，新会，石决，桑麻丸，木神，生草，荷边（一圈）。

王，左

杨梅风逢骱酸痛，屈伸不利，脉见细数。治以清养。

煅石决，当归，木瓜，火麻仁，元武板，白芍，防己，知母（炒），羚羊，威灵仙，秦艽，会皮，丝瓜络。

左

杨梅风肢酸神疲，郁邪人于肝肾，营气两伤，内风煽烁。治以和养。

羚羊，当归，草薢，杜仲（炒），寄生，秦艽，木瓜，石决，龟板，威灵，白芍，会皮，丝瓜络。

耳聋

王，左，十五

禀体内热，挟风郁湿，清窍蒙蔽，右耳失聪，有时流脓，有时痛胀，脉见弦滑。拟以疏和。

杭菊，料豆，细菖蒲（八分），米仁，桑叶，女贞，天虫（炒，三钱），鸡苏散，青蒿子，川斛，路路通（一钱五分），新会，青葱管（五寸）。

何，左，廿一

风邪挟湿，两耳为聋，脉见沉弦。治以和养。

杭菊，路路通，元精石，生白芍，桑叶，钩藤，大力子，茯苓，细菖，蔓荆子，陈皮，白蒺藜（去刺），荷边，青葱管。

左

右耳失聪，有时雷鸣，属内虚挟湿。治以和养。

桑叶，鱼脑石，木神，川贝，芝麻，白夕，远志，路路通，菖蒲，钩藤，白芍，料豆，荷叶。

以上乃不鸣属实者。

朱，左，卅八

头蒙渐减，耳仍鸣响，脉见弦滑。治以清养。

元精石，木神，甘杞，白夕，白芍，龙骨，菊花，潼夕，料豆，新会，丹参，杏仁，荷边。

王，左，卅四

下疳受伤，肝肾之阴不足，耳为肾窍，肝阳上扰，头部鸣响，两耳渐为失聪，脉见弦滑。治以清养。

洋参，料豆，木神，龟板，元精，女贞，贝齿，桑叶，白芍，菊花，新会，芝麻，洋青铅。

朱，右，四十七

头痛多年，渐致耳鸣目花，颈项牵引，木旺者必侮土，有时脘痛纳呆，脉见沉弦。治以和降。

元精，木神，杭菊，杜仲，白芍，龙齿，双钩，佛柑，半夏，寄生，白夕，新会，荷边，丝络，青铅。

以上乃鸣响属虚者。

耳聤

周，右

五聤者，脓分五色，总名谓之耳聤。现在并无血出，青脓、白脓交溢，脑髓受伤，肝阳为炽，渐至颊车，闭而难开，颈项头目皆牵引为痛，清空之虚难于着枕，脉见细弦。体本丰腴，内痰与内风有升少降。拟以镇养。

洋参，木神，潼夕，白芍，杭菊，龙齿，白夕，象牙屑，鱼脑石，丹参，僵蚕，料豆，荷边。

周，右

耳聤溢血，血止又复溢脓，脓薄如水，或多或少，以致清空受伤，头部鸣响，两额作痛，牵连诸虚，喉痹哽痛，脘闷纳少，有时腹痛，有时，便溏，脉见弦滑。治以和养。

洋参，白芍，象牙屑，白夕，杭菊，木神，贝母，广橘叶，鱼脑石，龙齿，金斛，合欢皮，荷边，橄榄核（一钱五分）。

耳菌

孙，左

耳菌溃烂，脓血交溢，久防失聪，脉见细弦。治以清化。

石决明，桑叶，川柏炒，赤苓，杭菊，连翘，泽泻（炒），滑石，天虫（炒），丹皮（炒），米仁（炒），会皮，卷竹心。

目疾

左

两目蒙赤，属肝风所致。拟以镇养。

石决明，谷精草，连翘心，白夕，桑叶，秦艽，元精石，钩藤，青葙子，夜明砂，料豆，蕤仁霜，辰灯心，荷边。

左

目属肝窍，眼眶上下发红，属脾湿肝风所致，脉象细弦。治以清泄。

沙参，川斛，料豆，丹参，桑叶，秦艽，女贞，米仁，草决明，新会白，白芍，茯苓，卷竹心（卅根），荷叶。

左

头痛未止，目仍蒙赤，脉见细滑。拟从熄养。

石决，木神，元精，生地，双钩，桑叶，龙齿，草决，料豆，胡麻，杭菊，白夕，白芍，荷边。

咬牙疳

陈，右

咬牙疳满口腐烂，并有寒热。治以分泄。

豆豉，大力，银花，桑叶，芥穗，防风，薄荷，僵蚕，生草，荷叶。

赵，左

咬牙疳满口腐烂，两腮痛胀，脉见浮滑。温毒客于上焦，治以清泄。

豆豉，大力，连翘，射干，桑叶，荆芥，银花，防风，薄荷，僵蚕，象贝母，通草，荷叶。

牙疳

左

腿部青色退而未尽，现在牙疳腐烂或轻或重，总未平复，脉见数滑，舌滑腻。拟清阴而化湿热。

洋参，杭菊，茯苓，料豆，川斛，南花粉，绵茵陈，生苡米，二至丸，肥知母，会络，防己，白茅花，白灯心。

舌疳

冯，右，三十一

营阴不足，气火有余，中焦积湿与火互扰，煽烁阴液，舌上似疳非疳，脱破作痛。属无外感之邪，由内因之热。

洋参，黄芩，金斛，会白，女贞，茵陈，翘心，生草，料豆，米仁，茯苓，通草，鲜芦根（去节，八钱）。

重舌

左

重舌形小而尖，现在舌底胀大，屡破涎血，浮胖时平时作，久恐成为郁毒，坚结翻大，即属难治。早有腹膨作泻，转而上扰心脾为患，挟湿火内燃。治以宣化。

沙参，杏仁，桑叶，丹参，天竹黄，川贝，淡竹叶，会白，瓦楞，冬瓜子，白芍，茯苓，枇杷叶。

复：痰色屡破屡结，血水或裹痰涎，心脾部位无非郁热蒸痰，脉息细弦。治以和养。

洋参，翘心，木神，生草，天竹黄，象贝，远志，绿豆衣，瓦楞，料豆，白芍，会皮，枇杷叶。

牙宣

高，左，十八

禀体虚热，牙宣溢血，旋平旋复，寒热头疼，有感即来，脉见细弦。拟以疏和。

洋参，旱莲，桑叶（蜜炙），白夕，料豆，元斛，杭菊，茯苓，女贞，白芍，双钩，会皮，竹心，荷叶。

右

营阴不足，气火有余，心肝两经燔灼，阳明郁热，牙宣半年，诸虚杂出，脘胀发嘈，头蒙艰寐，脉见细弦。急宜调理牙宣，以冀血减，则诸病皆除。

洋参，旱莲，桑叶，绿萼梅，料豆，元斛，木神，炒蒌皮，女贞，白芍，龙齿，丹参，藕节，红枣。

宋，右，二十

牙宣连年，阳明郁热，肝风为之上扰，头发眩晕，脘闷心悸，脉见细弦。治以清养。

沙参，元斛，杭菊，佛花，料豆，丹参，双钩，玉蝶，旱莲，白芍，白夕，会白，藕节，白茅花。

鼻衄

右

阳络受伤，鼻衄狂溢，薄而有红者，属热为多，脉见细弦。治以清降。

沙参，池菊炭，白芍，茜根，茅花，膝炭，会络，侧柏，三七，丹参炭，荆芥炒，旱莲，焦藕节。

左

阳络受伤，鼻衄倾注，甚至痰中亦带，脉见细弦。不加咳嗽，总可调复。

沙参，菊炭，降香，白芍，茅花，膝炭，鹿衔，会络，三七，丹参炭，仙鹤，杏仁，藕节，丝络。

赵，左

鼻衄狂溢，营伤气痹，两胁作胀，当脘发迸，脉见沉弦。拟以和养。

降香，仙鹤，归须，桑叶，全福，丹参，白芍，杏仁，新绛，膝炭，茯苓，会络。

加丝瓜络、藕节。

鼻渊

左

鼻衄屡发，洋人所谓伤脑气筋也。

桑叶，杏仁，杭菊，料豆，茅花，川贝，荆芥，通草，脑石，紫菀，白芍，会皮，枇杷叶，红枣。

高，右

鼻疳复发，并溢清水，鼻骨酸麻。考鼻为肺窍，由于肝邪烁肺，肺失清肃。脉见细弦。拟肝肺两调。

沙参，嫩辛夷，杏仁，茯苓，桑叶，鱼脑石，半夏，料豆，茅花，白芍，川贝，新会，枇杷叶，竹心。

殷，左

鼻渊复发，风邪挟湿，上蒸清窍。治以清养。

沙参，元金斛，薄荷，山栀，辛夷，炒川柏，钩藤，生草，鱼脑石，茯苓，丹皮，绿豆衣，枇杷叶，红枣。

复：鼻渊稍减，咳嗽有痰，头蒙腰楚，脉见细弦。治以清降。

洋参，山栀，川贝，钩藤，辛夷，知母，益元散，通草，鱼脑，花粉，生草，会皮，枇杷叶，荷边。

卷　下

青浦陈秉钧莲舫甫著

咽喉

张，左

喉闭较通，蒂丁未曾收敛，肝肺不和，脉见细弦。郁热尚未清楚，汗出津津。拟从和养。

洋参，杏仁，川斛，橄榄核，燕根，川贝，茯苓，生草，冬虫，蛤壳，白芍，新会，枇杷叶，枣。

左

将成喉痹，咽哽音嘶，脉见弦滑。治以和养。

沙参，柿霜，淡秋石，蜜桑叶，杏仁，蛤壳，茯苓，橄榄核，川贝，瓜蒌仁，白芍，冬瓜子。

冲枇杷膏（三钱）。

夏，左，廿九

疙瘩红肿，肺肾阴伤，郁热挟痰，为之上下不摄，甚至溺多色黄，夜寐不宁，龙雷之势有升少降，夏令与病不合，恐失血失音，脉见细弦。急宜调护。

沙参，柿霜，白归须，茯苓，杏仁，燕根，料豆，生草，川贝，元参，白芍，会皮。
冲鸡子清（一枚）。

张，左

湿去热存，阴分受伤，咽喉为之痛哽，得饮冲鼻，肺阴伤而蒂丁病。拟以清降。

沙参，柿霜，茯苓，蜜桑叶，杏仁，全福，通草，橄榄核，川贝，代赭，新会，冬瓜子，枇杷叶。

右

喉痹将成，头眩肢麻，病情太多。治以清泄。

杏仁，大黑豆，蜜桑叶，川斛，川贝，女贞，杭菊，白芍，柿霜，花粉，新会，生草，枇杷叶。

张，左，四十四

失血后咳，肺阴大伤。咽为外候，且哽且痛，渐成喉痹，脉见细弦。治以和养。

沙参，柿霜，冬虫，石斛，甜杏，全福，元参，冬瓜子，川贝，石英，蛤壳，白芍。

冲鸡子清（一枚）、枣。

失音

李，左，六十六

示及咳嗽略减，痰多而薄，咽喉作痛，吃紧尤在失音。诸证起郁怒之后，显系肝邪刑肺，肺失清肃。考发音之源有三，心为其主，肾为其根，肺为其户也。失音之证有二，暂则为金实无声，久则为金破不鸣也。现在病仅匝月，暂而非久，当是金实为多。实非外邪之谓，由向来嗜饮，痰与热从内而生，乘肝之升，上郁肺脏，音户遂为失宣。拟清养肝肺以和本，分化痰热以治标，录方即候政行。

桑叶，扎马勃，南沙参，蝉衣，川贝，杭菊，橄榄核，冬瓜子，蛤壳，杏仁，茯苓，枳椇仁，枇杷叶。

冲肺露、茅根肉（去心，三钱）、芦衣（一方）。

左

嗜饮伤肺，痰热内阻，咽为之外候，痰扰为肿，热炽为哽，将成喉痹，脉息弦滑。拟以清化。

桑叶，杏仁，扎马勃，淮膝炒，川贝，冬瓜子，茯苓，南沙参，蛤壳，杭菊，橄榄核，枳椇仁，荸荠（去皮，二枚），漂淡海蜇（一两）。

杨，左

治咽红发哽，脉息浮弦。

桑叶，象贝，蝉衣，南沙参，杏仁，蒌仁，马勃，杭菊，蛤壳，茯苓，金果榄，山豆根，枇杷叶。

以上属金实无声者。

王，左

咳嗽绵延，咽哽发呕，音嘶痰少，脉见细弦。阴伤气痹。治以和养。

北沙，芪皮，全福，杏仁，柿霜，冬虫，石英，会白，百药煎（包，八分），川贝，白芍，生草，枇杷叶，枣。

沈，左

咳嗽失音，虚而非实，属金破不鸣，脉见细弦。肺肾两为失司，音之根、声之户受伤非浅。拟以和降。

沙参，杏仁，蒌仁，麦冬，绵芪，川贝，薤白，百合，柿霜，茯苓，蛤壳，白及片（一钱五分），枇叶，生竹茹，芦衣。

冲肺露。

以上属金破不鸣者。

痫（风痰）

俞，左，五十四

风痰互扰，肢骱抽搐，面麻舌强，甚则神迷跌仆，属五痫之一，脉弦且滑。治以熄化。

杭菊，白夕，木神，竹沥夏，僵蚕，双钩，远志，丹参，梧花，胆星，寄生，全蝎（去毒，四分），水炒竹茹，丝瓜络。

复：痫厥有根，不发时舌亦为强，肢麻头晕，脉见弦滑。再从熄风化痰。

杭菊，菖蒲，木神，竹沥夏，僵蚕，双钩，远志，天竹黄，梧花，胆星，寄生，路路通，丝瓜络。

冲功劳叶露（三钱）。

徐，左，十

痫厥有根，发时神迷手痉，目瞪口呆，喉似曳锯，脉来弦滑。当熄风化痰，以冀除根。

青礞石，细菖，木神，蒺藜，杭菊，双钩，远志，路路通，僵蚕，胆星，龙齿，新会，竹二青。

王，左，十八

猪痫屡发，喉鸣痰响，项斜肢痉，脉见细弦，从中惊痰入络。急拟开降。

礞石，双钩，木神，竹沥夏，杭菊，胆星，龙齿，白芍，细菖，珠母粉，丹参，会皮，洋青铅，炒竹茹。

痫（不寐）

徐，左

癫痫复发，仍言语喃喃，有时默默，彻夜不寐，脉见细弦。属痰热内蒙，机关失利。治以镇养。

磁石（辰砂拌），木神，胆星，石决，宋夏，远志，夜交，白芍，秫米，丹参，玳瑁（八分），会皮，玫竹茹，洋青铅。

复：界乎癫痫之间，有根屡发，发则神迷喉鸣，言语反常，属痰邪蒙蔽机关，脉弦滑。拟镇养，先冀艰寐得和。

磁珠丸（煎入），木神，胆星，杭菊，半夏，远志，夜交，白芍，秫米，丹参，珠母，会皮，二竹茹。

痫厥

郑，左，十四

痫厥不平，轻发神志模糊，重发手足颤动，一日数十次，甚至身热胃呆，脉息弦细。治以镇养。

羚羊，木神，玳瑁，洋参，石决，珠母，龙齿，会皮，杭菊，桑叶，胆星，细菖，白夕，双钩，白芍，竹茹，铁花。

又末服方：

珠粉（一分），犀黄（五厘），琥珀（二分），辰砂（一分），川贝（四分），天竹黄（二分）。

上味共研细末，每服二分，竹沥夏一两，再加开水冲服。

癫

金，左，四十二

阳并于阴为癫。癫象有根，每发神呆目瞪，当脘懊侬，言语亦为错落，脉见弦滑。拟以开降。

半夏，木神，路路通，杭菊，细菖，远志，会皮，白芍，胆星，丹参，炒当归，炒枳实，炒竹茹，龙虎丸（一丸，另冲服）。

右

治癫症将成，神呆不语。

半夏，木神，礞石，路路通，胆星，远志，天竹黄，会皮，细菖，丹参，僵蚕，开口椒（八分），竹茹玫（炒）。

范，左

癫厥屡发，口吐白沫，手痉目瞪，痰邪入络，心阴不足，肝火有余，脉见弦数。拟以清降。

洋参，木神，白芍，远志，胆星，龙齿，半夏，丹参，细菖，元精，秫米，新会络，丝瓜络，路路通，荷边。

头痛

张，左，卅四

冷水洗面已近月余，遂致寒伤于脑，头痛不已。治以分解，兼顾脘闷肢酸。

防风，蔓荆子（一钱五分），米仁，佛手，北细辛（四分），佩兰，小朴，建曲，香白芷（四分），鸡苏散，半夏，会皮，荷叶。

河白

左

治寒热食荤，肢腹浮肿，将成河白。

防己，车前，大豆卷，通草，紫浮萍（一钱五分），泽泻，防风，野赤豆，连皮苓，草薢，建曲，会皮，地栗干，陈麦柴。

张，左，五岁

肢腹浮肿，将成河白。急宜分疏。

防己，泽泻，米仁，川桂枝，浮萍，草薢，地枯楼（三钱），建曲，连皮苓，防风，通草，赤豆，地栗干。

范，左，五岁

寒湿互扰，幼年谓之河白，又名肿胀，脉见细弦。治以疏导。

白术，川楝，陈橡皮，粉猪苓（一钱五分），枳实，白芍，车前，泽泻，建曲，会皮，草薢，香附，砂仁，地栗干。

黄疸

孙，左，廿七

黄疸渐成，形黄脘闷，脉见细弦。治以疏和。

焦茅术（一钱五分），米仁，炒蒌皮，川斛，炒黄芩，佩兰，新会，防己，绵茵陈，半夏，茯苓，草薢，竹茹。

汗

左

自汗盗汗久而未止，脉见细弦。治以固养。

芪皮，木神，秦艽，夏曲，防风，龙骨，鳖甲，丹参，麻黄根（一钱五分），牡蛎，白芍，会皮，淮麦，枣。

损病（龟胸）

何，左，十六

龟胸属于损病，潜滋暗长，日后背亦发弯。内虚内热，拟以清养。

青蒿子，鳖甲，鸡金，会络，寄生，建曲，秦艽，当归，川斛，白芍，茯苓，知母（去毛），榧子肉（七粒），丝瓜络。

疬

徐，右，廿六

屡屡内热，咳呛频仍，热复蒸痰，痰流于络，颈项左右皆有结核，脉见细数。治以清养。

洋参，海粉（一钱），川斛，淡昆布（一钱五分），夏枯，杏仁，银柴，白芍，川贝，冬瓜子，冬虫，蛤壳，海蜇，荸荠。

左

禀体阴虚，郁热蒸痰，阻于络脉，项筋牵引，结核虽小，久而成疬，脉见细弦。治以清养。

洋参，海粉，海藻，会络，夏枯，僵蚕（炒），昆布，木神，川贝，寄生，杭菊，竺黄，丝络。

右

久有结核，发于耳后，属少阳部位，阳亢火化，煅凝成痰，痰流于络，以致溃久不敛，屡屡抽搐。外疡由内因而发，诸恙因之蜂集，有时头痛，有时耳鸣，面为之赤，目为之花，脉见弦滑。拟以清化。

洋参，元精，寄生，海粉，夏枯，木神，女贞，杭菊，川贝，龙齿，白芍，会络，漂淡海蜇（一两），去皮荸荠（二枚）。

徐，右

复：咳呛略减，项核较软。再从清热化痰。

洋参，蛤壳，海藻，杏仁，夏枯，银柴，昆布，石斛，川贝，杭菊，会络，秋石，海蜇，荸荠，女贞。

右

经事久为不调，后期而少，营虚生热，热复蒸痰，阻于少阳部分，耳后结核渐形胀大，防成十八痨之一，脉见沉弦。拟以和养。

当归，木神，香附，青皮，夏枯，远志，延胡，会皮，川贝，僵蚕，丹参，杭菊，竹茹，丝瓜络。

左

马刀现将穿溃，余者皆欲成未成，体虚挟热，热则生痰，流于络脉，坚红而痛。拟以宣化。

夏枯，料豆，会络，茯苓，川贝，女贞，白芍，冬瓜子，石斛，僵蚕，生草，杏仁，丝络。

消渴

右

饮一溲二，上渴下消，从此肉落肌灼，脉数舌红。治以清养。

洋参，料豆，煨石膏，桑螵蛸，生地，女贞，木神，白芍，麦冬，石斛，牡蛎，陈皮，枣，糯米（三钱）。

复：消渴绵延，饮水无度，溺亦无度，脉数。拟清上以和阴，摄下以固窍。

洋参，料豆，石斛，螵蛸，生地，女贞，寒水石（三钱），白芍，麦冬，淡天冬，牡蛎，莲须，枣。

左

饮一溲二，渐成消渴，脉象濡细。治以和养。

生绵芪, 螵蛸（蜜炙）, 牡蛎, 莲须, 沙参, 木神, 白芍, 川斛, 覆盆, 龙骨, 料豆, 麦冬, 枣。

朱, 左, 廿五

饮一溲二, 将成消渴, 脉右细左弦。治以和养。

绵芪, 木神, 川斛, 桑螵蛸（蜜炙）, 沙参, 龙骨, 会皮, 料豆, 覆盆, 白芍, 菟丝（炒）, 制萸肉, 枣。

按: 上二症属气虚消渴, 故重在上升下摄。

鹅雪疳

王, 左, 十六

鹅雪疳。治以宣化。

萹蓄, 川黄柏, 萆薢, 瞿麦, 肥知母（去毛）, 茯苓, 黑山栀, 甘草梢, 会皮, 竹心。

棉花疮

全, 左

肺脾受毒, 棉花疮生生化化, 遍体皆到, 脉见细弦。肾囊发胀, 淋浊虽止, 近发寒热, 郁邪上攻下注, 有不得了之势。

羚羊片, 山栀, 会核, 大力子, 桑叶, 黄柏, 荔核, 生草, 粉丹皮, 知母, 楂核, 绿豆衣, 丝瓜络。

流火

张, 左, 六十三

流火红肿, 溢脓未透, 形寒, 脉细。治以疏托。

羌活, 川牛膝, 归须, 防风, 防己, 生草, 大力, 西赤芍, 萆薢, 忍冬藤。

叶，右，三十三

流火坚肿，脉见沉弦，恐其发头穿溃。

防己，牛膝，米仁，皮苓，独活，青木香，萆薢，桐皮，当归，加皮，滑石，桑梗，丝络。

发背

陆，左，廿八

背疽骑梁已重，又在肺俞之处，暑湿内郁，最恐界限不分，痛腐不高，容易内陷。急宜宣托。

绵芪，当归，生草，炙甲片，大力，玉桔梗（四分），枸杞，青皮，会皮，角针（八分）。

陆，左，卅一

骑梁发背，红晕四散，中腐色青，属半阴半阳，脉见细弦。险重之至。

生绵芪，鹿角霜，茯苓，僵蚕，甘杞，小朴，大力，青皮，会皮，藕节，丝瓜络。

流注

左

流注三处，曲池已溃，腋下臂上亦欲蒸脓，脉见细弦。治以宣化。

羌活，赤芍，象贝，大力，桔梗，生草，青皮，归尾，会皮，丝瓜络。

褚，左

流注溃处不一，现在两眼未收，疮由虚发，营液从此受伤，两足软弱，络脉拘挛，脉见弦滑。治以和养。

洋参，当归，川斛，白芍，料豆，杜仲，木瓜，牡蛎，女贞，寄生，淮膝，新会，丝瓜络。

左

痰注不一，眼细中空，久而不敛，渐至营卫受伤，营争为寒，卫争为热，寒热频仍，防成疮劳，脉见弦滑。治以和养。

洋参，石斛，当归，白芍，芪皮，料豆，银柴，丹参，防风，女贞，青蒿子，会皮，丝络，枣。

右

产后新血已伤，旧瘀入络，左腹旁结块有形，防成败瘀流注，脉左细右弦。治以疏和。

香附，九香虫，独活，杜仲，川楝，当归，寄生，银柴，白芍，淮膝，会皮，青皮，丝瓜络。

流痰

陈，右，十六

右肩流痰，身热纳微，防天热难支，脉见细弦。治以宣化。

炙麻黄，大力，生草，元生地，归须，茯苓，青皮，白芥，会皮，丝络。

复：右肩流痰，高肿色红，势难消退。

绵芪，石斛，大力，炙甲片，归须，生草，小青皮，白芥，会皮，丝瓜络。

左

流痰发于臂部，高肿色变，势难消退，脉见弦滑。治以疏和。

独活，蚕砂，当归，防己，寄生，大力，赤芍，萆薢，竹沥夏，青皮，青木，会皮，丝瓜络。

左

腰为肾府，肾俞流痰蒸脓已熟，势将穿溃，所恐者纳呆肉削，元气难支。

潞党参，甲片，会皮，葛根，绵芪，当归，大力，茯苓，青皮，半夏，生草，生白术，细角针。

左

环跳流痰高肿之势，渐滋暗长，久防蒸脓穿溃，脉见细弦。治以疏化。

独活，竹沥夏，当归，杜仲，寄生，蚕砂，赤芍，会皮，洋参，大力，青皮，生草，丝络。

左

环跳流痰，筋骨发赤，成则累月难痊。治以疏和。

竹沥夏，萆薢，大力，防己，芥子，青木，九制熟地，石斛，会络，黄芩，丝络。

沈，右，廿九

身热脘闷，环跳肿痛，防成流痰，脉见沉弦。治以疏降。

羌活，青皮，防己，生苡，防风，牛膝，会皮，赤苓，大力，赤芍，益元，归尾，荷叶。

左

膻中流痰，久溃未收，中孔甚大，渐至本元更伤，连次失血，又为咳嗽，脉见细涩。阴伤气痹，内外证皆属损象，早宜护持。

旱莲，全福，沙参，杏仁，白芍，石英，料豆，川贝，象牙屑，会皮，女贞，丹参，丝瓜络，枇杷叶。

股阴毒

左

股阴毒右面结核，按之作痛，步履皆为不利，属气痹凝痰，痰流于络。治以疏和。

独活，赤芍，竹沥夏，淮膝，桑梗，归尾，防己，萆薢，蚕砂，大力，天仙藤，新会，丝络。

张，右，卅八

股阴毒溃脓孔深，筋络先伤，半身抽搐疼痛，因疮成病，气逆汗多，心悸神疲，纳微发呕，大便失行，脉见濡细。势防痉变。

洋参，木神，全福，米仁，川石斛，龙齿，川贝，淮麦，白芍，丹参，女贞，会红，丝瓜络。

李，右，卅四

股阴高肿，将成流痰，脉见弦细。治以疏和。

当归，竹三七，杏仁，寄生，生牛膝，仙鹤草，赤芍，瓦楞，防己，青皮，丹参，昆布，丝瓜络，藕节。

张，右，三十八

复：股阴外收未全，小便仍脓，防成小肠痈。急宜调护。

沙参，茯苓，白芍，川斛，料豆，米仁，牡蛎，会皮，女贞，败酱草（三钱），川贝，草梢，藕节，丝瓜络。

膝眼痈

陶，左，十一

膝眼痈流脓郁郁。治以和解。

潞党参，当归，茯苓，料豆，银柴，生草，川石斛，青蒿子，新会，丝瓜络，湘莲肉（七粒）。

复：膝眼痈流脓不止，因疮发病，脉数将劳。

洋参，青蒿子，冬瓜子，连翘心，银柴胡，蛤壳，象贝母，川石斛，生草，丝瓜络。

胃脘痛

陈，左，卅四

胃脘痛万不可成，属脱力触秽而发。

香附，佩兰，会皮，丹参，法半，小朴，建曲，羌活，'枳壳，佛手，生苡，防风，丝络，荷梗。

复：胃脘痛。急图消退。

香附，建曲，白芍，当归，川楝，小朴，丹参，苏梗，枳壳，米仁，茯苓，会皮，丝瓜络，竹茹。

乳痈

右

乳痈蒸脓，色红兼肿，脉浮舌白，并有表证，微寒微热。治以疏和。

防风，大力，赤芍，青皮，荆芥，炙甲片，王不留行，生苡，薄荷，归尾，生麦芽，会皮，藕节。

鱼肚痈

范，左，四十二

鱼肚痈恐变为烂疗，腐化有掌大之势。

石决明，象贝，生草，地丁草，连翘，会皮，滑石，大力，花粉（三钱），忍冬藤，芦根。

子痈

左

肾囊肿痛，疝气起因，将变子痈，形寒形热，蒸脓之势，脉息沉弦。治以疏和。

川楝，青皮，橘核，木香，赤芍，延胡，枳壳，蚕砂，大力，当归，香附，桃仁（炒），丝络。

脏毒

张，左，三十九

脏毒绵延，内缩不见，脉象浮弦。治以和养。

沙参，生草，龟板，郁李（打），生地，知母（炒），麻仁（打），地榆，胡黄连，黄柏（炒），蒌仁，石斛，忍冬藤。

乳癖

右

肝气充斥，挟痰入络为乳癖，挟饮扰中为吐沫，脉见细弦。治以和养。

半夏，毛菇（八分），木神，佛手，左金丸，归须，远志，白芍，香附，青皮，丹参，会络，水炒竹茹，丝瓜络。

右

营失养肝，肝络郁热蒸痰，乳囊结核将成，乳癖恐潜滋暗长，奇经亦失禀丽而带下甚多，气虚挟痰。拟以和养。

洋参，木神，乌鲗，丹参，毛菇，远志，蛤壳，佛花，川贝，白芍，会络，青皮（醋炒），丝络。

叶，右，卅四

乳癖起因，癖久不消，渐为胀大，肌肤板滞，按之坚结，属由癖成岩之势，若抽搐作痛，痛而色红，即能穿溃，溃后有血无脓，尤为可虑。考厥阴、阳明之脉皆绕于乳，虽属外疡，由内因而发，血不养肝，肝邪犯胃，当脘久有胀满，屡屡头眩火升，脉息弦大。拟以和化。

石决明，合欢皮，丹参，女贞，炒当归，木神，新会络、叶，杏仁，寄生，远志，料豆，川贝，丝络。

复：乳癖潜滋暗长，坚结不解，已成岩象，有时抽痛，有时色红。近复上为咯血，下为便闭。营阴久亏，痰热互扰，触感新邪，又有微寒微热，热势复甚，神烦心悸，脘胀纳呆，头眩火升，诸羔从此交集，脉息弦大。再从调气清阴，化痰热而和内外。

沙参，银柴，旱莲，合欢，石决，杏仁，女贞，蜜桑叶，杭菊，川贝，当归，乌芝麻，代代花，藕节，丝络。

又复：乳岩散漫，内胀外肿，四旁红晕又添。厥阴充斥，阳明内络大伤，以致纳食呆钝，食后作胀，肢体浮肿，心悸艰寐。种种营虚气痹，恐孔囊结盖之处溢脓为出血，脉见细弦，舌糙。从中挟痰郁湿，与肝邪为之互扰，拟清营和络。

洋参，蒲公英，木神，川贝，麻仁，绿萼梅（八分），金斛，忍冬，生瓜蒌，银柴胡，会络，青皮，丝瓜络。

肛痈

周，左

肛门结块，痛时发坚，将成肛痈，能否消退。

珠儿参，料豆，黄芩，萆薢，炒槐米，女贞，山栀，米仁，黑地榆，泽泻，会皮，茯苓，松子仁（卅粒）。

左

吐血连次，肺热移于大肠，痈象将成。治以和养。

珠儿参，川贝，川斛，料豆，炒槐米，杏仁，白芍，麻仁，地榆，蒌仁，生草，会红，枇杷叶，藕节。

腋痈

左

腋痈溃头。治以宣化。

生芪，大力，赤芍，象贝，滑石，桔梗，连翘，生草，新会，藕节。

肠痈

柯，左

肠痈将成，少腹肿痛，大便不行，脉见沉弦。治以通降。

败酱草（三钱），槟榔，大力，炒桃仁，炒川楝，建曲，赤芍，米仁，炒枳壳，青皮，归尾，陈皮，丝瓜络。

陆，右

脐肠痈脐凸红肿，腹膨作痛，大便已通，能否不为外溃。脉数内热，治以清降。

败酱，槟榔，当归，橼皮，川楝，瓜蒌，苡仁，冬瓜子，枳壳，青皮，鸡金，陈皮，推车虫（一枚），榧子肉（七粒）。

左

小肠痈腹胀溺短，能否消退。

败酱，大力，防己，青皮，川楝，赤芍，萆薢，青木，枳壳，归尾，赤苓，香附，丝络。

张，右，卅一

缩脚肠痈，小产后仍未减，肢骹疫痛，脉见细弦。治以分疏。

败酱，茺蔚，黄芩，生膝，川楝，寄生，杜仲，桃仁，当归，蒌皮，米仁，会皮，丝瓜络。

曲池痈

褚，左

曲池痈势流走，木半消象。

羌活，青皮，滑石，大力，桔梗，青木香，赤芍，陈皮，秦艽，丝瓜络，藕节。

左

曲池痈兼脘间肢酸。

西羌，大力，大腹，黄防，小朴，通草，青皮，建曲，生草，佩兰，荷梗。

左

曲池痈方溃，治以清泄。

川斛，滑石，银柴，生草，青蒿，象贝，青皮，会皮，花粉，忍冬藤。

腿痛

左

腿痛蒸脓，势难消退。

生芪，青皮，生膝，大力，赤芍，炙甲片，归尾，生草，新会皮，细角针。

血风疮

左

血风疮，治以渗化。

豨莶，连翘，滑石，大力，萆薢，川柏（炒），山栀，防己，苡仁，侧柏。

产后

右

骈产之后，瘀露鲜行，少腹痛胀，胀而拒按。拟以通降，藉防上冲为患。

当归，泽兰叶，新会，大腹，茺蔚，淮膝，香附，川楝，延胡，丹参，茯苓，川芎（八分）。

冲山楂末（三钱）。

胎前

沙，右，廿四

月事过期四月，脉见细滑，怀麟之兆。惟阳明营事初停，脘宇懊恼，纳谷渐减，腹疼腰楚，皆属胎元不足。治以和养。

洋参，佛花，当归，会红，姜半夏，玉蝶，川斛，川断，白芍，寄生，杜仲，丹参，姜竹茹，白苎麻（不剪断，一条），枣。

奔豚

王

便血之后，结瘕内攻，脐上四旁常常跳动，甚至小便不利，脘腹坚结，奔豚症肾气有伤，牵连肝肺，脉见弦细。治以温通。

赤桂心（去粗皮后入，四分），川楝，归须，茯苓，川黄柏，九香，枳实，紫石英，白芍，会皮，狗脊，香附，枣。

健忘

左

健忘之证，西医谓之脑气筋，中医谓之心血受亏，现在遇事善忘，由昔年痢下之虚，脉见弦滑。治以和养。

半夏，木神，合欢皮，杜仲，龟板，远志，新会皮，川断，龙骨，丹参，白芍，补骨，龙眼肉（两枚）。

早服天王补心丹（三钱），晚服归脾丸（三钱）。

怔忡

左

心阴不足，肝阳有余，两耳发鸣，头蒙肢麻，多梦少寐，心悸肉瞤，证属怔忡，脉偏弦细，右滑。从中积痰蓄饮，拟以镇养。

洋参，木神，胆星，潼、白蒺藜，半夏，贝齿，夜交，丹参，秫米，珠母粉，白芍，新会，玫炒竹茹。

右

病后心气心阴两为受伤，心悸艰寐，多思多虑，怔忡之象，脉息弦细。治以清养。

洋参，木神，川斛，女贞，半夏，远志，夜交，丹参，秫米，龙齿，白芍，新会，玫炒竹茹。

左

彻夜不寐，将成怔忡，属操劳过度，肝阳内扰，以致神不守舍，痰热内蒙，脉见细弦。拟以镇养。

洋参，木神，胆星，丹参，半夏，远志，柏子仁，白芍，秫米，龙齿，夜交藤，会皮，龙眼肉，竹茹。

邱，左，五十一

遗泄目前不发，封藏早亏，遂致诸虚杂出。肝藏魂，又主风，心藏神，又主血。诸窍出风，畏光怕亮，胸脘之间气攻无度，脉沉弦。拟驯龙雷而静肝阳。

洋参，木神，玳瑁，白芍，半夏，海贝齿，钩藤，潼芍，秫米，白芍，夜交，丹参，龙眼，二竹茹。

虫积

刘，左，十二

脘腹作痛，甚于脐眼，扰上为呕，下便如脓，防成内痈之势。幼年食积为多，常常痛者为滞，作阵痛者为虫。脉息细弦。治以疏和。

洋参，芜荑，鹤虱（一钱五分），楂炭，败酱，鸡金，左金，白芍，川楝，使君，米仁，陈皮，榧子肉。

王，左，十

蛲虫郁于肠，头发痒虫出。治以苦化。

珠儿参，炒黄柏，使君，槐米，小川连，炒知母，乌梅（八分），川楝，炒黄芩，山栀，生草，会皮，榧子肉（七粒）。

崩漏

右

崩势稍定，尚零零落落，红白交见，奇经大损，肢酸腹痛。治以和养。

阿胶，香附，龙骨，沙苑，艾叶，夏曲，牡蛎，侧柏，党参，白芍，棕炭，会皮，红枣。

右

漏经三月，腰酸腹痛，心跳头蒙，种种营亏气痹，脉见沉弦。治以和补。

阿胶，血余，木神，白芍，党参，陈棕，龙骨，侧柏，香附，楂炭，丹参，会皮，焦荷蒂，红枣。

梅，右

奇经不摄，崩放后又为经漏，应月淋漓，营阴大伤，诸虚杂出，头眩耳鸣，心悸腰楚，脉见弦滑。治以和养。

阿胶，血余，木神，杜仲，党参，陈棕，龙骨，白芍，香附，莲房（炭），炮姜（炭），新会，侧柏。

另服吉林须、红枣。

高，右

老年崩放，绵延未止，脉息濡细。冲海不摄，气营两亏，肢腰酸楚。治以和养。

阿胶，血余，木神，杜仲，党参，陈棕，龙骨，沙苑，香附，莲房（炭），白芍，新会，侧柏。

复：崩放减而未止，向有失血，老年营阴不摄，内络已损，脉见芤细。炎夏急宜调和。

阿胶，血余，木神，白芍，党参，陈棕，龙骨，杜仲，香附，莲房，茧炭，会皮，侧柏，藕节。

右

操劳过度，有伤奇经，经漏三月，绵延不止，以致统藏不摄，血海愈涸，脉见细弦。当温养八脉，兼补气血，栽培火土，以固其根本，涵养乙癸，以充其渊源，俾得天癸有恒，阴顺阳和为法。

安肉桂（去粗皮，后入），艾绒，木神，赤石脂（醋煅，包煎），陈阿胶，蒲黄炭（炒），血余，龙骨，杜仲，党参，陈棕，白芍，会皮，枣。

停经

右

停经见红，多日不止，恐至偏产，而为崩漏。治以和养。

大生地，白芍，木神，杜仲，鸡血膏（八分），香附，川斛，沙苑，当归（炒），艾绒，新会，料豆，藕节炭（二枚），枣。

右

停经见红，数月未止，似小产而不下，头眩腰痛，腹亦迸痛。治以和养。

生地，白芍，木神，川楝，鸡血藤，香附，沙苑，荆芥，当归，艾绒，料豆，新会，荷蒂，枣。

调经

右

常常气怯神倦，属中气受伤，失于砥柱，遂致肝阳内扰，头眩耳鸣，月事反为趱前。女科以肝为先天，皆以营阴失养，气无以摄。脉见濡细，舌腻。拟轻重调补。

洋参，寄生，杜仲，佛花，法半，木神，丹参，玉蝶，白芍，远志，米仁，会皮，竹茹，枣。

王，右

月事早而且多，每每零落不止，且带下淋漓，奇经久为不摄，以致头眩耳鸣，脉见细弦，左关尺俱涩。拟以和养。

洋参，白芍，佛花，丹参，元生地，木神，玉蝶，乌铡，夏曲，龙骨，川斛，会白，侧柏，枣。

窦，右

当脘作痛，头眩腰楚，脉息细弦。治以疏和，兼调月事腹痛。

香附，煨木香，木神，茺蔚子，当归，艾绒，远志，延胡索，白芍，丹参，杜仲，会皮，丝瓜络。

杨，右

营亏气痹，奇经失职，月事不调，衍后为多，且少色泽。营失养肝，肝气转为充斥，侮中则腹部攻痛，入络则两乳发胀，甚至晨起为之发呕。脉见细弦。拟以调养。

香附，法半夏，寄生，合欢，鸡血膏，木神，茺蔚，杜仲，当归，远志，白芍，会络，丝络，代代花。

杨，复：月事衍后，渐得准期，惟逢月之前，或为腹胀，或为腰楚，脉见弦滑。营亏气痹，再从和养。

香附，木神，阿胶，茺蔚子，鸡血膏，远志，杜仲，佛手，当归，白芍，沙苑，新会，丝络。

随服吉林须。

林，右

每经淋漓不净，小腹发进，筋骨酸软。属气不调营，营阴失守。拟以调气和阴。

香附，木神，酒红花（四分），延胡，当归，丹参，炒川芎（八分），川断，茺蔚，白芍，淮膝，新会，砂仁。

刘，右

经事向来后期，忽又先期，总由冲任不摄，未能生育，脉见细弦。治以和养。

香附，丹参，夏曲，料豆，当归，川芎，杜仲，银柴，白芍，艾绒，川断，新会，丝络。

右

气痹营滞，腹部胀满，经事五月未行，脉见弦滑。治以和养。

香附，木神，茺蔚，陈橼，夏曲，远志，延胡，会皮，丹参，佛手，玉蝶，当归，砂仁。

右

经事不调，或一二月一行，或四五月一行，营滞由于气痹，脘胀腰楚，形黄肢肿，脉息濡细。治以疏和。

香附，木神，茺蔚，川断，夏曲，远志，延胡，杜仲，丹参，新会，川芎，当归，月季花（一朵），西砂仁。

王，右，三十八

肌灼腹满，经事七月未行，脉见弦数。拟以疏和。

香附，木神，茺蔚，丹参，当归，远志，白芍，杜仲，银柴，淮膝，陈橼，会皮，盐水炒砂仁（四分）。

陈莲舫先生医案秘钞前编

门人董人鉴韵笙校订

光绪皇帝医案

戊申四月十七日请得皇上脉弦数均减，重按轻按无力而软。以脉议证，头为诸阳之会，足为至阴之部，虚阳少潜，耳窍堵响未平，又为眩晕，真阴不充，足胫酸痛就轻，又移腰跨。先天之本虚，后天之气弱，胃之容物，脾之消滞，升降失度，清浊每易混淆，所以脘宇膜胀作嗳，更衣溏结不调。处方用药，谨拟阴不能不养，藉以解热熄风；气不能不调，藉以运滞化湿。

生于术（一钱），杭菊花（钱半），炒夏曲（钱半），金毛脊（去毛，三钱），金石斛（三钱），生白芍（钱半），黑稆豆（三钱）。

引用干荷叶边（一圈）、酒炒嫩桑枝（三钱）。

四月二十二日请得皇上脉细软如前，又起数象带弦。弦属阴虚火旺，数属阳不潜藏，所以诸恙纷叠而来，耳响作堵，骤为眩晕，足跟尚痛，又觉酸软，种种上盛下虚。由于肾真亏弱，腰俞疼痛尤甚，咳嗽转动，皆为牵引。应当填补相宜，惟以中虚气滞，纳食消运尚迟，大便溏结不定。向来虚不受补，斟酌于虚实之间，谨拟镇肝熄热，安中和络。

大生地（三钱），煅龙齿（三钱），扁豆衣（三钱），炒夏曲（钱半），炒川断（三钱），白蒺藜（三钱），炒桑梗（三钱），抱茯神（辰砂拌，三钱）。

引用丝瓜络（钱半）。

四月二十七日请得皇上脉左三关均细软无力，右寸关独见濡浮，此阴虚阳旺所致。《经》云：阴在内，阳之守也；阳在外，阴之使也。阴不敛阳，浮阳上越，阳不引阴，阴失下贯，遂至耳窍蒙听、鸣响不止、足跟酸痛、筋络时掣。阴阳本互为其根，其禀承悉由于肾封藏内虚，精关因之不固。遗泄后腰痛跨酸有增无减，诸恙亦未见平，头晕口渴，纳食泛酸，大便溏泄。按证调理，谨拟运水谷之精华，调气营之敷布，则令阳平阴秘，精神乃复。

野于术（钱半），黑料豆（三钱），西洋参（钱半），炙甘草（四分），双钩藤（钱半），炒川断（三钱），潼蒺藜（三钱），杭菊花（钱半）。

引用酒炒桑枝（三钱）。

五月初九日请得皇上脉左右皆软，两尺尤甚，由于夏季损气，气失运行。《经》云：百病生于气。表虚为气散，里滞为气阻，冲和之气致偏，气火上升则耳病，气痹不宣则足病。气之所以亏者又归肾，肾关久不为固，所谓精生气，气化神之用有所不足。腰跨之痛有增少减，且神倦无力，心烦口渴，食物运迟，大便见溏。总核病机，按以时令，拟甘温其气，参以柔肝养心。

潞党参（二钱），生白芍（钱半），野于术（钱半），白茯神（三钱），焦夏曲（钱半），炙甘草（五分）。

引用桑寄生（三钱）、陈橘络（五分）。

初十日请得皇上脉右寸濡细，属肺气之虚，左寸细小，属心阴之弱；左关属肝，右属脾胃，见为细弦，系木邪侮中；两尺属肾，一主火，一主水，按之无力，当是水火两亏之象。三焦俱及，诸体欠舒，所以腰跨痛胀，大便溏稀，上起舌泡，下发遗泄，无非阳不潜藏，生风郁热。现在耳窍蒙堵，鸣响更甚。再谨拟和阳清阴之法。

潞党参（三钱），辰茯神（三钱），寸麦冬（钱半），扁豆衣（钱半），白蒺藜（三钱），元金斛（三钱），生白芍（钱半），双钩藤（钱半）。

引用路路通（三枚）、桑寄生（三钱）、莲子心（七根）、阳春砂仁（三分）。

十一日请得皇上脉左右六部如昨，两尺细软更甚。肾为先天之本，肾家之症，虚多实少。肾为胃关，少宣行则纳食运迟也；肾司二便，少蒸化则大便不调也。且腰为肾腑，耳为肾窍，现在腰痛尚可支持，而耳堵日甚一日。古贤论耳病，实者在肝胆，虚者在肝肾。肝阳不潜，由于肾水不足，所有跨酸筋跳、心烦口渴，亦关封藏为主。谨拟三才封髓丸滋肾水、熄肝火。汪昂云：合天地人之药饵，为上中下之调理。其推重如是。

天门冬（糯米炒，一两），川黄柏（盐水炒，六钱），炙甘草（四钱），潞党参（三钱），大生地（炒，二两），阳春砂仁（七钱）。

上药先粗捣，再研细末，水泛为丸。每用三钱，早晚分服，亦可开水送下。

十二日请得皇上脉六部细软，今日略有数象，以脉论证，诸恙勿增勿减，吃紧者又在耳患。耳内由响而蒙，由蒙而堵，甚至听音不真。古人以《内经》详病，精虚则为蒙，属肾；气逆则为堵，属胆。胆与肝为表里，肾与肝为乙癸，所以肝火化风，一时俱升。至于腰俞酸重，跨筋跳动，脘满运迟，大便不调，神倦口渴，种种见证，谨拟煎丸分调，丸以补下，煎以清热。

制萸肉（钱半），远志肉（钱半），石决明（三钱），霍石斛（三钱），细菖蒲（四分），冬桑叶（钱半），辰茯神（三钱），钩藤钩（钱半）。

引用荷叶边（一圈）、路路通（三枚）、红枣（五个）、炒麦芽及谷芽（各三钱）。

瘟疫论及方治

壬寅春瘟疫流传几遍大江南北，我师陈征君视证寓沪，目击症情，因系之以论，并示用药次序。

寒暖不匀，时行疠气，谓之瘟。证情相似，传染一方，谓之疫。现在瘟疫几遍江苏，于沪地为尤甚。新春盛宫保行辕亦患是证，上下数十人幸获痊者多，宫保亦沾染其间，不数日而愈，愈后检及诸方垂询于余。余答曰：疫名有异，疫证不同。考仲圣论疫以清浊两邪互中为言，未详治则，所以后人言疫，仅随一时之证，立处方之法。东垣以劳役内伤言，主升补，又可以肠胃溃烂言，主攻下。他如罗谦甫、喻嘉言、王宇泰、刘松峰、戴麟郊、秦皇士诸人亦各有议论，未尝无见。但此次之疫是热湿之疫也，去冬不寒而暖，无雪少雨，向春仍然晴燥，所以为病初起有寒有热，一日间即但热不寒，用辛凉法；二日间即烦躁非常，满闷欲绝，神志恍惚或谵语，口颊干燥或糜痛，仍辛凉而加咸寒；三四日间证势最为吃紧，用辛凉咸寒犹杯水车薪，加入苦寒解毒诸品，一星之火变为燎原，非此无以扑灭病证。大定善后之法用甘寒，疫来如豕突狼奔，用药须长枪大戟，若迟回瞻顾其间，即难挽救。顾雁庭云：脉证不必大凉，仍服大凉之药，似有害而终无害者，疫也；脉证可进温补而投温补之剂，始似安而渐不安者，疫也。喉烂虽重不死，有汗虽重不死，脉弦脉数亦不死，所怕者，阳证阴脉，上呕逆，下泄泻，阳邪发于阴分。阴虚者，十中难全一二，所以断不可用香燥升散、攻下种种诸剂，当参南阳遗意。疫病有清浊两邪之分。目前之疫以天之戾气流行，非地之秽气蒸腾也，若浊邪而非清邪，又须别有方药焉。余近因目击证情，故敢缕悉言之，以冀知医者匡我不逮，不知医者广为劝喻，幸甚幸甚！

瘟疫初起或先寒热，咽喉赤痛或起烂起腐，脉弦或浮，略有数或不数。泄表清里，取汗为要。得汗，或疹丹痧瘰不等渐见，或透或不透，用桑叶、连翘、银花、桔梗（须轻，或八分多，或加至一钱）、薄荷叶、淡豆豉、牛蒡子、鲜芦根、竹叶、马勃、杏仁、象贝，再重加羚羊角、知母、花粉等不嫌其早清，惟到底用凉药不出牛蒡、霜桑叶、薄荷等药，恐其汗闭故也。二日起至三日，身热无寒，咽痛或肿或腐，身热甚壮，口燥或饮或不甚多饮，神烦满闷或谵语，或目赤口腐。即用犀角八分，磨冲，或片用一钱半，生石膏八钱，牛蒡子三钱，桑叶、薄荷各一钱，象贝四钱，连翘、丹皮、马勃、知母各三钱，银花四钱，芦根二两，竹叶三十片，鲜生地二两。如上之犀角、鲜生地即为咸寒。再喉腐壮热，烦闷不退，目赤口干，无汗或微汗，照上加黄连六分，黄芩二钱，仍用犀角、石膏、象贝、连翘、知母、马勃、银花、薄荷、牛蒡、桑叶、芦根、竹叶，再加用甘中黄，最好用金汁。

病重在三、四、五、六日至七日已过，总可无变，只须见症用药，不同寻常用药，尽可凉透，如犀角、石膏、竹叶、芦根、甘中黄、连翘、银花、玄参（玄参一味亦是要药）等不可早为撤去。至于用到甘寒，如南沙参、北沙参等不关系矣，仍须偏清一面。

论中言辛凉，即桑菊饮言咸寒，白虎汤、犀角地黄并用；言解毒，即将白虎、犀角汤加金汁及甘中黄；多痰，加竹沥一两，不用姜汁。

喉咙红肿，用明月石六分，人中白六分，薄荷叶三分，猴枣三分，冰片五厘，濂珠一分，西牛黄一分。同研细末，吹喉咙间。

喉咙腐烂，用象牙屑、珍珠各三分，飞青黛六分，冰片三厘，壁蟢窠二十个，西黄、人指甲各五厘。同研细末吹，即锡类散。

痰壅喉阻，用土牛膝根汁，或探吐或灌服。

喉痰难吐，用竹沥六成，青果汁四成，和匀温服。外用斑蝥糯米炒，四钱、血竭、制乳香、制没药、麝香、玄参、冰片、全蝎各六分，研末酌用三五厘。上于膏药上，贴于结喉两边，起泡挑破之，即异功散。

痰饮

盛杏荪宫保

饮脉自弦，痰脉自滑，左关弦滑甚者又系乎肝，右三部弦滑而兼大者属肺，中伤咳嗽多年，由乎积痰蓄饮，厚为痰而艰出，薄为饮而易吐。血虽经年未发，其中不足可知。中伤者，肝必为强，风从内生，痰饮随之走窜，由络脉而入经隧，以致足肿酸软，膝盖为甚。上及肩臂，下及足髓，风淫四末，触处皆应，所以肢骱咸为乏力。总核病机，太阴肺为起病之原，厥阴肝为受病之所，每每腹旁窒塞，放空则松，即肝气得泄也。咳嗽发动，小溲较少，即肺气勿降也。所幸者，封藏根蒂未为摇动，否则肺与肝日为困乏，必防痰饮挟湿而生，有肢体浮肿之虞。向来用药总多牵制，滋阴则气不宣通，补气则阴为燔灼，轻方则病难兼顾，重方则药难运行，铢两于轻重之间，拟两方轮流进服，附呈加减。候政。

北沙参，生绵芪，法半夏，炒杜仲，云茯苓，冬瓜子，竹二青，东白芍，光杏仁，川贝母，桑寄生，新会皮，伸筋草，丝瓜络，血燕根。

又方：

炒党参，嫩鹿筋（酒洗），川贝母，炒杜仲，杭菊花，冬桑叶，枇杷叶，野于术（人乳拌），法半夏，冬虫草，炒当归，甜杏仁，新会皮。

有血，去半夏，加炙紫菀。

肌肤燔灼，加秦艽、人参须，去嫩鹿筋。如用炙虎骨一钱，同炙龟板二钱并用，为相辅而行。

现在两方与去年方意义不同。失血勿发，痰少沫多，其中营液受伤，内风走窜，所以轻方兼和络脉，重方兼和经隧，大半着重在肢体酸软等证，咳嗽气怯亦调理其间。请为试服。除感冒停滞，尽可多服。

又方：

气虚之体平常善嚏多痰，气不摄营，曾发痔血。现在虽痔消血止，而心肾大受其亏，心失君主之权，肾少摄纳之职，艰寐频仍，尾闾酸痛，二者一似怔忡，一似虚损。合脉细涩，左弦滑，不得再动肝之内风，脾之痰湿乘虚走窜，为上重下轻或左右偏痹，当先护持。拟温煦其气，固摄其阴，合丸调理于上半年至中秋最妥，不至助痰生湿也。

制首乌（三两），淡苁蓉（一两五钱），桑寄生（三两），苍龙齿（一两五钱），生于术（一两五钱），新会皮（一两），炒党参（三两），黑芝麻（一两五钱），冬桑叶（一两五钱），远志肉（一两五钱），生白芍（一两五钱），生绵芪（三两），炒杜仲（三两），抱茯神（三两），炒丹参（一两五钱），法半夏（一两五钱）。

上味各研细末，并和再研，水泛为丸如桐子大。每日服二三钱，开水送下。

又方：

脉六脉偏弦，左关尤甚，属心肾不足，肝阳有余，所以将睡未睡随处掣动，偶有头眩，又复痰多。向属痰湿禀体，调理用药，滋阴不用腻，补气不助火，多服自效。

制首乌，杭菊花，法半夏，白蒺藜，抱茯神，苍龙齿，黑料豆，新会皮，焙甘杞，光杏仁，川贝母，潼蒺藜，炒丹参，左牡蛎，生白芍，竹二青，红皮枣。

又方：阴虚挟湿，湿复化热，入于营阴，遗泄频仍。有梦主心，无梦属肾，心肾两亏，湿热交迫，以致体发虚疖，结痂流滋，绵绵不已。禀体脉藏不见，反诊横诊均不应指，尽可舍脉从证。拟和阴固窍，并清湿热，惟湿不用分利，热不用苦降，与体尤合。

西洋参，元金斛，桑螵蛸，黑料豆，抱茯神，生甘草，元生地，川黄柏，花龙骨，制女贞，怀山药，忍冬藤，肥玉竹，炒丹皮，白莲须，潼蒺藜，生苡米，绿豆皮。

上味晒燥，不经火炒研末，用大鱼肚三两，加酒炖化，薄泛为丸如桐子大。每日服三钱，开水送下。

朱厚甫兄

痰饮之症，莫详于《金匮》，但治虚为少，治实为多，不能尽步成法。叶氏详义亦言外饮治脾，内饮治肾，言饮而未言痰。拙见以为饮从肾出，痰从肺生，所以治法略有变通，不能尽用燥药。为肺为娇脏，专从辛温甘缓调治，入后必为失血，不能不预为防维。惟尊体见证，既不能用燥，而一切滋养之品亦在所不受。且中宫窒塞，发病必纳谷减少，脐间胀满，大便艰涩，小便不利，脾胃升降无权，清浊相干，尤为概见。且瘰而艰寐，或手足抽搐，或心绪烦满，而关系之见证仍在肺肾。肺主腠理，劳顿即出汗不止，肾失作强，阳刚失振，不能久持。将病源再三推详，拟三方次第调复，当卜获效，尚请法家政行。

第一方：如停滞受感，脘腹胀满，两便失利，痰饮初发，服此方五六剂，不等平即服后方。

生于术，焦建曲，白茯苓，川石斛，生白芍，陈佩兰，竹二青，法半夏，新会皮，佛手花，焦米仁，炒萎皮，生谷芽，白檀香。

第二方：如胀满稍减，两便通利，轻浅调理，服此方一二十剂。

潞党参，白茯神，关虎肚，炒远志，生白芍，黑芝麻，红皮枣，生于术，法半夏，新会皮，甘枸杞，炒当归，炒丹参，竹二青。

第三方：如无停滞、感冒诸症，痰饮亦不见重发，尽可服之。此方藉以养心肾，协肝脾，并可卜得麟之庆。如艰寐沫多，心烦神倦，阳刚不振，均能照顾。此补剂之重者也，合式服至春二月为止。

吉林须，淡苁蓉，炒菟丝，炒夏曲，抱茯神，生首乌，南枣，血蜡鹿茸，甘枸杞，生白芍，新会皮，炒丹参，炙甘草，竹二青，磨冲沉香汁（一分）。

筱斋先生

示及舌苔带黄，口有冷气，似有饮象。饮乃寒也，肠间作鸣，凡漉漉有声亦是饮。惟木火相激者亦响且牵连，上则牙痛耳鸣，下则煽动肛门，又属肝邪充斥。肝主火生风，饮属阴生寒，互相牵制用药，亦须两顾，拟以柔肝温中。

吉林须，法半夏，抱茯神，甘杞子，潼蒺藜，制丹参，生于术，东白芍，苍龙齿，杭菊花，炙甘草，广陈皮，竹茹，红皮枣。

痰湿内风证

濮紫泉廉访

历年操心，心阴不足，每每假用于肝，肝阳化风，煽烁络脉，痰邪湿邪随之走窜，臂指发酸，指节弛软，右肢麻而且酸，左肢酸而不麻，总不外营气两虚所致。考麻属气虚，酸属营虚。大致营不能灌溉，气不能通调，所以有络痹之象。

且心之营注于肝，肝之气通于心，肝邪愈炽，心神愈伤，因之积劳过食，多语操烦，往往寐不成寐，如怔忡然，疑虑交乘，恐怖并作。《经》旨脉滑主痰，脉弦主风，现在不见滑弦两端，而见濡软，于根柢无损。只以痰湿内风互扰其间，枢机若有失利，神明若有欠振，仍须痰从上咯而解，湿从大便而行。中焦升降既宜，清浊无干，则内风自能潜移默化。议证用药，请候政行。

备春冬两季调理方

九制首乌，淡苁蓉，西洋参，法半夏，炒丹参，左秦艽，甘枸杞，海风藤，生绵芪，抱茯神，杭菊花，新会皮。

加嫩桑梗、竹二青、红皮枣，或加吉林参五六分，另煎随服。

备霉令、夏令两季调理方

生于术，杭菊花，法半夏，白蒺藜，焦苡仁，夜交藤，黑芝麻，甘杞子，新会皮，全当归，云茯神，云茯苓，金石斛。

加竹二青、丝瓜络，或加吉林须，或用条参（五六分），另煎冲服。

有备无患诸方

万一感冒风热，如肌热头疼、脘满咳痰等恙。

冬桑叶，杭菊花，川通草，冬瓜子，淡豆豉，光杏仁，嫩白薇，粉前胡，川贝母。

万一感冒风寒，如头重骨酸、脘满泛恶、咳呛、大便溏稀等恙。

西羌活，粉前胡，大豆卷，佛手片，新会红，黄防风，制川朴，范志曲，大腹绒。

万一湿痰阻中，如脘闷恶心、肢酸头重、饮食减少等恙。

法半夏，干佩兰，焦苡仁，新会皮，焦建曲，制川朴，佛手柑，川郁金，白茯苓。

备不寐调理诸法

一　多食不寐，用真福建神曲三五钱，煎汤去渣，乘热冲牛乳或冲入乳服。

用心多言不寐，用濂珠粉一二分，开水冲服。

一　过劳不寐，用法半夏一钱五分，陈秫米三钱，西洋参八分，吉林参五钱，煎汤服。

一　或因虚而挟湿痰，当霉令不能成寐，用天王补心丹钱五煎汤服。

备肢臂酸麻、手肢弛软调理诸法

— 或服董文敏公延寿丹，每日二三钱许，开水送下。

— 用清阴搜风、和阳通络，服虎潜丸，每服钱五，开水送下。

— 常用野梧桐花（自采晒干），泡服代茶。

— 或用真桑寄生熬膏调服，每服三四钱，开水冲。

— 夏季天热，用十大功劳叶蒸露，每日一二中杯，炖热服。

备消痰诸方

— 消痰雪羹汤：用去皮荸荠、浸淡海蜇等分，煎汤服一二中杯。

— 消痰用荆沥：以荆树叶捣汁，熬浓，开水冲服一中杯。

添备不寐调理一法

心肝郁结，挟热生风，每晚用鸡子黄一枚调散，或杵百数或杵千数，以成数为式，用开水冲服。

备出汗调理诸法

— 随常止汗，照正方内加入糯稻根五钱，炒淮麦三钱。重则加麻黄根钱五，轻则加瘪桃干钱五，夏季加冻蒲扇叶三钱。

— 随便加入方内，和养加用柏子仁三钱，炒枣仁三钱；潜育加用左牡蛎三钱，花龙骨钱五；固腠理加用生芪皮三钱，黄防风钱五。

痰湿气滞证

三世兄

示及病由大约痰湿禀体，所以平常多痰，气滞后重，大便屡带红白。升降失运，清浊相干，拟和中气而化痰湿。

潞党参，范志曲，白茯苓，制丹参，焦米仁，焦山楂，饭蒸天生术，生白芍，法半夏，广陈皮，炙甘草，煨木香，红皮枣。

风痰胁痛肤痒证

季翁，二十九年九月十六日

胁旁掣痛，肌肤内外之间若有痒象，推摩又及于背，病情总在络脉。有时手臂搐搦，有时两足不和，偏左者总属于肝，肝为风脏，从中挟痰郁湿，所以右脉弦滑、左偏滑细，屡屡咯痰，大便艰涩，痰邪湿邪随风走窜，拟煎膏并调。膏用养营以熄内风，补气以化痰湿；煎则随时调理，并非调治外感也。候政。

煎方：

吉林须，杭菊花，生白芍，晚蚕砂，桑寄生，伸筋草，竹沥夏，炒当归，全福花，光杏仁，抱茯神，白蒺藜，乌芝麻，宣木瓜，炒杜仲，甘杞子，丝瓜络，甜橘饼，竹二青。

膏方：

养离明以安坤土，滋坎水以熄巽风。

制首乌（三钱），潞党参（三钱），甘杞子（钱半），竹沥夏（钱半），炒丹参（一钱），元生地（三钱），宣木瓜（一钱），炒杜仲（三钱），左牡蛎（三钱），晚蚕砂（三钱），生于术（一钱），潼蒺藜（三钱），生白芍（一钱），杭菊花（一钱），天仙藤（钱半），生绵芪（盐水炒，三钱）。

五帖并煎三次，去渣存汁，以陈阿胶一两二钱文火收膏。每日酌进三瓢许，开水冲服。服后妥适，再煎再服。

风湿孔窍出虫证

俊翁，甲辰十二月十一日

痰湿禀体，冲疝愈后呕泛亦止，惟肾气愈虚，肝邪愈炽，挟心经之热，挟脾家之痰与湿，厥阴之肝从此发动，习习生风。风从丹田而起，散漫毛孔，随处内煽，自下而上以致胸次，常时孔窍出虫，虫亦风生。脉细而濡带滑，舌根糙尖红。内不关于脏腑之损坏，外不涉于六淫之感冒，邪在皮里膜外，牵动络脉，用药之义，温凉不受，补散皆拒。至于大便数十日一行，亦属风势煽烁。小溲亦不甚通利，当从燥邪调治，应无不合。

西洋参（钱半），梧桐花（钱半），白蒺藜（三钱），鲜生地（三钱），黑料豆（三钱），杭菊花（钱半），松子肉（十四粒），黑芝麻（三钱），郁李仁（三钱），潼蒺藜（三钱），京玄参（钱半），左秦艽（钱半），抱茯神（三钱），辰灯心（十寸）。

复方：十二月十五日

丹田为蛰藏要害，封而不泄，泄即挟肝升腾，化为内风，属虚风而非实风，体禀痰湿，痰邪、湿邪与风互扰。考古书云痰多怪变，又云风生虫，湿生虫，常时孔窍出虫。现在风势攻胀走窜，随处煽烁，无时停歇，自下走上，皮肉之间若痛若痹，上重下轻，无非气失宣行，阴无所纳。所以有时便难，有时溺闭。照例用药，肾非温不纳，肝非清不宁，与内风有裨，与痰湿亦为无损。

滋肾丸，炒夏曲，杭菊花，生白芍，海贝齿，元金斛，炒竹茹，淡苁蓉，潼蒺藜，抱茯神，炒丹参，石决明，梧桐花，连心莲子。

湿热口舌糜烂

张香涛宫保

心之脉系于舌本，脾之络系于舌旁，脾亦开窍于唇，所以唇舌为病者，无不关于心脾两经。心经之热，脾家之湿，湿热混淆，由湿化火，由火成毒，以致唇口腐烂，舌质剥苔，饮食言语稍有妨碍。病起指疮痔患之后，淹缠三月，似乎邪势未去，遂至艰寐神烦，心悸火升。合脉弦大，病久致虚，虚中挟实，现在调理先从实治。用药大致白虎只能折轻浮之热，不能解郁结之火；承气只能攻有形之滞，不能去无形之滞。进而筹之，犀角通灵，解心经之热，且平相火；黄连色黄，去脾家之湿，并能解毒；再佐使二三味，未知有当宪意否，并请诸高明政之。

乌犀角，金银花，西洋参，蔷薇根，上川连，净连翘，竹叶心。

湿热鼻臭眼花

叶幕周兄

素体营阴郁热，湿邪随去随生，湿入营分为患，皆由乎此，以致大便不利，有时溏稀，有时干结成粒。晨起咳痰，曾凝血两天，皆系肺、大肠主病，亦关营阴湿邪。前方本有风动之说，湿热生风，血燥生风，因之瘰痒大发。虽属营阴更伤，而湿与风实有出路，鼻臭眼花亦由此来也。就病奉复，拟方候政。

西洋参，蜜豨莶，制女贞，东白芍，白茯苓，白鲜皮，侧柏叶，元生地，虮胡麻，左秦艽，炙甘草，光杏仁，炒丹皮，梧桐花。

尊命不用旱莲、地榆，其实凉血解热并非涩血破血，心有所疑，可以不用。现用洋参、女贞，略带清阴，须得照方多服。趁此冬令，兼养阴为相宜。至于询及野于术，略嫌其燥。如大便不利，鼻观臭秽，庶与黑芝麻拌蒸。芝麻十成，于术五成，九蒸九晒，去芝麻，只服术，尚可用得。

暑湿内趋证

黄琴南方

病前是否夺精，身热不退，有汗有寒，口渴唇白，色胱溺数，手指微凉，恶心言謇，神迷发笑，暑湿两邪夹杂内趋。脉息濡细兼滑，似痦未能尽透，恐其闭脱。考古成方与见证未能丝丝入扣，踌躇再三，拟仲景白虎汤加减，请酌进。候政。

川桂枝（四分），肥知母（去毛，钱半），生甘草（四分），嫩白薇（钱半），生石膏（四钱），连翘心（钱半），川郁金（八分），新会皮（一钱），广藿香（钱半），连皮杏仁（三钱），生白芍（钱半），宋半夏（钱半）。

加玫瑰露炒竹茹（钱半）。

第二方：

服药后，身热不甚，手指颤动，神志时清时迷。现在便溏不作，小溲甚长，白㾦微见，左脉静，右脉弦数。能否里邪达表，尚少把握，再以前方，法稍为变更，候高明政之。

西洋参（三钱），嫩白薇（钱半），生白芍（钱半），金石斛（三钱），生石膏（四钱），连皮杏仁（三钱），新会红（八分），香薷花（四分），连翘心（钱半），肥知母（去毛，钱半），川郁金，野蔷薇露（代水，冲磨八分）。

加荷叶（一角）、炒竹茹（钱半），稻叶煎汤代水。

黄桐林方

薄寒外来，暑湿内触，邪势勿从外发，反从内趋。身热不扬，大便溏稀，有黏腻之象，近乎自利，纳谷呆钝，少寐多梦，有时谵语，脉来细滑，舌光。属嗜烟久虚，受邪不易外达。拟以清阴调中，扶其本以化其邪。

西洋参（钱半），生白芍（钱半），生、熟谷芽（各三钱），益元散（包，三钱），扁豆叶（钱半），上川连（四分），焦苡仁（三钱），白茯苓（三钱），金石斛（三钱），鲜莲肉（钱半），炒夏曲（钱半），野赤豆（三钱），嫩白薇（钱半），新会白（八分）。

第二方：

体羸太虚，郁邪不里不外，表里交攻，身热哺甚，无力发㾦，大便溏稀又若利象。前诊脉情细滑，邪炽正虚，能否支持？再拟清热保阴、和中调气，以冀标本兼顾。

西洋参（钱半），金石斛（三钱），白茯苓（三钱），厚朴花（八分），香青蒿（钱半），益元散（包，三钱），新会白（八分），炒夏曲（钱半），生白芍（钱半），石莲肉（钱半），白荷花瓣（七片），淡黄芩（姜汁炒，钱半）。

湿温证

王兰坡方

湿温两旬，湿邪、温邪混淆不解，久溏而里未通，发㾦而表不化，氤氲弥漫渐及三焦，舌苔灰黄，耳聋咬牙，此上焦热也。便秘复溏，小溲自遗，此下焦虚也。上热下虚，中焦邪势不得升降分化，遂致神志模糊，手足倔强，言语似清非清，面色油亮且复青黯，种种病机已入厥、少两经。考手少阴燔灼，必吸足少阴阴精，手厥阴迷蒙，必连足厥阴风火，所以错综变化无可捉，实出于寻常湿温病之外，无从援例处方。脉左细、右濡软，只得依脉合证。阴不承则热不熄，气不鼓则湿不定，参以复脉，佐以清宫。

吉林参（五分），麦冬心（三钱），霍石斛（三钱），陈胆星（一钱），抱木神（三钱），元生地（三钱），连翘心（三钱），炙鳖甲（三钱），莲子心（三钱），东白芍（钱半），嫩钩藤（钱半），新会络（一钱）。

加玫瑰露炒竹二茹钱半，辰灯心二十寸，用新鲜稻露代水煎药。

风温证

蒋泉堂方

风温之邪，首犯太阴，郁热蒸痰，煽烁不解，咳嗽喉鸣，气逆胁痛，关系尤在舌苔罩灰，质红起腐，势将劫津为变。脉两手弦数。拟以清解。

南、北沙参（各二钱），粉蛤壳（四钱），光杏仁（三钱），旋覆花（包，钱半），新会络（一钱），方通草（五分），鲜石斛（五钱），川贝母（去心，钱半），蜜炙桑叶（钱半），代赭石（钱半），瓜蒌仁（三钱），白茯苓（三钱）。

加玫瑰露炒竹茹（钱半），蜜炙枇杷叶（去毛，三片），冲荸荠汁、萝卜汁（各一小杯）。

冬温证

尤浜徐，六十五岁

冬温郁蒸，表里解而不解，有汗不多，大便旁流，呃忒口渴，当脘胀满，邪势方张，津液渐为劫烁，舌苔质红，色灰薄如烟煤，脉两手滑大，左右寸重按模糊。温邪愈趋愈深，犯胞络已有神昏，动肝风又将痉厥，高年正虚邪炽，势防外脱内闭，拟清阴泄邪以图弋获。

西洋参（钱半），冬桑叶（钱半），全瓜蒌（六钱），玄明粉（二钱亨同打），光杏仁（三钱），黑山栀（钱半），羚羊尖（钱半），鲜石斛（四钱），淡竹叶

（钱半），炒枳实（钱半），朱茯苓（三钱），干荷叶（一角），鲜生地（三钱），淡豆豉（三钱，同打）。

加活水芦根（去节，八钱）。

大解后，炒枳实换用小青叶（一钱）。

风热耳鸣牙痛兼腰足酸痛证

蒋澜江方

肝营肾液两为受伤，皆由下焦关门致虚，所以液亏生热，营亏生风，风热煽烁，上扰清空，头响耳鸣，牙肿颊痛，下窜经隧，腰股酸软，手足引痛，脉尚静软，右寸独数。拟两方次第调服。

西洋参（钱半），伸筋草（钱半），白蒺藜（去刺，钱半），左秦艽（钱半），功劳叶（去刺，七片），羚羊尖（钱半），炒杜仲（三钱），潼蒺藜（钱半），生甘草（四分），酒桑梗（三钱），元生地（三钱），炙龟板（三钱），黑料豆（三钱），炒归身（三钱）。

第二方：

西洋参（半钱），生于术（钱半），桑寄生（三钱），左秦艽（钱半），二至丸（煎入，三钱），制首乌（三钱），乌芝麻（钱半），左牡蛎（三钱），东白芍（钱半），功劳叶（去刺，七片），炙龟板（三钱），炒杜仲（三钱），杭菊花（钱半），炒淮膝（三钱），丝瓜络（三寸）。

头胀兼马刀痛证

李卓如

木火心阳煽烁不息，两日来头顶发攻，目眩项胀增而不减，因之夜寐维艰，精神亦困，其内风为搐搦，内痰为凝聚。脉今诊浮而兼弦。再拟清阴熄风、和络化痰。

西洋参，上川连（元米炒），杭菊花，川贝母，制女贞，桑麻丸（煎入），黑料豆，石决明，抱木神（辰砂拌），生白芍，竹沥夏，明玳瑁。

冲濂珠粉（一分），鸡子黄（一枚）。

少火不足，壮火转为有余，清空胀势有增少减，牵连不寐，必至起坐胀觉较松。龙雷跃跃为升内风，内痰与之扰攘。脉尚偏于弦，舌糙而腻。用潜阳育阴，参以熄风化痰。

吉林须（另煎），玄武板（炙），左牡蛎，白蒺藜（去刺），宋半夏，寸麦冬（去心），竹二青，陈阿胶，生白芍，杭菊花，潼蒺藜，抱木神，海贝齿，鸡子黄（调冲）。

头胀如前，疮势亦如前，连进数剂，一无小效。心为君主之权，肝为将军之职，脏病不同腑病，七情不同六淫，自难指日奏效。脉劲大病进，细软病退，病易变动，由于风痰起伏故也。

西洋参，杭菊花，炙龟板，煅龙齿，白蒺藜，广橘络，洋青铅，陈阿胶，煅牡蛎，天竺黄，抱木神，沙苑子，海贝齿，竹二青，鸡子黄（调冲）。

数十年宦途操心，心气不足，假用于肝。肝为罢极之本，遂至生风挟痰，扰攘头项。巅顶之上，惟肝可到，所以胀势更凶。肝与胆为表里。肝火煸烁，胆汁为痰，凝住坚块，属马刀痈，未至石疽。肝通于心，则为艰寐。心不交肾，小便反多，气火有升，津液内枯，大便容易艰燥。历治旬余，尚少把握，由于脉之早晚不定，起伏不定，大致弦滑为多，细软为少。种种气虚生痰，阴虚生风，痰热互郁，郁火内生。不能凉化者，为少火内亏也；不能温补者，为壮火内炽也。虽主潜阳育阴，而熄风化痰必得配合其间，方无偏胜。大致夏热秋燥，与病不甚合一，大转机者，人中秋以后以冀向安，饮食起居尤须加意于服药之外。未识高明以为然否？

轻方：

西洋参（钱半），海贝齿（钱半），广橘络（一钱），炒丹参（钱半），丝瓜络（三寸），元生地（三钱），明玳瑁（八分），东白芍（钱半），川贝母（去心，钱半），抱茯神（三钱），杭菊花（钱半），白蒺藜（去刺，三钱），合欢皮（三钱）。

重方：

吉林须（八分），煅牡蛎（三钱），抱木神（三钱），梧桐花（钱半），丝瓜络（三寸），陈阿胶（蛤粉炒，钱半），东白芍（钱半），海贝齿（钱半），伸筋草（钱半），炙龟板（三分），炒丹参（钱半），白蒺藜（去刺，三钱），新会络（一钱），濂珠粉（一分），竹二青（玫瑰露炒，钱半）。

未来之证：

便溏汗多，气喘溺数，潮热头眩，足肿。

现在之证：

艰寐，疮势抽痛胀大，头部胀甚。

有备无患：

便溏加夏曲（钱半）、扁豆皮（三钱），轻方去生地、玳瑁，重方去龟板、阿胶。

汗多加炒淮麦（三钱）、稻根（一扎煎洗，用糯稻根为要）。

气喘加广蛤蚧（炙去首足，八分）、淡秋石（八分）。

溺数加覆盆子（三钱）、桑螵蛸（炒，钱半）。

潮热不服重方，但服轻方，加青蒿子钱半，柔白薇钱半。

头眩而加汗多，心神恍惚，不得已服黑锡丹五分，一天三服，只服一天而止。

口干舌绛加寸麦冬（去心，钱半）、霍石斛（三钱）。

足肿加生于术（钱半）、白茯苓（三钱）、焦苡仁（三钱），轻方去玳瑁，重方去龟板、牡蛎。

艰寐加夜交藤（钱半）、炒枣仁（三钱）。

现在两方加减：

疮势胀大，加晚蚕砂（三钱）、醋炒青皮（一钱）、光杏仁（三钱）、白海粉（三钱）、白归须（钱半）、海藻（钱半）。

阳和汤不能服。

头胀甚，加大熟地（三钱）、灵磁石（三钱）。或嫌重坠，用元精石（三钱）、虎头骨（钱半）。

以上之证，方中早已照顾，姑备数味参用。

旱莲草、霍石斛、萹蓄草、制女贞、竹三七、淡秋石，不得已服童便。

不用诸方：阳和丸、归脾丸、大活络丹、指迷茯苓丸、人参再造丸、都气丸。

可酌用丸方：天王补心丹、生脉散、酸枣仁汤、首乌丸。

夏天感冒风热：如身热咳嗽，头项更胀，口干，服二三剂不等，平即不服。

冬桑叶（钱半），新会红（一钱），焦苡仁（三钱），佛手花（四分），柔白薇（钱半），光杏仁（三钱），嫩钩藤（钱半），川石斛（三钱），左秦艽（钱半），竹二青（钱半），川贝母（去心），杭菊花（钱半），荷叶（一角），香青蒿（钱半）。

感冒暑湿：

佩兰叶（钱半），新会红（一钱），益元散（三钱），炒夏曲（钱半），白茯苓（三钱），竹二青（钱半），厚朴花（四分），黄防风（钱半），焦苡仁（三钱），川通草（四分），荷梗（三寸）。

食物酌用：

燕窝或白或毛、莲子、绿豆汤、稻叶露、白木耳、芡实、荷花露、鲜藕、梨、苹果、吉林参（逢节用荷花露煎服）。

冬天宜服：鱼肚、红旗参。

嗳泛咳呛证

杨绍澄兄，三十年三月初十日

肠风遗泄，止而不发，精与血似得收摄，阴虽稍复，气分仍亏，嗳泛未除，小便仍多，咳呛时心有不安，从中挟湿郁痰在所不免。种种见证，与膏滋必得变通，冬季宜填养，春夏间当调气不用辛燥，和阴不用滋腻。用药处方，所谓无伐天和，方为合式。

西洋参，覆盆子，抱茯神，梧桐花，蜜豨莶，料豆衣，炒竹茹，宋半夏，生白芍，炒丹参，生于术，乌芝麻，新会皮，红皮枣。

试加吉林须（五分），另煎随服。服后满闷，请缓服之。

汁饮方：治痰塞气急、元虚迷厥等症。

人参汁（四分），台乌药汁（四分），白芍汁（四分），老姜汁（三分），伽南香汁（四分），老苏梗汁（四分），水梨汁（三钱），竹沥汁（一两）。

上汁和匀，如黏腻难服，可冲开水调服。

酒客呃逆证

刘信宝先生

气旺饮酒则行，气亏饮酒则停，停与行皆能伤中。胃既有病，肝肺乘之，于是痛胀交作，行则痛无定处，停则多在胸胁。左胁属肝，胸次属肺属胃。大约阴液不足，气火有余，所以口干喉燥，属少火而非壮火。食甘凉之梨仍不能多。种种见证，防咯血再发，万一溢血屡见，恐加潮热咳嗽。现在调治，不调气不能呃逆，不和阴不能承津液，惟调气不宜辛燥，和阴不用滋腻，较为周到，请质高明。

西洋参，炒丹参，白茯苓，炒杜仲，元金斛，制女贞，竹二青，红皮枣，旋覆花，代赭石，新会络，生白芍，粉葛花，橄榄核，枇杷叶，丝瓜络。

第二次转方：

酒病多年，呃忒频作，口喉发燥，遂至血不循络，痛势频仍，胸胁均为牵引，又为溢血。考气有余便是火，火有余便伤阴。证属阴虚气痹，夏令炎热，与病不合。最恐金囚木旺，胃阴不复，胃气有升，宜预为调摄，拟抑其气而不伤气，和其阴而不滞阴，从前方进一步，候政。

吉林须，新会络，炒丹参，白归须，川贝母，炒阿胶，丝瓜络，淡秋石，全福花，东白芍，粉葛花，元金斛，仙鹤草，炒竹茹。

关格

王方

关格之象渐得轻减，大约上不为泛，下得便通。惟向有遗泄，诸虚叠见，腰肩酸痛，耳鸣肢倦。拟养阴以固精，补气以运中。

党参（檀香汁炒），生白芍，生首乌，法半夏，远志肉，川杜仲，松实炒于术，覆盆子，当归身，白莲须，抱茯神，沙苑子，姜竹茹，炒桑枝，制丹参。

如受补，加吉林须（五分），十帖后加甘枸杞（二钱）、淡苁蓉（三钱）。

眩晕兼足弱证

罗少耕观察方

久病痰体，痰邪随伏随起，自病以来，阴虚于下，阳冒于上，早有耳蒙，又有溺数。近复晕眩骤作，两足不能自持，步履维艰，大似上重下轻之势。上重者属热，心肝必有郁火；下轻者属寒，脾胃又为两亏。用药遂极其牵制，非铢两病端，实不易落笔。拟煎丸并用，煎主熄养其上，丸主温纳其下，调理分服，可通西法，所为上为压力，下为吸力是也。

煎方：大生地（三钱），西洋参（二钱），潼蒺藜（三钱），白蒺藜（三钱），黑料豆（三钱），宋半夏（钱半），川贝母（二钱），桑寄生（三钱），炒杜仲（三钱），淡苁蓉（钱半），东白芍（钱半），杭菊花（钱半），梧桐花（钱半），化橘红（五分），宣木瓜（钱半），竹二青（钱半），丝瓜络（钱半），灵磁石（飞，辰砂拌打，三钱）。

参茸丸方：但能丸服，不能煎服；但能朝服，不能晚服；但能空肚服，不能饱肚服。

吉林人参（五成，去芦，切片，研末），血蜡鹿茸（五成，先刮去毛，酥油烘，切片研末）。

上味对半搭配，各研细，和匀再研。以龟板胶炖烊酌量多少为丸，如梧桐子样大小。每晨空肚吞服八分，多至一钱，随即压以食物，俾药下趋不为上僭。此丸自冬至起服，至交春止，以四十五天为度。

复少耕观察病由：

承示敬悉病在心肝之热、脾肾之虚，病后劳顿，《经》义谓之劳复。水亏木旺，习习生风，忽为头眩，两足轻飘不能自持，中焦痰邪与之俱发，脉前诊屡歇，歇象见于浮部，病根本外强中弱，上重下轻。现届冬至节令，调理之法宜与前法变通，上焦宜清不宜温，下焦宜温不宜清，中焦必得升降其间，令痰邪得有出路，不与风火互扰，乃与诸病均有关涉。拙拟煎、丸两方，次第服之，应有小效也。

义方：

湿痰禀体，无不阳虚。阳主气，又主火，气不蒸液，火转上炎，每每口舌干燥，以致不受辛温摄纳。入春少阳相火司令，力疾从公，触发肝阳，内风早动，又袭外风，风火交迫，蒸痰郁热，呜呜更甚，舌黄为之灰黑。得疏泄，继甘凉，痰为爽利，热潮平复，诸恙就轻。惟尾间仍然软酸，左臂右足不甚利便，抽搐之势并无定处。合之脉情，两尺细软，右濡而迟，左关弦而不敛，属两肾真阴真阳俱为亏损。而肝邪独炽，化风化热，流走经隧，肺之痰、脾之湿与内风相互扰，深虑痱中之势。以气虚之体为阴伤之证，辛温之药则碍风阳，滋清之品则碍痰气，拟和营养络、通阳宣痹。

生绵芪，竹沥夏，木防己，炒菟丝，焙甘杞，左牡蛎，嫩桑梗，广陈皮，海风藤，梧桐花，二蚕砂，炒补骨，炒杜仲，川桂枝，丝瓜络。

肝木侮土腹痛证

紫封先生

夏秋间候脉两次，深悉操劳过度，事事每多躬亲，心阴早亏，因之借用肝阳，遂至厥阴充斥，脾胃受其所侮。久有腹痛彻上彻下，虽痛势有时得止，仍随时举发，甚则肌目发黄，肤体发痒。赋禀未尝不厚，花甲尊年未免由下虚上。种种见证，无非肾不涵肝，肝邪侮土，积湿生风，太阳、阳明为所受困。用药之义，胃主容纳，脾主输运，调补中须化湿滞；肾主蛰藏，肝主柔顺，养阴须熄风燥。候法家正之。

清理方：

生白术，范志曲，焦苡米，白茯苓，川楝子，生白芍，炒丹参，厚朴花，金石斛，新会白，生谷芽，嫩白薇。

加白檀香、西砂仁、干荷叶、红皮枣。

上方或停顿食滞，或感受风寒，腹痛又起，酌服二三剂不等，平复即不服，仍服调理方。

调理方：

饭蒸于术，制首乌，白蒺藜，法半夏，炒丹参，九香虫，潞党参，范志曲，潼蒺藜，元金斛，炒杜仲，土炒归身，生白芍，白茯苓，炒菟丝，黑料豆，蜜稀莶，酒炒金铃子。

加红皮枣、甘杞子。

上方腹痛小发可服，不发亦可服，大合四季调理，二三日酌服一剂，最为稳妥。

心虚艰寐证

郑晓翁

连日候脉，两尺寸皆静软无疵，惟两关屡见不和，或为弦，或为滑，且右大于左。大致运谷失职，输精无权，每每积痰郁热触动肝邪，两三日必发艰寐之疾，发则彻夜不寐。胁间跳动，本阳明大络也，偏右为甚，属厥阴冲犯也。考血不归肝则不卧，胃不和则卧不安，其本虽在心肾，其为病之由仍关肝胃，所以将睡未睡之时，倏而攻扰，倏而烦躁。且头亦发眩，耳亦发鸣，其为龙雷升而不降，即为神志合而复离。《经》云：水火者，阴阳之征兆也；左右者，阴阳之道路也。尊年水火失济，左右失协，若是则潜育为正宗，无如舌苔或白或腻，有时花剥，中焦运化不灵，用药当照顾其间，拟方候政。

吉林须（另煎，五分），生白芍（钱半），煅龙齿（钱半），杭菊花（钱半），石决明（三钱），抱茯神（三钱），野蔷薇（三分），黑芝麻（钱半），法半夏（钱半），炒丹参（钱半），夜交藤（钱半），新会络（一钱），竹二青（玫瑰露炒，钱半），龙眼肉（二枚，内包柏子仁七粒，外滚金箔半张）。

尊体之证，重在阳不交阴，不全属阴不纳阳，虽不寐之证，以阴阳混言，用药尤须分重在阴、重在阳。用阳药，忌温燥，忌升举，为照顾阴分也；用阴药，忌滋腻，忌填纳，为照顾阳分也。又亏损欲补，须照顾痰热，痰热欲平，须照顾亏损，虽方药清虚，而功效可卜。自夏至秋，藉此调理，《灵》《素》所谓阴平阳秘，精神乃治，以颂无量福寿。

附加减：

— 吉林须或用淡秋石（一二分，泡汤），或与西洋参（钱半，同煎）。盛夏可用白荷花露代水煎。

— 吉林须久而能受，可换用吉林参（六分）。

— 大便通润可加湖广于术（钱半，用人乳九蒸九晒），不受不服。

— 大便燥结，不用于术，加火麻仁（杵，三钱）。

— 痰凝热炽，加珠母粉（六钱），或用白濂珠粉（一二分），调入药内服。

— 头眩较甚，加潼蒺藜（三钱）、白蒺藜（去刺，三钱）。

— 小便太多，加白莲须（钱半）。

— 有汗太多去石决明，加煅牡蛎（三钱）。

— 十余帖后去野蔷薇，加淡秋石（八分）。

— 胁跳太过加全福梗（钱半）、鸭血炒丝瓜络（三寸）。

— 烦躁较重，不得已加明玳瑁（一钱），冲服濂珠粉（一分）。

进一步调理方：

吉林须（另煎，五分），沙苑子（三钱），法半夏（钱半），炒枣仁（钱半），陈阿胶（蛤粉炒，钱半），金石斛（三钱），抱茯神（三钱），合欢皮（钱半），黑料豆（三钱），左牡蛎（煅，三钱），新会络（一钱），竹茹（玫瑰露炒，钱半），大丹参（鸭血拌炒，钱半），龙眼肉（二枚，内包柏子仁七粒，外滚金箔半张）。

郑晓翁

连示病由，心动艰寐，肝旺胁痛，夏秋来不至大发，而痰邪湿热因时作虐，更衣甚至十余日一解，三日五日亦不定，渐至头眩耳鸣，神疲脘闷。大致脾使胃市失司，清升浊降愆度，痰与湿用事，气与阴益亏，上焦肺失宣化，下焦肠液就枯，确是虚闭而非实闭。可知阴液无以涵濡，且阳气无以传送，半硫丸通阳宣浊，温润枯肠，而久服似非王道。并序及左脉细弱，右较大，现在已属深秋，邪势当亦默化潜移。拟方附加减。

西洋参（钱半），鲜首乌（三钱），晚蚕砂（钱半），柏子仁（三钱），金石斛（三钱），淡苁蓉（三钱），远志肉（钱半），东白芍（钱半），法半夏（钱半），陈秫米（钱半），大丹参（钱半，猪心血炒），抱木神（三钱，辰砂拌）。

加盐水炒竹二青（钱半）、白木耳（三分，洗去沙）。

此方为大便艰滞难行而设。素患心阴受伤，屡屡寤不安寐，肝阳易炽，屡屡胁痛气阻，均能兼顾。如大便转溏或口喉发燥，皆停服。

如服数剂后，大便仍然数日一行，坚燥难下，将五仁汤，用光杏仁、郁李仁、火麻仁、瓜蒌仁、松子仁各一两，同捣破而不烂，浓煎汤代水煎药，自无不效，通即停服。如欲少少通润，不用五仁汤，单服煎方。

调理方：

西洋参（钱半），淡苁蓉（三钱），真川贝（钱半），抱茯神（三钱），佛手花（四分），东白芍（钱半），九制首乌（三钱），宋半夏（钱半），白归身（三钱），杭菊花（钱半），新会络（一钱），大丹参（猪心血炒，钱半）。

加玫瑰露炒竹二青（钱半）、甜杏仁（十粒，去皮尖）。

如溏稀，去苁蓉，白归身改用土炒。

如满闷，去首乌。

此方专治艰寐属心肾虚，又治胁痛属肝气滞，至于中满停滞，头眩耳鸣，痰湿虚阳内风，无不可以兼顾。未进寒冬，可随时调理。

膏方：

九制首乌（三两），焙甘杞（两半），潼蒺藜（一两），酸枣仁（炒，不碎，二两），佛手花（五钱），元生地（三两），淡苁蓉（三两），川杜仲（盐水炒，三两），白蒺藜（去刺，三两），新会络（八钱），潞党参（三两），抱茯神（辰砂拌，三两），范志曲（两半），宋半夏（两半），西洋参（一两），沉香屑（四钱），寸麦冬（去心，两半），大丹参（猪心血炒，三两）。

加红旗参（酒漂，四两）、龙眼肉（七十枚）、湘莲子（去心，百粒）、白木耳（洗去沙，两二钱）。

以陈阿胶（三两）、龟板胶（三两）收膏。

膏方药释义：

尊恙大致属气阴两亏，心肝脾三经同病。艰寐属心气不宁，心阴就损。胁痛属肝气有余，肝阴不足。至脾气少运，则为旧病之停滞；而脾阴又虚，则更为近病之便艰。方用茯神、丹参、枣仁、龙眼、湘莲以补心阴而益心气；首乌、杞子、潼蒺、白蒺、杜仲、橘络、沉香、佛花以调肝气而养肝阴，不特艰寐、胁痛两者可除，即头眩耳鸣无不可兼顾。若党参主在培中益气，佐半夏之辛，合范曲之消，脾之痰湿由此分化。独是停滞屡发，固当责之脾气之虚，而大便少行又未可专责诸脾阴之弱，不得不以肺胃为关键也。考肾为藏精之所，且为二便之司，肺为生水之源，复属大肠之里。以生地、苁蓉、红旗参、阿胶、龟板温肾气，滋肾阴，洋参、麦冬、白木耳清肺气、和肺阴，而后肾可作强也，肺可司钥也，则心肝之病两有裨益，而仓廪而传道诸官亦无旷职之虞也。

癣疾兼腰痛肛患证

四川主考吴蔚若垂病由诸条

一　癣疾，考陈实功云癣患有风、热、湿、虫四种。每每虫之一种由风热湿酝酿而成，所谓风生虫、热生虫、湿生虫。但此虫在腠理之间，极微极细，须用西人数百倍显微镜窥之目见。虽云纤介之患，未免营阴受伤，气液就枯。落白屑者，属风也；皮坚而厚者，属湿也；或事烦或便燥而发者，属热也。三者相因而至，相并而来，论中国法，但治风湿热，不能用杀虫之药，若外治，则加以祛虫亦无不可。

一　腰痛，肾俞一穴，左为真水，右为命火，总之腰为肾府。其为肾病，可知腰间裹结如带紧束，服鹿茸确最合适，灵异之物，加以气血有情，更为的当。惟癣患多年，风湿血热，恐多服必为结毒，由癣变疮，不能不预为防维，不如服温润之品，祛血中之风热，调气中之湿邪，且与大便结燥，肛脱痔坠，亦可照顾。

一　肛患痔有十八种，疙疙瘩瘩，其形不一，属樱桃痔，又名莲子痔，俱可以类得名。若无疙瘩而光大圆绽者，属脱肛，而脱肛在大肠之下为直肠，即是直肠之头。其直肠内有别窍，见血即由此出，日后必流滋水。患此者往往大便结燥，若溏润最妥。现在虽不甚发，而去根甚难。若论虚实，则虚中挟实，实中挟虚，须标本兼顾，特不宜温燥耳。

一　尊体终年不病，大约病从表去，从癣发也，病从里去，从痔发也。考肺主皮毛，又肺与肠为表里，所以感冒必咳嗽而后已。至于吸烟口干，属热也；不喜茶，属湿也。

一　大烟，罂粟酿成。虽主收敛而气坠益甚，似属实而不属虚。

一　精气神三者，皆从本原而出，不够用者，其虚可知。劳心之人心阴不足，必借于肝，肝阳因之有升少降，面部火浮，遂至便亦结而癣亦痒也。

一　风与热由阴虚而发，湿与滞由气虚而来。湿多者无不肿满，早食尚易运动，晚食磨化更难，所以腹中作膨。若服熟地必须连茅术服，若服黄芪必须与防风服，诸恙方有关涉。

一　燕制补丸，不得已而服之，确服后极灵，实在三五日不通，偶服之，不如用铅司楷辣西葛利达八字译出之音，亦是洋药，前李文忠公天天服之。现在盛旭人封翁三五日不便，即服一饼或两饼，亦颇见效，并无损伤。

煎方可随时调理，与诸病尚有关涉。既有丸与膏重剂，只须轻淡煎方。

蜜豨莶，白鲜皮，炒杜仲，炒丹参，金狗脊，炒知母，炒扁柏，梧桐花，料豆衣，粉萆薢，抱茯神，炒槐米，炒泽泻。

膏丸通用方：

茅山术（两二钱），生绵芪（三两），白蒺藜（三两），炒归身（三两），杭菊花（两半），野于术（两半），黄防风（两半），潼蒺藜（三两），淡苁蓉（两半），抱茯神（三两），元生地（四两），潞党参（三两），梧桐花（两半），金狗脊（两半），炒丹参（两半），怀熟地（半两），西洋参（两半），乌芝麻（三两），焙甘杞（两半），炒泽泻（两半），东白芍（两半），左牡蛎（四两），生、熟甘草（各三钱），新会皮（一两）。

上方或丸或膏听便。如秋季合丸，将各药生打粗末，晒燥，不经火炒磨为细末，水泛为丸。每日吞服二三钱许，不拘早晚开水送下。如冬季作膏滋调理，将上味浓煎三次，去渣存汁，以陈阿胶（三钱）、鹿角胶（三钱）、龟板胶（三钱）收膏。每日酌进一二瓢许，开水冲服。合丸照方分量减半，煎膏照方全料配合。

揩癣方：

侧柏叶（二两），金银藤（三两），百部（三钱），白鲜皮（两半），川黄柏（一两），苍术（两二钱），川连（四钱），黄防风（两半），山栀皮（两半）。

上味煎汤揩洗。

洗痔方：

凤尾草（二两），金银花（一两），鱼腥草（二两），野青蒿（一两），葵花壳（二两），生槐米（一两），生甘草（四钱），生地榆（两半）。

上味煎汤洗净。

擦癣药：

大枫子肉（一两），上川连（三钱），生大黄（三钱），绿矾（三分），生石膏（六钱），川黄柏（三钱），木鳖子（钱半）。

上味研极细末，用稀夏布包药擦于痒处。如不嫌沾染衣服，用生猪油去衣捣如膏，随时擦用。方主泄风化湿、杀虫解热，不同一扫光之法，遏毒入里，转有流弊。

吴蔚若侍郎

久不候脉，脉虽濡软而呼吸尚调，要知表里无甚感受，根蒂尚为坚固。素有癣患遍体，从中湿与热，藉此可以出路，惟以粗裂干枯，营液未免受伤，以致痔为之坠，便为之燥。考肝主营、肾主液，内风因之暗动，尾闾间举动欠利，起坐仰易而俯难，伏兔间搐搦频仍，着热即为作痛。下焦本肝肾之乡，若龙相失潜，仍防发头晕旧恙，现风生热炽，又挟湿邪，所以不见扰于清空，转为流于支络。用药大致补气，须兼潜阳，阳平则风热与湿不为患，养阴必参和血，血行则络脉与筋自得调。候政。

西潞党，元生地，炙虎胫，梧桐花，宣木瓜，抱茯神，西洋参，制首乌，玄武板，蜜豨莶，桑寄生，炒怀膝，甘杞子，杭菊花，左牡蛎，白蒺藜，炒丹参，炒杜仲。

上方除感冒或煎或膏或丸，请为尊裁。如合膏丸，照方用十倍料，如一钱用一两。

　　—　足部发热甚，去虎胫骨，并去玄武板，加蛤粉炒阿胶。

　　—　癣不大发，去豨莶草、梧桐花，加料豆衣。

　　—　大便不润，加乌芝麻、火麻仁。

　　—　头晕发作，加元精石、潼蒺藜。

　　—　痔患如有血来，加炒槐米、黑地榆。

　　—　腿部痛热较甚，加羚羊片或石决明。

　　—　腰痛甚，加炒菟丝、金狗脊。

　　—　服参茸法另录于后。

　　—　洗方前备，兹再补洗足一方，用八角符、侧柏叶、臭梧梗、伸筋草、丝瓜络、全当归，浓煎，加戎盐二三分、陈酒二三杯，八角符诸味均用等分。

附：参茸丸方

吉林参（五成，去芦底），鹿麋茸（五成，酥油拌烘，刮去毛）。

上味对半搭配，各研细末，和匀再研，以龟板胶炖烊，酌量多少拌和为丸。每服多则一钱，少则八分，服于空肚，开水送下，压以食物。自冬至服起，至立春为止，四十五天不可间断。

肿胀偏中

周介眉方薛州

肿胀偏中两症绵延太久，气阴两为不足。气痹生痰，阴虚生风，风与痰皆从本原而发。以夏季酷热，既伤气又烁阴，似乎发动时邪，脘闷呕吐，大便艰涩，当时服行军散未免孟浪，遂至头眩目花，汗泄肢冷，复发厥逆。醒后下行大便溏稀见血，血紫凝块，脐腹作痛，甚至呃忒。正当脾胃司令，清浊相干，恐有中气不支之势。血必由脾不统而来，厥必由肝内扰而至。平素风痰亦由两经而发。又述左脉沉细，右兼滑数，深虑内闭外脱，用药甚为牵制，补不受，攻不胜，辛泄填摄又为窒碍，拟潜阳育阴，接续生气。

吉林须，左牡蛎，抱茯神，黑料豆，东白芍，新会皮，红皮枣，炙龟板，元金斛，杭菊花，花龙骨，炒丹参，竹二青。

泄泻不止，眩晕不平，再服黑锡丹五分，一日两服。

复诊：

《难经》云：气主呴之，血主濡之。呴者，流利之谓也；濡者，灌溉之谓也。失其流利则气痹酿痰，失其灌溉则血自为瘀。瘀注于下，便后溢血，血紫而黑；痰凝于上，胸次窒塞，非胀即闷。气血交病，即升降愆度，遂至嗳而不爽，转矢不利，脘腹颠顶，胁肋引痛。所虑者，纳食呆钝，水谷少化精华，气血更无从滋长。脉两手弦滑，左部较大，舌苔灰腻，尖带光剥。拟调气不用辛燥，和营避其滋腻，旧病偏枯之象，亦须早顾其间。

戊己丸，白归须，新会叶，宋半夏，丝瓜络，瓦楞子，新绛屑，佛手花，侧柏炭，竹二青，炒丹参，玉蝴蝶，绿萼梅，旋覆花。

冲藕汁。

示及证由，辗转不已，浮肿轻重勿定，肢体屈伸欠利。一为肿胀旧根，一为偏中骤起，从中诸病牵连，咯痰不爽，欲嗳不通，大便不畅，小便不利。上通下达无权，中焦更为抑塞，纳谷式微，漾漾欲吐，泛恶频仍。脾失其使，胃失其市，肝邪转为猖獗，侮脾犯胃。所难者，阴分有热而不能滋养，气分虚寒而不能温通。舌苔有黄有灰，脉前诊或滑或数，用药不易设法，将病之原委，参体之虚实，录方候政。

北沙参，绿萼梅，新会络，海桐皮，丝瓜络，瓦楞子，全福花，东白芍，炒丹参，竹二青，玉蝴蝶，左金丸，桑寄生，云茯苓。

足肿多年，春间又复肢节酸软，皆偏右部，是内风挟痰挟湿，早为发动。考诸风之动都出于肝，痰湿之盛都归于脾，脾气失振，肝气转旺，从中痰邪湿邪又为阻遏，以至上噫不通，下便不利，中宫抑塞异常，得食即胀，有时泛恶，有时发鸣。关系者，尤在曾发厥象，目瞪口噤，头汗淋漓，久防虚而为脱。脉息弦滑，左部较右部为甚，舌苔黄腻罩灰。目前调理拟调气化痰为主，佐以清热和营，于便后溢血，艰寐耳鸣，头眩火升，一切均有关涉。

左金丸，制胆星，炒丹参，炒当归，代代花，竹沥夏，抱茯神，全福花，绿萼梅，竹二青，川贝母，远志肉，新会络，真獭肝。

瘫痪之象无甚增减，于夏季来湿邪助虐，湿复化水，泛滥肌肤，肿势胀象更为加剧，两足浮亮，势竟过膝。由于肺气清肃不能下注膀胱，溺道因之阻滞，筋络肌肉两为受伤，阴囊骨旁起瘰，发痒不痛，即属水邪、湿邪藉以出路，无虑外症纠缠，断不可敷药贴膏。所难者，尊体虚不受补，实不可攻，胃纳又为减少。种种肺有积痰，脾有积湿，皆能酝酿成水，病情大致如此。现在调理治法，须理肺和脾，冀其小水通调，肿势逐次退解。

生白术，野赤豆，海桐皮，新会皮，千年健，萹蓄草，炒淮膝，光杏仁，连皮苓，桑白皮，木防己，川贝母。

用金匮肾气丸钱半煎汤，去渣煮药。此方诸药甚轻，吃紧在肾气丸。

偏中之象，自数日调理以来，虽无甚增减，今日细察外形，曲池、盖膝两穴上下肌肉甚为消瘦，正骺则为浮肿，不似外风而似内风，所以体非肥胖，本少类中，其为风熄亦属有据。风之作由于阴虚，痰之多由于热蒸，往往咯痰不利，舌腻属灰，服清热消风、和络活气，不见错误，而滋养营阴之药尚少，经络未免枯槁，机关自为不灵，脉因之左偏弦数，至于滑象或见于左，或见于右。肝营肾液虚非一日，现调治不得专主清热豁痰。风治气血虚者，补气则易，营则有形有质，非培养不可。惟痰有窒碍，有气不调，当次第服之，以希功效，拟三方附加减法。

第一方：服十余帖接服第二方，加鳖血炒丝瓜络（钱半）。

梧桐花，炒归身，左秦艽，制女贞，白茯苓，桑寄生，杭菊花，血燕根，川贝母，新会络，冬瓜皮，干风斛，荆树叶，羚羊角（先煎，钱半）。

第二方：主养阴清热以熄内风。

元生地，炒归身，左秦艽，生白芍，元武板，炒杜仲，杭菊花，梧桐花，炒桑梗，北沙参，肥玉竹，白蒺藜，黑料豆，新会络，川贝母，炒丹参，干风斛，丝瓜络（鳖血炒）。

去生地、玉竹，加西洋参（一钱），服四帖接服第三方。

第三方：

冬桑叶，川贝母，全福花，新会络，生白芍，粉蛤壳，白蒺藜，炒丹皮，左秦艽，杭菊花，云茯苓，霍石斛，枇杷叶，竹二青（玫瑰露炒）。

此方服十余帖后，仍用羚羊片（一钱），又服十余帖，加鳖血炒丝瓜络（钱半）、北沙参（钱半）、生谷芽（三钱）。

足肿

恽中丞方

《经》云：水火者，阴阳之征兆也；左右者，升降之道路也。水火失济，火上炎则牙龈发胀，水化湿则踝胻为浮；升降无权，清气虚则纳谷减少，浊邪阻则更衣艰涩。诸证皆起于吐血之后，不特心肾为亏，肝肺不调，中焦之受伤尤甚，遂至脾不为使，胃不为市，不克输精而转化为湿。考胃主机关，脾主四肢，所以两足浮肿，朝轻暮重，推摩揩洗每见红晕，气为之陷，阴亦为亏。因之气陷而化湿，阴亏而生热，正与邪自当理，气与营亦当兼顾。脉参差不同，有时静软，有时滑弦，又随时邪之动静为转移。望于霉令前纳增肿退，日渐向安。拟两方候政。

先服方：

木防己，左秦艽，西洋参，东白芍，炒淮膝，光杏仁，京玄参，霍石斛，焦苡仁，野于术（人乳拌），炒泽泻，冬瓜皮，白茯苓，金狗脊，粉丹皮，桑寄生，丝瓜络，竹二青，夜交藤。

三四帖后试加吉林参须，不见口干，不增牙肿，尽可服。

饮食呆钝，去防己、苡米，加谷芽、橘白。

口干牙胀较减，去元参、丹皮，加黑料豆、天仙藤、制女贞。

小便太多，去泽泻，白茯苓换用茯神。

足部红色褪尽，去秦艽，加水炒杜仲。

接服方：

吉林参须，炒菟丝子，淮牛膝，云茯苓，金石斛，新会皮，黑车前，生白芍，生归身，黑芝麻，水炒杜仲，野于术（人乳拌）。

服三四帖，气亦能调，阴不为滞，加炒党参、大生地（砂仁末拌打）。

足肿未退，加海桐皮、天仙藤。

夜寐不稳，加柏子仁、炒枣仁。

大便艰涩，加火麻仁、京元参。

脘满少纳，加六神曲、生谷芽。

口喉干燥，加连心麦冬。

咳呛，加川贝母或竹沥半夏。

大便溏稀，去黑芝麻，并不用所加火麻仁、元参等。

小便太多，去车前，将茯苓换用茯神，加煨益智、宣木瓜，将参须换用人参。

大便燥结可服白木耳，咳嗽可服燕窝。

牙肿口干，梨汤、二至丸、生地露均可服。

足肿，赤小豆、冬瓜子代茶。

气虚神倦服人参，艰寐心烦服珠粉、鸡子，不拘多少。

恽观察方

体禀痰湿，与五志之火互扰，湿为下注，足带浮肿，有时股筋不舒，痰从上凌，卧发魇压，先为口舌干燥。其痰与湿每挟火生。所恐足肿逢霉令而加，魇压防日间亦来。且脉情屡见歇象，虽非三五不调，亦非一定次数，而气虚阻痰湿而不调，阴亏生浮火而不潜，已有见端。似宜气营两调，不必偏阴偏阳，从中化痰湿、熄浮热，实不可缺。请禹翁饬采。

潞党参，竹沥夏，石决明，苍龙齿，淮牛膝，川杜仲，潼蒺藜，炒当归，九制首乌，制胆星，云茯神，炒丹参，桑寄生，天仙藤，杭菊花，云茯苓，东白芍。

上味分两照煎方加十倍，用竹沥（四两）、藕汁（四两），再加开水泛丸，每日三钱，开水送下。

煎服方：

西洋参，炒党参，法半夏，霍石斛，云茯苓，全福花，冬瓜皮，焦神曲，京元参，野于术（人乳拌），陈秫米，焦苡仁，炒淮膝，新会络，东白芍，炒泽泻，丝瓜络，红皮枣。

梦遗自遗

孙炳森方

曩患腰疽，脓血过溢，营阴从此受伤，加以梦泄频乘，每每逢节而发，遂至肝营肾液不主涵濡。脉见细软，两足屈而难伸，左甚于右。关系者又在背脊板滞，艰于俯仰，防久成虚损，有脊以代头、尻以代踵之虑。

九制首乌（三钱），桑寄生（三钱），炒丹参（钱半），炒当归（三钱），梧桐花（钱半），炒杜仲（二钱，盐水炒），宣木瓜（钱半），炙龟板（三钱），东白芍（钱半），白莲须（钱半），西洋参（钱半），炙虎胫（钱半）。

加丝瓜络（三寸）。

某君

示及两足软弱抽搐稍减，未能久立健行，上盛下虚，所以耳鸣不息，小便频数，且为自遗。肝肾大虚，关键失固，非温气补味不可。

毛鹿角（四分），大熟地（五钱），桑螵蛸（三钱），抱木神（三钱），覆盆子（三钱），高丽参（钱半），花龙骨（三钱），菟丝子（三钱），大麦冬（三钱），元武板（五钱），淮山药（三钱），新会皮（一钱）。

加湘莲肉（三钱）、炒桑枝（三钱）。

癫疝

严芝楣先生

癫疝多年，冬春间积劳太甚，胸次窒塞不开，大便竟失次序，由阴伤气，气不化津而化水，下焦无决渎之权，太阳失通降之职，遂至水邪泛滥，统体浮肿，凌于心则艰寐，犯于肺则喘促。水势停聚中焦，懊憹无度。服金匮肾气丸后，小溲仍未通长，转形口渴。种种病机，本虚邪实，清浊相干。再拟阴阳两顾，邪正兼施。

吉林参，怀牛膝，东白芍，宋半夏，新会皮，光杏仁，陈麦柴，滋肾丸，野赤豆，陈橡皮，胡芦巴，伏龙肝。

尿血

高淳县知县李方

谨读证情，当是尿血，与血淋诸证不同。考此证多属腑病，由小肠之热瘀注膀胱。惟多年久病，由腑及脏，心与小肠、肾与膀胱皆属表里相关，以致数年来溺血频仍，种种调理，有验有不验，大约心阴不复，肾关失司。现在血色不一，紫黑鲜血日夜无度，紫块中又裹鲜血。大致紫者出于管窍，鲜者随溢随下，精溺管异路同门，所以有混淆之势，有似精遗，有似溺进，甚至茎梗发酸，毛际隐痛。至于头眩目花，胁胀腰酸，亦为应有之义。心与肝本通气，肾与肝本同源，从中肝邪煽烁不靖。用药之义，腑泻而不藏，脏藏而不泻，极为牵制。照病处方，温气须兼潜阳滋阴，须得利窍，与中虚呃逆亦有照顾。想高明久药明医，必有卓见，请为政行。

西赤芍（钱半），白莲须（钱半），冬葵子（钱半），凤凰衣（钱半），东白芍（钱半），云茯神（三钱），鸭血炒丹参（钱半），西琥珀（研末，三分），潼蒺藜（三钱），生、熟甘草（各三分），九制熟地（四钱，与琥珀同打），吉林参（八分，另以盆秋石代水煎），安肉桂（三分，去粗皮，后入）。

加乱头发（一团，皂荚水洗净），黄绢（一方，约三寸，化灰冲）。

脘闷泻泄

某君

胸次饱闷，饮食甚少，肛门不收，作泻多次，确是火土两虚，水亏木强。大约受补易愈，不受补较难调理。趁此冬令蛰藏，从金匮肾气丸，合黑地黄丸加减。悬拟恐未确切，倘希政行。

怀熟地，上肉桂，焦茅术，制萸肉，炒泽泻，黑车前，炮黑姜，熟附子，北五味，新会皮，白茯苓，野赤豆，红皮枣，霞天曲。

久血久泻调理方

庞元翁方

吉林参（五分，另煎冲），炒丹参（钱半），煨木香（八分），潼蒺藜（三钱），抱茯神（三钱），野于术（钱半，人乳拌），熟附子（四分），焦建曲（钱半），炒菟丝（三钱），炒泽泻（钱半），陈阿胶（钱半，蛤粉炒），东白芍（钱半），焙甘杞（钱半），补骨脂（三钱），新会皮（一钱），炙甘草（四分）。

加伏龙肝（三钱），红皮枣（三枚）。

附释方义：

人参、于术为补气大宗，阿胶、丹参为养营主脑，补气即止泻，养营即止血。气不温则无以运行，以附子佐之；营不摄则无以流动，以白芍佐之。病情久血初定，久泻未和，从中醒脾健脾，加入木香、建曲，柔肝养肝，加入杞子、潼蒺。现在胃纳虽强，并不知饥，有时少腹胀满，其肝脾不协实为显然。菟丝、补骨藉命火以蒸化，非补肾也；茯神、泽泻藉丙肠以分解，非渗膀胱也。和诸药则用炙草，仗化原则用陈皮，引伏龙肝合红皮枣辅佐其间。屡诊脉情，或滑或濡，弦总不退，大致肝为血藏，脾为输精，其精神欠振，肌肉不充，皆由是来也。此方可服二三十帖，当卜微效。再三思索，可无须加减，未识高明以为然否，尚请政行。

以上男科。

痰饮

陈太太

二十三年十一月二十九日方

历年病深，上损下损，吃紧在势欲过中。中者，脾胃也。胃失其市，脾失其使，水谷不化精华，酿痰蓄饮，按之漉漉有声，是其明征。肝邪乘虚，横逆更甚，脾胃日为受伤，胃受之，则或泛或呕，脾受之，则或溏或结。又复牵连心肺两经，肺病为呛痰，心病为惊悸，诸病丛集，元气益虚，以致气之窒塞，腹痞又复攻胀。风之窜络脉，肢麻又复搐搦，种种上为虚阳，下为虚寒，因之头眩口燥，肌瘦腰酸，无虚不至。现在用药，偏滋阴必为气滞，偏补气必为阴灼，所以取效较难，流弊甚易。将所示诸方及证由反复推详，拟保肺以制肝，并柔肝以养心，肝能有制而得养，脾胃可以醒复，而痰邪饮邪亦可潜移默化，以冀上下摄而营卫和。

元米炒西洋参，鸭血炒丹参，人乳汁炒香附，蛤粉炒阿胶，化橘红，玉蝴蝶，真獭肝，沙蒺藜，辰茯神，云茯苓，炒夏曲，酸枣仁，煅龙齿，炙甘草，竹二青，红皮枣，生东白芍，冬虫夏草，盐水炒杜仲。

如用吉林须，不连于术服，当无胀满。如仍胀满，调入伽南香磨汁五厘服。如口喉发燥，用盆秋石三分泡汤煎吉林须服，每用吉林须约五六分。

上方配合义在能升能降，有通有补，清不用寒，温不用燥，温而甘者无损其阴，清而通者无害其气。虽属平淡，尚为紧凑。如服后合式，作膏滋用十倍料，如一钱用一两，提出方内之炒阿胶收膏。

如调理，将方常服，四季皆合。

二十四年十一月初一日方

肝邪素不能平，上扰为热，咳痰口燥，下陷为寒，腹膨作痛，诸虚杂出，艰寐心悸，四肢麻痹，脉来弦涩，右兼滑。拟调肝肺而和心脾。

西洋参，炒杜仲，炒夏曲，制女贞，炒丹参，川贝母，红皮枣，橘叶，金石斛，真獭肝，远志肉，佛手花，丝瓜络，制香附，抱茯神。

煎方不计帖数。如服膏滋，仍照去年十一月廿九日煎方，以十倍料作膏。

二十七年十二月二十日方

示及之恙，早有腹痞，或膨或痛。肝脾素为不和，肝失疏泄，脾失输运，气愈阻滞，痛胀复作，痞亦时升，甚至凉汗淋漓，鼻管空洞。大约中气久虚，不受辛通，诸害纷沓而来，腹腿酸痛，头顶抽搐，心悸肢麻，并述及舌苔灰糙且干。中有郁火，用药甚为牵制。阴有热宜清，气为滞宜温，调停二者之间，拟苦辛通降，与旧咳亦无窒碍。

调理方：

吉林须，潼蒺藜，炒杜仲，炒夏曲，白蒺藜，川贝母，代代花，抱木神，生白芍，制香附，新会皮，炒丹参，炒归身，红皮枣。

如服参须，或胀满或燔热，仍用西洋参钱半。

又方：腹胀且痛，尚未平复，服此方。

左金丸，炒丹参，杭菊花，法半夏，抱木神，佛手花，红皮枣，玉蝴蝶，炙甘草，九香虫，生白芍，炒川楝，新会皮，竹二青。

三十年三月初十日方

示及近时病由，病在肝肺，左肝右肺，为升降道路。向有积痞左行于右，左块较软，右部时升，肺能制肝，是胜其所胜，肝反制肺，是胜其所不胜，所以左减而右增也。凤昔诸虚毕集，吃紧总在咳嗽多痰，痞块攻动，病本纷沓，药多牵制。拟肝肺两和。

吉林须，新会络，川贝母，生白芍，炒丹参，炙甘草，丝瓜络，全福花，炒杜仲，宋半夏，炒川楝，醋炒延胡索，佛手花。

痰湿

陈太太

时邪已清，仍扰动痰湿旧病，湿不由便而达，痰不上咯而松，以致口淡脘闷，神疲纳少。痰邪湿邪阻遏气道，气有余便是火，热迫冲脉，每每先期而至。现当痧后，又天气未凉，未可峻补。再清热以宣痰浊，调气以化湿滞，从前调补之法尚须变通。

西洋参，盐半夏，抱茯神，杭菊花，炒瓜蒌皮，叭杏仁，北秫米，川贝母，海贝齿，生白芍，炒丹参，绿萼梅，竹二青，鲜荷叶。

咳嗽潮热

吴太太敬修太史夫人

诊脉多次，无非咳嗽在肺，灼热在肝，不外乎肝肺两经，咳嗽或轻或重，潮热旋平旋作，久而不愈，必及于中。中者，脾胃也。病境到此，药之偏阳偏阴皆为窒碍，越人所以有过中难治之论，纳谷不见运，所谓胃失其市也；更衣屡见溏，所谓脾失其使也。逐至阳明机关失利，太阴敷布无权，腹腰作胀，四肢亦胀，诸症蜂起。近来咳痰且复带血，便溏有时艰涩。种种阴阳造偏，水升火降，失其常度。凌于心，气冲惊悸，汗出艰寐；迫于下，经水仍行，带脉失固，且小溲畅利较安，少则发病，肺虚不能通调水道也。气若有不摄，目赤牙痛，肝虚不能驯驭龙雷也。脉息右手弦大，属木扣金鸣，左关肝脉反小。《经》言肝为罢极之本，自后夏热秋燥，与病不合，风消息贲，尤为吃紧，曷勿用复脉汤？较四物、蒿甲、清骨、泻白诸方，自有力量而尚灵动，候质高明。

吉林参，元生地，生白芍，左牡蛎，元金斛，陈阿胶，炙甘草，抱茯神，炒丹参，新会白，川贝母，生谷芽。

加红皮枣、枇杷叶。

咳逆痞胀月枯带多

王太太方

种种见证都起于肝。前则肝邪侮胃，脘胀结痞；兹则肝邪刑肺，咳嗽气逆。肺阴愈弱，肝气愈旺，时刻懊侬，痞为上升，胀甚神迷，脉来弦细。奇经亦损，月枯带多。最恐由虚成损，拟肝肺两和。候政。

西洋参（钱半），法半夏（钱半），东白芍（钱半），抱茯苓、神（各三钱），二竹茹（钱半，玫瑰露炒），真獭肝（八分），真川贝（八分，去心），左金丸（八分），炒丹参（钱半），代代花（七朵），四制香附（三钱），枇杷叶（去毛，三片），新会白（八分），炒杜仲（三钱），瓦楞子（三钱，煅）。

第二方：

西洋参（钱半），佛手花（四分），炒丹参（钱半），新会白（八分），二竹茹（钱半，玫瑰露炒），宋半夏（钱半），东白芍（钱半），抱茯苓、神（各三钱），金石斛（三钱），枇杷叶（三片，去毛），川贝母（钱半，去心），炒杜仲（三钱），合欢皮（钱半），沙苑子（钱半），红皮枣（三枚）。

膏方：

调左右之升降，摄上下之气营。

潞党参（三两），瓦楞子（两五钱），野于术（两五钱），新会皮（一两），西绵芪（三两，生熟各半），法半夏（两五钱），黑芝麻（两五钱），佛手花（四钱），花百合（两半），川贝母（两五钱，去心），炒丹参（两五钱），叭杏仁（三两，去皮尖），甘杞子（一两五钱，焙），炒当归（三两），炒杜仲（三两），沙苑子（一两五钱），大熟地（三钱），东白芍（一两五钱），白燕窝（四两），上南枣（二十枚），北五味（四钱），抱茯苓（三两），抱茯神（三两），二竹茹（一两五钱，玫瑰露炒），上湘莲（四钱）。

上味浓煎三次，去渣存汁，以陈阿胶三两五钱收膏。每日酌进一二瓢许，临服时和人另煎吉林参须五分，另磨沉香五厘同服。

潮热痰涎带红

某小姐

潮热许久不退，兼有凛寒，且不甚退清。痰涎带红，或发或止，痰黏颇多，甚于巳午之间。总以三阴失调，心脾既弱，肝邪并炽，所以气逆上攻，鼓胀之势窜腰上膈，纳谷甚少，有时作咳，有升少降，大便艰涩，小溲短少。夏热秋燥已过，能否热退纳强，转危为安；用药仍清热以和阴，调中以顺气，气不用燥，阴不用腻，至于营阴枯竭，本非一时所能获效。

青蒿子，女贞子，制丹参，川贝母，广橘络，霍石斛，北沙参，绿萼梅，抱茯神，东白芍，叭杏仁，嫩白薇，枇杷叶，藕节。

咳嗽失血兼惊悸艰寐

李小姐罗店

女子以肝为先天。《经》云肝为罢极，遂至营阴不足，气火有余，两胁攻胀，有时刺痛，属肝之横逆；当脘懊侬，有时烦灼，属肝之冲犯，甚至口无津液，两耳发鸣。凌于心，则为惊悸艰寐；刑于肺，则为咳嗽喉涩，连次咯血，且为痰为沫，胶黏难吐。心与肺之见证，无非由肝而发。肝为将军之官，脘腹间升而少泽，扰攘不安，久病不复，自觉力不能支，神不能振，奇经遂失禀丽，居而忽至，毫无色泽，似经非经。种种证情，虚热多而实寒少，虽膏肓发冷，足亦不暖，汗多怯寒，无非营卫不协所致。挟痰挟火，所以实不能攻，虚不受补，偏于凉则碍痰，偏于温则碍火。从本虚标实调理，拟备轻重两方。

轻方：

北沙参，寸麦冬，合欢皮，新会络，瓦楞子，抱茯神，宋半夏，东白芍，黑料豆，全福花，绿萼梅，海贝齿，竹二青（玫瑰露炒），灯心（飞，青黛末拌打）。

冲濂珠粉（二分）。

重方：

吉林须，东白芍，炒丹参，佛手花，陈秫米，淡秋石，炒阿胶，抱茯神，苍龙齿，川贝母，黑料豆，叭杏仁。

冲濂珠粉（二分）、鸡子黄（一枚），煎入龙眼肉（二枚，内包川连，外滚金箔）、竹二青（玫瑰露炒）。

如心中懊侬难过或两胁刺痛作胀，姑备急治法。若连诸症，仍服一轻一重正方。

人参（磨汁），沉香（磨汁），水梨（打汁），白芍（磨汁），地栗（打汁），人乳汁，甘蔗（打汁），藕汁。

如腹痛去梨汁，脘嘈去地栗汁，倘泄泻，诸汁均不服。汁饮内人参磨汁，不同煎剂发胀。

诸汁调匀温服。如嫌胶黏，略冲开水，徐徐酌服。

病情较前略有增减，痰血不发，黑涕渐平，心里懊侬觉减。惟近来见证，仍属肝邪为多，扰于胃则脘胀纳减，得嗳为舒，侮于脾则气攻便燥，下屁为松。肝气之旺必由肝营之亏，气无营养，走散无度，其气之逆而上升，又复散而横窜，腹部两胁皆为鼓胀，及于腰俞，牵于尾间，无所不至。其心旁漉漉痛响，小溲短赤，挟动龙雷，内热外寒，左颧发热，背俞愈寒。起病总在于肝，连及于心，牵及脾胃，从中必有挟痰郁火。其不能受补者，为肝病本来拒补，所以用药极为细腻，恐黄连肉桂名进退汤，苏梗参须名参苏饮，实在不敢轻试。再拟调其气而潜其阳，和其营而清其阴，参以熄风豁痰。候政。

轻方（如洋参不合，改用北沙参）：

西洋参，苋麦冬，玉蝴蝶，合欢皮，东白芍，珠母粉，宋半夏，炒丹参，京元参，抱茯神，柏子仁，佛手花，竹二青，莲子心。

煎入左金丸。

重方：

北沙参，宋半夏，抱茯神，霍石斛，夜交藤，炒丹参，东白芍，鲜橘叶，炒阿胶，北秫米，远志肉，绿萼梅，合欢皮，柏子仁，叭杏仁。

加竹二青（另煎）、吉林参须（三分，冲），另研濂珠（一分，冲）。

复诊：近示病情反复甚多，大约春分大节，厥阴当令正旺，所以气攻尤甚，甚至上升欲呕，升之太过，降更无权。扰胃刑肺，失血复发，痰中连次带溢，或为懊侬，或为鼓胀，潮热时来数次，皆无一定，并有形寒之象。见证如此，恐交夏先为吃紧，用药以肝为纲领，苟得肝火肝气平淡，不特肺胃不为其侮，而心气亦藉以镇摄，并叙大经先生论脉弦大而缓，恐似脉小病退，脉大病进。是否，候政。

北沙参，玉蝴蝶，竹三七，元金斛，炒丹参，川贝母，糯稻根，佛手花，抱茯神，东白芍，炙甘草，沙苑子，新会络，红皮枣。

示及病由服紫河车后，既有鼓胀，又出汗淋漓，又似不为服药而起。仍时寒时热，口苦发热，小便频数且短，舌苔尖绛起刺，且有时腹痛，有时气不接续。种种见证，仍属心肝致虚，中焦复失输运。读方先生方潜阳育阴，确是正治，实因病情转辗不定，未必即能取效。拙拟叠次服药虽不多，而亦有过无功，然不能不敬尊命议药。目前腊尾春头，厥阴又属当令，本为虚不受补，当从轻浅调治，以养心止其汗，柔肝和其热，佐以运用脾阳化湿浊，鼓中气并开胃纳。拟方候政。

北沙参，白茯神，绿萼梅，炒丹参，生谷芽，炒淮麦，糯稻根，元金斛，法半夏，玉蝴蝶，新会白，麻黄根，夜交藤，炒竹茹，红皮枣。

细读病情一半，跃跃欲用肉桂，读至末条，与拙见相同。所以用桂者，为现在病情懊侬欲呕，腹痛且膨，属上热下虚，有欲过中之势。中者，脾胃也。被肝来克，脾升胃降无权，胃阴伤口唇干燥，脾阳困便干后溏，奇脉亦损，经耗带多。女科门本有寒热往来，皆有肝出，万无用截疟诸品，最合十全大补之法。尚不敢轻服，一剂分三日服，请为试之。大约有裨无损，未识能首肯否，以方案代书札，祈为鉴政。

安肉桂，元生地，抱茯神，炒丹参，炙甘草，红皮枣，炙阿胶，炒夏曲，淡乌鲗，新会白，代代花。

表虚内热

某三小姐

示及病情，表为之虚，内为之实，因感冒发散太过，容易嚏喷。拟实表清里，用玉屏风散法。

西芪皮，北沙参，冬瓜子，新会皮，川贝母，嫩白薇，黄防风，光杏仁，白茯苓，冬桑叶，东白芍，竹二青。

头眩兼心悸

熊太太

就述证情，大致肝病为多。《经》言诸气之升，皆属于肝。肝体阴而用阳，侮犯中焦，烁灼上冲，苦主火，酸主肝，其为肝火无疑。甚至上蒙清空之部为头眩，逼近宫城之处为心悸。考诸脏附于背，营枯不能受热，冲脉镇于下，血损不能高枕。女科本以肝为先天，由悲伤起因，由肝而及心脾。总之三阴皆虚，虚不受补，肝病拒补也。愈虚而愈不受补者，所以前能受补而今不能受也。发时若形外脱，其亏损可知。拟上两方，一为发病服，一为调理服，进退其间，服无不效。

病发时，如热升上冲，吞酸口苦，若欲脱象诸证，服三五剂不等，服之应效，多服亦无不可。

西洋参，法半夏，玉蝴蝶，真獭肝，石龙齿，北橘叶，竹二青，左金丸，生白芍，佛手花，辰茯神，制丹参，炒远志，红皮枣。

受补，可加吉林须五分。

调理方：大约十月、十一月天寒必能受补，不计帖数。

生白芍，抱茯神，炒归身，佛手花，橘叶，宋半夏，煅龙齿，制女贞，玉蝴蝶，竹茹，盐水炒杜仲，蛤粉炒阿胶，吉林参须，潼蒺藜，白蒺藜。

煎入龙眼肉（三枚，内包黄连二分，外滚金箔一张）。

肝厥

吴太太

女科以肝为先天，所以诸病无不关肝，因产育多次，肝营为虚，肝气偏旺，遂有厥逆之象，遂至舌质发热，神明失主，气冲流涎，闭目流泪，无虚不至。近来肝常为逆，肺失为降，木扣金鸣，咳嗽随时举发，或稠痰，或稀沫，大致中挟痰邪饮邪。凡痰饮化燥者必多失血，肺本制肝，肝反刑金。《经》旨所谓胜其所不胜，不胜其所胜，因之诸虚纷沓，五心烦灼，脘宇懊侬，气窜作痛，并无定处。无非络脉空虚，气营偏胜，奇经无从禀丽，带脉不固。近复偏产有形，连诊脉情，或浮濡，或细滑，幸数不现，舌常光滑。能否向春不加潮热盗汗，以免由虚成损。拟肝肺两调，肝为刚脏，济之以柔；肺为娇脏，济之以养。而痰邪饮邪停留，大都湿注中焦。中者，脾胃也。甘缓之品，亦不可少，与纳谷甚呆，大便易溏两者，亦有裨无损。

吉林须，生白芍，炒丹参，花百合，新会络，川贝母，枇杷叶，淡秋石，炙甘草，冬虫草，炒阿胶，桑寄生，白茯苓，红皮枣。

附加减诸法：

— 十帖后去吉林须，可用吉林参（五分）。如身灼喉燥，加西洋参（钱半）。

— 腹痛便溏去秋石，加入乳拌蒸于术（钱半）。

— 胸闷去阿胶，五六日后仍加入。

一　万一盗汗自汗，加炒淮麦（钱半）、糯稻根（三钱）。

一　万一气喘痰饮，加全福花（钱半）、紫石英（钱半）；不得已加姜汁炒五味子（四分）、蜜炙广蛤蚧（去头足，八分）。

一　万一中宫窒塞，纳呆面浮，加佛手花（四分）、元金斛（三钱）、生谷芽（三钱）、冬瓜皮（三钱）。

一　万一恶寒多发热少，加西芪皮（钱半）、黄防风（钱半）。

一　万一络脉窜痛尤甚，加鳖血炒丝瓜络（钱半）、新绛屑（四分）。

一　万一喉痛音嘶，加寸麦冬（钱半）、白柿霜（三钱）。

一　万一又为失血，加酒炒旱莲草（三钱）、炒藕节（两个）、炒丹参（钱半）。

一　万一月事趱前，加沙苑子（三钱）、煅龙骨（钱半）。

一　万一带下淋漓，加淡乌鲗（钱半）、湘莲肉（三钱）。

示及厥逆惊悸两平，口内潮润，惟营阴不足，气火有余，每夜潮热，脘宇嘈杂。所谓气有余便是火，营不足多变痰，且与内风、内湿互为扰攘。食后发胀牵连两胁，上冲即吐，酸水白沫杂来，皆属肝邪为逆。心肝两虚，肢体转侧皆麻，寤不安神，喉甜舌黄，面色青㿠。种种见证，虚多实少，拟柔肝以熄内风，和脾养心而化痰邪湿热。候政。

西洋参，生白芍，煅龙齿，宋半夏，新会络，绿萼梅，杭菊花，抱茯神，银柴胡，陈秫米，炒丹参，玉蝴蝶。

冲濂珠粉（二分），加炒竹茹、红皮枣。

示及视事稍劳即不感冒，肝邪顿起，咳嗽未止，属肺不制肝，能胜反为不胜。两次厥逆，膝冷手灼，气涌痰哽。现在嗜卧目重，气促鼻煽，脘宇嘈杂，小溲不畅。大致发热仍关潮热，气涌仍关咳嗽，从中痰邪饮邪因肝发动，有升少降。拟轻重两方，候政。

轻方：

北沙参，生白芍，光杏仁，川贝母，宋半夏，白茯苓，枇杷叶，粉蛤壳，白蒺藜，佛手花，新会白，元金斛，杭菊花，炒竹茹，红皮枣。

轻方先服三剂，如不见效，服重方数剂，必有应验。

重方：

吉林须，生白芍，宋半夏，白茯神，冬虫草，淡秋石，枇杷叶，石决明，元金斛，川贝母，煅龙齿，叭杏仁，新会络，炒竹茹。

肝风证

杭州王太太

痧发之后，营阴受伤，生风生热，走窜络脉。手足偏右疼痛，绵延未止。风本属肝，头痛耳鸣，夜寐发热，舌苔红裂。种种营阴不足，气火有余，风势煽烁所致。拟清阴和络，养肝为主，兼顾心脾，较为周到。

西洋参，白蒺藜，桑麻丸，东白芍，左秦艽，厚杜仲，女贞子，潼蒺藜，寸麦冬，梧桐花，黑料豆，制丹参，丝瓜络。

无胸闷等症，可加元生地（三钱）；能受滋阴养血，再加蛤粉炒阿胶（三钱）；不嫌升提，再加吉林参须（五分）。照此调理，有益无损。

肝病多怒

女科以肝为先天，善怒而多火，厥阴冲犯太阴阳明，当要脘宇作痛，痛势自午至夜半为甚，属气痹营虚也。由胃及脾，阴稀为脾泄，结燥为脾约，种种脾升胃降失司，中无砥柱，郁火内炽，嘈杂一发，纳食即呆，病久渐损，肌肉瘦削，遇事多怒。照述拟方，治肝木以柔克刚，调脾胃以通为补。

野于术，东白芍，川青皮，合欢皮，制丹参，沙苑子，绿萼梅，沉香曲，西党参（檀香汁炒），桑寄生，姜半夏，西洋参，竹二青。

脘痛善怒

陶太太

女科以肝为先天，善郁而多火，厥阴冲犯阳明太阴，当道脘宇室痛，自午至夜半作痛者，都属气痹营亏。由胃犯脾，更衣结燥为脾约，溏薄为脾泄，皆自脾升胃降失司，中无砥柱，郁火为炽，心中每发嘈杂，壮火不能运谷，所以谷纳更呆，肢体瘦削，遇事善怒。照述处方，拟柔肝调中，佐以苦辛通降，应无不合。

西洋参，生白芍，新会叶，左金丸，四制香附，沙苑子，炒竹茹，炒夏曲，佛手花，玉蝴蝶，抱茯神，炒杜仲，合欢皮，红皮枣。

随服吉林须五分。

腰痛泛酸

许太太

连病损及三阴，渐及奇经，经水久居不行，遂至营卫偏胜，寒热每每发作，诸虚杂出。肢腰酸痛，络脉拘牵，心脾既虚，肝邪偏旺，脘宇胀满，纳少泛酸，气升口干。种种营虚气痹，趁此冬令，治须培养。

吉林参，四制香附，鸡血藤膏，川贝母，生白芍，玉蝴蝶，炒竹茹，炒阿胶，潼蒺藜，炒夏曲，抱茯神，佛手花，新会叶，红皮枣。

万一感冒，如寒热咳痰，气喘脘满或肝气重发，脘痛骨酸等服三五剂。

冬桑叶，光杏仁，佛手花，左金丸，川贝母，杭菊花，姜竹茹，嫩白薇，焦米仁，生白芍，炒夏曲，新会红，炒丹参，干荷叶。

脘闷胀有时泛恶

四太太

胃阴既伤，脾湿未清，病后当脘嘈杂减而未除，有时泛恶，有时作胀。脉历诊细软为多，舌黄边白总未退尽。再从清养以和胃，芳香以醒脾。

第一方：

干佩兰，川通草，新会皮，川郁金，青荷梗，炒黄芩，赤茯苓，香青蒿，炒枳壳，红皮枣，生米仁，鲜佛手，炒菱皮，益元散，鲜稻叶。

第二方：

北沙参，广藿香，新会白，益元散，环粟子，柔白薇，生、熟谷芽，生米仁，红皮枣，野蔷薇，川石斛，云茯苓，鲜佛手。

泛恶兼腹胀

王奶奶

营失养肝，肝气侮中，犯胃为泛恶，侮脾为腹胀，肝脾机关失利，四肢皆为酸痛。肝气本通于心，梦多艰寐，遂至虚及奇经，期愆色淡，带脉不固。再拟调气和营。

西洋参，沙蒺藜，东白芍，淡乌铡，苍龙齿，宋半夏，生于术，佛手花，抱茯神，川杜仲，北秫米，制香附，竹二青，红皮枣。

煎入左金丸（八分）。

十帖后，受补加吉林参须（五分）。

呕泻后头眩痛发热

罗少耕大姨太太

肝体不足，肝用偏旺，早有脘胀头眩。入夏来郁湿扶滞，中胃受困，加以肝木来侮，勃发呕泻。现在呕止泻平，并无寒，惟胃纳总未见旺，着紧者尤在头部发热，热而痛，痛而晕，日轻夜重，其热势痛势上及巅顶，旁及眉棱。合之脉弦滑，舌苔光红，中心少液。证情似虚而非实、本而非标，虽属外因，当从调理。录方候政。

西洋参，风霍斛，制女贞，蜜炙桑叶，荷叶边，杭菊花，抱茯神，元精石，白蒺藜，竹二青，东白芍，炒丹参，苍龙齿，生、熟谷芽，红皮枣。

复方：

风从肝出，热从心生，属内风而非外风，虚热而非实热，所以上扰清空，则为头部眩晕；煽烁娇脏，则为气冲发呛。牵连诸恙，两耳时鸣，神志恍惚，有时出汗，有时泛痰。脉弦滑较减，仍细实少力，舌红势渐淡，仍光剥少液。虚非一脏，心肝两亏，肺脾亦为受病，须得持久调理，以冀次第复元。

西洋参，夜交藤，炒怀膝，东白芍，甜橘饼，红皮枣，灵磁石，抱木神，风霍斛，白蒺藜，糯稻根，全福花，炒丹参，冬青子，滁菊花，枇杷叶。

再复方：

手三阳之脉，受风寒仗留而不去，则名厥头痛，人连在脑者，则名真头痛，此《难经》之论头痛，专从外感立说也。兹则并无外感，都属内虚，虚则生风，上扰清空，向有头晕，晕甚为有根屡发。现在发而较平，痛或仍晕，耳鸣亦未平复。肝风之外，又挟肝气，侮于脾早有脘胀，刑于肺近为胸闷，甚至欲嗳不出，得食作酸。脉两手细突，舌光剥少液。再从熄养于和阴之中，参以调气，是否有当，即候政行。

西洋参，珠母粉，夜合花，奎白芍，新会叶，风霍斛，绿萼梅，抱茯神，炒丹参，炒淮膝，滁菊花，白蒺藜，竹二青，荷叶边。

三复方：

诸风掉眩，皆属于肝。肝气挟痰，刑于肺，屡发咳呛，胸次突塞；肝阳为热，扰于心，神烦不安，彻夜少寐，欲嗳不利，得太息较松，食入即胀。脉息弦减仍滑，舌苔红退转润。再拟清养。

北沙参，川贝母，抱茯神，玉蝴蝶，东白芍，炒淮膝，竹二青，红皮枣，合欢皮，金石斛，远志肉，炒丹参，夜交藤，新会红，代代花，鲜莲心。

四复方：

北沙参，刀豆子，全福花，玉蝴蝶，光杏仁，鲜莲子心，金石斛，抱茯神，代赭石，川贝母，竹二青，枇杷叶，佛手花，远志肉，夜交藤，淮牛膝，红皮枣。

五复方：

风气通于肝，高巅之上，惟风可到，是头痛属肝风为多。然痛连眉棱者，张子和谓足阳明胃经，似不得专责诸肝，又当兼责诸胃。夫胃与肝为表里，胃之经与胃之腑亦表里也。病情由表及里，即由经及腑，头痛止后，纳食从此呆钝，口中并为乏味。土愈虚者木愈强，胃系既属上逆，肝气从胃内侮，自脘宇上至胸膈抑塞鲜痛，欲嗳不出，转为呃忒，食物至咽，似乎格格不下。至于艰寐频仍，牵连而发，虽属心阴不足，心阳有余，亦未始不关肝火之旺。《经》不云乎人卧则血归于肝，胃不和则卧不安。以肝主藏魂，血虚则魂失安藏，惊悸不能交睫。胃居乎中，气弱则中愆常度，上下因之失济。历诊脉情，弦滑略减，六部皆见细软，舌苔红剥已平，略形滋润。目前调理，偏温燥，恐碍营虚，偏滋腻，有妨气滞，铢两于两营之间；拟柔肝和胃为主，佐以养心，兼以保肺，于干呛少痰亦能关涉。候政。

第一方：

北沙参，全福花，佛手花，夜交藤，枇杷叶，红皮枣，川贝母，代赭石，真獭肝，金石斛，竹二青，鲜莲子心，陈秫米，抱茯神，绿萼梅，炒淮膝，鲜橘叶。

附加减：如呃忒已平，去全福、代赭，加炒丹参、奎白芍。

如头痛发热，平而复作，加元精石、杭菊花。

如咳呛较甚，吐痰不利，加光杏仁。

如自汗盗汗，汗出甚多，加炒淮麦或加糯稻根。

第二方：

西洋参，炒淮膝，夜交藤，新会红，红皮枣，元金斛，奎白芍，抱茯神，川贝母，忘忧草，潼蒺藜，炒丹参，佛手花，北秫米，竹二青。

附加减：

如屡屡火升，夜寐不合较甚，加珠母粉。

如头部眩晕，行动即来，加明玳瑁。

如呃忒时来，喉间气逆，加全福花、代赭石。

如干呛少痰，胸次窒塞，加枇杷叶、光杏仁。

如口中不渴，呕吐清水，当脘懊侬，加仙露半夏。

如嗳气不爽，每每上泛作酸，舌苔不见光剥，口中不喜引饮，试加左金丸人药同煎，如见口渴舌剥，此丸即不能用。

第三方：

吉林须，潼蒺藜，抱茯神，奎白芍，竹二青，西洋参，白蒺藜，海贝齿，炒归身，代代花，滁菊花，合欢皮，新会皮，炒丹参。

附加减：

如服后作胀，气升发暖，用参须代水磨乌沉香（一分）冲药内服。服沉香后胀势仍少平复，只得不用参须，并沉香亦无须加入。

如服后面部大升，眩晕复来，方内亦去参须，加入盐水煅石决明（八钱）。

如大便四五日不解，用瓜蒌仁（三钱），不应再加入火麻仁（三钱）。若大便畅解，即当除去不用，恐太过反为便溏也。少食者便自少，与寻常停滞腑闭不同，一切攻下之剂均在禁例。

备感冒风寒挟滞方：如头痛头寒，脘胀泛恶，便溏纳呆，舌白脉细等证，暂服此方一二剂，平即不服。

黄防风，川郁金，白茯苓，粉前胡，老苏梗，新会皮，姜竹茹，佛手柑，厚朴花，焦建曲。

备感冒风热挟痰方：如咳嗽头疼，身热汗少，口渴引饮，脉浮舌黄等证，暂服此方一二帖，平即不服。

冬桑叶，光杏仁，柔白薇，杭菊花，方通草，川贝母，白茯苓，蜜炙前胡，薄荷梗，枇杷叶。

骨节酸痛艰寐谵语

张方复诊

示及病情，似乎轻减，尚未可恃。胸背早损，损则气营内亏，不能灌溉经隧，所以肢骱酸痛，屈伸不利，夜烦少寐，汗出谵语，面㿠带青，舌苔青黑。种种营阴不足，气火有余，肝肾为虚，必肾精不摄挟痰，再驯龙雷而和络脉。

元生地，潞党参，黑料豆，川贝母，抱木神，川北仲，九制首乌，西洋参，左牡蛎，桑寄生，川续断，淮小麦，制丹参，淮山药，女贞子，潼蒺藜，红皮枣，竹二青。

炒龟板胶、陈阿胶收膏。

积饮气痛经阻带下

某太太

大腹膨满，属气痹阴伤，中有积饮，挟肝气为扰，痛则块见，不痛块隐，面浮目糊，小溲短少。如气痛作甚，一饮一食俱不能下。种种虚不受补，而食补又难复元。现在经水涸阻，带下不断，未识向春能有灭无增否，再拟调气和营。

制香附，陈橼皮，白茯苓，生杜仲，沉香曲，福泽泻，鸡血藤胶，生白芍，炒怀膝，淡乌鲗，佛手花，海桐皮。

试服金匮肾气丸，每日二钱。

头痛腹痛月经趱前

小姐膏方

禀体素虚，中西之学兼营并进，心气心阴未免受伤，主宰为虚，肝肺因之亦弱。头痛腹痛属肝，涕多色㿠属肺。前诊脉弦数，月事趱前，必致肝升太过，肺降无权，日后防潮热咳嗽。拟气阴并调。

元生地，潞党参，炒丹参，川贝母，沙苑子，白蛤壳，野于术，炒延胡，湘莲肉，怀熟地，四制香附，抱茯神，佛手柑，川杜仲，苍龙齿，西绵芪皮，炙草，燕窝，阿胶，西洋参，合欢皮，生白芍，寸麦冬，制女贞，制萸肉，黄防风，陈皮，南枣。

泻泄月经不行

俞山太太，甲辰十月初四日

屡诊脉情，细弱为多，且泄泻濒仍，胃纳不开，气虚于阴，确是明证。但肺气已弱，肺阴亦亏，气阴两伤，遂至月事失行，头热形重，喉音不亮，损怯情形，已见一斑。目前吃紧，总在脾胃两经，而咳嗽尤为此症之纲领。拟阴气并调，养阴不用滋腻，补气不用湿渗，用药不求有功，但求无过。

吉林参，于术（人乳拌），炒夏曲，炒丹参，川贝母，西芪皮，枇杷叶，阿胶（米粉炒），生白芍，炙甘草，新会白，冬虫草，黄防风，竹二青。

风热喉痹

宪太太方

禀体肝旺，肝邪为热煽烁，娇脏又复挟痰挟风，以致喉痹多年，屡平屡发，轻则咽喉干燥，重则红肿作痛。肺不制肝，肝阳益炽，有升少降。头眩目花，两耳鸣响，其风痰热邪又复走窜络脉，肢节麻痹，脉息弦滑，甚于左关，舌苔有黄有白，每每厚腻非常。主以柔肝保肺，佐以熄风而化痰热。

羚羊尖，粉蛤壳，冬桑叶，苍龙齿，竹沥汁，炒僵蚕，川贝母，杭菊花，橄榄核，枇杷叶，块马勃，光杏仁，抱茯神，瓜蒌仁，鲜荷边。

积聚

某少太太

向有积聚，心下脐上，正当脘宇之间，夏秋必发胀满，由于脾胃升降失司，清浊为阻。中伤者厥阴必有气火，所以牙痛频仍，头常发晕，因虚为热，月事反为趱前。拟丸方用调气和营，藉以养三阴而和八脉。

炒夏曲，全当归，川杜仲，抱茯神，沙苑子，西潞党，制女贞，绿萼梅，东白芍，川续断，甘枸杞，西洋参，墨旱莲草，西砂仁末拌炒元生地，玫瑰花（十朵，炒），于术（人乳拌），制香附。

上味生打粗末，晒燥，再研细末，水泛为丸。每服三钱，不拘早晚，开水送下。

癥瘕

某姨太太膏方

考有形为瘕，无形为癥。界于癥瘕之间，每每腹旁攻胀。女科以肝为先天，所以病仍在于肝。凌心则心悸，侮胃则脘嘈，甚至纳谷式微，懊侬胀满。营气出于中焦，奇经因之枯少，转月后期者多夏秋。诊脉并无感冒，入冬更可进补。拟调气和营，中参以血肉有情者，可涉八脉而益三阴。

血蜡鹿茸，上红花，甘杞予，合欢皮，龙眼肉，吉林参，生白芍，川杜仲，元生地（砂仁末打），月季花，鸡血藤胶，千张纸，沙苑子，桑寄生，干鲍鱼，四制香附，绿萼梅，抱茯神，新会络，毛燕窝。

足肿

某太太

就述足部肿痛，有形高起，着热尤甚，恐是紫云风，又防脚肝气。总之血燥生风，拟清营阴，化痰熄风。

梧桐花，大生地，黄防风，川杜仲，宣木瓜，竹沥夏，香独活，羚羊片，怀牛膝，炒当归，五加皮，牛蒡子，丝瓜络。

洗方：

扁柏叶，川黄柏，生大黄，紫荆皮，络石藤，西赤芍。

加陈酒一杯同煎，洗患处。

以上女科。

陈莲舫先生医案秘钞后编

门人董人鉴韵笙校订

中风附风痰酸痛

中风偏左，左者为瘫，手足屈伸不利，抽搐无度，舌音不清，按脉细弦。治以温降熄风。

川桂枝，炙虎胫，天仙藤，伸筋草，梧桐花，羚羊片先煎，炙龟板，炒杜仲，竹沥夏，丝瓜络，全当归，海风藤，晚蚕砂，酒桑枝。

中风门，痱与瘈，合风痹偏枯，为四大证，多主温补。以外风病，温凉补泻，无不可行。现在见证，本非中脏中腑，而邪在筋络，所以足力弛软，腰不能支，手难提高，指有颤动。究之肝肾两经，无不见虚，以腰为肾府，肝主搐搦。惟痰湿禀体，又当夏令，滋腻温纳，确属难进也。

西党参，法半夏，生白芍，虎胫骨（炙），左秦艽，九制首乌，梧桐花，炒当归，玄武板（炙），片姜黄，炒杜仲，桑寄生，千年健，功劳叶（去刺）。

久有风患，屈伸虽利，步履欠稳。湿由脾生，风从肝发，两者互扰，外则走窜经络，内则阻遏中宫，外偏于风，内偏于湿，新旧病皆根于此。

生白术，桑寄生，采芸曲，厚朴花，焦苡仁，宋制夏，木防己，香独活，晚蚕砂，新会皮，鲜佛手，功劳叶，干佩兰，千年健。

复诊：气虚生痰，营虚生风，风邪挟痰走窜经络，偏左肢骱酸痛，手则不能高举，足则开步不利。脉右部滑大，左部细弦，舌苔黄腻，纳食欠旺，秉体丰腴，气分早亏，以脉合证，又属气虚于营。《经》云："卫气虚则不用，营气虚则不仁"。拟宗此旨，立方调理，谅无不合。

生于术，竹沥夏，晚蚕砂，梧桐花，海风藤，炒归身，桑寄生，炒杜仲，新会皮，木防己，炒怀膝，抱茯神，丝瓜络，竹茹（玫瑰露炒）。

肝阴不足，肝阳有余，阳化内风，上扰清空。两目起星，渐近失明，关系者又在头眩屡发。厥阴冲犯阳明、太阴，呕逆泛痰，每每牵连并作。脉见细弦，舌苔中剥，气与阴亏，风与痰盛。久防类中，拟以和养。

西洋参，东白芍，杭甘菊，煅龙齿，潼、白蒺藜（去刺），宋半夏，元精石，抱木神，炒丹参，炒怀膝，甘杞子，荷叶边，竹茹（玫瑰露炒）。

左臂瘦削，屈伸不利，酸痛延及肩项，甚至上连头额，属营虚生风，风入于络。久防偏枯，脉息细弦。治以和养。

炒当归，桑寄生，五加皮，厚杜仲（盐水炒），杭菊花，香独活，梧桐花，海风藤，白蒺藜（去刺），嫩钩藤，宣木瓜，威灵仙，丝瓜络，十大功劳。

痿痹

风寒湿合而成痹，寒胜者为痛痹。痛势由环跳及于膝盖，步履不仁，脉息沉弦。治宜疏和。

香独活，炙虎胫，天仙藤，生白芍，炒杜仲，桑寄生，酒当归，川桂枝，炒川断，五加皮，淮牛膝，新会络，丝瓜络。

劳伤

咳嗽肉落，潮热，肢肿失血，由阴伤气，渐入劳怯。

炒党参，扁豆皮，川石斛，紫石英，川贝母，炙甘草，北沙参，白茯苓，东白芍，全福花（包），炒夏曲，新会皮，枇杷叶，红皮枣。

环跳酸痛，背脊酸软，尾闾尤甚，脉见弦数。最恐由损径而入劳径，有人身缩短之虞。

吉参须（另煎，冲），生白芍，炙龟板，炒丹参，炒杜仲，桑寄生，九制首乌，炙虎胫，宣木瓜，炒当归，金狗脊（炙，去毛），广陈皮，丝瓜络。

肝升太过，肺降无权，当脘作胀，有时发嗳，咳嗽潮热，有时失血，脉见弦数，舌苔光剥。阴为伤而气为痹，由损成劳之势。拟以和养。

大沙参，冬虫草，炒丹参，东白芍，真獭肝，忘忧草，川贝母，合欢皮，光杏仁，绿萼梅，全福花，炒怀膝，新会皮，枇杷叶。

脾肺两伤，上为咳嗽，下为便血，渐至肉削纳少，形寒潮热，势将由伤成劳，脉见弦滑。和养主之。

炒党参，炒丹参，炙款冬，焦楂炭，炒扁柏，白茯苓，炒红曲，生白芍，炙紫菀，炒杜仲，炙苏子，陈广皮，红皮枣。

潮热出汗，咳嗽不已，进劳颇为直径。治以清降。

北沙参，生白芍，白茯苓，血燕根，粉蛤壳，光杏仁，西芪皮，冬瓜子，白石英，全福花，炒怀膝，枇杷叶，新会红，肺露。

脉六部弦数，属禀体阴虚，虚则生热，肌灼口渴，舌苔光红。治以和养。

西洋参，东白芍，制女贞，炒丹参，炒杜仲，川牛膝，川石斛，黑料豆，银柴胡，抱茯神，桑寄生，新会皮，红皮枣。

痰血后咳嗽不甚，吃紧在形寒潮热，一日数阵，属营卫造偏，营争为寒，卫争为热，防由虚入损，脉息滑数。拟以和养，养肺可以和肝，脘胀亦能照顾。

北沙参，川贝母，炒怀膝，生白芍，新会络，合欢皮，银柴胡，川石斛，金沸草，炒丹参，绿萼梅，枇杷叶，光杏仁，代代花。

咳嗽为病之主脑，日晡潮热，汗出淋漓，目如火出，胸胁引痛。种种肝肺大伤，关系者又在纳呆便溏，越人所谓过中难治。秋分前后，能否支持？拟鼓舞中州，以和营卫而摄上下。

吉参须（另煎，冲），人乳拌茯苓，元金斛，煅牡蛎，沙苑子，炙甘草，淡秋石，东白芍，炒淮麦，炒丹参，炒夏曲，枇杷叶，川贝母，上南枣。

干咳起因，肺管受伤，喉咽哽痛，失音失血，渐至纳呆盗汗，肉随痰削，脉息弦数。春末夏初，与病尤为吃重。治以和养，能否由损出劳？

北沙参，冬虫草，淡秋石，叭哒杏，川石斛，生白芍，川贝母，白柿霜，青果核，血燕根，冬瓜子，红皮叶，粉蛤壳，红皮枣，鸡子青（冲）。

劳伤中气，表里不摄，表为汗出，里为溺多，脉象沉弦。和养主之。

生绵芪，炒淮麦，覆盆子，桑螵蛸（蜜炙），炒川断，抱木神，东白芍，炒丹参，炒杜仲，花龙骨，沙苑子，新会皮，红皮枣。

脱力挟湿，纳呆肢倦，按脉沉弦。治以疏和。

法半夏，焦建曲，白蔻仁，川郁金，佛手柑，新会皮，制小朴，粉草薢，焦苡仁，白茯苓，干佩兰，酒桑梗，西砂仁。

积年劳伤，肝脾疏运无权。腹旁结痞，渐及当脘，每发痛势为甚，脉息细弦。拟以温通。

淡吴萸，九香虫，炒当归，焦建曲，陈橼皮，佛手柑，东白芍，川楝子，大腹皮，炒香附，新会皮，白茯苓，西砂仁。

肺肾两虚，且咳且喘，脉息细软。治以和养。

生绵芪，广蛤蚧，炙款冬，旋覆花，白石英，冬瓜子，北沙参，炙苏子，光杏仁，炒淮膝，东白芍，银杏肉。

气逆为喘，痰升为咳，喘重于咳，清晨为甚，按脉濡细。现在体发瘾疹，虽有余邪，理无表散。治当清肺纳肾，于痔血亦能顾及。

生西芪，北沙参，叭杏仁，白石英，东白芍，白茯苓，广蛤蚧，川贝母，旋覆花（包），炒怀膝，冬瓜子，新会皮，藕节炭。

阳明之血，假道于肺，失血又发，夹痰而出，吐时牵连咳呛，脉见弦滑。治以清降。

大沙参，旱莲草，粉蛤壳，竹三七，冬虫草，生白芍，川贝母，茜根炭，冬瓜子，炒淮膝，川石斛，光杏仁，藕节。

失血后肝肺两伤，咳呛绵延，痰胶肉削，脉息沉弦。防入怯门，亟宜保脉清阴。

北沙参，川贝母，全福花（包），冬瓜子，血燕根，冬虫草，炒淮膝，叭杏仁，白石英，生白芍，新会红，川石斛，枇杷叶（蜜炙），丝瓜络。

喘而咳，咳而血，由肝肺内伤所发，脉弦大。治宜和养。

北沙参，旱莲草，白石英，川贝母，参三七，仙鹤草，炒淮膝，旋覆花（包），生白芍，冬瓜子，光杏仁，新会络，藕节。

失血后肝肺大伤，咳呛绵延，肉随痰削，属由损进劳之势，脉弦滑。治以和养。

北沙参，川贝母，冬瓜子，炒淮膝，白石英，冬虫草，光杏仁，东白芍，旋覆花（包），新会皮，血燕根，粉蛤壳，枇杷叶（蜜炙）。

鼓胀附河白

肝脾内伤，已成鼓胀，两便失利，上逆为咳，脉息细弦。治以和降。

安肉桂，黑牵牛，光杏仁，大腹绒，炒香附，黑车前，生白芍，炒川楝，陈橼皮，焦建曲，生怀膝，粉萆薢，陈麦柴。

鼓胀伤气易治，如耗阴者最不易调。膨脖脐平，二便少行，脉左弦数，舌剥口渴。拟通关导水。

安肉桂（去皮，后入），肥知母，野赤豆，焦建曲，炙鸡金，水炒川柏，生白芍，白茯苓，新会皮，炒川楝，炒丹参，炒淮膝，陈麦柴。

鼓胀受温，温则气通逐水，脉细弦。肝脾久伤，治以温通。

生于术，陈橼皮，汉防己，熟附子，粉草薢，大腹绒，川椒目，生淮膝，炒泽泻，野赤豆，白檀香，陈麦柴。

表里同病，鼓胀外再有寒热发喘，不纳不便，如何支持？

茅术皮，绵茵陈，生白芍，黑车前，炒黄芩，炒川楝，焦建曲，冬瓜皮，大腹皮，制小朴，焦苡仁，粉草薢，野赤豆，陈麦柴。

痞散成臌，大腹发热，愈热愈大，脉芤无度。阴伤气痹，治之不易。

生于术，炙鳖甲，东白芍，陈橼皮，焦建曲，连皮苓，大腹绒，黑车前，炒淮膝，粉草薢，新会皮，丝瓜络，野赤豆，荸荠干。

单腹鼓胀，属脾肾受伤，不同积邪水湿，通行即解，脉见沉弦。治以疏降。

制香附，小枳实，焦白术，九香虫，生淮膝，当归须，野赤豆，陈橼皮，连皮苓，炒川楝，新会皮，东白芍，陈麦柴。

气臌渐成，肝脾受伤，属气痹营亏。若两便不走，恐臌满日增。拟疏降法。

制香附，炒川楝，新会皮，大腹皮，陈橼皮，焦建曲，东白芍，野赤豆，粉草薢，炒泽泻，九香虫，连茯苓，陈麦柴。

腹胀成臌，两便少行，积水上泛，又有咳呛，脉细弦。拟以通降。

川桂枝，焦建曲，大腹绒，川椒目，炙苏子，黑白丑，陈橼皮，车前子，九香虫，炒泽泻，生怀膝，连皮苓，陈葫芦壳，生姜皮。

肿胀伤阴，痰多带血，茎囊俱肿，肿势上行颏下，须得两便通畅为吉，脉细弦。拟以疏导。

煨石膏，炒川楝，川贝母，炙桑皮，连皮苓，甜葶苈，生白芍，光杏仁，大腹绒，粉草薢，炒泽泻，汉防己，荸荠干，红皮枣。

向有哮嗽，饮邪化水外溢，肿势下部为甚，脉息濡细。治以温通。

川桂枝，汉防己，生怀膝，淡干姜，黑车前，焦建曲，连皮苓，川椒目，胡芦巴，法半夏，陈橼皮，陈麦柴。

皮水屡发，溺闭即肿，肿势上中下三焦俱到，脉沉。治以通降。

生白术，焦苡仁，光杏仁，粉萆薢，炒泽泻，连皮苓，嫩滑石，广陈皮，汉防己，黑车前，茅术皮，炒黄芩，鲜荷梗。

肿胀渐及四肢面部，胸次窒塞，大便艰涩。现在痰湿逗留，阻遏气道，若小溲通行，不至积水。急图疏化。

川桂枝，甜葶苈，制小朴，连皮苓，东白芍，新会红，法半夏，光杏仁，海桐皮，焦瓜蒌，生淮膝，陈麦柴，炒泽泻，生姜皮。

水势狂溢，肿胀渐成，膨满腹大，囊肿色亮，泛滥之势上及高原，气喘有痰，脉见沉弦。拟通导沟渠。

川桂枝，炙苏子，白茯苓，炒淮膝，焦建曲，光杏仁，陈橡皮，生：白芍，炒泽泻，广陈皮，焦苡仁，甜葶苈，大腹皮，生姜皮。

鼓胀筋露脐平，囊茎皆肿，积水不化。治以分导。

川桂枝，陈橡皮，大腹绒，炙桑皮，生白芍，黑白丑，连皮苓，川椒目，炒川楝，汉防己，炒泽泻，黑车前，磨冲沉香，陈麦柴，地栗干。

气臌渐成，膨脖作胀，由气积水，再防肢肿溺短，脉息沉细。治以温通。

淡吴萸，制香附，川楝子，焦建曲，佛手柑，生白芍，九香虫，陈橡皮，大腹绒，炒当归，白茯苓，新会皮，西砂仁。

痞散成臌，膨脖作胀，筋露溺短，脉细弦。肝脾内伤，难许调复。

制香附，九香虫，川楝子，黑车前，煨木香，焦楂肉，陈橡皮，大腹皮，新会皮，淡吴萸，生白芍，西砂仁。

腹满肢肿，形黄神倦，按脉细弦。治以疏和，兼顾咳呛旧根。

川桂枝，连皮苓，生淮膝，川椒目，炙款冬，东白芍，汉防己，炒香附，炙苏子，新会皮，焦建曲，大腹皮，西砂仁，生姜皮。

复诊：两足仍肿，肿势由下升上，咳呛不爽，舌苔粉白，按脉濡细。再以温通。

熟附子，生白术，炙款冬，茯苓皮，法半夏，炙苏子，川椒目，甜葶苈，白芥子，新会皮，木防己，淮牛膝，西砂仁。

寒热食革，肢腹浮肿，将成河白。治以清泄。

木防己，连皮苓，大豆卷，川通草，粉萆薢，紫浮萍，黑车前，炒泽泻，黄防风，赤小豆，新会皮，焦建曲，地栗干，陈麦柴。

757

噎膈附关格

随食随呕，名曰上膈，脉见细弦。治以通降。

旋覆花，左金丸，法半夏，焦建曲，炒当归，抱木神，代赭石，荜澄茄，戌腹粮，煨益智，生白芍，关虎肚，姜汁炒竹茹，红皮枣。

随食随吐，谷粒不能下咽，酒客中气失司，有升少降。拟以苦辛通降法治之。

紫官桂，高丽参须，炙苏子，戌腹粮，炒当归，生白芍，元米炒川连，荜澄茄，淡干姜，代赭石，广陈皮，范志曲，伏龙肝，红皮枣。

得食即呕，将成酒膈。

法半夏，焦建曲，荜澄茄，东白芍，粉葛花，左金丸，抱木神，远志肉，戌腹粮，枳椇仁，炒香附，陈广皮，玫瑰露炒竹茹。

阴耗阳结，谓之关格。随食随吐，更衣艰涩，攻补不受。大致气与液两亏，痰与饮用事，脉见细涩，调理为难。

吉参须，关虎肚，生当归，荜澄茄，生谷芽，戌腹粮，宋半夏，炒丹参，新会皮，东白芍，范志曲，佛手花，姜竹茹，红皮枣。

肝邪侮中，中有积饮，当脘作痛兼胀，吞酸吐沫，按脉细弦。中焦升降失调，厥阴遂为充斥，更衣不利，上格下关之势也。

淡吴萸，姜半夏，生当归，焦建曲，戌腹粮，上川连，生白芍，新会皮，荜澄茄，煨益智，炒丹参，抱木神，姜竹茹。

肝邪内扰，积饮蓄痰，阻遏脾胃升降气道，谷食艰下，吞酸吐沫，必得大便通行，渐觉松动，属上格下关之象。高年患此，必须调理，尤宜颐养为功。

吉参须，关虎肚，生白芍，抱木神，法半夏，生当归，左金丸，戌腹粮，炒丹参，远志肉，荜澄茄，新会皮，炒竹茹，红皮枣。

上格为呕逆，下关为便闭。上下不和，由于中焦窒塞，当脘满闷，时发懊憹。脉见弦涩，弦主阴耗，涩主气痹。大衍恐难调复，拟以通降。

左金丸，生当归，抱木神，炒丹参，戌腹粮，关虎肚，瓦楞子，远志肉，法半夏，东白芍，范志曲，竹二青，广陈皮。

上呕不止，下便不利，是为关格。脉沉弦，老年阴耗阳结，难许调复。

左金丹，关虎肚，远志肉，炒丹参，白归须，戌腹粮，抱木神，新会皮，川楝子，炒香附，沉香曲，生白芍，姜竹茹。

有出无入曰格，有入无出曰关。关格之象，上则咽哽不利，得食难下；下则大便不畅，数日一行。按脉沉弦。拟从调降。

吉参须，橄榄核，炒丹参，全福花（包），炒淮膝，关虎肚，戌腹粮，抱木神，代赭石，东白芍，川贝母，新会皮，玫瑰露炒竹茹。

咳嗽

久有咳嗽，清肃为虚，以致卫分无权，有感即发，脉见细弦。治以清养。

北沙参，黄防风，川贝母，血燕根，白茯苓，西芪皮，炙苏子，光杏仁，冬瓜子，款冬花，冬虫草，东白芍，枇杷叶，银杏肉。

咳嗽痰沫，务农而生虚证，良医棘手，无补也。

北沙参，炙苏子，白石英，冬瓜子，新会红，生西芪，旋覆花（包），川贝母，白茯苓，光杏仁，粉蛤壳，花百合，炙款冬，枇杷叶，红皮枣。

年轻最忌咳嗽，痰不利，气复逆，脉濡细。中气受伤，膝盖浮肿，虚中挟感，治宜兼理。

北沙参，炒夏曲，川通草，东白芍，冬虫草，川贝母，盐水炒苡米，冬桑叶，新会红，连皮杏仁，川朴花，白茯苓，炒竹茹，枇杷叶，红皮枣。

因感起咳，咳而无痰，胁痛气逆，脉弦细。症情将转入内因，最防失血，拟以和养。

北沙参，川贝母，东白芍，淮膝炭，冬虫草，旋覆花（包），甜杏仁，冬瓜子，粉蛤壳，白石英，血燕根，新会皮，枇杷叶（蜜炙）。

复诊：咳呛较减，痰中转为带血，如丝如缕，属肝络所出，不独肺阴伤也，脉弦滑。再从清降。

大沙参，冬虫草，白石英，旱莲草，茜草根，真川贝，旋覆花（包），新会红，血燕根，冬瓜子，淮膝炭，甜杏仁，丝瓜络，鲜荷叶。

劳汗当风，风入肺脏，咳呛喉鸣，痰不爽吐，或寒或热，在清晨为多，脉沉弦。治以分泄。

甜葶苈，光杏仁，炙苏子，白茯苓，冬桑叶，细白前，炙款冬，新会络，淡豆豉，冬瓜子，白通草，薄荷梗，枇杷叶。

咳呛之势有减无增，脉濡细。再调肝肺而和升降。

北沙参，冬虫草，炒淮膝，旋覆花，白石英，川贝母，川石斛，扁豆衣，奎白芍，冬瓜子，新会络，合欢皮，枇杷叶，红皮枣。

潮热频仍，逢节必发咳嗽，肉随痰削，气逆纳呆，脉息弦滑。肝肺不和，势防失血，拟以和降。

北沙参，川贝母，炒淮膝，旋覆花，川石斛，炒杜仲，冬虫草，冬瓜子，白石英，银柴胡，叭杏仁，新会皮，丝瓜络，红皮枣。

酒客郁热，肝肺两脏受伤，咳血虽平，两胁仍为引痛，脉象弦滑。再从清营和络。

北沙参，川石斛，制女贞，甜杏仁，粉蛤壳，血燕根，旱莲草，新会皮，冬虫草，川贝母，全福花，炒淮膝，丝瓜络。

咳呛绵延，音嘶痰沫，肉落气逆，脉左细右弦。气虚见症为多，拟从和养。

北沙参，川贝母，光杏仁，新会络，冬瓜子，生西芪，冬虫草，炒淮膝，全福花（包），白石英，白茯苓，奎白芍，枇杷叶（蜜炙）。

风邪挟饮，肺失宣化，咳呛痰沫，吐而不利，每每呕逆，脉濡细。治以和降。

细白前，旋覆花（包），炙苏子，炙款冬，甜葶苈，黄防风，代赭石，新会红，白茯苓，光杏仁，西芪皮，冬瓜子，银杏肉。

肺与大肠为表里，上下不摄，咳呛气逆，每每遗矢，脉濡细。再以调养。

生西芪，广蛤蚧，炙苏子，冬虫草，炒杜仲，北沙参，炙款冬，奎白芍，新会红，川贝母，半夏曲，薄荷尖，胡桃肉，红皮枣。

久咳不已，三焦受之，上为气逆，下为足肿，中为腹膨，脉濡细。治以开降。

甜葶苈，川桂枝，东白芍，沉香曲，川椒目，白芥子，炙苏子，生淮膝，大腹皮，茯苓皮，汉防己，新会皮，生姜衣。

肝升太过，肺降无权，咳呛绵延，气逆无痰，两胁每每引痛，痛时面部火升，势防天热失血，脉沉弦。治以清降。

北沙参，炒怀膝，白石英，新会红，新绛屑，粉蛤壳，川贝母，全福花（包），叭杏仁，冬瓜子，生白芍，冬虫草，丝瓜络，肺露（冲）。

咳嗽气逆，痰凝畏寒，骨节酸楚，脉弱。金水交亏，已臻衰象，节力少食为要。（胡鸿舫诊）

潞党参，五味子，炒苏子，广木香，炮黑姜，广陈皮，制于术，款冬花，炒枳壳，瓦楞壳，白茯苓，莱菔子，炙甘草，姜竹茹。

肺主降气，肾主纳气，而脾为气之关键。肺肾两亏，降纳失职。咳呛不止，痰多而黏，五心烦灼，夜出盗汗，脉濡细。久恐成怯，静养为要。（胡鸿舫诊）

川贝母，川石斛，炙鳖甲，湖丹皮，香青蒿，炒苏子，地骨皮，北沙参，仙半夏，白茯苓，炒泽泻，款冬花，枇杷膏（冲）。

吐血附鼻血

咳呛绵延，失血狂来，从此气怯痰沫，咽喉痛哽，脉濡细。治从和养。

北沙参，光杏仁，东白芍，金沸草，冬虫草，西芪皮，川贝母，炒淮膝，代赭石，冬瓜子，白茯苓，金石斛，枇杷叶，炒竹茹。

咯血复发，肝脾为伤，属虚多邪少。治以清降。

番降香，旱莲草，参三七，光杏仁，炙苏子，川石斛，炙桑皮，生白芍，新会络，炒淮膝，白茯苓，炒藕节，炒丹参，丝瓜络，枇杷叶。

咳久络伤，痰中失血，脉细弦。再从通降。

北沙参，番降香，炙苏子，川贝母，新会红，白茯苓，冬虫草，旋覆花（包），白石英，光杏仁，仙鹤草，枇杷叶，炙桑皮，肺露（冲）。

咳嗽绵延，血随气沸，近复呛吐溢甚，脉细弦。肝肺既伤，胃络亦有所损。治以清降。

北沙参，冬虫草，旋覆花（包），光杏仁，淡秋石，新会红，生白芍，白石英，川贝母，石决明，炒淮膝，枇杷叶，粉蛤壳，红皮枣，肺露（冲）。

勃然吐血，两胁作痛，脉象沉弦。治从和降。

番降香，仙鹤草，竹三七，炒丹参，光杏仁，淮膝炭，东白芍，全福花（包），新会络，白茯苓，旱莲草，炒藕节，白归须，丝瓜络。

血随气沸，勃然吐血，当脘发进，两胁引痛，属内伤胃络显然，脉沉弦。拟从和降，兼顾腹痞多年。

番降香，旋覆花（包），新绛屑，淮膝炭，参三七，白归须，仙鹤草，炒丹参，奎白芍，鹿衔草，白茯苓，新会络，焦藕节，丝瓜络。

阳络受伤，鼻衄狂溢，薄而色红者，属热为多，脉弦。治以清降。

北沙参，竹三七，侧柏炭，生白芍，旱莲草，白茅花，茜草根，池菊炭，新会皮，炒荆芥，淮膝炭，炒丹参，焦藕节。

鼻衄狂溢，营伤气痹，两胁作胀，当脘发进，按脉沉弦。治从和养。

番降香，全福花（包），淮膝炭，白归须，仙鹤草，新绛屑，炒丹参，新会络，东白芍，桑寄生，光杏仁，白茯苓，焦藕节，丝瓜络。

营阴不足，气化有余，鼻衄间发，咳嗽耳鸣，脉偏弦数。拟以清降。

西洋参，炒淮膝，叭杏仁，海贝齿，黑料豆，杭菊花，东白芍，制女贞，抱木神，粉蛤壳，新会络，炒丹参，藕节，枇杷叶。

鼻衄屡发，颐肿咳呛，脘闷肢倦，脉细弦。治以清泄。

冬桑叶，炒天虫，粉前胡，瓜蒌仁，白茅花，薄荷梗，光杏仁，炒荆芥，新会红，象贝母，柔白薇，方通草，枇杷叶，鲜荷叶。

阳络受伤，鼻衄倾注，甚至痰中亦有，脉细弦。不加咳呛，总可调复。

北沙参，白茅花，仙鹤草，鹿衔草，新会络，番降香，竹三七，淮膝炭，丹参炭，生白芍，光杏仁，池菊炭，丝瓜络，炒藕节。

上为失血，下为经漏，两患绵延，或此作彼平，或相因而发。营阴大耗，不主养肝，肝升太过，肺降遂为无权。咳嗽朝甚于暮，气逆痰黏，每每形寒潮热，自汗火升，脉六部扎弦。炎夏酷热与病情不合，势防由损成劳，拟从和养。

北沙参，参三七，莲房炭，甜杏仁，旋覆花（包），冬虫草，川贝母，花龙骨，生白芍，白石英，旱莲草，冬瓜子。

复诊第二方：

西洋参，花龙骨，川贝母，奎白芍，光杏仁，炒阿胶，蚕茧炭，抱茯神，陈棕炭，全福花，白石英，参三七。

阳明为多气多血之经，血随气沸，忽然倾吐，先紫后红，皆属整口。久防损及肝肺，传为咳呛，脉弦滑。治宜清降。

细生地，黑地榆，制女贞，新会络，参三七，川石斛，旱莲草，东白芍，抱木神，盆秋石，粉蛤壳，光杏仁，鲜藕肉。

鼻衄未止，腹痞胀满渐减，脉沉弦。内伤肝脾，再从疏和。

炒当归，九香虫，番降香，炒丹参，陈橼皮，炒香附，川楝子，奎白芍，炒荆芥，炒川断，新绛屑，炒杜仲，炒侧柏，西砂仁，鲜藕肉。

酒客肝肺郁热，升降不调，咳呛痰胶，气逆迸痛，早经失血，脉弦滑。拟以清降。

北沙参，川贝母，旋覆花（包），冬瓜子，冬虫草，光杏仁，炒淮膝，白石英，粉蛤壳，鸡棋仁，新会皮，生白芍，枇杷叶（蜜炙）。

哮喘

哮喘有根，与年俱进，每发先为寒热。属气虚积饮，肺失卫外，以致气喘痰沫，屡屡发呕，脉沉弦。治从和降。

炙苏子，黄防风，炒淮膝，旋覆花（包），川贝母，西芪皮，炙款冬，白茯苓，代赭石，宋半夏，新会皮，光杏仁，枇杷叶，姜竹茹。

封藏久虚，与心不交为艰寐，与肺不纳为咳呛。现在怔忡较轻，喘逆转甚，脉细弦。拟以清上摄下。

北沙参，生西芪，广蛤蚧（炙，去头足），旋覆花（包），紫石英，新会红，炒淮膝，淡秋石，川贝母，东白芍，炒丹参，抱木神，沉香（磨冲），枇杷叶，紫胡桃肉。

肺肾两虚，喘重于咳，痰薄不利，胸痹气逆，按脉濡细。姑拟和降法。

生绵芪，北沙参，白石英，炙苏子，新会红，广蛤蚧，旋覆花（包），炒淮膝，炙款冬，光杏仁，冬瓜子，白茯苓，沉香末（冲），枇杷叶，银杏肉。

痰沫涌吐，哮嗽日进日深，脉细弦。拟从和降。

细白前，光杏仁，白石英，沉香屑，甜葶苈，炙苏子，金沸草，新会红，白茯苓，炙桑皮，川贝母，制小朴，海浮石，枇杷叶，红枣。

哮嗽重发，即为肺胀，喉痰鸣鸣，未能爽吐，脉沉弦。治以疏降。

甜葶苈，炙苏子，川贝母，新会红，炙款冬，莱菔子，光杏仁，白茯苓，白芥子，冬桑叶，冬瓜子，白通草，红枣。

复诊：肺胀频乘，咳痰稍松，脉沉细，宣肺气而豁痰饮。

甜葶苈（蜜炙），真川贝，白茯苓，炙款冬，莱菔子，杜苏子（蜜炙），细白前，方通草，新会络，光杏仁，冬瓜子，红枣。

遗泄附淋浊尿血及小便不利

遗泄有梦属心，无梦属肾。心虚于肾，梦泄频乘，有时艰寐，有时惊悸，诸恙交集，多属心肾两亏，脉弦滑。拟以清养。

西洋参，夜交藤，乌芝麻，连心麦冬，黑料豆，白莲须，生白芍，制女贞，辰茯神，煅龙骨，煅牡蛎，新会皮，炒丹参，红枣。

精关不固，梦泄复发，甚至小便不禁，脉细弦。治以和养。

西洋参，白莲须，黑料豆，抱木神，煅龙骨，牛白芍，川石斛，炒丹参，广陈皮，煅牡蛎，制女贞，沙苑子，红枣。

有梦属心，无梦属肾。遗泄阴伤，阳虚上冒，头蒙口渴，肢体酸软。拟从和养。

西洋参，川石斛，白莲须，法半夏，煅牡蛎，夜交藤，制女贞，白茯苓，陈秫米，煅龙齿，生白芍，辰灯心，红枣，金樱膏（冲）。

肾关不固，昼夜皆滑，属气不摄精。最关系尤在咳嗽，治宜和养。

生白术，云茯神，川石斛，生谷芽，杭菊花，炒夏曲，盐水炒米仁，夜交藤，黑料豆，新会皮，炒丹参，制女贞，二竹茹，红枣。

遗泄屡发，内热溺赤，脉见弦大。治以清养。

西洋参，生白芍，煅牡蛎，白莲须，炒丹参，川黄柏，煅龙骨，抱木神，新会皮，黑料豆，制女贞，金樱子，红枣。

五淋中之劳淋，劳伤气逆，发为淋浊。赤白交下，每解痛苦非常，脉沉弦。治以和养。

生绵芪，凤凰衣，炒丹参，血余炭，炒侧柏，元生地，甘草梢，小蓟炭，蒲黄炭，白茯苓，新会皮，生白芍，净瞿麦，丝瓜络。

溺数无度，卧着即流，不特膀胱为患，属肾失关键。

生西芪，炒菟丝，沙苑子，东白芍，炒夏曲，煨益智，抱木神，覆盆子，夜交藤，炒川楝，炒丹参，黑料豆，荷蒂，沉香（磨冲）。

精溺未得分清，小便色浊，每解似有阻隔，脉弦。拟用清解。

西洋参，炒知母，抱茯神，白苡仁，川石斛，白莲须，生白芍，煅牡蛎，制女贞，黑料豆，炒丹参，鸡肫皮，海参肠，红枣。

迸伤为淋，便痛茎肿，囊筋牵制，脉弦细。治以清养。

粉萆薢，萹蓄草，嫩滑石，川黄柏，净瞿麦，龙胆草，焦山栀，白茯苓，生甘草，嫩石韦，忍冬花，新会皮，辰灯心。

精溺混淆，小便不禁，且带白垢，脉弦滑。虚多邪少，治宜和养。

生西芪，东白芍，花龙骨（煅），煅牡蛎，制女贞，西洋参，抱茯神，覆盆子，黑料豆，潼蒺藜，白莲须，广陈皮，金樱膏（冲），红枣。

尿血与血淋诸症有别，考此证多属腑病，由小肠之热瘀注膀胱，惟病久而由腑及脏。心与小肠，肾与膀胱，本关表里，故致数年来溺血频仍，血色不一，紫黑鲜红，日夜无度。大致紫黑者出于管窍，鲜红者随溢随下，精溺管异路同门，势当混淆，甚至茎梗发酸，毛际隐痛，或似精泄，或似溺迸。至于头眩目花，胁胀腰酸，亦为应有之义。心与肝本同气，肾与肝本同源，从中肝邪尤为之煽烁。用药之义，腑泻而不藏，藏而不泻，极多牵制，照病处方，温气兼以潜阳，滋阴更须利窍，与中虚呃逆亦有照顾。

九制熟地，安玉桂，生甘草，凤凰衣，东白芍，吉参须，西琥珀，熟甘草，冬葵子，西赤芍，抱木神，白莲须，黄绢灰（冲），乱头发。

高年阳盛阴热，向来便血，近复血渗膀胱，渐成尿血，连发未止，脉细数。治从清养。

小蓟炭，沙苑子，川石斛，东白芍，煅牡蛎，西洋参，炒丹参，煅龙骨，抱木神，黑料豆，旱莲草，炒侧柏，制女贞，鲜藕汁。

膀胱气迸，小便不利，防成癃闭。

萹蓄草，粉萆薢，生草梢，新会皮，炒川楝，冬葵子，白茯苓，黑车前，炒香附，梗通草，炒泽泻，焦米仁，西砂仁。

怔忡

气喘肢肿，中挟痰湿，湿去痰留。心脾两损，夜不能寐，将成怔忡。治以和养。

法半夏，东白芍，苍龙齿，生于术，炒丹参，新会皮，陈秫米，杭甘菊，夜交藤，珠母粉，抱木神，竹二青，远志肉，红枣。

艰寐频仍，惊悸多梦，心肾不交。由黄婆不能谋合，所以纳食甚少，脘满作胀，脉细弦。防成怔忡，拟从和养。

法半夏，炒丹参，抱木神，新会叶，制胆星，炒牛膝，陈秫米，夜合花，远志肉，珠母粉，东白芍，炒竹茹，真獭肝，竹沥代水磨冲沉香。

心阴不足，肝阳有余，两耳发鸣，头蒙肢麻，多梦少寐，心悸肉瞤。证属怔忡，脉左弦细，右滑，从中积蓄饮。拟以镇养。

西洋参，制胆星，潼、白蒺藜，宋半夏，海贝齿，新会皮，珠母粉，夜交藤，抱木神，陈秫米，生白芍，苍龙齿，炒丹参，玫瑰露炒竹茹。

艰寐心悸，言语喃喃，甚则奔走不定，久防癫狂，脉弦滑。治以清镇。

生磁石，制胆星，抱木神，夜交藤，西洋参，黑料豆，块辰砂，煅龙齿，炒丹参，珠母粉，生白芍，新会皮，玫瑰露炒竹茹。

痛经匝月，心气大伤，每每神烦无主，夜寤少寐，且自言自笑。言为心声，心虚则语言庞杂。脉沉弦。治以和养，以冀不成怔忡。

法半夏，生白芍，夜交藤，陈胆星，煅龙齿，炒丹参，北秫米，抱茯神，珠母粉，炒淮膝，真獭肝，新会皮，玫瑰露炒竹茹。

癫痫

癫痫复发，仍言语喃喃，有时默默，彻夜不寐，脉细弦。属痰热内蒙，机关失利。治以镇养。

辰砂拌磁石，明玳瑁，抱木神，夜交藤，生白芍，炒丹参，宋半夏，陈胆星，远志肉，陈秫米，新会皮，石决明，洋青铅，玫瑰露炒竹茹。

界乎痴狂谓之痫。有根屡发，发则神迷喉鸣，言语反常，属痰邪挟热，蒙蔽机关，脉弦滑。拟从镇养，先冀艰寐得和。

法半夏，磁朱丸，制丹参，生白芍，夜交藤，杭甘菊，陈秫米，抱木神，远志肉，制胆星，珠母粉，新会皮，炒竹茹。

癫症将成，神呆不语。宜以宣窍开痰。

法半夏，细菖蒲，抱木神，青礞石，开口花椒，白僵蚕，制胆星，路路通，远志肉，天竺黄，炒丹参，新会皮，玫瑰露炒竹茹。

痫厥向有旧根，每发则神迷手痉，喉鸣痰涌，脉弦滑，属五痫之一。治宜熄风开痰，以宣心窍。

青礞石，路路通，炒枳实，白僵蚕，杭菊花，川贝母，瓦楞子，天竺黄，莱菔子，白蒺藜，抱木神，竹卷心，远志肉，荷叶边。

消渴

饮一溲二，上渴下消，从此肉落肌灼，脉舌红。治宜清养。

西洋参，煨石膏，寸麦冬，左牡蛎，桑螵蛸，元生地，川石斛，黑料豆，生白芍，制女贞，京玄参，肥知母，糯米，红枣。

消渴绵延，饮无度，溺亦无度，脉数。拟清上以和阴，摄下以固窍。

元生地，寒水石，生白芍，白莲须，淡天冬，寸麦冬，西洋参，川石斛，左牡蛎，桑螵蛸，黑料豆，制女贞，红枣。

痞满

少腹结痞，左攻作痛，脉细弦。治以疏和。

淡吴萸，制小朴，白茯苓，炒当归，新会皮，姜川连，炒川楝，焦建曲，白蔻仁，制香附，炒丹参，九香虫，佛手柑，丝瓜络。

咳嗽稍减，胀满未除，脘腹结痞膨脝，脉沉弦。疏和主之。

生于术，东白芍，大腹绒，炒淮膝，连皮杏仁，炒枳壳，佛手花，炙苏子，沉香曲，白茯苓，川贝母，新会皮，姜竹茹。

左胁结痞，当脘胀满且痛，脉沉弦。治以温通。

紫官桂，生白芍，炒当归，炒丹参，煅瓦楞，姜半夏，九香虫，新会皮，范志曲，煨益智，炒香附，姜竹茹，白檀香。

痢伤肝脾，少腹从此起痞，攻胀且痛，形寒潮热，汗出肢清，脉细弦。治宜和养。

高参须，炒当归，鸡血藤膏，炒丹参，九香虫，野于术，东白芍，佛手花，制香附，广陈皮，炒杜仲，姜竹茹，白檀香。

左胁之下，进结若痞，脱力气痹。治以疏和。

淡吴萸，焦建曲，炒川楝，桑寄生，炒当归，东白芍，炒香附，香独活，九香虫，青木香，川杜仲，新会皮，丝瓜络。

积年劳伤，久有腹痞，形黄神倦，肢腰酸软，腹部胀满，纳食作胀，正虚邪实，势将痞散成臌，按脉细弦。拟先温通。

淡吴萸，制香附，焦建曲，陈橡皮，酒桑梗，姜半夏，奎白芍，九香虫，炒川断，大腹皮，新会皮，炒杜仲，西砂仁。

腹痞偏左，攻动作痛，便中并带血溢，肝脾内伤。治从疏和。

炒香附，炒红曲，炮姜炭，九香虫，地榆炭，焦楂炭，煨木香，生白芍，新会皮，川楝子，淡吴黄，大腹皮。

中焦气痹，积痰蓄饮，当脘屡屡作痛，两痞交攻，溏泄亦因之而发，脉息沉细。久防痰饮常扰，再加呕吐，拟以温通。

法半夏，荜澄茄，范志曲，奎白芍，抱木神，川楝子，九香虫，新会皮，炒香附，远志肉，煨木香，陈橼皮，姜竹茹，西砂仁。

肝脾肺三者俱伤，肝为胁痛，脾为痞胀，肺为咳呛，脉沉弦。拟疏和法。

炒香附，焦建曲，奎白芍，新会皮，款冬花，新绛屑，九香虫，陈橼皮，川楝子，炙苏子，大腹皮，白归须，丝瓜络，西砂仁。

诸痛

头痛，目蒙带赤，脉细滑。拟从熄养。

元生地，黑料豆，苍龙齿，冬桑叶，草决明，石决明，杭菊花，元精石，虮胡麻，白蒺藜，钩藤钩，蔓荆子，牛白芍，荷叶边。

胃脘痛，嘈杂发呕，脉沉弦。治宜和养。

左金丸，生白芍，远志肉，焦建曲，九香虫，法半夏，抱木神，荜澄茄，新会皮，炒丹参，炒当归，炒香附，姜竹茹。

腰胁及臀，皆为疼痛，脉细弦。治宜疏和。

金沸草，香独活，白归须，五加皮，木防己，新绛屑，宣木瓜，新会皮，川郁金，佛手柑，白茯苓，丝瓜络。

肝阳胃热挟风扰动，牙痛甚发，连及头额。现在痛势虽平，尚牙龈浮肿，齿亦动摇，脉弦数。半虚半实，虚属阴分素亏，实为余邪未净。拟以清泄。

西洋参，旱莲草，白蒺藜，蜜炙桑叶，黑料豆，杭甘菊，制女贞，霍石斛，新会皮，炒僵蚕，生白芍，卷竹叶，荷叶。

头风眩蒙，呕逆无度。治宜镇养。

法半夏，桑麻丸，煨天麻，炒淮麦，白藁本，生白芍，潼、白蒺藜，元精石，黄菊花，双钩藤，石决明，新会皮，姜竹茹，荷叶边。

少阴不足，阳明有余，牙痛屡发，齿浮剥落，按脉细弦。属虚多邪少，兼有脘胀肝邪。治宜和养。

西洋参，炒夏曲，真獭肝，二至丸，生白芍，杭甘菊，黑元参，炒丹参，炒川楝，佛手柑，新会皮，抱木神，姜竹茹，荷梗。

心悸头蒙，最关系腰痛屡作，营亏气痹，脉细弦。治宜和养。

西洋参（元米炒），金狗脊，制香附，抱木神，炒丹参，法半夏，东白芍，炒菟丝，炒杜仲，炒当归，焙杞子，炒竹茹，新会皮，丝瓜络，龙眼肉。

胃脘痛，痛久中伤，厥阴浊邪有升少降，更衣失利，遂至纳食减少，脉息沉弦。拟以通降。

米炒洋参，荜澄茄，焦建曲，煨益智，炒丹参，左金丸，戌腹粮，东白芍，全当归，九香虫，制香附，新会皮，姜竹茹，伏龙肝。

头风犯中，漾漾欲吐，形寒手麻，血虚挟风。和养主之。

香独活，法半夏，东白芍，白藁本，双钩藤，桑寄生，杭菊花，白蒺藜，煨天麻，新会皮，抱木神，煅龙齿，姜竹茹，荷边。

真水素亏，肝邪上扰，头痛与牙痛常时作而时伏，脉左弦于右，属水凌土位，纳呆神倦，有由来也。拟以和养。

桑麻丸，东白芍，川贝母，旱莲草，杭甘菊，西洋参，黑料豆，煅龙齿，川石斛，双钩藤，新会皮，抱木神，荷叶边，湘莲肉。

左颊酸痛，牙床开阖不利，脉细滑。治以和养。

石决明，黑料豆，杭菊花，炒僵蚕，白蒺藜，北沙参，川石斛，蜜炙桑叶，制女贞，生白芍，新会皮，煅龙齿，嫩钩藤，荷边。

腹痛便溏，脉息濡细，舌白。拟以温养。

淡吴萸，酒炒白芍，广木香，焦建曲，佛手柑，淡姜渣，法半夏，制香附，炒川断，炒陈皮，九香虫，炒杜仲，西砂仁。

风冷入腹，绕脐作痛，痛无定时，脉象濡细。治宜和养。

生白术，酒白芍，炒香附，沉香曲，炒当归，川桂枝，九香虫，新会皮，川楝子，陈橡皮，大腹皮，炒丹参，西砂仁。

诵读太严，肝脾受伤。向有头眩耳鸣，屡屡发动；近加脘胀腹痛，时平时作，属肝阳上升，脾失健运，合脉细弦。治宜调降。

白蒺藜（去刺），炒杭菊，抱木神，法半夏，佛手柑，苍龙齿（煅），双钩藤（后入），生白芍，沉香曲，白僵蚕，炒香附，新会皮，荷边。

痰饮

脉二手弦滑，属肝邪犯中，中焦积痰蓄饮，气痹失宣，当脘胀满，轻则吞酸泛沫，重则呕逆无度。绵延两年，未得平复。其痰饮之邪由胃凌肺，清晨又加咳嗽。拟以和养。

左金丸，川贝母，旋覆花（包），炙苏子，沉香曲，法半夏，炒丹参，代赭石，光杏仁，炒淮膝，抱木神，远志肉，玫瑰露炒竹茹。

下虚生饮，气虚生痰。喘肿多年，痰不从咳而化，饮不从便而达，以致肢面皆肿。先为胁痛，由络脉泛滥肌肤，高年防气不归元也。

木防己，光杏仁，冬瓜子，粉草薢，天仙藤，茅术皮，川贝母，炙桑皮，焦米仁，白茯苓，新会皮，炙苏子，生姜皮，陈麦柴。

下焦生饮，上焦生痰。痰饮内扰，咳嗽有重有轻，甚则喘逆，脉细滑。属阴虚而生，拟以培养。

吉参须，北五味，白茯苓，冬瓜子，光杏仁，广蛤蚧，明玳瑁，炒淮膝，川贝母，冬虫草，东白芍，新会皮，磨冲沉香。

肝邪犯中，中焦升降失职，积痰蓄饮，当脘室塞，屡屡痛胀。痰饮之邪由中扰上，近加咳呛，呛甚发喘，坐卧皆为不宁，关系者尤在两脉弦大。病在气分，虚在营热，防向春肝旺肺弱，再为失血。拟以和养。

北沙参，光杏仁，白石英，奎白芍，玉蝴蝶，川贝母，全福花（包），炒淮膝，冬虫草，新会络，抱木神，远志肉，姜竹茹，枇杷叶，人乳磨沉香（冲）。

病体本虚，感受寒邪，肺叶积饮发胀，哮嗽始重，痰如曳踞，咽喉室塞。入后防失血，治宜开降。

蜜炙麻黄，炒牛膝，川贝母，旋覆花（包），白茯苓，煨石膏，光杏仁，新会红，白石英，炙苏子，炙桑皮，生白芍，银杏肉，枇杷叶，磨冲沉香。

肝为起病之源，肺脾为受病之所。脾失健运，肺失清肃，每每当脘痛胀。近复咳呛痰多，皆由肝邪充斥，挟痰挟饮。既为刑肺侮脾，又复冲气失镇，以致行动喘促，头痛牙痛，此平彼作，脉细弦，右部较大。久防失血成损，拟清上摄下，参以鼓舞中州，冀其纳食渐增。

北沙参，炒淮膝，川贝母，白石英，杭菊花，冬虫草，海贝齿，东白芍，金沸草，抱木神，光杏仁，新会叶，姜竹茹，枇杷叶，人乳磨沉香（冲）。

肺肾不纳，痰饮内扰，凌于上则为咳嗽喘，注于下则为足肿，脉象濡细。治宜和降。

吉参须，菟丝子，紫石英，川贝母，光杏仁，广蛤蚧，旋覆花（包），炒淮膝，云茯苓，冬瓜子，炒杜仲，炙款冬，枇杷叶。

肺虚生痰，肾虚生饮。痰饮内扰，咳嗽绵延，渐加气怯，上下摄纳无权，中焦亦少砥柱，纳食欠旺，两足浮肿，脉息沉弦。拟以和养。

野于术，川贝母，紫石英，炙苏子，元金斛，法半夏，旋覆花（包），炙款冬，炒白芍，新会皮，炒杜仲，冬瓜子，枇杷叶，银杏肉。

封藏有亏，水不涵木，木邪扰中，中焦积痰蓄饮，以致脐腹问似痞非痞。有时下陷，转而上升，即为胸次窒塞。又复凌心，心悸艰寐，迫肾为之梦遗。种种升降失调，阴阳造偏，头眩耳鸣，鼻衄疝坠，脉细弦，舌苔滑腻。虚中夹实，实即痰饮。拟交坎离而调木土。

法半夏，煅瓦楞，乌芝麻，生于术，代赭石，秫陈米，夜交藤，西洋参，旋覆花（包），大丹参（鸭血炒），炒白芍，新会皮，竹二青。

脾胃病

脘痛多年，肝邪充斥，胃受之则吞酸吐沫，脾受之则临晨作泻，脉细弦。和养主之。

西党参，范志曲，炒白芍，戌腹粮，佛手花，野于术，制香附，左金丸，荜澄茄，新会皮，煨益智，姜半夏，炒竹茹，磨沉香（冲）。

脘胀腹痛，形黄肢痛，霉令侮中，脾胃又为积湿，纳呆神倦。治先和中。

生白术，白茯苓，焦苡仁，佛手花，炒白芍，川朴花，法半夏，川石斛，越鞠丸，新会皮，川郁金，全当归，姜竹茹。

能食无力，大便屡解，有时当脘作痛，痛行臀部，得一转矢气，较为松爽，脉沉细。治宜调养。

生白术，姜半夏，炒香附，炒杜仲，左金丸，炒党参，广陈皮，焦建曲，九香虫，煨益智，荜澄茄，炒白芍，姜竹茹，老檀香。

《经》云："水火者，阴阳之征兆也；左右者，升降之道路也。"水火失济，火炎上则牙龈发胀，水化湿则髁骨为浮；升降无权，清气虚则纳谷减少，浊邪阻则更衣艰涩。诸症均起于吐血之后，不特心肾为亏，肝肺不调，中焦之受伤尤甚，遂至脾不为使，胃不为市，不克输精而转化湿。考胃主肌肉，脾主四肢，所以两足浮肿，朝轻暮重，推摩揩洗，每见红晕。气为之陷，阴亦为虚，因之气虚而化湿，阴虚而生热。正与邪自当兼理，营与血亦当兼顾，脉参差不同，有时静软，有时弦滑，又随时邪之动静为转移，能于霉令前纳增肿退，日渐尚安，拟二方候正。

木防己，粉丹皮，光杏仁，桑寄生，西洋参，霍石斛，京元参，左秦艽，炒泽泻，冬瓜皮，夜交藤，焦苡仁，金狗脊，白茯苓，炒竹茹，野于术，丝瓜络。

第二方：

吉参须，元金斛，炒杜仲，生归身，云茯苓，野于术，黑车前，东白芍，炒淮膝，炒菟丝，乌芝麻，新会皮。

寒热之后，胃阴不复为舌光，脾阳不复为肢倦。邪实渐清，拟以和养。

生于术，元金斛，炒杜仲，奎白芍，桑寄生，炒夏曲，环粟子，新会皮，炒丹参，抱木神，木防己，生谷芽，炒竹茹，红枣。

脾气胃阴，两属受伤，气不振则纳呆，阴不足则口渴，脉象濡细，舌苔光滑。拟和养法。

北沙参，黑料豆，炒杜仲，炒当归，制女贞，川石斛，抱木神，生谷芽，炒牛膝，桑寄生，新会白，炒白芍，党参胶。

寒热已止，纳食渐旺，舌苔略带微白，合脉濡细。拟以调中，兼化余湿。

生于术，法半夏，酒桑梗，炒川断，干佩兰，新会皮，炒党参，炒杜仲，白茯苓，木防己，焦六曲，鲜佛手，姜竹茹，鲜荷叶。

疟疾

间日发疟，寒热满闷，咳嗽恶心，脉细弦。治宜分疏。

大豆卷，焦建曲，干佩兰，白蔻仁，粉前胡，制小朴，焦苡仁，新会皮，柔白薇，光杏仁，方通草，鲜佛手，姜竹茹，荷叶。

间日发疟，寒少热多，烦闷非常，表未解则汗不多，里不达则大便结。九窍不和多属胃病，胃不和则卧不安也。至于骨痛、肢麻、舌剥等症，且从缓治，姑拟以分疏先之。

大豆卷，炒淡芩，制小朴，范志曲，干佩兰，香青蒿，炒蒌皮，炒枳壳，川石斛，鲜佛手，白通草，抱茯神，荷叶。

旧疟未清，新疟重感，寒热汗多，脘满肢倦，痁班更甚，脉有弦象。治宜分泄。

香青蒿，焦苡仁，生谷芽，川郁金，省头草，炒淡芩，制小朴，粉萆薢，范志曲，新会皮，柔白薇，方通草，荷叶，红枣。

疟母攻胀，肢酸脘满，脉息细弦。治宜疏和。

焦茅术，戈半夏，连皮苓，川萆薢，川郁金，制小朴，焦建曲，广陈皮，焦苡仁，白蔻仁，大腹皮，鲜佛手，荷梗。

疟母内捐，头眩肢倦，便溏带血，按脉细弦，恐其成劳。

生白术，大腹皮，楂肉炭，干佩兰，炒米仁，焦建曲，制小朴，新会皮，佛手柑，东白芍，野赤豆，炒泽泻，荷蒂，红枣。

三疟阵乱，寒少热多，盗汗纳少，脉沉弦。治宜和养。

法半夏，炙龟甲，炒苡仁，银柴胡，左秦艽，柔白薇，真甜茶，炒当归，白茯苓，川朴花，范志曲，新会皮，姜竹茹。

三疟绵延，寒多热少，盗汗淋漓，关系者尤在腹痛便溏，渐加足肿，脉细弦。营卫既属失协，脾肾又为两亏。拟和养主之。

生芪皮，生于术，范志曲，煨木香，柔白薇，黄防风，新会白，炒谷芽，法半夏，炒杜仲，白茯苓，奎白芍，西砂仁，红枣。

三疟后营卫受伤，形寒潮热，盗汗淋漓，脉濡细。虚多邪少，拟和脾调肺，以顾咳嗽便溏。

西芪皮，生白术，白茯苓，川贝母，川石斛，黄防风，炒白芍，炙款冬，炒夏曲，柔白薇，炒淮麦，新会皮，荷叶，红枣。

三疟阵乱，呕泻仍作，脉沉细。治以疏和。

法半夏，焦建曲，新会皮，白蔻仁，佛手柑，制小朴，大腹绒，川郁金，焦苡仁，川桂枝，白茯苓，炒白芍，姜竹茹。

发疟三日一班，邪势乘虚而入封藏，遗泄频仍，脉细色㿠，肢酸头痛。治宜疏和。

西芪皮，川朴花，法半夏，连皮苓，白莲须，黄防风根，生白术，焦建曲，新会皮，佛手花，川贝母，川石斛，姜竹茹。

劳倦成疟，是为劳疟。微寒微热，盗汗纳少，按脉濡细。拟和表里，并顾咳嗽。

西芪皮，光杏仁，柔白薇，炙苏子，新会红，黄防风，酒当归，银柴胡，炙款冬，白茯苓，焦苡仁，方通草，姜竹茹。

劳疟阵发，寒热不重，咽红失血。旧伤与新邪并作，治宜分泄。

蜜炙桑叶，焦苡仁，炒丹参，白茯苓，川石斛，柔白薇，北沙参，新会皮，生谷芽，仙鹤草，炒白芍，方通草，荷叶，红枣。

三疟五年，劳动即发，寒热从中，营卫受伤，脉来濡细。属虚而非实。拟以和养。

西芪皮，生白术，半贝丸，银柴胡，炒川断，黄防风，酒当归，柔白薇，炒杜仲，新会皮，炒丹参，酒桑梗，元红枣，生姜。

久疟脉细，虚而非实，属营卫偏胜，营争为寒，卫争为热。与寻常感冒不同，当调营卫而和表里，兼化中州痰湿。

法半夏，炒当归，西芪皮，炒丹参，柔白薇，川贝母，银柴胡，黄防风，细甜茶，新会白，抱茯神，盐水炒竹茹。

痢疾

酒客湿热伤营，每便干结带下赤痢，脉来濡细。由阳明而损肝脾，渐为腹痛形黄，拟以和养。

脏连丸，炒红曲，大腹绒，炒荆芥，黑车前，炒侧柏，焦楂炭，煨木香，黑地榆，炒香附，新会皮，炒泽泻，野赤豆。

复诊：赤痢渐止，便干渐润，惟肛门气坠未和，脉细弦。再和阳明而调肝脾，虚实均可照顾。

生白术，脏连丸，炒荆芥，炒侧柏，生白芍，黑车前，炒红曲，焦楂炭，黑地榆，野赤豆，广陈皮，煨木香，焦荷蒂。

肝脾内伤，赤白痢久而未止，脉来细弦。治宜和养。

生白术，生白芍，大腹皮，焦楂炭，炒香附，炒党参，焦红曲，炮姜炭，黑地榆，炒杜仲，炒川断，煨木香，焦荷蒂，红枣。

肝脾失协，赤痢屡发，少腹迸痛，得食欠运，脉来细弦。治宜疏和。

香连丸，制香附，粉萆薢，黑地榆，新会皮，东白芍，焦赤曲，大腹绒，炮姜炭，炒泽泻，楂肉炭，炒荆芥，扁豆花。

霍乱后痹淡，又发痢疾，舌剥噤口，如何支持？

西洋参，忍冬花，赤、白芍药，新会皮，抱木神，黑地榆，甘中黄，霍石斛，焦赤曲，绿豆衣，野赤豆，炒丹参，卷竹心，鲜稻叶。

休息久痢，新积色白，脉沉弦。拟以苦辛固养。

驻车丸，东白芍，侧柏炭，扁豆衣，焦苡仁，焦楂炭，黑地榆，白茯苓，炒川楝，方通草，新会皮，福泽泻，红枣。

赤白痢减，肛坠里急，脉来细弦。拟升清降浊。

炒党参，元米炒川楝，炙升麻，焦建曲，炒泽泻，焦茅术，白茯苓，东白芍，野赤豆，广木香，广陈皮，楂肉炭，炒荷蒂，红枣。

赤痢久而不止，腹痛肛痛，肢肿纳少，脉细弦。拟以温养。

生白术，炮姜炭，煨木香，炒杜仲，炒菟丝，炒党参，淡吴萸，黑地榆，补骨脂，炒香附，酒白芍，黑车前，焦荷蒂，红枣。

休息痢有赤无白，腹痞攻痛，按脉濡细，阴虚之体，舌苔光剥。拟以和养。

生于术，制香附，艾绒炭，黑地榆，煨木香，炒党参，炮姜炭，炒丹参，炒杜仲，东白芍，炒红曲，炒侧柏，炒黑荷蒂，红枣。

肠风

便燥带血，属肠风为多，久则损及肝脾，形黄腹痛，脉沉弦。拟以和养。

元生地，地榆炭，东白芍，炒扁柏，炒杜仲，黑料豆，川石斛，荆芥炭，焦红曲，新会皮，白茯苓，炙甘草，焦荷蒂，红枣。

早有痰血，脏热移腑，传为肠风，血下如注，大便艰涩。由阴伤气，渐至纳少神疲，气逆肢倦，脉弦滑。虚多邪少多和养主之。

珠儿参，黑地榆，制女贞，东白芍，广陈皮，川石斛，黑稆豆，乌芝麻，炒侧柏，生、熟谷芽，白茯苓，炙甘草，红枣。

痔血受伤，营虚热炽，阳明传送无权，大便坚结，数天一行，行而不畅，脉来弦大，舌苔光红。拟以清养。

珠儿参，旱莲草，生当归，黑地榆，瓜蒌仁，火麻仁，黑料豆，东白芍，炒丹参，制女贞，京元参，新会皮，松子肉。

复诊：阳明郁热，痔血频仍，大便每每艰行，脉弦。虚多邪少，再从清养。

西洋参，黑料豆，旱莲草，东白芍，生当归，乌芝麻，川石斛，黑地榆，新会皮，炒丹参，柏子仁，制女贞，松子肉。

肝脾久伤，便血无度，形黄纳少，肢面俱为浮肿，脉弦。治宜疏和。

淡吴萸，炒红曲，，炮姜炭，黑地榆，焦楂炭，东白芍，炒香附，炒杜仲，炒川断，广陈皮，煨木香，黑车前，西砂仁，焦荷蒂。

便血绵延，脱肛腹痛，脉息濡细。拟疏和法。

制香附，东白芍，生于术，煨木香，炒扁柏，炒红曲，西党参，新会皮，炒丹参，炮姜炭，黑地榆，焦楂炭，西砂仁，焦荷蒂。

肝脾内伤，便溏带血，腹膨作胀，脉来沉细。拟疏和法。

淡吴萸，九香虫，川楝子，炒红曲，黑地榆，炒白芍，炒香附，焦楂炭，炮姜炭，大腹皮，煨木香，广陈皮，西砂仁。

劳倦伤中，能食无力，血从便出，脉濡细。治宜清养。

生白术，炒红曲，焦楂炭，炮姜炭，吴茱萸，炒党参，炒香附，煨木香，黑地榆，东白芍，炒川断，新会皮，西砂仁。

便血无度，形黄肢倦，脉见濡细。当温煦肝脾。

淡吴萸，炒香附，炒白芍，焦楂炭，炒杜仲，炮姜炭，黑地榆，生白术，炒川断，新会皮，煨木香，炒红曲，荷叶，红枣。

复诊：肝脾内伤，便血减而未和，腰酸肢软。再从和养。

生白术，炮姜炭，炒木香，炒红曲，炒香附，炒党参，紫官桂，黑地榆，新会皮，炒白芍，炒杜仲，炒川断，焦荷蒂，西砂仁。

泄泻

久泻不止，由脾及胃，胃纳作胀。土衰关乎火弱，舌剥肢肿，咳呛气急，脉细弦。治宜疏和。

生于术，制香附，炒菟丝，连皮苓，炒粟壳，补骨脂（炒），焦建曲，石莲子（炒），大腹绒，黑车前，炙甘草，新会皮，伏龙肝，红枣。

腹痛泄泻，经月未止，脉见细弦。拟之和脾化湿。

生白术，范志曲，白茯苓，福泽泻，大腹皮，制小朴，煨木香，黑车前，干佩兰，炒谷芽，新会皮，鲜佛手，扁豆花。

久泻不止，大腹膨满，得食作胀。向有遗泄便溏，由阴伤气，现在病寓中焦，脉细弦。拟从调养。

生白术，炒白芍，范志曲，黑车前，生谷芽，金石斛，白茯苓，煨木香，炒泽泻，焦苡仁，炒香附，广陈皮，荷蒂，红枣。

由血转痢，由痢转泻，纳呆舌光，脉沉弦。拟以和养。

生白术，东白芍，生谷芽，新会皮，大丹参，川石斛，白茯苓，焦苡仁，炒泽泻，干佩兰，焦楂炭，鲜佛手，扁豆花，焦荷蒂。

脘满作泻，腹痛肢倦。治宜疏和。

西羌活，黄防风，大腹绒，川郁金，炒川楝，制小朴，鸡苏散，干佩兰，炒白芍，白茯苓，焦苡仁，新会皮，荷叶。

洞泻无度，舌糙如苔，寒湿水毒，一时充斥阳明。拟疏和法。

焦茅术，车皮苓，广藿香，大腹绒，粉萆薢，制小朴，黄防风，焦建曲，黑车前，福泽泻，鲜佛手，广陈皮，扁豆叶。

脘痛未止，便溏神倦。宗《内经》劳者温之。

生于术，酒白芍，炒香附，酒桑梗，炒杜仲，淡吴萸，煨木香，炒川断，九香虫，焦建曲，川楝子，新会皮，西砂仁。

腹痛便溏，头眩咳呛，诸恙未见平腹，脉细弦，舌苔滑腻。再以疏和。

生白术，炙款冬，广蛤蚧，川贝母，炒党参，炒淮膝，炒夏曲，新会络，炒杜仲，制香附，云茯苓，姜竹茹，生、熟谷芽，西砂仁。

生冷伤中，中焦积滞，腹部隐痛，便溏纳呆，防转为痢疾，脉来沉细。治宜疏和。

炒香附，大腹绒，煨木香，白蔻仁，新会皮，制小朴，焦建曲，炒苡仁，干佩兰，川郁金，白茯苓，方通草，荷叶。

小孩暑邪内蕴，风邪外束，寒热而兼泄泻。治宜分疏。

黄防风，天水散（荷叶包），干佩兰，五谷虫，黑车前，荆芥穗，炒麦芽，炙鸡金，大腹皮，白扁豆花。

泄泻渐止，脘闷纳呆，脉沉细。属半虚半实，拟以调中化邪，兼顾纳食呆钝。

生白术，制小朴，大腹绒，煨木香，佩兰叶，炒香附，法半夏，焦建曲，鲜佛手，生、熟谷芽，新会皮，白通草，鲜荷叶。

汗症

自汗盗汗，久而未止，脉见细弦。治宜固养。

西芪皮，麻黄根，炒丹参，煅龙骨，防风根，炒白芍，炒夏曲，煅牡蛎，抱木神，炙鳖甲，左秦艽，炒淮麦，新会皮，红枣。

脚气

脚气属脾肾两虚，寒湿内滞，两足浮肿，颇有上行之势，二便少行，最恐冲心犯胃，手指麻痹。拟以和解，藉以通利机关。

生白术，花槟榔，粉萆薢，海桐皮，白茯苓，川桂枝，汉防己，五加皮，建泽泻，野赤豆，天仙藤，新会皮，生姜皮。

脚气疲软，朝退暮重，少腹发麻，气已上升，脉见沉弦。拟以通阳益气。

西党参，安肉桂，木防己，炒菟丝，生于术，生牛膝，黑车前，五味子，蜜炙干姜，白茯苓，炒苡仁，干松节，酒桑梗，磨沉香（冲）。

干脚气两足软不能行，手亦发麻，颇有上升之势，犯肺冲心，皆能传变，脉见沉细。急须调理。

川桂枝，生白术，粉萆薢，炒杜仲，北细辛，川牛膝，木防己，制小朴，五加皮，新会皮，天仙藤，丝瓜络，炒当归，姜皮。

脚气疲软难行，两手亦麻，脘闷纳呆，脉细弦。属脾肾致虚，风寒湿袭入络脉。仍从温养。

川桂枝，花槟榔，宣木瓜，天仙藤，老苏梗，木防己，川萆薢，海风藤，法半夏，新会皮，五加皮，丝瓜络，制小朴，杉木节。

脚气将成，恐上升为变，脉见细弦。拟去寒湿。

九制茅术，生牛膝，粉萆薢，汉防己，川桂枝，宣木瓜，天仙藤，五加皮，海桐皮，千年健，炒苡仁，丝瓜络，花槟榔，黄松节，制小朴，海风藤。

脚气暴起，两足已见肿亮，手麻腹麻，有积水上冲之势，右脉浮弦。拟先开降。

川桂枝，粉萆薢，汉防己，生淮膝，甜葶苈，连皮苓，生瓜蒌，花槟榔，炙桑皮，炒泽泻，炒枳壳，生姜皮，光杏仁，陈麦柴。

足膝酸软，神疲纳少。治宜疏和。

足膝酸软，神疲纳少。治宜疏和。

西羌活，酒桑皮，川萆薢，五加皮，天仙藤，晚蚕砂，香独活，木防己，炒杜仲，炒淮膝，法半夏，丝瓜络。

脚气将升，软弱不知，少腹手指皆为发麻，恐有上冲为变，脉见沉细。治宜和养。

香独活，青木香，生淮膝，花槟榔，桑寄生，炒当归，嫩苏梗，五加皮，木防己，新会络，宣木瓜，丝瓜络，天水散（包），杉木节。

疝气

狐疝出没无常，少腹牵引痛，痛而且胀，脉象沉弦。治宜疏和。

全当归，炒川楝，甘杞子，炒杜仲，鹿角霜，小茴香，制香附，九香虫，荔枝核，山楂核，炒丹参，焦茅术，炒橘核，炒白芍，丝瓜络。

右部睾丸坚结不和，渐成癫疝。惟目赤屡发，肝家素有郁热，一切过温之药似在禁例。脉见弦滑。拟以清养。

左金丸，炒丹参，广橘核，东白芍，炒当归，炒杜仲，川楝子，川青皮，桑寄生，西洋参，山楂核，九香虫，荔枝核，丝瓜络（鳖血炒），炒枳壳。

七疝中之狐疝，出没无常，其声呜呜然，属肝肾内虚，气为下陷，脉弦。治宜和养。

西党参，菟丝子，炒白芍，淡吴萸，酒桑皮，炒当归，焙甘杞，炒杜仲，制香附，广橘核，荔枝核，山楂核，丝瓜络。

狐疝旧根，出没无常，立则坠而卧则收。温养主之。

西党参，炒菟丝，炒杜仲，安肉桂，白茯苓，炒当归，焙杞子，炒白芍，沙苑子，广橘核，荔枝核，山楂核，丝瓜络。

水疝胀大出水，脉见濡细。治宜疏和。

生白术，淡吴萸，制香附，鹿角霜，焙杞子，制半夏，连皮苓，焦建曲，紫官桂，煨木香，酒白芍，新会皮，青荷叶。

疝气二月未止，恐成癫疝。尾闾结核，训属湿痰，脉象细弦。拟用疏和。

川楝子，九香虫，荔枝核，炒杜仲，炒枳壳，制香附，焙杞子，全当归，川萆薢，炒夏曲，煨木香，广陈皮，丝瓜络。

冲疝下坠至囊，上冲呕逆，冲甚欲厥。拟以温养。

安肉桂，制香附，川楝子炒，沉香曲，荔枝核，炒白芍，炒当归，九香虫，煨木香，炒杜仲，白茯神，新会皮，丝瓜络。

疝胀屡发，色红而热，七疝中之血疝。拟以和养，一切内热盗汗、口渴便艰，均须照顾。

左金丸，炙鳖甲，银柴胡，山楂核，九香虫，炒川楝，炒当归，广橘络，川青皮，炒党参，炒枳壳，炒白芍，丝瓜络。

肾囊肿痛，疝气起因，将变子痈，形寒形热，蒸脓之势，脉沉弦。治宜疏和。

炒川楝，炒牛膝，炒延胡，广橘核，青木香，西赤芍，川青皮，当归尾，炒枳壳，制香附，炒桃仁，晚蚕砂，丝瓜络。

肝气

操烦过度，肝邪偏旺，虚阳化气化风。上扰为头痛，偏左耳鸣火升；旁窜为两足麻痹，肢骱不和，且牵连脘痛胸痛，必得上为发嗳，下即矢气，始形松动，脉弦滑。拟柔肝之体，和肝之用。

西洋参，东白芍，煅龙齿，川贝母，抱木神，杭菊花，元精石，法半夏，瓦楞子，远志肉，白蒺藜，桑寄生，代代花，炒竹茹，荷边。

肝体不足，肝用有余。阳扰于上，头痛耳鸣；气侮于中，脘胀发嗳；又复化风入格，两足麻痹，有时舌根亦为发麻，种种见症，皆偏左部为多。按脉弦滑，舌苔滑腻，从中又挟痰饮。治宜兼顾。

西洋参，法半夏，潼蒺藜，杭菊花，煅龙齿，左金丸，白蒺藜，川贝母，抱木神，东白芍，双钩藤，佛手花，竹二青（玫瑰露炒）。

营失养肝，肝邪偏旺。冲犯中焦，似痞非痞，无形胀满；气复化风，上扰清空，头目为之眩晕；旁窜经坠，肢节为之麻跳，甚至神迷口噤，似乎厥逆，脉见弦滑。由产后而起，营亏气郁，厥阴尤为鸱张，心脾亦失营养，胃纳欠旺，有时艰寐。拟养阴以熄内风，调气以和络脉。

西洋参，煅龙齿，白蒺藜，抱木神，合欢皮，梧桐花，桑寄生，杭菊花，炒丹参，远志肉，新会皮，代代花，丝瓜络，荷边。

气攻无度，上至当脘，下及少腹，甚至旁及腰背，便溏嗳腐，漉漉腹鸣。属肝邪充斥，脾胃两受其侮。拟用疏和。

炒香附，荜澄茄，炒杜仲，炒丹参，抱木神，法半夏，佛手柑，桑寄生，东白芍，远志肉，新会皮，玉蝴蝶，西砂仁。

呕逆与咳呛渐减，惟当脘仍为窒塞，时痛时胀，按之坚结，脉息濡细。再调肝肺而化痰饮，兼理肝邪。

法半夏，炒淮膝，沉香屑，旋覆花（包），制香附，川贝母，抱木神，远志肉，代赭石，新会皮，荜澄茄，炙苏子，姜竹茹，西砂仁。

气郁动肝，肝邪充斥，中焦受侮。当脘作痛，痛势扰腰及背，皆为牵引，脉细弦。治宜调降。

左金丸，合欢皮，炒丹参，抱木神，玉蝴蝶，炒杜仲，东白芍，佛手花，远志肉，桑寄生，新会皮，玫瑰露炒竹茹。

劳伤肝肺，头眩咳呛，两目昏花，脉息弦大。治宜清降。

北沙参，杭菊花，川贝母，黑料豆，制女贞，石决明，苍龙齿，淮牛膝，抱木神，光杏仁，白蒺藜。

呃逆

当脘满闷，屡屡发嗳，多纳即为作胀。属脾失其使，胃失其市，中焦升降失职，水谷不化精华而生痰饮，久防反胃。脉沉弦。治宜调降。

左金丸，生白芍，炒丹参，代赭石，远志肉，法半夏，佛手花，金沸草，抱木神，范志曲，荜澄茄，新会皮，制小朴，玫瑰露炒竹茹。

风温

身热不解，头痛口渴，温邪郁蒸，势将发痦，脉见浮弦。治宜分泄。

冬桑叶，薄荷尖，粉前胡，净蝉衣，光杏仁，淡豆豉，荆芥穗，淡竹叶，杭菊花，柔白薇，新会皮，白通草，干荷叶，红蔗皮。

风温之邪首先犯肺，郁热蒸痰，煽烁不解，咳呛喉鸣，气逆胁痛，关系尤在舌苔罩灰，质红起腐，势将劫津为变，脉两手弦数。拟以清解。

南、北沙参，粉蛤壳，川贝母，蜜炙桑叶，鲜石斛，瓜蒌仁，光杏仁，全福花（包），代赭石，新会络，白茯苓，方通草，莱菔汁，荸荠汁，枇杷叶。

身热微寒，汗少脘闷，脉浮舌红，势防昏陷变端。拟以分泄。

淡豆豉，冬桑叶，荆芥穗，柔白薇，淡竹叶，黑山栀，薄荷尖，黄防风，川通草，北沙参，鲜石斛，白茯苓，荷叶。

身热有汗，脘痛便秘，表解而里未通，仍防神志昏迷，脉浮。拟以清泄。

淡豆豉，冬桑叶，光杏仁，炒枳壳，川通草，黑山栀，粉前胡，炒瓜蒌，荆芥穗，柔白薇，淡竹叶，辰茯神，荷叶。

身热无汗，咳呛口渴，入夜谵语，防冬温内陷为变，脉浮弦。治宜辛凉。

淡豆豉，薄荷尖，连皮杏仁，白茯苓，蜜炙桑叶，冬桑叶，粉前胡，川通草，冬瓜子，净蝉衣，蓬大海，炙款冬，枇杷叶。

冬温郁蒸，表里解而不解，有汗不多，大便旁流。呃忒口渴，当脘胀满，邪势方张，津液渐为劫烁。舌苔质红色灰，薄如烟煤，脉两手滑大，左右寸重按模糊。温邪愈趋愈深，入犯胞络，已有神昏之象，引动肝风，又将痉厥。高年正虚邪炽，势防内闭外脱，拟清阴泄邪，以图弋获。

西洋参，冬桑叶，光杏仁，淡竹叶，羚羊尖，鲜石斛，鲜生地，淡豆豉（同打），全瓜蒌（玄明粉拌），朱茯神，炒枳实，活水芦根，黑山栀，干荷叶。

温邪袭肺，咳嗽痰黏，口渴，脉弦滑。治宜清泄。

南沙参，川贝母，白茯苓，杭菊花，蜜炙桑叶，光杏仁，川通草，淡竹叶，净蝉衣，薄荷梗，新会红，红蔗皮，粉蛤壳，干荷叶。

湿温

脱力感邪，寒热常常发作，头蒙肢酸，脉弦滑。伏湿着留气分，治以分泄。

大豆卷，制小朴，焦苡仁，炒泽泻，新会皮，干佩兰，白茯苓，鸡苏散（包），川通草，元金斛，柔白薇，炒夏曲，荷叶，红枣。

湿热郁遏，寒热不扬，溺赤便闭，形黄脘满，脉见沉细。分泄主之。

大豆卷，干佩兰，制小朴，焦苡米，法半夏，炒蒌皮，块滑石，川通草，柔白薇，白茯苓，新会皮，荷叶。

身热少汗，五日不解，胸脘满闷，并作恶心，神昏谵语，舌胖言强。外受风寒，内热湿温，郁邪无从出路，表汗不多，里便不爽，三焦弥漫，势防痉厥。脉息濡细，若隐疹不透，证非稳当。

大豆卷，法半夏，连翘心，全瓜蒌，细菖蒲，制小朴，川郁金，抱木神（辰砂拌），肥知母，光杏仁，干佩兰，益元散（包），炒竹茹，辰砂拌灯心，荷叶露（冲）。

脱力郁湿，湿复挟风，身热有汗，肢骱酸痛，咳呛纳呆，脉浮弦。治宜疏和。

冬桑叶，粉前胡，省头草，川郁金，新会皮，光杏仁，川通草，制小朴，柔白薇，范志曲，炒苡仁，鲜佛手，荷叶。

湿郁表里，身热不扬，脘闷气逆，脉见沉弦。拟疏和法。

法半夏，干佩兰，佛手柑，川郁金，大豆卷，制小朴，焦建曲，白蔻仁，焦苡仁，新会皮，薄荷尖，黄防风，省头草，竹二青，粉前胡。

疹痦

疹痦化毒，粒粗发痒，油汗脉弦。治宜分化。

香青蒿，焦苡仁，九制茅术，川通草，川石斛，淡黄芩，白茯苓，新会皮，益元散（包），西芪皮，防风根，川郁金，荷叶。

白痦连发，肺胃受伤，脉见细弦，脘满咳呛。以分疏主之。

香青蒿，大豆卷，干佩兰，白茯苓，川通草，炒淡芩，新会皮，焦米仁，佛手柑，光杏仁，川朴花，姜竹茹，枇杷叶。

痦后内热未除，口渴纳少，脉息沉弦。治宜和养。

北沙参，柔白薇，炒淡芩，生谷芽，川石斛，香青蒿，白茯苓，川通草，环粟子，黄防风，焦苡仁，荷叶，西芪皮，红枣。

痢后感邪，寒热发痦。拟用分泄。

大豆卷，炒黄芩，干佩兰，山楂炭，益元散（包），制小朴，东白芍，焦苡米，广陈皮，粉草薢，川通草，柔白薇，鲜莲叶。

身热出痦，脘闷便溏，脉浮弦。治宜分泄。

柔白薇，焦苡米，川通草，大豆卷，焦建曲，干佩兰，川郁金，白茯苓，制小朴，新会皮，鲜佛手，益元散（包），扁豆花。

身热白痦，先起呕逆，脉见细弦。肺胃受病，拟以分泄。

柔白薇，光杏仁，川朴花，白蔻仁，冬桑叶，焦苡仁，炒黄芍，白茯苓，新会皮，焦麦芽，焦建曲，炒竹茹，荷梗。

疹痦密布，脘闷神烦，寒热或轻或重，按脉细弦。治宜分泄。

冬桑叶，焦蒌皮，益元散（包），焦苡米，川石斛，肥知母，柔白薇，光杏仁，连翘心，川通草，连皮苓，炒竹茹，鲜佛手，荷叶。

寒热连日未解，脘闷气急，上为呕逆，下为溏稀，邪势仍未宣化。脉数而滑，两寸独不应指，上焦不能宣扬。虽有疹痦，未能由里达表。治宜清泄。

大豆卷，制小朴，连皮杏仁，新会红，焦苡仁，鲜佛手，冬桑叶，益元散（包），川郁金，柔白薇，川通草，炒竹茹，黄防风，鲜佩兰。

身热有汗，痦毒满布，邪从肺达，又有咳呛。拟以分泄。

冬桑叶，荆芥穗，淡竹叶，块滑石，新会红，光杏仁，净蝉衣，川通草，赤苓皮，淡豆豉，炙牛蒡，象贝母，荷叶。

红疹白痦，夹杂而出，当脘仍有满闷，舌苔黄腻未化，脉六脉芤弦细软为多。余邪未清，正气久虚，防其变端。治宜和化。

柔白薇，连皮杏仁，川通草，生谷芽，干佩兰，冬桑叶，净蝉衣，焦米仁，赤苓皮，薄荷尖，新会皮，川郁金，鲜佛手，荷叶。

时疫

上吐下泻，汗冷肢清，脉细兼弦。治宜疏和。

制小朴，连皮苓，焦建曲，白蔻仁，佛手柑，新会皮，广藿香，焦苡米，大腹绒，益元散（包），黄防风，姜汁炒川连，荷梗。

挥霍扰乱，泻泄而兼呕，脉息细弦。治宜苦辛通降。

姜汁炒川连，姜半夏，连皮苓，川通草，益元散，干佩兰，制小朴，焦建曲，大腹绒，焦米仁，鲜佛手，姜竹茹，宣木瓜，扁豆花。

挥霍扰乱，勃然上吐下泻，当脘懊侬，汗多肢清，脉见沉细。分疏主之。

法半夏，焦建曲，连皮苓，白蔻仁，鲜佛手，炒香附，制小朴，干佩兰，大腹绒，焦苡米，川郁金，姜竹茹，新会皮，方通草。

呕泻后胃液受伤，里邪虽从表达，有寒有热，不能作汗，脉来弦数，舌苔淡灰，口渴无度。拟和阴泄邪。

北沙参，鲜石斛，淡竹叶，冬桑叶，连皮杏，净蝉衣，柔白薇，块滑石，连皮苓，薄荷尖，荆芥穗，杭菊花，红蔗皮。

调 经

经事向来后期，忽又先期，总由冲任不摄，未能生育，脉见细弦。治宜和养。

四制香附，炒夏曲，焦艾绒，炒川断，黑料豆，炒川芎，东白芍，炒当归，炒杜仲，银柴胡，炒丹参，新会皮，丝瓜络。

尊年奇脉不摄，月事转旺，带脉不固，皆由肺虚而发。肝脾为损，虚火有升少降，吐血频作，渐至口干头蒙，心悸足瘵，牵连者均属虚而偏热。拟以清养。

大生地，黑料豆，东白芍，新会红，桑寄生，白茅花，北沙参，淡乌鲗（炙），抱木神，金石斛，煅龙齿，炒扁柏，制女贞，红枣。

昔肥今瘦，中有痰饮，遂至肝升肺降，两失所司。久有脘痛，经事又艰，咳呛沉弦，形寒潮热，恐转入怯门。拟以调降。

左金丸，玉蝴蝶，远志肉，炒杜仲，炒淮膝，代代花，绿萼梅，抱木神，桑寄生，法半夏，全福花（包），新会皮，合欢皮，枇杷叶。

气痹营滞，腹部胀满，经事五月未行，脉弦。治宜疏和。

制香附，焦建曲，鸡血藤膏，远志肉，新会皮，法半夏，炒丹参，茺蔚子，抱茯神，鲜佛手，陈橼皮，西砂仁。

经事不调，或一二月一行，或四五月一行。营滞由于气痹，脘胀腰楚，形黄肢肿，脉来濡细。拟用疏和。

制香附，炒延胡，炒当归，炒川断，炒川芎，新会皮，炒夏曲，制丹参，茺蔚子，炒杜仲，抱茯神，月季花，远志肉，西砂仁。

形寒潮热，纳少咳呛，由营卫而兼肺脾，虚非旦夕，脉细弦。治以和养。

北沙参，炒当归，川石斛，西芪皮，冬瓜子，光杏仁，银柴胡，炒丹参，抱木神，黄防风，东白芍，淮小麦，元红枣。

腹痛减而未止，欲除痛根，先调经事，脉沉弦。拟以疏和。

炒香附，九香虫，茺蔚子，炒川楝子，炒当归，新会皮，元红花，炒延胡，陈橡皮，炒丹参，炒淮膝，东白芍，西砂仁。

月事虽属准期，色淡后块，到时少腹坠痛，到后当脘作胀，纳呆泛水，脉濡。治以疏和。

炒香附，炒当归，炒丹参，新会皮，炒杜仲，桑寄生，川扶芎，抱茯神，远志肉，法半夏，炒川断，炒延胡，东白芍，西砂仁。

肝阴不足，中气不和，脘痛腹胀，癥痕上攻，作恶纳少，经行不畅，脉来紧滞。治宜辛养和中。

左秦艽，炒丹参，茺蔚子，左金丸（另服），炒川楝，砂仁壳，当归身，小茴（同炒），东白芍，炒延胡，台乌药，四制香附，代代花，白茯苓，陈香橼，姜竹茹。

淋带

奇经内亏，大约三阴为损，经崩带多，连连不止，肢酸腰楚，平常又为胀满，脉细弦。治宜和养。

吉参须，东白芍，沙苑子，炒丹参，玉蝴蝶，制香附，炒杜仲，焦建曲，抱木神，陈棕炭，新会皮，佛手花，焦荷蒂。

水湿入于营分，经漏之后，又放白带，前阴翻大，遂至鼓胀有增无减，脉见细弦。宜虚实兼顾。

生于术，煅牡蛎，炙乌鲗，胡芦巴，黑车前，野赤豆，新会皮，炒川楝，酒桑梗，冬葵子，凤凰衣，陈橡皮，炒泽泻，川萆薢，玫瑰露炒竹茹。

复诊：经漏兼带，零零落落，甚至子宫下坠，外翻有形，鼓胀依然，攻补两难措手。

生白术，陈橡皮，东白芍，炒当归，九香虫，金铃子，西洋参，姜竹茹，炒夏曲，白茯苓，炒杜仲，柔白薇，制香附，酒桑梗。

带下致虚，腰酸肢倦，脉见沉弦。治宜和养。

生白术，抱木神，炒夏曲，东白芍，炒杜仲，淡乌鲗，煅龙骨，炒川断，沙苑子，川石斛，桑寄生，新会皮，玫瑰露炒竹茹。

崩漏

连次崩放，现在头眩肢酸，脉息细弦。治宜和养。又产后久肿，亦宜兼顾。

西羌活，制小朴，陈棕炭，东白芍，炒苡仁，炒扁柏，川郁金，焦荷蒂，黄防风，法半夏，新会皮，炒当归，佛手柑，红枣。

操劳过度，有伤奇经，经漏三月，绵延不止，以致统藏不摄，血海愈涸，脉见细弦。当温养八脉，兼补气血，栽培火土，以固其根本，涵养乙癸，以充其渊源，俾得阴顺阳和，天癸有恒。拟以温养。

安肉桂（去粗皮），西党参，蕲艾炭，炒杜仲，煅龙骨，陈阿胶（蒲黄炭炒），东白芍，新会皮，抱木神，赤石脂（醋煅，包），陈棕炭，血余炭，红枣。

崩势少停，零零落落，红白交见，奇经大损，肢腰酸痛。和养主之。

炒阿胶，沙苑子，煅龙骨，陈棕炭，制香附，西党参，炒夏曲，炒白芍，新会皮，艾绒炭，煅牡蛎，炒侧柏，红枣。

停经见红，数日未止，似小产而不下，头眩腰痛，腹亦迸痛。治宜和养。

大生地，东白芍，炒川楝，炒艾绒，炒荆芥，新会皮，炒丹参，炒荷蒂，鸡血藤膏，黑料豆，炒当归，沙苑子，抱木神，红枣。

小产后血放不止，牙痛亦宜兼顾。

蒲黄炒阿胶，羚羊尖，陈棕炭，扁柏炭，蜜炙桑叶，西洋参，血余炭，池菊炭，荆芥炭，炒丹参，法半夏，新会皮，炒藕节。

停经见红，每日不止，恐非偏产，而为崩漏。治宜和养。

制香附，炒当归，炒杜仲，沙苑子，川石斛，抱木神，大生地，鸡血藤膏，炒艾绒，黑料豆，东白芍，新会皮，藕节炭。

经漏三月，腰酸腹痛，心跳头蒙，种种营亏气瘠，脉沉弦。治宜和补。

炒党参，炒阿胶，陈棕炭，炒丹参，炒莲房，东白芍，制香附，血余炭，焦楂炭，煅龙骨，炒侧柏，炒川断，抱木神，焦荷蒂。

小产后少腹攻痛，且带下赤白，脉弦滑。营亏气瘠，治宜调养。

左金丸，炒杜仲，炒当归，九香虫，沉香曲，新会皮，炒丹参，炒白芍，制香附，炒川断，真獭肝，合欢皮，丝瓜络。

奇经不摄，崩放后又为经漏，应月淋漓多日，遂至营阴受伤，诸虚杂出，头眩耳鸣，心悸腰楚，脉见弦滑。治宜和养。

炒党参，炮姜炭，煅龙骨，陈棕炭，炒莲房，炒侧柏，炒阿胶，炒白芍，血余炭，川杜仲，抱木神，广陈皮，炒香附，吉林须（另煎）。

老年崩放，绵延不止，脉见濡细，冲海不摄，气营两亏，脘胀气怯，咳呛纳呆。和养主之。

炒党参，炒香附，抱茯神，沙苑子，血余炭，炒白芍，炒阿胶，莲房炭，煅龙骨，炒杜仲，炒侧柏，陈棕炭，新会皮。

复诊：崩放减而未止，向有失血，老年营阴不摄，内络已损，脉见芤细。炎夏最宜调和。

炒阿胶，莲房炭，煅龙骨，炒香附，炒杜仲，炒侧柏，炒党参，抱木神，蚕茧灰，陈棕炭，血余炭，新会络，炒白芍，藕节炭。

护 胎

营阴素亏，亏则生热，大肠为津液之腑，遂为结燥艰行，每每五六日一解，解时脱而外翻，脉见细滑，孕值脾胃司胎。拟以清养。

西洋参，郁李仁，生当归，炒地榆，桑寄牛，陈广皮，火麻仁，脏连丸，炒蒌皮，炒槐米，元金斛，制女贞，松子肉。

痈 症

肠痈将成，少腹肿痛，大便不行，按脉沉弦。治宜通降。

败酱草，炒枳壳，炒建曲，牛蒡子，炒桃仁，炒川楝，花槟榔，川青皮，西赤芍，当归尾，生米仁，广陈皮，丝瓜络。

肠痈脐凸红肿，腹膨作痛，大便已通，能否不为外溃？脉数，内热。治宜清降。

炒川楝，花槟榔，冬瓜子，炙鸡金，生米仁，推车虫，生当归，新会皮，全瓜蒌，败酱草，炒枳壳，川青皮，陈橡皮，榧子肉。

腿痈蒸脓，势难消退。

生西芪，当归尾，西赤芍，生牛膝，新会皮，牛蒡子，川青皮，生甘草，炙甲片，细角针。

肛门结块，痛时发坚，将成肛痈，能否消退？

珠儿参，炒槐米，制女贞，炒米仁，白茯苓，黑料豆，黑地榆，炒泽泻，焦山栀，川草薢，炒黄芩，新会皮，松子仁。

咳嗽暴起，娇脏顷刻腐烂，秽气直冲，红痰不止。肺痈之象，拟以清降。

马兜铃，生米仁，光杏仁，川贝母，生白芍，白茯苓，冬瓜子，地骨皮，枇杷叶，新会皮，炒竹茹，粉蛤壳，炙桑皮，茜草根，肺露（冲）。

肺痈溃烂，先血后脓。现在虽减未除，最恐炎夏反复。

北沙参，炙桑皮，地骨皮，川通草，白茯苓，生甘草，新会皮，活芦茎（去节），冬瓜子，光杏仁，白苡仁，真川贝，粉蛤壳，肺露（冲）。

久嗽伤肺，痰有黄沫，且带血溢。肺痈渐成，治宜清降。

北沙参，冬瓜子，旱莲草，川贝母，生白芍，炙桑皮，光杏仁，茜草根，新会皮，粉蛤壳，竹三七，地骨皮，枇杷叶。

吐血连次，肺热移于大肠。痈象将成，治宜清养。

珠儿参，黑料豆，炒槐米，川石斛，瓜蒌仁，生甘草，黑地榆，东白芍，川贝母，光杏仁，新会红，枇杷叶，火麻仁，炒藕节。

小肠痈，腹胀溺短，能否消退？

败酱草，川青皮，西赤芍，赤茯苓，粉草薢，木防己，炒川楝，炒香附，当归尾，大力子，青木香，炒枳壳，丝瓜络。

乳痈蒸脓，色红兼肿，脉浮舌白，并有表证，微寒微热。治宜疏和。

黄防风，牛蒡子，当归尾，生麦芽，川青皮，薄荷尖，荆芥穗，炙山甲，西赤石，王不留行，焦苡仁，新会皮，炒藕节。

牙疳

咬牙疳，满口腐烂，并有寒热。治宜辛凉。

淡豆豉，薄荷尖，荆芥穗，炒天虫，黄防风，经霜桑叶，牛蒡子，生甘草，忍冬花，干荷叶。

腿部青色退而未尽，现在牙疳腐烂，或轻或重，总未平复，脉象数滑，舌苔滑腻。拟清阴而化湿热。

西洋参，杭菊花，白茯苓，黑料豆，生米仁，白茅花，南花粉，绵茵陈，二至丸，肥知母，广橘络，川石斛，木防己，白灯心。

咽喉病

喉痹将成，头眩肢麻，包罗病情太多。治宜清泄。

冬桑叶，川贝母，生白芍，天花粉，大黑豆，生甘草，光杏仁，杭甘菊，新会皮，白柿霜，制女贞，川石斛，枇杷叶。

咽红发哽，脉息浮弦。治以清养。

北沙参，粉蛤壳，瓜蒌仁，冬桑叶，块马勃，净蝉衣，光杏仁，象贝母，白茯苓，杭菊花，金果榄，山豆根，枇杷叶。

将成喉痹，咽哽音嘶，脉见弦滑。治以和养。

北沙参，橄榄核，冬瓜子，淡秋石，白茯苓，东白芍，白柿霜，光杏仁，粉蛤壳，川贝母，瓜蒌仁，炙桑叶，枇杷膏（冲）。

喉关较通，蒂丁未曾收敛，肝肺不和，脉见细弦。郁热尚未清楚，所以汗出津津。拟以和养。

西洋参，生白芍，粉蛤壳，橄榄核，光杏仁，血燕根，川贝母，冬虫草，生甘草，白茯苓，川石斛，广陈皮，枇杷叶，红枣。

湿去热存，阴分受伤，咽喉为之痛哽。得饮冲鼻，肺阴伤而蒂丁病。拟以清降，再调补心悸头眩。

北沙参，橄榄核，代赭石，光杏仁，新会皮，白柿霜，金沸草，川贝母，冬瓜子，炙桑叶，川通草，白茯苓，枇杷叶。

鼻病

鼻渊屡发，洋人所谓伤脑气筋也。清降主之。

经霜桑叶，白茅花，川通草，炙紫菀，黑料豆，光杏仁，东白芍，川贝母，炒荆芥，鱼脑石，枇杷叶，杭菊花，红枣。

鼻渊复发，风邪挟湿，上蒸清窍。治宜清降。

嫩辛夷，北沙参，白茯苓，炒川柏，双钩藤，金石斛，鱼脑石，焦山栀，枇杷叶，生甘草，绿豆衣，湖丹皮，薄荷尖，荷边。

复诊：鼻渊少减，咳嗽有痰，头蒙腰楚，脉息细弦。治宜清养。

西洋参，南花粉，鱼脑石，黑山栀，益元散（包），川贝母，陈广皮，嫩辛夷，枇杷叶，肥知母，生甘草，双钩藤，川通草，荷边。

耳病

五聤者，脓分五色，总名谓之耳聤。现在并无血出，青脓白脓交溢，脑髓受伤，肝阳为炽，渐至颊车闭而难开，颈项头目皆牵引为痛，清空之虚难于着枕，脉细弦。体本丰腴，内痰与内风有升少降，拟以镇养。

西洋参，东白芍，潼、白蒺藜，抱木神，炒僵蚕，杭菊花，鱼脑石，煅龙齿，炒丹参，黑料豆，象牙屑，荷边。

耳聤溢血，血止又复溢脓，脓薄如水，或多或少，以致清空受伤，头部鸣响，额间作痛，牵连诸虚，喉痹哽痛，脘满纳少，有时腹痛，有时便溏，脉弦滑。治宜和养。

西洋参，鱼脑石，炒白芍，海贝齿，象牙屑，川贝母，元金斛，杭甘菊，抱木神，白蒺藜，合欢皮，橘叶，橄榄核，荷边。

耳菌溃烂，脓血交溢，久防失聪，脉见细弦。治宜清化。

石决明，炒天虫，净连翘，炒丹皮，冬桑叶，新会皮，杭菊花，炒川柏，炒泽泻，焦米仁，嫩滑石，赤茯苓，卷竹心。

目病

目属肝窍，眼眶上下发红，属脾湿肝风所致，脉来细弦。治宜清泄。

霜桑叶，炒丹参，左秦艽，石决明，白茯苓，川石斛，黑料豆，北沙参，焦苡米，生白芍，新会皮，制女贞，卷竹心，荷叶。

两目蒙赤，属肝风所致。拟以镇养。

石决明，青葙子，左秦艽，连翘心，黑料豆，钩藤钩，霜桑叶，谷精珠，夜明砂，元精石，白蒺藜，辰灯心，蕤仁霜，荷边。

劳伤肝肺，头眩咳呛，两目昏花，脉见弦细。治宜清降。

北沙参，生白芍，抱木神，川贝母，黑料豆，白蒺藜，石决明，煅龙齿，炒淮膝，光杏仁，制女贞，杭甘菊。

舌病

重舌形小而尖，现在舌底胀大，屡破涎血，浮胖时平时作，久恐成为郁火，毒坚结翻大，即属难治。早有腹膨作泻，转而上扰心脾为患，挟湿火内燃。治以。

北沙参，光杏仁，白茯苓，淡竹叶，煅瓦楞，炒丹参，天竺黄，冬瓜子，川贝母，炙桑叶，连翘心，生白芍，新会白，枇杷叶。

瘰疬

禀体阴虚，郁热蒸痰，阻于络脉，项筋牵引，结核虽小，防久而成瘰，脉见弦滑。治宜清养。

西洋参，白海粉，新会皮，抱木神，淡昆布，夏枯花，天竺黄，桑寄生，淡海藻，炒僵蚕，盐水炒杜仲，杭甘菊，丝瓜络。

操劳过度，舌久发剥。现复心生热，肝生风，风热蒸痰，颈项起瘿，似乎发胀。入后风痰用事，防为中累。

西洋参，煅瓦楞，橄榄核，白茯苓，潼、白蒺藜，白柿霜，川贝母，生白芍，血燕根，光杏仁，广陈皮，炒竹茹，枇杷叶，鸡子清（冲）。

湿热挟风，外达肌表，发为游风，起瘰发痒，脉见沉弦。治宜泄化。

炙桑叶，炙豨莶，赤苓皮，炒扁柏，地肤子，黄防风，净蝉衣，焦米仁，新会皮，白鲜皮，荆芥穗，杭菊花，西砂仁。

流痰

痰注不一，眼细中空，久而不敛，渐至营卫受伤。营争为寒，卫争为热，寒热频仍，防成疮劳。脉见弦滑。治宜和养。

西洋参，黄防风，黑料豆，炒当归，川石斛，西绵芪，银柴胡，制女贞，东白芍，青蒿子，炒丹参，新会皮，丝瓜络。

腰为肾腑，肾俞流痰，蒸蒸已熟，势将穿溃。所恐者，纳呆肉削，元气难支。

西党参，全当归，法半夏，炙鳖甲，煨葛根，生绵芪，川青皮，牛蒡子，生甘草，白茯苓，生白术，新会皮，细角针。

流痰发于臂部，高肿色变，势难消退，脉见弦滑。治宜疏和。

香独活，晚蚕砂，大力子，炒当归，木防己，竹沥夏，桑寄生，川青皮，西赤芍，粉萆薢，青木香，广陈皮，丝瓜络。

流注溃处不一，现存两眼未收，疮由虚发，营液从此受伤，两足软弱，络脉拘挛，脉见弦滑。治宜和养。

西洋参，宣木瓜，炒杜仲，东白芍，桑寄生，黑料豆，炒当归，炒淮膝，新会皮，川石斛，制女贞，左牡蛎，丝瓜络。

流注三处，曲池已溃，腋下臂上亦欲蒸脓，按脉细弦。治宜宣化。

西羌活，小青皮，玉桔梗，生甘草，象贝母，大力子，西赤芍，当归尾，新会皮，丝瓜络。

环跳流痰，高肿之势潜滋暗长，久防蒸脓穿溃，脉见细弦。治宜疏化。

香独活，西洋参，生甘草，川青皮，竹沥夏，炒杜仲，桑寄生，炒当归，新会皮，大力子，晚蚕砂，西赤芍，丝瓜络。

环跳流痰，筋骨发赤，成则累月难痊。治宜疏和。

竹沥夏，九制熟地，白芥子，新会皮，大力子，丝瓜络，汉防己，川萆薢，青木香，川石斛，炒黄芩。

股阴毒右面结核，按之作痛，步履皆为不利。属气痹凝痰，痰留于络。疏和主之。

香独活，晚蚕砂，当归尾，竹沥夏，木防己，淮牛膝，酒桑梗，西赤芍，炒牛蒡，法半夏。